王(crossed out)

atlas in 4to $\frac{14}{5}$
2

VOYAGE

DANS

LES DÉPARTEMENS DU MIDI

DE LA FRANCE.

TOME PREMIER.

Se trouve à Paris,

Chez l'Éditeur TOURNEISEN fils, Libraire,

rue de Seine, N.º 12.

VOYAGE

DANS

LES DÉPARTEMENS DU MIDI

DE LA FRANCE;

Par Aubin-Louis MILLIN,

Membre de l'Institut et de la Légion d'honneur, Conservateur des médailles, des pierres gravées et des antiques de la Bibliothèque impériale, Professeur d'antiquités, Membre de la Société royale des sciences de Gœttingue, de l'Académie italienne, de celle des curieux de la nature à Erlang, des sciences physiques de Zurich, d'histoire naturelle et de minéralogie d'Iena, de l'Académie royale de Dublin, de la Société linnéenne de Londres, des naturalistes de Moscou; des Sociétés d'histoire naturelle, philomathique, galvanique, de statistique, celtique, médicale d'émulation, de l'Athenée des arts de Paris; des Académies et Sociétés des sciences de Turin, Lyon, Rouen, Abbeville, Boulogne, Poitiers, Niort, Nîmes, Marseille, Alençon, Caen, Grenoble, Colmar, Nanci, Gap, Strasbourg, Mayence, Nantes, Soissons, &c. &c. &c.

TOME PREMIER.

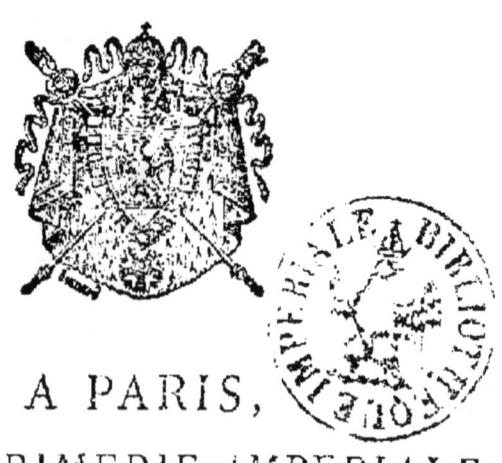

A PARIS,

DE L'IMPRIMERIE IMPÉRIALE.

M. DCCC. VII.

PRÉFACE.

Quelques personnes ont pensé que cet ouvrage étoit uniquement consacré à la description des antiquités du midi de la France ; mais, si l'on se donne la peine de lire le premier chapitre, qui me dispense d'une longue préface, on verra que mon attention s'est portée aussi sur tous les objets que j'ai rencontrés dans mon voyage.

J'ai desiré que le lecteur pût, à l'aide de ce seul ouvrage, connoître tout ce qui est digne de curiosité dans les belles contrées que j'ai parcourues. J'ai consigné les indications qui m'ont paru nécessaires pour ceux qui voudront faire le même voyage avec succès et avec commodité, et j'ai tâché de ne négliger aucun détail. J'ai donc décrit successivement tous les objets à mesure qu'ils se sont offerts : les sommaires des chapitres suffisent pour en faire apprécier le nombre et la variété. Je n'ai donné que des notices succinctes de ceux qui sont très-connus, en renvoyant le lecteur aux ouvrages que l'on peut consulter : c'est pourquoi ces objets sont représentés dans mon Atlas sur une très-petite échelle, seulement pour les rappeler à la mémoire sans recourir à d'autres ouvrages. J'ai développé davantage les objets qui n'avoient jamais été décrits ou publiés. Les monumens des arts sont les plus nombreux dans mon Atlas, parce que les édifices, les sculptures, les tableaux, attirent sur-tout l'attention d'un voyageur; mais il contient aussi des vues, des costumes, des cérémonies, des ustensiles, des machines, et enfin tout ce qui m'a paru mériter d'être figuré.

PRÉFACE.

J'ai rapporté les inscriptions antiques qui existent encore dans les lieux que j'ai visités : ce sera peut-être un moyen de les faire conserver et d'en empêcher la dispersion. Ce genre de curiosité ne convient pas à tout le monde; cependant j'observerai que je les ai fait figurer avec une grande régularité, que j'en ai donné la traduction française, et que j'y ai joint de courtes explications. Beaucoup de voyageurs trouveront agréable et commode d'acquérir ainsi, facilement, la connoissance des caractères et des abréviations que présentent ces monumens. Quelques lecteurs curieux aimeront à connoître les formules du style lapidaire ; ils y distingueront les excès de l'adulation; ils aimeront à y trouver les témoignages de la reconnoissance des peuples envers leurs bienfaiteurs, les expressions touchantes de l'amour conjugal, de la tendresse maternelle, de la piété filiale, et des regrets de l'amitié; enfin ils se plairont à connoître cette foule de titres, d'offices, de charges, de formules pour la vie publique, civile ou militaire, et pour le culte, que ces monumens nous rappellent. Les savans verront avec plaisir un grand nombre de belles inscriptions inédites, dont la découverte est le fruit de mes recherches, et qui fourniront de nouveaux sujets à leurs méditations. Il sera facile aux lecteurs pour qui ce genre d'étude n'offre aucun intérêt, de tourner la page et de passer à des objets qui sont plus de leur goût.

La tournée que j'ai faite est fort étendue : ma relation commence à ma sortie de Paris, et finit à ma rentrée dans cette ville. J'ai suivi le chemin de Lyon par Fontainebleau, Sens, Auxerre et Avalon. Là, je l'ai quitté pour parcourir l'ancienne Bourgogne, en passant par Semur, Montbard et Dijon. Au lieu de reprendre la

PRÉFACE. ix

route ordinaire par Beaune, j'ai été par la traverse à Cussy-la-Colonne et à Autun. J'ai examiné les beaux établissemens du Creusot. Je suis arrivé à Lyon en descendant la Saone; et la description de tout ce que cette grande ville offre de curieux termine le premier volume.

J'ai suivi le cours du Rhône, en m'arrêtant dans tous les lieux intéressans ; Vienne, Tain, Valence, Viviers, Bourg-Saint-Andéol, le Pont-Saint-Esprit, Orange et Avignon, d'où je me suis rendu à Aix et à Marseille. J'ai ensuite visité toute la côte; Toulon, Hyères, Saint-Tropez, Fréjus, Antibes, Nice, Cimiez, Monaco et Menton : le second volume finit à la description de cette dernière ville.

Les deux autres volumes, qui paroîtront dans le cours de l'année, contiendront mon retour à Marseille par les villes des montagnes de la haute Provence,

Grasse, Vence, Draguignan, Aups, Riez, Digne, Sisteron, Forcalquier, Simiane, la Tour - d'Aigues, Saint-Maximin et Tourves; le voyage à la foire de Beaucaire, par Saint-Remi et Tarascon; le tour de l'ancien comté d'Arles, par Arles, Bouc, Martigues, Saint-Chamas, Salon; et celui de l'ancien pays Venaissin, par Vaison, Lille, la fontaine de Vaucluse et Carpentras; enfin une excursion à Gap par le mont Ventoux.

Après avoir quitté la ci-devant Provence, je décrirai ce que j'ai vu dans l'ancien Languedoc, la Guienne et le Béarn, en passant par le pont du Gard, Nîmes, Montpellier, Narbonne, Carcassonne, Castelnaudari, Toulouse, Auch et Tarbes; l'excursion que j'ai faite dans les Pyrénées, en revenant à Bordeaux par Pau, Roquefort et les Landes.

Là j'ai pris la route de Paris par Angoulême; mais, au lieu de la suivre

PRÉFACE.

directement, je m'en suis éloigné encore pour voir Saintes, Saint-Jean-d'Angéli, Cognac, Rochefort et la Rochelle. J'ai visité Niort, ensuite Poitiers, d'où j'ai fait une excursion à Montmorillon et à Richelieu. Enfin, arrivé à Tours, j'ai suivi les bords de la Loire et ceux du Cher; j'ai décrit les lieux illustrés par tant d'événemens de notre histoire, Amboise, Blois, Beaugenci, Chambort, Chenonceaux, Cléri; et je suis revenu à Paris par Orléans et Étampes.

Par-tout j'ai trouvé l'accueil le plus obligeant, les facilités les plus grandes, une complaisance et des bontés dont mon cœur sera toujours reconnoissant.

Après avoir donné aux objets que j'ai examinés toute l'attention dont j'étois capable, j'ai appelé à mon aide les auteurs qui en avoient écrit avant moi; j'ai consulté tous les livres dans lesquels j'ai pu trouver des renseignemens utiles.

Je n'ai rien négligé pour que mon ouvrage ne fût pas tout-à-fait vide d'observations et d'intérêt. Si on le juge de quelque utilité, ce sera la plus douce récompense des peines que j'ai prises et du travail qu'il m'a coûté.

VOYAGE
DANS LES DÉPARTEMENS
DU MIDI DE LA FRANCE.

CHAPITRE I.er

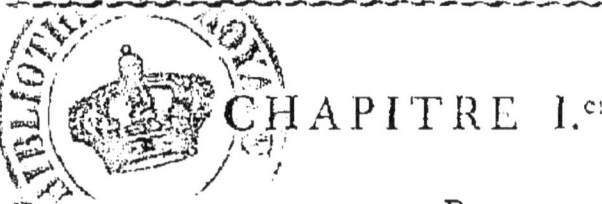

Causes du voyage. — Plan et préparatifs pour son exécution, instrumens, livres, cartes.

De longs travaux avoient épuisé ma santé ; une maladie qui a duré fort long-temps m'avoit laissé une extrême foiblesse : plusieurs habiles médecins me conseillèrent, pour obtenir un prompt et entier rétablissement, de voyager dans des contrées méridionales. Mes regards devoient naturellement se tourner vers l'Italie, dont un antiquaire ne prononce jamais le nom sans émotion ; mais la France est toujours l'objet de mes premières pensées. Je vois avec peine les hommes instruits visiter toujours les contrées étrangères, et ne point connoître leur propre pays : je pensai donc que c'étoit dans la France qu'il me convenoit de voyager. J'avois déjà parcouru plusieurs des départemens septentrionaux, lorsque je travaillois à mon ouvrage sur les monumens françois : pour cette fois je résolus de voir le midi ; j'espérois y trouver des objets d'étude et des moyens de me rendre utile. On dira peut-être que cette contrée a déjà été observée par d'habiles voyageurs, par d'illustres antiquaires. Je reconnois sans peine la supériorité des hommes qui m'ont précédé ; mais ces départemens ont éprouvé de grands changemens pendant le cours de la révolution, et leur état actuel est peu connu. J'y allois d'ailleurs pour mon propre plaisir et pour mon instruction particulière.

On peut voir par-tout des statues, des bas-reliefs, des pierres gravées, des médailles : mais peut-on se faire une idée des grandes constructions romaines d'après des reliefs en liége ou de simples gravures ? Il faut examiner sur la place ces majestueux édifices. L'Italie, il est vrai, en possède un plus grand nombre ; mais peut-être n'en a-t-elle pas de plus beaux. Enfin je regarde comme honteux pour un Français qui va admirer le Panthéon, le Colisée, les arcs de Septime-Sévère, de Trajan et de Constantin, de n'avoir pas vu la maison carrée de Nîmes, l'amphithéâtre de cette ville, les arcs d'Orange, de Saint-Remi et de Saint-Chamas, le pont du Gard, et tant d'autres monumens moins célèbres, mais véritablement dignes de curiosité.

Je résolus de passer par Lyon, après avoir vu une grande partie de la Bourgogne ; de parcourir toute l'ancienne Provence, le ci-devant Languedoc en entier ; de revenir par Bordeaux, la Rochelle, et de suivre jusqu'à Orléans les bords du Cher et de la Loire. Mon intention étoit de m'arrêter dans les villes qui peuvent présenter quelque intérêt sous le rapport des arts et des lettres, dans les lieux qui rappellent des événemens importans; d'examiner les monumens antiques et ceux du moyen âge; de comparer leur état actuel avec leur état ancien ; d'indiquer les altérations qu'ils ont éprouvées, et les moyens à prendre pour les conserver; de visiter les bibliothèques, les cabinets publics et particuliers ; enfin de procurer à la Bibliothèque impériale, par des acquisitions et des échanges, des livres, des manuscrits et des médailles. J'avois intention de prendre, autant que je le pourrois, des notices des éditions rares et des manuscrits intéressans.

Beaucoup d'objets curieux qui étoient dans les cloîtres et dans les anciens établissemens publics, ont disparu depuis la révolution; j'espérois en retrouver la trace. Beaucoup d'autres, au contraire, sont sortis des cloîtres et des collections particulières, ont été recueillis dans les dépôts nationaux, et y demeurent ignorés; j'avois le dessein d'en rapporter des figures ou des descriptions, ainsi que de faire des copies exactes des inscriptions qui ont été incorrectement publiées, et sur-tout de celles qui sont inédites. Je ne prétendois pas me borner à des recherches relatives aux arts et aux lettres; je voulois visiter les ateliers, les manufactures, les établissemens de bienfaisance et d'instruction; enfin je comptois laisser peu de choses sans examen et sans observation.

L'utilité des voyages tels que celui que j'allois entreprendre a toujours été reconnue, et leur description a été lue avec intérêt. Le *Voyage littéraire de deux Bénédictins*, par dom MARTÈNE et dom DURAND, est encore recherché, consulté et souvent cité, quoique le but principal de ces savans religieux fût de découvrir d'anciennes liturgies, d'observer les différences qui existoient dans la célébration des cérémonies de l'église, et d'examiner les manuscrits relatifs à l'histoire de leur ordre.

Je suis bien loin d'oser me comparer aux hommes distingués dont je viens de citer les noms; mais l'étude spéciale que j'ai faite de l'antiquité et des monumens du moyen âge, celle de la bibliographie et de l'histoire, à laquelle je me suis également livré, quelques notions de physique et d'histoire naturelle, un ardent desir de voir et d'apprendre, me faisoient espérer que mes efforts ne seroient pas tout-à-fait infructueux, et même qu'ils pourroient être utiles.

Quoique mes fonctions fussent partagées par un estimable collègue, dont l'amitié m'honore et m'est chère (1), et qui vouloit bien se charger, pendant

---

(1) M. GOSSELLIN, membre de l'Institut national et de la Légion d'honneur, dont les ouvrages sur la géographie ancienne ont une juste célébrité.

mon absence, de tout le travail que nous devons faire en commun, je ne pouvois quitter Paris sans une permission du ministre de l'intérieur. Non-seulement M. Chaptal a bien voulu l'accorder; mais le plan de voyage que je lui ai communiqué l'a tellement satisfait, qu'il m'a chargé d'une mission spéciale, en me donnant des instructions entièrement conformes à mon projet. Il y ajouta une lettre de recommandation adressée à tous les préfets et sous-préfets; elle m'a été très-utile, et a facilité mes recherches. Toute mon envie est d'avoir bien rempli les vues de ce ministre éclairé : c'est la plus digne manière de lui témoigner ma reconnoissance.

Un travail trop pénible auroit pu me fatiguer beaucoup dans l'état où étoit ma santé ; il m'a été permis d'emmener avec moi quelqu'un pour me seconder. J'ai choisi mon ami, M. WINCKLER, employé au Cabinet des médailles, qui s'est fait chérir et estimer par ses talens, sa délicatesse et son aimable bonté : il est versé dans la connoissance des langues anciennes et dans celle des monumens ; malgré sa modestie, son nom est déjà connu des principaux savans de la France et de l'Europe. Mon collègue M. Gosselin et le conservatoire de la Bibliothèque impériale ont jugé qu'un pareil voyage pourroit donner encore un plus grand développement à ses talens; et ils lui ont permis de m'accompagner.

Je desire que cette relation puisse servir d'itinéraire à tous ceux qui voudront suivre la même route, et faire, en partant de Paris, ce qu'on appelle *la grande tournée du midi*. Ainsi je compte y insérer tout ce qui pourra abréger le temps des voyageurs et faciliter leurs recherches : on perd souvent des journées entières, on manque des occasions utiles, on passe des choses intéressantes, faute de semblables renseignemens.

Après avoir tracé le plan de mon voyage, je dirai un mot des préparatifs. Il auroit été plus économique sans doute, plus conforme à mes moyens pécuniaires, de prendre les voitures publiques; mais elles vont la nuit, leurs séjours ne sont pas marqués d'après l'intérêt que les lieux présentent, elles ne s'arrètent guère, et ne se détournent jamais : j'ai donc cru devoir aller en poste, afin d'être le maître de rester dans chaque lieu aussi long-temps que nous aurions des observations à faire, et de partir aussitôt qu'elles seroient terminées.

Nous ne nous sommes pas chargés de baromètres, de lunettes, d'instrumens d'observation, comme les savans qui ont accompagné Cook, la Pérouse et le capitaine Baudin ; cet équipage auroit été inutile et ridicule : mais il a fallu emporter tout ce qui pouvoit être utile pour faire des recherches et des collections de plus d'un genre. La plupart de ces objets ne se trouvent que dans les grandes villes : au moment où ils deviennent nécessaires, on regrette vainement de ne les avoir pas avec soi. J'ai éprouvé, par exemple, qu'on ne peut se procurer que dans très-peu de villes les cartes particulières des départemens, et même celles des anciennes provinces : j'ai donc eu soin d'emporter les principales ; j'y ai joint tout ce qui est nécessaire pour copier, dessiner, calquer, modeler, et enfin pour recueillir au besoin des plantes, des insectes et des minéraux (1). J'ai pris encore une petite collection d'ouvrages généraux, relatifs aux différentes connoissances sur lesquelles

___

(1) Il ne sera pas inutile à ceux qui entreprennent des voyages dans le même but, d'avoir ici un état des choses dont nous avons trouvé l'usage commode ; le voici : des crayons de toute espèce ; un petit étui de mathématiques ; du papier lucidonique et une pointe pour calquer ; de l'encre de la chine ; de la cire à commissaire ; de la cire à graveur pour prendre des empreintes, qu'on a soin de conserver dans une boîte solide, afin de les préserver de tout frottement et de toute pression ; du plâtre très-fin enfermé dans un petit baril bien clos ; une bouteille d'encre ; de l'huile siccative, des brosses de Lyon, et du plomb laminé pour mouler les petits objets (le flacon d'huile doit se placer avec l'encre dans une petite caisse suspendue sous la voiture, afin qu'ils ne puissent se répandre) ; une presse à copier les lettres ; une boîte de fer-blanc pour les plantes ; un filet ; des épingles ; des boîtes garnies de liége pour les insectes ; un fort marteau pour briser les pierres et les minéraux ; un vase rempli d'encre d'imprimerie, deux tampons d'imprimeur, une brosse, une éponge, du papier collé et non collé d'un grand format ; de la potasse : ces derniers objets servent à copier des inscriptions, par les procédés typographiques dont il sera question à l'article de la ville d'*Aix*.

je devois porter mes recherches ; en me réservant d'acquérir dans chaque lieu les ouvrages spéciaux, les dissertations particulières que je pourrois me procurer (1).

---

(1) Voici les ouvrages généraux que j'ai emportés : *État des postes; Itinéraire complet de la France;* DULAURE, *Description de la France;* VOLCKMANN, *Reise durch Franckreich;* REICHARD, *Guide des voyageurs; Voyage littéraire de deux religieux Bénédictins;* PINKERTON, *Tarif des médailles;* SESTINI, *Geographia numismatica;* MAFFEI, *Galliæ antiquitates;* MORCELLI, *de Stylo inscriptionum;* COLETI, *Notæ et siglæ quæ apud Romanos obtinebant;* PLACENTINI, *de Siglis Græcorum;* WALTHER, *Lexicon diplomaticum;* CHRIST, *Anzeige und Auslegung der Monogrammen;* HUBER, *Notice des graveurs et des peintres;* idem, *Manuel des amateurs des arts;* HARWOOD, *Auctores classici;* CUVIER, *Tableau élémentaire des animaux;* LINNÆI *Systema plantarum;* FABRICII *Mantissa insectorum;* DANDOLO, *Fondamenti della scienza chimico-fisica,* 1802 ; LAURENTI, *Synopsis reptilium,* &c.

CHAPITRE II.

Départ. — Villejuif, pyramide. — Juvisy, fontaines. — Corbeil, monumens. — Essone, moulin à poudre, papeterie. — Navigation de la Juine.

Le samedi 14 avril 1804, nous quittâmes Paris. Le quartier par lequel nous en sortîmes est un des plus maussades; et les étrangers qui y entrent de ce côté, prennent une idée très-défavorable de cette ville immense: mais peut-être ces rues sales et étroites qu'il faut suivre, leur font-elles ensuite trouver plus admirables les superbes quais qui bordent la Seine, ces beaux ponts qui chaque jour facilitent les rapports entre cinq cent mille ames, et l'aspect majestueux du Louvre, aujourd'hui le palais des Arts.

Avant de passer la barrière, l'œil s'arrête cependant avec complaisance sur ce bel édifice consacré par Louis-le-Grand aux progrès de l'astronomie. On se rappelle avec satisfaction les travaux des Cassini, des Lalande, des Delambre, des Méchain; l'imagination s'agrandit à la vue d'un lieu où l'homme va contraindre, pour ainsi dire, le ciel à s'ouvrir devant lui et à dévoiler ses secrets.

La barrière par où l'on sort est une des moins bizarres qu'ait construites cet architecte audacieux qui a cru devoir s'écarter des règles de l'art et lui tracer de nouvelles routes. Les artistes et les poëtes doivent oser sans doute ; le vrai génie est modeste, et non pas timide : mais, dans les arts comme dans la littérature, ceux qui ont voulu s'éloigner des préceptes sévères établis par la raison et par le goût, ont pu produire l'étonnement; jamais ils n'ont excité l'admiration. Ils n'ont, à la vérité, imité personne ; mais jamais ils ne serviront de modèles : on pourra les comparer à ceux qui, dans des temps d'ignorance et de barbarie, ont su créer des ouvrages dont on admire les beautés, et dont on attribue les défauts au siècle qui les a vus naître; mais ils ne seront point comptés parmi ces grands maîtres qui ont porté les arts à leur perfection et en ont fixé les limites.

On laisse sur sa gauche la route qui conduit à l'ancien château royal de Choisy, et à un grand nombre de charmantes maisons de campagne, agréablement situées sur les bords de la Seine.

Plus loin, à droite, est la route d'Orléans. Entre cette route et celle qu'on suit, circule la petite *rivière de Bièvre*, qui reçoit le nom de *rivière de Gentilly*, après avoir traversé les deux villages de ce nom (1). Qu'on me pardonne si je m'arrête dans des lieux si connus ; je n'ai pu y passer sans leur offrir le tribut d'une juste reconnaissance : ils

---

(1) Le grand et le petit Gentilly.

ont été les témoins des plaisirs de mon enfance et des études de ma première jeunesse. C'est dans les prés voisins des bords de ce ruisseau, qu'on a cru ennoblir en lui donnant le nom de rivière, que l'on conduisoit les écoliers dans les jours de délassement; c'est là aussi que j'ai reçu, dans la contemplation de la nature, les premières leçons de botanique, et que j'ai cueilli les premières plantes de mon herbier. Mais si vous errez sur ces rives, ne remontez pas jusqu'à Bicêtre ; vous fuirez à l'aspect des eaux sales et dégoûtantes qui viennent se mêler à ce ruisseau : on assure pourtant que c'est à ce mélange qu'est due l'excellente qualité des belles teintures des Gobelins.

Avant d'arriver au relais, on voit à droite le *château de Bicêtre* ; il est placé à l'extrémité d'une avenue qui fait un assez bel effet. On a construit, dans la plaine, plusieurs regards pour l'aqueduc qui passe à Arcueil ; les petits peupliers qui les environnent, donnent à chacun d'eux l'apparence d'un tombeau, et ce lieu a l'air d'un élysée : mais l'ame, prête à céder aux impressions d'une douce mélancolie, est bientôt attristée par la pensée que cette maison est le séjour et l'école du crime; que les scélérats qu'on y retient, loin de s'y corriger des vices affreux qui les ont portés au vol et à l'assassinat, y font un apprentissage de nouveaux forfaits, et qu'ils n'aspirent le plus souvent à en sortir que pour pratiquer ces leçons. C'est encore là que la débauche trouve la guérison des maux physiques qu'elle amène. Passons promptement devant ce séjour de la dépravation et du crime; mais ne le faisons pas sans payer un tribut d'estime au médecin philosophe qui a surmonté les dégoûts qu'un pareil lieu inspire, pour étudier la plus affligeante des maladies : c'est là que, par des soins constans, des traitemens doux et appropriés à chaque genre de folie, et un très-petit nombre de remèdes, le savant Pinel est parvenu à démontrer que la manie n'est pas incurable (1); c'est aussi là qu'il a composé son *Système nosologique* (2), ouvrage qui place son nom parmi ceux des réformateurs de la science médicale.

Avant d'arriver au relais, un antiquaire ne peut s'empêcher de dire un mot d'*Arcueil*; c'est le seul lieu des environs de Paris où l'on puisse voir des restes des constructions des Romains, observer leur manière de bâtir par assises alternatives de briques et de pierres, et se former une idée de

---

(1) Voyez son *Traité médico-philosophique sur l'aliénation mentale ou la manie*, avec figures représentant des formes de crânes ou des portraits d'aliénés. Paris, chez Richard, Caille et Ravier, an IX, 318 pages in-8.°

(2) *Nosographie philosophique, ou Méthode de l'analyse appliquée à la médecine;* 2.ᵉ édition, considérablement augmentée, dans laquelle se trouvent les caractères spécifiques des maladies; 3 vol. Paris, chez Brosson, an XI=1802.

l'excellente composition de leur ciment. Mais pour voir la portion antique qui subsiste encore, il ne faut pas seulement regarder en dehors du côté de la rue, il faut entrer dans la ferme de Cachant, qui appartient à un homme de lettres estimable, M. de Cambry, ancien préfet du département de l'Oise. Le comte de Caylus a publié une gravure (1) de cette portion de l'aqueduc antique. Le superbe aqueduc moderne a été bâti d'après les dessins du célèbre Jacques de Brosse, par ordre de la reine Marie de Médicis, pour amener à Paris les eaux de Rungy (2).

Le premier relais est à *Villejuif*, où finit la banlieue. Ici le mot *ville* ne signifie pas, comme on l'entend ordinairement, un lieu considérable et fermé ; il a la même acception que le mot latin *villa*, dont il est la traduction : c'est ainsi que l'on dit *Romainville*, *Belleville*, *Ville-Neuve*, *Ville-d'Avré*, &c. On a voulu dériver ce nom de *villa Judæa*, et l'on en a conclu que c'étoit une ancienne résidence des Juifs : mais il paroît que le mot *villa Judæa*, employé dans des titres du treizième siècle, est dû à cette fausse opinion ; elle est établie sur la corruption des mots *ville Jude*, *ville Juliette*, du nom d'une

―――――――――

(1) CAYLUS, *Recueil*, tome II, pl. 91.

(2) CAYLUS, *ibid.* page 375, attribue mal-à-propos cette construction au règne de Louis XIV.

sainte dont les reliques y sont révérées. Cependant l'idée que les Juifs, enrichis par l'usure, avoient acquis presque tous les domaines de ce lieu, et que plusieurs y ont été brûlés, a tellement prévalu, que, sur les cartes et dans les itinéraires modernes, ce bourg est appelé *Ville-Juif.*

L'abbé Lebeuf dit que César, voyant qu'il ne pouvoit approcher de Lutèce à cause des marais formés alors par la Bièvre, ramena son armée à Melun, en remontant par Villejuif et Essone. Le savant chanoine d'Auxerre commet ici une petite erreur; c'étoit Labienus qui, avec quatre légions, faisoit alors le siége de Paris. César étoit sur les bords de la Loire (1).

Nous mîmes pied à terre pour revoir encore une fois Paris, et donner un souvenir aux amis que nous y avions laissés. On embrasse la capitale dans presque toute son étendue : c'est un coup-d'œil singulier que cet amas immense de pierres noirâtres, ce grand nombre de tours et d'édifices irréguliers. Le lieu le plus favorable pour bien jouir de cette vue, est entre la terrasse du château et la pyramide qui a été placée en cet endroit pour indiquer la ligne par où passe la méridienne. On est à une assez haute élévation pour tout distinguer, puisqu'on prétend que la route est alignée au sommet des tours de Notre-Dame.

---

(1) CÆSAR, *de Bello Gall.* VII, 58.

La plaine de Villejuif est semée en blé ; on trouve autour du village des vignes et quelques pépinières. On suit jusqu'à Essone une plaine qui a reçu le nom de *Longboyau*, parce que les arbres qui bordent la route dans une ligne continue de trois lieues, en font une allée à perte de vue. Le terrain est sablonneux et assez mauvais.

On voit à droite les ruines de *la Saussaie*, ancienne abbaye de Bénédictines.

A l'extrémité de cette longue avenue est le village de *Fromenteau*, où l'on relaie. Nous mîmes pied à terre pour voir la seconde pyramide, destinée, comme celle de Villejuif, à marquer la méridienne, et pour jouir de la vue magnifique qui s'offre aux regards du haut de cette montagne : les riches campagnes environnantes, couvertes de parcs, de jolies habitations, de villages qui annoncent l'aisance, animées par une culture productive et variée, bordées par la rivière de Seine qui serpente sur la gauche, et coupées par des ruisseaux qui portent par-tout la fertilité, offrent un aspect ravissant.

A quelque distance de Villejuif, près de Rungy, où sont les sources que l'aqueduc d'Arcueil conduit à Paris, on entre dans le département de Seine-et-Oise.

Bientôt on arrive à *Juvisy*, lieu peu connu dans l'histoire : on sait seulement que le dauphin Charles VII, allant à Melun pour se soustraire à la faction des

Bourguignons, y fut atteint par le duc de Bourgogne, qui le força de rentrer dans Paris. Mais si ce bourg n'a pas été témoin d'événemens bien mémorables, il mérite l'attention des voyageurs à cause du bel ouvrage qui y a été exécuté pour y faire passer la grande route. Les voitures traversoient autrefois le village de Juvisy, mais avec beaucoup de danger et une difficulté extrême, à cause de la roideur de la descente; on résolut enfin de rendre ce chemin plus praticable. La route, dans le nouveau plan, devoit encore passer par Juvisy; mais le seigneur refusa de laisser prendre sur son parc le terrain qui étoit nécessaire. Le respect pour la propriété l'emporta sur les égards dus à l'utilité publique: la grande route a été tracée à une petite distance du village; ce qui a été très-préjudiciable à ses habitans. L'ouvrage fut commencé en 1722: on mina, on ouvrit la montagne; et pour réunir les deux collines entre lesquelles passe la petite rivière d'Orge, on fit un ouvrage hardi et singulier: il est composé de deux ponts placés l'un sur l'autre. Le premier, composé de sept arches, ne sert qu'à retenir les terres des deux collines; il supporte un second pont qui n'a qu'une seule arche, et sur lequel passe la grande route. Cet ouvrage, digne des Romains, fut achevé en 1728.

Pendant qu'on fouilloit le rocher, on fit jaillir une source qui incommodoit beaucoup; on résolut d'en tirer parti pour l'embellissement du pont: on l'y l'y conduisit par des canaux, et l'on y construisit deux belles fontaines, qui ont fait donner à ce lieu le nom de *Fontaines de Juvisy*. Ces fontaines sont surmontées de groupes. L'un est de Coustou le jeune; il représente le Temps, qui porte le médaillon de Louis XV ; on se doute bien que l'image du monarque en a été effacée : l'autre est composé d'enfans qui soutiennent un globe sur lequel étoient les armes de France. Ces groupes sont d'une assez mauvaise exécution. Chacune de ces fontaines est accompagnée d'une grande cuvette, et ornée d'une table sur laquelle étoit l'inscription suivante, dont on ne lit plus que les deux dernières lignes :

LUDOVICUS XV,
REX CHRISTIANISSIMUS,
VIAM HANC DIFFICILEM,
ARDUAM AC PENE INVIAM,
SCISSIS DISSECTISQUE RUPIBUS,
EXPLANATO COLLE,
PONTE ET AGGERIBUS CONSTRUCTIS,
PLANAM, ROTABILEM ET AMŒNAM
FIERI CURAVIT.
ANNO M. DCC. XXVIII.

Ces fontaines sont malheureusement aujourd'hui à sec ; mais on pourroit aisément retrouver la source, dont l'eau est claire et limpide. On en voit le le bassin à l'auberge de Saint-Michel. Lebeuf (1),

---

(1) LEBEUF, *Histoire du diocèse de Paris*, t. XII, p. 100.

Hurtaut (1), et ceux qui ont écrit sur les environs de Paris, ont dit que c'étoit l'eau de la rivière d'Orge qu'on élevoit avec une pompe : ils se sont trompés, comme la plupart des voyageurs, qui n'examinent pas ce lieu avec soin, et prennent le pont inférieur pour une pompe. Cette fausse opinion, que l'eau de ces fontaines vient de la rivière d'Orge, lui a fait donner le nom d'*orgeat de Juvisy*. Ce seroit une chose utile de rétablir ces belles fontaines : aucun voyageur ne passoit autrefois auprès d'elles sans s'y désaltérer, ou sans y faire boire son cheval (2).

La petite rivière d'Orge, qui coule sous ce pont, prend sa source près de Dourdan : elle passe à Arpajon, après avoir reçu l'Yvette à Savigny ; elle se partage en plusieurs branches près de Juvisy, avant de se jeter dans la Seine, au-dessus de Petit-Mons. Grégoire de Tours parle d'un des ponts qui étoient sur cette rivière (3), de manière à faire penser qu'elle séparoit en 582 le royaume de Chilpéric, dans lequel Paris étoit compris, de celui de Gontran, dont la capitale étoit Orléans.

Après avoir traversé le pont des Fontaines, on a

---

(1) *Dictionnaire historique de la ville de Paris et de ses environs*, t. III, p. 344, à l'art. JUVISY.

(2) J'ai donné dans mes *Antiquités nationales*, tome II, art. XVI, deux planches qui offrent des vues exactes des ponts et des fontaines de Juvisy.

(3) GREGOR. TURONENS. lib. VI, p. 19, ad ann. 582.

des deux côtés la perspective la plus agréable : on voit *Senard, Draveil, Champrosais, Viri*, commune dont les excellens fromages sont si vantés par l'ingénieux panégyriste des bons comestibles, et *Petit-bourg*, lieu autrefois si chéri d'une princesse illustre (1) : on peut s'arrêter un moment pour contempler les résultats de l'active industrie, les beautés de la nature, et l'instabilité de la fortune, et l'on arrive à *Ris*, bourg témoin de plusieurs orages révolutionnaires.

En continuant la route, avant d'arriver à Essone, on voit sur la gauche le magasin à farine de *Corbeil*, ville principale de cette petite contrée de l'Ile-de-France qu'on appeloit autrefois *le Harepoix*. Je ne résistai point à la tentation de visiter un lieu dont j'avois publié les monumens : hélas ! je ne retrouvai plus aucun de ceux que j'avois décrits. La malheureuse fille de Voldemar, roi de Danemarck, la reine Ingelburge, humiliée, méprisée, répudiée par son époux Philippe-Auguste, a été aussi chassée de la commanderie de Saint-Jean, qu'elle avoit fondée (2) :

---

(1) Madame de Bourbon.

(2) *Voyez* mes *Antiquités nationales*, tome III, n.° XXII. J'y ai publié les monumens singuliers de cette commanderie. L'histoire de la malheureuse Ingelburge, appelée en danois *Ingeborg*, a été écrite par DREUX DU RADIER, dans son *Histoire des reines de France*; par M. ENGELSTOFT, dans un ouvrage intitulé, *Philip August Konge af Frankrige og Ingeborg Prinsesse af Danmark*, Kiœbenhavn, 1801, in-8.°; par M. LA PORTE DU THEIL, dans son *Mémoire concernant les relations qui existèrent au XII.° siècle*

son image n'y existe plus. La figure du brave comte Aymon est encore à Saint-Spire ; mais le tombeau de cet heureux vainqueur d'un monstre redouté dans le pays, est dépouillé de ses ornemens (1). Le siége du célébrant (2), les stalles dont les ornemens offroient des figures si bizarres (3), ont été brisés ; la riche châsse du saint a été fondue (4). L'église de Saint-Guénault est devenue une bibliothèque publique et une prison (5). Le pont avoit été renversé par le débordement du mois de janvier 1802 ; on ne pouvoit plus traverser la rivière qu'en bateau : mais on avoit établi sur ses débris une traille ingénieuse (6)

---

entre le Danemarck et la France, pour servir d'introduction à une Histoire détaillée du mariage de Philippe-Auguste avec Ingelburge, et de leur divorce ; Paris, prairial an X, in-4.°

(1) On peut voir, dans mes *Antiquités nationales*, le tombeau du comte Aymon, tome II, n.° XXIII, pl. III, n.° 1 ; la figure de ce prince terrassant le dragon, *ibid.* pl. I.

(2) Ce siége étoit appliqué à une boiserie chargée d'arabesques du temps de François I.er On y voyoit tous les emblèmes de l'Amour, les portraits des empereurs romains dans des médaillons, &c. *Ibid.* pl. III, n.° 2.

(3) J'ai fait graver, *ibid.* pl. IV, ces stalles singulières. On y voyoit un homme qui portoit le globe du monde sur son derrière, deux fous qui jouoient à pet en gueule, un évêque qui tenoit une marotte, le globe du monde mangé par des rats, &c.

(4) *Ibid.* pl. V.

(5) M. l'abbé Guiot en a fait faire une gravure.

(6) M. l'abbé Guiot a fait graver les débris du pont renversé et la traille pour les lettres ; ce qui n'a pas duré.

pour la communication des lettres. Il est à présent réparé. Les magasins à blé construits par M. Viel sont encore existans (1).

Des savans ont recherché l'origine du nom de Corbeil, qu'on appelle en latin *Corbolium*; on pense bien que cette ville a dû être fondée, selon eux, par *Corvinus* ou par *Corbulo* : d'autres croient qu'elle a dû ce nom à une nuée de corbeaux qui parut dans ses environs; d'autres enfin, plus modestes dans leur explication, et sans s'inquiéter de l'origine latine et de l'orthographe, prétendent qu'elle a été appelée ainsi, parce que sur le plan elle a la forme d'une *corbeille*. Le lecteur n'en est pas plus avancé. Mais les habitans avoient trouvé dans le nom de leur ville un rébus pour ses armoiries ; c'étoit un cœur chargé d'une fleur-de-lis, autour duquel on lisoit, *Cor bello paceque fidum* (2). C'est encore par un jeu de mots à-peu-près semblable, qu'on appelle *corbillard* le coche d'eau qui conduit à Corbeil.

Cette petite ville a eu plusieurs hommes distingués dans les lettres : la plupart ont joint à leur nom

---

(1) Le plan de ces magasins a été gravé.

(2) *Voyez* les *Antiquités de Corbeil*, par JEAN DE LA BARRE, Paris, 1647, in-4.°; différens Mémoires sur Corbeil dans mes *Antiquités nationales*; l'*Almanach de Corbeil pour l'année 1789*, par M. l'abbé GUIOT, et la *Notice périodique de l'Histoire moderne et ancienne de Corbeil*, par le même, Paris, 1792, in-12; *Antiquités nationales*, art. XXII, pl. V, n.° 10, p. 24, et art. XV, p. 1, note 3.

propre celui du lieu qui les avoit vus naître (1). On cite ordinairement comme le plus connu, *Gilles de Corbeil*, médecin de Philippe-Auguste, et un des premiers auteurs français qui ont écrit sur l'histoire naturelle ; il a composé un poëme de six mille vers sur les vertus des médicamens (2). Il paroît cependant que Corbeil a été donné mal-à-propos pour patrie à ce médecin-poëte : il étoit né en Angleterre, et ne se retira point à Corbeil ; mais il se fit Bénédictin dans l'abbaye de Corbie.

Cette ville est avantageusement située au confluent de la Seine et de la Juine ; l'une sert pour la navigation, l'autre pour faire tourner les moulins et faire mouvoir les machines des manufactures.

Mon ami, M. l'abbé Guiot, homme respectable par ses vertus, et versé dans l'histoire des antiquités de ce petit pays, n'y étoit plus ; rien ne pouvoit nous y retenir : nous allâmes relayer à *Essone* ; et pendant qu'on préparoit notre dîner, nous en visitâmes les manufactures.

Corbeil, qui étoit autrefois dans la dépendance d'Essone, a profité de l'avantage de sa position sur la Seine pour s'agrandir ; et Essone, qui sous les rois de la première race étoit florissant, est devenu un

---

(1) *Voyez* une notice des hommes illustres de Corbeil, dans mes *Antiquités nationales*, tome II, art. XV, p. 17.

(2) *Conspectus medicorum chronologicus* ; Gœtting. 1763.

lieu peu important. Ce bourg est situé sur une petite rivière du même nom. Les rois Mérovingiens y avoient une maison, et ils y faisoient frapper monnoie (1).

Le territoire est planté en vignes; mais la petite rivière d'Essoné contribue sur-tout à sa richesse. Elle prend sa source dans le département du Loiret, auprès d'Antrin dans la Beauce; là on la nomme la *Juine* : elle traverse en partie la ville d'Étampes, où on la nomme *rivière d'Étampes*; elle vient confluer ensuite dans la rivière d'Essone, dont elle prend le nom au-dessus du lieu appelé *le Bouchet*, à quatre lieues de Corbeil, où elle se jette dans la Seine. Elle fait tourner plusieurs moulins, et sert aux travaux de plusieurs manufactures. En 1753, il y avoit une fabrique de fer laminé, dont on faisoit des lits et des meubles. Aujourd'hui les deux principales manufactures sont le moulin à poudre et la papeterie du Moulin-Galant.

Nous avons visité avec soin la *fabrique des poudres*; et M. Robin, commissaire du Gouvernement, chargé de sa direction, nous en fit voir les différens travaux avec une extrême complaisance. On connoit les procédés de la préparation de cette substance

(1) On lit sur quelques tiers de sou d'or de ce temps les mots *Exona* ou *Axsona*, qui indiquent *Essone*. LEBLANC, *Traité des monnoies de France*, p. 60.

inventée pour la destruction de l'espèce humaine ; ainsi je n'en décrirai pas les détails : je dirai seulement qu'il existe dans la manufacture d'Essone une machine qui servoit, sous l'ancien Gouvernement, à faire ce qu'on appeloit *la poudre du roi*. Cette machine est composée de deux énormes meules, placées de champ, qui, dans leur mouvement circulaire, écrasent la matière, qui a déjà subi toutes les autres préparations avant d'être grainée : elle devient ainsi plus rapprochée, plus dense ; une plus grande quantité occupe un espace moindre, et la charge en est d'autant plus considérable. Cette préparation particulière n'étoit pas sans difficulté : il arrivoit que le mouvement continuel des roues, après avoir échauffé la matière, la faisoit quelquefois détonner ; ce qui a produit plusieurs accidens. On a été forcé d'abandonner cette espèce de fabrication ; et cette machine ne sert plus aujourd'hui que pour pulvériser le soufre (1).

Cette manufacture est remarquable par sa situation singulière. Le lieu où se traitent les matières propres à la confection de la poudre, est noirci par le charbon, et présente l'image de l'enfer : si l'on traverse sur une planche un très-petit ruisseau, on croit passer

---

(1) Il est arrivé dans cette fabrique, pendant que l'on y essayoit les procédés de M. Berthollet, un de ces évenemens auxquels on est souvent exposé dans cette manipulation meurtrière. Le récit de cette terrible et funeste explosion est consigné dans le *Journal de Paris*, 31 octobre 1788, n.° 305.

du Ténare dans les Champs Élysées ; on trouve une prairie charmante, ombragée par de jolis arbres, et coupée par plusieurs bras de la petite rivière qui sert aux travaux des ateliers.

Les moulins à poudre sont à une portée de fusil sur la gauche du chemin qui conduit à Fontainebleau. En traversant ce même chemin, et en prenant sur la droite, on trouve à un demi-quart de mille, sur la rivière, un petit hameau appelé *Moulin-Galant;* ce lieu a été célèbre dès le quinzième siècle par ses moulins à papier, dont il est fait mention dans un compte de la prévôté, de 1450. Ces moulins furent détruits par l'armée du prince de Condé ; mais on les rétablit bientôt. Les papiers d'Essone ont une grande réputation, depuis que cette manufacture appartient à M. Louis Didot. C'est là que se fabriquent ces beaux papiers vélins sur lesquels les frères Didot ont exécuté les magnifiques éditions qui ont donné tant de célébrité aux presses françaises. M. Louis Didot prétend avoir trouvé l'art de faire du papier sans ouvriers, sans feu, sans étoffes, d'une longueur indéfinie, et de la largeur de six pieds. Les machines nécessaires pour ces opérations se construisent en ce moment ; et si le succès répond à ce qu'on doit attendre d'un fabricant aussi habile, l'art de la papeterie aura éprouvé, dans deux ans, une révolution complète.

On a fait plusieurs tentatives pour rendre la Juine et l'Essone navigables ; on voit même par d'anciens titres que cette navigation existoit en 1490. Les habitans d'Étampes obtinrent, sous François I.er, des lettres confirmatives des droits de port et de navigation. Charles Lamberville fut autorisé par Louis XIII, en 1634, à exécuter des travaux qu'il commença : malgré les oppositions de M. de Villeroi, il poussa ces travaux au-dessus de Malesherbes ; mais sa mort fut le terme de cette entreprise, que Cherpy, son successeur, voulut inutilement continuer. Le marquis de Stralaigne et M. Arnoul ont cherché vainement à la reprendre. On voit cependant que cette navigation a duré pendant près de deux siècles, et qu'elle existoit encore en 1676. Les nombreux péages qu'il falloit payer aux seigneurs sur les terrains desquels passoit la rivière, furent un des principaux motifs qui firent cesser cette navigation. Depuis la révolution, MM. Gerdret et Grignet ont encore essayé de renouveler cette entreprise ; elle est à présent tout-à-fait abandonnée. Cette rivière seroit pourtant très-utile par les débouchés qu'elle offriroit pour la forêt d'Orléans, dont elle flotteroit les bois, et pour la Beauce, dont elle ameneroit les grains, qui servent principalement à l'approvisionnement de Paris ; il ne s'agiroit que d'enlever les herbes qui ont engorgé les canaux, et de diminuer le nombre des usines qui interrompent le cours de l'eau (1).

---

(1) On peut consulter, relativement à ces projets de canaux,

CHAPITRE II.

Après le Moulin-Galant, on aperçoit des tourbières le long de la Juine ; il paroît même qu'on en faisoit usage dès l'avant-dernier siècle. Patin en a fait mention dans son *Traité des tourbes*, imprimé en 1667.

En suivant la route vers Fontainebleau, on voit à gauche le château de Sainte-Assise, dont le parc se prolonge sur le bord de la Seine : il fut long-temps habité par le duc d'Orléans et son épouse, madame de Montesson ; c'étoit alors l'asile de la noble bienfaisance, le séjour des arts aimables, des plaisirs décens, et de tout ce qui peut intéresser le cœur et charmer l'esprit.

Plus loin à droite est le célèbre château de Villeroi, auprès duquel on trouve une terre à porcelaine ; elle a long-temps servi aux travaux d'une manufacture qui s'étoit établie dans une maison dépendante du château : il croît dans ses environs une belle variété du *cnicus potager* (1), dont les feuilles inférieures sont entières. Entre Villeroi et Essone est le petit domaine de Villoison, lieu qui a donné naissance à feu

---

Mémoire sur la nécessité et la manière de conserver à la ville de Paris l'administration de la Seine et des rivières affluentes, et sur la juridiction y relative, in-4.°; *Précis et Supplément pour le projet de navigation des rivières d'Étampes et d'Essonne*, brochure de 17 pages in-8.°, avec une planche.

(1) *Cnicus oleraceus*, L.; *Cnicus pratensis*, de VAILLANT. Voyez son *Botanicon Parisiense*, page 76.

M. d'Ansse de Villoison, dont les amis de la littérature grecque pleurent la perte encore récente.

On relaye à *Ponthiéri*. Un peu plus loin est *Monlignon*, où l'on entre dans le département de Seine-et-Marne. On relaye encore à *Chailly*, et l'on arrive à Fontainebleau, après avoir traversé une partie de la forêt.

CHAPITRE III.

FONTAINEBLEAU. — École spéciale militaire. — Cour du Cheval blanc. — Escalier. — Bibliothèque. — Château. — Armure de Monaldeschi. — Galerie de François I.er — Salle de bal. — Fresques de Primatice et de Rosso. — Nicolo dell' Abbate. — Appartemens modernes. — Chapelle. — Comédie.

Nous arrivâmes à *Fontainebleau* dans la soirée du même jour. L'entrée a quelque chose de royal et d'imposant. On passe devant l'obélisque. Nous descendîmes à *la Galère*, auberge digne de son nom. De vieux portraits de rois et de princesses paroient la chambre que l'on nous donna ; les alcoves étoient faites de bois doré, mais dont les moulures ne s'accordoient pas, et qui n'avoient jamais dû se trouver ensemble. Une petite échelle, entièrement garnie en velours cramoisi attaché avec des clous dorés, étoit auprès du lit, comme si elle eût été nécessaire pour y monter, quoiqu'il ne s'élevât pas au niveau du second échelon ; plus loin étoit une chaise garnie de la même étoffe, et destinée à un usage qui rappelle chaque jour aux monarques les plus puissans et les plus absolus qu'ils sont des hommes. Cette burlesque magnificence devint pour nous un triste sujet de réflexions : les meubles de ce palais, dont François I.ᵉʳ avoit fait le berceau des arts, qui fut les délices de Henri IV, et qui a été témoin de tant de fêtes données à des souverains, garnissent les chambres d'une misérable auberge, comme pour rappeler au voyageur qu'il n'est point de bonheur constant !

Dès le lendemain, j'allai voir M. Chantreau, homme de lettres laborieux, auteur de nombreux écrits (1), dont deux sur-tout, la *Traduction des Tables chronologiques de* BLAIR, et la *Table alphabétique des Œuvres de* VOLTAIRE, sont d'une utilité reconnue. Il nous conduisit d'abord chez le général Bellavesne, commandant de l'École spéciale militaire. Ce général joint à des manières nobles et polies la sévérité nécessaire pour conduire un pareil établissement : aussi le dirige-t-il avec beaucoup d'intelligence. Les lauriers qu'il a cueillis dans la glorieuse retraite de l'armée de Rhin-et-Moselle en 1796 (2), plusieurs traits particuliers de bravoure et d'intrépidité, lui attirent la vénération de ses jeunes élèves, destinés à servir comme lui la patrie ; et une blessure grave, dont il porte l'honorable marque (3), commande

---

(1) *Voyez* son article dans les *Siècles littéraires* de M. DESESSARTS.
(2) *Moniteur* du 13 frimaire an 5, n.° 75.
(3) Il a perdu une jambe en Allemagne.

le respect. La bonne tenue de l'école, et l'air de contentement des élèves, malgré la discipline à laquelle ils sont exactement soumis, prouvent que son administration est aussi paternelle qu'elle est juste et sévère.

Nous visitâmes, avec son autorisation, ce séminaire de braves. L'école est placée dans le bâtiment qui entoure la cour dite du *Cheval blanc* ; nom qu'elle doit à un modèle en plâtre du cheval de Marc-Aurèle, que Catherine de Médicis y avoit fait placer, et qui en a été enlevé en 1626. Cette vaste cour, qui a quatre-vingts toises de long sur cinquante-huit de large, est très-propre aux jeux et aux exercices des élèves. Ils étoient au nombre de deux cents, et avoient vingt professeurs. M. Jondot, dont on lit souvent avec intérêt des extraits dans le Journal de l'Empire, y a enseigné pendant quelque temps ; M. Chantreau y professe l'histoire militaire.

Cette belle cour, et les bâtimens qui l'entourent, ont été dessinés et bâtis, en 1529, par Sébastien Serlio, habile architecte, né à Bologne, que François 1.er avoit attiré dans ses états, et qui a composé à Fontainebleau la plupart de ses ouvrages sur l'architecture.

Un escalier hors-d'œuvre, placé au fond de cette cour, conduit aux appartemens du château. Cet escalier à deux rampes fut bâti en 1634. Il a été loué par Dan, Guilbert, Piganiol, Hurtaut, et tous ceux qui ont fait des descriptions de Fontainebleau; ils le disent d'une très-belle architecture : il est cependant bizarrement contourné, de mauvais goût, très-lourd, et il produit dans cette cour un effet très-désagréable (1).

Cet escalier conduit à deux galeries qui font communiquer les ailes où sont logés les professeurs et les élèves ; en face est la porte par laquelle on entre dans les autres bâtimens du château. Quelques pièces ont été réservées pour les collections de l'École spéciale. On y trouve une bibliothèque d'environ huit mille volumes, qui, pour la plupart, ont rapport à l'histoire ou à l'art de la guerre : tout est dirigé vers l'utilité ; on n'y remarque point de raretés bibliographiques. Les plafonds et les lambris de cette pièce sont dorés ; sur la cheminée est une figure de Henri IV à cheval ; les ornemens en marbre sont d'une exécution remarquable. On voit sur les portes deux portraits, qu'on dit être ceux de Marie de Médicis et de Gabrielle d'Estrées : je n'ai pas eu le temps de comparer ce dernier avec ceux qui nous restent de Gabrielle ; mais je croirai difficilement qu'on ait osé réunir dans une chambre de

---

(1) Cette cour et cet escalier ont été gravés par *Israël* SILVESTRE, dans sa *Collection des maisons et villes royales*, qui fait partie de l'immense recueil appelé *le Cabinet du Roi*.

CHAPITRE III.

Henri IV le portrait de son épouse et celui de sa maîtresse.

Il y a encore dans cette chambre de jolis bas-reliefs, du style florentin du XVI.ᵉ siècle, et du meilleur goût : on les a enlevés d'autres chambres qui ont été dégradées. Ils pourront être utiles pour perfectionner les élèves dans l'art du dessin, et méritent l'attention des amateurs.

Une épée et une cotte de mailles sont posées sur le marbre de la cheminée. On prétend que ces armes ont appartenu au marquis Monaldeschi. En effet, l'épée d'un des trois bourreaux qui exécutèrent la cruelle sentence de Christine, se faussa sur la poitrine du malheureux écuyer, et on lui trouva une cotte de mailles qui pesoit neuf à dix livres. Cette cotte de mailles et cette épée étoient gardées dans le cabinet d'antiques et de curiosités des Mathurins ; et c'est de là que, par une suite de la révolution, ces armes ont passé dans le cabinet de l'École militaire de Fontainebleau.

On sait que la reine fit tuer cet infortuné favori dans la galerie des Cerfs. Cette action inhumaine et révoltante a encore acquis, dans les récits qui en ont été faits, un plus odieux caractère d'atrocité : on a prétendu que Christine avoit été présente à l'exécution, et que même elle y avoit pris une part active. La relation la plus authentique de cet événement est celle qui a été publiée par le P. Lebel, Trinitaire, qui confessa le marquis (1).

Suivant cette relation, la reine avoit des preuves convaincantes de la trahison du marquis, qui ne put se justifier. D'après cela, on a discuté pour savoir si elle avoit le droit de condamner, dans un royaume étranger, son propre sujet, pour un crime commis envers elle. Mais la véritable question est bien plus importante : un souverain offensé peut-il se faire justice lui-même ? n'est-ce pas en lui la plus affreuse tyrannie que de livrer celui qu'il accuse à des bourreaux ou plutôt à des assassins, sans qu'il ait été condamné par un tribunal chargé de connoître des crimes qu'on lui reproche ? Que sera-ce si l'on réfléchit que le crime du marquis étoit probablement une affaire de galanterie ! Il paroît qu'il avoit sacrifié à une rivale les lettres de la reine, et qu'il en avoit écrit à sa maîtresse dans lesquelles il traitoit sa souveraine avec peu de ménagement. Alors l'action de Christine est le comble de l'inhumanité; et ce fut avec justice que le cardinal Mazarin lui fit ordonner de quitter la France.

---

(1) Elle est dans un ouvrage assez rare, intitulé : *Recueil de pièces curieuses pour servir à l'histoire*; Cologne, 1664. LAPLACE a réimprimé ce morceau dans son *Recueil de pièces intéressantes et peu connues*, tome IV, page 159.

CHAPITRE III.

Auprès de la bibliothèque est un cabinet d'histoire naturelle, qui ne contient rien de bien important. Au milieu de la salle, on voit un plan en relief d'une ville assiégée, pour donner aux élèves des idées sur l'attaque et la défense des places.

Une porte communique à l'ancien château, dont l'ensemble consiste en cinq bâtimens réunis par des galeries. On y entre par la galerie de François I.er, qui rappelle à-la-fois le souvenir d'un prince brave, loyal et ami des lettres, et celui de l'heureuse époque de la restauration des arts en France. Fontainebleau a été une habitation royale dès le XII.e siècle. Louis VII en est regardé comme le fondateur. Philippe-Auguste aimoit à y demeurer ; S. Louis, qui pensa y mourir d'une maladie grave, s'y plaisoit beaucoup, et l'appeloit *ses déserts*. Ce château a vu naître et mourir Philippe-le-Bel ; Charles V y forma cette bibliothèque qui est devenue depuis si célèbre sous le nom de *Bibliothèque du Roi*, aujourd'hui *la Bibliothèque impériale*. François I.er a chéri principalement ce beau lieu, qui sous le règne de ce prince a acquis toute son importance.

Rien ne paroît plus simple que l'origine du nom de Fontainebleau. Les eaux qui semblent sourdre de toutes parts, ont donné lieu de penser que son étymologie étoit relative à cette abondance, et que ce mot signifioit *fontaine belle eau*, nom que les écrivains postérieurs à François I.er lui donnent quelquefois (1). C'est d'après cette opinion que le nom de cette habitation royale a été latinisé (2) dans plusieurs ouvrages, et que le président de Thou lui a donné le nom grec de *Callirhoe*, qui signifie aussi *belle source*. Cependant des chartes plus anciennes, de plus vieux auteurs, tels que Rigord (3), Joinville (4), Gaguin (5), &c. l'appellent *Fontaine-Eblaud, Fontaine-Bliaud, Fontaine-Bleau* (6); et enfin, nous disons *Fontainebleau*. Une ancienne tradition raconte que pendant une chasse d'un de nos rois dans la forêt (7), un de ses chiens favoris, appelé *Bleau* ou *Bliau*, qu'on croyoit égaré, fut trouvé auprès d'une belle fontaine qu'on ne connoissoit pas encore, et qui fut appelée *la Fontaine de Bleau*. Je n'oserois assurer l'authenticité de ce récit; mais il est conforme aux mœurs du temps, il convient à la localité, et il a

---

(1) BELLEFOREST, *Cosmographie universelle*, I, 333.

(2) *Fons bellaqueus, Fons belicius, Fons bellæ aquæ*.

(3) RIGORD, *Gesta Philippi Augusti*; dans DUCHESNE, *Scriptores historiæ Francorum*, tome III.

(4) JOINVILLE, *Histoire de S. Louis*.

(5) Robert GAGUIN, *Rerum Gallicarum annales*, VII, 5.

(6) En latin, *Fons-Eblaudi, Fons-Blaudi, Fons-Bleaudi, Fons-Eliaudi* et quelquefois *Bliandi*. Le cardinal du Bellay l'appelle *Fons Bleausus*.

(7) Cette forêt s'appeloit d'abord *forêt de Bier* ou *de Bierre*, du nom d'un chef normand qui s'y étoit cantonné au temps de Charles-le-Chauve, et qui ravageoit de là tous les environs.

CHAPITRE III.

tout l'air de la vérité. François I.er avoit fait couvrir et entourer cette fontaine d'une espèce de grotte ornée de rocailles, dans laquelle on avoit peint à fresque l'histoire de sa découverte. Cette grotte a été détruite (1); l'eau coule aujourd'hui simplement dans un bassin rond, au milieu du jardin des Pins.

Nous passâmes dans la galerie qui porte le nom de François I.er Le buste de ce prince est encore à l'extrémité de cette pièce, qui heureusement a été passablement conservée. On la nomme aussi *petite galerie*, pour la distinguer de la grande, et parce qu'elle est longue et étroite ; et *galerie des réformés*, parce que les protestans y présentèrent une requête à François I.er, ou plutôt parce que Louis XIV, après la paix des Pyrénées, en 1664, y réforma quelques officiers. Nous y entrâmes avec un sentiment de respect, en pensant que c'est là tout ce qui reste de l'asile que les arts reçurent en France après leur restauration. François I.er avoit appelé de l'Italie des artistes distingués, qu'il chargea de bâtir et d'embellir Fontainebleau. Rosso, dès l'année 1530, avoit déjà fait quelques peintures, lorsque ce prince appela Primatice en 1531, et lui donna l'intendance de tous ces travaux. Primatice et Rosso exécutèrent un nombre considérable de fresques, qui ont été

---

(1) On en voit la représentation dans la *Description historique de Fontainebleau*, par GUILBERT, tome II, page 94.

successivement détruites ; il ne reste que cette galerie, que l'on doit conserver comme un monument précieux pour l'histoire de l'art, et pour avoir un modèle d'un genre de travail qui est aujourd'hui absolument perdu : c'est un mélange singulier de peintures et d'ornemens de stuc, composés de fleurs, de feuillages, de fruits, d'enfans, d'hommes et d'animaux, exécutés par le célèbre sculpteur Paul Ponce, avec un génie et une fécondité admirables ; car il n'y a pas un seul détail qui ressemble à un autre. La plupart des peintures qui sont dans les cartouches, sont des miniatures à fresque, d'un goût exquis. Les grands tableaux qui décorent cette galerie sont au nombre de quatorze : ils ont huit pieds de haut sur dix-huit de large. Ils ne forment pas une histoire complète ; les sujets n'ont aucun rapport entre eux. Comme ces peintures sont intéressantes pour un ami des arts, j'en donnerai une courte notice.

1. La première est emblématique. Des hommes et des femmes, ayant les yeux bandés, marchent vers un temple dont le roi François I.er, couronné de lauriers, tenant un livre sous son bras et une épée dans sa main, ouvre la porte pour les y faire entrer. On prétend que le peintre a voulu indiquer par-là le zèle du monarque pour dissiper l'aveugle ignorance. L'ornement est une salamandre ; au bas, dans une architecture, sont des festons ; aux côtés sont

deux grands Satyres en haut relief, avec de petits enfans; sur le fond, il y a quelques figures d'hommes et d'animaux.

2. Le roi François I.ᵉʳ tient une grenade qui vient de lui être présentée par un enfant. Le prince est suivi d'une grande quantité de personnes de tout âge et de tout état. La grenade est regardée comme le symbole de l'union que le roi desire maintenir dans son royaume. La bordure est composée de têtes de lions, d'une salamandre, et de différens ornemens.

3. Cléobis et Biton traînant leur mère dans un chariot au temple de Junon. La bordure est accompagnée de deux chiens en relief, et d'un bas-relief représentant la Charité romaine; des deux côtés sont des termes, avec la devise et le chiffre du roi.

4. Danaé recevant Jupiter changé en pluie d'or. De chaque côté de la bordure sont trois femmes qui soutiennent un grand panier rempli de fruits; des enfans tenant des livres et des instrumens de musique paroissent former un concert.

5. La mort d'Adonis. Des figures d'hommes et d'enfans forment la bordure; plus bas, des enfans dans des chariots exécutent une course.

6. La fontaine de Jouvence, où plusieurs vieillards viennent se rajeunir. La bordure est composée de chiens, d'enfans, de masques, &c.

7. Le combat des Lapithes contre les Centaures.

La bordure est enrichie de deux enfans qui tiennent une salamandre dans un linge; au bas est un cartouche avec des masques; sur les côtés sont des termes soutenus par des enfans ailés : ces termes portent l'F et la devise de François I.ᵉʳ

8. Vénus châtie l'Amour. Au bas est une petite peinture précieuse, parce qu'on y voit Fontainebleau tel qu'il étoit alors. De chaque côté sont deux grandes figures d'homme et de femme assis, et quatre enfans ; au bas sont des cartouches avec des peintures qui représentent des combats : le tout est surmonté de la salamandre.

9. Éducation d'Achille par le Centaure Chiron. De chaque côté de la bordure sont deux figures d'hommes, des enfans et des grotesques.

10. Un naufrage dans une nuit sombre. La bordure est ornée de niches, avec quatre enfans ailés, une salamandre dans un cartouche ; au bas sont Neptune et une Naïade.

11. Sémélé brûlée par Jupiter. La bordure est décorée de femmes couchées tenant des enfans ; en haut sont d'autres enfans qui tiennent l'*F* couronnée.

12. L'embrasement de Troie. Des figures d'hommes, des enfans, des termes, un cartouche d'or avec les *FF* couronnées, des masques et une salamandre, forment la bordure.

13. Un éléphant avec une cigogne à ses pieds.

CHAPITRE III.

De chaque côté sont des peintures, l'une de l'enlèvement d'Europe, l'autre de Neptune, sous la forme d'un cheval marin, enlevant Amphitrite; des figures de relief tiennent des festons où sont attachés les chiffres du roi.

14. Un sacrifice. La bordure est enrichie de grandes figures posées entre deux colonnes. Ces personnages sacrifient, l'un un taureau, l'autre un belier; dessous sont des enfans qui soufflent dans un cornet, au son duquel des Nymphes dansent; la salamandre domine le tout.

Les écussons ont été arrachés des cartouches, et c'est la seule dégradation que cette galerie ait éprouvée.

Le buste de François Ier est, comme je l'ai dit, à l'extrémité de cette galerie. Ce seroit manquer à la reconnoissance que l'on doit à ce grand protecteur des arts, que de le déplacer; mais je pense qu'on devroit mettre à l'autre extrémité les bustes de Primatice et de messer Rosso.

Heureusement le château de Fontainebleau est du nombre de ceux que l'Empereur s'est réservés. Si cette habitation n'avoit point eu de destination, on auroit pu abandonner tous les autres bâtimens, qui n'offrent plus rien d'intéressant sous le rapport de l'art, et laisser agir le temps, sans faire les moindres frais pour s'opposer à ses ravages; mais certainement un ministre éclairé auroit fait entretenir avec soin cette curieuse galerie, monument précieux de la peinture à fresque, et du goût d'un grand roi. Actuellement l'amour de l'Empereur pour les arts nous en garantit la conservation : il suffit, pour la rétablir, de remplacer par l'aigle impériale les écussons qui ont été arrachés ; et pour en empêcher le dépérissement, d'y entretenir pendant l'hiver des poêles qui en bannissent l'humidité.

Si l'on desire des détails plus étendus sur ce magnifique séjour des rois, qui a été témoin de tant d'intrigues, de tant de mouvemens de cour, il faut consulter les nombreux ouvrages qui en donnent la description (1). Je ne prétends faire connoître que son état actuel, sans répéter ce qui a été dit mille fois.

Le reste du château présente un nombre considérable de chambres plus ou moins chargées de dorures. La grande galerie et celle des Cerfs sont dégradées ; celle d'Ulysse, dans laquelle Nicolo dell' Abbate, que François I.er appela en 1552 pour

---

(1) Les différentes *Descriptions de Paris et de ses environs*, par PIGANIOL, HURTAUT, DULAURE, &c., et principalement le *Trésor des merveilles de la maison de Fontainebleau*, par Pierre DAN, 1642, in-fol. ; *Description historique de Fontainebleau*, par GUILBERT, Paris, 1731, 2 vol. in-12. Pendant qu'il y avoit à Fontainebleau des Anglois prisonniers de guerre, il y a trois ans, on avoit imprimé pour eux une courte notice : mais ce n'est qu'un extrait succinct des anciennes descriptions : et l'on ne retrouve presque plus rien de ce que celles-ci indiquent.

remplacer maître Roux [Rosso], avoit peint l'histoire du roi d'Ithaque, n'existe plus depuis 1738. Je crois devoir, à cette occasion, relever quelques erreurs commises relativement à la venue de messer Nicolo en France.

Füssli (1) dit que ce peintre fut amené en France, en 1552, par Primatice; M. Lévesque (2) et d'autres biographes ont répété la même chose. Cependant, ainsi que Lessing (3) l'a très-bien remarqué, Caylus (4), Christ (5), Dargenville (6), parlent de ces peintures comme d'un ouvrage de Primatice. On sait que cet artiste rapporta en 1540 les moules des statues antiques qu'il fit couler à Paris, et dont plusieurs, après avoir embelli Fontainebleau, décorent aujourd'hui le magnifique jardin des Tuileries. Aucun historien ne dit qu'il soit retourné dans sa patrie. Il est donc évident que Nicolo dell' Abbate exécuta ces peintures d'après les dessins de Primatice, ainsi que Vasari le dit formellement. Il est malheureux que ces diverses peintures aient été détruites.

---

(1) *Allgemeines Künstlerlexicon*, p. 1, art. ABBATE (Niklaus).

(2) *Dictionnaire de peinture, sculpture et gravure*, IV, 218.

(3) *Collektaneen zur Litteratur*, 1.

(4) *Tableaux tirés de l'Iliade*, Avertissement, p. XXI.

(5) *Erlæuterung der Monogrammen*, 369.

(6) *Abrégé de la vie des plus fameux peintres*, II, 16.

CHAPITRE III.

Théodore Van Thulden (1) les a gravées, et Melchior Küssel a réduit ces gravures.

Nicolo avoit peint, aussi d'après les dessins de Primatice, la *salle du Bal* ou *des Cent-Suisses*, où il avoit placé une quantité innombrable de figures, toutes grandes comme nature, et d'un coloris si éclatant, que, par l'entente des couleurs, elles paroissoient plutôt peintes à l'huile qu'à fresque: Nicolo n'employa que des terres pures. Ces peintures sont entièrement effacées; on n'y distingue que les salamandres et les croissans, qui indiquent que cette pièce, commencée sous François Ier, a été terminée sous Henri II (2). Par une suite des vicissitudes des choses humaines, cette salle, destinée aux *esbattemens* des princes, a servi dans ces derniers temps à des exercices de collége; nous y vîmes

---

(1) Voici le titre du recueil de VAN THULDEN: *Les travaux d'Ulysse, peints dans la galerie de Fontainebleau par SAINT-MARTIN de Boulogne et NICOLAS, premiers peintres de Henri III, gravés par VAN THULDEN*, 1632; obl. fol.

(2) La connoissance des devises des princes est très-nécessaire pour fixer l'époque des ouvrages de l'art, ainsi que je l'ai fait voir dans mon *Dictionnaire des beaux-arts*, au mot DEVISE. Celle de François Ier étoit une salamandre avec ces mots, *Nutrisco et extinguo*; celle de Henri II, des croissans entrelacés, avec ces mots, *Donec totum impleat orbem*. Leurs chiffres étoient des *F*, des *H* couronnées; le dernier y joignoit un *D*, en l'honneur de sa maîtresse Diane de Poitiers.

encore le théâtre dressé pour la dernière distribution des prix de l'école centrale.

La chapelle, surchargée de peintures et de dorures, est très-dégradée; son pavé, exécuté en marbres de couleur, comme celui de la coupole des Invalides, est entièrement conservé.

Il ne reste dans la salle de la comédie qu'un rang de loges : elle est bâtie sur un très-mauvais plan; on ne peut voir la scène que du premier rang des loges. Elle est également chargée de dorures, qui font juger de la richesse des ornemens. Je me rappelai, en y entrant, le nom d'une foule d'ouvrages qui, après y avoir été extrêmement applaudis, ont éprouvé sur le théâtre de Paris les plus affreux revers. Je pourrois en citer plusieurs; mais il ne faut pas troubler la cendre des morts.

On peut, sans sortir de Fontainebleau, faire un cours des époques de l'art en France depuis sa restauration. Les précieux restes de Primatice, de Rosso, nous le font connoître à cette brillante époque. En entrant dans les chambres de Marie de Médicis et de Henri IV, on observe les changemens qui s'étoient alors opérés: ce n'est plus la multiplicité des peintures, l'étonnante variété des ornemens, que l'on admire ici; le luxe de l'art cède au luxe des dorures; les plafonds, les lambris, en sont couverts, sinon avec beaucoup de goût, du moins avec une grande magnificence. On y remarque la devise de Henri IV, qui peint bien son humeur martiale et la fermeté de son courage; c'est une épée entre deux sceptres en sautoir, avec ces mots, *Duo protegit unus*; ce qui veut dire que cette épée seule suffit pour défendre les royaumes de France et de Navarre. Par un rapport heureux, cette devise convient également à notre auguste monarque, empereur des Français et roi d'Italie.

Le bon Henri, roi chasseur et guerrier, se plaisoit beaucoup à Fontainebleau, et il avoit pris un grand soin de l'embellir ; c'est ce que nous apprend le poëte Malherbe dans ces vers :

> Beaux et grands bâtimens d'éternelle structure,
> Superbes de matière et d'ouvrages divers,
> Où le plus digne roi qui soit en l'univers,
> Aux miracles de l'art fait céder la nature (1).

Les pièces qui suivent ont également des plafonds magnifiques ; les devises et les chiffres font aisément reconnoître quel est le prince qui les a fait construire ou décorer.

On arrive à d'autres pièces dont les ornemens sont tourmentés, sans goût, et même sans cette

---

(1) *Poésies de* MALHERBE, II, 19.

M. CASTEL, avantageusement connu par le poëme *des Plantes,* vient aussi de composer un petit poëme didactique intitulé *la Forêt de Fontainebleau.*

CHAPITRE III. 47

ordonnance au moins bizarre et particulière qui distingue ceux des temps de Louis XIII et de Louis XIV ; les dorures, quoique bien plus récentes que les précédentes, sont ternes et noirâtres ; des camaïeux, de maussades peintures, ouvrages de Vanloo, de Boucher et de Doyen, en couvrent les lambris, sans les rendre plus précieux : le mauvais goût triomphe sur-tout dans la salle du concert, exécutée sous Louis XV pour madame de Pompadour. Les pièces faites pour la feue reine sont des espèces de boudoirs, de petits appartemens très-agréables, et d'un meilleur style que ceux du règne de Louis XV.

Des appartemens on voit un grand bassin, au milieu duquel est un petit bâtiment en marbre, de forme octogone : on lui donne le nom de *salle du Conseil de Henri IV*. D'autres disent que Catherine de Médicis, et ensuite le cardinal de Richelieu, y ont tenu leurs conseils secrets. Mais les princes n'ont pas besoin de recourir à de pareils moyens pour rendre secret l'objet de leurs délibérations. Ce bâtiment a remplacé un pavillon que François I.er avoit fait bâtir pour y prendre le plaisir de la pêche.

François I.er et ses successeurs avoient réuni dans ce château un grand nombre de tableaux précieux, de statues antiques ou moulées d'après l'antique : il étoit véritablement devenu une école des beaux-arts ; beaucoup d'artistes de tous les pays vinrent pour y étudier les chefs-d'œuvre qui y étoient rassemblés.

Aujourd'hui ils sont réunis dans le musée Napoléon et dans le jardin des Tuileries : les beaux bronzes qui ornent la grande terrasse, ont été presque tous tirés de Fontainebleau.

L'école centrale, placée dans une aile du château, étoit sur le point d'être fermée, conformément à la loi qui avoit ordonné la suppression de ces écoles. Parmi ses professeurs, on distinguoit M. Barletti, auteur de plusieurs Traités sur l'éducation ; et M. Juncker, maître de langue allemande à l'École militaire, et auteur de plusieurs traités relatifs à l'étude de cette langue.

Il y a à Fontainebleau une manufacture de porcelaine : nous ne pûmes la voir, parce que c'étoit le dimanche. L'abbé Guénée, auteur des *Lettres de quelques Juifs portugais*, le meilleur ouvrage qu'on ait publié, en France, contre Voltaire, étoit mort, il y avoit peu de mois, dans cette ville. Elle servoit encore de prison à quelques Anglois.

CHAPITRE IV.

Départ de Fontainebleau. — Forêt. — Excursions d'histoire naturelle. — Rochers. — Grès à paver. — Grès cristallisé. — Vipères. — Avon. — Moret. — Loing. — Canal de Montargis. — Obélisque. — Fossart. — *Parisii.* — *Condate.* — Montereau. — La Brosse. — Département de l'Yonne. — Villeneuve-la-Guyarre. — Villanoche. — Pont-sur-Yonne. — Villenavotte. — Sainte-Colombe. — Sens. — Esplanade.

Le 15 avril, à une heure, nous quittâmes Fontainebleau. Les immenses bâtimens de ce séjour somptueux des rois attestent son antique magnificence : le grand nombre de mendians qu'on rencontroit, présentoit le contraste trop ordinaire du luxe et de la misère. Nous passâmes encore devant l'obélisque, et nous traversâmes une partie de la grande et superbe forêt, dont l'étendue est de trente-quatre mille arpens, et qui est remarquable par la singularité et la variété de ses sites : là, des roches informes, noirâtres, cariées, et couvertes de mousses ou de lichens ; ici des blocs de grès entassés irrégulièrement ; là d'arides sablons, ici des terrains où croissent les plus beaux bois : les chênes, les hêtres, les pins élancés dans les airs ou couchés à terre, présentent par-tout l'aspect le plus pittoresque. Souvent, en sortant d'une vallée fertile,

Tome I. D

on se trouve dans un désert inhabitable. Plusieurs parties de la forêt sont agréablement percées d'allées à perte de vue.

Cette forêt étoit, dans ma jeunesse, le point le plus éloigné pour les excursions d'histoire naturelle. Avec quel plaisir je me rappelai, en y passant cette fois, les compagnons, les amis avec qui je l'avois parcourue ! M. Auguste Broussonet, aujourd'hui mon confrère à l'Institut, dont le nom étoit déjà célèbre dans les sciences ; l'illustre botaniste l'Héritier, qui a péri sous le fer d'un assassin ; M. Durande, secrétaire de l'Académie de Dijon, qui, suivant les traces de son savant et vertueux père, consacre gratuitement ses soins généreux à l'humanité souffrante ; Étienne de Lessert, que les amis de la raison et de la vertu regretteront toujours ; son frère Benjamin, dont le nom est attaché à tant d'actes de bienfaisance, et à qui nos plus beaux établissemens philantropiques doivent presque tous leur institution ; mon aimable ami Willemet, qui embrassoit avec un égal succès toutes les parties de l'histoire naturelle, et qui, s'il n'avoit été la victime de son zèle pour les sciences, seroit aujourd'hui le digne rival de Cuvier ; Alexandre Brongniart, dont les connoissances sur toutes les parties des sciences physiques sont si profondes, et qui dirige si habilement la belle manufacture de porcelaine de Sèvres ; l'austère Bosc, dont l'ame à-la-fois forte et sensible a montré, dans toutes les occasions, un désintéressement si noble, un zèle patriotique si pur, un attachement si fidèle à l'amitié. Qu'on me pardonne cette digression pour des amis aussi chers à mon cœur ; je ne les rencontre jamais, je n'entends jamais leur nom, sans éprouver les plus douces sensations de l'ame : pouvois-je revoir sans émotion et sans trouble un lieu qui les a rassemblés, et où nous avons joui des plaisirs si touchans et si vrais que l'on trouve dans l'étude et l'observation de la nature ?

Les ouvrages de Vaillant, de M. Thuillier, toutes les Flores des environs de Paris, indiquent les plantes qui naissent plus particulièrement dans la forêt de Fontainebleau ; on sait aussi que c'est là qu'on trouve la *chaux carbonatée quartzifère en rhomboïdes aigus*, qu'on connoît vulgairement sous le nom de *grès cristallisé de Fontainebleau*, parce que cette substance est particulière au sol de cette forêt ou à ses environs. M. de Lassone a décrit cette espèce de grès dans un Mémoire particulier (1). Ces groupes de cristaux sont d'un bel effet, et forment quelquefois des masses de plus de cent livres.

Les roches de Fontainebleau sont composées, en grande partie, de cette espèce de *quartz arénacé*,

---

(1) *Mémoire sur les grès de Fontainebleau*. Voyez Mémoires de l'Académie des sciences, 1775. *Hist.* p. 51, et *Mém.* p. 209.

agglutiné, qu'on appelle *grès dur*, *grès à paveur*, parce que c'est cette pierre qui, taillée en cubes, sert à paver d'une manière si commode et si solide les rues de nos villes; on la nomme aussi *grès de Fontainebleau*.

On a beaucoup parlé, depuis quelque temps, des vipères de Fontainebleau. Il est certain qu'une espèce de reptile assez singulière s'y étoit multipliée : cette espèce est voisine de la vipère commune (1) ; mais elle en diffère par quelques caractères. M. le docteur Paulet en a donné la description (2). Le préfet du département a fait chercher ces animaux, et on en a déjà détruit plusieurs.

Au bout du parc est le village d'*Avon*, dont la paroisse est fort ancienne. C'est là qu'étoit la tombe de Monaldeschi. On prétendoit y posséder le cœur de Philippe-le-Bel, quoiqu'il soit constant qu'il a été enterré à Poissy. On y a formé, aux dépens de la forêt, un immense et fertile potager.

Après avoir fait environ une lieue, on quitte la forêt; et à une lieue encore au-delà, on entre dans la petite ville de *Moret* (3). Ses portes sont flanquées de tours; sa forme est carrée; elle est traversée par

---

(1) *Coluber berus*, L.

(2) *Observations sur la vipère de Fontainebleau et sur les moyens de remédier à sa morsure*, par le docteur PAULET. Fontainebleau, 1805, brochure de 59 pages *in-8.º*

(3) Sous Charles-le-Chauve, on la nommoit *Marittum*, puis *Moretum*, d'où l'on a fait *Moret*.

une rue principale. Cette ville est fort ancienne ; on y a tenu un concile en 850.

A la sortie de la ville, on voit sur la droite les fossés et les débris de son ancien château, dont la forme étoit circulaire. On traverse le *Loing*, qui prend sa source dans le Nivernois, et va se jeter dans la Seine entre Melun et Nemours. Le *canal d'Orléans*, qui là se nomme *canal de Montargis*, se réunit au Loing à peu de distance de Moret : ce canal joint la Loire à la Seine. On passe devant un obélisque de marbre rouge, d'une assez bonne proportion, qu'on appelle l'*obélisque de la Reine*. On arrive à *Fossart* ; ce relais est à-peu-près la limite du pays des anciens *Parisii*, et l'on entre sur le territoire des anciens *Senones*. Si l'on suit la route à gauche, elle conduit à l'ancien *Condate*, appelé depuis *Monasteriolum*, en français *Montereau*, surnommé *faut-Yonne*, parce que cette rivière va s'y jeter dans la Seine. Ce lieu est célèbre à cause de l'assassinat du duc de Bourgogne. On faisoit voir encore, avant la révolution, l'épée de ce prince suspendue dans l'église par deux crampons de fer.

En suivant la route de Sens, on a à sa gauche les rives verdoyantes de l'Yonne ; on voit à sa droite le château de *la Brosse* ; un peu au-dessus est un Calvaire ; et bientôt on lit sur un écriteau, que là est la limite du département de Seine-et-Marne.

On entre dans celui de l'*Yonne* ; et après avoir

traversé *Villeneuve-la-Guyarre*, les villages de *Villanoche* et de *la Chapelle-Saint-Jacques*, on arrive à *Pont-sur-Yonne*. C'est une ville assez étendue ; à son extrémité, est un pont très-long : après l'avoir traversé, on a l'Yonne à sa droite ; les prairies dont elle est bordée forment des sites assez pittoresques.

On traverse *Villenavotte* ; on laisse à sa droite l'ancienne *abbaye de Sainte-Colombe*, et l'on arrive à *Sens*. Nous y entrâmes le dimanche : nous allâmes aussitôt à la promenade ; c'est une grande esplanade plantée d'arbres, et située le long des anciens murs. A l'une de ses extrémités, il y avoit deux orchestres, et la danse avoit la même activité que dans les fêtes champêtres de Paris. Près de la porte Saint-Antoine, est un réservoir infect et malsain, où l'on blanchit le linge, et qui paroît plutôt consacré à la déesse Cloacine qu'à un usage aussi utile. Il est d'autant plus étonnant qu'on emploie cette eau croupie, que *la Vanne*, qui traverse la ville, fourniroit facilement une eau abondante et pure pour le blanchissage, et que ce vilain trou dépare tout-à-fait la belle promenade au bout de laquelle il est placé.

CHAPITRE V.

SENONES. — AGEDINCUM. — SENS. — Collége. — Bibliothèque. — Musée. — Urne antique. — Manuscrits. — Missels. — Diptyque. — Manuscrit de l'office de la fête des Foux. — Église. — Tombeau du chancelier Duprat. — Bas-reliefs. — Duprat tenant le sceau. — Faisant son entrée dans Paris. — Présidant un concile. — Faisant son entrée dans son diocèse après sa mort.

Les *Senones*, qui habitoient la contrée dans laquelle nous étions entrés depuis notre sortie de Moret, étoient des peuples célèbres dans l'ancienne Gaule; ils occupoient un territoire très-étendu. Ce sont ces peuples belliqueux qui, après avoir défait le consul Fabius, pénétrèrent dans Rome même, qu'ils saccagèrent (1). Il paroît cependant qu'ils avoient d'autres nations gauloises pour alliées dans cette expédition (2); mais ils doivent en avoir été les chefs, puisqu'ils sont nommés principalement. Au temps de César, ils avoient formé une alliance étroite avec les *Parisii* (3), et ils jouissoient, à cette époque, d'une grande considération (4) : ils avoient pour limites, à l'orient, la Seine;

---

(1) Florus, I, 13.
(2) Liv. V, 35.
(3) Cæsar, *de Bello Gallico*, VI, 3, 4.
(4) *Idem*.

au couchant, le pays des *Carnutes*; au midi, un petit peuple qui étoit sous la clientèle des *Æduens*: ils possédoient cette partie de la Champagne que la Seine borne au midi ; le territoire des *Tricassini* [Troyes] étoit probablement dans leur dépendance. Lorsqu'on a formé une quatrième Lyonnoise, les *Senones* lui ont donné leur nom (1).

Il est donc évident que le nom de la ville de Sens est dérivé de celui des *Senones*, dont il n'est qu'une abréviation : cependant ce lieu n'étoit pas nommé ainsi au temps de César ; il s'appeloit *Agedincum* (2). Dans la sixième année de la guerre des Gaules, César y prit ses quartiers d'hiver avec six légions (3) ; l'année suivante, Labienus y laissa quelques légions et ses bagages, qu'il reprit après avoir vaincu Camulogenus (4). Ce lieu, situé près de l'Yonne entre la Loire et la Seine, étoit en effet favorable pour une place de guerre.

A l'exemple de plusieurs autres villes de la Gaule, *Agedincum* perdit son nom et reçut celui de la

---

(1) *Senonia*. Cette quatrième Lyonnoise comprenoit les peuples qui occupoient le pays Chartrain, *Carnutes* ; l'Orléanois, *Aureliani* ; l'Auxerrois, *Autissiodorenses* ; l'île de France, *Parisii* ; et le territoire au sud de la Marne, *Meldi*.

(2) VALOIS, au mot *Agedincum*, prouve qu'il faut lire ainsi, et non pas *Agendicum*.

(3) CÆSAR, *de Bello Gallico*, VI, 44.

(4) *Ibid*. VII, 10, 57, 62.

CHAPITRE V.

nation dont elle étoit la capitale; elle est appelée *Senones* par Ammien Marcellin. Décence, frère de Magnence, étoit dans cette ville quand il apprit la défaite de son frère, et il s'étrangla.

Cette ville, située à l'extrémité du royaume de Bourgogne, a reçu le nom de *Sens*. Depuis elle avoit été placée dans la généralité de la Champagne, et étoit la capitale d'un petit pays appelé le *Senonois*; c'est actuellement un chef-lieu d'arrondissement du département de l'Yonne.

Sens, qui, sous tous les rapports, retrace d'antiques souvenirs, renferme encore des monumens qui attestent son ancienne importance. M. Tarbé voulut bien me servir de guide dans les recherches que j'avois à faire. M. Tarbé appartient à une famille nombreuse et considérée : son frère aîné, après avoir été long-temps commis principal au ministère des finances et député à l'Assemblée constituante, fut un des derniers ministres des finances de l'infortuné Louis XVI; plusieurs de ses frères exercent, dans des villes voisines, l'état d'imprimeur et de libraire, qui étoit celui de leur père. M. Tarbé réunit dans Sens ces deux professions. On trouve dans l'*Annuaire du département*, qu'il rédige, des notices très-bien faites: il a du savoir sans prétention, une bonté et une obligeance extrêmes; et j'ai passé des momens très-heureux dans son intéressante famille.

Il nous conduisit d'abord au collége, qui est établi

dans l'ancien couvent des Célestins, édifice bien bâti et très-commode pour l'usage auquel il a été consacré depuis quelques années. Cet établissement, qui comptoit cent vingt écoliers, dont soixante pensionnaires, est dirigé par un homme d'un vrai mérite, M. Roger, ancien grand-vicaire de l'archevêque de Toulouse. M. Roger a de l'esprit et du goût : il a su appeler près de lui des hommes faits pour le seconder ; un d'eux est M. Lalanne, auteur de deux jolis poëmes dans le genre descriptif, *le Potager* et *les Oiseaux de la ferme*, dont il a été beaucoup parlé dans les journaux.

Nous vîmes dans l'appartement de M. Roger un assez bon tableau représentant *S. Antoine*; les mains sont d'une grande vérité : on croit qu'il est de Mignard.

M. Roger nous conduisit dans la bibliothèque. Elle est composée d'environ douze mille volumes : il n'y a point d'anciennes éditions ; elle est assez bien fournie en commentateurs des classiques ; on y trouve quelques-uns de ces grands corps d'ouvrages que les particuliers possèdent rarement, et qui doivent être la base des bibliothèques publiques. Le tout est renfermé dans une belle pièce carrée : mais l'inscription *Bibliotheca maxima*, mise sur la porte, est très-déplacée ; car il y a beaucoup de bibliothèques de particuliers qui sont plus considérables.

Le musée est aussi dans le collége, et il est également sous la direction de M. Roger. C'est une simple salle carrée, peu spacieuse, au rez-de-chaussée; les murs sont garnis de tableaux en général peu importans : on y distingue cependant un *S. Antoine* de Pietre de Cortone, qui étoit dans la salle du chapitre de Saint-Étienne de Troyes; une *Sainte Famille*, qui passe pour être de Raphaël, et qui n'est qu'une copie qu'on attribue à Mignard : on remarque encore une *Chasse* de Vouwermans; le *portrait d'un élève de Lebrun*, peint par cet habile maître; un *portrait de Louise de Montmorency*, mère de l'amiral Coligny; un autre de *Symphorien Champier*, peint en 1510; une *Passion* dans le style de Lucas de Leyde, qui paroît être du temps de François I.er

Entre les croisées, sur un socle de stuc, est une urne antique de marbre *(planche I, n.º 1)* : elle est ronde, avec des rudentures en spirale, comme on en voit sur plusieurs sarcophages. Devant est une tablette pour y placer une inscription : aux côtés de la tablette sont des génies ailés, qui sans doute tenoient des flambeaux renversés, signes du deuil et de la mort; on en voit encore les rudimens. Le couvercle est également rudenté en spirale, et terminé par un bouton, qui est de restauration. Cette urne a été trouvée dans le Rhône; M. de Brienne, coadjuteur de Sens, en avoit fait l'acquisition.

M. Roger nous ouvrit une armoire où sont renfermés quelques objets d'histoire naturelle de peu de valeur, et quelques vases d'ancien émail de Limoges : elle contient aussi plusieurs manuscrits ; la plupart sont des missels. Nous remarquâmes principalement ceux-ci :

Un Missel du XIII.ᵉ siècle, qui supplée les lacunes des Sacramentaires de Thomasius (1) ;

Une Chronique de Sens (2) jusqu'à l'année 1294 ;

Un Missel sur lequel les archevêques de Sens faisoient leur serment : on en voit la formule, et on y lit leurs signatures ;

Un autre Missel sur lequel les suffragans des évêques inscrivoient leur serment ;

Un Bénédictionnel du XIII.ᵉ siècle ;

Un Missel janséniste, venant de l'abbaye de Sainte-Colombe, avec des miniatures.

Mais, parmi ces ouvrages d'une assez foible importance, nous en distinguâmes un extrêmement curieux ; c'est le célèbre diptyque qui contient l'office des foux et la prose de l'âne. J'en ai fait le sujet d'une dissertation très-étendue dans mon Recueil de monumens inédits (3) : il me suffira d'en

---

(1) LEBEUF, *Histoire d'Auxerre*, 499.

(2) « *Chronicon Senonense, quod terminatur et producitur ad annum* « *usque 1294. Codex* GOFFRIDI À COLBONE, *monachi Sancti-Petri-* « *Vivi.* » Ces mots sont écrits sur la garde de papier du volume.

(3) Tome I.ᵉʳ, page 336.

donner ici la description, et de reproduire la figure de ce beau monument.

On sait que l'on nomme *diptyques* des tablettes d'ivoire dont les consuls faisoient des présens le jour de leur installation, et qui ont passé ensuite à l'usage des églises, pour y inscrire les noms des évèques, ou pour y renfermer des prières (1). Celui de Sens est du petit nombre de ceux qui sont ornés de sujets mythologiques, et cette particularité le rend plus intéressant : ses feuilles sont appliquées sur des planches de chêne, et dans un cadre couvert de lames d'argent.

Le sujet de la première feuille *(pl. II)*, me paroît être le Triomphe de Bacchus. Ce dieu assiste aux vendanges, par lesquelles sa bienfaisance et son pouvoir se manifestent, et les divinités des ondes sont témoins de ce spectacle. Le plan supérieur est consacré aux détails de la vendange : on voit à gauche un jeune homme nu, qui porte sur la tête un panier à anse, rempli de raisins ; sa main droite est chargée d'un semblable panier, et il tourne la tête vers la cuve où il doit aller le déposer.

Près de là, un villageois conduit un chariot traîné par des brebis, et rempli également de raisins : le conducteur est armé d'un gros bâton en forme de

---

(1) *Voyez* mon *Dictionnaire des Beaux-Arts*, à l'article DIPTYQUE.

massue ; il montre avec la main droite la cuve où le raisin doit être déposé. On voit plus haut deux hommes vêtus, comme le conducteur du char, d'une simple tunique à manches retroussées, avec une ceinture ; c'étoit le vêtement des esclaves destinés aux travaux des champs : ils entassent et arrangent des raisins dans de grands paniers faits d'osier ou d'autre bois flexible. Ils ne viennent pas de cueillir ces raisins à l'arbre qui les ombrage, et dont on ne peut déterminer l'espèce, mais qui n'est point une vigne ; ils se préparent plutôt à les jeter dans la grande cuve qui est auprès.

Trois hommes nus, dont le premier a des cornes, qui le caractérisent comme un des suivans de Bacchus, foulent la vendange. L'attitude de chacun d'eux est différente ; tous trois sont dans une position vive et animée. D'autres monumens nous représentent également des Faunes occupés au même emploi.

Le jus divin que cette tripudiation fait exprimer, sort de la cuve par un mufle de lion, et tombe dans un grand vase rond.

L'artiste a supposé que le vin, à peine sorti de la cuve, est aussitôt placé dans des tonneaux ; et pour représenter cette partie essentielle de la vendange, il a placé auprès du vase un petit chariot carré, à deux roues, comme le précédent, et sur lequel il y a une tonne faite comme les nôtres.

Les différentes positions de ces chars indiquent la

CHAPITRE V.

fin et le commencement de la vendange : celui qui traîne les raisins est dirigé vers la cuve ; celui qui emporte la tonne s'en éloigne.

Là se termine ce qui a rapport à la vendange. Les figures du milieu nous font voir Bacchus, avec sa troupe joyeuse, assistant à cette fête.

D'abord un Satyre, dont la tête est armée de cornes de bouc, sonne dans une conque, pour avertir de l'arrivée du dieu de Nysa. Cette conque ressemble à celle dont sonnent les Tritons; elle rappelle l'origine du nom *buccinum* qu'on a donné à ces espèces de trompettes.

Il tient par la bride un cheval qui paroît faire quelques gambades, et qui porte un homme vêtu d'une espèce de chlamyde ou de paludament. Le Satyre et ce cavalier ouvrent la marche, et se dirigent vers la cuve, qui est comme le but et la fin de toute cette représentation.

Il n'est pas aisé de dire quel est ce cavalier. Je présume que c'est le maître de la *villa* où se fait la vendange, et pour qui le diptyque a été sculpté. L'artiste a exprimé allégoriquement l'abondance de ses riches vignobles, en feignant que Bacchus suit ses pas et vient les visiter.

Le char du dieu arrive ensuite: il est traîné par un Centaure et par une Centauresse, qui soutiennent un grand canthare dont les anses sont formées d'enroulemens dessinés avec élégance : ils l'élèvent au-dessus de leur tête, en regardant le dieu qu'ils conduisent. Une large sangle, passée autour de leur corps et fixée au timon, que l'on ne voit point, sert à les y attacher; cette bande ressemble à celle des chevaux de bronze qui ont été apportés de Venise, et qui décorent aujourd'hui l'entrée du palais impérial.

Le char a la forme des chars de course et de guerre; il est orné d'oves alentour, et d'enroulemens sur le corps. Le dieu est debout: il n'a pas cet air de jeunesse et d'effémination qui le caractérise; il est, au contraire, barbu et un peu âgé. C'est ainsi qu'on représente Bacchus vainqueur de l'Inde: on sait que ce dieu, figuré de cette manière, a reçu le nom de *Bacchus indien*.

Il est couronné de pampres; le thyrse sur lequel il s'appuie se termine par un fleuron de feuilles de vigne, et non par un cône de pin, comme cela est plus ordinaire: la chlamyde du dieu pose sur son bras gauche.

Près de lui est Pan, qui porte à la main un bâton dont les branches ont été coupées, et qui lui tient lieu de *pedum*. Il soutient son maître, dont il est l'ami et le général.

Plus bas sont des divinités de la mer, au nombre de trois. On remarque un vieux Triton entre deux Néréides; tous trois ont sur la tête les pinces d'écrevisse, qui, sur plusieurs monumens, désignent les divinités de la mer. L'artiste leur a donné à tous une

ceinture

CHAPITRE V.

ceinture de feuilles d'acanthe, à la place qui sépare l'être humain du poisson : leur queue forme des enroulemens qui ont de la noblesse et de l'élégance.

Le Triton tient dans ses mains un monstre marin, qui a une tête de chien; l'une des Néréides montre de la main droite le char de Bacchus, et tient dans la gauche une conque; l'autre tient une rame dans la main droite : plus bas sont des poissons qui se jouent dans l'eau ; à gauche est un dauphin; à droite un autre poisson, que je ne saurois déterminer, mais qui, par sa forme, paroît appartenir au genre que nous nommons *ostracion* ou *poisson coffre*.

Ce qu'il y a de remarquable, c'est que le char de Bacchus sort de l'eau; il est à la surface, et les Centaures qui le conduisent n'ont pas encore gagné la terre. Il est rare de voir Bacchus ainsi dans les eaux, et il est nécessaire de s'arrêter un moment sur cette particularité.

Il est hors de doute que Bacchus a été considéré, dans l'ancienne mythologie, ainsi qu'Apollon, comme un emblème du soleil. Cette vérité a été établie par plusieurs auteurs; et mon savant collègue, M. Dupuis, l'a démontrée jusqu'à l'évidence dans son *Origine des cultes*. Je pense donc que Bacchus est considéré ici comme le soleil : il sort de l'onde, et va, par sa douce chaleur, favoriser la vendange. Les divinités marines le voient sortir du sein des eaux ; il s'élève, et sa présence vivifiante anime l'opération de la récolte du vin, du foulage, et de la mise dans les tonneaux. Tout prospère dans la maison de campagne; et l'on dit que c'est Bacchus lui-même qui, soutenu par Pan, conduit par des Centaures, et précédé par un Satyre, vient avec pompe visiter et féconder les possessions du propriétaire.

Cette explication me semble d'autant plus probable, que la seconde feuille nous fait voir Diane, c'est-à-dire, la lune, sortant de la mer, comme ici Bacchus, le soleil, abandonne les ondes.

Les idées de l'artiste, dans la composition de cette seconde sculpture *(planche III)*, ont été plus confuses; il n'a pas suivi une marche aussi régulière. En haut, à gauche, on voit Vénus dans une coquille : ce n'est cependant pas une véritable représentation de Vénus Anadyomène, puisqu'elle ne porte qu'une main à ses cheveux, et qu'elle soutient un grand voile dont elle va s'envelopper; c'est donc Vénus marine, ou sortant du bain. Il est étonnant que l'artiste, qui a eu un plan suivi et régulier dans la composition de la feuille précédente, ait fait sur celle-ci un mélange aussi bizarre, et qu'il ait placé un sujet marin dans un lieu qui n'offre qu'une scène terrestre ; car, comme dans la feuille précédente, le plan supérieur est consacré à une action qui se passe sur la terre.

- Un génie ailé, placé entre des arbres, pile quelques

chose dans un vase couvert d'un tissu, et qui ressemble à un panier. Près de lui sont deux femmes couchées, dont l'une étend la main vers un chien de chasse. L'artiste a peut-être voulu représenter des compagnes de Diane, que la déesse vient chercher au moment où Vénus brille dans le ciel. Cela est d'autant plus probable, que la coquille qui porte Vénus est entièrement isolée et ne pose sur rien, tandis que le petit génie et les deux femmes sont sur un terrain qui paroît être élevé et planté d'arbres.

Ici finit la représentation des objets terrestres.

Le char de Diane sort du sein des eaux : elle est vêtue d'une longue tunique, mais sans manches ; vêtement qu'elle porte quand elle ne poursuit pas les animaux dans les bois, et qui convient à la déesse de la chasteté.

Par-dessus est un petit *peplum* retenu par des fibules ; elle a aussi une troisième fibule au milieu de sa ceinture.

Son voile flotte au gré du vent, et indique la rapidité de sa course. Son front est paré du croissant qui la caractérise. Elle tient dans ses mains un long flambeau d'une forme élégante, avec lequel elle éclaire le monde pendant la nuit, et qui l'a fait surnommer Φαεσφόρος et *Lucifera*, c'est-à-dire, *porte-lumière*.

Un vieillard, dont la tête est ornée d'ailes, tient

les rênes du char ; un jeune homme nu porte une corbeille remplie de fleurs et de fruits, qu'il semble présenter à la déesse : tous deux se tiennent par la main et supportent une conque.

Le vieillard ne peut être que Morphée, figuré aussi avec des ailes sur un bas-relief où l'on voit Thétis surprise par Pélée, et sur un autre où Diane est figurée visitant le bel Endymion. Ce jeune homme qui est près de lui, pourroit être le génie de la nature ; alors la trompette en forme de buccin indiqueroit que tous deux célèbrent la déesse qui éclaire la nature pendant son repos.

Le char est à deux roues ; il est plus grand que celui de Bacchus, et orné d'une bordure : il est conduit par des taureaux. Ce n'est pas sans raison que l'artiste a attaché ces animaux au char de la déesse : les poëtes l'ont appelée *Tauropus*, parce que son front est orné de cornes qui représentent le croissant de la lune ; elle a donné le nom de *Taurique* à une Chersonèse ; et plusieurs médailles nous la représentent au revers d'un taureau, ou, comme nous la voyons ici, portée ou conduite par cet animal.

Comme le soleil, elle sort du sein de l'onde et elle éclaire la terre. Plus bas est Thalassa, la déesse de la mer, qui tient dans une main un monstre marin avec une tête de belier ; elle a une langouste dans l'autre. Près d'elle est un autre monstre avec une énorme gueule : un animal à-peu-près semblable est auprès de Diane. Plusieurs poissons se jouent dans les ondes.

On voit que le sculpteur n'a pas suivi un plan régulier; mais ce diptyque est curieux, parce que ceux sur lesquels on trouve des sujets mythologiques, sont plus rares que ceux sur lesquels il y a des représentations de jeux ou des inscriptions. Celui-ci a sans doute été conservé, parce que les scènes bachiques qu'il nous présente conviennent très-bien à la fête dont il contient l'office; office dans lequel on répétoit cent fois cette exclamation, consacrée dans les Bacchanales : *Evohe ! Evohe !*

L'office des foux, contenu dans ce beau diptyque, a été composé par Pierre de Corbeil, archevêque de Sens, qui mourut le 3 des ides de juin de l'an 1222. Il est très-bien écrit.

La plus singulière des fêtes qui aient été célébrées dans nos églises, est, sans contredit, celle des foux, mélange épouvantable d'impiété et de religion. Du Cange, Lobineau, du Tilliot, Marlot, Flœgel, ont rassemblé à-peu-près tout ce qu'on en peut savoir: tous la regardent comme un reste des traditions païennes, et comme une grossière imitation des Saturnales romaines. Il est certain que ces fêtes étoient à-peu-près semblables : mais les Saturnales dérivoient également des anciennes fêtes célébrées en l'honneur de Cérès et de Bacchus, qui donnoient aussi lieu à des travestissemens bizarres et à la plus affreuse licence. Comme, dans les temps d'ignorance, la religion étoit mêlée à tout, il falloit bien aussi que le penchant naturel des hommes pour les fêtes et les spectacles, les fît entrer dans les cérémonies religieuses. C'est ainsi que les premières représentations dramatiques ont été des farces pieuses jouées à la sortie des vêpres, sur des tréteaux, à la porte des églises, par des pélerins. L'époque de Noël étoit un temps de réjouissance; elle rappeloit la naissance du Sauveur du monde : et quel moment plus favorable pouvoit-on choisir pour se livrer à la joie, que ce temps, qui précédoit de longs jours de jeûne et l'époque douloureuse du dévouement, des souffrances et de la passion du Sauveur ! Les personnages qui jouent un rôle actif dans la nativité du Christ, S. Joseph, les mages, les bergers ; les animaux même qui sont toujours représentés dans la crèche, le bœuf et l'âne ; les chants joyeux qui accompagnoient la célébration du grand mystère de la naissance de Jésus ; tout portoit à la joie ; et cette joie se manifestoit d'une manière bizarre, parce que les mœurs d'alors étoient grossières. L'usage antique des travestissemens ne s'étoit point perdu, et devoit naturellement s'y mêler, pour imiter les personnages et même les animaux qui prenoient part à la fête. Il est donc inutile de remonter aux Romains pour retrouver l'origine de la fête des foux : ce n'est point une imitation des Saturnales. Le progrès des lumières a fait abolir cette fête ; il n'en est resté, pour satisfaire le peuple, que les jours de travestissemens et de joie grossière appelés les *jours gras*, le *carnaval*.

Cette fête des foux donnoit lieu à des cérémonies extrêmement bizarres, qu'il ne sera pas inutile de rappeler. On élisoit un évêque, et même, dans quelques églises, un pape des foux. Les prêtres étoient barbouillés de lie, masqués ou travestis de la manière la plus folle et la plus ridicule ; ils dansoient en entrant dans le chœur, et y chantoient des chansons obscènes : les diacres et les sous-diacres mangeoient des boudins et des saucisses sur l'autel devant le célébrant, jouoient sous ses yeux aux cartes et aux dés, mettoient dans l'encensoir des morceaux de vieilles savates pour lui en faire respirer l'odeur. On les traînoit ensuite tous par les rues, dans des tombereaux pleins d'ordures, où ils prenoient des postures lascives et faisoient des gestes impudiques. Plusieurs monumens rappellent encore ces farces impies et dégoûtantes. J'ai fait graver des crédences de stalles, sur lesquelles on voit des moines avec une marotte et des oreilles d'âne : on a voulu y représenter, sans doute, des personnages de la fête des foux ainsi travestis. La marotte, que les poëtes, les comédiens, et souvent les artistes, donnent faussement aujourd'hui pour attribut au dieu

Momus, doit son origine à ces burlesques solennités.

Cette fête recevoit des modifications dans les divers pays où on la célébroit. Elle a eu différens noms, à cause de quelques cérémonies bizarres qui y furent ajoutées : ainsi on l'appeloit *la fête des sous-diacres*, c'est-à-dire des *diacres soûls*, *la fête des cornards*, *la fête des innocens*, &c.

Le chant de la prose de l'âne étoit une des principales cérémonies de la fête des foux ; cette fête avoit lieu le jour de la Circoncision : son objet étoit d'honorer l'humble et utile animal qui avoit assisté à la naissance de Jésus-Christ, et l'avoit porté sur son dos lors de son entrée dans Jérusalem. L'église de Sens étoit une de celles où cette solemnité se faisoit avec le plus d'appareil.

Le manuscrit contient, avec des variantes, la célèbre prose *Advantavit asinus*, qu'on chantoit en conduisant l'âne, vêtu d'une belle chape, à la porte ou vers l'autel, et dont on trouvera le chant traduit en notes modernes, à la *planche IV*. Il renferme aussi beaucoup de prières bizarres : les unes sont composées de mots qui ont tous la même terminaison ; dans d'autres, les mots principaux sont séparés en deux par une phrase: d'autres expriment d'une manière étrange le miracle de l'immaculée Conception. J'ai consigné les plus singulières dans le recueil que j'ai cité.

Maurice, évêque de Paris, qui mourut vers 1196, avoit travaillé à détruire ces folles superstitions ; mais il n'y put réussir, puisque l'auteur de cet office est mort en 1222, et qu'on en trouve encore après lui des traces. Un acte de 1245, tiré des archives du chapitre de Sens, fait voir qu'à cette époque Odon, évêque de cette église, prohiba les travestissemens, et réprima quelques-unes des dissolutions qui accompagnoient toujours cette fête ; mais elle ne fut pas tout-à-fait défendue, et elle dura encore deux cents ans, puisqu'on voit qu'en 1444 la faculté de théologie, à la requête de quelques évêques, écrivit une lettre à tous les prélats et chapitres, pour condamner cette fête et l'abolir. Cependant les actes des conciles qui se tinrent en 1460 et en 1485, ne parlent encore que des abus qu'il falloit en retrancher : il y est dit seulement que, pour éviter le scandale, tous ceux à qui il est prescrit d'assister à l'office du dimanche de la Circoncision, doivent être vêtus d'une manière convenable à leur dignité ecclésiastique, et chanter le plus mélodieusement qu'ils pourront, sans dissonance ; que chacun doit remplir son devoir sans être troublé, et avec décence, sur-tout dans l'église ; qu'aux vêpres on ne jettera sur *le préchantre des foux* que trois seaux d'eau au plus ; qu'on ne doit pas conduire d'hommes nus le lendemain de Noël dans l'église, mais qu'il faut seulement les mener au puits du cloître, et ne jeter sur eux qu'un seau d'eau, sans leur faire de mal ; que tous les contrevenans encourront la peine de suspension. Cependant il est permis aux foux de faire hors de l'église toutes les autres cérémonies d'usage, pourvu qu'il n'en arrive aucune injure ni aucun dommage à personne (1).

Malgré la censure de la Sorbonne, la fête des foux subsista donc encore quelque temps. Des actes des chapitres généraux de Sens, des années 1514 et 1517, donnent la permission de la célébrer. Il paroît cependant qu'en 1511 un préchantre des foux, nommé *Bissard*, s'étoit permis de se faire tondre la barbe à la manière des comédiens, pour jouer quelque personnage dans la fête de la Circoncision ; car cela lui fut défendu, parlant à sa personne, et la fête des foux n'eut pas lieu cette année.

On trouve encore, à différentes dates, des permissions données pour la célébration de la fête des foux. Depuis cette époque, cette fête fut tantôt défendue et tantôt permise, avec des modifications qui tendoient toujours à en diminuer l'indécence et l'obscénité : elle ne cessa tout-à-fait que vers la fin du XVI.ᵉ siècle.

Derrière le maître autel de l'église du collége, sont quatre bas-reliefs que j'ai fait dessiner et graver, et qui méritent l'attention d'un voyageur curieux. Ces bas-reliefs appartenoient au tombeau du chancelier Duprat, archevêque de Sens : ce tombeau étoit dans

---

(1) *Capitulaires de Sens*, de 1444 à 1664.

la cathédrale, et a été brisé. Le prélat étoit représenté mort, et déjà dévoré par les vers; usage adopté à cette époque, et qui étoit aussi dégoûtant par les objets hideux qu'il offroit à la vue, qu'il étoit peu favorable au développement et aux progrès de l'art.

Les quatre bas-reliefs ont été sauvés de la destruction, et sont demeurés cachés pendant deux années derrière des livres. Le savant bibliographe Laire les fit connoître dans une courte notice qu'il publia, en 1797, dans le *Magasin encyclopédique* (1). M. Roger les a placés dans l'église du collège : ils seroient encore mieux dans la petite salle du musée.

Ces bas-reliefs ont en totalité quinze pieds et un pouce de longueur, et quinze à seize pouces de hauteur : le tout est partagé en quatre pièces, qui décoroient les faces de la base du tombeau; chacune représente une des circonstances les plus remarquables de la vie du cardinal.

La première nous le fait voir siégeant à la chancellerie. On sait qu'Antoine Duprat, né à Issoire en 1463, s'éleva successivement à plusieurs emplois par le crédit de la duchesse d'Angoulême, mère de François I.er; qu'après la mort de sa femme, dont il avoit eu deux fils et deux filles, il entra dans les ordres. Déjà il étoit premier président du Parlement: il devint alors évêque de Meaux, ensuite d'Albi,

---

(1) Ann. lit. tome V, page 542.

et enfin chancelier. Il est donc figuré sur ce bas-relief *(pl. V)* dans l'exercice de ses fonctions : il est placé sous un dais, devant une grande table ornée de son écusson avec le chapeau de cardinal ; la chambre est garnie d'une tapisserie à fleurs-de-lis : des gens de tout état apportent des lettres patentes et royaux pour les faire sceller ; on distingue parmi eux des magistrats avec le chaperon, des gentilshommes avec une petite épée. Près de la table est un homme qui tient une patente et un instrument pointu, qui ne peut être le sceau : seroit-ce un stylet pour percer le parchemin, et y suspendre, avec des lacets, les sceaux qu'on y appliquera ensuite avec les instrumens qui sont renfermés dans la boîte qui est sur la table ? Beaucoup de personnes assistent à cette cérémonie ; des gardes armés de hallebardes y maintiennent l'ordre et la décence.

S'enrichir et s'avancer, c'étoit l'unique but de Duprat, et il y réussit. Le pape Clément VII lui donna le chapeau de cardinal, et le nomma légat en France. Le prélat fit son entrée dans Paris en cette qualité, le mardi 21 décembre 1530. C'est cette cérémonie, dont Godefroy nous a conservé la description (1), qui est représentée sur le second bas-relief figuré *pl. VI*. Le prélat entra par la porte Saint-Jacques, où le gouverneur de la ville, le prévôt des

---

(1) *Cérémonial françois*, II, 822.

marchands, et différens corps, allèrent le recevoir; le dais, depuis cette porte jusqu'à Notre-Dame, étoit porté par des échevins tirés des différens corps de métiers. Le bas-relief n'a pas conservé la mémoire de toutes ces circonstances. Le cortége va passer sous une porte à deux arcades, probablement un arc de triomphe qui fut construit temporairement pour cette cérémonie : il est singulier que cet arc soit chargé d'attributs guerriers, et qu'on n'en voie pas un seul relatif à la religion. Un prêtre, portant la croix, l'incline pour passer sous l'arcade ; les deux qui le suivent, tiennent des bannières ; un grand nombre d'autres prêtres portent les croix et les crosses des évêques et des deux cardinaux qui suivent le légat : derrière on voit une foule de curieux. Un jeune page conduit par la bride le cheval du prélat, qui est richement caparaçonné, avec un chanfrein à la manière du temps ; deux autres pages suivent à pied, et l'un d'eux boit dans une gourde. Parmi les ecclésiastiques qui accompagnent le légat, les deux premiers cardinaux qui sont derrière lui, doivent être les cardinaux de Tournon et de Grammont : les archevêques de Vienne, de Lyon et d'Aix, et l'évêque de Clermont en Auvergne, étoient aussi du cortége ; enfin il y avoit beaucoup d'abbés, des protonotaires, et des gens d'église de toute espèce.

Le troisième bas-relief *(pl. VII)* représente le

concile que Duprat a présidé : cette espèce de concile provincial fut assemblé à Saint-Germain-en-Laye, le 25 mai 1532. Le concile accorda, sur les ecclésiastiques du diocèse de Sens, une levée de quatre décimes pendant deux ans, en forme de don gratuit, pour payer la rançon et obtenir la délivrance du Dauphin et du duc d'Orléans, retenus en otage à Madrid. Ce concile, où il ne s'agissoit que du temporel, n'a pas eu place dans la grande collection.

Sur ce bas-relief, Duprat est au milieu des autres ecclésiastiques : un greffier écrit le procès-verbal des décisions de l'assemblée ; près de lui est un huissier qui tient un bâton surmonté d'une fleur-de-lis.

Le quatrième bas-relief (*pl. VIII*) représente l'entrée solennelle du corps de Duprat à Sens. Il avoit été nommé à cet archevêché par la reine mère, pendant la prison de François I.er en Espagne, après la mort d'Étienne Poncher ; mais le chapitre avoit nommé Jean de Salazar, et soutenoit son élection. Le fondé de procuration que Duprat envoya à Sens pour prendre possession de ce siége en son nom, fut très-maltraité, et le prélat n'osa venir l'occuper lui-même : il ne put voir son église, où il n'entra qu'après sa mort, au mois de juillet 1535 (1).

---

(1) Ce prélat, dont l'ambition étoit sans bornes, eut la prétention de devenir pape, après la mort de Clément VII, en

CHAPITRE V.

L'artiste ne s'est pas entièrement conformé à la relation qui nous a été conservée de l'ordre et de la marche du cortége ; il ne nous a représenté qu'une partie de ses détails. On voit d'abord des sergens de ville à pied et à cheval, armés de bâtons, pour faire ranger la foule : autour il y a un grand nombre de domestiques, d'hommes de la maison du cardinal, et de gens attachés à la légation : un page à pied précède un homme à cheval, qui porte la masse, signe de la dignité de chancelier ; deux autres pages précèdent l'ecclésiastique à cheval qui porte la croix archiépiscopale : sous le dais, dont les bâtons sont tenus par des prêtres, est l'effigie du cardinal à cheval ; elle est soutenue par un homme que l'on aperçoit derrière : des cardinaux, des prêtres, des moines, suivent et terminent ce cortége.

L'auteur de ce bas-relief étoit sûrement un artiste très-habile : on ignore son nom ; on sait seulement que cette sculpture a été faite à Grenoble, d'où elle a été apportée. L'artiste n'a donc pas vu lui-même la cérémonie. Il a pensé d'ailleurs que s'il en figuroit tous les détails, il seroit obligé d'aligner

---

1534. François I.er lui dit qu'il n'étoit ni assez puissant ni assez riche pour l'élever jusque-là. Duprat eut l'inconsidération de répondre qu'il feroit seul la dépense. Ce mot fit connoître au roi les richesses que son chancelier avoit amassées, et il fit saisir ses biens. Duprat en mourut de chagrin.

les personnages, de leur donner des vêtemens uniformes, chargés d'écussons, et qu'il ne produiroit qu'une composition maussade ; c'est pourquoi il a plutôt cherché l'effet que la vérité : aussi a-t-il massé ses groupes d'une manière vive et pittoresque, et il a banni cette froide monotonie que présente ordinairement une entrée. L'exécution de l'ouvrage est très-finie ; les airs de tête sont très-variés dans l'original ; les figures ont très-peu de relief, et sont travaillées avec une extrême propreté. J'ai cru devoir faire graver ces précieux morceaux du temps de la renaissance de la sculpture en France.

CHAPITRE VI.

Cathédrale de Sens. — Portail. — L'Avarice et la Prodigalité. — Statue de Philippe de Valois. — Pilier singulier. — Nef. — Saint-Christophe. — Pierre de Cuignière. — Singulière représentation de la Nativité. — Diverses sculptures. — Vitraux de J. Cousin. — Inscription de Raoul. — Mausolée du Dauphin. — Savinienne. — Potentienne. — Tombelles.

Après cette visite au musée et à la bibliothèque de Sens, l'obligeant M. Tarbé nous conduisit à la cathédrale. On pense que ce fut au troisième siècle que S. Savinien et S. Potentien vinrent à Sens, où ils apportèrent le christianisme. On les y honore d'un culte particulier. La cathédrale n'est pourtant pas sous leur invocation ; elle est dédiée à S. Etienne. Cette magnifique église, bâtie dans le dixième siècle, a été augmentée et embellie successivement par les différens archevêques.

Le portail est lourd, massif, irrégulier. Il y avoit, sur la porte principale, des figures d'anges et de saints, et, comme dans plusieurs autres églises, une représentation du mariage de la Vierge. Sur la porte à gauche, on voit encore les restes de deux figures, l'Avarice et la Prodigalité. L'*Avarice* est assise sur ses sacs, afin que rien n'en puisse être dérobé : la *Prodigalité* est aussi assise, mais entre deux coffres, qu'elle tient ouverts ; dans l'un il y a de l'argent, dans l'autre des effets divers ; à ses pieds est un sac.

Sur la porte à droite, on remarque les vestiges de la statue de Philippe de Valois, qui étoit représenté à cheval comme à Notre-Dame de Paris.

La voûte du milieu de l'église est assez hardie ; mais les bas-côtés sont peu élevés, et ne font pas un bon effet.

Sur le premier pilier à droite, on voit une longue tige que les marguilliers disent être un flambeau allumé, et qu'ils regardent comme un symbole de la foi : mais il est aisé de se convaincre, en comparant ce pilier à celui qui fait face, que ce n'est qu'une longue colonne ; quelques poignées de plâtre, jetées irrégulièrement au-dessus du chapiteau, ont donné à cette colonne longue et grêle l'apparence d'un flambeau.

C'est à ce pilier qu'étoit autrefois appuyée, comme dans d'autres églises, l'effrayante image d'un énorme S. Christophe. On lisoit auprès les vers suivans, que je rapporte à cause de leur singularité :

> Maistre Jehan Olivier, natif de Bar-sur-Seine,
> Curé de Champlemi et de ceans chanoine,
> L'an mil 540, pour rendre à Dieu homage,
> Du martyr S. Xpofle fit faire cest image :
> Ung an aprez mourut. Ci gist en sepulture.
> Vous qui parci passez, voyant sa portraiture,

CHAPITRE VI.

Priez Dieu pour son ame, et pour vous on prira :
Car comme vous ferez, pour vous certe on fera (1).

Entre deux petites colonnes d'un gros pilier de la nef, près du chœur, est une très-petite tête, que l'on appelle vulgairement *Pierre du Cugnet*, *du Coignet* ou *du Coignot*. M. Tarbé (2) croit que c'est une caricature de *Pierre de Cuignières*, conseiller du roi, qui, sous Philippe de Valois, avoit eu la témérité de vouloir réprimer les entreprises du clergé contre l'autorité royale. On prétend que le clergé avoit placé, dans plusieurs églises, ce monument de vengeance. Mais Carlier (3) a démontré que cette opinion est due à la fausse interprétation du mot *Cugnet*. Le marmouset du *Cugnet* ou du *Coin* étoit une figure grotesque au pied de laquelle on plaçoit les balayures, et plus ancienne que *Pierre de Cuignières*.

Le chœur n'a rien de remarquable ; c'est là qu'étoient autrefois les tombeaux de Duprat et de Duperron. Le baldaquin est-très-lourd ; il fut exécuté par Servandoni, aux frais de l'archevêque Languet. La grille est assez belle. Aux deux côtés sont des chapelles : la figure de la Vierge est d'un style très-maniéré ; c'est l'ouvrage d'un sculpteur allemand appelé *Ermann*.

---

(1) *Lettre sur d'anciens livres manuscrits de Sens, d'Auxerre et du pays Boulenois ; Mercure de France*, juin 1735, p. 1133.

(2) TARBÉ, *Almanach du département de l'Yonne*, an XII, p. 164.

(3) CARLIER, *Hist. du duché de Valois*, tom. II, p. 241 et 242.

Dans la chapelle de la Vierge, à droite du chœur, est une Madonne respectable par sa vétusté : on attribue à cette antique image une foule de miracles. Cette sculpture est très-dégradée ; mais elle est curieuse à cause de la singularité des bas-reliefs qui en décorent la base *(pl. I, n.° 2)*. En suivant de gauche à droite, on voit l'*Annonciation*, la *Visitation* et la *Nativité*. La naissance du Sauveur est sur-tout représentée avec des détails bizarres. Marie est couchée, et S. Joseph, appuyé sur le pied du lit, la regarde ; au-dessus est un grand panier où est l'enfant Jésus, entre le bœuf et l'âne ; un encensoir est suspendu au-dessus de l'enfant. Au-dessus du tout règne une tringle qui supporte des rideaux attachés à des anneaux et drapés sur les deux côtés. Auprès on voit le roi David qui joue de la harpe, comme pour se réjouir du triomphe de sa race. La robe de la Vierge est parsemée de plaques de verre. Cette Madonne a été faite en 1334, aux frais d'Emmanuel Janua, chanoine de Sens : elle étoit sur l'autel de la chapelle de la Vierge, en 1474 ; et Jean Viemont, chanoine de Notre-Dame, la fit placer, vers 1570, sur le pilier où elle est à présent.

Dans la chapelle du milieu du rond-point, derrière le chœur, est le martyre de S. Savinien, sculpté par Bridan : un bourreau va trancher la tête au saint avec une hache, tandis qu'un soldat le tient par ses vêtemens. Les mouvemens sont trop forcés, trop contrastés : la draperie de l'évêque est assez bien traitée.

La dévotion singulière qu'inspire par-tout le nom de S. Nicolas, est due principalement à la puissante protection qu'il accorde aux jeunes amans dont quelque circonstance fâcheuse retarde ou empêche le mariage (1) : ce saint, auquel on adresse tant de timides vœux, est figuré dans sa chapelle, près de la nef, au moment où il présente un sac d'argent à un vieillard, pour l'engager à marier sa fille, qui est près de lui. Ce groupe de demi-relief a été sculpté par M. Gois.

Les vitraux sont magnifiques, et laissent pénétrer une lumière religieuse et imposante. Les deux rosaces du croisillon sont de la plus grande beauté : celle de la porte à gauche est sur-tout remarquable par le nombre des figures et la pureté des couleurs ; on y voit les anges, les saints et les élus, qui peuplent la demeure céleste ; c'est une représentation du paradis. Elle a été faite aux frais de Gabriel Gouffier, doyen de Sens, mort en 1519 ; il est représenté à genoux, avec ses armoiries. Les vitraux de la chapelle de Notre-Dame de Lorette, derrière le chœur, méritent aussi qu'on y fasse attention.

D'autres vitraux, d'un temps plus moderne, sont également remarquables, et pour le talent avec

---

(1) Voyez *Antiquités nationales*, tome V, art. LI, page 4, note 5.

lequel ils sont exécutés, et pour l'histoire de l'art à l'époque de sa restauration. On distingue principalement ceux de la chapelle de S. Eutrope. Ces belles peintures ont été citées par Félibien et par Dargenville; ils parlent aussi de celles de la paroisse Saint-Jean, qui ont été déposées depuis quelque temps dans la cathédrale, et des vitraux de l'église de Fleurigny, village peu éloigné de Sens.

On trouve encore sur les murs de cette cathédrale quelques inscriptions du moyen âge, qui méritent d'être conservées. Ces monumens de l'antique piété de nos pères, des formes de leur style lapidaire et de leur manière d'écrire, deviennent chaque jour plus rares par la destruction des édifices où la religion avoit coutume de les consacrer.

Celle-ci est l'épitaphe d'un chanoine appelé Raoul :

MR ESOPORT IVCENVPVLCSERRIMVNVS
NME RAGVLFVSHCREEVBATPOSITVS
QIPATIENSHMLSMTSEASTVSQVESVAVIS
PRÆFVLGENSMERTSCLERICVSATQVEFVIT
ANIMA EIVSENETIROEITAERÆANTE
PRLEDSFAMEQIIACETSOETVMVLC

C'est-à-dire :

Morte soporatus, juvenum pulcherrimus unus
Nomine Ragalfus, hîc recubat positus,
Qui patiens, humilis, mitis, castusque, suavis,
Præfulgens meritis clericus atque fuit :
Ob animam cujus cuncti rogitate præcantes,
Parce, Deus, famulo qui jacet hoc tumulo.

Cette épitaphe étoit incrustée dans le mur méridional de l'église de Saint-Sauveur, dans l'ancien cimetière de la cathédrale. Les chanoines de Sens, ainsi qu'il est dit dans l'inscription moderne en lettres d'or qui est au-dessous, la firent transporter dans la cathédrale en 1761, comme un monument de la vénérable antiquité et un témoignage de la sainteté canonique d'un de leurs prédécesseurs. L'inscription de Raoul est gravée sur une pierre commune, dont les bords forment une espèce d'encadrement.

Le caractère est majuscule, mêlé d'onciales : il est lourd et grossier, presque carré, serré, mal espacé, sans distinction de pleins ni de déliés ; les bases et les sommets des lettres y sont très-rarement tranchés, et toujours sans grâce et sans goût. Les mots ne sont pas distingués ; on n'y voit ni points ni virgules : les seuls points qu'on y remarque n'ont aucun rapport avec la distinction des phrases ; ils servent seulement de signes d'abréviation. Les lettres sont quelquefois placées les unes dans les autres ;

singularité qui s'observe aussi dans plusieurs inscriptions romaines, mais du temps de la décadence de l'Empire (1).

Une certaine ressemblance, pour la forme et le caractère, avec une épitaphe qui étoit dans le cloître de Saint-Germain d'Auxerre, quelque rapport avec le style dans lequel elle est composée, ont fait croire que celle de Sens pourroit, comme celle d'Auxerre, avoir été consacrée à la mémoire de Raoul Glaber, religieux de cette abbaye au XI.ᵉ siècle. Mais cette conjecture est très-frivole; car le nom de *Ragulfus* [Raoul] étoit assez commun au XI.ᵉ siècle, pour qu'un abbé de Saint-Germain d'Auxerre et un chanoine de Sens pussent à-la-fois le porter.

La révolution a fait disparoître de cette antique cathédrale quelques tombeaux qui attiroient l'attention des curieux. Nous cherchâmes en vain ceux de Salazar et de Duperron : il ne reste de celui de Duprat que les bas-reliefs qui ont été décrits dans le chapitre précédent. Il est étonnant que le mausolée du Dauphin père de Louis XVI, et de Marie-Josephe de Saxe son épouse, subsiste encore, tandis que la fureur révolutionnaire a dispersé les cendres de ces illustres époux, distingués par de touchantes vertus. Ce mausolée n'est plus dans le chœur : les diverses figures ne font plus l'effet qu'elles devoient

---

(1) *Voyez* mes *Monumens ant. inéd.* tome I.ᵉʳ, p. 97 et suiv.

produire au milieu d'un sanctuaire auguste, sous les voûtes hardies d'une immense cathédrale ; elles sont reléguées dans une petite chapelle qui sert de dégagement et de magasin.

L'exécution de ce monument avoit été confiée à Coustou, fils et neveu des deux sculpteurs qui, avant lui, avoient déjà rendu son nom célèbre. Il se fit aider par ses élèves Julien et Beauvais. Ce groupe est composé d'un très-grand nombre de figures. La première est celle de l'*Amour conjugal* : il laisse tomber avec douleur ses regards sur un enfant en pleurs, qui brise les chaînons d'une chaîne entrelacée de fleurs, symbole de l'hymen ; les chaînons et les fleurs sont dispersés sur le sol. Autour de l'Amour conjugal sont cinq étoiles, qui désignent le nombre des enfans des deux augustes époux. Le *Temps* marche sur un carquois et sur des ruines d'architecture : déjà il a couvert de son voile funèbre l'urne du prince, et il se dispose à l'étendre également sur celle de son épouse ; ces deux urnes sont réunies par une guirlande d'immortelles. Le Génie des sciences et des arts, environné de ses attributs, et appuyé sur un globe qu'il mesure avec un compas, regrette le bonheur et les exemples que la terre a perdus : mais l'*Immortalité*, tenant un cercle et un laurier, est occupée à réunir en trophée les attributs des vertus dont le Dauphin et la Dauphine furent les modèles ; ce sont le miroir de la Prudence, le lis de la Candeur, la balance de la Justice, &c.; elle en consacre le souvenir à la postérité. La *Religion* pose sur leurs urnes une couronne d'étoiles, symbole des récompenses célestes destinées aux vertus chrétiennes.

J'avois entendu beaucoup vanter ce monument. J'avoue qu'il n'a pas fait sur moi l'impression à laquelle je devois m'attendre. Sa composition offre une allégorie très-compliquée, dont on ne peut saisir le sens, si l'on n'en a pas la clef; et même en lisant la description que je viens d'en tracer, il est aisé de s'assurer que plusieurs des figures et des attributs ne peuvent être pris dans le sens que l'artiste a voulu leur donner. Pour rendre ses figures allégoriques plus intelligibles, il les a entourées d'attributs, d'après l'ouvrage de Ripa, et d'autres iconologies aussi insipides ; de sorte qu'elles ont l'air de marchands de colifichets, et que ce nombre d'ustensiles dont elles sont chargées ou accompagnées leur fait perdre la noblesse et la gravité qui leur conviennent. Il est impossible de dire ce que c'est que cet enfant qui, placé auprès de l'Amour conjugal, brise les chaînes et effeuille les roses de l'hymen; ce n'est ni le Génie de l'amour conjugal, ni celui du temps ; il ne désigne pas non plus la postérité des deux époux, puisqu'elle est indiquée par les cinq étoiles; ce que personne ne pourroit comprendre, si l'officieux programme n'étoit chargé d'en avertir. Le Génie des sciences ne peut pas être aussi affligé qu'il le paroît, puisqu'il s'amuse à mesurer le globe avec un compas. Il est impossible de dire pourquoi le Temps, armé de sa faux, marche sur un carquois. Le cercle, dans la main de l'Immortalité, est un attribut de mauvais goût; et cet assemblage d'un lis, d'un miroir, d'une balance, dont elle forme un trophée, a l'air d'un étalage de mercerie. L'allégorie principale, qui d'abord semble ingénieuse, pèche par le fond : car elle étoit très-juste, lorsque la Dauphine vivoit encore; mais, depuis sa mort, le Temps a dû couvrir la seconde urne. Cette composition si vantée n'offre donc qu'un poëme froid et obscur, un mélange bizarre du sacré et du profane, de symboles religieux et de symboles païens, qui devroit être proscrit d'un temple chrétien : on n'y voit pas même les images des augustes personnes à qui ce monument pieux est consacré. Si, de la composition du monument, on passe à l'exécution de chaque figure, on ne peut s'empêcher de les trouver, en général, d'un style maniéré: les airs de tête ont entre eux trop de ressemblance, toutes les figures portent le même caractère d'affliction. La Religion, qui doit être heureuse et consolante, l'Immortalité, qui doit être exaltée et rayonnante de gloire, paroissent pleurer comme les autres. Cette dernière figure est pourtant la plus belle;

mais c'est l'ouvrage de Julien (1). Les urnes et tous les attributs sont d'un goût mesquin.

On connoît difficilement les environs d'un lieu où l'on séjourne peu de temps ; le seul moyen de s'en faire une idée, est de monter sur quelque tour ou sur quelque endroit élevé : c'est ce que nous avons fait dans la plupart des lieux que nous avons visités. Nous terminâmes donc la visite de la cathédrale de Sens par monter dans le clocher. Nous y vîmes les deux cloches : sur celle qui est appelée *Savinienne*, on lit cette inscription, *Gaspard MONGIN-VIARD m'a faicte* ; et ce quatrain, composé par *Guillaume FAUVELET*, archidiacre de Melun et chanoine de Sens :

Anno milleno quingento terque viceno
Facta sonans Senonis Saviniana fui.
Obscuræ nubis tonitru ventosque repello ;
Ploro defunctos, ad sacra quosque voco.
Archiepiscopatum Romæ tenente PIO QUARTO, regnante FRANCISCO SECUNDO.

Un poëte contemporain a traduit ainsi ces vers :

Je fus fondue à Sens, l'an mil cinq cent soixante.
Par mon son et le nom du premier saint primat,
La tempête et les vents n'offensent ce climat ;
Je semonde (2) à l'office, et les morts je lamente.

___

(1) *Notice historique sur la vie de Julien*, par *Joachim* LE BRETON ; *Magasin encyclopédique*, année 1805, t. VI, p. 128 et suiv.

(2) C'est-à-dire, *j'appelle, je convoque*.

On voit, par le troisième vers, que la fausse opinion qui attribue au son des cloches la vertu d'écarter l'orage, existoit à cette époque. *Potentienne*, c'est ainsi que l'on nomme l'autre cloche, fut fondue par le même ouvrier, sous le règne de François II, en 1560 : son inscription en vers a été effacée (1).

Lorsque nous fûmes parvenus à la lanterne, nous découvrîmes le cours de l'Yonne et les belles campagnes environnantes : nous avions en face la petite chapelle de Saint-Martin-du-Tertre, et une tombelle qui renferme probablement les restes de quelque vaillant Senonois ; il y en a une autre auprès, mais qu'on ne peut apercevoir du lieu où nous étions placés. On appelle *tombelles* des élévations de terre en forme de cône, qui ont servi de tombeaux à des chefs gaulois et francs. On en trouve dans toute la France. M. Traullé a très-bien décrit celles des environs d'Abbeville (2). Les habitans de Sens qui sont curieux de connoître l'histoire et les antiquités de leur pays, devroient ouvrir une de ces tombelles, pour savoir ce qu'elle contient, et conserver l'autre comme monument.

---

(1) *Affiches de Sens*, lundi 20 floréal an X; *Almanach du département de l'Yonne*, an XIII, p. 178.

(2) *Magasin encyclopédique*, ann. I, t. IV, p. 329-341.

CHAPITRE VII.

TRÉSORS DES ÉGLISES. — TRÉSOR DE SENS. — Peigne de S. Loup. — Chasuble de S. Thomas de Cantorbéry. — Antiquités ecclésiastiques. — Coffre d'ivoire. — Histoire de David. — Histoire de Joseph. — Inscription arabe.

QUELQUES écrivains ont voulu jeter du ridicule sur les trésors des églises : il est certain que souvent la fraude des moines y mettoit à contribution la simplicité pieuse ; qu'on y montroit des reliques prétendues, qui ne pouvoient que rendre incrédule sur l'authenticité des véritables : mais il faut aussi convenir que c'est à ces trésors que l'on doit la conservation de plusieurs monumens très-précieux. Chez les anciens, les trésors des temples, placés derrière ces édifices, dans l'opisthodome, étoient remplis de vases, de trépieds, de candélabres, de boucliers votifs, d'images de la Victoire et d'autres divinités; offrandes faites par les rois, les peuples et les particuliers. C'est dans ces saints asiles que des monumens de la plus haute antiquité avoient été conservés : le célèbre coffre de Cypsélus, un des plus anciens ouvrages de l'art, étoit gardé ainsi dans le temple de Junon à Argos.

Les trésors des temples chrétiens ont été

également enrichis d'une foule d'offrandes : ils renfermoient autrefois beaucoup de monumens curieux pour l'intelligence des antiquités chrétiennes ; on y gardoit aussi des monumens profanes, qu'une pieuse crédulité avoit fait regarder comme ayant été consacrés par la religion, et qui sembloient même en retracer l'histoire ou les saints mystères. C'est ainsi que plusieurs morceaux de la plus haute importance ont été conservés : presque tous les diptyques ont été tirés des sacristies ; une belle sardonyx, actuellement au Cabinet impérial, et qui représente la dispute entre Neptune et Minerve, pour savoir lequel des deux donnera son nom à la ville de Cécrops, étoit regardée comme représentant Adam et Ève ; une autre sardonyx, sur laquelle un grand artiste a figuré l'apothéose de Germanicus enlevé par un aigle, passoit, dans l'abbaye de Saint-Sèvre, pour une représentation de l'enlèvement de S. Jean, selon l'Apocalypse ; l'anneau de l'abbaye Saint-Germain-des-Prés, actuellement possédé par l'empereur de Russie, sur lequel on voyoit Agrippine et Caligula gravés par Alphée et Areton, étoit, disoit-on, l'anneau nuptial que Joseph avoit mis au doigt de la chaste Marie ; enfin, la superbe sardonyx du Cabinet impérial, qui représente Germanicus rendant compte à Tibère de ses expéditions guerrières, passoit dans la Sainte-Chapelle de Paris, même long-temps après l'explication donnée par le grand Peiresc, pour une représentation de Joseph expliquant le songe de Pharaon. Je pourrois rapporter un bien plus grand nombre de preuves de l'utilité qu'on trouve à visiter les trésors des églises; et un voyageur ami des arts ne doit jamais s'en dispenser.

Cependant, presque toutes les églises de France ayant été dépouillées, nos recherches dans les sacristies ont été infructueuses, malgré notre constance dans leur examen. Le trésor de Sens est le seul qui possède encore quelques pièces remarquables, qu'un honnête sacristain nous fit voir avec toute la complaisance imaginable, et avec la simplicité et la candeur qui doivent accompagner son état.

Il nous conduisit d'abord dans la salle du chapitre, où sont les portraits de plusieurs archevêques : il y a dans cette salle une tapisserie de haute-lice en soie et en or; elle représente l'adoration des Mages. On y voit les armoiries de la maison de Bourbon-Vendôme, et les lettres ch3 *[Charles]*. Cette pièce a peut-être été donnée par Charles de Bourbon-Vendôme, grand oncle de Henri IV. Par-tout on lit cette devise : *N'espoir ne peur.*

Le bon sacristain ouvrit les armoires du trésor; il nous en fit remarquer les reliques, dont voici les principales : Un morceau de la verge de Moïse et d'Aaron; — un os du prophète Isaïe; — un morceau de la tunique sans couture; — un morceau de la vraie croix;

croix ; — du sang de S. Étienne ; — une boîte avec des portions de la terre des différens lieux les plus révérés dans la Terre-Sainte ; — les chefs de S. Loup et de S. Bon : mais le doigt de S. Luc, en chair et en os, dont les deux voyageurs Bénédictins parlent avec tant de ferveur, avoit disparu.

Parmi les antiquités ecclésiastiques, nous remarquâmes la chasuble de S. Thomas de Cantorbéry, de forme grecque, avec le manipule, l'étole, le cordon, les tunicelles et les mitres. On sait que ce prélat violent et audacieux, qui voulut affranchir le clergé de l'autorité légitime et soumettre son roi à une puissance étrangère, s'étoit retiré dans l'abbaye de Pontigny, et ensuite dans celle de Sainte-Colombe; c'est de cette dernière abbaye que viennent ces ornemens. Le célébrant les revêt, à l'exception des mitres, pendant le jour de la fête de S. Thomas (1).

Nous vîmes encore l'anneau de S. Loup, évêque de Sens : la pierre est un saphir occidental ; le jonc est terminé, à chacune de ses extrémités, par des têtes d'animaux d'un style gothique. On nous montra aussi un énorme peigne à deux fins, orné de pierres occidentales et de figures d'animaux *(pl. I.re,*

---

(1) Au coin de la rue de *Brennus*, près de la cathédrale, on montre le lieu où étoit autrefois la maison habitée par S. Thomas de Cantorbéry, pendant l'année qu'il a passée à Sens. La maison actuelle est assez nouvellement bâtie.

n.° 3); au milieu est cette inscription : *Pecten sancti Lupi*, c'est-à-dire, *Peigne de S. Loup*. Autrefois les prêtres ne se contentoient pas de laver leurs mains avant la messe, ils peignoient aussi leur tête (1): c'est pourquoi l'on trouve des peignes dans les trésors des églises.

Le plus intéressant des monumens qui sont renfermés dans ce trésor, est un coffre d'ivoire à douze faces. Le couvercle est de forme pyramidale. Le bord est orné d'un cercle de cuivre émaillé, qui doit être aussi ancien que les plaques d'ivoire : ces plaques étoient sans doute appliquées autrefois à un coffre beaucoup plus riche, et ont été depuis placées sur un fond de bois verni en rouge, et réunies à leurs angles par des montans de bois doré.

Les monumens du Bas-Empire n'ont pas assurément le même intérêt que ceux des beaux temps de la Grèce et de Rome ; cependant ils ont aussi leur importance : on y retrouve les mœurs et les usages des premiers chrétiens ; on y voit comment les artistes ont commencé à représenter tout ce qui a rapport à la religion chrétienne ; on y suit l'état des arts depuis leur décadence jusqu'à leur restauration. Il est d'autant plus important de les conserver, qu'ils sont devenus très-rares en France.

Le coffre dont je donne la figure *(planche IX)*

---

(1) *Dominici MACRI Hierolexicon*, t. II, p. 191, au mot *Pecten*.

représente sur trois bandes les événemens de l'histoire de Joseph et de celle de David. Chaque cadre étoit accompagné d'une inscription grecque, écrite avec une encre qui est devenue rougeâtre : on a effacé ces inscriptions pour blanchir l'ivoire ; il n'en reste plus que quelques légères traces.

Je commencerai par l'histoire de David, quoique, suivant l'ordre chronologique, je dusse m'occuper d'abord de celle de Joseph : mais l'histoire de David est moins étendue ; et d'ailleurs elle est placée dans toute la série inférieure, dont il faut se débarrasser.

1. *(Planche X.)* David étouffe un loup. On lit avec peine, au-dessus de la tête de David, les lettres KT, peut-être pour KTείνει, *il tue ;* et derrière le jeune pâtre, AP, probablement APνω, *agneau :* ce loup avoit en effet enlevé un agneau.

2. David va tuer avec sa massue un ours qui s'est levé contre lui, et il étrangle un lion qu'il serre entre ses bras, comme on voit, sur les monumens, Hercule étrangler le lion de Némée. Ces deux actions, quoique représentées dans un même cadre, sont séparées par un arbre. On remarque, sur beaucoup de monumens antiques et du moyen âge, cette manière de distinguer les divers événemens d'une même histoire : la célèbre tapisserie de la reine Mathilde en fournit un grand nombre d'exemples.

3. Samuel ne reconnoît point parmi les sept fils d'Isaï qui lui sont présentés, celui que le Seigneur

lui a ordonné d'oindre. Isaï témoigne par son geste qu'il va chercher son plus jeune fils.

4. Samuel, qui a reconnu en lui l'élu de Dieu, l'oint avec l'huile qu'il a apportée dans une corne, selon l'usage du temps. Les restes de l'inscription portent : Ο ΣΑΜ.... ...Ν ΤΟΝ ΔΑ.... Il y avoit sans-doute, Ὁ ΣΑΜȣὴλ χρίων ΤΟΝ ΔΑϐὶδ, *Samuel oignant David.*

Dans ces diverses représentations, David et ses frères ont une tunique courte retenue sur les reins avec une ceinture ; costume qui convient à ceux qui se livrent aux travaux des champs : Samuel et Isaï, au contraire, ont une longue tunique et un manteau.

Dans ce cadre, Samuel et David sont seuls. Cet exemple et beaucoup d'autres nous prouvent que les artistes qui les premiers ont représenté les divers événemens décrits dans l'Écriture sainte, ne se sont pas plus asservis au texte sacré, que les artistes anciens n'ont été fidèles au texte d'Homère et des autres poëtes, dans la représentation des événemens de la fable ou de l'histoire héroïque : car David fut oint en présence de ses frères, dont le témoignage étoit même nécessaire pour l'authenticité de cette cérémonie. Nous trouvons également, dans cette représentation d'une partie de l'histoire de David, plusieurs autres circonstances qui ne sont pas indiquées dans les livres de Samuel.

5. Les troupeaux de David sont disposés comme dans le cadre précédent; lui-même est auprès, appuyé sur son bâton; devant lui est un homme vêtu d'une tunique, qui étend la main droite et tient un rouleau dans la gauche. C'est probablement un envoyé de Saül, qui apporte l'ordre du roi pour le conduire à la cour. Il y a encore ici une différence avec le texte de l'Écriture, où il est dit que ce fut à Isaï que Saül envoya des messagers pour lui demander son fils, tandis qu'ici le ministre de Saül s'adresse à David lui-même.

6. Saül fait David son écuyer : le prince est assis sur son trône; son front est ceint du diadème, dont les bouts retombent sur ses oreilles : il tient en main un rouleau; c'est le titre de la nomination de David. Le jeune fils d'Isaï est debout devant son roi : il a sur sa tunique une cuirasse, et porte au côté le *parazonium;* il tient sa lance dans la main gauche : ces armes sont les marques de sa nouvelle dignité. Il étend la main droite vers Saül, sans doute pour lui prêter serment; derrière lui est un officier de Saül. On lit, au-dessus de Saül, ΔA, initiales du mot ΔAΓιδ, *David;* le reste est effacé.

7. Ce cadre présente beaucoup de difficultés. On y voit Saül dans son palais et sur son trône; les rideaux, qui alors séparoient les divers appartemens et tenoient lieu de portes, sont écartés; un homme vêtu d'une toge amène avec lui un jeune enfant,

sans doute David : à leurs pieds est un chien. L'inscription est mieux conservée que toutes les autres; mais, par une fatalité singulière, elle rend le sujet plus douteux au lieu de l'éclaircir. On y lit : O CAMOYHA ΦEPON ....Δ IIP.. CAOYA BAC. Le mot φερον, mis ici par l'ignorance du peintre, peut être pris pour ἄγει ou ἡγεῖται, *conduit;* sens qu'il a chez plusieurs écrivains de la basse grécité : alors l'inscription signifie, *Samuel conduisant David au roi Saül.* Mais on ne trouve rien de semblable dans l'Écriture, où Samuel ne reparoît plus dans l'histoire de David après l'avoir oint. Il y a donc ici une de ces aberrations dont j'ai déjà parlé. Je crois aussi que l'ordre a été interverti, et que ce cadre étoit autrefois avant le précédent : alors, selon l'idée de l'artiste, l'envoyé dépêché par Saül pour amener David, n.° 5, est Samuel lui-même; il le conduit à Saül, n.° 7, et ce prince le fait son écuyer, n.° 6.

8. Les Hébreux et les Philistins sont en présence; David et Goliath sont au milieu d'eux; David tient sa fronde et va lancer une pierre à ce Philistin. L'artiste s'est encore éloigné du texte sacré, en représentant Goliath à cheval; et il a montré son zèle religieux, plus que son amour pour la vérité, en le faisant fuir devant David. Les livres de Samuel ne disent rien de pareil. Dans le haut du bas-relief, on voit Goliath dépouillé de ses armes : son corps n'est pas étendu sur la poussière, comme il devroit l'être; mais le géant est

prosterné devant David, qui lui coupe la tête avec sa propre épée. On lit dans le haut, en lettres rouges presque effacées, O ΔΑ..... ΑΠΟ ΑΠΟΚΕΦΑΛΙΖΕΙ ΤΟΝ ΓΟΛΙΑΔ, ὁ Δαβὶδ ἀποκεφαλίζει τὸν Γολιάδ: *David coupe la tête à Goliath.* La préposition ἀπὸ a été répétée deux fois par l'inattention du peintre de l'inscription.

9. David est à cheval; un autre homme, placé près de lui et également à cheval, vêtu d'une robe longue, paroît être Saül, qui détourne ses regards par jalousie: David porte la tête du géant au bout d'une pique. Une femme danse devant la porte de la ville; et un homme, qui probablement en est le commandant, est assis sur les tours: on lit seulement les lettres ...TH EN...

10. Saül est sur son trône: déjà David vient d'éviter le premier trait qui lui a été lancé; il est menacé d'un second; et le méchant roi tient à la main son épée, dont la fuite de David l'empêche de faire usage. Les deux personnages témoins de la démence de Saül, et qui expriment leur étonnement en levant les mains, peuvent être Jonathan son fils et Abner son écuyer.

11. Saül imagina divers moyens pour perdre David; il l'exposa à plusieurs entreprises périlleuses: mais le Seigneur tira de ces dangers celui qu'il avoit choisi et oint. Enfin Saül ne garda plus de mesures; il le poursuivit par-tout. David s'étoit caché dans une caverne, à Engaddi; Saül y entra pour

satisfaire un besoin de la nature : David auroit pu le tuer ; mais il n'eut garde de souiller ses mains dans le sang de l'oint de l'Éternel, et il se contenta de se glisser doucement derrière lui et de couper le bout de son manteau. C'est ce que nous voyons ici. L'artiste s'est encore complétement éloigné du texte de l'Écriture : Saül n'est pas dans la caverne, mais à l'entrée, assis sur une espèce de tabouret; il parle à deux de ses officiers ; et pendant ce temps-là David sort doucement de la caverne, et lui coupe le bas de son manteau.

12. Saül s'éloigne à cheval ; et David, placé sur la montagne, lui montre le pan de son manteau, pour lui prouver qu'il auroit attenté à ses jours s'il en avoit eu le dessein. On voit au bas de la montagne l'entrée de la caverne.

Là se termine l'histoire de David, que l'auteur auroit pu continuer dans les autres cadres; mais il paroît n'avoir voulu représenter que les événemens de la jeunesse de ce prince, avant qu'il fût parvenu à la royauté. L'histoire de David, sur les monumens chrétiens, est très-rare. Sur quelques sarcophages, sur quelques verres peints, on le voit portant la fronde. Quelques auteurs le regardent comme le symbole du Christ : selon eux, la fronde (1) est celui de la Croix. Cette allégorie est un peu forcée.

---

(1) ARINGHI, *Roma subterranea*, p. 253, 2.

CHAPITRE VII.

Du reste, je n'ai vu la série des événemens de la vie de ce prince sur aucun autre monument.

Toutes les autres représentations sont consacrées à l'histoire de Joseph.

13. Les onze frères de Joseph sont assis autour d'une table en forme de *sigma*, c'est-à-dire, de C. Les Romains appeloient ces tables *triclinia*. Leur jeune frère, debout, leur raconte les songes qu'il a eus, et qui annoncent la supériorité qu'il doit un jour obtenir sur eux. Au-dessus sont des troupeaux qui mangent des feuilles de vigne; ils indiquent la vie pastorale que mènent les enfans de Jacob.

14. Les frères de Joseph : huit sont assis, et délibèrent encore sur ce qu'ils doivent faire. Ruben, debout, conseille aux frères de Joseph de ne le point tuer, mais de le jeter dans une vieille citerne sans eau et abandonnée, qui est près de là. Deux l'ont renversé, et le dépouillent de la belle robe chamarrée que son père lui a donnée, et qui est aussi un des objets de leur jalousie : plus haut sont les troupeaux que font paître les fils de Jacob.

15. D'après le conseil de Juda, les frères de Joseph le retirent de la citerne où ils l'avoient jeté, pour le vendre à des marchands madianites qui passent avec leurs chameaux.

16. Un des marchands madianites compte à un des frères de Joseph les vingt pièces d'argent pour lesquelles ils l'ont vendu. Joseph est auprès d'eux

dans une attitude affligée : un des marchands est sur son chameau ; l'autre est descendu du sien pour conclure le marché.

17. Le marchand madianite, et le fils de Jacob qui représente tous les autres, paroissent poser quelque chose sur le dos de Joseph, qui est renversé sur le bord de la fosse, indiqué par une élévation : ils semblent placer sur son dos l'argent qui vient d'être compté. Peut-être étoit-ce, dans le Bas-Empire, un usage admis pour la vente d'un esclave. Il y a, comme dans le cadre précédent, un Madianite sur un chameau, et l'autre animal attend son maître.

18. Il m'est impossible de déterminer le sujet représenté dans ce cadre. On voit un homme assis devant la porte d'une maison ; il paroît recevoir avec surprise un enfant qu'un homme armé d'une épée lui amène. Cela fortifie la conjecture que ce cadre et le suivant ont été intervertis.

19. Jacob, assis sur un fauteuil à marche-pied, reconnoît la tunique chamarrée qu'il avoit donnée à Joseph, et que ses frères lui rapportent en disant qu'il a été dévoré par les bêtes féroces.

20. Le jeune Joseph est entre les marchands madianites assis sur leurs chameaux. Un homme vêtu d'une tunique élève une main ; le marchand qu'il regarde fait le même mouvement. Il est probable que le premier est un des officiers de Putiphar,

CHAPITRE VII.

qui vient d'acheter Joseph pour son maître, et qui conclut le marché.

21. Putiphar et sa femme sont assis devant leur maison, sur un même siége, qui a la forme de ceux qu'on appelle aujourd'hui *canapés*. Joseph, qui a été acheté pour eux, leur est présenté ; derrière lui sont deux serviteurs de Putiphar.

22. L'épouse de Putiphar est figurée dans le même lieu et sur un siége semblable ; elle retient le manteau de Joseph, qui a refusé de céder à ses desirs. Il n'y a aucun mouvement dans cette composition : les deux personnages ont l'air de mesurer une pièce de toile.

23. Putiphar est assis sur un siége à une seule place et à marchepied, devant le seuil de sa maison ; son épouse lui présente le manteau de Joseph, comme une preuve manifeste de sa criminelle audace.

24. Putiphar est également assis ; il reproche à Joseph, qui est devant lui, le crime dont on l'accuse. Un des serviteurs de Putiphar s'apprête à conduire Joseph dans la prison qui est derrière lui.

Le haut de ces cadres, n.ºs 13 à 24, est terminé par des cintres dont la traverse est décorée de feuilles de vigne. Ces cintres contiennent plusieurs animaux ; on y voit alternativement des lions et des paons, qui ont entre eux un cône de pin ; les paons ont une palme fixée à leur cou par un anneau. On remarque encore d'autres groupes : un griffon qui déchire un taureau et lui emporte une jambe ; un lion qui met en pièces un cerf ou une gazelle ; un griffon qui écrase un serpent.

La partie pyramidale du coffre est composée également de douze pièces, dont chacune forme un triangle. L'histoire de Joseph y est continuée; on n'y voit point de traces d'inscription.

25. Le maître de la prison avoit mis sa confiance en Joseph, qui en étoit devenu l'administrateur. A cette époque, l'échanson et le panetier du pharaon furent aussi mis en prison; Joseph fut chargé de les servir et d'en avoir soin : tous les deux eurent un songe, que Joseph leur expliqua. Nous le voyons ici entre ces deux officiers; les gardiens sont derrière eux; le petit fronton indique la prison dans laquelle tous sont renfermés. Joseph prédit au panetier que dans trois jours il sera pendu; et à l'échanson, que dans trois jours il sera rétabli dans son emploi. Déjà un des gardes saisit le panetier par la tête pour le mener au supplice.

26. Le panetier subit son supplice ; l'échanson fut rétabli dans son emploi. Nous le voyons ici suivant un garde qui le tire de sa prison.

27. L'artiste a figuré dans ce cadre la vision du pharaon : il est dans son lit, et voit les sept vaches maigres qui mangent les sept vaches grasses.

28. Aucun des magiciens et des sages du pharaon

ne put lui donner l'explication de ce songe ; l'échanson se ressouvint alors de Joseph et en parla à son prince, qui ordonna de le lui amener. Ici le geolier détache les fers de Joseph devant la porte de la prison ; derrière lui deux autres gardiens témoignent leur étonnement par un geste.

29. Le pharaon choisit Joseph pour ministre, l'établit le premier de l'État après lui, lui donna son anneau, et le fit monter sur un char qui étoit le second après le sien ; on crioit devant lui que chacun eût à s'agenouiller. Ici l'on voit Joseph vêtu d'une belle robe de fin lin, dans le char que lui a donné le pharaon ; un ange pose une couronne sur sa tête.

30. Joseph est assis à une table en forme de *sigma* luniforme ou de C ; au milieu est un grand vase qui contient une tête d'animal, et, aux quatre coins, sont des jattes sans doute remplies de différens mets : il montre à ses frères la coupe qui a été retrouvée dans le sac de Benjamin ; ceux-ci témoignent leur étonnement : Juda, prosterné, demande à être mis en esclavage au lieu de Benjamin.

31. Jacob arrive dans un char conduit par un autre personnage ; derrière lui sont des Égyptiens et des soldats du pharaon, qui témoignent leur surprise.

32. Joseph est dans son char, d'où il descend pour embrasser son père Jacob. Au-dessus il se passe une scène singulière, et que je n'entreprendrai pas d'expliquer. Un homme tient par la tête un autre

personnage, qu'il a renversé sur un âne qui est lui-même étendu sur le sol, et il va frapper cet homme avec quelque chose qui ressemble à une cuisse d'animal.

33. L'Écriture dit que Joseph, ses frères et les Égyptiens mangèrent séparément : Joseph est ici à table avec ses frères. La personne qui est debout près de lui paroît être une femme ; du moins son costume est absolument semblable à celui de la femme de Putiphar : c'est probablement Aseneth, que le pharaon avoit fait épouser à Joseph. La table est ronde ; autour sont des espèces de jattes, et au milieu il y a une tête d'animal dans un grand plat.

34. On voit un homme assis sur un siége élevé avec un marchepied, entre six autres hommes qui sont également assis, mais sur des siéges plus simples et qui annoncent une moins haute dignité. Au-dessus de lui est un homme debout sous une arcade. Il m'est impossible d'expliquer les figures de ce cadre, dont je ne comprends pas la relation avec l'histoire de Joseph.

35. Un homme assis sur un siége élevé, entre deux officiers, ouvre les mains comme pour recevoir un enfant qui va se jeter dans ses bras. C'est Joseph qui embrasse Benjamin.

36. Jacob avoit demandé d'être enterré dans la terre de Chanaan : Joseph exécuta religieusement cet ordre. Ce dernier cadre nous représente cette lugubre cérémonie. Les chameaux sont dans le bas

du cadre; les fils de Jacob sont au dessus, et deux d'entre eux déposent dans la terre sa dépouille mortelle.

Au haut de chaque cadre il y a un ange; quelques-uns de ces anges tiennent dans la main un globe.

L'histoire de Joseph est encore plus rare sur les monumens chrétiens que celle de David; je n'en connois aucun qui la représente. Les vignettes d'une belle Bible du ve siècle, de la bibliothèque de Vienne, dont Lambecius a donné la description, nous font voir plusieurs particularités de l'histoire du sage et heureux fils de Jacob; mais aucune n'a de rapport marqué avec les cadres du coffre que nous avons décrit.

Nous remarquâmes encore dans ce trésor une boîte cylindrique en ivoire travaillée à jour. Je m'aperçus bientôt que la bordure, qu'on avoit prise jusque-là pour une simple dentelle, étoit une inscription arabe. M. Formanoir, curé de cette église, a eu la bonté de me la confier pour la montrer à mon collègue à l'Institut, M. de Sacy, à qui ses profondes connoissances dans les langues orientales ont acquis une si juste célébrité; et c'est lui qui a bien voulu en donner la description.

« Cette boîte, dont on peut voir la figure *planche I*, n.° 4, a été probablement travaillée à Bagdad, où l'on faisoit fréquemment de pareils ouvrages; mais ni l'inscription, ni la forme des caractères, ne donnent la moindre indication sur le pays et sur le temps où ce monument a été exécuté. Il pourroit aussi bien avoir été travaillé en Égypte. Tout ce qu'on peut assurer, c'est que la forme des caractères n'est pas africaine : elle est, du reste, assez moderne. Cependant, depuis le IV.ᵉ ou V.ᵉ siècle de l'hégire, cette forme n'a pas été changée ; de sorte que tout ce qu'on peut dire sur l'époque où la boîte a été travaillée, se réduit à cela, qu'elle n'est pas antérieure au IV.ᵉ siècle de l'hégire, mais qu'elle peut lui être bien postérieure.

» Outre les petits cercles avec un point au centre, qui sont, non des points diacritiques, mais de simples ornemens, il y a encore dans ces deux inscriptions beaucoup d'autres traits oisifs qui coupent les caractères principaux, et qui ne servent qu'à en rendre la lecture plus difficile. En voici la copie avec la traduction :

INSCRIPTION DU COUVERCLE.

العزّة في الدنيا بالمال والاجرة بالاعمال عزّ واقبال اذا ما
طاب بك الامر فكن بالصبر لوّاذا والّا فاتك الاجر فلا هذا
ولا هذا

Gloria in mundo, per opes ; et merces pro operibus gloria et fortuna : quando non favet tibi res, esto patientiæ adhærens ; alioquin deerit tibi merces ; et ita nec hoc, nec illud (habebis).

CHAPITRE VII.

INSCRIPTION DU BAS.

ولا برحت مّ الايام فى سعى بانعم والعز والنصر والاقبال
والاقبال والافظال والكرمى ولحنّ والعصد والافظال والنعم

Et non cesses, quandiu durabunt dies, ambulare in deliciis, et gloriâ, et victoriâ, et fortunâ, et fortunâ, et excellentiâ, et nobilitate, et dignitate, et laude, et excellentiâ, et bonis.

« J'ai traduit les deux inscriptions à la lettre et en latin, afin de faire mieux sentir les observations que j'ai à y ajouter. Le graveur ayant toujours omis les points diacritiques, qui, comme l'on sait, sont très-souvent nécessaires pour fixer la valeur des lettres, plusieurs mots de l'une et de l'autre inscription pourroient être lus autrement que je ne le fais. Dans l'inscription du couvercle, par exemple, on pourroit lire الغرّة *præstantia*, au lieu de العزّة *gloria*, et الاحرة *vita futura*, au lieu de الاجرة *merces*. En lisant cette inscription, comme je le propose, on peut la traduire ainsi en français : « La gloire dans ce monde
» s'acquiert par les richesses, et la récompense
» des bonnes œuvres est la gloire et le bonheur.
» Lorsque la fortune ne t'est pas favorable en quelque
» affaire, embrasse alors fortement la patience ; au-
» trement tu perdrois ta récompense, et tu n'aurois
» ni la félicité de ce monde, ni celle de l'autre. »

Tome I. H

„ L'inscription qui est au bas de la boîte présente quelques difficultés particulières. 1.° Il y a deux mots répétés, que j'ai traduits, l'un par *excellentiâ*, et l'autre par *fortunâ*. Le premier de ces mots renferme même une faute d'orthographe très-commune dans les manuscrits arabes, étant écrit par un ط au lieu d'un ض. Je ne sais si l'on doit attribuer cette répétition du même mot à une étourderie du graveur, ou si elle n'a eu pour objet que de remplir exactement le contour de la boîte. 2.° On peut douter à quel endroit il faut commencer à lire l'inscription : je crois cependant ne m'être pas trompé à cet égard; et si elle commence par la conjonction *et*, c'est qu'elle se lie avec l'inscription du couvercle.

„ Voici comme je traduirois cette seconde inscription : « Puisses-tu, pendant toute la durée de tes
„ jours, vivre dans toute sorte de délices, et pos-
„ séder la gloire, la victoire, la bonne fortune, le
„ rang le plus éminent, la noblesse, la dignité, les
„ louanges et toute sorte de biens ! »

„ On voit que, dans cette traduction, j'omets la répétition des mots *fortuna* et *excellentia*. »

CHAPITRE VIII.

TABLEAUX. — Peinture attribuée à Annibal Carrache. — Reliques de la Passion. — Jean Cousin. — Sa Pandore. — Vitraux. — Manufacture de colle-forte. — La Vanne. — Motte *du Ciar.* — Jardins. — Moulin à tan. — Montres d'eau. — Tombeau gaulois. — Antiquités : esclave qui tient une sonnette; mosaïques. — Porte Dauphine. — Église S.ᵗ-Savinien. — Inscriptions du XI.ᵉ siècle. — Bibliothèque de M. Tarbé.

A PEINE avions-nous dîné, M. Tarbé nous conduisit dans la ville. Nous allâmes d'abord chez M. Thomas : c'est un orfèvre qui, pendant la révolution, a acheté tous les tableaux qu'il a pu recueillir dans le département. Ces *croûtes* garnissent une église dont il est aussi propriétaire, et qu'il afferme pour le culte ; il a gardé chez lui les morceaux qu'il estime le plus. Ces tableaux sont une S.ᵗᵉ Ursule, attribuée, je ne sais pourquoi, à Lebrun; une Vierge avec un enfant Jésus qui tient un oiseau ; un tableau de chasse et un de fruits, par Oudri. Il nous fit voir la figure d'un vieillard peinte avec le doigt, et qu'il prétend être d'Annibal Carrache. Ce peintre, dit-il, donnoit de très-mauvais pinceaux à ses élèves ; ils s'en plaignirent : Carrache leur répondit que, pour les artistes habiles, le choix des pinceaux étoit indifférent ; que lui, il peindroit bien avec ses doigts : et il exécuta cette tête. Baldinucci et les auteurs des éloges des peintres, qui ont écrit la vie de Carrache, ne parlent cependant pas de cette anecdote. Il se pourroit que Carrache eût fait cette plaisanterie ; mais il n'auroit pu penser sérieusement ce qu'on lui fait dire. Au surplus, l'authenticité du tableau est encore plus douteuse que l'exactitude de l'anecdote.

Le sacristain de la cathédrale nous avoit assuré que M. Thomas possédoit quelques anciennes reliques de cette église, telles que les lanières du fouet qui a servi à la flagellation de Jésus-Christ, un fragment de l'éponge, et un des trente deniers pour lesquels le Sauveur a été vendu : j'aurois été curieux de voir si cette monnoie n'étoit pas postérieure au règne de Tibère ; mais M. Thomas nous assura qu'il avoit rendu à l'église toutes les reliques qu'il avoit conservées.

Jean Cousin, que l'on peut regarder comme le fondateur de l'école française, étoit né au village de Soucy près de Sens vers 1501 ; il y avoit épousé la fille de Lubin Rousseau, lieutenant général du bailliage. Quoique son principal établissement fût à Paris, son bien et celui de sa femme étoient à Sens ; il y alloit régulièrement passer plusieurs mois chaque année, et il y a laissé beaucoup de ses ouvrages, principalement des vitraux. On sait que la peinture sur verre est le genre dans lequel il s'est le plus exercé. J'ai déjà parlé de ceux de la cathédrale. L'église de Saint-Romain possédoit un superbe Jugement dernier, qui a été conservé par les soins du savant bibliothécaire feu M. Laire, et qui sera sans doute convenablement placé. Les beaux vitraux de l'église des Cordeliers, où il avoit peint le Crucifiement, le Serpent d'airain et un Miracle de la Vierge, ont été brisés et dispersés. Il existe encore de lui quelques vitres peintes dans l'ancienne chapelle seigneuriale de l'église de Fleurigny, à trois lieues de Sens. M. Person, sculpteur à Sens, élève de Bridan, possède plusieurs fragmens de vitraux de J. Cousin, qui sont d'une grande beauté : ils représentent diverses scènes de la Passion.

Les tableaux de ce maître sont très-rares : le plus célèbre est son Jugement dernier, qui étoit aux Minimes du bois de Vincennes, et qui est à présent dans le musée Napoléon. M. Tarbé nous conduisit chez M. de Bonnaire, pour voir un précieux tableau de cet artiste célèbre. L'idée en est singulière : le peintre a voulu représenter les maux qu'Ève a faits au genre humain ; et comme il a trouvé sans doute un grand rapport entre cette histoire et celle de Pandore, il a cherché à combiner des détails qui pussent rappeler à-la-fois l'une et l'autre. Il a figuré (*planche Ire*, n.° 5) Ève-Pandore nue, de grandeur naturelle ; elle est couchée ; son bras droit est appuyé sur une tête de mort, au-dessus de laquelle s'élève la branche du pommier fatal qu'elle tient dans la main; sa main gauche pose sur un vase d'où est sorti un serpent qui, après avoir rampé alentour, s'enlace aussi autour du bras. Le lieu de la scène est une grotte percée en deux endroits différens: par l'une des ouvertures on voit la mer, et par l'autre une forêt; dans l'enfoncement de la grotte, et au bas de l'ouverture, qui laisse apercevoir la mer agitée, est un vase, qui fait allusion à la boîte de Pandore, et d'où s'échappent, en forme de vapeurs, une foule de génies malfaisans qui, se précipitant par les deux ouvertures de la grotte, se répandent sur la mer et sur la forêt; dans le lointain, on aperçoit des constructions de forme pyramidale; dans le ciel du tableau, est une inscription ainsi figurée :

EVA PRIMA PANDORA.

La composition est aussi bizarre que l'idée est singulière. La figure d'Ève, qui est l'objet principal, est belle; le coloris de toute la peinture est un peu pâle. Félibien (1) a connu ce tableau, et en a donné une description peu exacte. Il appartenoit alors à M. Lefèvre, bailli au présidial de Sens, qui étoit parent de J. Cousin par les femmes; il est

---

(1) *Entretiens sur la vie des peintres*, t. III, p. 82.

resté dans la famille, et appartient aujourd'hui à M. de Bonnaire. Jamais il n'a voulu permettre de dessiner ce tableau, et il a jusqu'à présent refusé toutes les propositions de s'en défaire, même celle de M. Danloux, qui lui offroit en échange de peindre en pied son portrait et ceux de son épouse et de sa fille. Le dessin que nous en présentons *(pl. I.re, n.º 5)* a été fait de mémoire, pour donner une idée de la composition.

En sortant de chez M. de Bonnaire, nous rencontrâmes M. Cherchedieu, propriétaire d'une manufacture de colle-forte façon angloise, établie par un Anglois nommé Hall, dont M. Cherchedieu est le successeur. M. Cherchedieu nous fit voir, avec beaucoup de complaisance, les différentes opérations de cette fabrication. Les morceaux de peaux non tannées, dans lesquels il n'est pas entré d'huile, et les parties tendineuses des animaux, sont d'abord plongés dans des cuves remplies d'eau, ensuite dans l'eau de chaux qui les blanchit; un petit filet d'eau qui traverse la manufacture, sert à nettoyer ces parties qui ont passé à l'eau de chaux.

Deux caisses à jour et à bascule, comme un pont-levis, servent alternativement à exposer les matières premières au courant d'eau, et à les égoutter. Pendant que l'une des deux caisses est plongée dans l'eau, et que deux ouvriers remuent continuellement les parties de peaux placées dans la caisse, pour augmenter les points de contact de l'eau avec la matière et faciliter le lavage, les autres bras de la bascule sont levés, de sorte que la caisse peut s'égoutter.

Ces portions de peaux, et de tendons, &c. sont mises dans des chaudières, où on les expose à une ébullition égale et continuée pendant seize heures ; l'ébullition a lieu ordinairement encore pendant quelques heures après que le feu est éteint.

La graisse qui surnage est mise à part ; on la mêle ensuite avec une quantité convenable d'eau, pour y faire dissoudre les parties de colle qu'elle contient : ce qui reste est employé à graisser les roues des charrettes et celles des moulins propres aux différentes usines.

La colle est versée des chaudières dans des auges de la forme d'un carré oblong, et c'est là que la matière collante reste jusqu'à ce qu'elle ait pris une consistance compacte. Pour en faire les tranches de colle-forte, telles qu'on les vend dans le commerce, l'ouvrier enlève de l'auge, avec une pelle qui a précisément la largeur de cette auge, une portion à-peu-près cubique ; il la place sur son métier ou établi, composé d'une planchette de même grandeur que le morceau de colle sur lequel il veut opérer. Aux deux côtés du métier sont fixées par un bout un certain nombre de règles, de l'épaisseur que doivent avoir les tranches de colle-forte.

Un instrument semblable à une petite scie, mais

dont le tranchant ne consiste qu'en un fil-d'archal, sert à couper ce morceau en plusieurs lames de colle d'égale épaisseur. L'ouvrier fait glisser le fil-d'archal sur les deux rangées de règles placées à côté : après avoir fait passer l'instrument une première fois, ce qui produit une tranche fruste et qui ne peut pas servir dans le commerce, mais qu'on remet avec le reste de la matière collante, il ôte de chaque côté une règle, et il repasse son fil-d'archal une seconde fois, sans ôter la première tranche, et ainsi de suite. Les tranches sont placées, pour être séchées, sur des châssis garnis de filets ; ce qui produit ces réseaux dont la colle du commerce est empreinte.

La température de l'air influe beaucoup sur la réussite de cette fabrication. S'il gèle, les tranches qu'on veut sécher deviennent de la glace ; il s'y forme des bulles d'air, et la colle s'altère ; de sorte qu'on ne peut la vendre dans le commerce que mêlée avec beaucoup d'autre bonne colle. S'il fait trop chaud, la gélatine fond, et il faut recommencer l'opération. Le seul temps favorable pour sécher, est lorsqu'il fait du vent et que l'air est sec.

Quand les tranches de colle sont bien sèches, elles ne sont pas encore assez transparentes : une dernière opération pour leur donner la transparence et le lustre exigés dans le commerce, consiste à les brosser avec de l'eau chaude. Cette opération, qui n'est pas longue, ne se fait que dans les beaux jours d'été.

Après avoir enlevé des chaudières la matière collante, le résidu est porté sous une presse, pour exprimer tout ce qui s'y trouve encore de colle, et cette partie n'est pas la plus mauvaise.

Ce qui reste après cette opération forme un engrais très-chaud, et qui est sur-tout employé avec succès pour la culture du chanvre : il a aussi la propriété particulière de détruire le *gribouri* (1), dont la larve fait beaucoup de dégâts dans les vignes.

Une branche de commerce de M. Cherchedieu consiste à revendre les cornes de bœuf qu'il a achetées, avec ses matières premières ; il revend aussi les os de bœuf, principalement à Dieppe, pour la tableterie.

Les sabots sont portés à Lyon ; on les y travaille en manches de couteau, et on les envoie ensuite à Paris. Les fils de M. Cherchedieu se proposent d'établir eux-mêmes cette fabrication dans l'enceinte de leur manufacture. Depuis quelques années, le prix des matières premières a quadruplé.

Le débit de la colle-forte de cette manufacture s'élève annuellement à quarante milliers ; le prix courant est de vingt sous la livre ; ce qui fait une somme annuelle de quarante mille livres mise en circulation par cette manufacture. Selon M. Cherchedieu,

---

(1) *Crioceris vitis*, L.

on ne connoît d'autre établissement de cette espèce qu'à Lyon.

Nous passâmes devant plusieurs tanneries; elles forment une des principales branches de l'industrie de Sens. La halle au cuir, que nous vîmes aussi en passant, est vaste, et remarquable sur-tout par la construction du toit, également légère et solide.

Les environs de Sens, du côté par où nous sortîmes pour aller voir la *Motte du Ciar*, sont très-agréables et bien cultivés. La petite rivière appelée *la Vanne* se partage en une infinité de branches et de rigoles, et sert à arroser la ville et à mettre en mouvement les différentes machines des manufactures et des ateliers de Sens; elle fournit aussi l'eau nécessaire à leurs opérations. En sortant de la ville, ces différentes rigoles se répandent dans la campagne, et arrosent des jardins appelés, d'un vieux nom françois, *courtils*, dans lesquels on cultive beaucoup de beaux légumes, qui, pour la finesse et le goût, ne peuvent pas rivaliser avec ceux que produisent les *marais* autour de Paris, mais qui compensent par la grosseur ce qui leur manque en délicatesse: on y cultive sur-tout de l'ail qui devient d'une grosseur extraordinaire. Ces légumes forment une branche de commerce avec les petites villes des environs. Les courtils sont entourés d'aunes, qui donnent tous les trois ans une grande quantité de branches dont on fait des perches et des échalas.

On trouve beaucoup de plantes aux environs de Sens : Monsainct a donné le catalogue de six cents qu'il y avoit observées (1).

Nous vîmes le moulin à tan de MM. Lordereau, et nous remarquâmes la construction du toit du hangar qu'ils ont fait bâtir pour y placer les écorces. Les tuiles ne se touchent point par la tranche ; elles sont à la distance de quelques pouces l'une de l'autre : une partie de l'interstice est couverte par une tuile de la rangée supérieure ; et la pluie qui dégoutte d'en haut est reçue par une tuile placée sous l'interstice ; de sorte que le toit laisse un certain passage à l'air, et cependant ne permet pas à la pluie de s'y introduire.

Là on trouve un grand bras de la Vanne, qui est rempli de bois flotté venant des forêts de la Bourgogne ; c'est là qu'on l'arrête pour en former ensuite sur l'Yonne ces trains qui se rendent à Paris.

Nous traversâmes la Vanne sur le bois flotté, et nous arrivâmes à *la Motte du Ciar*. C'est une butte,

---

(1) *Le Jardin Senonois*, Sens, 1604, in-8.º Il paroît qu'alors l'attention des savans de la ville se dirigeoit vers l'étude de la nature. MONSAINCT a donné une relation d'une prétendue pluie de sang (*Recueil C.* p. 192). *Simon* DE PROVANCHIERES a parlé, dans deux ouvrages écrits l'un en latin, l'autre en français, d'un enfant pétrifié qu'il appelle *lithopædion portentosum*, 1587 ; et dans un autre ouvrage, 1616, d'un enfant de Vauprofonde près de Sens, qui n'avoit, dit-il, ni bu ni mangé depuis huit mois. Les monstres, les prétendus prodiges, étoient ce qui occupoit le plus ceux qui se livroient alors à l'observation de la nature.

CHAPITRE VIII.

à un quart de lieue sur la rive gauche de la Vanne, vers son embouchure. Ce n'est plus qu'une masse informe, assez élevée ; les ruines et les décombres annoncent qu'un édifice assez important a existé dans cet endroit. Les uns veulent que c'ait été une forteresse bâtie par César ; mais rien n'indique une construction romaine : d'autres prétendent que Raynaud, comte de Sens, l'a fait élever pour y renfermer ses trésors. Tout ce qu'on peut penser, c'est que c'est une ancienne forteresse bâtie dans le moyen âge, mais non par les Romains.

La rédaction de notre journal nous occupa le lendemain depuis la pointe du jour jusqu'à midi. Nous voulûmes alors terminer la visite de ce qu'il nous restoit à examiner. Nous avions entendu parler des *montres d'eau* qui se fabriquent à Sens, et nous desirions d'en avoir une idée. M. Tarbé eut la bonté de nous mener chez l'ouvrier qui a le plus de réputation pour ce genre de travail : c'est un potier d'étain appelé *Hunot*. Ces montres d'eau consistent en une boîte ronde, divisée en sept compartimens, dont les cloisons sont percées d'un petit trou pour laisser échapper l'eau goutte à goutte ; ce qui fait que la boîte, par cette évacuation successive de l'eau d'un compartiment dans l'autre, descend insensiblement entre deux montans, le long desquels sont indiquées les heures que la boîte marque en descendant.

On prétend que ces clepsydres ont été inventées

à Sens, il y a plusieurs siècles, par un religieux de Saint-Pierre-le-Vif. Cette ville est encore connue pour la fabrication de ces instrumens, dont beaucoup d'étrangers font acquisition comme d'un objet de curiosité. M. Hunot en fait souvent des envois en Russie, en Espagne, et jusqu'en Amérique.

La quantité d'eau employée pour chaque clepsydre est le point dont les ouvriers font un mystère ; mais il seroit très-facile de l'évaluer.

Plusieurs habiles horlogers de Genève ont fait venir de ces montres d'eau, afin de compléter leur collection d'instrumens pour la mesure du temps. Le prix de chacune est de 3 à 6 francs, selon la grandeur. Il est étonnant que MM. *Ferdinand* BERTHOUD et POPPE, dans leur savante *Histoire de l'horlogerie*, et M. DUCHESNE, dans son *Dictionnaire de l'industrie*, n'aient pas parlé de ces clepsydres.

Après avoir vu, en passant, chez M. Mittelette, maître de pension, un pommeau d'une ancienne épée de fer, sur lequel on a ciselé avec art et avec difficulté les événemens de la Passion, nous allâmes à la pépinière de Mlles Sauvalle, examiner un tombeau gaulois qui y a été déterré. Ce monument *(planche XI, n.° 1)*, exposé, depuis sa découverte, à toutes les injures du temps, en a été très-maltraité. On y voit un soldat prétorien, grossièrement figuré avec un ample *sagum* qui ressemble à la blouse d'un charretier ; il tient à la main une cassette ou un panier anse. L'inscription porte: *VALERIVS ....SVS CAVSARI.. EX MILITE PRETORIANI FRAT. ET CONIVX PARAV.* C'est-à-dire, *VALERIVS.... ....SVS CAVSARIus EXMILITES PRETORIANI FRATer ET CONIVX PARAVerunt*; en français : *Valerius ....sus Causarius les anciens soldats prétoriens , son frère et son épouse, lui ont élevé ce monument.*

Plusieurs personnes qui ont vu ce tombeau, ont rempli le nom et le surnom d'une manière arbitraire. Le mot *causarius* désigne un soldat invalide ou vétéran. L's du mot *milites* a été oubliée par l'ignorant sculpteur, qui a également mis un *E* pour un *Æ* dans le mot *pretoriani*. La cassette ou le panier que Valérius tient à sa main, peut faire présumer qu'il étoit chargé de quelque fonction de distributeur d'argent ou de denrées parmi les prétoriens. Un antiquaire senonois a prétendu que le mot *Valerius* indiquoit que c'étoit un ancien seigneur, fondateur du bourg de Valery. Si cette explication n'est pas satisfaisante, elle ne lui a pas du moins coûté un grand effort. Attristé du fâcheux état dans lequel je voyois ce malheureux Gaulois, j'offris d'en faire l'acquisition, et de l'envoyer à Paris par le coche d'Auxerre; mais j'ai appris que M.lles Sauvalle en ont pris également pitié, et qu'elles l'ont fait placer convenablement dans le mur de la pépinière. On a trouvé dans la même enceinte plusieurs cercueils de plomb qui pesoient plus de trois cents livres, et qui ont été vendus au poids.

Ce monument n'est pas le seul du temps des Romains qui ait été trouvé à Sens : on y a découvert deux inscriptions romaines; l'une ne contient que quelques noms propres; l'autre est relative au culte de Cybèle (1). On trouva, en 1750, des squelettes avec des armilles ou bracelets gaulois (2); en 1791, on découvrit sur la rive de l'Yonne une belle mosaïque à compartimens, mais point historiée (3). M. Laire en fit faire un dessin, que je possède. M. Ultriot de Montfeu, ingénieur, que j'ai eu occasion de voir à Dijon, et qui a présidé à cette fouille, m'a assuré que cette mosaïque existe encore, et qu'elle n'a pas été brisée, mais qu'on l'a seulement recouverte de terre : elle pourroit utilement servir pour paver une des salles du musée Napoléon. On découvrit aussi, dans un lieu appelé *Clos-le-Roi,* une petite figure de bronze, représentant un esclave tenant une sonnette (4). Ce petit monument est à Paris, et appartient à M. Salgues, rédacteur du *Journal des Spectacles.*

La porte Dauphine, élevée en mémoire de l'inhumation du Dauphin, a été construite sur les dessins de M. Guillaumot, aujourd'hui directeur des Gobelins. Les deux faces devoient être ornées, de chaque

---

(1) *Mercure de France*, décembre 1735, février 1736.
(2) *Affiches de Sens*, 5.ᵉ jour complémentaire an IX.
(3) *Ibid.* 15 avril 1791.
(4) *Affiches de Sens*, avril 1791. Il me semble plutôt, d'après la description qu'en donne M. Laire, que c'est un Mercure.

côté.

CHAPITRE VIII.

côté, de trois médaillons : les plâtres de ces six médaillons sont à la cathédrale ; la révolution a empêché de les exécuter.

Nous allâmes voir l'ancienne église de Saint-Savinien. C'est aujourd'hui la propriété d'une famille respectable, qui l'a consacrée à sa sépulture. Nous visitâmes la crypte : on nous montra sur l'autel quelques taches rouges, qu'on dit être du sang de S. Savinien. Nous copiâmes quelques inscriptions du genre et du style de celle que j'ai rapportée *page 86 :* elles paroissent contemporaines.

J'ai placé ici le plan de cette crypte, et les numéros indiquent la place que chaque inscription occupe sur les murs.

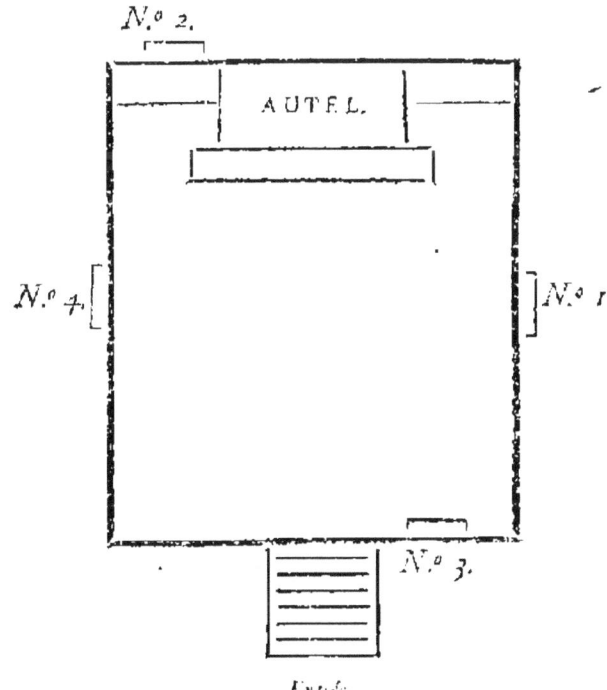

CHAPITRE VIII.

N° 1

✠ P FLORES ROSEI SANGU
NIS SUPSERUNT CORONAS.
VCTORIÆ MART RES XPR
SAVNIANUS ET POTEN
TIANUS Ē MULTITUD
NE NGENT ET IB T MATI
SVNT. RDE K EIANAR.

N° 2

HVI EDS IN RECPTACLO AM
BVNT TUMVLTI XPI MART
RES MERT SAVNIAN° ET PENTI
AN° AC EO DAD° CORP° AV Ē SE
ROT NINA ERA BASLC SED
IN STOM ERO Ē POS

N° 3

✠ FELX AGERE TINELTVS
VALD PVLCHER. ET CANDDS
ROSEO SANGUNE MARTI
R V FELICITER ĒSECRAT
ORATONVP M AEREDGNE ADIGNATE

N° 4

S N KO ABIGRNAE XPI

CHAPITRE VIII.

N.° 1. La première à droite en regardant l'autel :

Per flores rosei sanguinis, sumpserunt coronas victoriæ martyres Christi Savinianus et Potentianus cum multitudine ingenti, et ibi tumulati sunt pridie kalendarum januarii.

C'est-à-dire : « Par les fleurs du sang rosé, les
» martyrs du Christ Savinien et Potentien ont pris les
» couronnes de la victoire avec une multitude innom-
» brable, et ont été enterrés ici la veille des calendes
» de janvier [le dernier décembre.] »

N.° 2. A gauche de l'autel :

Hujus ædis in receptaculo, ambiunt tumulati Christi martyres merito Savinianus et Potentianus ac Eodaldus; corpus autem Serotini in altera basilica, sed in sancto cimiterio, est positum.

C'est-à-dire : « Dans l'enceinte de ce temple
» sont inhumés les martyrs de J. C. Savinien, Po-
» tentien et Éodald; mais le corps de Serotin est
» déposé dans le saint cimetière de l'autre basi-
» lique. »

Ces deux inscriptions ont été copiées dans le *Voyage littéraire de deux religieux Bénédictins* (1) : mais elles n'ont pas été fidèlement figurées ; ils ont changé la disposition des lignes. Ils n'ont pas figuré

---

(1) Tome I.er, p. 62.

la suivante, dont ils ont seulement indiqué le commencement.

N.º 3. Cette troisième inscription est placée sur le mur à droite à côté de l'escalier :

Felix ager et inclitus, valde pulcher et candidus, roseo sanguine martyrum feliciter cumsecratus orationumque munere digne adornatus est.

C'est-à-dire : « Ce champ heureux et célèbre, très-
» beau et très-pur, a été heureusement consacré par
» le sang rosé des martyrs, et dignement embelli
» par le don des prières. »

N.º 4. Cette inscription n'est que commencée; on voit encore, pour les lignes qui devoient suivre la première, les traits qui servoient au sculpteur pour faire les lettres égales.

Anno ab incarnatione Christi.

C'est-à-dire : « L'an de l'incarnation du Christ. »

J'ai cru devoir reproduire ici ces monumens de notre ancienne écriture lapidaire et de notre histoire ecclésiastique. Déjà la chaux a passé sur ces vieux caractères, et un impitoyable badigeonneur a reblanchi les noms de Savinien, de Potentien, d'Éodald, respectables par leur antiquité comme par la foi qu'ils inspirent. L'église passera bientôt en d'autres mains, sera abattue, et ces religieux témoignages de la piété de nos pères disparoîtront: mais peut-être alors se trouvera-t-il quelqu'un qui sauvera

CHAPITRE VIII.

ces pierres sacrées, et mon ouvrage aura contribué à les faire conserver. Pour prévenir cette destruction, il faudroit les transporter dans la cathédrale, et les placer auprès de celle de Raoul (1).

Il étoit tard quand nous eûmes achevé la copie de ces inscriptions. Nous revînmes chez M. Tarbé, qui nous montra sa bibliothèque. Il possède quelques manuscrits intéressans sur la ville de Sens (2).

---

(1) *Suprà*, p. 86.

(2) Voici les principaux :

Chronicon ecclesiæ percelebris ac cænobii regalis S. Petri-Vivi Senonensis, ab anno incarnationis Domini septuagesimo ad annum 1650, studio et operâ domini Victorii COTRONII, *congregationis S. Mauri*, in-fol., avec des dessins de tombes et d'autres monumens.

Histoire de Sens, par *Jacques* ROUSSEAU. *Voyez* le P. LELONG, t. III, n.° 34328, sur ce manuscrit.

Chronicon Goffridi À COLONE, manuscrit du XVI.e siècle.

Histoire des archevêques de Sens pendant dix-sept siècles, par le R. P. GUICHARD, 1760, in-fol.

Histoire de la ville de Sens, en cinq parties, par le même.

Notice pour servir à l'histoire de Sens jusqu'en 1789, par M. TUTT.

Nomina, vitæ, actiones et scuta archiepiscoporum Senonensium, anno incarnationis Christi 1668, in-fol. On y voit les écussons vrais et supposés des évêques depuis *S. Savinien* ; leur vie est écrite en vers latins.

M. Tarbé possède encore les portraits peints en grand de dix-huit archevêques de Sens, depuis Guillaume de Melun, en 1376, jusqu'au cardinal de Loménie, mort en 1794.

CHAPITRE IX.

MANUSCRIT d'un ouvrage de Gilles de Rome. — Diplome du IX.e siècle. — Filature de coton. — Bibliothèque de M. Hardi. — Livres et manuscrits rares. — Pacte des Ligueurs de Sens. — Noms de quelques rues. — Juifs. — Divers monumens. — Inscriptions modernes. — Manufactures.

NOTRE départ étoit résolu; cependant il nous restoit encore à voir quelques personnes qu'on disoit posséder des monumens de la littérature ou des arts. Nous allâmes d'abord chez M. Cave, maire de la ville, qui me chargea d'offrir à la Bibliothèque impériale un manuscrit intitulé *Liber de regimine principum*, et composé par Gilles de Rome, général de l'ordre des Augustins et archevêque de Bourges. La Bibliothèque impériale possède déjà quelques copies de ce Traité, qui a été imprimé plusieurs fois (1), et traduit en espagnol (2); mais cet exemplaire est curieux à cause d'une vignette qui représente Gilles de Rome qui lit son livre à Philippe-le-Bel, dont il avoit été

---

(1) *Romæ*, 1472, in-fol.; *Venetiis*, 1498, in-fol.; *Romæ*, 1551, in-8.°; *ibidem*, 1556, in-8.°, et 1607, in-8.° La troisième partie du 3.e livre, qui traite *de re militari veterum*, a été publiée par HAHN, dans sa *Collectio monumentorum veterum et recentium*, Brunsv. 1724.

(2) *Regimiento de los Principes*. Sevilla, 1494, in-fol.

le précepteur, et à la prière duquel il l'avoit composé: aux pieds du prince sont des courtisans qui en écoutent la lecture, et qui témoignent leur admiration (1).

M. Cave me donna encore pour la Bibliothèque impériale un diplôme latin du IX.ᵉ siècle. Il a été accordé par Vuenilo, archevêque de Sens, mort en 865, au couvent de Saint-Remi, transféré du faubourg de la ville, au village de Vareilles, « afin qu'il puisse, » comme avant cette translation, jouir de tous les » biens y déclarés, sans qu'il en soit rien retranché » ou diminué par ses successeurs archevêques, qui se » contenteront d'un cheval, d'un écu et d'une lance, » qui leur seront donnés annuellement par les abbés » dudit couvent, &c. » Cette charte a été publiée par Dachery (2); mais cela ne diminue pas, pour notre riche dépôt, l'intérêt de posséder l'original.

Nous visitâmes ensuite la filature de coton de M. Leuba. Il y a quatorze machines à tordre. Elle occupe cent ouvriers, et l'on y fabrique par jour quatre-vingts livres de coton; le principal débit s'en fait à Rouen.

M. Hardi, anciennement conseiller à l'élection de

---

(1) J'ai fait graver la tombe de GILLES DE ROME, et donné une notice sur cet écrivain, dans mes *Antiquités nationales*, tome III, art. XXV des Grands-Augustins, p. 69.

(2) *Spicileg.* II, 586. M. DE BRÉQUIGNY, *Trésor des Chartes*, a rangé celle-ci sous l'année 852.

Sens, est possesseur d'une assez grande bibliothèque; il eut la bonté de nous montrer ses livres les plus curieux (1).

---

(1) Voici les ouvrages que nous avons principalement remarqués :

1.º Un manuscrit sur vélin, in-fol.; en tête du volume on lit : *Incipit Liber ruralium comodorum a m̄gro Petro de Crecenciis civis* (sic) *Bononiæ ad honorem Dei omnipotentis et serenissimi regis Caroli compilatus.* Sur la première page, on trouve une épître intitulée : *Epistola missa ad m̄grm Petrum ordinis fratrum Prædicatorum*; elle en remplit la première moitié : la seconde contient une autre lettre intitulée : *Alia epistola missa ad Karolū regem francorum.*

2.º *Les Expositions des Euāgilles en francoys*, petit in-folio, sur papier, avec figures en bois, et à deux colonnes.

Au revers de la première page est un calvaire qui la remplit entièrement. Les initiales sont encore en blanc. A la troisième page commence le livre ; on y lit : *Incipiunt sermones Mauricii Parisiēsis episcopi. In dominicis diebus + in solēnitatibus Sctorū. Dominica prima Advētus Domini, &c.* A la dernière page on lit la souscription suivante : « Cy finīst les Expositions des Euāgilles en » frācois, imprimees a chablis p guillaume le rouge imprimeur lan » mil. CCCC quatre vings et neuf. Le XVIII jour doctobre. » Au-dessus sont deux monogrammes.

On a très-peu imprimé à Chablis : les livres sortis des presses de cette ville sont rares. La Bibliothèque impériale ne possède pas l'ouvrage indiqué ici ; mais elle a le *Livre des bonnes mœurs*, publié antérieurement à Chablis, et dont voici la souscription : « Explicit » le liure de bonnes meurs fait et impresse a chablies par moy » pierre le rouge, le premier iour davril lan de grace mil CCCC » lxxviii. »

3.º Un petit in-folio, imprimé sur papier, à deux colonnes, lettres initiales en couleur, peu ornées. Au commencement on

CHAPITRE IX.

Il nous fit voir l'original d'un acte des Ligueurs de Sens contre le bon roi Henri. Sens étoit alors partagé en quatre quartiers; tous signèrent un

---

lit : *Domini Nicolai Siculi Panormitani archiepi una cū allegationibus memoria imprimendis sup clementinis cōstitutionibus opus quidē singularissimū feliciter incipit.*

Au milieu de la 2.e colonne de la 4.e page avant la fin, on lit : *Explicit Practica domini Panormitani. Incipit eiusdē tabula.*

Viennent ensuite quatre colonnes entières et trois demi-colonnes de table, au bout desquelles on lit : *Presens domini Panormitani Practica de mō procedendi in iure tā summarie et de plano : q'mere et cum strepitu iudiciali. In omnibus ferme curiis obseruari esueta exstitit Parisiy impressa. Anno Dn̄i M. CCCC. lxxvi, mense augusti.*

4.° Un manuscrit sur vélin, en vers, petit in-folio, intitulé : *Le Discours du voyage de Constantinople, enuoyé dudict lieu à vne damoyselle francoise.* En voici le commencement :

    Laissant la France à nulle autre segonde
    La plus fertille et fameuse du monde,
    Laissant le roy monseigneur et mon prince
    Pour son service en estrange prouince.

5.° HORACE, in-folio, avec figures en bois et scholies. *Elaboratum impressumq̃ est : hoc elegans : ornatum : splēdidum : compntumq̃ Horatii Flacci Venusini : lyrici Poete opus : cum utilissimis argumētis : ac imaginibus pulcherrimis : in celebri : libera . imperialiq̃ vrbe Argentina. Opera et īpensis sedulis q'q̃; laboribg Prouidi viri Iohānis Reinhardi cognomēto Gürninger ciuis eiusdē vrbis argētinensis. qnto idus Marcii, absolutū vero Anno domini M. CCCC. XCVIII.*

6.° *Schola Salernitana*, de 1493.

7.° SENECE *Opera omnia*, in-fol. sur papier, à une colonne. *Venetiis impressa, M. CCCC. XCII, die vltima octobris, per Bernardinum* DE CORIS *de Cremona.*

acte d'union contre ce prince, qui y est seulement qualifié du titre de roi de Navarre. Chaque quartier rédigea un acte particulier : celui du quartier de l'Yonne, que possède M. Hardi, a été seul conservé ; il est écrit sur parchemin. On prétend que les signatures sont tracées avec le sang des confédérés ; mais l'acte ne fait pas mention de cette particularité ; quelques-unes sont, à la vérité, un peu rougeâtres ; mais cela est dû à l'action de l'air sur les particules ferrugineuses contenues dans l'encre (1).

---

(1) Voici la teneur de cet acte :

« *Le quartier d'Yonne.* »

« Nous Maire, Eschevins, Ecclesiastiques, officiers, bourgeois et autres habitans de la ville de Sens, soussignés ; suivant les precedentes unions par nous faites et signées, jurons et promettons à Dieu, nostre mere S.te Eglise et à messieurs les princes catholiques, librement et volontairement, sans aucune force ni contrainte, que deffendrons jusqu'à la perte de nos vies et derniere goutte de nostre sang la sainte religion catholique, appostolique et romaine, et demeurerons en la sainte union, resisterons de tout nostre pouvoir et opposerons aux desseings et entreprises de l'ennemy, signamment du roy de Navarre ; nous employerons à la deffense de ceste ville, avec tous les moyens, et y exposerons nos propres vies, notamment au siege que ledit roy de Navarre pretend mettre devant ceste ditte ville, dont à present sommes menacés ; ne conniverons aucunement avec les politiques : si quelqu'un de nous en congnoit, les revellera à messieurs les Maire et Eschevins, et ne souffrirons aucuns politiques et suspects entre nous pour quelque parenté, alliance ou amitié que ce soit. Que si aucuns ayant entré en la presente union s'oublient tant que d'enfreindre ou violer ledit serment, et ne s'employer à la deffense de

CHAPITRE IX.

M. Hardi possède encore quelques médailles et quelques pierres gravées de peu d'importance. Nous remarquâmes parmi ses tableaux deux jolis paysages de Salvator Rosa, et le portrait de d'Héricourt, auteur du *Traité des lois ecclésiastiques*.

Nous allâmes ensuite à la Mairie examiner un tas énorme de manuscrits poudreux; il n'y avoit presque que des missels et des antiphonaires. Nous en retirâmes seulement quelques manuscrits que nous envoyâmes à la Bibliothèque impériale (1).

---

la sainte union et de laditte ville, mesme qui voudroient entrer en capitulation avec le roy de Navarre pour quelque cause ou occasion que ce soit, seront tenus et reputés pour traistres, perfides et ennemis de Dieu et de l'Estat; et s'ils peuvent estre apprehendés, seront rigoureusement punis et chastiés, sans esperance de jamais rentrer en ladite union des catholiques, ni en laditte ville; et seront tous leurs biens acquis et confisqués pour estre employés aux affaires de la ville. Faict à Sens, le xxvj.ᵉ jour d'aoust 1592. *Signé* DE LA MARE, *Maire*; BROCHARD, *Claude* FLOGNY, TENELLE, *Lieut*. &c. &c. »

Suivent quatre-vingt-six signatures de bourgeois, dont les descendans existent encore à Sens.

(1) En voici les titres:

1.° *Liber* BOETII *Incommuni dividundo indicio*, in-8.°

2.° *Interprétation des noms hébreux*, en forme de dictionnaire, in-8.°

3.° *Petri* DE RIGA *Biblia metrica*, in-fol.

4.° *Recueil in-fol. contenant entre autres*: *Vita S.ᵗⁱ Gregorii*. — *Pastoralis S.ᵗⁱ Gregorii*. — *Passio S.ᵗⁱ Tiii martyris*. — *Passio S.ᵗⁱ Gordiani martyris*. — *Historia actuum Apost. quoties, quibus et ubi Dominus apparuit infra XL dies resurrectionis*.

Les noms des rues de *la Synagogue*, de *la grande et de la petite Juiverie,* un ancien cimetière appelé le *cimetière aux Juifs,* prouvent que les Juifs ont habité autrefois Sens en très-grand nombre : Philippe-Auguste, leur persécuteur, excité par les plaintes de l'archevêque Guy des Noyers, les en chassa.

Au coin de la rue Dauphine et de celle de la Vannerie, nous remarquâmes sur un poteau de cormier une sculpture singulière : on y voit la généalogie de la Vierge depuis Abraham. L'arbre généalogique sort des côtes du patriarche.

Les noms des rues des *Vieilles-Étuves*, des *Étuves-d'en-haut,* attestent que l'usage de ces établissemens étoit plus commun autrefois qu'il ne l'a été depuis.

Quelques portes de maison sont d'une forme agréable et du style de l'architecture du temps de François I.er L'archevêque Étienne Poncher paroît avoir eu du goût pour les arts ; c'est lui qui a fait construire la petite porte de l'archevêché, sur laquelle il y a une jolie moresque ornée de la coquille qui est la pièce principale de ses armoiries.

Sur une tourelle de la cour on lit une inscription figurée de la manière suivante :

COS TRVXIT : R : D :
STE : DE PONCHIER : AR.
SEN : ANNO DNI : M :
D : XXI

C'est-à-dire, *Construxit reverendus dominus Stephanus de Ponchier, archiepiscopus Senonensis, anno Domini 1521.*

Cette inscription ne forme qu'une seule ligne, qu'on lit en tournant autour de la tourelle.

Sur la porte d'une maison de la rue Haut-le-Pied, on lit cette jolie pensée : *De forti dulcedo, de sudore quies. 1520* (1).

Dans la rue du Tambour-d'argent, il y a une maison très-ancienne qui appartient à M. Dyanville ; on lit cette inscription au-dessus de la porte :

DOMVS AMICA,
DOMVS OPTIMA.

ΟΙΚΟΣ ΦΙΛΟΣ,
ΟΙΚΟΣ ΑΡΙΣΟΣ (2).

A gauche on lit au-dessus d'un écusson effacé : ÆDIFICATA 1547 (3).

Sur une autre pierre à droite on lit : UNUS DEUS ET PLURES AMICI (4).

―――――――――

(1) « De la force naît la douceur, du travail le repos. 1520. »

(2) « Maison amie, maison excellente. » Les mots grecs ont le même sens que les mots latins. Le graveur a mis ΑΡΙΣΟΣ pour ΑΡΙΣΤΟΣ.

(3) « Bâtie en 1547. »

(4) « Un seul Dieu et plusieurs amis. »

Une autre porte d'une maison de la rue Saint-Hilaire est d'une construction élégante et agréable. Aux côtés de la porte il y a deux bustes, l'un d'homme, l'autre de femme. Au-dessus des pilastres sont deux génies; chacun tient un écusson : sur celui du génie à gauche, on lit l'inscription suivante du temple de Delphes, ΓΝΟΘΙ ΣΕΑΥΤΟΝ; sur celui du génie à droite, est la traduction latine de cet adage, NOSCE TE IPSUM (1). La frise est ornée d'arabesques, et d'un filet sur lequel on lit : *Universa vanitas omnis homo vivens* (2).

Ces divers édifices sont tous du XVI.ᵉ siècle. On les attribue, sans autorité, à l'artiste qui a exécuté les constructions ordonnées par Étienne Poncher : comme ce prélat est mort en 1525, il faudroit que cet architecte se fût fixé à Sens, et y eût travaillé pour des particuliers. Cela peut être, mais cela n'est pas prouvé. Ce qui est démontré davantage, c'est le goût qu'on avoit alors pour les inscriptions qui expriment une pensée morale ou un sentiment.

Sur le bénitier de l'Hôtel-Dieu, est ce vers grec, qui se lit dans le sens ordinaire et dans le sens rétrograde :

ΝΙΨΟΝ ΑΝΟΜΗΜΑΤΑ ΜΗ ΜΟΝΑΝ ΟΨΙΝ (3).

---

(1) « Connois-toi toi-même. » Le sculpteur a mis ΓΝΟΘΙ au lieu de ΓΝΩΘΙ.

(2) « Tout homme vivant n'est que vanité. »

(3) « Lave tes péchés et non pas seulement ta vue. »

Ce vers rétrograde se lisoit sur le bénitier de Saint-Étienne-des-Grès à Paris, et sur celui de Saint-Mesmin-de-Micy près d'Orléans; il étoit inscrit dans Sainte-Sophie, sur de grandes jarres qui servoient aux fidèles pour se laver le visage ou au moins les yeux (1). Les églises latines ont adopté cette inscription pour leurs bénitiers.

Outre les deux manufactures que nous avons visitées, il y en a encore dans Sens plusieurs autres: on y trouve basins, bonneterie, blanchisserie, brasserie, cannelés, chapellerie, couvertures, droguets, étoffes de coton, filatures, flanelles, futaines, kings-cordes, molletons, satinettes, serges bleues, serrurerie-grosserie, siamoises, tanneries, teintureries, toiles de coton, velours de coton, velvérettes, imprimerie; mais on n'y fabrique point de velours d'Utrecht, quoique cela soit marqué dans plusieurs géographies.

Le vin de Sens passoit pour un des meilleurs de France au temps de Henri IV; il a beaucoup perdu de sa renommée, et il est très-inférieur à celui des autres vignobles de la Bourgogne: le meilleur est celui de la petite côte de Saint-Paron, à une lieue de la ville.

Nous visitâmes la *porte de l'Yonne*, qui est en face des deux ponts jetés sur cette rivière; et après avoir

---

(1) BANDURI, *Imper. Orientale*, II, 764; DU CANGE, *Famil. Byzantin.* II, part. II, 21.

pris congé de M. Tarbé et de son aimable famille, nous quittâmes Sens, où le lecteur trouvera peut-être que je l'ai retenu trop long-temps; mais cette ville, aujourd'hui misérable siége d'une très-petite sous-préfecture, étoit autrefois la capitale des *Senones* et la métropole d'une des provinces des Gaules, un siége archiépiscopal dont Paris même dépendoit: elle renferme des monumens curieux et rappelle des souvenirs intéressans; et, sous ce rapport, elle mérite son attention, et elle étoit digne de mes recherches.

CHAPITRE X.

DÉPART DE SENS. — Bords de l'Yonne. — Fontaine de Véron. — VILLENEUVE-SUR-YONNE. — *Bandritum.* — JOIGNY. — Casernes. — Église. — Château. — Vignobles. — Échinites. — Chaux carbonatée paradoxale. — Manufacture de blanc.

LE temps étoit sombre et pluvieux ; nous passâmes par la porte Dauphine et le faubourg Saint-Pregs. On traverse le canal de la Vanne, et en suivant la route on a l'Yonne à sa droite : cette route est plantée de beaux arbres ; on aperçoit sur la gauche des coteaux couverts de vignobles. L'Yonne, qui coule presque au niveau de terre, offre un aspect riant par ses fréquentes sinuosités ; et les nombreux trains de bois dont elle est couverte, animent encore cette agréable scène.

A environ deux lieues de Sens et une lieue de Villeneuve-sur-Yonne, est la *fontaine de Véron*, renommée à cause de ses incrustations : nous ne crûmes cependant pas que cette propriété si connue, et commune à plusieurs eaux, valût la peine de nous détourner.

Villeneuve-sur-Yonne, où l'on entre bientôt, s'appeloit autrefois *Villeneuve-le-Roi*, nom qu'elle avoit reçu de Louis VII son fondateur. La grande rue, qui la traverse dans sa longueur, a une porte à chacune de ses extrémités; elle est large et bien bâtie. Le mauvais temps nous empêcha de descendre pour visiter l'église, dont le portail annonce une construction du temps de Louis XIII.

Le chemin est difficile et sablonneux; on a toujours l'Yonne à droite, et à gauche des collines calcaires couvertes de vignes verdoyantes. Ces collines relent plusieurs échinites à l'état calcaire, et la *chaux carbonatée paradoxale*, observée pour la première fois par M. Tonnelier, conservateur du cabinet du conseil des mines. On traverse deux villages, Villecien et Saint-Aubin, qui paroissent avoir des vignobles fertiles, et l'on arrive à Joigny, que M. Lebeuf prétend être l'ancien *Bandritum*; ce qui n'est pas bien prouvé. Joigny a eu des comtes particuliers depuis 1040 jusqu'en 1676 (1).

Le pont de cette ville est composé de sept arches, dont les deux du milieu sont beaucoup plus larges que les autres, pour faciliter le passage des trains et des bateaux. On propose aux voyageurs de voir les casernes : c'est un grand bâtiment en pierres de taille et en briques, qui ressemble à tous les édifices de ce genre. La ville est bâtie sur une pente si rapide, que,

―――――――――――

(1) On en trouve la liste et l'histoire dans *l'Art de vérifier les dates*, tome II, page 993.

pour peu qu'on précipite le mouvement, on est forcé de courir. Les maisons sont tellement par étage au-dessus les unes des autres, que des fenêtres de celles du rang le plus élevé on plane sur les cheminées de celles d'un rang inférieur; mais aussi la vue est étendue et magnifique. Si cette situation est incommode pour les courses journalières, elle a cependant des avantages. Les vignes des environs de Joigny, toutes exposées au soleil levant, fournissent avec abondance un vin assez estimé pour l'usage ordinaire (1).

L'église est très-petite. Nous y remarquâmes, dans la chapelle des fonts baptismaux, un Christ au tombeau : ce groupe en marbre est composé de onze figures de grandeur naturelle. Il a été donné par un duc de Villeroi, dont on voit le buste accompagné de celui de sa femme : leur costume paroît être du temps de Louis XII.

De l'église nous allâmes au château. La cour est pavée de petits carreaux de forme quadrangulaire

---

(1) Il y a toujours eu une dispute établie entre les habitans d'Auxerre et ceux de Joigny pour la supériorité de leurs vins. L'auteur d'une lettre insérée dans le *Mercure* de février 1731, sur l'excellence des vins de Joigny, termine ainsi cette épître :

  Chers Auxerrois, si vous voulez m'en croire,
  Contre Joigny ne lancez plus vos traits;
  Occupez-vous du noble soin de boire,
  Ou rimez mieux, ou ne rimez jamais.

Ces vers sont relatifs à un éloge des vins d'Auxerre, dont nous aurons bientôt occasion de parler. *Voyez* chap. XI, p. 158.

comme ceux d'un appartement. Cet édifice n'est pas très-ancien, ainsi qu'on le voit par ses pilastres avec des chapiteaux ioniques, entre lesquels il y a des niches.

Nous visitâmes ensuite la manufacture de M. Chomereau de Bligny; il y fabrique un très-beau blanc, qui est moulé en pains cylindriques. La craie dont ce blanc est composé est fournie par une carrière qui est à la porte de la ville, sur la route de Paris.

La promenade au bas de la ville de Joigny, sur la rive de l'Yonne, est très-agréable. En général, depuis le pont jusqu'à Auxerre, cette rivière est bordée de belles prairies, dont les gras pâturages nourrissent beaucoup de bestiaux. Le coup-d'œil est animé par les voitures qui passent sur la route, les trains et les bateaux que l'on voit continuellement descendre la rivière. Les vers de M. de Bertin, par lesquels je termine ce chapitre, en donnent une description fidèle :

> Là des prés étendus, là des collines vertes,
> Où mûrit, plein de pourpre, un raisin velouté :
> Ici des bois touffus et des salles couvertes,
> Où l'amour, vers le soir, égare la beauté.
> Un pont majestueux unit la double rive ;
> Des casernes de Mars ici règnent les murs ;
> Et l'Yonne, en son cours, errante et fugitive,
> Se plaît à les baigner de ses flots toujours purs.

CHAPITRE XI.

Départ de Joigny. — Route. — Voves. — Bassou. — Apoigny. — *Autissiodorum*, Auxerre. — Histoire. — Le Léopard. — Cabinet de M. Fournier. — Médailles. — Coins antiques. — Monnoie cufique. — M. Rougier de la Bergerie. — Vin de Migrenne. — Spectacle. — Église Saint-Germain. — Cryptes. — Tombeaux. — Bas-reliefs. — Saint-Étienne. — Tombeaux de Colbert et d'Amyot. — Usages singuliers. — Bibliothèque publique. — Manuscrits. — Sceaux gothiques. — Monumens. — Portraits. — Coins antiques. — Inscriptions romaines. — Statue équestre de Brennus. — Chapiteau antique. — Horloge. — Pétrifications. — Illustres Auxerrois.

Le 19, à six heures du matin, nous quittâmes Joigny : on traverse le pont, puis le faubourg qui en reçoit son nom, au bout duquel est une levée entourée de beaux arbres. En face est le chemin qui conduit à cette terre où le vertueux Malesherbes a fait tant d'essais et d'expériences utiles à l'agriculture ; à gauche est la route d'Auxerre ; elle est sablonneuse, mais large et bordée de grands arbres. Plusieurs terrains sont inondés par le moyen de tranchées faites à la terre ; le saule et le peuplier y croissent en abondance et avec une grande rapidité.

Bientôt on trouve à droite le village de Voves, où il y a de jolies habitations, et l'on traverse le petit village de Charmoi. On a toujours l'Yonne à sa gauche ; mais elle est assez loin de la route.

A Bassou, on change de chevaux : c'étoit autrefois la limite du diocèse de Sens. Pendant environ une lieue, l'Yonne tantôt s'éloigne et tantôt se rapproche du chemin. On arrive à Apoigny, où il y a des eaux minérales, un peu avant la petite chapelle de Sainte - Marguerite et Saint-Simon, que l'on a sur sa gauche ; c'étoit l'ancienne limite de la Champagne et de la Bourgogne (1).

On descend à Auxerre par une pente rapide : de la hauteur on découvre la ville entière, qui paroît avoir une forme ronde ; on traverse le boulevart, on passe devant l'hôpital, et l'on est sur le port ; la rivière présente un aspect fort agréable dans ce lieu, où elle est entrecoupée d'îles, et animée par le mouvement des moulins à farine.

Celui qui aura la patience de lire les deux énormes volumes de l'infatigable abbé Lebeuf, apprendra sur l'histoire d'Auxerre tout ce qu'on peut en savoir. Les Romains, qui sans doute avoient corrompu son nom celtique, nommoient cette ville *Autosiodorum* (2),

---

(1) M. PASUMOT a suivi la voie romaine depuis Sens jusqu'à Auxerre : il en a donné la description avec une bonne carte, dans son ouvrage intitulé *Mémoires géographiques sur quelques antiquités de la Gaule*. Paris, 1765, in-8.°

(2) AMMIAN. MARCELL. XVII, 2. *Autissiodorum*, selon D'ANVILLE, *Notice des Gaules*, 132.

dont le mot *Auxerre* est une dérivation. Julien s'y arrêta quelque temps pour faire rafraîchir ses troupes, qu'il conduisoit à Reims, assiégée par les barbares, en 356. Elle appartenoit à la contrée des *Senones*; mais cette ville eut ensuite son territoire particulier. Son heureuse et agréable situation, la fertilité de ses vignobles, y attirèrent successivement de nouveaux habitans. Dans la *Notice de l'Empire*, elle est appelée *civitas Autissiodorum*; elle faisoit partie de la quatrième Lyonnoise. S. Pélerin y porta la foi au IIIe siècle. Après la mort de Clovis, elle fit partie du royaume d'Orléans. Louis-le-Débonnaire comprit l'Auxerrois dans les états de son fils Charles; la sanglante bataille de Fontenay, où cent mille Français perdirent la vie, en 841, fut livrée dans cette contrée. L'Auxerrois a eu des comtes particuliers, dont le plus ancien a été Conrad II, frère de l'impératrice Judith, épouse de Louis-le-Débonnaire; ce comté fut irrévocablement réuni au duché de Bourgogne en 1669. Attila, les Sarrasins, les Normands, les Anglois et les Calvinistes, ont dans différens temps dévasté la ville, où l'on montre encore des traces de leurs ravages. C'est aujourd'hui le chef-lieu du département. Elle est dans une situation agréable et pittoresque. C'est là que les voyageurs qui viennent de Lyon par eau (1), après

---

(1) Il y a une vue d'Auxerre dans le *Voyage pittoresque de la*

avoir pris à Châlons la route de terre, se rembarquent sur ces grosses et lourdes galiotes qu'on appelle *coches d'Auxerre*.

Nous ne pouvions mieux faire que de descendre à l'*auberge du Léopard* ; outre sa situation sur la rivière, et la manière obligeante dont on y est servi, nous eûmes l'avantage de trouver dans notre hôte un littérateur qui pouvoit nous donner d'utiles renseignemens. M. Bonnard étoit professeur de mathématiques à l'école centrale : il a fait des élèves distingués ; M. Fournier, préfet de l'Isère, habile géomètre, est sorti de son école, et il est demeuré son ami. L'honnête M. Bonnard a épousé une femme estimable, qui lui a donné en dot une auberge, et lui a procuré ainsi une existence indépendante. M. Bonnard n'a pas beaucoup étudié le Traité d'Apicius, le *Cuisinier français*, ni même l'*Almanach des Gourmands* ; mais il se livre paisiblement à ses calculs mathématiques, et cause, sans jactance et sans importunité, de nouvelles et de littérature, avec les voyageurs qui veulent s'entretenir avec lui, et dont il espère retirer quelque instruction. Il étoit l'ami de l'habile bibliographe Laire ;

France, tome II, *Bourgogne*, n.° 9 ; elle est prise du grand chemin de Dijon : deux autres, n.° 11, sont prises du bord de la rivière ; une autre, n.° 27, est prise de dessus le pont ; elle a une indication des principaux édifices ; et une autre, n.° 53, est prise de la porte du pont.

et il jouit dans la ville, comme savant, de la considération qu'il mérite.

Nous allâmes chez M. Fournier, qui appartient à une famille bien connue dans l'histoire de l'imprimerie : il exerce aussi à Auxerre l'état de libraire ; il y joint la culture des lettres, qui n'a jamais été étrangère à sa profession ; il en fait ses délassemens. M. Fournier possède un médaillier dans lequel quelques pièces de mauvais aloi se sont malheureusement introduites ; mais cette collection en renferme d'autres qui sont intéressantes. Nous remarquâmes diverses médailles des rois et des villes de la Grèce, beaucoup de consulaires, et une suite assez nombreuse d'impériales, parmi lesquelles il y en a peu de rares. Nous vîmes dans cette collection beaucoup de monnoies modernes des principaux états de l'Asie et de l'Afrique, et une suite de divinités indiennes et malabares, que M. Fournier a rapportées de l'Inde, où il a servi, en qualité de chirurgien, sur la flotte de M. de Suffren ; il possède encore des lampes, des fragmens de cette poterie rouge gauloise qu'on rencontre si fréquemment.

Il nous montra un coin antique de Tibère, avec son revers : le type est une Cérès assise, tenant un épi de blé (*pl. Ire, n.° 6* a. b.), avec l'inscription ROMA MAXIMA. On possède dans les cabinets plusieurs coins antiques ; celui de la Bibliothèque impériale en a quelques-uns : mais il est très-rare d'en

CHAPITRE XI.

rencontrer avec leur revers. On en a découvert six dans une même fouille auprès d'Auxerre : il y en a deux chez M. Guise, dont il sera bientôt question ; deux à la bibliothèque publique, et deux chez M. Fournier. Cela prouve qu'il a existé un atelier monétaire dans le lieu où ces coins ont été découverts ; et en effet, ils étoient dans un fourneau encore rempli de suie (1). Comme chaque coin a le même revers, on voit aussi que l'on faisoit à-la-fois plusieurs coins pour accélérer la fabrication des espèces ; et cela explique les différences que l'on observe sur beaucoup de médailles qui ont le même type, et sont cependant sorties de coins différens.

Nous vîmes aussi une suite de médailles modernes relatives à la révolution. Enfin M. Fournier eut la bonté de me céder, pour une médaille de Claude, une monnoie cufique (*pl. I.re, n.º 7*), dont mon ami M. de Sacy a bien voulu me donner la description suivante :

« C'est une monnoie d'Ortok-Arslan, roi du Diarbecr, mort en 637 de l'hégire. D'un côté on lit :

ابو العباس احمد الناصر لدين الله امير المومنين الملك العادل

de l'autre est une tête avec ces mots :

ناصر الدنيا والدين ارتق سلان ملك ديار بكر

_____
(1) Le P. LAIRE m'adressa une lettre sur la découverte de ces coins. Voyez *Magasin encyclopédique*, an III, tome V, p. 114.

» C'est-à-dire, *Abou'labbas-Ahmed-Alnazèr-lidin-Allah, prince des Croyans. Le roi juste, le secours du monde et de la religion, Ortok-Arslan, roi du Diarbecr.*

» Le graveur de la médaille a omis les deux premières lettres du nom *Arslan*. On ne peut pas lire la date qui doit être autour du premier côté.

» Dans le *Museum Cuficum Borgianum*, tom. I, p. 65, n.° XXXVIII, on trouve une monnoie pareille à celle-ci, dont M. Adler n'a pas tout-à-fait bien déchiffré la légende : dans celle-ci il manque la dernière lettre du nom *Arslan*. »

Nous ne quittâmes M. Fournier que pour nous rendre chez M. Rougier de la Bergerie, qui nous attendoit. Le nom de ce vertueux administrateur est bien connu par les services qu'il a rendus à sa patrie ; c'étoit un des membres les plus zélés de l'ancienne Société d'agriculture, où il a succédé à l'immortel Buffon. Dans les utiles leçons qu'il a données sur l'agriculture, art pour lequel il est passionné et qu'il a chanté, M. Rougier de la Bergerie a joint l'exemple au précepte. Il est à présent préfet du département de l'Yonne, où il est estimé et chéri de ses administrés. Nous commençâmes par voir son cabinet, qui est riche en pétrifications ; il possède aussi quelques monumens d'antiquité, des échantillons des pierres et des cimens qui ont servi à la construction d'Autun, des vases gaulois de terre rouge, des figurines, des fibules, une petite suite d'impériales en or et en argent, et quelques médailles modernes.

Le dîner fut gai. L'aimable administrateur se délasse, par le commerce des Muses, de la fatigue des affaires, et sa conversation est aussi vive qu'agréable. Il nous fit servir de son *vin de Migrenne*, que je ne dois pas oublier dans ma relation. Ce canton faisoit autrefois partie du domaine des évêques d'Auxerre. Irancy et la Chenette sont regardés comme les meilleurs cantons de l'Auxerrois : Migrenne leur est beaucoup supérieur ; et si M. de la Bergerie l'a vanté, s'il l'a chanté dans son poëme (1), ce n'est pas parce qu'il en est propriétaire, c'est par esprit de justice. Ce vin est délicat, généreux ; il a un bouquet délicieux ; il est bienfaisant même pour les estomacs affoiblis et pour les convalescens, et il y a peu de vins de la haute Bourgogne qui doivent lui être préférés ; il a même la propriété, très-rare pour les vins de cette espèce, de pouvoir être exporté. Les évêques d'Auxerre en envoyoient quelquefois en Angleterre et constamment en Italie. Du reste, la réputation des vins d'Auxerre

---

(1) Laissez les charlatans prétendre avec de l'eau,
 Un acide sucré, l'hièble ou le sureau,
 Ou sur le gras terrain du fertile Suresne,
 Faire un vin qui surpasse ou le Vosne ou Migrenne.

Ces vers sont extraits de ses *Géorgiques françaises* (Paris, 1804, 2 vol. in-8.°), chant XI, tome II, p. 222.

est très-ancienne. Héric, qui vivoit au IX.ᵉ siècle, en a fait l'éloge (1).

La troupe de Ribié étoit dans la ville : nous allâmes à la comédie. La salle, construite dans une ancienne église, est petite, mais agréablement peinte et décorée ; le rideau représente la vue d'Auxerre, prise du quai devant la préfecture. On nous donna *la Revue de l'an VIII*, *Shakespeare amoureux* et *Maison à vendre*. L'orchestre étoit composé d'amateurs, et conduit par le premier médecin de la ville : si ce suivant d'Esculape ne guérit pas toujours ses malades, il doit au moins les traiter gaiement. Les servantes, armées de falots, qui attendoient leurs maîtres à la sortie du spectacle, nous donnèrent une représentation naturelle de la dernière scène de *la Petite Ville*.

Le lendemain, l'aimable fils de M. de la Bergerie nous conduisit à l'église Saint-Germain, dont les deux voyageurs Bénédictins parlent avec tant de vénération. Nous étions accompagnés de M. Trebuché, membre de la commission nommée pour la conservation de ce monument. Le portail de cette célèbre abbaye n'a rien d'imposant (2) ; mais il

---

(1) Voyez l'*Éloge des vins d'Auxerre*, par l'abbé LEBEUF, *Mercure de France*, novembre 1723, p. 872.

(2) On trouve dans le *Voyage pittoresque de la France*, tome II, n.° 11, deux vues de cette abbaye.

CHAPITRE XI.

annonce une haute antiquité : la chapelle qui est dans le rond-point est d'une grande élégance. On descend dans l'église par quelques degrés. Le vaisseau est beau ; mais il n'a pas la grandeur et la majesté de celui de Saint-Étienne. On n'y trouve aucun monument. Les cryptes sont ce que cette église offre de plus remarquable ; elles ont été révérées dans tous les temps, à cause du grand nombre de corps saints qu'elles renferment. Nous y entrâmes à la lueur des flambeaux : le respect qu'on avoit pour ces lieux étoit extrême ; l'inscription latine qui est sur la porte défend d'oser y pénétrer avec des souliers (1).

Les cryptes sont composées de voûtes basses, soutenues par de petits piliers ornés de chapiteaux ; les galeries, l'autel et la chapelle sont disposés comme aux étages supérieurs. Le mur a été repeint au commencement du dernier siècle ; les inscriptions qui indiquent la place où les corps des saints ont été déposés, sont du même temps : plusieurs tombeaux subsistent encore ; beaucoup d'autres ont été brisés par des mains profanes (2). En général, ces cryptes ont été dévastées par l'armée révolutionnaire, par les galériens et les prisonniers de

―――――――――――――――――――――――

(1) *Ne appropies huc ; solve calceamentum de pedibus tuis.*

(2) Les fidèles qui veulent visiter ces tombeaux, doivent se procurer l'ouvrage intitulé *Description des grottes d'Auxerre*, par Dominique FOURNIER, 1780, in-12.

guerre qui ont été successivement logés dans cette église (1).

Au-dessous de cette crypte il y en a encore une autre sous le rond-point ; c'est la chapelle de S. Clément, habitée actuellement par un jardinier qui y entre par la porte de son jardin : comme la ville est bâtie sur le penchant d'une colline, il n'est pas étonnant que la crypte inférieure soit au niveau d'une partie de la rue (2).

Nous visitâmes les dehors des murs, parce qu'on nous dit que quelques monumens antiques avoient servi à leur construction. La tradition qui veut que Saint-Germain ait été bâti des débris d'un temple romain, a peut-être été répandue pour relever l'éclat du triomphe de la religion sur le paganisme. Nous vîmes cependant deux hippocampes placés en regard, des oiseaux qui ont l'air de paons, des cerfs ; mais ces animaux ressemblent beaucoup à ceux qui ornent la frange inférieure de la tapisserie de la reine Mathilde, et ces bas-reliefs paroissent être du XI.e siècle. Sur un

---

(1) Ce n'est pas seulement depuis la révolution que cette église a été dévastée : la châsse de S. Germain, qui étoit d'or, disparut dans le pillage qu'en firent les Calvinistes en 1567. On doit regretter cette perte, parce que cette châsse étoit un monument d'orfévrerie du moyen âge, et parce qu'elle étoit ornée de gemmes, parmi lesquelles il y avoit sûrement plusieurs pierres gravées.

(2) Ce jardinier a un bail pour neuf ans : la commission chargée de la conservation de ce temple fait de vains efforts pour le chasser.

CHAPITRE XI.

mur voisin de l'église Saint-Germain, on voit un homme debout qui tient une pique; on le regarde comme une figure de S. Maurice. Il paroît que c'est une pierre d'un tombeau gaulois, et qu'elle représente un soldat légionnaire.

La cathédrale, sous l'invocation de S. Étienne, attira ensuite notre attention. Le portail est orné d'une infinité de sculptures : le vaisseau est imposant, le chœur très-beau ; mais le baldaquin est d'un mauvais goût. L'église est peu éclairée, et son obscurité religieuse inspire le recueillement. Les vitraux sont magnifiques, mais ils ont été en partie détruits; du reste, ce grand édifice est parfaitement conservé. Il est étonnant que les géographes et les auteurs de descriptions n'en disent rien, tandis qu'ils vantent tous la beauté de l'archevêché, où est aujourd'hui la préfecture, quoique ce bâtiment ne mérite aucune attention (1).

Nos regards se fixèrent sur deux monumens funèbres appliqués au mur à l'entrée du chœur. L'inscription de celui qu'on voit à droite apprend que c'est le tombeau de Nicolas Colbert, évêque d'Auxerre, mort en 1676. Ce tombeau ne fut pourtant placé

---

(1) Cette erreur est répétée même dans le *Voyage pittoresque de la France*, quoiqu'on y trouve, *tome II, n.° 10*, deux vues bien faites de cette cathédrale, prises de face et de côté. Ces vues auroient pu désabuser l'auteur de l'explication, qui l'a sans doute écrite d'après les géographies, sans même regarder ses estampes.

Tome I. L

qu'en 1713, par les soins de M. de Colbert, marquis de Torcy, neveu du prélat. On y voit un génie qui d'une main éteint son flambeau, et de l'autre tient le médaillon de l'évêque ; au bas sont les deux couleuvres des armes de sa maison.

Une figure représentée à genoux et regardant l'autel attira bien davantage notre attention par la sévérité du style et par son expression : c'est celle du traducteur de Longus et de Plutarque, de Jacques Amyot, grand aumônier de France, évêque d'Auxerre, où il mourut le 6 février 1593. On ne voit que la partie supérieure du corps de cette figure ; elle porte au cou l'ordre du S. Esprit, dont Amyot étoit commandeur (1) *(planche XI, n.° 2)*.

Nous espérions trouver dans le trésor quelques curiosités semblables à celles que nous avions vues à Sens ; mais nos recherches furent vaines : nous n'y vîmes que des plateaux de cuivre avec des inscriptions allemandes, tels qu'il y en a dans beaucoup de sacristies, et quelques chefs, entre autres celui de S. Lazare, que l'on montre aussi à Vézelai, à Avalon et à Marseille.

---

(1) Le portrait d'Amyot ne se trouve dans aucun ouvrage contemporain. Le premier a été gravé de trois-quarts par Gaultier, in-4.° ODIEUVRE l'a fait copier dans sa *Galerie de portraits* : on lit au bas L. E. *pinxit*. A. *sculps*. Nous ignorons quel est le nom du peintre, et si par ce mot *pinxit* il faut entendre que le portrait étoit contemporain : nous ignorons aussi d'après quel original cette sculpture a été faite.

Cette église avoit autrefois des usages très-remarquables. On y a célébré la fête des foux jusqu'en 1407; ce ne fut qu'en 1538 qu'on vit cesser tout-à-fait la coutume de jouer à la *balle* ou *pelote [pelota]* dans la nef. Le jour de Pâques, le dernier chanoine fournissoit la pelote, et la présentoit au doyen, qui la renvoyoit à ses confrères; le tout finissoit par une danse et par un banquet où le vin n'étoit pas épargné. Un usage plus singulier étoit l'hérédité de la dignité de chanoine dans la maison de Chastellux, en mémoire de Claude de Beauvoir, seigneur de Chastellux, qui reprit la ville de Cravant sur une troupe de brigands qui s'en étoit emparée, et la remit, sans dédommagement, au chapitre de Saint-Étienne, à qui elle appartenoit. Le chanoine reçu, après avoir prêté le serment d'usage, se présentoit à la porte du chœur en habit militaire : il étoit botté et éperonné; un beau surplis blanc et bien plissé couvroit son habit; un large baudrier passoit sur ce surplis, et son épée y étoit suspendue; le brave chanoine avoit les deux mains gantées, un faucon sur le poing, une aumusse sur le bras gauche, et il tenoit dans la main droite un chapeau orné de plumes blanches. Cet usage paroît d'abord bizarre; mais si l'on y réfléchit, il prend, par la réunion des attributs de la vaillance et de la religion, un caractère chevaleresque qui plaît à l'imagination : il a eu lieu encore en 1732 (1).

---

(1) *Mercure de France*, juin 1732, page 1248.

N'oublions pas que l'instrument appelé *serpent* a été inventé en 1590, pour l'usage de cette église, par un chanoine appelé *Edme Guillaume*.

Nous vîmes ensuite la bibliothèque publique. Nous y remarquâmes d'abord plusieurs manuscrits, dont la plupart sont relatifs à l'histoire de l'Auxerrois, et ont été cités par le P. Lelong, dans sa *Bibliothèque historique de la France*, et par Lebeuf, dans son *Histoire d'Auxerre* (1).

Les manuscrits d'ouvrages littéraires nous intéressoient plus particulièrement : nous en vîmes un de 1472, petit in-folio, en papier, sur deux colonnes, qui contient les poésies de Fortunat, la plupart des œuvres de Prudence, et les Bucoliques de Virgile. Nous vîmes aussi un *Arbre des batailles* (2). Un

---

(1) Le plus important est l'original de la *Chronique* dite de *Saint-Marien*, grand in-folio vélin. L'auteur étoit un moine de l'ordre des Prémontrés, demeurant à Auxerre, et qui mourut au commencement du XIII.ᵉ siècle ; il se nommoit ROBERT. Cette chronique a été imprimée à Troyes, en 1608, mais très-imparfaitement ; ce qui rend ce manuscrit précieux. Il vient de la bibliothèque de l'abbaye de Saint-Marien, connue sous le nom de *Notre-Dame-la-Dehors*, d'où il fut apporté en 1792, et déposé dans la bibliothèque publique.

(2) Manuscrit sur vélin, in-folio, sur deux colonnes. L'ouvrage connu sous le nom de *l'Arbre des batailles* a été fait par Honoré BONNOR ; il a été imprimé deux fois dans le XV.ᵉ siècle, Lyon, 1481, in-folio, et Paris, Verard, 1493, in-folio. Il y en a encore une édition du même siècle, sans date, mais imprimée

Plaute (1) attira sur-tout notre attention, ainsi qu'un Missel avec des signes de musique extrêmement anciens, et antérieurs à ceux qu'inventa Gui d'Arezzo. Cette bibliothèque, qui est fort nombreuse, doit renfermer quelques autres curiosités bibliographiques : mais tous les livres étoient amoncelés ; nous n'en pûmes voir que quelques-uns, et avec beaucoup de précipitation.

La salle qui précède est celle où s'assemble l'Athénée de l'Yonne ; elle est décorée d'estampes et de quelques tableaux peu remarquables. Nous y vîmes une tête juvénile antique en bronze, deux coins semblables à ceux de M. Fournier, quelques lampes, un peigne à peu-près pareil à celui de Sens, quelques sceaux dont la plupart sont fragmentés ; ce qu'il y a de singulier, c'est qu'ils appartiennent en général au Dauphiné : nous prîmes la note de quelques-uns que je ne pense pas avoir été publiés, et sur lesquels je compte composer un mémoire particulier. J'observerai, à cette occasion, que depuis la révolution on a laissé disparoître la plupart des sceaux, qui sont

---

avec les caractères dont Neyret se servoit à Chambéri. Les initiales sont très-ornées, sur-tout celle de la première colonne, qui occupe la longueur de toute la page.

(1) Ce manuscrit sur vélin, petit in-folio, contient les huit comédies de PLAUTE. L'écriture en est très-lisible ; une main moderne a ajouté à la fin : *Monasterii Sancti-Germani Autissiodorensis congregationis Sancti-Mauri*. Et plus bas, de la même main qui a écrit le manuscrit, on lit : *Iohannes scripsit*.

cependant des monumens très-importans pour l'histoire ; il seroit nécessaire d'en former des collections.

Nous vîmes encore dans cette salle un plan de la ville, quelques portraits, parmi lesquels nous distinguâmes celui de Lebeuf, écrivain laborieux, dont M. Lebeau a composé l'éloge (1), et auteur d'une foule d'écrits dont on trouve la liste dans la *Bibliothèque des auteurs de Bourgogne* (2), et celui du savant bibliographe Laire, qu'Auxerre n'a pas vu naître comme l'infatigable auteur dont nous venons de parler, mais qui mérite cet hommage de la ville par le soin qu'il apportoit à former sa bibliothèque.

Je ne trouvai aucune des inscriptions indiquées par Montfaucon, Lebeuf et Caylus : cependant M. de la Bergerie, d'après les indications que je lui ai données, a fait d'exactes recherches, et il a enfin réussi à en retrouver quelques-unes, qu'il fera sans

---

(1) *Académie des belles-lettres*, tome XXIX.

(2) Elle y occupe onze pages in-folio. On a droit de s'étonner de l'aversion que le célèbre BARTHÉLEMY témoigne pour ce laborieux écrivain, que les Bénédictins éditeurs du *Dictionnaire* de DU CANGE ont nommé *rerum minimè tritarum indagator sagacissimus*. Dans ses *Lettres sur l'Italie*, Barthélemy le désigne toujours sous le nom de *Bos*. On peut dire, pour justifier leur illustre auteur, que ces lettres étoient confidentielles, et qu'elles n'auroient jamais vu le jour, si elles n'avoient été retrouvées dans un dépôt littéraire, dont le conservateur a cru qu'il pouvoit se permettre de les publier.

doute placer dans la bibliothèque. Voici ces inscriptions :

```
AUG SACR DEAE
ICAVNI
T TETRICVS AFRICAN
D S D D.
```

AUGustæ SACRæ DEÆ ICAUNI T. TETRICIUS AFRICANus De Suo Dono Dedit.

Cet autel a donc été consacré à la divinité de l'Yonne par T. Tetricius Africanus. Il est intéressant, à cause de l'indication du culte rendu au fleuve qui donne aujourd'hui son nom à ce département. Ce monument existe encore; mais il est engagé dans une construction. Il paroît même que la statue de la déesse est renversée; du moins on voit auprès les pieds d'une statue.

```
PRO SALVTE DOMINORVM
V. S. L. M. (1)
DEDICAVIT MODESTO ET PROBO COS.
```

La désignation des consuls Modestus et Probus

---

(1) *Votum Solvit Lubens Merito.*

nous apprend que ce vœu a été fait l'an 228 de J. C. pour la conservation de l'empereur Alexandre Sévère et de l'impératrice Julia Mammæa sa mère.

Dans une petite maison canoniale auprès de l'église de Notre-Dame de la Cité, est le tombeau de Jucunda, avec sa figure et cette inscription :

> D. M.
> MONIMENTUM
> IUCUNDE IULIANI
> FILIAE.

Il a été figuré par Montfaucon (1) et par Caylus (2). M. l'abbé de T..... en a un dessin particulier, qui représente le pan du mur où celui qui l'a découvert l'a fait placer, et le cep de vigne qui lui faisoit une espèce d'encadrement. Le chanoine Érard de la Chasse, qui fit réparer la maison en 1671, a fait tracer au-dessus une inscription, dans laquelle on disoit que Jucunda étoit la fille de *l'empereur* Julien. Il ne faut pourtant pas admettre cette opinion ; on lit dans plusieurs inscriptions le

---

(1) *Supplément*, tome III, pl. X.
(2) Tome VII, p. 296.

nom *Julianus* (1), sans qu'il y soit question de cet empereur.

M. Laire m'avoit écrit que dans des fouilles faites à Atie près d'Auxerre, sur les bords de l'Yonne, on avoit trouvé une statue équestre qu'il prétendoit être celle de Brennus, ce général gaulois qui, après s'être emparé de Rome, la livra au pillage et aux flammes. On croira difficilement à l'existence de ce monument. Cependant je me transportai chez M. Guise, marchand de vin sur le quai, qui en est le propriétaire. J'ai bien examiné le prétendu Brennus: le cheval est couvert d'une housse ornée de carrés et de croix; sur cette housse est une selle à quatre pommeaux; le cavalier est vêtu d'une tunique qui descend jusqu'à la moitié de la cuisse et qui est serrée avec une ceinture. On voit des hommes ainsi vêtus sur la tapisserie de la reine Mathilde. M. Laire croyoit appuyer son opinion sur l'inscription d'une patère de terre cuite trouvée dans le même lieu où on lisoit le mot BRENNOS: cette patère a été cassée; mais il est évident que c'étoit un de ces vases si communs dans les Gaules, sur lesquels on lit souvent le nom du potier. Cette statue est une sculpture du XI.ᵉ ou du XII.ᵉ siècle.

Nous vîmes encore chez M. Guise une statue très-mutilée, qui représente peut-être une impératrice;

---

(1) Le Recueil de Muratori en offre plusieurs exemples.

mais les traits sont absolument méconnoissables : elle tient dans une main une patère, et dans l'autre une corne d'abondance.

Il possède aussi un très-beau chapiteau qui a appartenu à un temple païen (*pl. XVII, n.º 1*). Il est d'ordre composite; chaque face est ornée d'un buste placé au milieu des feuilles d'acanthe : ces bustes représentoient quatre divinités romaines adorées alors à Auxerre, et figurées avec quelques modifications qu'elles avoient reçues dans les Gaules; Jupiter, Apollon, Mars et Mercure. Jupiter est *imberbe*; c'est ainsi que les Grecs figuroient Jupiter Anxur ou Axur, dont il existe quelques monumens (1). Celui-ci tient dans les mains deux foudres, qui sont composés chacun de trois dards, ayant une pointe à chaque extrémité.

Apollon *(n.º 2)*, figuré comme dieu du soleil, est nu, avec une chlamyde jetée sur l'épaule; il tient un flambeau dans la main. La tête est très-mutilée.

Le buste de Mars *(n.º 3)* est dans un état encore plus déplorable : la tête est perdue; mais le dieu est reconnoissable à la cuirasse et au bouclier ovale qui a pour ornemens ces corps coniques imités des pétrifications appelées *bélemnites* ou *pierres de foudre;*

---

(1) Une belle intaille, gravée par Neisus (*Pierres gravées d'Orléans*, tom. II, pl. XXIII, p. 54); une médaille de la famille *Vibia* (*Thesaur. Morellian. fam. Vibia*, pl. II, n.º 2, et A). Voyez, sur ce Jupiter, mon *Dictionnaire de mythologie*, au mot ANXUR.

son bras droit, qui est étendu, étoit sans doute armé de la redoutable lance qui caractérise le dieu des combats.

Le buste de Mercure (n.º 1) est un des plus entiers. Ce dieu est coiffé du pétase : il tient dans une main un caducée dont la forme diffère un peu de celle qu'on observe ordinairement ; sa main droite tenoit sans doute une bourse.

D'après le style de la sculpture, l'édifice auquel ce chapiteau appartenoit, a dû exister au III.ᵉ siècle.

Le soir nous visitâmes la ville. Nous allâmes d'abord à Saint-Pierre, que les habitans appellent *Saint-Peré*. Cette église, qui est aujourd'hui une succursale, a été très-dévastée. Elle n'est pas ancienne ; le portail porte l'inscription de 1656 : la nef est pourtant plus ancienne ; son architecture l'annonce : il y a des vitraux donnés en 1620 et en 1624 par Bertholet, maire. Le portail offre un mélange de goût moderne et d'imitation du gothique qui est peu agréable.

Nous revînmes par la rue Joubert : on y voit des restes des anciens murs construits en grandes pierres de taille par les Romains.

Nous passâmes sur la place où est la grande fontaine : il est étonnant qu'on n'ait pas imaginé d'en faire servir le trop-plein à l'entretien d'une autre fontaine sur un plan inférieur de la colline qui sert d'assiette à la ville.

L'horloge est placée sur une arcade ; auprès est

une tour, terminée par une pyramide couverte en plomb, sans doute pour servir de beffroi : l'une des aiguilles du cadran porte un soleil; l'autre la lune, qui tourne sur elle-même, ce qui en fait voir les phases. On prétend que l'horloger, nommé *Jean*, qui a exécuté ce *chef-d'œuvre* en 1469, a eu les yeux crevés pour qu'il n'en fît plus de semblable (1). Cette tradition populaire existe à l'égard d'autres horloges plus compliquées que celle-ci.

Nous visitâmes Saint-Eusèbe, autre succursale. Elle n'offre rien de remarquable; la chapelle dédiée à S. Paul, patron des vignerons de ce pays, est assez élégante.

Le lit de l'Yonne charie beaucoup de granits et de madrépores pétrifiés; la ville est en partie pavée de granits roulés.

On trouve dans le sol beaucoup de pétrifications: les plus communes sont des ammonites, des nautilites, des bucardes, des camées, des anomies, des térébratules, des oursins, des ostracites, des pectinites, &c. Nous en vîmes une nombreuse collection dans le cabinet de M. de la Bergerie.

On a découvert dans les environs d'Auxerre

---

(1) La place, la tour de l'horloge et les prisons sont figurées dans le *Voyage pittoresque de la France*, tome II, pl. 52 et 53. Sur la planche 52, il y a une vue de l'ancienne face du portail vis-à-vis Saint-Renorbert; elle a sûrement été détruite, car nous ne l'avons pas aperçue.

beaucoup de colonnes, des figures mutilées, des urnes, des tombeaux; mais tout cela a disparu (1).

Nous ne quitterons pas Auxerre sans donner un souvenir aux hommes illustres que cette ville a produits : le fondeur Jean-Claude Fournier, célèbre dans les fastes de la typographie; La Curne Sainte-Palaye, qui a décrit avec tant de savoir et de vérité les mœurs et les usages de l'ancienne chevalerie, et qui avoit une connoissance si parfaite de notre vieux langage; Lebeuf, dont j'ai déjà parlé; et Sedaine, écrivain peu correct, dont il nous reste un grand nombre de charmans opéras.

---

(1) LEBEUF, *Histoire d'Auxerre*, II, 6.

CHAPITRE XII.

Départ d'Auxerre. — Yonne. — Trains de bois. — Vermanton. — Grottes d'Arcy. — Précy-le-Sec. — Lucy-sur-Bois. — Avalon. — Vue pittoresque. — Monumens. — Camp *des Alleux*. — Commerce. — Fureur du jeu. — Voie romaine.

Nous quittâmes Auxerre le 21 avril. On traverse le pont, qui n'a rien de remarquable; mais il faut s'y arrêter, parce qu'on y jouit d'une vue très-agréable : on trouve ensuite la route de Troyes, que nous laissâmes pour suivre celle de Lyon. Près du pont est une jolie maison de campagne, bâtie dans un goût très-moderne.

Nous avions à notre droite l'Yonne et de rians paysages; ses bords étoient couverts de bois coupé pour être flotté ou chargé dans des bateaux. Cette rivière devoit avoir une grande utilité pour le commerce, même dans l'ancienne Gaule, et cependant on ne trouve pas son nom dans les auteurs classiques. L'inscription votive découverte à Auxerre, dans laquelle elle est appelée *Icaunus*, est le plus ancien monument qui en retrace le souvenir; on ne la trouve pas citée avant le IXe siècle, où elle est désignée sous le nom de *Icauna, Hionna, Iunia*: une antique tradition a cependant consacré qu'elle étoit connue dans la Gaule, après la conquête des Romains, sous le nom d'*Icauna*.

Cette rivière est d'une très-grande importance pour le commerce; aussi sa navigation est-elle très-active. Après être sortie des montagnes du Morvan, au département de la Nièvre, où elle prend sa source, elle passe à Clamecy, où elle devient navigable: elle arrive à Auxerre et à Sens, portant d'énormes bateaux chargés des riches présens de Bacchus : après avoir reçu la Cure à Cravant et la Vanne à Sens, elle va se jeter dans la Seine à Montereau (1).

On aime sur-tout à voir passer avec la rapidité de l'oiseau ces radeaux longs et étroits que l'on nomme *trains*, et qui portent à Paris une grande partie du bois nécessaire à la consommation de cette ville immense. Ce bois est coupé dans les forêts; on le débite en bûches à brûler, ou on l'équarrit pour la charpente : les bois destinés à ce dernier usage sont voiturés sur le bord de la rivière et chargés sur des bateaux. Les bûches reçoivent la marque du propriétaire, sont conduites auprès des petites rivières qui se rendent dans l'Yonne, et y sont jetées pêle-mêle; des gardiens veillent, le long de ces rivières, à ce qu'aucun morceau ne soit détourné. La Cure, l'Armançon, la Vanne, sont les rivières qui apportent ces bois flottés : ils sont arrêtés à leur embouchure;

---

(1) *Suprà*, p. 53.

les préposés distinguent à la marque ce qui appartient à chaque propriétaire. Les bûches, liées avec des harts, sont posées sur des tonneaux placés de distance en distance, et forment des trains que trois hommes conduisent à Paris. Ces hardis pilotes tournent habilement autour des rivages; ils évitent les bas-fonds, dont ils ont connoissance: c'est surtout en traversant les ponts, sous lesquels ils passent avec la rapidité de l'éclair, que se manifestent la justesse de leur coup-d'œil et toute leur adresse; à peine la tête d'un train y paroît-elle, qu'aussitôt il en est déjà loin. Dès que le train est arrivé dans les ports de Paris, des hommes plongés dans l'eau jusqu'à la ceinture le déchirent, et mettent les bûches en tas dans le chantier. Cependant une crue d'eau subite, une forte gelée, occasionnent quelquefois de terribles désastres; quelquefois aussi un moment d'oubli laisse détourner cette fragile construction de la direction qu'elle doit prendre, le train heurte contre la pile d'un pont, il se rompt, et le fleuve est couvert de ses débris, qui sont repêchés par une foule de mariniers, mais dont le propriétaire a bien de la peine à recouvrer une petite partie.

On traverse le célèbre vignoble d'Irancy, celui de Coulange; on passe près de Cravant, où l'Yonne reçoit la Cure, et l'on relaye à Vermanton, petite ville dont il étoit déjà question au IX.ᵉ siècle. Le portail de l'église est gravé dans l'*Histoire de Bourgogne d'Urbain*

CHAPITRE XII.

d'Urbain Plancher (1); il est aujourd'hui très-dégradé. La grosse tour qui est au milieu de la grande rue, et qui sert à enfermer les prisonniers, fait un bon effet (2). Près de Vermanton est la terre de Sainte-Palaye (3). Le terrain devient alors tellement pierreux, qu'on croit réellement marcher sur des gravois. Nous passâmes devant le chemin de Vézelay, petite ville que l'on aperçoit à droite, à une distance d'environ quatre lieues, sur une montagne.

Nous étions, après avoir traversé Lucy-sur-Cure, à une demi-lieue des grottes d'Arcy, qui jouissent d'une grande célébrité à cause des effets que produisent les stalactites et les incrustations calcaires qui y forment des piliers, des lustres, et leur donnent un air magique. Ces grottes ont été décrites par plusieurs auteurs (4), qui les comparent à celles d'Antiparos. Dans les mois de mars et d'avril elles sont encore pleines d'eau, et l'entrée en est très-difficile. Comme il y a en France plusieurs grottes à-peu-près semblables,

---

(1) Tome I.er, page 514.

(2) Il y en a une jolie vue dans le *Voyage pittoresque de la France*, tome II, planche 53.

(3) *Suprà*, p. 173.

(4) On peut consulter sur ces grottes, PERRAULT, *Origine des fontaines*, Paris, 1672, in-12 ; une description donnée par M. DE CLUGNY, dans les *Mémoires de littérature* du P. DESMOLETS, tome II, et réimprimée dans l'*Encyclopédie*, au mot *Arcy* ; une autre de M. MORAND, Lyon, 1752, in-12, et dans les

et que le jour finissoit, nous ne crûmes pas, pour les observer, devoir risquer de gagner une fluxion de poitrine, ou d'avoir au moins un mauvais gîte.

Nous laissâmes de côté la route de Tonnerre. On traverse *Précy-le-Sec*, et l'on trouve un pays coupé par des bois d'une assez grande étendue : celui d'*Hervaux*, que l'on voit sur la gauche, est le plus considérable. On traverse un petit ruisseau appelé *la Vers*. Nous prîmes des chevaux à *Lucy-le-Bois*: comme la nuit approchoit, le maître de poste, qui en même temps est aubergiste, feignit de ne pouvoir nous en donner, pour nous forcer à loger chez lui; mais, voyant que nous étions résolus à ne pas descendre et à ne nous arrêter qu'à Avalon, il se détermina à nous faire conduire.

La route n'offre rien de remarquable jusqu'à cette ville. L'Itinéraire d'Antonin et la Table Théodosienne en font mention sous le nom d'*Aballo*, entre *Autissiodorum*, Auxerre, et *Sidolucum*, Saulieu. Le Cabinet impérial en possède une médaille antique avec

---

Observations sur l'histoire naturelle, la physique et la peinture, 1752, in-4.°, tome I.ᵉʳ, part. III; une autre de JOLINEAU dans un Mémoire de GUETTARD, *Académie des sciences*, 1754; les *Tablettes de Bourgogne*, de 1759; l'*Almanach d'Auxerre* pour l'année 1760, le *Voyage aux grottes d'Arcy*, par DEVILLE, Paris, an IX, in-12. La description la meilleure et la mieux faite est celle que M. PASUMOT a insérée dans les *Mémoires de l'académie de Dijon*, année 1784, 1.ᵉʳ semestre, pag. 33; elle est accompagnée d'une très-bonne carte.

le mot *Aballo* (1) : elle a pour type, une tête ceinte d'une bandelette, et au revers un mulet. On a dit ensuite *Avallo*, et en français, *Avalon*. Cette ville étoit assez considérable au temps des Romains ; elle appartenoit aux *Ædui*. C'étoit une des principales places des anciens ducs de Bourgogne.

L'entrée d'Avalon est imposante par sa régularité (2) ; elle est propre et dans une agréable situation. Le sous-préfet, M. de Châteauvieux, ancien militaire, eut la bonté de nous accompagner. Les habitans d'Avalon ont beaucoup de goût pour la musique ; c'est leur occupation favorite : ils avoient formé, avant la révolution, une réunion qui portoit le nom de *Société des mélophiles*. La salle de ses concerts a été agréablement décorée par le même artiste qui a peint le rideau de la salle de spectacle d'Auxerre. Cette salle sert aussi pour les assemblées du conseil de sous-préfecture.

L'aimable et complaisant M. de Châteauvieux nous conduisit au *cours de la Petite-Porte*, appelé aussi le *Petit-Cours*. Aucun étranger ne doit passer dans Avalon sans aller à cette promenade, pour y considérer les effets de la nature les plus agréables, admirer

---

(1) PELLERIN, *Villes*, tome I.er, pl. III, n.º 1.

(2) Il y avoit autrefois une porte appelée *Porte Auxerroise*, elle est gravée dans le *Voyage pittoresque de la France*, tome II, n.º 55 ; mais elle n'existe plus.

les sites les plus gracieux. Il est étonnant que ces rians paysages soient si peu connus des voyageurs. Les deux sites que l'on voit du Petit-Cours ressemblent aux plus agréables vues de la Suisse, mais en miniature. Ces beaux points de vue ont été peints, et ces tableaux étoient autrefois dans la galerie du Luxembourg. Le *Cousin* paroît se plaire dans la petite vallée fertile où il forme plusieurs sinuosités et des chutes d'un bel effet, à près de mille toises de profondeur, tandis que la ville est dans une plaine : un petit pont aide à le traverser. La vallée est bordée de collines où quelques pointes de rocher percent au milieu des bosquets et à travers la verdure : des jardins en terrasse paroissent suspendus sur le penchant de ces collines (1). En se plaçant à un coin de la terrasse du Petit-Cours, on aperçoit en face le *camp des Alleux*, ancien camp romain dont la limite est encore tracée.

Le promontoire sur lequel Avalon est bâti, est entièrement granitique : le granit est rouge et à gros grains ; on l'appelle *pierre de Morvandelle*, c'est-à-dire, du *Morvand*.

Avalon a encore deux jolies promenades; celle de

---

(1) On trouve une vue de cette vallée dans le *Voyage pittoresque de la France*, tome II, n.° 25 ; et une autre prise de la pente qui va à Saulieu. On trouve encore à la planche 68 quatre autres vues : *a* sur le chemin de l'Orme ; *b* sur la rivière du Cousin; *c* en descendant près de la rivière ; *d* le cours.

l'ancien *Jardin des Capucins*, et celle qu'on appelle *le Terreau*. Nous voulûmes visiter la bibliothèque, qui est placée au collége; mais tous les livres qu'on y a réunis, étoient dans une plus grande confusion que la boutique d'un libraire qui déménage.

L'église d'Avalon n'a rien de remarquable : son portail est, comme celui de Vermanton, du XIe siècle ; il est aujourd'hui très-dégradé (1).

Nous vîmes, dans un bâtiment qui étoit autrefois une église dédiée à S. Martin, quatre colonnes de *cipollino verde antico* : on prétend qu'elles viennent d'un temple d'Apollon ; mais cette assertion n'est aucunement prouvée. M. Léonard Houdeil a dans sa cour quatre grosses pierres taillées en forme de banc ; on dit qu'elles ont appartenu à un ancien temple de Druides : mais, autour de quelques porches d'églises très-anciennes, on voit des pierres absolument semblables ; ce qui me fait penser que ces prétendus monumens du culte des Druides ont été destinés au même usage.

M. de Châteauvieux, qui montre un grand zèle pour tout ce qui intéresse sa sous-préfecture, se propose de faire des fouilles à Mauré, à trois lieues d'Avalon, où l'on a déjà trouvé quelques monumens. Les belles colonnes de *cipollino verde* dont j'ai parlé,

___

(1) Le grand et le petit portail sont gravés dans l'*Histoire de Bourgogne*, tome Ier, p. 515.

attestent que les Romains ont séjourné à Avalon.

On fabrique dans cette ville une grande quantité de tonneaux : quoiqu'ils paroissent moins unis en dehors, ils sont cependant mieux joints que ceux de Saulieu, et on leur donne la préférence ; ils sont très-recherchés. Il n'y a pas de vignes autour d'Avalon ; mais on y fait un grand commerce des vins des pays environnans, et des bois des forêts voisines. Il y a aussi dans la ville deux papeteries qui font du papier commun. Le commerce consiste principalement en grains, en vins, et sur-tout en bois, qui viennent du Morvand, et qu'on flotte sur le Cousin et sur la Cure jusqu'à Vermanton et à Cravant, où l'on en forme des trains pour les conduire à Paris.

La fureur du jeu fait de cette petite ville, placée au passage de la grande route de Dijon et de Lyon, un véritable coupe-gorge. Quatre grands cafés étoient sans cesse remplis de joueurs ; le perfide *trente-un* et la friponne *roulette* y étoient permanens. Les joueurs s'y rendoient de vingt lieues à la ronde ; on y a vu risquer jusqu'à mille louis d'un seul coup. Il y avoit dans notre auberge un malheureux qui s'y étoit totalement ruiné.

La magnifique chaussée qu'Agrippa, gendre d'Auguste, fit construire, vers l'an 700 de Rome, pour aller de Lyon à Boulogne, passoit près d'Avalon : on en trouve encore quelques restes, qu'il est difficile de reconnoître. On voit aussi à une lieue d'Avalon, dans une petite vallée, un vieux pont gothique, soutenu par deux arches en ogive; c'est au-delà de ce pont qu'on a découvert les vestiges de la chaussée romaine (1).

---

(1) *Notice sur la ville d'Avalon;* dans les *Nouvelles Recherches sur les villes de France,* par HÉRISSANT, tome I.er, p. 44.

CHAPITRE XIII.

Route de Bourgogne. — Granit. — Époisse. — Cussy-les-Forges. — Semur. — Foire. — Armançon. — Église Notre-Dame. — Bas-relief singulier. — Anciens vitraux représentant différens métiers. — Saint-Éloy. — Bibliothèque.

J'aurois bien voulu pouvoir visiter l'antique église de Vézelay, qui offre des particularités curieuses ; mais cette petite excursion auroit demandé deux jours. Le temps étoit détestable ; je résolus de suivre ma route. Nous quittâmes le chemin qui conduit directement à Lyon par Autun, et nous fîmes un long circuit pour voir Dijon et une partie de l'ancienne Bourgogne. L'agrément et l'instruction que j'ai trouvés dans ce voyage, ne m'ont pas permis de regretter ce détour. J'ai emporté une vive reconnoissance des bontés qu'on m'a témoignées dans cette contrée ; puissé-je y avoir laissé des souvenirs !

Nous partîmes le 22 avril à deux heures ; c'étoit le dimanche : il pleuvoit à verse. La route passe sur un terrain granitique. On laisse à gauche, en sortant, un grand étang. On passe à *Époisse*, et l'on arrive à Cussy-les-Forges. Le granit cesse entre ces deux villages. *Cussy-les-Forges* est sur un fond calcaire et limoneux ; mais le granit est dessous et fait le sol principal. On trouve là une des preuves du passage du granit au calcaire. Après avoir passé l'avenue du château de Ragny, on descend dans un vallon très-profond, et l'on passe sur un pont le *Serain*, qui coule entre des roches assez élevées. Il n'y a pas de vignes, mais seulement quelques bouquets de bois, où l'on voit percer des rochers de cette espèce de granit d'un ton rougeâtre qu'on appelle *granit de Bourgogne*. La pluie commença un peu à diminuer quand nous fûmes à Époisse. Enfin, après avoir cheminé dans un pays cultivé en froment, on traverse un petit bois d'environ une demi-lieue d'étendue, et l'on arrive à Semur, ville placée sur un roc granitique escarpé, qu'il faut gravir après avoir passé le pont sur l'Armançon. Ce granit est en décomposition, et sert à faire un excellent ciment.

Semur a peu d'apparence : cependant cette petite ville, peu de temps avant la révolution, avoit quelque importance ; elle étoit habitée par plusieurs familles riches. Nous la trouvâmes pleine de monde, parce que c'étoit un jour de foire, et il fut impossible d'avoir place dans l'auberge de la *Côte-d'Or*, où la poste conduit ordinairement les voyageurs. Après bien des recherches inutiles, nous fûmes obligés de nous gîter dans une taverne infecte, pleine de rouliers et de porte-balles, et de coucher dans une chambre qui donnoit passage à plusieurs autres.

M. Berthet, le sous-préfet, étoit trop malade

pour faire accueil aux étrangers. Ses manières affectueuses et obligeantes nous firent prendre intérêt à sa situation douloureuse ; il a mérité une place dans notre souvenir, en nous procurant la connoissance, je me plais à dire l'amitié de M. Bruzard, jeune homme plein d'esprit et de mérite, et qui est très-versé dans les sciences physiques. Il eut la bonté de nous faire loger chez ses respectables parens, qui eurent pour nous tous les soins imaginables; et pendant trois jours que nous passâmes à Semur, nous ne nous sommes point quittés.

Nous visitâmes la ville avec lui et avec un jeune médecin, M. Garnier, qui a fait imprimer dans le *Magasin encyclopédique* d'excellens extraits d'ouvrages importans sur les sciences médicales, et qui s'est fixé depuis dans Semur, sa patrie. Nous vîmes d'abord la promenade qui a été plantée sur un bastion de l'ancienne enceinte de la ville. Le site, quoiqu'inférieur à celui d'Avalon, est très-pittoresque : l'Armançon coule au pied de la ville, comme le Cousin baigne Avalon. L'Armançon est plutôt un torrent qu'une rivière ; il est à sec pendant plusieurs mois de l'année : il entoure la ville de trois côtés, de sorte qu'elle paroît être sur une langue de terre. Le torrent forme de jolies cascades dans le fond du vallon : ses bords sont occupés par des jardins, des prés, de petites maisons, qui en rendent la vue pittoresque, mais qui ont souvent beaucoup à souffrir d'un si dangereux voisinage.

Nous passâmes devant le donjon, qui consiste en quatre tours très-grosses et très-élevées, et nous allâmes visiter l'église. La porte principale n'a rien de remarquable; les figures qui la décoroient ont été mutilées.

Si le grand portail ne doit point fixer l'attention d'un amateur des monumens historiques, il n'en est pas de même d'une des portes latérales : le cintre est orné de figures des Saisons, et de la représentation des travaux de chaque mois; c'est une espèce de zodiaque comme celui de Vézelay, et tel qu'on en voit à Paris (1), à Arras (2), à Strasbourg (3), à Autun (4) et dans d'autres lieux.

Le dessus de la porte encadré dans ce cintre est singulier par le fait dont il rappelle la mémoire : c'est la mort du comte Dalmace, tué de la main même de son gendre Robert I.er, duc de Bourgogne, fils de Robert, roi de France. Ce prince fut établi duc de Bourgogne, en 1032, par le roi Henri I.er son frère : c'est le chef de tous les ducs de Bourgogne de la première race. Il étoit d'un caractère violent, et capable de se porter aux plus terribles extrémités

---

(1) M. Dupuis a publié un mémoire sur ce zodiaque.

(2) J'en ai le dessin dans mes porte-feuilles.

(3) M. de la Lande a fait figurer ce zodiaque dans les *Mémoires de l'Institut*.

(4) Il en sera question plus bas à l'article de cette ville.

dans des accès de colère. Il avoit épousé Hélie, fille de Dalmace, seigneur de Semur. Robert, ayant pris querelle avec son beau-père dans un repas, se jeta sur lui, le perça de plusieurs coups, et l'étendit mort à ses pieds. La pitié succéda bientôt à sa furie; il fut épouvanté de son crime, et eut recours à un moyen expiatoire consacré par plusieurs autres exemples de ce temps : il fit des présens aux églises, et fonda le prieuré de Semur, qui fut érigé ensuite en chapitre collégial. Il fit, dit-on, graver sur la porte son parricide, afin d'en expier, s'il étoit possible, l'horreur, et par un aveu public, et par le témoignage d'un sincère repentir. Ce monument singulier subsiste encore : la couronne qui étoit sur la tête du duc, dans les différens groupes où il a été représenté, est la seule chose qui ait été mutilée. Ce monument n'a peut-être échappé à la rage révolutionnaire, que parce qu'il représentoit le crime d'un prince. M. Bruzard a bien voulu m'en faire le dessin *(pl. XII)*. Je vais d'abord en donner l'explication telle que je la conçois ; nous verrons ensuite si la tradition répandue à ce sujet est véritable, et si c'est Robert qui a véritablement fait exécuter ce bas-relief de son vivant.

Toute la représentation est partagée en trois champs. Je pense qu'on ne peut suivre la marche de l'histoire qu'en allant de droite à gauche, et en commençant par le rang inférieur : le sculpteur a sûrement adopté cette disposition, pour placer dans le haut de l'ogive l'Éternel et le paradis, qui est la dernière partie de cette sculpture. C'est ainsi que les artistes grecs ont représenté quelques sujets de la mythologie ou de l'histoire héroïque sur le fronton des temples. On y voyoit, par exemple, dans le champ inférieur, les géans voulant escalader le ciel; et au sommet du fronton, dans le champ le plus resserré, Jupiter seul contre tous, qui lançoit sur eux la foudre.

En adoptant cette idée, nous verrons donc à droite, dans le champ inférieur, le fatal banquet dans lequel Robert a commis son crime. On n'a point de rapport circonstancié de cet événement : ainsi il est très-difficile d'en indiquer les détails. Voici comment j'en conçois l'explication. Il y a seulement à cette table trois personnages couronnés et deux autres sans couronne : on peut présumer que le banquet dans lequel cet événement funeste arriva, étoit un festin solennel auquel assistèrent d'autres princes; peut-être voit-on près de Robert sa femme et quelque duc ou comte qui l'étoit venu visiter. Je pense que Robert est celui qui porte une barbe; ce qui me le fait présumer, c'est qu'il est représenté ainsi dans le groupe suivant : on peut même ajouter qu'il est seul, tandis que tous les autres sont sur une même ligne, et probablement sur une espèce de banc. Il est assis sur un siége pliant, orné de mufles et de pattes de lion : ces siéges, qui dérivent de l'ancienne chaise curule des Romains, sont, sur les diptyques et les autres monumens du moyen âge, le signe de la dignité consulaire, royale ou impériale ; tel est celui que l'on conserve à Paris dans le Cabinet de la Bibliothèque impériale, et qui est vulgairement connu sous le nom de *siége de Dagobert*. Un des convives couronnés montre du doigt au duc sa victime, le malheureux Dalmace étendu à ses pieds, et dont un chien a saisi un gant qu'il emporte. Le duc paroît déjà sentir l'énormité de son crime et en éprouver le remords. La table n'est pas splendidement servie ; un bassin couvert, qui contient quelque mets liquide, un plat où l'on voit une pièce de viande, et un pot, sont tout ce qui compose le service. Nous avons plusieurs autres exemples qui attestent la frugalité des repas à cette époque, ou la manière très-simple de les représenter (1).

Je crois voir, dans le groupe suivant, le duc Robert qui regarde avec effroi le malheureux Dalmace, dont le corps étendu par terre semble demander vengeance au ciel : le duc fuit avec horreur le festin qu'il a souillé par ce forfait. Près de lui est un moine ; celui-ci a la main placée sur l'épaule d'un jeune homme qui tient un livre sous le bras : ce

---

(1) *Suprà*, p. 105, 109 et 110.

moine, vêtu du scapulaire et de la cuculle, symboles de sa profession, pourroit être regardé comme S. Hugues, fondateur et abbé de Cluny, fils de Dalmace et d'Aremburge de Vergy, et ainsi frère d'Hélie, épouse de Robert; alors le jeune homme seroit aussi un fils de Dalmace : mais, en comparant ce monument avec d'autres du même temps, il me paroît plus vraisemblable que ce religieux désigne le patron de Dalmace, qui montre à Robert l'ame de son beau-père, qui a été reçue dans le ciel. Le livre est, dans les anciennes images, un symbole de la béatification.

Robert a recours aux moyens de tous les princes superstitieux; il cherche une expiation facile de son forfait dans des dons faits aux églises, dans des aumônes qu'il fait distribuer. On voit dans le troisième groupe un saint personnage, désigné ainsi par le livre qu'il tient à la main, qui partage aux pauvres, sans doute de la part du duc, des pains et des fruits qui sont dans un panier : près de lui est un homme qui en reçoit dans un vase; il penche la tête pour les présenter à un homme cul-de-jatte ou estropié qui marche en s'appuyant sur une béquille courte à trois pieds, qui peut aussi lui servir de siége.

Ces moyens d'expiation ont réussi au duc; mais il doit recevoir l'absolution formelle de la puissance ecclésiastique, qui seule a le droit d'être l'organe de la clémence de Dieu. La tête du personnage du troisième groupe, qui est à genoux, est cassée : si elle existoit encore, on y retrouveroit sûrement la couronne, et c'est pourquoi elle a été mutilée. Le duc Robert demande donc son pardon : un prêtre, désigné par le livre qu'il tient, lui dit, en élevant le doigt vers le ciel, que Dieu est touché de la sincérité de son repentir, et apaisé par les dons qu'il a faits à son église ; qu'enfin son crime lui est remis. Pendant ce temps, un autre prêtre à genoux sollicite par ses prières l'indulgence de l'Éternel. Une tour et des créneaux indiquent que le tout se passe dans l'intérieur de la ville ; mais l'église n'est point désignée.

Nous avons vu sur ce premier champ le crime de Robert et ce qu'il a fait pour l'expier, enfin le pardon qu'il a obtenu pendant sa vie : le second champ nous offrira le résultat de cette indulgence après sa mort. Ici les figures qui, sur le premier champ, vont de droite à gauche, reprennent de gauche à droite, comme dans l'écriture boustrophédone. On représente ordinairement encore de cette manière les marches, les fêtes, les triomphes, les processions, afin de pouvoir rassembler un plus grand nombre de personnages dans un cadre étroit, et qui ne peut donner lieu à un plus grand développement.

Nous voyons, à gauche, des créneaux qui indiquent la ville de Semur : dans l'enceinte des murs s'élève une église, celle de Notre-Dame, que le duc

duc a fait bâtir en expiation de son crime, et dans laquelle il a été inhumé.

Devant l'église est un nuage qu'on peut regarder comme un amas de feu et de fumée : c'est le symbole du purgatoire, par lequel il lui a fallu passer ; car Dieu, malgré ses expiations, son repentir, ses fondations et ses aumônes, n'a pu l'admettre dans le séjour des élus, au sein de l'innocence et de la pureté, sans que son ame ait été purifiée, et sans qu'il ait reçu, par un supplice d'une durée déterminée, la punition de sa faute, pour jouir ensuite éternellement de la récompense due à sa piété. Le duc est figuré comme un jeune homme : c'est son ame dépouillée de tout ce qu'elle avoit de terrestre ; elle est innocente et rajeunie. Plusieurs saints l'attendent au sortir du purgatoire ; un d'eux, qui a une barbe, le saisit par le bras et va le conduire à la barque.

Il paroîtra sans doute singulier que le passage dans le séjour des saints soit représenté comme les Grecs figuroient le passage dans les Champs-Élysées. La fable du nautonnier inflexible est très-ancienne, et nous voyons qu'elle avoit passé dans notre religion : on ne la trouve cependant pas dans les monumens des premiers temps du christianisme; mais il paroît qu'elle s'étoit reproduite, sous une autre forme, vers le VIII.e siècle, époque à laquelle plusieurs fables s'introduisirent dans l'histoire de France et dans la religion. Sur le monument sépulcral de Dagobert I.er, on voit, au milieu d'une mer orageuse, une barque chargée de démons qui entraînent l'ame du malheureux prince (1). La barque que nous observons ici n'est pas remplie de démons; elle représente, non le passage aux enfers, mais, au contraire, le passage dans le séjour des élus de Dieu. On voit le nautonnier assis, et appuyé sur sa rame, avec laquelle il fait avancer la barque. Deux des saints que nous avons vus dans le groupe précédent, sont debout : l'un a la tête nue et tient un livre; l'autre, vêtu en moine, s'appuie sur un grand glaive; c'est l'attribut ordinaire de S. Paul. Au bout de la barque est un jeune homme assis : les extrémités des bras sont cassées; mais on voit, par leur position, qu'il avoit les mains jointes : c'est l'ame de Robert qui va enfin arriver dans le séjour des saints.

L'Éternel est au sommet du fronton; il tient la main droite élevée pour répandre sur la terre les biens qui sont l'effet de sa bénédiction, et dans la gauche le globe, qui est le symbole de sa souveraine puissance : deux anges l'encensent, et indiquent l'hommage que les élus sont continuellement occupés à lui rendre. Les nuages qui environnent

---

(1) MONTFAUCON, *Monum. de la monarch. franç.* t. I.er, pl. XIV, p. 164; LENOIR, *Musée des monumens franç.* tome I.er, pl. XIX. Ce monument est actuellement dans ce musée. Michel-Ange, suivant encore des idées dont il trouvoit des exemples, a placé le vieux Charon et sa barque dans son *Jugement dernier*.

cette dernière partie de la composition, désignent le ciel, que l'on est convenu d'appeler sa demeure, quoiqu'il n'habite nulle part et qu'il soit présent partout.

Telle est l'explication que je crois pouvoir donner des figures de ce bas-relief. Du reste, il ne peut avoir été fait du vivant de Robert, puisqu'on voit qu'il y est question de sa mort et de son entrée dans le royaume des cieux, et que la tradition dit qu'il fut enterré sous la porte où cette histoire est figurée. Je présumerois donc que ce sont les religieux et les chanoines de cette abbaye qui y ont fait sculpter ce bas-relief après la mort du prince. Nous avons d'autres exemples de faits aussi extraordinaires. J'ai publié, dans mes *Antiquités nationales*, un monument de la collégiale d'Écouis, qui représente Dieu réparant l'injustice de Charles de Valois, et recevant dans son sein Enguerrand de Marigny, qui fut pendu par suite de la haine que ce prince lui portoit ; Marigny présente à l'Éternel une couronne de cordes, symbole de son supplice (1).

Il est étonnant que D. Plancher, dans sa volumineuse Histoire de Bourgogne, n'ait rien dit du crime de Robert : il est vrai qu'il auroit un peu déparé le grand éloge que ce religieux fait de ce prince (2),

___

(1) *Antiquités nat.* tome III, article XXVIII, pl. III, p. 22.
(2) Tome I.er, pag. 263 et suiv.

parce qu'il fut le bienfaiteur de plusieurs églises. Mais le fait n'en est pas moins avéré : il est consigné dans la *Vie de S. Hugues, abbé de Cluny*, par Hildebert (1). Quoique cet auteur n'en donne pas les détails, il dit expressément que Dalmace, père du saint abbé, fut assassiné par Robert son gendre dans un festin. Selon la tradition du pays, on assure que ce prince voulut transmettre à la postérité la représentation de son forfait : le bas-relief que j'ai décrit vient à l'appui de cette tradition, que les savans auteurs de l'*Art de vérifier les dates* ont adoptée sans difficulté.

Au dernier pilier à droite, dans la nef, il y a un tableau sur bois représentant Jésus-Christ élevant la main droite avec l'index et le doigt du milieu étendus, et tenant dans la gauche le globe surmonté par une croix. Ce tableau, fait en 1299, a été malheureusement repeint, comme on le voit par l'inscription qui se lit au bas : *Hec fieri fecit mgr Philiberto Blanchon, hui° villæ de Senemuro, anno Domini CIƆ° CC° nonagesimo IX.°* Et plus bas on lit : *Repeint, 1612.* Il est probable que le peintre a suivi les anciens traits. A côté de la tête on lit : *Ego sum via, veritas et vita.* Sur le cadre, à gauche et à droite : *Est superexcellens sententia* γνῶθι σαυτὸν. Ce dernier mot est très-corrompu, mais il paroît qu'il faut le lire ainsi.

---

(1) *Defuncto autem patre suo, quem dux Burgundiæ gener ejus propriâ manu peremerat.* HILDEBERT. *Vita Sancti Hugonis, Oper.* p. 731.

Les vitraux des chapelles sont très-curieux. Dans l'un on voit les différentes opérations de la fabrication du drap. Il est divisé (*planche XIII*) en quatre compartimens : dans le premier *(n.° 1)*, deux hommes sont occupés à tisser du drap ; l'un fait aller la navette, l'autre la reçoit : dans le second *(n.° 2)*, un homme nu dans une cuve foule le drap : dans le troisième *(n.° 3)*, un autre homme le carde ; la machine qu'il emploie offre deux rangées de chardons, et ressemble à celle dont se servent les tricoteurs de bas et de bonnets ; elle paroît garnie, comme on le fait aujourd'hui, de têtes du *dipsacus*, appelé pour cette raison *chardon à bonnetier* (1) : dans le quatrième compartiment *(n.° 4)*, un ouvrier tond le drap tissu, foulé et cardé, avec de grands ciseaux qui ont absolument la forme de ceux dont on se sert aujourd'hui pour le même usage. L'habit des ouvriers n'est composé que de deux pièces ; une espèce de pantalon qui couvre à-la-fois les cuisses, les jambes et les pieds, et une petite veste courte.

Dans une autre chapelle, on voit deux compartimens de vitraux (2) ; ils représentent les travaux du boucher : dans le premier *(n.° 5)*, un homme assomme un bœuf avec le revers d'une hache ; dans le second

---

(1) *Dipsacus fullonum*, L.

(2) Les deux autres ont sans doute été brisés ; ils sont remplacés par des verres blancs.

(n.° 6), un autre, placé derrière son étal, dépèce la viande avec un couperet. Ceux-ci sont vêtus différemment des précédens; ils ont des bas, un tablier et une espèce de camail.

En haut on voit des vitraux de grisaille, qui représentent la décapitation de S. Jean et l'histoire du martyre de Ste Reine.

Les vitraux d'une autre chapelle sont plus remarquables par la beauté des couleurs que par l'intérêt qu'offrent les sujets, qui sont mal figurés, tous tirés de la Bible et difficiles même à distinguer : mais le rouge et le bleu sur-tout sont d'une beauté comparable à l'éclat des pierres précieuses.

Dans une autre chapelle, on voit dans une niche latérale une figure debout, haute d'environ deux pieds, et placée sur un piédestal dont l'un des côtés offre le nom de S. Éloy. Ce saint est absolument dans l'attitude d'un maréchal; coiffé d'un petit chapeau, vêtu d'un habit assez ample et d'un tablier de cuir suspendu au cou par deux cordons, il tient dans la main devant lui, sur l'enclume, un pied de cheval : sur le devant de cette enclume ou établi, on voit les différens instrumens du maréchal, tels que marteau, tenailles, fourchettes, fer à cheval. On sait que S. Éloy est le patron de tous les ouvriers qui travaillent les métaux. J'ai cru devoir faire graver *(pl. XI, n.° 3)* cette figure, qui paroît être du xve siècle, et qui nous retrace la forme des instrumens du maréchal à cette époque.

Nous visitâmes ensuite la bibliothèque; elle est dans une très-belle salle de l'ancien couvent des Ursulines. Nous n'y vîmes rien de très-remarquable, si ce n'est un Térence sans date. Nous allâmes passer le reste de la soirée dans la société de la respectable famille de M. Bruzard, qui nous fit voir sa collection de minéralogie : elle est peu considérable, mais utile pour l'instruction, et bien arrangée selon la savante méthode de M. Haüy.

Il a dans sa cour un monument gaulois, dont je donne la figure *(planche XI, n.° 4)*, mais que je n'entreprendrai pas d'expliquer : on y voit un jeune homme nu, qui tient dans la main droite un serpent, et dans la gauche un gros oiseau.

CHAPITRE XIV.

Mandubii. — Mont-Auxois. — Camp de César. — *Alesia,* Sainte-Reine-d'Alise. — Château de Bussy. — Portraits.

C'est assez nous occuper de froides descriptions de portails d'églises, de vieilles peintures et d'antiques vitraux; passons à des objets plus grands, à des sujets plus agréables: que le lecteur nous suive dans l'intéressante excursion que nous avons faite le 23 avril; il assistera en idée à une des plus mémorables batailles qu'aient livrées des peuples vaillans pour se soustraire à un joug étranger: nous visiterons un lieu réputé saint par une antique religion; nous pénétrerons dans un château rempli d'emblèmes qui peignent l'amour trompé dans son espoir, et l'ambition malheureuse dans ses projets.

Notre aimable conducteur nous avoit beaucoup parlé du château de Bussy, et des singulières peintures dont il est décoré; ce qu'il en avoit dit avoit fait naître en nous une vive curiosité: d'ailleurs, pour s'y rendre, il falloit passer sur le lieu où César vainquit les nations gauloises armées pour la défense de leur liberté. Que de motifs pour nous engager à faire cette excursion! Nous prîmes à la poste un cabriolet, si l'on peut donner ce nom à un horrible *caraba* qui nous fut loué fort cher ; et nous partîmes vers dix heures du matin.

Le chemin, toujours effroyable, étoit rompu par les pluies ; nous fûmes forcés de descendre vingt fois, et de laisser la voiture près d'un moulin à foulon, à quelque distance du village de Sainte-Reine, où le postillon avoit ordre de nous attendre. Là, nous pûmes contempler le champ célèbre où tant de braves Gaulois trouvèrent une mort honorable, en défendant courageusement leur liberté. Le vaillant Vercingentorix, qui jusque-là avoit conduit habilement la guerre, avoit été nommé général. Après un engagement malheureux, il s'étoit jeté dans *Alesia*, ville principale du pays des *Mandubii*, peuples qui dépendoient des *Ædui :* César vint l'y assiéger. Cette place étoit au sommet du Mont-Auxois, qui a une forme conique, et qui est assez élevé ; le pied de la montagne est baigné par deux petites rivières, l'Ose et l'Oserain. César fit tracer des lignes autour de la ville : ses fortifications consistoient en deux fossés parallèles ; celui qui étoit dans la vallée avoit été rempli par l'eau des rivières. Pendant ce temps-là, Vercingentorix s'étoit aussi retranché sous les murs de la ville, et son camp étoit fortifié par un fossé et un mur de pierres sèches, de six pieds de hauteur : il renvoya sa cavalerie, et donna à chaque cavalier l'ordre de revenir avec tous ceux qui étoient en état de porter les armes, en observant qu'il n'avoit de vivres que pour un peu plus de trente jours. Les Gaulois choisirent dans chaque peuple une troupe d'élite : la Gaule fit un grand effort pour se soustraire à l'esclavage ; deux cent cinquante mille hommes de pied et huit mille cavaliers se rendirent au pays des Æduens. Le commandement fut déféré à quatre chefs ; et cette redoutable armée marcha vers *Alesia* comme à une victoire certaine. César se trouvoit lui-même entre les assiégés, toujours prêts à faire une vigoureuse sortie, et cette multitude d'hommes animés du desir de la vengeance : mais sa fortune ne l'abandonna point et seconda les efforts de son génie ; les auxiliaires, engagés dans une gorge, furent battus ; il en fit un carnage épouvantable ; et Vercingentorix, ayant perdu tout espoir, fut forcé de se rendre à discrétion (1).

Beaucoup d'auteurs ont décrit différemment toutes les circonstances de cet événement mémorable, qui sera toujours un point curieux d'histoire, de géographie et d'antiquité militaire (2) : je ne chercherai point

---

(1) CÆSAR, *de Bello Gallico*, VII, 67, 68.

(2) Quelques auteurs ont prétendu que Sainte-Reine-d'Alise ne peut pas être considérée comme l'ancienne *Alesia*. Le Capucin, auteur de la *Dissertation sur les frontières de la Gaule et de la province romaine où l'on découvre la fameuse Alesia*, 1707, in-4.°, prétend qu'*Alesia* est Alais dans les Cévennes. Consultez encore *Éclaircissement sur la dispute d'Alise en Bourgogne et d'Alez, au sujet de la fameuse Alesia*, par l'auteur des *Nouvelles Découvertes sur l'état de l'ancienne*

à les concilier, et ne reprendrai point cette discussion. Il suffisoit, pour élever notre ame, de contempler ce sommet où le dernier défenseur de la liberté des Gaulois fut forcé de se rendre ; la pente de cette montagne où César fit creuser ses lignes inexpugnables ; les hauteurs environnantes sur lesquelles les Gaulois confédérés vinrent camper ; ce

---

Gaule, Avignon, 1715, in-12 ; — *Recherches géographiques sur quelques villes de l'ancienne Gaule*, dans les *Mémoires de Trévoux*, 1739, p. 1643 ; — *Extrait d'une lettre de D. Daval, Bénédictin, contre les Recherches précédentes*, dans le *Mercure*, sept. 1739, p. 2162. Mais l'opinion reçue et démontrée est que Sainte-Reine-d'Alise est véritablement l'ancienne *Alesia* ; c'est celle du P. LEMPEREUR, dans ses *Dissertations historiques sur divers sujets d'antiquités*, Paris, 1706, in-8.° M. l'abbé BELLEY, dans ses *Éclaircissemens géographiques sur l'ancienne Gaule, précédés d'un Traité des mesures itinéraires des Romains et de la lieue gauloise*, par D'ANVILLE, Paris, 1741, in-12, met la chose hors de doute. Tous les commentateurs de César ont adopté cette opinion. Quant aux détails militaires, on peut consulter le mémoire de l'abbé Belley, qui fait très-bien connoître la situation d'*Alesia* et toutes les circonstances du siége ; les *Mémoires militaires sur les Grecs et les Romains*, la Haye, 1758, 2 vol. in-4.°, de Charles GUISCHARD, connu sous le nom de QUINTUS ICILIUS, tome I.ᵉʳ, p. 282 ; *Mémoires sur plusieurs points d'antiquités militaires*, par le même, Berlin, 1773, 4 vol. in-8.°, tome IV, p. 131. M. Bruzard possède un mémoire manuscrit composé par un militaire instruit ; nous l'avons lu sur le terrain. M. le comte DE TURPIN, dans ses *Commentaires historiques sur César*, tome II, p. 7, a donné quatre plans qui représentent les dispositions de César et de Vercingentorix pour l'attaque et la défense d'*Alesia* ; mais ces cartes n'ont été faites que d'après le récit de César, et non sur le terrain. Une petite gravure d'*Israël SILVESTRE* représente très-bien l'état actuel de la contrée.

mont que Vergasillaunus tourna à la pointe du jour, en faisant un long circuit pour surprendre un ennemi qui étoit toujours sur ses gardes ; cette gorge où il eut l'imprudence de s'engager ; celle par laquelle César, ayant fait lui-même un détour, vint tomber sur ses derrières, ce qui décida la victoire. Nous donnâmes un souvenir douloureux à la mémoire de ces généreux Gaulois, sans pouvoir refuser à leur ennemi ce sentiment d'admiration que commandent l'audace et le génie.

Alesia étoit alors une des principales villes des Gaules. Selon Diodore, Hercule, en revenant de Sicile, en avoit posé les fondemens, et elle fut appelée *Alesia*, du mot grec Ἄλη, *terreur*. L'origine donnée par cet écrivain à cette ville est aussi ridicule que l'étymologie assignée à son nom, qui devoit dériver de quelque mot celtique ; mais cette opinion indique qu'on lui attribuoit une haute antiquité. Il est probable que César la détruisit ; elle fut rebâtie sous les empereurs, et ce fut dans *Alesia* qu'on imagina d'argenter au feu les ornemens des chevaux et le joug des bêtes attelées aux voitures roulantes (1). Plusieurs voies romaines y conduisoient, et attestent encore son importance. Enfin, lors de la chute de l'empire d'Occident, c'étoit le chef-lieu d'un pays étendu, qu'on appeloit *Pagus*

---

(1) Pline, XXXIV, 17.

CHAPITRE XIV.

Alesiensis : il en est fait mention dans les capitulaires des rois de la seconde race ; et c'est de là que s'est formé le mot *Auxois*, nom qu'on a donné à cette contrée dont Semur étoit la capitale. On ne peut déterminer le temps où *Alesia* a été ruinée. En 865, il n'en restoit plus que des vestiges. Des instrumens de sacrifices, des ustensiles de ménage (1), des armes, des médailles, trouvés sur la montagne, concourent encore à confirmer l'antique existence de ce lieu mémorable.

Quoiqu'*Alesia* eût été ruinée, il y restoit encore quelques habitations : elle reçut un nouvel éclat lors de la translation des reliques de Sainte Reine, qui depuis ont été transportées à Flavigny. Cependant le culte de Sainte Reine s'est perpétué à Alise : on croit qu'après avoir résisté aux séductions d'Olybrius et bravé la rage des bourreaux, elle souffrit le martyre dans ses murs (2).

Alesia avoit reçu le nom de *Sainte-Reine d'Alise*;

---

(1) On y a trouvé plusieurs de ces meules dont les Romains faisoient usage pour leurs moulins à bras : elles ont quinze à dix-huit pouces de diamètre et trois pouces d'épaisseur moyenne ; elles sont concaves d'un côté et planes de l'autre ; leur épaisseur est réduite à un pouce vers le milieu, où est un trou d'un pouce de diamètre, qui donnoit passage à l'axe de la meule. On voit qu'elles ont été usées par le frottement. Leur matière est une roche composée d'un quartz blanc un peu laiteux, de mica noir et de petites parties de talc.

(2) *Vie de Sainte-Reine*, par D. VIOLE. Dijon, 1724, in-8.°

pendant la révolution, le nom de la sainte avoit été supprimé, et le village se nommoit seulement *Alise*. Au pied de la colline sont des quartiers de pierre qu'on dit avoir appartenu au tombeau de la sainte: on y distingue principalement quatre grosses pierres de forme ronde ; ces pierres se détruisent chaque jour par la piété des fidèles qui veulent en avoir de petits morceaux. Le jour de la fête de Sainte Reine attiroit autrefois à ce tombeau et dans le village un nombre considérable de pélerins ; on en a compté jusqu'à vingt mille : ce pélerinage recommence depuis le concordat, à la grande satisfaction des habitans, qui trouvent le débit de leur vin, ainsi que de leurs chapelets, dont ils fabriquent une grande quantité ; ils en font les grains avec la partie du milieu des os de la jambe des animaux domestiques ; les extrémités servent à carreler les chambres, et ce singulier parquetage est regardé comme une des curiosités du village de Sainte-Reine.

Le tombeau de la sainte n'est pas la seule chose qui attire à Sainte-Reine ; il y a aussi une fontaine célèbre, dont les eaux paroissent contenir quelque sel purgatif (1) : on leur attribue des effets miraculeux pour la guérison des dartres ; aussi entretient-on un hôpital dans ce village, qui est habité

---

(1) *Lettres de MM.* GUÉRIN *et* LEGIVRE *sur les eaux de Sainte Reine et de Forges.* Paris, 1702. in-12.

par des baigneurs pendant un certain temps de l'année.

On lit encore à Alise cette curieuse inscription, découverte en 1652 (1):

```
TI. CL. PROFESSVS. NIGER. OMNIBVS.
HONORIBVS. APVD. AEDVOS. ET.
LINGONAS. FVNCTVS. DEO. MORITASGO.
PORTICVM. TESTAMENTO. PONI.
IVSSIT. SVO. NOMINE. IVLIAE.
VIRGVLINAE. VXORIS. ET. FILIARVM.
CLAVDIAE. PROFESSAE. ET. IVLIANAE. VIRGVLAE.
```

C'est-à-dire, *Ti. Claudius Professus Niger, après avoir passé par toutes les charges chez les Ædui et les Lingones, a ordonné, par son testament, qu'on élevât au dieu Moritasgus* (1) *un portique, en son nom, et en celui de sa femme Julia Virgulina, et de ses filles Claudia Professa et Juliana Virgula.*

Elle est placée au-dessus d'une fontaine, dans le jardin des ci-devant Cordeliers; elle est en partie couverte de mousse, ce qui tend à la détruire et la rend presque indéchiffrable. On devroit la faire transporter dans la bibliothèque de Semur.

---

(1) SPON, *Miscellanea*, 109, et *Ignot. deor. Ara*, 6, 5; REINES. *Syntagma inscr. ant.* 1, 189; CELLAR. *Notitia orbis ant.* 1, 171; FLEETWOOD, *Inscr. Syll.* 37; REIN. et BOS. *Epist.* 217; LEMPEREUR, *Diss. sur div. sujets d'antiq.* p. 5; BOUQUET, *Script. rerum Gallic.* t. I, in Ep. ex inscr. gr. 150; MARTIN, *Rel. des Gaul.* t. II, p. 367; SCHŒPFLIN, *Alsatia illustrata*, 1, 71; *Eclaircissemens géogr. sur l'ancienne Gaule*, par D'ANVILLE et BELLY, p. 424.

(2) Moritasgus étoit un dieu des Gaulois.

Les coteaux de Sainte-Reine, ainsi que ceux de Semur, de Montbard, de Vitteaux et de Flavigny, produisent en abondance des vins communs, qui se consomment dans le pays, ou dont on fait des eaux-de-vie; les blés vont au marché de Dijon, ou à Paris par Auxerre.

Le chemin d'Alise à Bussy est impraticable; nous suivîmes à pied les bords de l'Ose. Pour trouver le château de Bussy, il faut tourner la montagne, et on ne le voit que quand on est près d'y entrer. Il est situé dans une gorge de montagnes et de rochers ombragés par des arbres résineux, et est entouré de fossés remplis d'eau.

C'est dans ce château que Roger comte de Rabutin a passé les dix-sept années de son exil, depuis 1665 jusqu'à 1682 (1). Bussy avoit un grand dégoût pour la chasse, qui auroit pu le distraire; il se livra à la méditation, à l'étude, et même à la dévotion, par désœuvrement. Il fit couvrir les murs de son château d'une multitude de peintures qui retracent l'orgueil de son caractère, son penchant à la galanterie, et le regret qu'il avoit de ne plus faire le métier de courtisan.

L'édifice consiste en un corps de logis et deux ailes, dont l'ensemble forme un fer-à-cheval. Le corps de logis paroît avoir été construit du temps de

---

(1) *Mémoires de Bussy*, édit. de 1731, tome II, p. 421.

Rabutin

CHAPITRE XIV.

Rabutin : les deux ailes sont d'une architecture plus ancienne, et décorées de deux frises avec des reliefs sculptés ; le goût en est bien préférable à tout ce qu'offre la façade du corps de logis, et annonce qu'elles doivent avoir été construites vers le règne de Henri II. Dans l'aile à gauche étoit la bibliothèque, au bout de laquelle on entroit dans la chapelle.

La tour qui est à l'autre extrémité de la bibliothèque, est la partie la plus remarquable. Les embrasures des fenêtres de cette tour sont ornées de petits Amours ; chaque groupe est suspendu à une bandelette chargée d'inscriptions galantes. La plupart de ces inscriptions sont extrêmement communes, et n'annoncent pas un grand talent pour la poésie (1). Voici une des moins insipides :

Casta est quam nemo rogavit.

Savez-vous bien comment elle a gardé son cœur ?
C'est qu'on n'a pas tâché de s'en rendre vainqueur.

Tous les panneaux inférieurs sont remplis par des sujets de la mythologie : *Orphée, Vénus et Adonis, Céphale et Procris, la Chute de Phaéton, les Centaures, le Lion de Némée, l'Enlèvement d'Europe.* Au bas sont encore des inscriptions en vers.

---

(1) Les mémoires et les lettres de Bussy-Rabutin sont remplis de pièces de vers d'un goût pitoyable.

Sous le tableau de Pygmalion, on lit :

> Tout le monde en amour est tous les jours dupé ;
> Les femmes nous en font accroire :
> Si vous voulez aimer, et n'être point trompé,
> Aimez une femme d'ivoire.

Sous Procris on lit :

> Éprouver si sa femme a le cœur précieux,
> C'est être impertinent autant que curieux.
> Un peu d'obscurité vaut, en cette matière,
> Mille fois mieux que la lumière.

Céphale est coiffé d'une énorme perruque à la mode du temps.

Au-dessus de ces panneaux sont les portraits de onze femmes ; au milieu domine celui de Roger Rabutin lui-même. Ces portraits sont tous accompagnés d'inscriptions. Voici les plus singulières :

1.° GILLONE DE HARCOUR, *marquise de Piennes* en premières noces, et en secondes *comtesse de Fiesque*. Femme d'un air admirable, d'une fortune ordinaire et d'un cœur de reine.

2.° ISABELLE-CÉCILE HURAUT DE CHEVERNY, *marquise de Montglat*, qui, par son inconstance, a remis en honneur *la matrone d'Éphèse* et les fames (1) d'*Astolphe* et de *Joconde* (2).

---

(1) L'orthographe de ces inscriptions est quelquefois vicieuse ; j'ai copié exactement les mots tels qu'ils sont écrits.

(2) Cette dame est précisément celle dont l'inconstance causa tant de peine à Bussy. *Voyez* plus bas, page 214.

3.º MARIE DE BEAUVOIR LE LOUP, *femme de N. de Choiseuil, duc du Plessis-Praslin.* Jolie, vive, fort éclairée, et particulièrement sur les défauts d'autrui ; grande ménagère de son amitié, mais ne ménageant rien pour ceux à qui elle la donne.

4.º CATHERINE DE BONNE, *marquise de la Beaume.* La plus jolie maîtresse du royaume et la plus aymable, si elle n'eust été la plus infidelle (1).

5.º LOUISE - ANTOINETTE - THÉRÈSE DE LA CHATRE, *fille d'Edme de la Chatre, colonel des Suisses, marquise d'Humières, dame du palais près de Marie-Thérèse d'Autriche.* Femme d'une vertu qui, sans être austère ni rustique, eût contenté les plus délicats.

6.º MADELAINE D'ANGENNES, *maréchalle de Lafferté Senneterre.* Belle et de bonne intention, mais à la conduite de qui les soins d'un mari, habile homme, n'ont pas été inutiles.

7.º CATHERINE D'ANGENNES, *comtesse d'Olonne.* La plus belle fame de son temps ; mais moins fameuse pour sa beauté que pour l'usage qu'elle en fit (2).

---

(1) Ce fut elle qui trahit la confidence que Bussy lui avoit faite du manuscrit des *Amours de la comtesse de Châtillon et de la comtesse d'Olonne*, et qui fut cause de son emprisonnement et de son exil. Il pensa se battre pour elle avec le chevalier du Plessis. *Mém. de Bussy*, ann. 1664-1665.

(2) M. GROUVELLE, dans son excellente édition des *Lettres de Mme de Sévigné*, tome Ier, page CXVIII, s'est trompé en disant que cette inscription étoit sous le portrait de Mme de Montglat. Bussy, dans une lettre à Mme de Montmorency, est étonné que Mme de Nemours lui refuse son portrait, dans la crainte qu'il n'y mette une inscription injurieuse. Il se défend de ce reproche,

9.° ISABELLE DE HARVILLE PALOISE, *femme de N. de Montmorency*. Digne d'un homme non pas de plus grandes qualités, mais d'un homme plus aimable.

10.° LUCIE DE TOURVILLE, *femme de N. de Gouville*. Belle, aimable, de bon esprit, autant capable que femme du monde de rendre un homme heureux si elle vouloit l'aymer; une des meilleures amies qui fut jamais.

11.° ISABELLE-ANGÉLIQUE DE MONTMORENCY, *fille de Boutteville, duchesse de Chatillon, princesse de Meclebourg*. A laquelle on ne pouvoit refuser ni sa bourse ni son cœur, mais qui ne faisoit pas cas de la bagatelle.

Le plafond est décoré d'emblèmes. Les tableaux du troisième rang ont tous été enlevés. Tous les cadres sont dorés et peints en arabesques. Ces

---

et prétend qu'on ne trouveroit pas une inscription offensante sous les trois cents portraits qu'il possède dans son château. Il n'y en a, dit-il, qu'une seule à double sens; c'est celle-ci: *Adélaïde de***, la plus belle femme de &c*. Il cite donc l'inscription qu'il avoit mise sous le portrait de la comtesse d'Olonne; mais il ne la nomme pas, et il ajoute qu'on pourroit parler ainsi de la plus belle et de la plus dévote femme du royaume, qui auroit tout quitté pour se jeter dans un couvent. Il prétend que ce n'est pas lui qui a fait la satire, mais ceux qui expliquent la souscription. C'est-là ce qui probablement a causé l'erreur de M. Grouvelle.

Rabutin n'est pas de bonne foi, quand il assure n'avoir mis sous ses portraits aucune inscription offensante: celle du n.° 4, à l'occasion de la marquise de la Beaume; celle du n.° 2, sur la marquise de Monglat, dont il est vrai qu'il avoit à se plaindre; celle du n.° 9, où il offense le marquis de Montmorency; celle du n.° 11, sur la comtesse de Châtillon, sont les preuves du contraire.

portraits sont bien exécutés; ils ne sont pas en pied, mais on voit les mains; quelques-uns sont, dit-on, de Lebrun.

Auprès est la chambre de Bussy. Les lambris sont ornés de peintures en camaïeu bleu, qui représentent des Sibylles; au-dessus il y a deux rangées de portraits de personnages de la maison de Rabutin (1), placés immédiatement l'un auprès de l'autre: les deux derniers sont ceux de Mme de Sévigné et de sa fille Mme de Grignan; ils sont très-agréables.

Le salon est décoré de deux rangées de portraits de grands capitaines, avec des inscriptions qui indiquent leurs noms, leurs qualités, quelquefois des circonstances de leur vie, et leur degré de parenté avec les Rabutin. Entre les deux croisées sur la cour, il y a des emblèmes:

1.° Une main qui tient une balance. Dans un des bassins est la figure d'une femme qui l'avoit trompé (2); elle est emportée par le bassin vide. On lit: « *Levior aurâ*. Plus légère que le vent. »

---

(1) Roger de Rabutin étoit très-fier de sa noblesse. Il avoit rédigé lui-même sa généalogie et l'histoire de sa maison; il en est question dans ses *Lettres*, tome II, lettr. XX, XXI.

(2) Cette femme est la marquise de Monglat (voyez, page 210, l'inscription placée sous son portrait); elle étoit l'amie de Mlle de Montpensier, qui en parle sous le nom de la reine *Uralinde*. Voyez l'*Histoire de Paphlagonie*, à la suite des *Mémoires de Mlle de Montpensier*, Maestricht, 1776, tome VIII, p. 80. La princesse a aussi tracé le portrait de la marquise, *ibid.* p. 198, portrait XX.

2.° La Fortune, dont les traits sont ceux de la même dame. On lit : « *Leves ambo, ambo ingratæ.* » Changeantes toutes deux, et toutes deux in- » grates (1). »

Les ornemens du salon sont des faisceaux d'armes et le chiffre de Rabutin.

---

(1) Cette ingrate a rendu Rabutin bien malheureux. On voit dans ses *Mémoires*, édit. de 1731, tome II, p. 298 et suiv., qu'il en étoit très-amoureux, et qu'il la croyoit très-éprise de lui, lorsque, par l'indiscrétion de la marquise de la Beaume, il fut mis à la Bastille. Alors la marquise s'éloigna de lui ; et pour colorer son changement, elle feignit probablement des remords et un retour à la religion : c'est du moins ce qu'on peut présumer de plusieurs passages des lettres de Bussy. Voyez *tome III, let. LV, LXXXIX ; tome V, lettre XXXII*. Mais la cause réelle de son changement fut la disgrace de Bussy et le renversement de sa fortune. Il paroît avoir été plus sensible à cette perfidie qu'à son emprisonnement et à son exil ; car il parle de l'infidèle en cent endroits de ses lettres. Il en écrit à plusieurs dames, et même au R. P. Dom..., à qui il adresse une longue lettre *(ibid. XLVII)* sur le même sujet. Il paroît toujours essayer ses forces contre elle ; il répète mille fois, en vers et en prose, qu'il est absolument guéri : ce qui prouve qu'il y pense toujours. Enfin, dit-il, après avoir failli en mourir, il ne veut plus qu'en rire et en faire rire les autres, et il cite, dans une de ses lettres à Mlle d'Armentières *(tome V, lettre XXXII)*, les deux devises que je rapporte ici. Cette ironie amère est le signe d'un cœur blessé : le silence auroit mieux prouvé l'indifférence. Bussy pensa réellement à son infidèle bien plus long-temps qu'il ne l'avoue ; car nous voyons par ses lettres *(tome VII, lettre CLXVIII)*, qu'en 1691, c'est-à-dire, quatorze ans après, il faisoit encore des vers contre elle. Il est malheureux que le dépit ne l'ait pas mieux inspiré ; on ne peut pas dire, *fecit indignatio versum*.

La bibliothèque est dans une longue galerie, dont les solives sont ornées de petits pendentifs dorés. Cette galerie étoit aussi décorée d'une grande quantité de portraits également accompagnés d'inscriptions : il n'en reste que quelques-uns. Ces portraits formoient plusieurs séries ainsi désignées :

1.° LES GRANDS HOMMES DANS LES LETTRES. Voici quelques-unes des inscriptions :

« GUY DU FAURE, *seigneur de Pibrac, avocat général au parlement de Paris*. Homme adroit, civil, éloquent, agréable ; a fait des quatrains où toute la morale chrétienne et civile est renfermée. »

« MICHEL DE MONTAIGNE, *gentilhomme gascon*, qui, dans un livre intitulé *ses Essais*, a mis tout le bon sens du monde. »

« RABELAIS, &c. *curé de Meudon*, ayant fait un livre qu'on n'estimoit pas, parce qu'il étoit d'un savoir trop profond, composa cette folle et fine satire contre son siècle, qui eut un cours merveilleux, et qui en aura toujours. »

2.° LES GRANDS HOMMES D'ÉTAT. En général, il en fait l'éloge.

3.° LES MAÎTRESSES ET LES BONNES AMIES DES ROIS. Je ne rapporterai que cette inscription :

« DIANE DE POITIERS, mariée au sénéchal de Normandie, puis veuve, devint maîtresse de Henri II, qui la fit duchesse de Valentinois. Elle étoit vive et insinuante à son arrivée à la cour : mais, après sa faveur, elle devint hautaine et intéressée; ce qui la fit haïr de toute la France. Elle eut du roi, Diane, duchesse de Castres en premières noces, puis maréchalle de Montmorency en secondes. »

4.° Au-dessus des croisées, étoit la suite des PORTRAITS DES ROIS DE FRANCE : ils ont tous été enlevés pendant la révolution.

Le salon du rez-de-chaussée est entièrement orné de peintures. La rangée d'en haut représente une suite des plus belles maisons royales ou de celles des princes, et quelques monumens de Paris : *Chambord, Saint-Cyr, l'Observatoire, Saint-Cloud, le Luxembourg, Bernis, les Invalides, Saint-Germain-en-Laye, Vincennes, Gaillon, Anet, Villers-Cotterets, Sceaux, Versailles, les cascades de Versailles, la Beaume, Ruelle.* Il paroît que Bussy vouloit rappeler à sa mémoire les lieux où il avoit été comblé des faveurs de l'amour et de la fortune.

La rangée inférieure présente une suite d'emblèmes, avec des devises pareilles à celles que l'on trouve dans les recueils de Menetrier et autres ouvrages de ce genre. Dans l'embrasure des deux fenêtres, les devises et les emblèmes ont rapport à la belle infidèle dont il vient d'être question :

1.° Une Sirène : « *Allicit ut perdat.* Elle attire pour
» perdre. »

2.° Une hirondelle à tête de femme, traversant la mer : « *Fugit hiemes.* Elle fuit le mauvais temps. »

3.° Une tête de femme dans un croissant : « *Hæc ut illa*. L'une comme l'autre. »

Ces trois têtes offrent les traits de la belle infidèle, la marquise de Montglat.

4.° Un arc-en-ciel : « *Minùs Iris quàm mea.* » Moins Iris que la mienne (1). »

Nous remarquâmes dans la salle à manger un grand tableau qui représente *Sébastien de Rabutin*, avec cette inscription : « SÉBASTIEN DE RABUTIN, sei- » gneur de Savigny, donné (2) de Frère Hugues de » Rabutin, chevalier de Malte et commandeur de » Pontaubert, qui fut huissier de la chambre du roi » Henri II, et tua cette bête (une louve) qui épou- » vantoit tout le pays. Cette action plut si fort au » roi, qu'il fit peindre ledit Sébastien dans la salle » des Suisses de Fontainebleau. Thevet, dans sa » Cosmographie, dit que ledit Sébastien lui a ra- » conté cette action faite en 1548. » Le héros vainqueur de la louve est représenté dans le costume du temps de Henri II, tenant une épée, une dague, et portant une petite carabine. Il est en bas, sans souliers. Peut-être est-ce un oubli du peintre.

---

(1) Il y a ici un calembourg assez compliqué. Il faut savoir que dans les milliers d'insipides vers composés par Bussy avant et après l'infidélité de sa maîtresse, il ne la nomme jamais qu'*Iris*: *Iris* est aussi le nom de l'arc-en-ciel : il veut donc dire que l'arc-en-ciel est moins changeant et prend moins de couleurs que son *Iris*.

(2) C'est-à-dire, *bâtard*.

Ce tableau a pour pendant un autre grand portrait représentant en pied « FRANÇOIS DE RABUTIN, » frère cadet de Sébastien de Rabutin, et donné de » Frère Hugues de Rabutin, chevalier de Malte, &c., » qui fut gendarme de la compagnie de Nevers, » auquel il dédia des mémoires de guerre, intitulés » *Commentaires des guerres de Henri II*, qui sont fort » bien écrits. »

Il y a encore, dans cette salle à manger, une vue du château, du côté de la cour; une autre prise du côté des jardins; quelques autres vues, et un tableau qui représente Amé de Rabutin sous son pavillon de drap d'or, accompagné de quatre pages vêtus de drap d'argent (1).

Il étoit deux heures, et la faim nous pressoit : nous reprîmes la route de Sainte-Reine. Le postillon ne nous avoit point attendus au rendez-vous; nous fûmes obligés de faire un long trajet dans des terres grasses labourées. Nous eûmes occasion d'observer la pierre calcaire qui forme le plateau des montagnes de l'Auxois : elle est composée de débris coquilliers, réduits en parcelles extrêmement petites et très-brillantes, et elle est recouverte de *spath calcaire* cristallisé. Cette pierre couvre une autre pierre calcaire, grise, coquillière, dans laquelle il y a des

---

(1) Le château de Bussy appartient à présent à M. Vuillerot, riche marchand de vin à Dijon.

belemnites. Enfin le postillon vint nous rejoindre, et nous rentrâmes dans Semur, bien crottés, bien fatigués, mais très-satisfaits de notre excursion, qui fut pour nous un agréable sujet de conversation, au sein de l'aimable famille qui nous avoit reçus d'une manière si hospitalière.

CHAPITRE XV.

CHÂTEAU DE BIERRE. — Peintures indiennes. — Château de MONTFORT. — MONTBARD. — Buffon; ses jardins; son cabinet d'étude. — VILLENEUVE-LES-COUVERTS. — CHANCEAUX. — Source de la Seine. — SAINT-SEINE. — VAL-SUZON — Arrivée à DIJON.

LE mardi 14 avril, nous partîmes de grand matin dans le mauvais cabriolet de poste qui nous avoit conduits la veille. Nous voulions visiter le *château de Bierre*, habitation célèbre, pour laquelle M. de Montigny, ancien trésorier des États de Bourgogne, avoit dépensé deux millions : il appartient actuellement à M. de Sinclair, officier de marine suédois. Mme de Sinclair nous accueillit avec des manières pleines de grâce et d'obligeance. Nous parcourûmes le parc, agréablement dessiné par M. Morel, dans le genre qu'on appelle *anglois*. On a laissé détruire plusieurs des fabriques qui l'embellissoient, parce que leur entretien étoit trop dispendieux (1). Nous vîmes dans le château quelques tableaux, dont un est attribué au Corrége ; plusieurs paysages du célèbre Gessner, que M. de Montigny

(1) Il y a dans le *Voyage pittoresque de la France*, tome II, n.° 41, une vue du château de Pierre.

avoit rapportés de Suisse ; de beaux madrépores, quelques curiosités. Ce que nous distinguâmes de plus intéressant, c'est une collection de cent vingt peintures indiennes, de différentes grandeurs, qui présentent des costumes et des portraits curieux. Ces peintures avoient été envoyées à M. de Montigny par son frère, qui avoit passé la plus grande partie de sa vie dans l'Inde. L'humidité du mur sur lequel elles sont appliquées en a déjà dégradé plusieurs, et finira par les détruire toutes. La chapelle contient un monument respectable : c'est celui que M. de Montigny avoit fait élever pour enfermer le cœur de son père. La piété filiale n'a rien épargné pour manifester ses sentimens : le tombeau est somptueusement exécuté en marbre blanc ; mais il n'est pas d'un bon goût.

A notre retour à Semur, nous trouvâmes notre voiture prête, et nous partîmes aussitôt. M. Bruzard nous accompagna encore jusqu'à une campagne voisine, où nous nous séparâmes de lui avec regret, et nous suivîmes le chemin de Montbard. Bientôt nous aperçûmes, sur une éminence, le *château de Montfort*, qu'il nous avoit conseillé de visiter. Nous fîmes arrêter notre voiture sur le chemin, et nous gravîmes la hauteur sur laquelle il est situé : aucune autre habitation ne peut donner une idée plus exacte de la demeure d'un paladin. Avant d'y pénétrer, on entre par une porte dans une première enceinte ; à côté de la grande porte est la poterne avec son guichet; et l'on voit la place de la herse qui défendoit la porte, avec un large mâchicoulis pour laisser tomber les pierres, l'eau bouillante, la résine enflammée et le plomb fondu sur ceux qui auroient voulu s'y introduire de vive force. Les tours qui flanquent le château sont garnies de meurtrières. Dans la tour à droite est la chambre du commandant, qui de là pouvoit voir tout ce qui se passoit, et donner ses ordres; on parvient ensuite dans les chambres qui servoient à loger la garnison, puis dans la salle du seigneur, couverte d'écussons effacés. Les étages supérieurs ont une multitude de galetas pour loger des gens de guerre. Le toit est en terrasse, bordé de créneaux et de mâchicoulis ; on y domine sur toute la contrée. Cette antique demeure a été occupée pendant les guerres civiles par les troupes palatines ; on y a établi un prêche. La chapelle, qui a ensuite été consacrée à cet usage, est soutenue par de gros piliers ornés de chapiteaux gothiques. Un puits creusé à plus de quatre-vingts pieds de profondeur fournissoit de l'eau à tout ce qui étoit enfermé dans la place.

Nous quittâmes ce vieux château, et nous reprîmes la route de Montbard, où nous entrâmes vers quatre heures. Nous étions empressés d'arriver dans ce lieu, illustré par les travaux de l'immortel Buffon, et qui sera pendant long-temps le but de plusieurs pélerinages littéraires.

Montbard doit son nom, selon quelques auteurs,

au *Mons Bardus* : cette origine seroit digne d'un lieu qui a donné la naissance au *Barde de la nature* ; mais elle n'est aucunement certaine, car d'autres le dérivent de *Mons Barri*. Ce lieu a eu, dès 880, des seigneurs particuliers riches et puissans : la mère de S. Bernard étoit fille d'un de ces seigneurs. Enfin cette terre fut acquise par la famille Leclerc ; et George-Louis Leclerc, comte de Buffon, y a passé la plus grande partie de sa vie ; ce qui suffiroit pour rendre ce lieu à jamais célèbre, et digne d'être visité par tous ceux qui aiment les souvenirs.

Pendant qu'on préparoit notre dîner, nous allâmes visiter cette habitation qui a été le témoin de cinquante années de travaux glorieux et utiles : nous fûmes introduits par l'honnête Lapierre, qui a été pendant quarante-trois ans jardinier du comte de Buffon, et qui soigne encore cette demeure pour la veuve de son malheureux fils (1). La maison ressemble plutôt à une grande habitation bourgeoise qu'à un château : elle est placée sur la grande rue, et la cour est derrière. Il faut monter un escalier pour entrer dans le jardin ; ce jardin est établi sur les ruines de l'ancien château, dont les murs forment les terrasses. Au sommet il

---

(1) Il a péri sur l'échafaud révolutionnaire le 8 thermidor, en prononçant avec calme et dignité ces mots : « Citoyens, je me « nomme Buffon. » Ils prouvent qu'il avoit l'âme élevée, et la conscience du respect que son nom devoit inspirer à des hommes qui n'auroient pas été des assassins ou des bourreaux.

existe encore une tour octogone; c'est celle dans laquelle Buffon a fait ses observations sur le vent réfléchi (1); son élévation est de cent quarante pieds au-dessus de la petite *rivière de Braine*, qui traverse la ville. Ce jardin pittoresque et singulier seroit curieux à visiter, quand bien même il n'offriroit pas autant d'intérêt par les souvenirs qu'il rappelle. Il n'est plus aussi bien entretenu que du temps de son illustre propriétaire; mais les arbres étrangers qu'il y avoit rassemblés en très-grand nombre, y forment des bosquets agréables : cependant on n'y voit plus les fleurs que Buffon aimoit à mêler aux arbres avec profusion. Les potagers sont au sud-ouest, sur sept terrasses ; les jardins sont en tout composés de treize. Il a été impossible de tirer un parti plus avantageux d'une position si sauvage et si agreste (2).

Le bon Lapierre nous montra tous les lieux dans lesquels son maître se plaisoit le plus : il nous fit voir sur-tout le cabinet dans lequel Buffon alloit travailler dans les grandes chaleurs de l'été ; il est placé dans un pavillon qu'on appelle *la Tour de Saint-Louis*. Hérault de Séchelles a décrit ce modeste et simple

---

(1) *Histoire Naturelle*, tom. XIII, p. 15, édition de Deux-Ponts, addition à l'article XIV des *Preuves de la Théorie de la terre*.

(2) On peut voir, dans l'Œuvre d'Israël Silvestre, plusieurs vues du château de Montbard, dans le XVII.e siècle.

laboratoire

laboratoire (1). On y entre par une porte verte à deux battans : l'intérieur ressemble à une chapelle, à cause de l'élévation de la voûte, et les murs sont peints en vert. Lapierre nous fit sur-tout remarquer un autre cabinet ; c'est un petit bâtiment carré, placé sur le bord d'une terrasse : Buffon s'y tenoit pendant une grande partie de l'année, parce que l'autre endroit est trop froid. De ce pavillon la vue s'étend sur une plaine coupée par la rivière de Braine, et bordée par des coteaux qui présentent de très-beaux sites. C'est là que Buffon a composé presque tous ses ouvrages : il s'y rendoit au lever du soleil, faisoit fermer exactement les volets et les portes, et travailloit jusqu'à deux heures à la clarté de quelques bougies. Le prince Henri, qui voulut visiter ce modeste cabinet, l'appeloit *le Berceau de l'Histoire naturelle*. J. J. Rousseau, avant d'y entrer, se mit à genoux, et baisa le seuil de la porte. Du temps de Buffon, ce cabinet étoit orné de quelques dessins d'oiseaux et de quadrupèdes. Quel plaisir nous aurions eu à contempler encore ces images, à voir ces vieilles chaises de cuir, la table de bois noirci, le grossier secrétaire de noyer qui

---

(1) *Magasin encyclopéd.* ann. I, t. III, p. 372. Ce morceau a été réimprimé dans un ouvrage intitulé *Voyage à Montbar*, contenant des détails très-intéressans sur le caractère, la personne et les écrits de Buffon, par feu HÉRAULT DE SÉCHELLES ; Paris, chez Solvet, an IX, in-8.°

garnissoient ce cabinet, le vieux fauteuil dans lequel Buffon étoit assis, ayant devant lui la gravure de Newton ! Mais les brigands révolutionnaires ont envié cette jouissance aux amis des lettres ; ils ont pillé ce sanctuaire des Muses, que sa simplicité auroit dû défendre de leur cupidité sacrilége : il n'y reste plus aucun de ces meubles, que, malgré leur vétusté, on paieroit aujourd'hui au poids de l'or.

Nous ne pouvions sortir de ce cabinet, et nous croyions y voir encore Buffon, coiffé de son bonnet de soie grise, et vêtu de sa robe de chambre rouge à raies blanches. Nous croyions l'entendre, à travers les expressions familières, *c'est ça, tout ça, pardieu*, dire ces mots frappans et profonds qui tout-à-coup manifestoient son génie. Il nous fallut cependant songer à sortir de ces jardins pour visiter le reste de la ville, afin de pouvoir nous remettre en route le lendemain de grand matin. En descendant, nous passâmes devant la colonne que M. de Buffon le fils avoit élevée à son père. On a laissé subsister ce monument ; mais on en a fait disparoître l'inscription, qui consacroit l'amour filial : comme si les sentimens de la nature eussent été un outrage à la liberté ! Voici cette inscription :

EXCELSÆ TURRI, HUMILIS COLUMNA;
PARENTI SUO, FILIUS BUFFON. 1785.

À LA HAUTE TOUR, L'HUMBLE COLONNE ;
À SON PÈRE, BUFFON FILS. 1785.

Le bon Lapierre, mesurant ses instructions à l'intérêt que nous y mettions, ne nous laissoit rien passer : il nous fit voir la maison de Daubenton, cet assidu compagnon des travaux de Buffon ; il nous montra l'escalier que Buffon montoit tous les matins à cinq heures pour se rendre au cabinet que nous venions de visiter.

Nous allâmes à l'église, placée sur un lieu très-élevé : nous n'y vîmes point de monumens consacrés à la mémoire de Buffon ; mais, malgré la rage qui les a détruits, son nom est impérissable. Le tombeau modeste qu'il avoit élevé à son intéressante épouse, Mlle de Saint-Blin, a aussi disparu. On arrive à cette église par une rampe en escalier ; mais il y a un chemin pour les voitures. Auprès il y a une petite esplanade et une allée bordée d'arbres, d'où l'on découvre la ville et la contrée : c'étoit là que Buffon, après avoir assisté à la grand'messe, où il alloit régulièrement, se promenoit en habit richement galonné, escorté de son fils, accompagné du P. Ignace, et entouré de paysans.

Nous aurions bien voulu voir les forges, qui formoient la plus grande partie des revenus de Buffon ; mais il auroit fallu aller à une lieue hors de la ville. La bergerie dans laquelle l'illustre Daubenton a fait ses expériences pour l'amélioration des laines, auroit aussi mérité notre attention ; mais on n'y conserve plus d'animaux.

Nous eûmes bientôt parcouru la petite ville de Montbard, que la Braine sépare en deux parties. Le jour avoit presque disparu lorsque nous nous rendîmes à notre auberge, où un nouveau plaisir nous attendoit. Nous avions refusé de loger à la poste, parce qu'elle est trop éloignée de la ville, et nous étions descendus à l'enseigne de *l'Écu.* Cet hôtel est tenu par M. Gautier, ancien cuisinier de Buffon : je crois que quand il auroit eu moins de talens, nous aurions trouvé sa cuisine excellente ; mais elle étoit en effet très-bonne. Mme Gautier, qui a vécu depuis sa jeunesse avec son mari dans la maison du grand homme, fut charmée de l'enthousiasme dont elle nous voyoit pénétrés : elle demeura auprès de nous pendant tout notre repas, nous fit servir avec soin, nous raconta plusieurs particularités relatives à Buffon, à sa famille, aux personnes qui ont visité Montbard, et nous dit les noms de tous les gens de lettres qu'elle avoit connus. Comme elle apprit que nous allions dans le Dauphiné, elle nous remit une lettre pour M. de Faujas. Nous aurions desiré voir Mlle Blesseau, petite paysanne dont Buffon avoit fait sa gouvernante, et qui finit en effet par le gouverner : elle a soigné l'interprète de la nature pendant vingt ans ; et elle avoit pris sur lui un tel ascendant, que tous ceux qui vouloient plaire à Buffon, devoient d'abord obtenir sa bienveillance. Mme Necker témoignoit à Mlle Blesseau la plus grande considération, et elle lui a écrit un grand nombre de lettres. Malheureusement elle n'étoit pas à la ville. Je me ressouvenois de lui avoir parlé dans ma jeunesse, lorsqu'elle conduisoit son maître dans le Jardin des Plantes, et j'aurois bien voulu la revoir encore. Nous ne pûmes savoir ce qu'étoit devenu le P. Ignace, qui croyoit confesser Buffon, et quelquefois le servoit à table.

Le lendemain, nous quittâmes, à la pointe du jour, l'excellente Mme Gautier, afin de nous rendre à Dijon. Nous étions menés par le fils du maître de poste ; et je prie le ciel, cher lecteur, que vous n'ayez jamais un pareil conducteur : il lui fallut six heures pour faire ses deux postes et demie, et il étoit près de onze heures quand nous arrivâmes à *Villeneuve-les-Couverts*. Il est vrai que la route est aussi ennuyeuse qu'elle est fatigante ; il faut toujours monter ou descendre : on ne rencontre que des champs jonchés de pierres, peu de vignes ; souvent on voit d'énormes quartiers de roche qui semblent avoir déchiré le sein de la terre. C'est entre Chanceaux, village où est placé le second relais, et Saint-Seine, qu'est la source de la Seine, dans un lieu appelé *Évergeraux*. A peu de distance de Chanceaux, ce n'est encore qu'un ruisseau très-foible, que nous passâmes sur un petit pont de pierre.

De Chanceaux l'on va à *Saint-Seigne*, appelé

vulgairement *Saint-Seine*. Ce gros bourg est dans un vallon extrêmement profond ; on y arrive par une descente très-rapide, et à laquelle l'art des constructeurs des chemins a fait faire un grand nombre de détours, comme à une rampe d'escalier. L'église, qui appartenoit à une abbaye riche et célèbre, est tout ce qui peut être remarqué. On étoit occupé à démolir l'ancienne église des Bénédictins, qui est très-dégradée.

Deux grandes peintures à fresque couvrent encore le mur derrière le chœur de l'abbaye de Saint-Seine. Ces deux peintures, divisées en une grande quantité de petits compartimens, contiennent toute l'histoire de S. Seigne : chaque compartiment en offre un trait, et souvent il y a des inscriptions en caractères gothiques sur des banderoles. Une partie de l'écriture et quelques-unes des figures peintes sont effacées. A côté du chœur est le reste d'un tombeau très-dégradé (1).

A la droite de l'entrée de l'autre église, il y a une fontaine ornée d'une plaque en fer fondu,

---

(1) C'étoit celui de Guillaume de Vienne, fait abbé de Saint-Seine en 1375, et archevêque de Rouen en 1388. Il mourut à Paris, d'où son corps fut transporté dans ce tombeau qu'il s'étoit préparé pendant son séjour dans cette abbaye. On peut voir la gravure de ce tombeau dans *l'Histoire de Bourgogne*, par D. PLANCHER, t. II, p. 383.

sur laquelle est représentée en relief la Samaritaine conversant avec Jésus-Christ.

Le chemin qu'il faut monter en sortant de Saint-Seine, est très-rapide et extrêmement mauvais. Il vient d'être mis sur le tableau des routes de première classe : jusqu'à présent il ne paroît pas cependant qu'on y ait fait de grandes réparations. Il est dégradé par les voitures des rouliers, qui sont souvent chargées d'un énorme poids de barres de fer : leurs roues, dont les jantes n'ont pas plus d'épaisseur que celles des roues de carrosse, creusent de profondes ornières, et rendent les chemins impraticables. L'exécution de la loi qui fixe la largeur que doivent avoir les jantes des roues des voitures de roulage à compter du 1.er vendémiaire de l'an 13, est d'une nécessité indispensable. Pour compléter encore les soins qu'on doit apporter à la conservation des routes, il faudroit rétablir et entretenir les fossés sur leurs côtés, et avoir, de lieue en lieue, un stationnaire obligé de visiter deux fois chaque jour la portion de chemin confiée à sa surveillance, et de réparer sur-le-champ les petits dégâts qu'il pourroit y apercevoir. On préviendroit ainsi le mal ; les grandes réparations seroient moins souvent nécessaires, et les chemins seroient toujours praticables. En assignant à chaque stationnaire une cabane auprès de la route, il lui resteroit encore assez de temps pour se livrer à la culture de quelque champ qu'il affermeroit. Son paiement devroit être alloué sur la recette du droit de passe.

Dans ce pays, on couvre les toits avec de petites tables ou dalles de pierre, qu'on trouve facilement dans les champs, parce que la pierre calcaire y est fissile et propre à cet usage ; c'est pourquoi on la nomme *pierre régulaire*, et les gens du pays l'appellent *lame*: cette pierre doit sa fissilité à la grande quantité d'argile qu'elle contient. On n'a que la peine de la chercher dans les champs, tandis qu'il faudroit faire transporter les tuiles de bien loin. Cette manière de couvrir les maisons exige que les murs soient d'une très-grande solidité, ainsi que la charpente, pour résister au poids du toit. Si les murs ne sont pas très-solides, on s'en aperçoit bientôt au bout de deux ou trois mois ; ils commencent à avoir des crevasses et à fléchir : mais un bon toit, construit de cette sorte, dure environ trente-six ans. On trouve encore à Saint-Seine un spath calcaire à gros prismes, terminés par une pyramide à trois faces hexagones.

La pente de la montagne auprès de laquelle passe la grande route, ne permet pas de se servir de la charrue pour labourer ; les habitans sont obligés de bêcher la terre : nous vîmes sur cette côte beaucoup de petits vergers où les cultivateurs étoient occupés à ce travail.

Les petites *lames* de pierre dont on se sert pour couvrir les toits, sont encore employées pour faire des murs de séparation très-rustiques et sans ciment : on se contente de poser ces *lames* l'une sur l'autre ; et l'on a soin que la rangée d'en haut soit composée des plus grandes ; les petites sont employées dans le milieu du mur. La grande route est bordée d'un mur de cette espèce ; et il y a aussi, dans l'intérieur des terres, des murs semblables pour séparer les différentes propriétés.

Avant d'arriver à Val-Suzon, on descend une pente très-rapide et prolongée, bordée, d'un côté, de grands rochers, et, de l'autre, de précipices, au-delà desquels s'élève encore une autre montagne presque entièrement composée de rochers. Le village de Val-Suzon est formé de deux groupes de maisons, situés au fond d'un même vallon, à peu de distance l'un de l'autre, sur les bords du Suzon, petite rivière qui dans les mois d'été est à-peu-près à sec, mais qui suffit cependant pour faire tourner quelques moulins : elle nourrit des truites, dont les plus grosses n'excèdent pas le poids d'une demi-livre, mais qui sont excellentes ; elles sont en grande renommée à Val-Suzon, et très-recherchées à Dijon pour les meilleures tables.

En sortant de Val-Suzon, on monte pendant l'espace d'une lieue ; mais le chemin est bon et bien entretenu. La pente de la montagne est bordée de massifs de chênes, entre lesquels s'élèvent des sapins. L'apect de ce lieu est vraiment pittoresque, et dédommage le voyageur de l'incommodité de la route. Nous contemplâmes avec plaisir ce paysage riche et magnifique. Bientôt on arrive dans un lieu moins montueux. Nous passâmes devant Talant, château où les anciens ducs de Bourgogne faisoient leur résidence ; et nous vîmes aussitôt Dijon, où nous devions passer quelques jours.

CHAPITRE XVI.

Dijon. — Palais des États de Bourgogne. — Musée. — M. Desvosges. — Peintures, sculptures. — Monumens, galère de bronze. — Instrumens du moyen âge, sceptre, escarcelle des ducs de Bourgogne, couteaux et fourchettes des écuyers tranchans. — Collection d'estampes. — Cabinet particulier de M. Desvoges. — Cabinet de minéralogie de M. Leschevin. — Jardin botanique. — Legoux de Gerlan ; sa bienfaisance ; translation de ses restes au jardin. — Monumens antiques, ornemens, bas-reliefs, inscriptions.

Mon premier soin, en m'éveillant, fut d'aller voir M. Durande, secrétaire de l'académie de Dijon, et fils du médecin de ce nom. Je l'avois connu dans ma jeunesse ; j'avois suivi avec lui les cours de botanique du célèbre Desfontaines : je desirois beaucoup de le revoir. J'avois aussi une extrême impatience d'embrasser mon ami, M. Riouffe, préfet du département, dont la conversation est si piquante, l'esprit si aimable. Ils n'étoient point chez eux. Un penchant naturel me guida vers le musée ; je desirois sur-tout de voir son respectable directeur, M. Desvoges, que je connoissois de réputation et par quelques lettres qu'il m'avoit écrites.

Le musée est placé dans une des ailes du palais national, édifice somptueux, appelé autrefois *le palais des ducs de Bourgogne*, ensuite *le logis du Roi*. Les États de Bourgogne y tenoient leurs assemblées, et consacroient chaque année une somme à son embellissement. Il ne subsiste de l'ancien palais des ducs que quelques salles et une vieille tour carrée, qui fut achevée sous Jean-sans-Peur : il la fit considérablement exhausser lors de ses démêlés avec les Orléanois, pour découvrir le plat pays et se garantir de toute surprise. On remarque à la clef de la voûte le rabot que ce prince avoit choisi pour sa devise, depuis que le duc d'Orléans, qu'il fit assassiner, avoit pris un bâton noueux pour la sienne. En face du palais est la place royale (1) ; c'est une rangée d'arcades en demi-cercle : au milieu étoit la statue équestre

---

(1) Cette place et une aile du palais sont figurées dans le *Voyage pittoresque de la France*, t. II, n.° 33.

On trouve encore dans cet ouvrage d'autres vues que je vais indiquer : Vue de Dijon auprès des Chartreux, tome II, 17. Vue de Dijon à côté du Creux-d'Enfer, *ibid.* n.° 18. Vue de la place royale de Dijon et de l'ancien palais des ducs : on y voit la statue de Louis XIV, la Sainte-Chapelle, Saint-Michel, *ibid.* n.° 33. Vue du Palais et de la Chambre des comptes à Dijon, *ibid.* n.° 34. Vue du Bailliage, Présidial et Chancellerie de Dijon, *ibid.* n.° 34. Vue du Prieuré de Larrey, près de la fontaine d'Ouche, avec la ville de Dijon et la rivière d'Ouche dans l'éloignement, *ibid.* n.° 44. Vue d'un foulon et du fort des Fées, près de la Chartreuse de Dijon, sur le grand chemin de Paris, *ibid.* n.° 46. Vue du Prieuré de Larrey, près de la fontaine Sainte-Anne, avec la ville de Dijon, les Chartreux et la rivière d'Ouche dans l'éloignement, *ibid.* n.° 57.

de Louis XIV, par le Hongre; elle a été abattue.

M. Desvoges, directeur du musée, est un homme à-la-fois recommandable par son talent et par les services qu'il a rendus aux arts. Dijon lui doit la fondation du musée, dont il proposa la formation aux États de Bourgogne, qui approuvèrent son plan. La salle d'étude est vaste et très-bien disposée pour y dessiner d'après des gravures ou d'après la bosse ou le modèle; il y a une suite de pupitres pour les élèves qui dessinent d'après d'autres dessins ou des gravures. Les élèves étoient alors au nombre de cent cinquante; autrefois on leur distribuoit des prix, et l'on envoyoit à Rome ceux qui les avoient remportés.

Le buste de M. Desvosges est placé à l'extrémité de la salle d'étude; on lit sur le piédestal : *Monument de reconnoissance et d'amitié; les élèves de l'école de Dijon, les artistes, les amateurs, à leur maître, leur père et leur ami.*

Le musée est composé de plusieurs salles remplies de tableaux, de statues en marbre, de plâtres, de différentes curiosités, d'empreintes de pierres gravées, &c. Ces salles sont ouvertes au public tous les dimanches, de midi à deux heures en hiver, et de deux à quatre heures en été.

La salle des gravures est ouverte au public tous les jeudis, depuis neuf jusqu'à onze heures.

Parmi les tableaux, on distingue, dans la première

salle, *la Mort de S. François d'Assise*, par Augustin Carrache ; un *S. Jérôme* du Dominiquin, un autre de l'Espagnolet, un *paysage* de Gaspar Poussin; plusieurs petits tableaux de l'école flamande, dont quelques-uns sont de Van Ostade, de Teniers, de Van der Werff, de Peter Neeffs; beaucoup de copies faites d'après de bons tableaux de l'école italienne : la plus remarquable est celle de *l'École d'Athènes*, de Raphaël, exécutée à Rome sous la direction du Poussin. La plupart de ces copies ont été faites par des élèves de l'école de Dijon. Cette salle contient encore six jolis tableaux en mosaïque de Florence, représentant des paysages ou des oiseaux. On y trouve quelques portraits remarquables ; celui de *Mignard*, peint par lui-même, et celui de *Jacques de Saulx, comte de Tavannes* : on en montre un de l'école flamande, qu'on dit être celui du célèbre bâtard d'Orléans; mais, à l'époque où vivoit le brave Dunois, l'école flamande n'existoit pas, et l'art de la peinture étoit tombé dans la barbarie. On trouve encore dans cette salle quelques paysages, quelques oiseaux en mosaïque de Florence, et quelques anciens émaux.

La seconde salle est très-petite, et renferme peu d'objets remarquables. Nous nous arrêtâmes avec plaisir dans la troisième, devant le portrait du savant président *Bouhier*, peint par Largillière. Cette salle renferme encore quelques tableaux de l'école hollandoise et beaucoup de copies de l'école italienne. Depuis notre départ, le musée de Dijon a reçu un envoi de plusieurs tableaux des dépôts du musée Napoléon; on y distingue une Ste *Famille* de Rubens, dont le dessin est incorrect, mais dont le coloris est enchanteur (1).

La salle des statues renferme, outre plusieurs plâtres moulés sur des antiques à Rome, quelques copies en marbre faites par des élèves de l'école de Dijon : le *Gladiateur*, par Petitot ; *la Vénus de Médicis*, par Bertrand ; *l'Antinoüs* ou *le Mercure du Belvédère*, par Bornier. On y voit aussi des plâtres coulés à Rome, du Laocoon, de l'Apollon Pythien, de l'Amazone, de la Flore, du Flûteur, de l'Antinoüs et de la Junon ; des bustes et des médaillons modernes.

Dans cette salle et dans une autre petite chambre voisine qui est remplie de tableaux, on voit soixante-dix petites figures de différens ordres religieux ; ces figures, exécutées en marbre et hautes tout au plus d'un pied, sont charmantes pour l'expression de la douleur et pour le jet des draperies : on admire surtout celles qui sont entièrement voilées (2). Elles entouroient les tombeaux des ducs de Bourgogne

---

(1) Ce tableau est gravé dans le *Recueil* de Filhol, n.° 140.

(2) M. Desvoges a eu la complaisance d'en dessiner quatre pour moi, que j'aurois fait graver, si j'avois pu, sans trop hausser le prix de cet ouvrage, donner à mon atlas toute l'étendue dont il seroit susceptible.

qui étoient aux Chartreux de Dijon. A l'exception des figures des ducs, M. Desvoges a sauvé presque tout le reste de ces tombeaux, et il seroit en état de les faire reconstruire : les figures des ducs pourroient être faites en plâtre (1).

Les bureaux qui sont au milieu de la grande salle, sont garnis de beaucoup de petites figures en bronze : on y distingue des copies des deux vases de marbre, l'un de la villa Borghèse, qui représente une Bacchanale (2), l'autre, de la galerie de Florence, sur lequel est figuré, à ce qu'on croit, le sacrifice d'Iphigénie (3) ; des vases imitant ceux qu'on appelle étrusques, des idoles égyptiennes en porcelaine ; quelques figurines, parmi lesquelles je distinguai une très-petite Vénus Anadyomène ; des médailles peu intéressantes, beaucoup de soufres, et la suite d'empreintes connue sous le nom de *Dactyliothèque de Lippert*.

Parmi les bronzes, nous remarquâmes principalement une jolie *galère antique*, qui a été trouvée en 1763 près du hameau de Blenoy, à une lieue de Chanceaux (4). Il paroît que c'est un *ex voto*.

―――――――――――――――――――――――――――

(1) Ces tombeaux sont figurés dans l'*Histoire de Bourgogne* par D. PLANCHER, tome III, p. 204 et 526.

(2) MONTFAUCON, *Antiquité expliquée*, tome II, partie I, pl. LXXXVII, p. 196 ; *Sculture del palazzo della villa Borghese dans Pinciana*, t. I, pag. 40, stanza II, num. 9 et 10.

(3) MONTFAUCON, *ibid.* pl. LXXXIV, p. 19.

(4) *Suprà*, p. 229.

Je

Je donnerois des détails plus étendus sur ce joli monument, s'il n'avoit déjà été figuré et décrit dans les *Mémoires de l'Académie de Dijon* (1). J'observerai que la gravure nous fait voir deux rameurs; il n'y en a plus qu'un, l'autre s'est perdu.

La seconde salle des tableaux contient plusieurs instrumens du moyen âge qui ont appartenu aux anciens ducs de Bourgogne, tels que des boîtes d'ivoire venant de la toilette d'une ancienne duchesse, une escarcelle, un sceptre, un poignard des anciens ducs, des couteaux et des fourchettes de leurs écuyers tranchans, la coupe et la crosse de S. Renobert, un anneau des anciens abbés de Cîteaux.

Le cabinet particulier de M. Desvoges renferme un grand nombre de plâtres d'après les chefs-d'œuvre de la sculpture. On sait quelle est l'utilité de ces plâtres pour l'instruction, et M. Desvoges les communique avec la plus grande libéralité à ses élèves.

La salle des gravures est bien éclairée, et garnie de pupitres qui règnent du côté du jour, et d'armoires qui renferment les porte-feuilles. Plusieurs estampes décorent les murs. Le nombre des pièces est de quarante mille. Il y a quelques estampes de Marc Antoine : la suite du Poussin est peu nombreuse;

---

(1) Tome Ier, pl. 1, fig. 1. C'est probablement un *ex-voto* de quelque nautonnier de la Saône. V. *infrà*, p. 246.

il y a beaucoup plus de gravures faites par des maîtres français que par des maîtres d'autres écoles. L'ordre qui a été suivi pour la classification des estampes, est à-peu-près celui qui est indiqué par le baron de Heinecken (1).

Avant de quitter le palais national, nous visitâmes l'intérieur de la tour carrée qui est au milieu : c'étoit la cuisine du prince de Condé. Elle est curieuse par sa singulière disposition. Les cheminées pour la rôtisserie étoient tout autour, et au milieu étoient les fourneaux, avec un grand tuyau pour le passage de la fumée : cela n'étoit pourtant pas commode pour les cuisiniers, qui étoient toujours placés entre deux feux. Cette cuisine, où l'on préparoit les repas somptueux qu'un prince magnifique donnoit aux États, sert aujourd'hui pour la préparation de la soupe à la Rumford.

M. Durande vint nous joindre. Nous nous rendîmes d'abord chez M. Leschevin, commissaire des poudres et salpêtres : nous vîmes la raffinerie qu'il dirige ; il nous montra son cabinet de minéralogie, dont quelques suites sont complètes, et qui est rangé d'une manière qui annonce les connoissances du maître. Plusieurs des plus beaux échantillons viennent du Palatinat.

---

(1) *Idée générale d'une collection complète d'estampes.* Leipsick et Vienne, 1770, in-8.°

Nous sortîmes ensemble pour voir le jardin de botanique. Ce jardin est dû à la bienfaisance d'un homme éclairé et estimable, M. Legouz de Gerlan. Il l'avoit donné à l'académie, à la charge d'y faire des démonstrations de botanique. Depuis ce temps, il a été mis à la disposition de l'école centrale: aujourd'hui on pourroit le rendre à l'académie; mais, ayant perdu sa dotation, elle n'a plus les fonds nécessaires pour l'entretenir.

M. Legouz mourut en 1774, et fut enterré dans l'église de Sainte-Madeleine. Lorsque cette église fut démolie dans le courant de la révolution, l'on porta au cimetière les ossemens de la plupart des personnes qui y étoient enterrées : les membres de l'ancienne académie demandèrent à la municipalité que ceux de M. Legouz de Gerlan fussent transférés dans le jardin de botanique, qui lui doit sa fondation. Cette translation eut lieu d'une manière solennelle, un dimanche au soir, au concours d'un peuple nombreux ; les membres de l'académie et les corps administratifs y assistèrent, et un détachement militaire accompagna le cortége. Trois membres de l'académie prononcèrent des discours relatifs à cette solennité. Sous les arbres, à l'extrémité du grand jardin de botanique, on voit un sarcophage noir, élevé sur une base, et qui contient les restes de M. Legouz de Gerlan.

Dans une salle du rez-de-chaussée de la maison

qui tient au jardin, on lit sur un marbre noir, en caractères d'or, l'inscription suivante : *L'Académie de Dijon à* BÉNIGNE LEGOUZ, *fondateur de ce jardin, mort en 1774.* En face de cette inscription, à l'autre extrémité de la salle, le buste de M. Legouz, exécuté en terre cuite, est placé sur un piédestal, sur lequel on lit :

> Contre les maux qui menacent ta vie,
> Toi qui viens chercher des secours,
> Vois, sous ces traits, le bienfaisant génie
> Qui veille au salut de tes jours.

En détruisant une des anciennes tours de Dijon, on trouva des fragmens de tombeaux, de statues, d'inscriptions, qui avoient servi à faire les premières assises. M. Legouz, toujours occupé de ce qui pouvoit être utile, acheta des ouvriers ces monumens qui alloient être dispersés ; il les fit enchâsser dans le mur d'un petit jardin particulier qui sert d'entrée aux bâtimens du jardin de botanique (1). On y remarque

---

(1) M. Legouz de Gerlan ne s'est pas contenté de conserver ces monumens ; il les a fait graver avec beaucoup d'autres dans son ouvrage intitulé, *Dissertation sur l'origine de la ville de Dijon et sur les antiquités découvertes sous les murs bâtis par Aurélien;* Dijon, 1771, in-4.° Il est fâcheux que le dessin ne rende pas toujours bien fidèlement les originaux, et que les planches n'aient pas été gravées au miroir. Cet ouvrage est indispensable pour ceux qui voudront voir les monumens de Dijon que j'ai seulement indiqués ; on pourra le trouver chez M. Coquet, libraire, sur la Place.

des ornemens de tombeaux et d'architecture riches et d'un bon goût (1); des frises décorées de trophées (2); des bas-reliefs représentant les bustes d'Apollon et de Diane, qui faisoient également partie d'une belle frise ornée de guirlandes (3); une portion de fronton d'un petit temple (4); d'autres portions de frises, de pilastres, d'entablemens (5).

Parmi les bas-reliefs qui présentent des figures en pied, quelques-uns ne méritent pas d'être indiqués; mais ils devoient être conservés. On remarque que ces figures sont, en général, vêtues d'une espèce de tunique à manches, qui descend jusqu'au dessous du mollet : elles appartiennent à des tombeaux; elles sont taillées dans une pierre qui a été creusée, et dont le bord relevé leur sert à-la-fois d'encadrement et de défense; plusieurs de ces figures portent à la main une espèce de vase qui a la forme de nos gobelets (6), et un petit panier à anses qui contient probablement du pain ou quelques mets (7).

Ces monumens seroient d'une très-grande importance pour l'histoire ancienne de la ville de Dijon,

---

(1) LEGOUZ DE GERLAN, *Origine et Antiq. de Dijon*, pl. III.
(2) *Ibid.* pl. VIII.
(3) *Ibid.* pl. X.
(4) *Ibid.* pl. XI.
(5) *Ibid.* pl. XVI.
(6) *Ibid.* pl. XVII, XXIII, XXIV.
(7) *Ibid.* pl. XVII, XXVI.

s'ils étoient mieux conservés. Plusieurs sont accompagnés d'inscriptions, dont quelques-unes rappellent seulement les noms d'anciens habitans de *Dibio* (1). Le monument le plus intéressant est celui qui représente un chariot traîné par des mulets, et rempli de grains que l'on décharge sans doute pour les transporter sur des bateaux. Il ne reste qu'un fragment de ce tombeau, sur lequel on lit seulement NAVTA ARARICVS, *nautonnier de la Saone* (2); la portion qui contenoit sans doute le navire et le nom de ce négociant de blé, est perdue. On sait que le dépôt des grains qui se distribuoient dans cette province étoit à Châlons; le chef des nautonniers y faisoit sa résidence. Cette ville étoit, au temps de César, le magasin de la Gaule, et il en tiroit des grains pendant la guerre contre l'Helvétie.

Un autre bas-relief très-mutilé représente les *Déesses mères* (3). M. Legouz de Gerlan a fait aussi

---

(1) Tels sont ceux-ci, MASCELLIONVS, BIILLICIA (voyez LEGOUZ DE GERLAN, *ibid.* pl. XIV), BLANDA (pl. XXIII).

(2) *Ibid.* pl. XIII, n.° 1. L'inscription est en belles lettres rouges, comme plusieurs de celles qu'on a trouvées à Dijon; on y lit encore ces sigles peu communes, H. M. S. L. H. N. S., que M. Legouz interprète *Hoc Monumentum Sibi Liber, Haredem Non Sequitur*, et qui me paroissent signifier, *Hoc Monumentum Sepulchri Lege Haredem Non Sequitur*.

(3) *Ibid.* pl. XXXI. Voyez aussi, au tome II de ce Voyage, la description de l'église d'Ainay à Lyon.

placer dans le mur les plâtres de trois monumens (1) que l'on voit au faubourg de l'Ouche, et dont je parlerai bientôt.

M. Durande le père avoit été chargé par l'académie de remplir les vœux de M. Legouz de Gerlan ; il a fait jusqu'à la révolution les démonstrations de chimie et de botanique. Ce respectable savant a transmis à son fils ses talens et ses vertus, et une fortune acquise par de nobles travaux, qui, en assurant son indépendance, lui permet de se livrer entièrement à l'étude des sciences et à l'exercice de la bienfaisance (2).

―――――――――――――――

(1) *Voyez* LEGOUZ DE GERLAN, *ibid.* pl. XXVIII, XXIX, XXX.

(2) M. Durande pratique la médecine gratuitement, dans la seule vue d'être utile; et il se consacre sur-tout au soulagement des pauvres.

CHAPITRE XVII.

CABINET de M. Antoine. — Monnoies de Bourgogne. — Vues des principaux monumens de Dijon. — Maison Nielle. — Monumens recueillis par M. Baudot. — Académie. — Ses travaux. — Divers monumens dans la cour. — Description des salles. — Bustes. — Église des Orphelines de Sainte-Anne. — Pont de l'Ouche. — Bas-relief qui représente le second triumvirat.

EN sortant du jardin, nous allâmes rendre visite à M. Antoine, un des principaux membres de l'académie. C'est un ancien ingénieur de la province de Bourgogne : il conserve, à soixante-dix-sept ans, une grande vivacité, une ardeur extrême pour l'étude; et sa complaisance est aussi aimable que sa conversation est animée et spirituelle. Il nous fit voir sa petite collection de minéraux, de médailles et de curiosités : il a une suite considérable de monnoies de Bourgogne et de jetons de la mairie de Dijon. Nous prîmes un grand plaisir à voir une jolie suite d'environ quarante dessins, dans lesquels il s'est amusé à représenter les principaux édifices de la ville, tels que le Palais national, la Préfecture sous plusieurs faces, et différentes églises. M. Antoine a le projet de graver lui-même ces vues à l'eau-forte, et de les publier avec un texte explicatif. Il est à souhaiter qu'il mette bientôt au jour cet ouvrage, d'autant plus intéressant, que la plupart des édifices dont il conservera le souvenir viennent d'être détruits.

M. Antoine proposa de s'associer à nos deux amis, MM. Durande et Leschevin, pour nous accompagner dans nos courses ; et nous acceptâmes promptement une offre aussi agréable. Nous avions vu le jardin de botanique ; il nous restoit à visiter les bâtimens de l'académie : nous nous y rendîmes avec mes aimables collègues.

L'académie de Dijon, fondée en 1725, a tenu un rang distingué parmi les sociétés littéraires : ses Mémoires, dont la publication a commencé en 1769, offrent une réunion de dissertations très-intéressantes ; elle a compté plusieurs membres qui se sont fait un nom célèbre (1).

Nous vîmes, dans les murs de la cour, des aigles en bas-relief avec les ailes éployées : auprès de ces monumens antiques, il y a deux autres bas-reliefs qui représentent des combats d'animaux ; ils sont grossièrement travaillés, et appartiennent au moyen âge.

---

(1) Dijon s'est toujours distinguée parmi toutes les villes de France par son goût pour les sciences et les lettres. Elle a donné la naissance à un grand nombre d'hommes célèbres, dont on peut voir les noms dans la *Bibliothèque des auteurs de Bourgogne*, par l'abbé PAPILLON; Dijon, 1745, 2 vol. in-fol. Cette ville soutient encore, quoique avec moins d'éclat, son antique gloire, et elle montre un grand intérêt pour la conservation et l'entretien de ses divers établissemens relatifs à l'instruction.

La salle des assemblées ordinaires est décorée des bustes de MM. *Maret, Leroux, Enaux* et *Durande*; on y voit encore un ancien portrait de *Jean-sans-Peur*, et ceux de MM. *de Vergennes* et *Maret*. A côté est la grande salle des assemblées publiques : elle est vaste, commode, et ornée des bustes de *Condé, Turenne, Rameau, Piron, Bossuet, Crébillon, J. J. Rousseau* et *Buffon*. C'est dans cette grande salle qu'ont été faites à Dijon les premières expériences aérostatiques, sous la direction de M. Guyton de Morveau. On a tracé sur le pavé une méridienne.

On étoit occupé à remettre en ordre la bibliothèque. Nous ne pûmes voir le médaillier, parce que, pendant la terreur révolutionnaire, on avoit jeté les médailles dans des sacs : quelques étiquettes éparses nous firent présumer que ces sacs devoient contenir des têtes impériales assez rares. Un des membres de l'académie s'est chargé de ranger ce médaillier. Nous vîmes dans cette salle une grosse amphore à ventre rond, sur laquelle on lit ces mots : C. IVLI. SVRI.

En sortant de l'académie, M. Antoine nous conduisit chez M. Nielle, conseiller de préfecture. La maison qu'il habite appartenoit à M. Baudot, homme savant et laborieux, qui s'est beaucoup occupé de l'histoire de son pays. En démolissant, en 1710, la maison sur laquelle on a construit la sienne, on trouva huit sculptures, que M. Baudot fit soigneusement enchâsser dans les murs de sa cour. Ces monumens ont été gravés dans l'ouvrage de M. Legouz de Gerlan (1); ils n'offrent rien d'instructif.

Nous étions en route pour le pont de l'Ouche, lorsqu'une petite église attira notre attention : c'est celle des Orphelines de Sainte-Anne, dont un frère Jésuite a donné les dessins. C'étoit le moment des exercices : les orphelines étoient rangées sur deux lignes, et adressoient au ciel, à voix haute, des prières ferventes pour qu'il les préservât, disoient-elles, de *la doctrine condamnable et pernicieuse du jansénisme*.

Les bas-reliefs dont nous avions vu les plâtres au jardin, sont scellés dans le mur de face de la maison d'un cabaretier appelé *Brouilliard*, à l'extrémité de la grande rue du faubourg de l'Ouche. Aux deux côtés sont des fragmens de frise, ornés de masques et de guirlandes ; au-dessous sont deux autres bas-reliefs qui représentent des danseuses, et qui appartenoient probablement à une grande frise (2). Le plus intéressant de ces bas-reliefs est celui du milieu (3) : on y voit les triumvirs, Auguste, Lépide et Marc-Antoine; la composition est à-peu-près la même que celle de la belle médaille d'or frappée sous Auguste, également en mémoire

---

(1) Pl. IV, n.° 2 ; IX, XX, 1, 2 ; XXV, 1.
(2) *Ibid.* pl. XXIX et XXX.
(3) *Ibid.* pl. XXVIII.

du triumvirat. Celui qui est au milieu doit être Marc-Antoine, qui, sur les médailles, porte le *lituus* comme symbole de sa dignité pontificale : ils n'ont pas devant eux le trépied ; mais ils soutiennent le globe, signe de l'empire du monde, qu'ils se partagent. A leurs pieds on voit aussi la Concorde : elle tient dans une main une corne d'abondance, comme sur la médaille ; mais dans l'autre, au lieu du caducée, elle tient une grenade qu'elle leur présente, et qui a toujours été un symbole de l'union.

Ce bas-relief offre une singularité remarquable : chacun des triumvirs tient à la main un gobelet, comme on en voit, dans presque toute la Bourgogne, à la main de la plupart des figures gauloises. Il est probable que les Gaulois ayant adopté les mœurs et les usages des Romains, faisoient comme eux des libations ; et ce vase remplace peut-être la patère, qui, sur les monumens, est le signe des sacrifices offerts aux dieux. Au reste, ces gobelets annoncent que ce bas-relief est un monument local, dont le sculpteur, ainsi que l'a très-bien remarqué M. de Gerlan, avoit peut-être emprunté l'idée, des médailles frappées à l'occasion du triumvirat qui lui étoient parvenues.

Ce beau bas-relief a été trouvé par un maçon. Rendons grâces à cet excellent homme, qui ne l'a pas détruit, gratté ou retourné, comme font la plupart de ses confrères, mais qui s'en est servi pour décorer la façade d'une maison qu'il bâtissoit. On peut attendre du goût éclairé du préfet du département, M. Riouffe, qu'il obtiendra ces curieux monumens, en dédommageant le propriétaire, et qu'il les fera placer dans la bibliothèque publique ou dans celle de l'académie.

CHAPITRE XVIII.

Rues de Dijon. — Églises. — Saint-Bénigne. — Notre-Dame. — Monumens dans la cour de la maison commune. — Saint-Michel. — Sculptures profanes et singulières. — Bibliothèque. — Bustes. — Anciennes éditions. — Manuscrits. — Livres chinois. — Bulles sur papyrus. — Coutairnon. — Monumens rassemblés par M. de Lamare. — Inscriptions. — Bas-reliefs.

A peine étions-nous à Dijon, que notre voyage fut annoncé dans le *Journal de la Côte-d'Or*; et cet article fut repris dans d'autres journaux des départemens et de Paris. En faisant insérer un article pareil dans chaque journal de département, ce qui est très-facile, le plus mince administrateur peut donner au public le plaisir de suivre sa marche comme s'il étoit question du voyage de l'Empereur : souvent on attribue à un mouvement ridicule de vanité ce qui n'est dû qu'à l'indiscrétion d'un journaliste ; c'est une observation que j'ai été à portée de faire plusieurs fois. Mais reprenons le cours de nos promenades.

La ville de Dijon est une des plus belles après celles du premier ordre. Son enceinte a la forme d'un ovale ; l'Ouche la traverse et reçoit le Suzon : la ville est entourée de remparts plantés sur ses anciennes fortifications, et sur lesquels il y a plusieurs belles maisons ; on distingue, entre autres, celle qui appartenoit à M. de Montigny, ancien trésorier des États de Bourgogne (1). Les rues sont larges, bordées de maisons bien bâties, parmi lesquelles il y a des hôtels magnifiques (2) : il est malheureux qu'on détruise plusieurs églises gothiques ; elles formoient un heureux contraste avec ces bâtimens modernes.

Dijon conserve encore trois églises consacrées au culte : Saint-Benigne, qui est la cathédrale; Notre-Dame et Saint-Michel, qui sont ses succursales.

Saint-Benigne est l'église la plus ancienne : sa flèche est très-hardie et très-élevée ; le portail est curieux ; D. Plancher en a donné la figure et une longue explication (3). On voit dans le fronton la Vierge en couche, et auprès d'elle une femme qui la soigne ; Jésus dans la crèche, le bœuf et l'âne l'échauffant de leur haleine, l'adoration des bergers, le voyage et l'adoration des mages : dans le haut du fronton est le Sauveur entre des Séraphins ailés ; aux quatre coins sont les symboles des évangélistes, l'ange, le bœuf, le lion et l'aigle : l'agneau se désaltère à la source du salut. L'ogive est remplie,

---

(1) *Suprà*, p. 220.

(2) COURTÉPÉE, tome II, 96 et 151, donne la description de tous ces hôtels.

(3) *Histoire de Bourgogne*, tome I.er, p. 503.

comme à l'ordinaire, de saints et d'anges qui célèbrent les louanges du Très-Haut : près de la porte étoient huit statues, parmi lesquelles on distinguoit celle de cette reine avec *un pied d'oie*, qu'on appelle pour cette raison la reine *Pédauque* (1). Cette figure a été détruite, ainsi que le bas-relief qui représentoit le martyre de S. Benigne ; il étoit dans le vestibule de l'église (2).

Au fond du chœur est une *Descente de croix* de Jouvenet. La plupart des mausolées de cette église ont été détruits : cependant on y voit encore ceux de *Rigoley de Puligny*, de *Benigne Fremiot* et de *Jean de Berbisey*, anciens magistrats du parlement.

Notre-Dame a une façade remarquable par son architecture ; les deux ordres de petites colonnes au-dessus du portail font un effet très-singulier. En allant voir cette église, nous traversâmes la cour de la maison commune : nous y vîmes des fragmens de frises, des portions d'inscriptions tumulaires hébraïques, qui ont été trouvés sous les murs de la Sainte-Chapelle, que l'on vient de détruire.

L'église Saint-Michel est digne d'être vue. Elle a trois portails : au pilier de celui du milieu, il y a une base en cul-de-lampe, sur laquelle étoit placée la statue de S. Michel terrassant le diable. Cette

---

(1) *Pes aucæ*.
(2) Il est figuré dans l'*Histoire de Bourgogne*, tome I.ᵉʳ, p. 520.

base est extrêmement curieuse à cause des bas-reliefs dont elle est ornée : sur la moitié qui est à la droite du spectateur, on voit des sujets tirés de la Bible ; Judith tenant la tête d'Holopherne, le Jugement de Salomon : l'autre moitié offre des sujets païens ou mythologiques ; Apollon debout, tenant la lyre ; Vénus et l'Amour ; Apollon Pythien, tenant une flèche dans la main droite et l'arc dans la gauche. Il y a en outre beaucoup d'autres ornemens et des arabesques finement travaillés. Au-dessous des bas-reliefs que je viens d'indiquer, on voit d'autres bas-reliefs très-petits, disposés comme les précédens ; c'est-à-dire que les sujets chrétiens sont à la droite, et les sujets mythologiques à la gauche : parmi ces derniers, on distingue Jupiter sous la forme d'un aigle enlevant Ganymède, et sous celle d'un cygne caressant Léda ; le centaure Nessus qui enlève Déjanire, Cacus qui dérobe les bœufs d'Hercule.

On voit encore dans l'église le mausolée de *Fyot de la Marche*, dans la chapelle Saint-Vincent (1).

L'objet principal de notre course étoit de visiter la bibliothèque, et nous nous y rendîmes. Cette bibliothèque est celle du ci-devant collége des Jésuites, qui a été donnée depuis à la ville. Elle occupe trois grandes pièces : les manuscrits, les

---

(1) Il étoit auparavant dans l'église Saint-Étienne. *Voyez* PAPILLON, *Bibliothèque des auteurs de Bourgogne*, I, 235.

éditions du XV.ᵉ siècle, et d'autres anciens livres, sont déposés dans une quatrième pièce, qui est plus petite. Une galerie supérieure se prolonge autour du corps de la bibliothèque, pour atteindre les *in-8.°*; en bas sont les *in-folio* et les *in-4.°* On estime que le nombre des volumes est de quarante mille. Il y a beaucoup de doubles; l'académie espéroit en obtenir pour compléter sa bibliothèque particulière (1).

---

(1) Parmi les éditions du XV.ᵉ siècle, nous remarquâmes:

1.° La première édition d'ARISTOPHANE; Venetiis, apud Aldum, 1498, in-fol. (Bel exemplaire, papier lavé et réglé, édition très-belle et très-rare.)

2.° Un APULÉE, Vicence, 1482, in-fol.

3.° *Epistolæ* FICINI, 1495, in-fol.

4.° VIRGILIUS *SERVII*, Venetiis, 1493, in-fol.

5.° LACTANTIUS, Romæ, 1470, in-fol.

6.° *Supplementum chronicorum vulgo appellatum* In omnimoda historia novissime congesta, *fratris* JACOBI PHILIPPI BERGOMENSIS, *religionis hermitarum divi Augustini decoris*; Venetiis, per Bernardum Rizum de Novaria, 1490.

7.° *Joannis* MESUE *Opera omnia, cum additionibus Petri* APPONI *medici probatissimi et Francisci* DE PEDEMONTIUM *ac* NICOLAI cum Servitore; *emendata accuratissime per eximium artium et medicinæ doctorem magistrum* ARCHANGELUM *Senensem.* Venetiis, 1484, sumptu Dionysii de Bertochis de Bononia.

8.° LUCANUS, *cum Io.* SULPITII *Verulani commentariis a proprio originali extractis, necnon* OMNIBONI *Vicentini diligentissime emendatis,* Mediolani, 1499, per Leonardum Pachel, in-fol.

9.° *Tractatus de proprietatibus rerum, fratris* BARTHOLOMEI

CHAPITRE XVIII.

Entre les fenêtres, il y a des bustes qui ornoient autrefois la salle de l'académie. Dans la première salle sont ceux de *Jean-Philippe Rameau*, de *Prosper Jollyot de Crébillon*, d'*Alexis Piron* et de

---

Anglici de ordine Fratrum minorum; impressus per industriosum virum Anthonium Koburger inclite Nurenberge civem, 1492, 20 die junii, in-fol.

10.° PLATINE *in vitas summorum pontificum ad Sixtum IV pontificem maximum preclarum opus*; impensa Antonii Koburger, Nurenberge impressum, III idus augusti consummatum, 1481, in-fol.

11.° *Philosophi Platonici*; Venetiis, apud Aldum, 1497, in-fol. (Edition très-rare. *Voyez* RENOUARD, *Annales de l'imprimerie des Aldes*, I, 17.)

12.° *Calculationum aureum opus* SUISETH *Anglici doctoris subtilissimi, per egregium artium et medicine doctorem magistrum Joannem* TOLLENTINUM *Veronensem diligentissime emendatum*; Papie, per Franciscum Gyrardengum, 1498, 4 januarii, in-fol.

13.° *Chronica chronicorum Francisci* HORTMANNI, 1493, in-fol.

14.° PTOLEMÆUS; Ulme, per Justum de Albano; Venetiis, per provisorem suum Joann. Reger, 1486, in-fol.

15.° LIVIUS; 1472, domo Petri de Maximis, in-fol.

Cette bibliothèque possède aussi quelques ouvrages chinois qui peuvent être intéressans; ils viennent de la collection de feu M. de Chamblan. En voici l'indication :

16.° Un livre de botanique de 218 pages, in-fol. oblong. Chaque feuillet contient 4 planches coloriées : sur la marge, à gauche et à droite, il y a le nom de chaque plante, sa description et le détail de ses vertus, en caractères chinois. Un volume manuscrit séparé, *in-4.°*, donne l'explication en latin du texte chinois qui est à côté des plantes.

17.° Cent six feuilles de dessins de machines chinoises, imprimés en bois sur papier de Chine, in-fol. oblong. Une note manuscrite dit que cet ouvrage est un don du P. de la Chaise.

Charles de Brosses ; on y voit aussi la pendule de l'académie.

Dans la seconde sont ceux de *Bossuet*, de *Buffon*, de *François-Claude Jehannin*, de *Pierre Jehannin*, de

---

18.° Autre ouvrage sur papier fin de la Chine, format long et étroit, et broché comme les livres des Chinois. Une note manuscrite qui s'y trouve, et le catalogue manuscrit de la bibliothèque, donnent l'indication suivante :

« Traduction du Catéchisme historique en langue siamoise, » par M. l'évêque de Metellopolis, qui me l'a envoyée de Siam en » 1688. Ce volume contient les huit premières leçons. »

19.° Deux volumes brochés à la manière des ouvrages chinois, et couverts de beau papier jaune. Ils ne renferment que des gravures en bois qui tiennent ensemble ; elles mériteroient d'être publiées. Voici la copie d'une note manuscrite placée dans un des volumes :

« Livre chinois, qui contient la description de la fête donnée en » 1752 à l'impératrice mère, à l'occasion de sa soixantième année. » Entrée de Peking dans la partie qu'on nomme la *Ville tartare*. » Observez qu'à l'occasion de cette fête on voit, ou dans les » rues, ou derrière les tentures qui les tapissent, le détail des » mœurs chinoises et de presque tous leurs usages : on remarque » les habillemens de tous les âges et de toutes les conditions ; la » manière de vendre, d'acheter, de monter et de se tenir à che- » val, de suspendre les voitures, d'atteler les chevaux, d'exposer » les marchandises dans les boutiques, de manger, de boire, de » s'asseoir, de jouer la comédie, de construire les maisons, les » ponts, les clos, de distribuer les rues, &c. &c. »

Selon le catalogue manuscrit, il doit encore exister dans cette bibliothèque un livre chinois qui donne la description de cette fête, dont les deux cahiers de gravures qui viennent d'être indiqués n'offrent que les figures sans explication.

Sébastien le Prestre de Vauban; on y remarque encore un globe terrestre et une sphère armillaire d'une assez grande dimension.

Dans la troisième grande salle sont les bustes de

20.° Livre chinois, avec des figures relatives au culte de Foë; relié en soie, 3 vol. in-fol. haut et étroit.

21.° Remarques historiques sur plusieurs pierres gravées et autres monumens d'antiquité du cabinet de M. DU TILLIOT, 1741. Ce manuscrit n'a rien d'important ; les monumens sont tous très-suspects, et les dessins inexacts.

22.° Beau manuscrit de VIRGILE, sur vélin, du XIIIe siècle, avec de belles vignettes ; entre autres, Virgile lauré, offrant à genoux son ouvrage à Auguste assis sur son trône : l'un et l'autre sont vêtus du costume usité au temps où a vécu le copiste.

23.° On conservoit dans cette bibliothèque, un recueil, en 5 volumes, de lettres originales adressées à l'abbé Nicaise par différens savans de toutes les parties de l'Europe, avec lesquels il étoit en correspondance. Voici la liste des principaux d'entre eux : *Gravius*, *Spanheim*, le P. Quesnel, le P. Kircher, le cardinal Barbarigo, le cardinal Bona, Suarez, Nicole, *l'abbé de la Trappe*, l'évêque de Pamiers, Huet, Bossuet, *Mabillon*, *la Monnoie* (ses lettres sont d'une très-belle écriture, et contiennent beaucoup de ses vers), l'abbé Bignon, le cardinal Noris, le coadjuteur de Glandève, le Poussin, Ménage, le P. Lamy de l'Oratoire, Bayle, Gisb. Cuper, le P. de la Chaise; M. de Cambray [Fénélon], 1697 ; Madeleine de Scudery, l'abbé de Gondy, Boisseau, l'abbé de Saint-Vincent, François-Paul Pezron, Pagi ; André, ex-provincial des Carmes; August. Lubin (à Rome); l'abbé d'Auberive; Lalane, abbé de Valcroissant ; l'abbé de la Bergère ; Joseph Maria, ci-devant évêque de Vaison, Rome, 1675 ; François de Camps, abbé de Signy; *Baillet*; Legouz, ancien président du parlement de Dijon; Maleteste, Blesy, Chifflet (Pierre-François), Richard de Grandmont, Baudot, Fleutelot, de Chevanes, *de Harouys*, Gueneau, Regnier-Desmarets, Raimond de la Renouillère, de la

CHAPITRE XVIII.

Voltaire, de *Charles Fevret*, de *Jean Bouhier*, de *Noël Bouton de Chamilly*.

M. Durande nous avoit parlé de quelques monumens qui devoient être dans une maison de campagne

---

Fond, le P. Ouvrart, de Court; Oudinet, garde du cabinet des médailles; Decharmes, *Leclerc*, *Bourdelot*, SPON, Begin (de Rochefort), Mich.-Ang. Ricci, Frà Giacomo Filipponi, l'abbé Boileau, F. Chappuy (ses lettres sont datées de Venise), Terson, Angelo Paciotto; frère Guy, religieux minime; Joachim Kühn, Raph. Fabretti, Lælia Colista, *Jean Patin* ; Johan de Witt; Frà Lodovico David, dont les lettres sont datées de Madrid ; Charles-Guillaume Velser de Neunhof (dat. de Venise), P. Filizio Pizzichio (dat. de Florence), *Filibien*, Rigor, *Galland*, Antoine Chouette, Thomassin Mazaugue, *Bosquillon*, Damette, *Leibnitz*, Morell, Turretin, Charles-Henri de Valois, Anisson.

N. B. Les noms imprimés en caractères italiques désignent les savans dont il y a un plus grand nombre de lettres.

Cette collection a été récemment placée à la Bibliothèque impériale.

24.º Livre latin, imprimé sur papier chinois, par les procédés de l'imprimerie chinoise. Il est intitulé : *Brevis relatio eorum quæ spectant ad declarationem Sinarum Imperatoris Kam-Hi circa cæli, Cumfucii, et avorum cultum, datam anno 1700 ; accedunt primata, doctissimorumque virorum, et antiquissimæ traditionis testimonia : operâ PP. Societ. Jesu, Pekini pro Evangelii propagatione laborantium.*

25.º Une bulle du pape Sergius, sur *papyrus*, et une autre du pape Jean, écrite sur la même matière. L'une et l'autre paroissent relatives à la Bourgogne : elles sont sous verre, dans un cadre suspendu dans la petite salle des anciennes éditions.

26.º Manuscrit du Voyage en Italie du président DE BROSSES, *in-*4.º Ces lettres ont été récemment imprimées.

Il y a encore dans cette même salle beaucoup de manuscrits relatifs à l'histoire de la province, à ses États, à son parlement, &c.

CHAPITRE XVIII.

à peu de distance de la ville ; il voulut bien nous conduire : MM. Leschevin et Antoine nous accompagnèrent encore.

Cette maison est à trois quarts de lieue de Dijon, sur la Norge ; elle appartient aujourd'hui à un cultivateur appelé M. *Chavet* ; elle a été possédée par M. de Lamare, savant distingué, auquel Papillon a consacré un long article dans sa *Bibliothèque des auteurs de Bourgogne* (1). On trouva quelques monumens dans les démolitions de l'ancien hôtel des monnoies : M. de Lamare les acquit, et les fit placer dans les murs de sa campagne, qu'on appelle *Coutairnon*.

La maison est entourée d'un fossé plein d'eau. Dans le mur de ce fossé, on a scellé plusieurs bas-reliefs ; mais ils sont placés de manière qu'on ne peut pas en approcher assez. Nous ne pûmes examiner que les inscriptions qui sont au revers du mur du côté de la campagne ; mais celles-ci ont été récemment barbouillées de plâtre et de chaux, et les lettres sont très-difficiles à distinguer. Le bas-relief qui est auprès du mur d'appui est le plus intéressant ; il représente le Jugement de Pâris : le prince berger, assis sous un arbre et coiffé du bonnet phrygien, présente la pomme à Vénus, qui est conduite par un Amour ; Pâris a son chien près de lui.

---

(1) Tome. II, p. 26. Il est mort en 1687.

La plupart des inscriptions sont dans l'ouvrage de M. Legouz (1); je rapporte ici seulement les deux suivantes, qu'il n'a pas copiées fidèlement (2):

DEO. MER QVRIO. D. AGRILIES. V. S. L. M.	L. IAE CERD VICTOR.

La porte d'entrée de la maison est décorée d'un très-joli bas-relief, qu'on regarde sans raison comme antique. Il représente un combat très-vif entre quatre cavaliers, dont deux tiennent une bannière, et quatre guerriers à pied : plusieurs de ceux-ci sont blessés; les chevaux sont tous très-animés, et l'ensemble a beaucoup de mouvement. Les cuirasses et les casques sont très-ornés : un des casques est paré de deux plumes d'autruche en forme d'aigrette. Ces casques sont d'une forme qui n'est pas celle qu'on remarque sur les monumens antiques ; il en est de même de celle des épées.

---

(1) Pl. XIII, n.º 3, pl. V, pl. VII.
(2) Pl. XII, n.ᵒˢ 1 et 4.

CHAPITRE XIX.

Maison de M. Richard de Vesvrottes. — Bas-relief et inscriptions. — Monument triomphal de Bellovèse. — Cabinet de M. de Vesvrottes. — Diptyque de Dijon retrouvé. — Tableaux de M. Wolfius. — Bibliothèque de M. Maret. — Cabinet d'histoire naturelle de M. Durande. — Chartreux. — Arquebuse. — Parc.

Messieurs Durande et Leschevin nous conduisirent dans la rue Chapelotte, chez M. Richard de Vesvrottes, fils de M. Richard de Ruffey, président de la chambre des comptes de la province de Bourgogne. Le jardin de cette maison paroît être un petit bois consacré aux *Muses lapidaires*. Le mur principal, qui est ombragé par de majestueux marroniers, présente un ensemble de quarante-deux monumens plus ou moins conservés, et qui tous ont été trouvés dans la ville de Dijon. Au milieu, on lit sur une table de marbre noir l'inscription suivante, en lettres d'or :

HÆC VETERUM MONUMENTORUM FRAGMENTA E RUDERIBUS PRIMÆVÆ URBIS DIVIONENSIS JUXTA TEMPLUM DIVI STEPHANI FELICITER ERUTA AD PUBLICAM UTILITATEM ET HORTORUM ORNAMENTUM ÆGIDIUS GERMANUS RICHARD DE RUFFEY IN SUPREMA RATIONUM BURGUNDIÆ CURIA PRÆSES EMERITUS SERVANDA CURAVIT ANNO M.DCC.LXXXI.

Il n'y a qu'un seul de ces monumens qui ait été publié : c'est le prétendu chasseur de M. Legouz de Gerlan, qui l'a fait graver d'après un dessin de M. du Tilliot (1). Mais la collection de manuscrits que M. du Tilliot a laissée à l'académie, nous a démontré le peu d'exactitude que cet amateur mettoit dans ses recherches. Ce prétendu chasseur est une Diane avec la tunique retroussée (2). Les caractères qui se lisoient autrefois sur le bord de la pierre, sont entièrement effacés, et l'on ne peut compter sur la fidélité de la copie que M. Legouz en a donnée.

Le morceau le plus curieux est un bas-relief placé au-dessous de l'inscription de M. de Ruffey. Il représente un sacrifice : on voit à gauche le sacrificateur voilé ; un *tibicen* paroît jouer de la double flûte, et à droite le *popa* a la *secespita* à sa ceinture ; près de lui est le bœuf qu'il doit sacrifier. Au milieu des trois figures est un petit autel sur lequel brûlent des parfums. Plusieurs monumens sont accompagnés d'inscriptions ; en voici quelques-unes :

```
        SABINIANVS
         MARCIANI
       .... SABINVS
          V. S.      (3)
```

(1) Pl. XXI.
(2) *Diana succincta.*
(3) *Votum Solvit.*

On voit dans une niche une femme en costume gaulois ; elle tient une corbeille remplie de fruits. On lit en haut :

D. M. MARTILLÆ BLANDI. FIL.

Autour d'une autre figure qui est voilée, on lit :

D. M. VEBRONIS BRIGI (1) FI.

Autour de deux figures, dans une niche :

MASCVLVS........ ET SABINA VXOR.

Dans une autre niche sont un homme et une femme debout qui se tiennent par la main droite : l'homme tient une bourse et un gobelet, la femme un rouleau. On lit :

.... VS. SASSONIS FIL. ET SABINA VXOR.

On a scellé dans ce mur beaucoup de fragmens d'une belle frise qui porte des attributs bachiques ; plusieurs autres fragmens représentent des figures dans des niches dont la partie supérieure est façonnée en coquille. M. Antoine a figuré dans une planche quelques-uns de ces fragmens, et dans une autre il a formé, par leur réunion, une espèce de portique en arcade (2), parce qu'il pense que ces pierres ont fait partie d'un monument triomphal élevé pour perpétuer

---

(1) BRIGII.

(2) *Découverte des ruines d'un monument triomphal qui a existé à Dijon depuis environ l'an 560 avant J. C., par* ANTOINE, *ancien ingénieur, dans les* n.°* 110 *et* 112 *du Journal des bâtimens et des arts, et séparément à Dijon, chez* Coquet.

le souvenir des victoires de Bellovèse en Étrurie. Sans m'appesantir sur les détails, il suffit de remarquer qu'au temps de Bellovèse il n'y avoit personne dans les Gaules qui pût exécuter un pareil monument, ni même en concevoir l'idée. Je suis fâché de contredire l'opinion d'un homme que j'aime et que je respecte; mais, d'après ce qu'on sait de l'histoire de l'art, elle n'est aucunement admissible.

M. Richard de Vesvrottes nous fit voir ensuite la collection de curiosités et d'antiques que son père avoit formée auprès de sa bibliothèque. Je reconnus aussitôt le *diptyque de Dijon*, qui a été gravé dans l'*Antiquité expliquée* de Montfaucon (1); il avoit appartenu autrefois à M. de Lamare, ensuite à M. du Tilliot, d'où il a passé dans le cabinet de M. Richard de Ruffey, père de M. Richard de Vesvrottes. On le croyoit perdu (2). Depuis ce temps il a passé au musée de Dijon.

Cette collection renferme encore quelques sceaux; quelques figurines, dont peu sont antiques; quelques peignes en bois et un en plomb à l'usage des églises (3), mais sans inscription; un habit de Bébé, nain du roi de Pologne.

---

(1) *Antiquité expliquée*, Suppl. tome III, page 240.

(2) M. COSTE croit en avoir retrouvé la seconde feuille à Besançon. Voyez sa *Dissertation sur le diptyque de Besançon*, dans le *Magasin encyclopédique*, an VIII, tome IV, page 444.

(3) *Suprà*, p. 97.

CHAPITRE XIX.

Il nous restoit à voir quelques collections particulières, et ce fut notre occupation. M. Wolfius, avocat, possède un assez grand nombre de tableaux : nous y remarquâmes une ancienne vue de Paris assez curieuse, parce qu'elle donne une idée de cette ville avant la construction du pavillon de l'Infante, et lorsque le Pont-Neuf étoit encore couvert d'échoppes ; une *Charité maternelle*, qu'il prétend être du Primatice : il paroît que c'est une copie du tableau de ce maître qui étoit à Fontainebleau.

Nous entrâmes, en passant, chez un marbrier ; nous trouvâmes dans son atelier un retable d'une fort jolie exécution qui représente l'histoire de la Passion : il mériteroit d'être replacé dans quelque église. J'espère qu'on aura retiré de chez ce marbrier les épitaphes du président Jehannin et du président Bouhier, dont il alloit faire des dalles.

M. Maret a formé avec goût une précieuse bibliothèque : il a une belle suite d'ouvrages sortis des presses modernes les plus célèbres ; il possède aussi quelques monumens de la typographie (1).

---

(1) Voici l'indication de quelques anciennes éditions et de quelques manuscrits qu'il nous fit voir :

1.° S. AUGUSTINUS, *de Doctrina christiana* (sine anno et loco), probablement avant 1466. — 2.° GERSON, *differens traités*, 1470. — 3.° CICERO, *de Officiis*, 1470. — 4.° PII II *Papæ Oratio contra Turcos*, 1470. — 5.° RODERICI ZAMORENSIS *Speculum vitæ humanæ*; editio vetus (sine anno et loco), characteribus Georgii Laver,

M. Durande possède aussi une bonne bibliothèque: elle est toute dirigée vers l'utilité, et contient un grand nombre d'ouvrages sur les sciences physiques et médicales, dont il s'occupe spécialement. Il a un riche cabinet de minéralogie, et une superbe collection de coquilles et de madrépores.

Nous revînmes à la maison commune, et nous

Romæ, ante ann. 1470. — 6.° Superbe Missel du XV.ᵉ siècle, manuscrit sur vélin, in-fol. avec beaucoup de belles vignettes, fait par ordre de Jean Rollin, cardinal évêque d'Autun : il est représenté dans la première vignette qui répond au premier dimanche de l'Avent; ses armes et sa devise, *Deum time*, sont souvent répétées, sur-tout aux grandes fêtes. Il mourut le 1.ᵉʳ juillet 1483. — 7.° *Breviarium Æduense*, 1480, imprimé sur vélin, gr. in-8.° — 8.° *Decreta Basiliensia et Bituriensia, quam Pragmaticam vocant, cum glossis Cosmæ* GUYMIER ; Parisiis, Joh. Bonhomme, 1486, petit in-4.° — 9.° *Liber de remediis utriusque fortunæ*, gr. in-8.° *sine anno et loco*, (vers 1470). — 10.° *Joannis* NYDER *Præcepta divinæ legis*; Parisiis, 1482. — 11.° *Ejusdem Consolatorium timoratæ conscientiæ*; Parisiis, per Ulric. Gering. 1478, in-8.° Il y a, dans le même volume, *Speculum aureum animæ peccatricis*, ibid. ap. eund. et G. Maynyal, 1480. — 12.° S. AMBROSII *de Officiis liber; ejusd. de Obitu fratris sui Satyri*; Mediolani, per Udalricum Scinzenzeler, impensa Philippi Lavagniæ, civis Mediolanensis, 1488, pet. in-4.° — 13.° *Tractatus contra dæmonum invocatores per fratrem Johannem* VIVETI, *ordinis Prædicatorum, inquisitorem apostolicum*; Carcassone (sine anno), in-4.°

M. Maret possède aussi un exemplaire manuscrit des *Lettres sur l'Italie* par M. DE BROSSES, dont on vient de publier à Paris une seconde édition, et dont il y a un autre exemplaire dans la bibliothèque publique.

vîmes dans la cour quinze fragmens d'antiquités qui ont été tirés des dernières fouilles faites en 1804, sous les murs de la Sainte-Chapelle. Ces fragmens sont d'un très-bon goût, ainsi que le prouvent les dessins que M. Desvoges a eu la bonté de m'envoyer; ils ne paroissent pas appartenir à un temps plus bas que celui des Antonins. On y voit huit fragmens d'une frise, avec des ornemens agréables *(pl. XIV, n.ⁿ 1, 2, 3, 4, 5, 6, 7, 8)*; des morceaux de corniche *(planche XV, n.ᵒˢ 9, 10, 11, 12)*. Ces divers fragmens font regretter que les administrateurs n'aient pas fait continuer les fouilles. On a encore trouvé une portion d'un beau sarcophage; un génie tient un côté du *titulus (ibid. n.º 13)*: des portions de figures; elles paroissent représenter des personnes en dignité; l'une tient un volume, l'autre une cassette, comme on en voit sur d'autres monumens de la même contrée *(ibid. 14)*. Le morceau le plus curieux est le quinzième : il semble que ce soit un intérieur de maison, dans lequel cinq personnages se livrent à des fonctions domestiques; derrière celles qui sont dans la partie supérieure, sont les gobelets qu'on remarque sur beaucoup de monumens gaulois et romains de cette contrée.

Toutes nos recherches étoient faites dans la ville, et nous nous préparâmes au départ. Les Chartreux nous auroient offert autrefois des sujets d'observation et d'étude : c'étoient là qu'avoient été inhumés plusieurs ducs de Bourgogne; on y remarquoit principalement les tombeaux de Philippe-le-Hardi, leur fondateur, de Jean-sans-Peur et de son épouse. Aujourd'hui ces monumens somptueux sont détruits; il n'en reste que quelques figures éparses; le soc a passé sur une grande partie du monastère qui les renfermoit (1).

Nous nous promenâmes à l'*Arquebuse*. C'est une petite maison avec un joli jardin planté à l'angloise: cet enclos servoit autrefois aux exercices de la compagnie de l'Arquebuse; aujourd'hui c'est une guinguette très-agréable. On y cultive beaucoup d'arbustes et de fleurs. Il y a, à l'extrémité du jardin, un arbre dont le tronc a au moins sept pieds de diamètre. La maison et le jardin ont été construits aux frais de M. de Montigny : c'est pourquoi l'on voit en plusieurs endroits des *M* entrelacées. Le rez-de-chaussée de la maison forme une galerie couverte,

---

(1) On trouve dans le *Voyage pittoresque de la France*, n.° 24, une vue de l'intérieur du chœur des Chartreux de Dijon, avec les tombeaux des ducs de Bourgogne, et une autre du tombeau de Jean-sans-Peur, prise du côté où il étoit vu dans le chœur de ces religieux.

Dans l'*Histoire de Bourgogne* de D. PLANCHER, tome III, page 204, on voit le tombeau de Philippe-le-Hardi; et page 526, celui de Jean-sans-Peur et de son épouse. Il y avoit à Paris un ouvrage splendide dans lequel ces magnifiques tombeaux ont été dessinés avec tous les détails. Il a existé long-temps dans les dépôts; j'ignore où il a passé.

où les promeneurs peuvent se retirer en cas de mauvais temps. M. de Montigny y avoit fait placer les bustes de *Jehannin, Piron, Bouhier, la Monnoie, Buffon* et autres célèbres Bourguignons. Pendant la révolution ils ont été brisés ; il ne reste plus que leurs noms écrits sur le mur.

Outre cette jolie promenade, la ville de Dijon en compte encore plusieurs autres, les remparts qui entourent la ville, et le cours qui conduit au parc.

Le parc est à un quart de lieue de la ville. Il appartenoit au prince de Condé ; la ville de Dijon l'a acheté depuis la révolution, et en a fait une promenade publique : il est composé d'allées régulières, plantées sur les dessins de Le Nostre ; la rivière d'Ouche coule à son extrémité et en fait la limite. Nous passâmes une soirée fort agréable dans cette jolie promenade, où nous fûmes conduits par M. Riouffe, préfet du département, dont l'esprit, naturellement vif, aimable et piquant, est encore orné par la lecture assidue des auteurs classiques, dont il fait ses délices. L'amitié m'unit à lui depuis long-temps ; et le plaisir que j'ai eu de le revoir, l'excellent accueil que j'en ai reçu, n'ont pas peu contribué à me faire trouver agréable le séjour de Dijon.

Tome I.   S

CHAPITRE XX.

Départ de Dijon. — M. Leschevin nous accompagne.
— Côte d'Or. — Vignobles. — Chambertin. —
Brochon. — Clos Vougeot. — Vosnes. — Romané. — Saint-George. — La Tache. — Abbaye
de Cîteaux — Nuits. — Beaune. — Bibliothèque. —
— Hôpital. — Piron. — Médailles d'or.

Nous avions quitté la route directe de Lyon pour voir Semur, Montbard et Dijon ; nous aurions dû à présent regagner cette grande route à Châlons : mais le desir de voir la célèbre colonne de Cussy, de visiter Autun, qui conserve encore de beaux restes antiques, et d'examiner en détail les usines du Creusot, nous fit encore prendre un autre chemin. M. Leschevin vouloit, comme nous, voir le Creusot, et faire, dans les montagnes qui entourent Autun, quelques excursions lithologiques : il proposa de nous accompagner ; et son aimable société a beaucoup augmenté le plaisir de cette agréable tournée.

Nous sortîmes de Dijon par le faubourg de l'Ouche. A peu de distance de la ville, on voit une des écluses du canal qui va de Dijon à Saint-Jean-de-Losne : ce canal n'est pas terminé ; il y manque encore cinq écluses. Nous suivîmes la route de Beaune. Après avoir fait une demi-lieue, on voit s'élever à droite, vers le sud-ouest, cette colline célèbre sur laquelle le divin Bacchus a étendu un tapis verdoyant et magnifique.

Cette montagne mérite à juste titre le nom de *Côte d'Or*, qu'elle a reçu pour l'excellence de ses vins et la richesse qu'ils produisent : on a toujours jusqu'à Beaune ce riant spectacle ; et chaque point que l'on aperçoit, est un cru qui jouit de plus ou moins de réputation. Après avoir passé *Chenone* et *Marcenay*, dont les vignobles sont estimés, et avant d'arriver aux *Baraques*, où est le premier relais, on voit le clos de *Chambertin*, dont les Anglois font un si grand cas : *Brochon*, où l'on recueille d'excellent vin d'ordinaire. Bientôt nous aperçûmes les beaux vignobles de *Morey* et *Chambolle*. Le nom de *Clos Vougeot*, écrit sur une porte en gros caractères, et qui devroit l'être en *lettres d'or*, ne tarda pas à exciter toute notre attention : ce vignoble doit son nom à la *Vouge*, qui coule à quelque distance, et que l'on traverse sur un petit pont ; il appartenoit autrefois aux religieux de l'abbaye de Cîteaux ; il a quatre cents arpens. MM. *Tourton* et *Ravel*, négocians très-considérés, en ont fait l'acquisition, et ils mettent un grand soin à son amélioration et à sa culture. Comme quelques parties du clos où le vin est d'une qualité inférieure, ont été replantées en grosses vignes, on a répandu que les propriétaires actuels cherchoient plus la quantité que la qualité ; mais c'est une calomnie qui n'a pas même de probabilité. Il est vrai que le nombre des terres cultivées en vignes augmente continuellement dans cette contrée : autrefois on ne pouvoit consacrer à cette culture que les terrains qui lui étoient propres ; aujourd'hui que les réglemens sur ce point ne subsistent plus, on plante souvent des vignes dans des terrains bas, où même l'eau séjourne quelquefois, et qui n'ont aucune des propriétés nécessaires pour les faire prospérer. Ceux qui achètent les produits de ces mauvais vignobles, peuvent croire et débiter que le vin de Bourgogne a dégénéré ; mais cela n'est nullement vrai pour les bons crus, encore moins pour le clos Vougeot, qui est cultivé avec plus de soin qu'il ne l'a jamais été : le vin qu'il produit ne se vend qu'en bouteilles, dont le prix est de six francs chaque. Les propriétaires en ont toujours en réserve cinq cent mille bouteilles : il y a du vin qui a jusqu'à douze ans ; passé ce temps, il ne seroit plus susceptible de se conserver.

Autrefois nous nous serions détournés de la route pour aller visiter la célèbre abbaye de Cîteaux, dont l'abbé étoit supérieur général de tout l'ordre, et ne dépendoit immédiatement que du pape. On y conservoit les tombeaux de tous les ducs de Bourgogne de la première race : ces monumens et l'église même ont aujourd'hui disparu.

Le clos Vougeot est celui dont la réputation est le plus répandue : mais à peu de distance, en allant à Nuits, on en trouve un autre qui mérite bien de partager sa célébrité ; c'est celui de *Vosnes*, dont M. Basire est propriétaire.

CHAPITRE XX.

Ces noms me rappellent les disputes qui renaissent toujours à chaque banquet entre les Bourguignons, sur la supériorité de leurs crus : ces débats sont souvent très-animés ; ils se terminent quelquefois par des paris assez considérables, pour lesquels on nomme, de chaque côté, des juges ; ceux-ci ne décident que sur les pièces du procès.

Bientôt nous fûmes au second relais, Nuits, lieu renommé aussi et pour ses vignobles et pour l'immense commerce qu'on y fait des dons de Bacchus. Ses vins sont devenus célèbres depuis la maladie de Louis XIV, en 1680, lorsqu'on lui fit l'opération de la fistule. Les médecins lui ordonnèrent le vieux vin de Nuits pour rétablir ses forces. Le prix de ces vins, modique d'abord, a augmenté sensiblement ; et l'on en exporte à présent une quantité considérable. Le négociant le plus riche et le plus accrédité est M. Marey, à qui l'on peut s'adresser avec confiance pour avoir de ses vins et de tous ceux de la Côte d'Or. Nuits est une petite ville bâtie au pied d'une colline, sur les bords du *Meuzin* : c'est sur cette colline, appelée *côte Nuittone* ou *coteau de Nuits*, que croissent les excellentes vignes qui font la réputation de cette petite ville, où tout annonce l'aisance (1).

Le revers de cette côte si riche est couvert de

---

(1) Il y a un mémoire très-étendu sur Nuits, dans les *Nouvelles Recherches sur la France*, par M. HÉRISSANT, tome II, p. 83.

forêts, dont les bois servent à l'exploitation des mines de fer, et le superflu au chauffage de Paris.

La Côte d'Or produisoit autrefois beaucoup de châtaigniers ; M. Antoine nous a dit qu'il se ressouvenoit encore d'en avoir vu. C'est une singularité assez remarquable, qu'à présent le châtaignier n'y réussit plus ; différentes personnes ont essayé en vain d'en planter. Le même phénomène a été aussi observé ailleurs relativement aux marroniers, dans un terrain qui, pendant long-temps, en avoit produit ; il n'a plus été possible d'en faire venir lorsque la première plantation a été coupée.

La Côte d'Or finit à Vosnes ; mais les vignobles que l'on rencontre jusqu'à Beaune jouissent encore d'une juste célébrité : *Romané*, *Saint-George*, *la Tache*, sont dans les environs.

En sortant de Nuits, après avoir traversé le Meuzin, on rencontre une croix ; elle indique le chemin qui conduit à la fontaine minérale de Courtavan ; et après avoir fait encore six milles dans un pays plat et uni, on arrive à Beaune. Comme nous ne voulions pas continuer la route jusqu'à Châlons, nous nous arrêtâmes dans le faubourg ; et pendant qu'on apprêtoit le dîner, nous allâmes visiter la ville. Elle est de forme ovale et bien bâtie : les rues sont assez spacieuses ; un joli vauxhall, construit à la porte, un beau jeu de paume dans l'intérieur, de jolies promenades sur les remparts et au-dehors, servent aux plaisirs des habitans (1). Nous y entrâmes par la porte neuve, qui est d'une assez bonne architecture (2).

Nous desirions voir la bibliothèque, et nous eûmes beaucoup de peine à trouver le bibliothécaire. Après bien des recherches, nous sûmes qu'il étoit dans un café, et nous allâmes l'y chercher : il quitta sa partie de *domino* avec une extrême complaisance ; mais nous vîmes que quelques amis, inquiets que des étrangers fussent venus le troubler dans une occupation aussi grave, le suivoient de loin. La bibliothèque est une salle carrée, assez jolie ; mais elle ne contient aucun ouvrage important.

Beaune est située sur un sol calcaire, dans une position heureuse pour le commerce, entre Châlons, Dijon et Autun, et à trois lieues de la Saone. La fontaine d'Aigue, qui est auprès de la ville, est agréablement décorée ; et c'est un lieu de promenade (3). Cette fontaine, et la Boujoise ou Bourgeoise, petite rivière qui prend sa source à un quart de lieue, fournissent de l'eau aux habitans. Le château n'offre plus que des ruines (4).

L'église Saint-Pierre est la plus belle (5) : mais l'édifice le plus remarquable est le magnifique hôpital

---

(1) *Voyage pittoresque de la France*, n.º 29.
(2) *Ibid.* n.º 21.
(3) *Ibid.* n.º 28.
(4) *Ibid.* n.ºˢ 62 et 63.
(5) *Ibid.* n.º 21.

fondé en 1443 par Nicolas Rollin, chancelier de Philippe duc de Bourgogne; c'est de lui que Louis XI disoit : *Il est très-juste qu'ayant fait tant de pauvres, il ait construit un hôpital pour les loger.* La cour de cet hôpital offre des restes de cette architecture dite gothique, qui sont d'un effet très-pittoresque. Il faut dire à la gloire des habitans de Beaune, que cet asile de la souffrance et du malheur est très-bien entretenu, et qu'ils y attachent une grande importance.

L'animosité des Athéniens contre les Thébains n'est pas plus célèbre que celle des habitans de Dijon contre ceux de Beaune. A en croire les Dijonnois, l'air seul du pays est abrutissant; et c'est à qui racontera les simplicités beaunoises les plus ridicules. La querelle de Piron avec les habitans de Beaune n'a pas peu contribué à fortifier cette opinion. *Genus irritabile vatum!* Les chevaliers de l'arquebuse de Beaune avoient gagné le prix en 1715; Piron, qui habitoit alors Dijon sa patrie, les tourna en ridicule dans une ode burlesque. Quinze mois après, les Beaunois rendirent le prix. Les amis de Piron lui conseillèrent de ne point aller à Beaune : il méprisa leur avis; et il pensa lui en coûter cher, ainsi qu'il le dit lui-même (1). On commença par des insultes, des menaces; Piron

---

(1) *Voyage de Beaune*, par PIRON, dans le recueil des *Voyages en France*, par M. LA MESANGÈRE, tome IV, page 149.

et un feu roulant de bons mots, de calembourgs et d'épigrammes. Ses amis voulurent l'emmener; il résista. Allez, dit-il,

> Allez : je ne crains pas leur impuissant courroux ;
> Et quand je serois seul, je les bâterois tous.

Piron rencontra dans une rue un âne auquel il attacha sur l'oreille la cocarde verte des chevaliers Beaunois, en lui disant, *Marche au but*. Alors la fureur contre lui fut à son comble. Le lendemain, il eut l'imprudence de se montrer au spectacle : il étoit au parterre; tous les jeunes gens se rangèrent sur le théâtre, et l'accablèrent d'injures ; on eut bien de la peine à commencer la pièce ; enfin elle alloit être achevée, lorsqu'un jeune Beaunois, impatienté du bruit que l'on faisoit, s'avisa de crier : *Paix donc, on n'entend rien. Ce n'est pourtant pas faute d'oreilles*, répliqua Piron. Aussitôt sa perte fut jurée; il fut poursuivi dans les rues à coups d'épée et de bâton ; et peut-être auroit-il péri, si un honnête bourgeois n'avoit eu l'humanité de lui ouvrir sa porte et de lui donner un asile. Depuis ce temps, Piron composa contre les habitans de Beaune une foule d'épigrammes, et les Dijonnois ont pris plaisir à l'imiter. Tous les jeux de mots auxquels peut donner lieu la comparaison d'un sot avec un âne, ont été employés jusqu'à la satiété et d'une manière plus ou moins ingénieuse.

Cette opinion sur la simplicité des Beaunois est-elle fondée? J'avoue qu'après en avoir tant de fois entendu parler, et avoir lu les mille naïvetés qu'on en raconte, il m'a été difficile de me défendre d'un peu de prévention; et dans le peu de temps que nous avons passé à Beaune, rien n'a été propre à la faire cesser : il nous sembloit que personne ne répondoit juste aux questions que nous faisions. Mais comment juger de l'esprit des habitans d'une ville en si peu de temps! Ne faisons pas comme ce voyageur anglois, qui écrivit sur son *album* qu'à Blois les femmes sont rousses et acariâtres : et sur quoi avoit-il ainsi condamné tout le sexe blaisois? il n'avoit vu que la maîtresse de son auberge.

Quand on admettroit que les Beaunois ont en général l'esprit lourd et la conception tardive, il n'y a point de règle sans exception : ils peuvent citer avec orgueil quelques hommes très-distingués, et principalement M. le sénateur Monge, à qui la géométrie, la physique et la chimie doivent tant de découvertes, et que la France compte au nombre de ses premiers savans. On avoit trouvé, quelques mois avant notre passage, dans le lit de la Bourgeoise, un grand nombre de médailles d'or; il y en avoit pour 60,000 francs : on refusa l'offre de quelques particuliers qui proposoient d'en payer le poids; toutes ont été fondues, malgré les réclamations de M. Guiraudet, alors préfet du département.

CHAPITRE XXI.

Route d'Autun par la traverse. — Pomard. — Volnay. — Meursault. — Marbrières de Saint-Romain. — Château de la Rochepot. — Considération sur la destruction des monumens. — Nolay. — Cussy. — Colonne romaine. — Auvenet. — Pétrifications. — Val de Vauchignon. — Épinac. — Verrerie.

Nous ne voulions pas nous rendre directement à Châlons par la route ordinaire; notre intention étoit d'aller à Autun, et de visiter en passant la célèbre colonne de Cussy. De Beaune à Autun il y a environ dix lieues par une route de traverse; nous fîmes un accommodement avec le maître de poste pour nous y conduire.

En quittant Beaune, nous traversâmes encore des vignobles célèbres, *Pomard*, *Volnay* et *Meursault* (1), dont le vin blanc est renommé, sur-tout à cause de la propriété qu'il possède de se mêler avec les vins rouges sans les altérer, quoiqu'il ne soit pas fait de raisin noir comme le vin de Champagne. Bientôt nous vîmes *Saint-Romain*, dont les marbrières fournissent aux embellissemens des maisons et des églises de toute la Bourgogne.

---

(1) Il y a dans le *Voyage pittoresque de la France*, Bourgogne, n.° 64, une vue de ce vignoble.

Plus loin, à notre droite, nous aperçûmes sur une hauteur les ruines pittoresques du vieux château de *Rochepot*: la roche sur laquelle on l'a construit est taillée à pic, et n'est accessible que d'un côté ; on l'appeloit autrefois la *Roche-Nolay*. Ce château avoit été bâti dans le XIII.ᵉ siècle par Alexandre de Bourgogne, prince de la Morée. René Pot, dont il a pris le nom, y fit ajouter de nouvelles fortifications. Comme nous passions, la pioche et le marteau faisoient tomber ce monument du moyen âge. Une jolie gravure du *Voyage pittoresque de la France* (1) le représente dans son ancien état.

Si l'on réfléchissoit combien il faut de siècles pour donner aux monumens ce vernis d'antiquité qui leur attire l'attention et le respect, on mettroit quelques barrières à cette fureur de détruire. Les demeures des paladins, les monumens de la piété de nos pères, les anciens châteaux, les vieilles églises, jettent de la variété dans les paysages, sont un objet de distraction et d'intéressant souvenir pour le voyageur, et contrastent d'une manière piquante avec les habitations somptueuses bâties d'après les règles de l'architecture moderne. Ces lieux, consacrés par la tradition, rappellent d'anciens événemens, et tiennent à l'histoire du pays. Je conçois que la commodité et la sûreté publiques doivent l'emporter

---

(1) Bourgogne, n.º 22.

sur toute autre considération ; il est certain aussi qu'on ne peut contester à un propriétaire le droit d'abattre un vieux château qui lui déplaît, pour le remplacer par un autre plus moderne dont la distribution soit plus commode : mais le plus souvent on détruit pour détruire, ou seulement pour avoir des matériaux, qui, dans les lieux où la pierre est aussi abondante que dans la Bourgogne, dédommagent à peine des frais qu'il en coûte. Ce n'est pas pour bâtir à la place qu'ils occupoient, c'est uniquement pour en avoir les matériaux, qu'on a démoli, peu de temps après notre passage, le château de Montfort et celui de Rochepot, qui présentoient un aspect si pittoresque.

Sans doute on ne doit rien dépenser pour restaurer les châteaux et les églises qui tombent en ruines ; mais n'est-ce donc rien qu'une belle ruine ! Celui à l'esprit de qui elle ne parle pas, ne doit jamais regarder un paysage. Les Anglois pensent sur ce point bien autrement que nous : leurs antiques abbayes, les vieilles demeures de leurs pères, sont conservées avec un religieux respect ; ils se plaisent au coup-d'œil romantique que ces constructions gothiques donnent à la campagne ; ils les décrivent avec soin, et en conservent le souvenir par des gravures qui les représentent dans leurs différens états (1).

―――――――――――――――

(1) Voyez GROSE, *Antiquities of England, Antiquarian Repertory*, et les nombreuses descriptions de l'Angleterre et de ses provinces.

N'étoit-ce pas un ornement pour les villes, que cette multitude de clochers, ces hautes tours, qui se perdoient dans les nues, et dirigeoient de loin le voyageur qui soupiroit après le repos ? Dépouillées de cet ornement, leur aspect devient insignifiant et monotone. Je voudrois que le Gouvernement mît un frein à ces dévastations ; que personne ne pût abattre un ancien édifice sans avoir donné ses motifs au préfet de son département, qui veilleroit à le faire conserver s'il le jugeoit convenable. Si l'on ne prend cette mesure, la France n'aura bientôt plus de monumens qui puissent attester son antique existence.

Nous arrivâmes à *Nolay* à la chute du jour. Dieu préserve le lecteur de descendre chez M. Potet, aubergiste du *Cheval blanc*, dont l'accueil est aussi désobligeant que sa maison est malpropre et sa cuisine dégoûtante ! Nous le priâmes de nous faire avoir, pour le lendemain, une voiture qui pût nous conduire à la colonne de Cussy ; il nous refusa inhumainement sa carriole qui étoit sous la remise : nous ne pûmes pas même obtenir de lui des selles pour monter les chevaux qui nous avoient amenés. Nous avions pris par cette maudite traverse pour voir la colonne ; il fallut nous résoudre à faire le chemin à pied.

A quatre heures du matin nous nous mîmes en route avec un guide, par un chemin pierreux et fatigant. Après avoir marché trois heures, nous arrivâmes au village d'Ivri, près du château de

Corrabœuf (1). Auprès de ce château il y a une carrière de pierres calcaires, qui contient, outre des pétrifications ordinaires, de très-gros nautiles. A une lieue de là est le village de Grammont, où a été trouvé l'énorme poisson pétrifié que l'on voit au Musée d'histoire naturelle. Les environs nous offrirent un aspect très-pittoresque : c'est un vallon délicieux, qui étoit alors éclairé à moitié par les rayons du soleil ; un troupeau rassemblé dans le fond, un autre dispersé sur le penchant de la montagne, ajoutoient encore au charme de ce riant paysage. Enfin nous aperçûmes la colonne qui étoit le but de notre excursion. Le plaisir de voir ce beau monument nous dédommagea de toutes nos peines.

Cette colonne a été décrite un très-grand nombre de fois ; mais elle a toujours été mal figurée : on a copié les dessins publiés par Montfaucon, et la figure qu'il en donne est entièrement inexacte (2). M. Pasumot l'avoit dessinée et gravée avec un très-grand soin ; sa gravure n'a pas été publiée ; il vouloit l'accompagner d'une dissertation : mais cet estimable

---

(1) Ce château est figuré dans le *Voyage pittoresque de la France*, Bourgogne, n.º 64.

(2) *Antiq. expliq.* Supplém. tome II, page 214. Ce dessin a été reproduit dans le *Magasin encyclopédique*, année 1805, tome IV, page 330. La gravure du *Voyage pittoresque de la France*, Bourgogne, n.º 16, donne une idée absolument fausse de la colonne, et pour les détails, et pour les proportions.

savant est mort avant d'avoir pu la faire paroître. J'ai cru devoir reproduire cette gravure, qui est d'une parfaite exactitude. *(Pl. XVI , n.° I.)*

La colonne est située au milieu des champs, dans un fond, et entourée de montagnes de tous les côtés: on ne l'aperçoit qu'à une très-petite distance, après être sorti du village de Cussy (1). Le soubassement *(ibid. n.^s I et II)*, est composé de trois assises, dont chacune n'est que d'un bloc dans toute l'épaisseur du monument (2) : la base forme une espèce de carré dont les angles sont coupés, et qui a une rentrée demi-circulaire sur chacune des faces principales *(n.° II)* ; la corniche dont elle est surmontée est d'un seul morceau. Au-dessus de cette base, est posée une espèce d'autel octogone *(ibid. n.° I)*, qui présente, sur chacune de ses huit faces, la figure d'une divinité:

---

(1) M. Pasumot a représenté fidèlement jusqu'au nombre des assises de pierres. Cette fidélité est d'autant plus nécessaire, que ce beau monument est dans un lieu très-isolé, qui n'est voisin d'aucune route ; il est difficile d'y arriver : c'est pourquoi il a été très-peu visité.

(2) Il est évident que cette énorme grandeur des pierres, qui forment toujours une assise, a préservé le monument d'être détruit, mais il doit sur-tout sa conservation au bon esprit des habitans. Un seigneur de ce village avoit eu le projet de faire enlever la colonne, et de la replacer sur la grande route de Lyon. Les habitans lui firent, à ce sujet, des représentations, et l'affaire n'eut point de suite. Ils appellent ce monument *leur colonne*, et ont donné son nom à leur village, qu'ils appellent *Cussy-la-Colonne*.

cet autel est composé de deux pièces ; la plinthe qui le supporte, et la corniche dont il est surmonté, sont formées chacune d'un eseule pierre. *(Pl. XVI, n.º III.)* Au-dessus s'élève le fût de la colonne : il est orné, à sa partie inférieure, de rhombes dans lesquels il y a une rosette, comme on en voit à quelques plafonds ; sa partie supérieure est décorée d'une sculpture en forme d'écailles. Ce fût, compris les tores du pied, est de quatre morceaux. Le haut de la colonne manque. Ainsi ce monument est, en tout, composé de douze pièces, depuis le niveau de la terre jusqu'à son sommet actuel.

M. Lejeune, maire de Cussy, nous conduisit dans sa maison. Nous vîmes dans sa cour une grande pierre : c'est un peu plus de la moitié d'un très-grand disque, qui, selon lui, a servi autrefois de couronnement à la colonne que je viens de décrire ; et il paroît en effet avoir eu cette destination. *(Pl. XVI, n.º VI, VII, VIII.)* La partie de ce disque qui existe encore, offre sur le bord six élévations assez semblables aux cornes qu'on remarque à quelques autels carrés. Son centre présente un petit exhaussement circulaire ; la surface est unie et grossièrement travaillée. Au-dessous de chaque corne il y a une petite excavation qui ressemble à une rainure ou gouttière. Vers le centre du disque, l'épaisseur est plus considérable que sur les bords.

Le diamètre de ce couronnement, d'un bout à l'autre, est de sept pieds. Il paroît que les cornes dont il vient d'être question correspondoient aux différentes faces de la base ; ce qui fait que leur distance est inégale : du milieu d'une corne au milieu de l'autre, il y a alternativement deux pieds et deux pieds six pouces. *(Pl. XVI, n.º VI.)* Le bord de ce disque a dix pouces d'épaisseur, et treize aux places où sont les cornes.

Pour mieux examiner ce couronnement, nous le fîmes soulever par quelques ouvriers. Ces braves gens, satisfaits de ce que nous faisions pour un monument auquel ils paroissent attacher beaucoup d'importance, ne vouloient point prendre de salaire pour leur peine ; nous ne pûmes leur faire accepter qu'un léger *pour-boire*. La conduite de ces hommes contraste beaucoup avec celle des habitans de l'antique *Augustodunum*, la ville d'Autun, dont il sera question dans le chapitre suivant.

Nous leur demandâmes des renseignemens sur le chapiteau qu'on nous avoit dit être à la grange d'Auvenet. Quelques-uns disoient que ce n'étoit qu'une pierre unie, sans figures ni ornemens ; un vieillard soutenoit au contraire, de la manière la plus positive, que cette pierre offroit plusieurs têtes et divers ornemens.

Avant de quitter M. Lejeune, il nous montra encore trois pierres sépulcrales gauloises *(pl. XVII,* n.ºs 5, 6 et 7), encastrées dans le mur de sa maison; la figure qui se voit sur deux de ces pierres (n.ºs 5 et 7), tient une espèce de gobelet, ainsi que nous en avons remarqué sur plusieurs bas-reliefs à Dijon.

Nous prîmes ensuite le parti d'aller encore jusqu'à la grange d'Auvenet, située à une bonne lieue de Cussy, sur-tout en passant par Ivry, route par laquelle notre guide nous conduisit. Toute cette pente est couverte d'une prodigieuse quantité de débris d'astérites et de méduses; on y trouve quelquefois des astérites entières. Ces pétrifications ont pour base une pierre jaunâtre : c'est un véritable marbre, qui reçoit un assez beau poli.

C'étoit peut-être proposer un défi trop fort à nos estomacs, que de partir à jeun à quatre heures du matin, pour aller gravir des montagnes jusqu'à dix heures et demie sans rien prendre : aussi nous arrivâmes exténués à la ferme d'Auvenet, qui appartient maintenant à M. Guillemardin. Nous réparâmes nos forces épuisées; et nous allâmes ensuite visiter le chapiteau, dont on a fait une margelle de puits.

Le puits auquel on l'a appliqué, est dans les champs, hors de l'enceinte de la ferme. Le chapiteau a été creusé au milieu, afin qu'il pût servir à l'usage auquel on l'a destiné : c'est ce qui le fait appeler par les gens de la ferme, *la lampe;* dénomination qui vient de l'ancienne opinion qui faisoit regarder la colonne de Cussy comme un phare : mais comment auroit-on placé un phare dans le fond d'un vallon!

Ce chapiteau (*pl. XVI, n.º IV, a, b, c, d*) est d'ordre corinthien ou composite : sa hauteur est de vingt et un pouces ; sa largeur, de chaque côté, est de trois pieds et demi à la partie supérieure, et de deux pieds dix pouces à la partie inférieure. Chaque face est ornée d'une tête : j'y distinguai celle d'un Faune imberbe avec de longues oreilles *a*, celle d'un vieux Silène barbu *b*, celle du soleil entourée de rayons *c*, et une quatrième *d* qui est entièrement effacée. Le reste de chaque face est couvert de feuilles d'acanthe. Les quatre becs entre les têtes *a, b, c, d*, remplacent les volutes du chapiteau. A la partie supérieure du bec placé au sud-ouest, on remarque une rainure (*pl. XVI, n.º V*), qui peut-être a fortifié l'opinion que c'étoit la lampe d'un fanal : on aura pensé que cette rainure servoit pour y placer la mèche. La forme générale du chapiteau vu en-dessus est figurée *planche XVI, n.º V*.

Il paroît, d'après cela, que ce chapiteau appartenoit à la colonne de Cussy, et que le disque déposé dans la cour du maire couronnoit le tout, de façon que les cornes étoient tournées vers le ciel : la petite élévation qu'on remarque au centre de ce disque, étoit probablement destinée à supporter l'urne qui renfermoit les cendres, si, comme on le croit, cette colonne étoit un monument sépulcral.

Avant de quitter la ferme d'Auvenet, il nous faut examiner les huit figures qui ornent la colonne, et qui sont très-fidèlement gravées sur la *pl. XVII, n.° 8*. Si l'on veut comparer ce dessin avec celui de Montfaucon (1), qui a malheureusement servi de guide à tous ceux qui se sont occupés de cette colonne, on verra que jamais on n'a pu s'en faire une idée vraie.

Ces figures sont dans des niches légèrement creusées, dont la voûte est alternativement cintrée ou en pointe, et le pourtour décoré de ces espèces de palmettes qu'on appelle communément étrusques, et qui appartiennent au genre arabesque.

La première figure *(pl. XVII, n.° 8, I)* est celle d'Hercule; il porte la massue et la peau de lion.

La seconde *(ibid. II)* est celle d'un captif: il est vêtu du *sagum* gaulois; sa tête est nue et barbue; ses mains sont enchaînées.

Minerve casquée *(ibid. III)* a près d'elle la chouette perchée sur un bâton, et à ses pieds un tronc coupé, peut-être un tronc d'olivier: ce seroit

---

(1) MONTFAUCON, *Antiquité expliquée*, Supplément, tome II, page 224, a donné ces figures dans un autre ordre: il commence par celles de Minerve, Junon, &c.; et il termine par celle du captif, en allant du sud vers l'est. M. PRUNELLE a suivi l'ordre des figures en allant du sud-ouest vers le nord; il commence par le captif, Hercule, &c., et il termine par Minerve. Voyez le *Magasin encyclopédique*, 1805, t. IV, p. 330.

un symbole heureux des douceurs de la paix qui ont succédé aux horreurs de la guerre. Minerve porte la main droite à sa tête : cette attitude de la réflexion convient à la déesse de la prudence. On pourroit présumer que l'ordre de ces figures indique que le chef barbare *(ibid. II)* a été vaincu par la force et la sagesse du général *(ibid. I)* à qui ce monument a été élevé.

La reine des dieux, Junon, paroît ensuite *(ib. IV)*. Cette déesse de l'union conjugale a la tête couverte du voile de matrone : elle tient dans la main gauche la haste pure, c'est-à-dire sans fer, signe de l'empire qu'elle exerce ; dans sa main droite est la patère, symbole du culte qu'on rend à sa divinité ; à ses pieds est le paon, qui lui est consacré.

Le puissant maître de l'Olympe est auprès de son auguste épouse *(ibid. V)* : il est nu ; son manteau est sur sa cuisse, et il tient la haste dans sa main droite : c'est ainsi que ce dieu est le plus communément représenté. M. Prunelle (1) a fait de judicieuses observations sur les représentations de Jupiter sans barbe : mais, si son dessin eût été plus exact, il se seroit épargné ses savantes recherches ; car, sur la colonne, Jupiter est figuré barbu.

Ganymède *(ibid. VI)*, coiffé du bonnet phrygien, est auprès du dieu dont il est l'échanson ; il présente

---

(1) *Magasin encyclopédique*, année 1805, t. IV, p. 324.

dans une patère l'ambroisie à l'aigle de son maître. Il pourra paroître extraordinaire de voir ici Jupiter entre Junon et Ganymède : mais ce n'est pas le seul exemple de cette singulière association ; on la retrouve encore sur quelques monumens, et sur un marbre que je publierai en parlant de la ville de Bordeaux.

La septième figure *(ibid. VII)* est aujourd'hui entièrement fruste. J'ai vu à ses pieds un animal qui a l'air d'être un chien. M. Pasumot a fait de cette figure une Diane ; il a cru retrouver l'indication du carquois : mais on n'a point d'exemple que la déesse de la chasteté ait été représentée nue. Après un examen attentif, j'ai pensé que ce pouvoit être Bacchus, et que l'animal qu'on voit à ses pieds est sa panthère favorite ; c'est ce qui me paroît le plus probable : mais l'extrême dégradation de cette figure ne me permet pas de rien assurer. Au surplus, il importe peu, pour l'ensemble du monument, que l'on voie ici Diane ou Bacchus.

Une nymphe *(ibid. VIII)* qui tient d'une main l'urne d'où son onde s'échappe, et de l'autre la rame qui sert à se conduire sur les flots, est la dernière de ces figures. Elle a sur la tête une espèce de croissant ; mais il n'est pas très-caractérisé sur le monument : au reste, les cornes sont un attribut des fleuves. M. Prunelle, dans son ingénieuse dissertation, pense que cette nymphe est une de celles qui présidoient aux fontaines, et qu'elle rappelle les bienfaits que les Autunois avoient reçus de leurs empereurs par la construction des aqueducs. Cependant la rame sur laquelle elle s'appuie ne peut permettre cette explication : il faut donc reconnoître ici la divinité d'un fleuve ou d'une rivière navigable ; probablement celle de la Saone (1).

Voyons actuellement quelle peut avoir été la destination de cette colonne. Le P. Lempereur (2) veut que ce soit le tombeau d'un prince gaulois. Mais il n'y a là aucune figure qui soit dans la manière des Gaulois, et qui ait un rapport particulier à leur religion : à l'exception du captif, ce sont des divinités romaines, avec les attributs sous lesquels on les voit dans tous les anciens ouvrages de l'art. D'ailleurs, au temps où l'on auroit pu élever un pareil monument à un prince gaulois, l'architecture étoit

---

(1) Aujourd'hui cette figure est très-dégradée. Je n'y ai distingué aucun des attributs dessinés par M. Pasumot ; je n'y ai vu qu'une femme qui tenoit un voile, et j'ai pensé que ce pouvoit être Vénus. Mais j'aurai pris pour le voile l'onde qui sort de l'urne. M. Pasumot a fait son dessin en 1771, il y a trente-quatre ans ; il étoit attentif et exact, et l'on peut s'en rapporter à son observation.

(2) A la page 29 de sa *Dissertation sur les tombeaux antiques qu'on voit à Autun et aux environs*, insérée dans son recueil de *Dissertations historiques sur plusieurs sujets d'antiquité*. Paris, 1706, in-12.

CHAPITRE XXI.

encore ignorée dans cette contrée, où l'on ne savoit construire que des huttes (1).

Thomassin (2) et Germain (3) pensent que c'est une colonne triomphale érigée à Jules-César après la défaite des Helvétiens près d'Arnay ; mais le style de la colonne ne convient nullement à cette époque de l'histoire, et nous verrons tout-à-l'heure des preuves que ce monument est beaucoup moins ancien.

Selon Moreau de Mautour (4), cette colonne a été érigée à l'empereur Claude ; mais on peut faire, sur cette opinion, la même observation que sur la précédente.

Montfaucon la regarde comme un monument de la religion de quelque Gaulois, et prétend qu'elle doit être mise au rang des temples octogones de ce peuple. J'ai déjà répondu à cette opinion, qui est à-peu-près la même que celle du P. Lempereur ; et nous verrons, quand je donnerai la description de Montmorillon, à la fin de cet Ouvrage, ce qu'on doit penser de ces prétendus temples octogones.

M. Prunelle, jeune homme qui joint à une étude

---

(1) Il suffit, pour s'en convaincre, de comparer ce beau monument avec les figures gauloises qui sont dans la cour du maire de Cussy, et qui sont gravées *pl. XVII, n.os 5, 6, 7.*

(2) *Lettre en forme de dissertation sur la découverte de la colonne de Cussy.* Dijon, Defay, 1725, in-8.º

(3) *Mélanges historiques et philologiques* de MICHAULT ; Paris, Tilliard, 1782, in-12 ; tome II, p. 177.

(4) *Mercure de France*, juin 1726, p. 1374.

approfondie de la médecine, des connoissances très-étendues sur différentes parties de la littérature ancienne, pense que cette colonne est un monument de la victoire remportée par les troupes de Maximien sur les Bagaudes.

Il est certain que cette colonne ne peut avoir été faite par les Gaulois, et que le style de l'architecture est celui du temps de Dioclétien : c'est dans la période qui s'est écoulée depuis Aurélien jusqu'après Constantin, que le fût des colonnes a été surchargé d'ornemens, comme l'est celui de la colonne de Cussy. Ainsi, quand on n'auroit pas d'autres documens, on ne pourroit placer la construction de ce monument à une époque plus ancienne. On a trouvé dessous des médailles d'Antonin-le-Pieux.

Il n'y a pas de doute que ce ne soit un monument triomphal : le captif enchaîné en est la preuve. Moreau de Mautour veut que ce captif soit quelque divinité gauloise qui devoit être représentée ainsi; mais cette opinion n'est pas soutenable. Le captif n'a pas, il est vrai, le bonnet recourbé que l'on voit sur les colonnes Trajane et Antonine et sur l'arc de Septime-Sévère, aux captifs arméniens, daces, parthes, &c.; mais il est vêtu des *braccæ* et du *sagum* des Gaulois.

L'opinion de M. Prunelle ne peut être pleinement démontrée sans doute; mais c'est une conjecture ingénieuse, qu'il soutient avec beaucoup d'érudition et d'esprit. Il trace une histoire des Bagaudes, qui étoient des brigands qui ne subsistoient dans les Gaules que de vol et de rapine : ils furent détruits sous le règne de Maximien. M. Prunelle pense que les Æduens lui firent ériger cette colonne sur le lieu où la bataille s'étoit livrée, et qu'il est représenté allégoriquement lui-même sous les traits d'Hercule, dont on sait qu'il prenoit le nom, ainsi que l'attestent les inscriptions et les médailles.

J'adopterois volontiers une partie de cette conjecture; mais je ne saurois l'admettre dans son entier. Cette colonne a certainement été élevée pour éterniser le souvenir d'une victoire obtenue dans ce lieu vers le règne de Dioclétien et de Maximien; mais je crois aussi qu'elle fut consacrée au général romain qui l'avoit remportée et à qui elle avoit coûté la vie. La quantité d'ossemens humains qui couvre la plaine de Cussy, est une preuve que ce lieu a été le sanglant théâtre d'une grande bataille. Le captif indique la nation, ou, en admettant l'opinion de M. Prunelle, la troupe vagabonde des Bagaudes, qui a été vaincue par la force et la prudence du général. Toutes les divinités protectrices de l'Empire romain, et le fleuve qui arrose la contrée des Æduens, semblent, par leur présence, participer à cette mémorable victoire.

Lorsque la colonne étoit entière, le fût, comme je l'ai déjà dit, étoit surmonté du chapiteau qui est à la ferme d'Auvenet, sur lequel posoit l'entablement qui est dans la cour du maire de Cussy ; les cornes de cet entablement se dirigeoient en haut ; et sur l'exhaussement qu'on a observé au milieu, pouvoit être l'urne. Mais la découverte de cette urne n'est pas absolument nécessaire pour prouver que cette colonne est un monument funéraire : l'usage de brûler les corps étoit réservé, après le règne des Antonins, pour un petit nombre d'individus. Au surplus, cette urne aura été renversée par le temps, ou enlevée par des hommes cupides. D'après le procès-verbal que j'ai lu dans les archives de la commune de Cussy, on a trouvé des corps morts près de la colonne ; ces cadavres étoient rangés de manière que les crânes en touchoient la base : c'étoient sans doute les corps des principaux officiers qui avoient péri dans l'action.

Après avoir pris tous les renseignemens nécessaires sur la colonne, nous quittâmes la ferme d'Auvenet. Nous étions harassés de fatigue ; nous fûmes conduits à quelque distance sur une charrette attelée de deux bœufs, dont le conducteur répétoit continuellement les noms gracieux, *Mira* et *Griveau* : nous quittâmes le lent équipage des rois fainéans, et nous descendîmes par un sentier très-rapide dans un vallon appelé *Vauchignon*. Cette contrée est de la plus grande beauté et extrèmement pittoresque : au-dessus de nos têtes, un rocher énorme ne tenoit que très-foiblement au reste de la masse; il s'écroulera au premier orage qui l'atteindra.

Une source, nommée la *Cusane* ou *Causanne*, sort d'une grotte appelée *la Tournée*, avec un bruit assez fort pour qu'à une trentaine de pas on entende un bourdonnement sourd, à-peu-près semblable au bruit du tonnerre qui gronde dans un très-grand éloignement. Les voyageurs entrent quelquefois dans cette caverne, où l'on ne peut pénétrer qu'en rampant : plusieurs y ont inscrit leurs noms. Tout ce vallon est bordé de rochers des deux côtés. Près de la source est une cascade de plus de quatre-vingts pieds d'élévation : elle forme une belle nappe d'eau, dont la chute a creusé un bassin de douze à quinze pieds de diamètre. Non loin de là, l'on aperçoit deux pointes de rochers assez distantes l'une de l'autre pour que du fond du vallon et sur plusieurs points du chemin on puisse voir le jour à travers ; elles sont jointes par une longue dalle de pierre fort étroite : ce lieu est appelé *la Planche Ponteau*.

Le vallon est une belle curiosité naturelle. Trois villages peuplent cette déchirure qui s'est faite dans la masse calcaire. Le lieu où est la source de la Causanne est une espèce de cul-de-four, qu'on appelle *le Cul de Menevaut*, ou *le Bout du Monde*. Des ducs et d'autres oiseaux de proie se sont nichés dans les cavités des rochers, et s'y sont très-multipliés. Les bancs ou lits de rochers qui forment ce cul-de-four, sont inclinés en sens contraire, et semblent s'être rapprochés par un effort que le globe a souffert en cet endroit (1).

Le petit ruisseau qui sort de la caverne appelée *la Tournée*, et qui coule au milieu de ce vallon, fait mouvoir plus de quarante moulins : il traverse le village de Vauchignon, et va se rendre à Nolay.

De retour dans ce dernier village vers une heure, nous dînâmes, et nous partîmes aussitôt pour Autun. Nous nous détournâmes cependant sur notre droite pour voir la verrerie d'Épinac, qui appartient à M. Moser et compagnie, et qui est située très-près du vieux château d'Épinac, qui lui donne son nom. On n'y fabrique que des bouteilles, qui se débitent dans la Bourgogne; on en fait à-peu-près dix-huit cents à deux mille par jour. La houille qu'on y brûle vient de Saizy; elle exhale une odeur sulfureuse très-forte. Le sablon fin qu'on emploie dans cette verrerie, est tiré de Monceau. On ne se sert pour fondant que de sel et de sable ; on n'y fait point usage de cendres. On prend deux parties de sable fin sur trois de sable gros, et un quintal de sel sur dix-huit de sable mélangé; avant d'être mis

---

(1) On trouve deux vues très-fidèles et très-bien faites de la cascade et de la source, dans le *Voyage pittoresque de la France*, Bourgogne, n.° 15.

dans les creusets, le mélange passe environ dix heures dans un four de recuisson. A l'entrée de la verrerie est un bocard mis en mouvement par l'eau, et qui sert à piler les vieux creusets pour s'en servir dans la construction des fourneaux.

Nous espérions obtenir encore beaucoup d'autres renseignemens d'un des chefs des travaux, qui nous conduisoit ; mais M. Leschevin étant resté assez long-temps avec lui dans la galerie souterraine qui sert à établir le courant d'air sous la grille du fourneau, cet homme, qui le vit supporter un feu aussi violent, le prit pour un verrier qui vouloit lui dérober ses secrets, et il ne fut plus possible de le faire parler.

Près de là finit le département de la Côte-d'Or : on entre dans celui de Saone-et-Loire. Nous arrivâmes à Autun au coucher du soleil.

CHAPITRE XXII.

Bibracte, Augustodunum, Autun. — Voies romaines. — Amphithéâtre. — Naumachie. — Manie destructive des Autunois. — Vandalisme. — Voleurs de pierres. — Anciens murs. — Temple de Janus. — Genetoise. — Arroux. — Temple de Pluton. Porte d'Arroux. — Porte Saint-André. — Église du même nom. — Pyramide de Couhard. — Temple d'Apollon.

Nous voilà dans une ville dont le nom est célèbre dans l'histoire, et dont les antiquités ont une grande renommée; cette fameuse *Bibracte*, capitale du pays des Æduens, que Pomponius Méla appelle les plus illustres des Celtes (1), et qui, dans tous les temps, avoient joui de la plus grande autorité dans la Gaule (2). César, qui cherchoit à diviser les Gaulois, attira les Æduens dans son parti; et ceux-ci abandonnèrent imprudemment l'intérêt général pour servir des haines particulières : le plaisir funeste d'humilier les Allobroges et les *Arverni* leurs ennemis, devint la cause de l'asservissement de la Gaule entière. Pour prix de leur attachement, ils reçurent le titre de frères et alliés du peuple romain, et

---

(1) *Clarissimi Celtarum.* III, 2.
(2) Cæsar. *Bell. Gall.*, VI, 12, *et passim*.

furent les premiers admis dans le sénat, en considération de cette ancienne alliance (1). Ils possédoient le territoire entre le *Liger* et l'*Arar* [la Loire et la Saone] (2), qui comprenoit une grande partie de la Bourgogne et du Nivernois ; leurs richesses étoient considérables ; ils avoient dans leur dépendance plusieurs peuples, que César appelle leurs cliens (3).

Bibracte étoit leur capitale. Les habitans voulurent, pour flatter Auguste, lui donner le nom de ce prince, et ils l'appelèrent *Augustodunum* (4). Sous Constantin, cette ville changea encore de nom : ce prince et son père Constance Chlore l'avoient beaucoup favorisée après le long siége qu'elle soutint lorsqu'elle fut attaquée par Tetricus et les Bagaudes ; en reconnoissance elle prit le nom de *Flavia Æduorum*. Mais celui d'*Augustodunum*, dont le mot *Autun* est une abréviation (5), a prévalu.

---

(1) TACIT. *Annal.* XI, 25. On croit que c'est en mémoire de cette alliance que les habitans de Rome et ceux d'Autun jouissoient respectivement encore, en 1789, du droit de bourgeoisie dans ces deux cités.

(2) STRABON les place mal-à-propos entre la Saone et le Doubs.

(3) CÆSAR, *Bell. Gall.* I, 31 ; VII, 75.

(4) Des savans recommandables, VALOIS, SANSON, CELLARIUS, l'abbé DE LONGUERUE, ont voulu distinguer *Bibracte* d'*Augustodunum* ; mais D'ANVILLE et BELLEY ont mis l'identité de ces deux noms hors de doute. Voyez *Eclaircissemens géographiques sur l'ancienne Gaule*, p. 267 et suiv., et la *Notice de l'ancienne Gaule*, au mot BIBRACTE.

(5) *Augustodunum*, *Augustum*, *Argstum*, *Austung*, *Ostung*, *Autun*.

CHAPITRE XXII.

Cette ville, déjà puissante et protégée par les Romains, étoit devenue une des plus belles et des plus importantes de la Gaule. Dès le temps de Tibère, on y envoyoit les jeunes Gaulois pour les faire instruire dans les lettres grecques et latines (1); et sous Constantin, ainsi que nous le verrons bientôt, on y enseignoit même la géographie, au moyen de cartes tracées sous les portiques de l'Académie (2). Postume y fut déclaré empereur.

Autun est située sur le penchant d'une colline rapide, auprès de la rivière d'Arroux, au pied de trois hautes montagnes qui la couvrent à l'orient et au midi. Une de ces montagnes s'appelle encore *Montjeu* [*Mons Jovis*, la montagne de Jupiter] : la seconde a le nom de *Montdru*, qu'on regarde comme dérivé de *Mons Druidarum*, et qu'on croit avoir été la demeure des anciens druides gaulois : la troisième est la plus élevée ; on la nomme le *Montcenis*, et elle a, comme le Montcenis des Alpes, un étang à son sommet ; elle fournit la ville d'eaux abondantes et limpides, qui y entretiennent la salubrité et alimentent ses six fontaines.

Avant de visiter la ville, j'allai chez M. Auguste Creuzé, alors sous-préfet, homme très-aimable, et à qui l'on doit plusieurs productions agréables et

---

(1) TACIT. *Annal.* III, 43.
(2) EUMENIUS, *Orat. pro Menianis Augustodunensium scholis instaurandis*; vers la fin.

CHAPITRE XXII.

élégantes (1) : il eut la bonté de nous accompagner pour examiner les principaux restes d'antiquités.

On trouve, dans une rue d'Autun, ceux de l'ancienne voie romaine : ce sont des blocs immenses de granit, qui formoient autrefois la base de la chaussée. Le revêtement n'existe plus, de sorte que cet ancien pavé offre pour les chevaux un passage très-difficile; la rue ayant une pente rapide, leurs pieds ne peuvent qu'avec peine avoir prise sur ces pierres. Les bornes de plusieurs maisons sont faites de gros blocs que les habitans ont enlevés de cette voie romaine. Plusieurs voies militaires aboutissoient aux différentes portes d'Autun, et il en existe encore des vestiges.

Si l'on en jugeoit par les figures qui nous ont été données, il y a peu d'années, de l'amphithéâtre d'Autun (2), on présumeroit qu'il existe encore presque entier, et qu'il peut rivaliser avec les somptueux édifices d'Arles et de Nîmes : cela vient de ce que les auteurs ont tous copié le dessin imaginaire

---

(1) La traduction en vers du *Seau enlevé* du TASSONI, une traduction de JUVÉNAL, plusieurs jolies pièces jouées à l'Opéra comique, aux théâtres du Vaudeville et des Troubadours, et un *Voyage à Rome et à Naples*.

(2) M. GASTON ROSNY a donné récemment une *Histoire de la ville d'Autun*, dans laquelle il a fait représenter l'amphithéâtre comme une ruine magnifique et très-considérable; cependant la terre le recouvre entièrement. Les autres monumens de cette ville sont gravés dans cet ouvrage avec la même fidélité.

publié par Montfaucon (1). Cependant on n'en trouve pas même des vestiges (2). Il semble que les Autunois aient toujours eu un sentiment de haine pour les monumens qui embellissoient leur ville; aucun d'eux n'en paroît frappé, et ils mettent à les détruire le même zèle que d'autres apporteroient à les conserver. Les murs et l'amphithéâtre ont été depuis long-temps regardés comme une carrière; et à force d'en enlever des pierres, ils ont totalement disparu : ces pierres ont servi pour la construction du séminaire vers 1762. En 1764, les officiers municipaux concédèrent le droit de pacage sur le massif de l'amphithéâtre : ce droit a été dernièrement renouvelé; mais il n'y a plus d'inconvénient, puisque la terre recouvre tout-à-fait ce monument. En 1788, on fit encore une extraction considérable des pierres des murs et de l'amphithéâtre pour l'église Saint-Martin (3). Et nous accusons les Turcs d'ignorance! et nous appelons barbares les Musulmans, parce

---

(1) *Antiquité expliquée*, tome II, part. II, pl. CL. Cet exemple et beaucoup d'autres prouvent combien peu l'on doit compter sur l'exactitude des dessins publiés par Montfaucon.

(2) Les deux ruines insignifiantes gravées dans le *Voyage pittoresque de la France*, Bourgogne, n.° 12, n'existent même plus.

(3) On peut répéter, à l'occasion de la municipalité d'Autun et de ses évêques, ce que les Romains disoient de Paul II, prince de la maison des Barberins, qui, pour élever ses palais, dévasta le Colisée : *Quod non fecerunt Barbari, fecerunt Barbarini* [Ce que les Barbares n'ont pas fait, les Barberins l'ont exécuté].

qu'ils détruisent les édifices antiques pour bâtir leurs mosquées !

Enfin ce malheureux amphithéâtre est encore la carrière où la ville, c'est-à-dire, le corps municipal, va fouiller quand on a besoin de pierres. Il paroit qu'il existe une portion des portiques inférieurs recouverte par la terre ; il y a vingt ans, on pouvoit même entrer dans quelques-unes de ces galeries, que les habitans d'Autun appellent *Caves-Joyaux*. A la partie inférieure des murs, il reste des portions de paremens très-unies et très-bien conservées. Le terrain, en cet endroit, forme une pente : c'est là qu'on vient fouiller pour en arracher les matériaux, et cela dans un pays où la pierre est abondante ; mais malheureusement elle se trouve toute taillée dans les édifices antiques, et c'est ce qui la fait rechercher des Autunois. Aussi doit-on se garder de déblayer ce qui reste de l'amphithéâtre ; cette dépense ne serviroit qu'à dégager les pierres, et à rendre la destruction plus facile.

On pense que la naumachie étoit dans des prés situés plus bas que l'amphithéâtre ; on trouve encore, dans les environs, des restes de l'aqueduc qui servoit à y conduire les eaux.

D'après ce que nous a dit M. Chapet, directeur de la verrerie du Creusot, homme d'un esprit juste et aimable, et d'un mérite distingué, on peut présumer que cet amphithéâtre a été bâti sous Vespasien. Il avoit trouvé dans le massif des constructions une médaille de cet empereur; il la déposa avec le mortier qui y tenoit, dans le médaillier du collége d'Autun, avec une petite note de sa main. Pendant la révolution, cette collection de médailles a disparu.

Les auteurs du *Voyage pittoresque de la France* ont figuré les restes d'un théâtre qui, disent-ils, est près de l'amphithéâtre, et dont les siéges des spectateurs subsistent encore. Nous n'en avons pas vu les moindres vestiges.

Les anciens murs de la ville formoient une vaste enceinte protégée par quarante tours : ces murs, dont on suit à peine quelques traces, étoient construits en granit; le temps avoit tellement lié le ciment avec les pierres, que le tout formoit un roc très-dur qui résistoit au marteau; ils étoient revêtus de petites pierres si bien jointes, que dans les endroits conservés la surface paroît encore très-unie. Ce n'est pas la faux du temps, ce n'est pas la rage des barbares qui les ont détruits, mais cette fureur qui porte les habitans d'Autun à tout renverser. Cependant la ville poursuit juridiquement ceux qui emportent des pierres des monumens antiques; nous avons vu un homme qui venoit d'être condamné à une amende de vingt francs pour ce fait. Mais cette poursuite n'a point pour objet la conservation des monumens : le droit de les détruire n'appartient qu'à la ville; c'est un vandalisme dont elle se réserve le privilège exclusif.

CHAPITRE XXII.

A quelque distance hors de l'enceinte d'Autun, du côté de la porte d'Arroux, et au-delà de la petite rivière de ce nom, on trouve une ruine assez considérable, connue parmi les habitans sous le nom de *Temple de Janus (voyez* une vue de ce temple prise en dehors, *planche XVIII, n.° 1*, et une autre en dedans, *ibid, n.° 2);* dénomination qui n'est fondée que sur la forme carrée du temple (1), mais que rien ne prouve. L'enceinte en est encore parfaitement bien tracée par les ruines des murs qui s'élèvent au-dessus du sol; mais il ne subsiste plus que le mur du côté méridional et celui du côté occidental. Ces deux murs et les autres restes de l'enceinte sont construits en granit, et le ciment par lequel les pierres sont liées est presque aussi dur que le granit même. Les faces extérieures ont cinquante-deux pieds d'étendue, et les faces intérieures trente-neuf ou quarante. Les murs ont encore soixante-cinq pieds de hauteur.

A la partie inférieure, ou au rez-de-chaussée, il y a, du côté méridional, une grande ouverture en forme de porte; à chaque côté de cette ouverture, dans l'intérieur du temple, est une niche.

---

(1) On trouve une vue des anciens murs des Romains et du temple de Janus, prise dans l'éloignement, dans le *Voyage pittoresque de la France*, Bourgogne, n.° 39. Le temple lui-même a été très-bien représenté en deux vues dans le même ouvrage, n.°s 6 et 31. Une de ces dernières vues a été copiée dans le *Recueil des petits voyages en France*, par M. LA MÉSANGÈRE, t. II, page 118.

Le mur occidental a deux portes, au milieu desquelles est une grande niche, beaucoup mieux marquée que les deux niches du mur méridional.

Il existe encore un pan du mur septentrional, qui tient au mur occidental : on y voit une partie de la première niche ; ce qui fait connoître que ce côté étoit semblable à celui qui lui est opposé.

D'après cela, on seroit fondé à penser que la porte principale du temple étoit du côté de l'est, qui est absolument rasé jusqu'à très-peu de distance de la terre ; on y a trouvé les degrés qui servoient à monter dans le temple : vers le midi, il y avoit sans doute une porte latérale, ainsi que vers le nord. La statue du dieu devoit être placée en face de la porte principale, dans la grande niche, à côté de laquelle étoient les deux portes de communication avec les habitations des prêtres, qui auroient été situées à l'ouest du temple. Une observation de M. Devoucou, secrétaire de la sous-préfecture, vient à l'appui de cette dernière opinion ; il nous a assuré qu'on trouvoit beaucoup de marbres à l'ouest du temple, tandis qu'on en découvre beaucoup moins aux trois autres côtés.

Les portes ou grandes ouvertures offrent, à l'extérieur du temple, cette singularité, que de chaque côté elles sont accompagnées d'une demi-niche évidemment construite dans le même temps que la porte.

Au-dessus de ces portes, vers ce qu'on peut appeler le premier étage, il y a dans chaque mur trois fenêtres, dont l'ouverture est pyramidale et très-large du côté intérieur, mais très-étroite à l'extérieur.

De distance en distance, on voit dans le mur une rangée de petites ouvertures carrées, placées parallèlement les unes au-dessus des autres, et d'une manière assez régulière : elles paroissent toutes traverser le mur d'un bout à l'autre ; du moins plusieurs permettent de voir à travers, et semblent indiquer que ce sont les trous qui ont servi aux échafaudages, et qui n'ont pas été bouchés.

Ce temple, par sa forme carrée, par la solidité de ses murs, pouvoit servir de forteresse : il est probable qu'on en a commencé la démolition, pour ôter aux Autunois, dans des troubles civils, un lieu de défense.

Auprès de ce prétendu temple de Janus il y avoit un édifice moderne bâti sur les ruines d'un édifice plus ancien ; on lui donnoit le nom de *Genetoise*, qui dérive de *Janitectus* : on prétend que c'étoit le lieu d'habitation des prêtres. Ce petit édifice est figuré dans le *Voyage pittoresque de la France* (1) ; mais il n'en existe aujourd'hui aucune trace.

Le temple de Janus ne subsistera bientôt plus lui-même. La commune, par une suite de son insouciance, au lieu de conserver le champ sur lequel il a été bâti, l'a vendu ou affermé, ou en a négligé

(1) Bourgogne, n.° 71.

l'acquisition. Le paysan à qui appartient ce champ cultivé en blé, se plaint de ce que cette *masure* attire des curieux qui passent sur son terrain et y causent des dégâts; car on n'a pas même réservé un sentier pour y arriver. Il en desire la destruction, parce que son champ seroit augmenté de la surface du bâtiment, et il fait tout ce qu'il peut pour l'accélérer: il en viendra bientôt à bout; car personne ne veille à ce que cela ne soit pas. Les Autunois sont déjà parvenus à abattre un des quatre côtés de ce temple; ils en ont enlevé toutes les pierres, et ont dégradé entièrement le beau revêtement qui couvroit le mur et le rendoit indestructible; l'eau peut à présent s'introduire entre les pierres et détruire les deux côtés qui subsistent, et qui suffisent encore pour donner une idée générale de la forme de l'édifice.

On avoit commencé à faire des fouilles dans l'intérieur du temple; mais on les a bientôt abandonnées, sous le prétexte qu'on risquoit d'ébranler les murs. Il seroit à desirer que ces fouilles fussent reprises avec précaution et continuées avec assiduité: elles pourroient, ainsi que des déblaiemens dans le cirque et dans l'amphithéâtre, être faites aux frais de la ville, qui a des moyens pécuniaires suffisans pour les entreprendre, et à qui l'on devroit imposer cette charge, en expiation de la manière barbare dont elle a jusqu'ici traité ses monumens.

Le terrain sur lequel le temple est placé n'est pas

très-élevé; car dans la saison où l'Arroux déborde, ses eaux viennent battre les portes, qui cependant ne sont pas au niveau du terrain.

La rivière d'Arroux est assez large, mais trop peu profonde pour être navigable; elle ne l'est qu'à deux lieues d'Autun. Le dernier évêque de cette ville, pendant qu'il présidoit les États de Bourgogne, avoit conçu le projet d'en faire creuser le lit; et l'on alloit y travailler lorsque la révolution est survenue. La société académique a chargé, il y a quelque temps, un de ses membres, M. Devoucou, de faire un mémoire sur les moyens de rendre l'Arroux navigable. Il paroît que ce projet éprouvera beaucoup de difficultés, parce qu'Autun n'a pas assez d'objets qui puissent être exportés, et que la consommation ne peut donner lieu à beaucoup d'importations.

Du bord de la rivière on voit toute la ville, qui s'élève en amphithéâtre sur la colline (1).

Nous suivîmes l'Arroux, sur lequel il y a un pont qui, vu de la rive opposée ainsi que de la ville, présente, avec la porte antique par laquelle on y entre, un aspect très-pittoresque (2).

A l'extrémité du pont d'Arroux étoit une ruine qu'on décoroit du nom de *Temple de Plutan*, à

---

(1) Il y a une vue de la ville, prise du côté de l'Arroux, dans le *Voyage pittoresque de la France*, Bourgogne, n.° 19; et une autre prise du chemin de Montjeu, *ibid.* n.° 39.

(2) *Ibid.* n.° 12.

cause de sa forme circulaire, qui auroit plutôt indiqué un temple de Vesta : ce n'étoit peut-être qu'une tour. Au temps de la Ligue, on en avoit fait une redoute. Cette ruine a été figurée telle qu'elle existoit encore en 1784, dans le *Voyage pittoresque de la France* (1).

Près de là étoit un autre édifice rond, qu'on appeloit le *Temple de Proserpine*, sans doute parce qu'il étoit voisin du prétendu temple de Pluton. Les eaux l'ont entièrement détruit.

La *porte d'Arroux*, appelée aussi *porte de Sens*, est le plus beau monument d'Autun : elle a été gravée dans le *Voyage pittoresque de la France* (2) ; mais elle est trop en perspective, de sorte qu'on peut difficilement juger de son architecture. Cette gravure est cependant préférable à celle qui a été publiée par M. de Caylus, d'après un dessin de frère Martel-Ange, exécuté il y a deux cents ans (3), et qui n'offre aucune espèce d'exactitude. Le dessin que je publie *(pl. XVIII, n.° 3)* est fidèle. Cette porte a neuf toises et demie de largeur sur huit et demie de hauteur : elle consiste en deux grandes arcades qui sont au milieu, pour l'entrée et la sortie des voitures, et en deux plus petites sur les côtés, pour les gens de

---

(1) Bourgogne, n.° 6.

(2) *Ibid.* n.° 12.

(3) CAYLUS, *Recueil*, tome III, pl. CI.

pied. Un magnifique entablement couronne les quatre arcades; au-dessus règne une espèce de galerie composée autrefois de dix arcades, dont il ne reste plus que sept; la rangée d'arcades du côté de la ville est absolument détruite. Les petits piliers d'ordre corinthien qui séparent ces arcades, sont cannelés avec une grande propreté. Du côté de la ville, les chapiteaux ne sont pas terminés, parce que peut-être ils étoient dans l'intérieur de la galerie, et qu'on ne pouvoit les voir. On prétend que cette galerie servoit à y placer des musiciens pour célébrer l'entrée des princes et celle des grands cortéges; mais cette opinion n'est fondée sur aucune probabilité.

On admire dans cette porte la richesse du grand entablement; les larmiers et les principales moulures sont couverts d'ornemens qui, par leur légéreté, offrent le travail le plus délicat; les chapiteaux sont du meilleur goût. La solidité de la construction est aussi remarquable que l'élégance de l'architecture : les pierres ne sont liées par aucun ciment; les joints ne sont que des traits où il est impossible de faire pénétrer la lame d'un couteau; et les voûtes, malgré le poids énorme de la galerie qu'elles supportent, se soutiennent par la seule coupe des pierres. Ce beau monument a plus à redouter de la grossière insouciance des habitans, que des ravages du temps. En 1793, on a osé planter au-dessus de cette porte, au milieu de la galerie qui la couronne, un arbre de la liberté. On n'a pas le soin de nettoyer les pierres : les mousses, les lichens, s'y implantent ; la giroflée annuelle (1), la valériane (2), l'orge des murs (3), y trouvent assez de terre pour végéter : ces plantes finiront par disjoindre les pierres et dégrader cet édifice.

Malgré le plaisir qu'on éprouve, on regrette, en l'examinant avec attention, que les arcades qui le couronnent portent à faux, c'est-à-dire, qu'elles ne soient pas placées de manière qu'au milieu des grandes portes et des piliers qui les séparent, il y ait ou une arcade ou un pilastre.

Au pilier qui sépare les deux grandes portes, on avoit appliqué autrefois une petite chapelle de la Vierge, dont on aperçoit encore les traces.

Au-dessus de chacun des guichets, on voit un petit enfoncement carré, qui probablement provient d'un bas-relief qu'on en a arraché.

Nous allâmes ensuite à la *porte Saint-André*, qu'on appelle aussi *porte de Langres (pl. XVIII, n.° 4)*. Elle a deux toises de longueur, et ressemble beaucoup à celle d'Arroux ; elle a également deux grandes arcades pour les voitures, et de chaque côté un guichet pour les piétons : elle est mieux conservée. La petite galerie en arcades existe en entier, non-seulement

---

(1) *Cheiranthus annuus.*
(2) *Valeriana officinalis.*
(3) *Hordeum murale.*

CHAPITRE XXII.

du côté de la campagne, mais aussi du côté de la ville ; il en subsiste encore des pilastres ioniques. Il est étonnant que des murs qui n'ont pas dix-huit pouces d'épaisseur, séparés d'environ dix pieds, et construits sans ciment, aient bravé tant de siècles : aucune pierre n'a été fendue par l'effet de la gelée ou d'une fausse position ; ce qui prouve le soin que les anciens apportoient au choix des matériaux et à la bâtisse.

La voûte de cette porte est enfoncée et détruite ; il n'existe plus que les deux murs de face.

A droite, en entrant dans la ville, est l'église Saint-André, d'une construction ancienne, et qui dépasse de beaucoup la porte des deux côtés : le guichet qui touche l'église a même servi pour l'entrée de la sacristie, et il est par conséquent enclavé dans l'église (1).

Ces portes n'offrent pas des masses de pierres assez considérables pour que les Autunois aient entrepris de les détruire : ils veulent bien les laisser subsister ; mais ils ne font rien pour les conserver.

Nous terminâmes la visite de ces édifices antiques à la *pierre de Couhard* (*pl. XVIII, n.° 5*), près d'un village de ce nom très-voisin d'Autun. C'est un amas

---

(1) On trouve dans le *Recueil* de CAYLUS, tome III, pl. C, une figure de cette porte, dessinée, comme la porte d'Arroux, par frère Martel-Ange. Elle est mieux représentée dans le *Voyage Pittoresque de la France*, Bourgogne, n.° 65 ; mais le dessin que j'en donne est encore plus fidèle.

énorme de petites pierres carrées, toutes de granit, prises dans les montagnes voisines; elles sont amoncelées et maçonnées sur une butte de terre qui semble elle-même avoir été élevée par la main des hommes. Ce monticule, qui n'est plus qu'une masse confuse et sans proportions que la commune et les habitans regardent comme un magasin de pierres à bâtir, paroît avoir eu une forme pyramidale assez semblable à celle du monument appelé *la pyramide de Cestius*, qu'on voit près de Rome (1).

L'abbé Jeannin fit percer ce monument horizontalement, en 1640, pour en connoître l'intérieur; on n'y trouva qu'un massif.

M. Devoucou a entrepris, il y a deux ans, des fouilles à travers la dernière assise de cette pyramide: elles n'ont rien produit; il en conclut que ce n'est pas un tombeau, sans cependant se ranger de l'opinion de ceux qui veulent, on ne sait pourquoi, que ce soit un fanal. Mais il paroît que les corps, s'il y en a eu, ce qui est probable, devoient être sous le *tumulus* de terre, et non sous la pyramide. On a prétendu que c'étoit le tombeau de Divitiacus, célèbre Æduen, dont le nom est répété plusieurs fois dans les *Commentaires* de César; mais cela n'est appuyé sur aucune probabilité.

---

(1) Dans le *Voyage pittoresque de la France*, Bourgogne, n.° 46, y a deux vues de la pierre de Couhard.

Auprès

CHAPITRE XXII.

Auprès de cette pyramide est le *Champ des Urnes*, appelé ainsi, parce qu'on y a trouvé de grands vases qu'on regarde comme des urnes funéraires : mais, au temps où Autun étoit une ville romaine florissante, l'usage de brûler les morts avoit cessé. M. Chapet, directeur de la verrerie du Creusot, qui a vu plusieurs de ces urnes, m'a dit qu'elles avoient la forme et les dimensions des grandes amphores : peut-être y avoit-il dans ce lieu une espèce de cellier.

Très-près de là est le *Champ des Tombeaux* : on y a trouvé des tombes chrétiennes ; plusieurs ont été transportées dans des jardins de la ville et des environs : la plus belle est en marbre blanc ; elle est maintenant à la Tannerie.

Il y a de ce côté de la ville un assez grand nombre de moulins.

Il étoit tard ; nous avions beaucoup marché : nous donnâmes cependant un moment d'attention à un mur épais de quatre pieds, composé de différentes assises de briques et de granit, qui subsiste encore dans un jardin derrière l'auberge du *Laurier vert*, et que la tradition regarde, sans motif plausible, comme le reste d'un ancien *temple d'Apollon*. Le ciment qui lie ces assises est d'une extrême dureté ; j'en ai rapporté des échantillons.

Le soir, nous retournâmes près de la porte Saint-André. Nous avions remarqué le matin, dans un champ voisin, des briques formant un lit régulier, et des fragmens de ciment recouverts de peintures à fresque : nous espérions y découvrir une mosaïque ; nous ne vîmes que l'indication d'un grand pavé de chambre romaine, fait avec un mortier très-dur, à la manière indiquée par Vitruve (1).

M. Tagot, cultivateur, nous dit qu'en labourant son champ, qui recouvre précisément l'amphithéâtre, il avoit trouvé un marbre, qu'il nous montra : nous y lûmes ces lettres, *AEL. M.* Il sert à présent de mitre à sa cheminée. Sous ce marbre étoit un squelette qui a été déposé au collége, et qu'on a décidé être un *tapir :* cependant M. Tagot nous assura que ce prétendu tapir avoit le sabot d'un âne ; et M. Chapet, qui l'a vu, est persuadé que c'est le squelette d'un cheval ; ce qui est extrêmement probable.

---

(1) *Voyez* mon *Dictionnaire des beaux-arts*, au mot *Pavé.*

CHAPITRE XXIII.

Le Château. — Saint-Nazaire. — Cathédrale. — Portail. — Zodiaque. — Chapiteaux. — Fontaine. — Champ de Saint-Ladre. — Le Marchaux. — Tour. — Bibliothèque du chapitre. — Manuscrits. — Diverses curiosités. — Diptyques. — Inscriptions. — Ancien monument géographique. — Destruction des monumens. — Moyens d'y remédier. — Commerce. — Industrie. — Minéralogie.

Notre ami M. Leschevin desiroit faire une excursion minéralogique dans les montagnes qui environnent Autun; il partit dès la pointe du jour avec M. Ballard fils, médecin, qui voulut bien lui servir de guide. Il nous restoit encore plusieurs choses à voir; nous profitâmes de ce jour pour terminer nos observations.

La ville se partage en trois quartiers. Le plus élevé est celui qu'on appelle *le Château*; il renferme les deux cathédrales : l'ancienne, dédiée à S. Nazaire, n'a pas été achevée; elle est appuyée sur l'église souterraine de *Saint-Jean-de-la-Grotte*, qu'on croit avoir été une catacombe.

La nouvelle cathédrale étoit autrefois la chapelle des ducs de Bourgogne. La porte latérale, du côté de l'hôtel de la sous-préfecture, est d'une construction assez moderne ; mais elle est remarquable en ce qu'on y a conservé quatre colonnes qui sont chacune d'un travail différent et très-singulier. L'une est composée, dans sa longueur, de cônes de pin : dans une moitié du fût, ces cônes ont la pointe dirigée en haut ; dans l'autre moitié, cette pointe est dirigée en bas ; et les deux parties sont séparées par une rainure. Une autre colonne est ornée de rubans avec des clous au milieu ; les entrelacs ont la figure d'une mosaïque. Une autre est entourée de branches de vigne tournées en spirale, auxquelles pendent des raisins. Les chapiteaux sont carrés, et ont pour ornemens des sujets de l'Écriture sainte. Ces colonnes supportent deux cintres ornés de médaillons qui offrent alternativement les signes du zodiaque et des figures relatives aux travaux de l'année : on y voit un homme qui tue un cochon, un berger qui garde ses moutons, un bûcheron qui porte des fagots sur son dos, un homme qui bat le blé, &c. Il est étonnant que D. Plancher n'ait pas fait figurer ce curieux portail dans son *Histoire de Bourgogne* (1).

---

(1) Il y a dans le *Voyage pittoresque de la France*, Bourgogne, n.º 31, une vue de ce portail ; mais elle est en perspective, et l'on ne distingue point les ornemens. J'avois prié le professeur de dessin de l'école centrale de dessiner pour moi ces cintres et quelques chapiteaux de l'église ; mais il demanda un prix si exorbitant, que je fus forcé d'y renoncer.

CHAPITRE XXIII.

Presque tous les pilastres de l'église sont surmontés de chapiteaux grossièrement historiés, mais d'une exécution très-singulière. On y distingue le songe des Mages : les trois rois sont couchés ensemble dans un même lit, derrière lequel est l'ange, qui se penche un peu vers eux ; il leur montre du doigt l'étoile qui doit les conduire au lieu de la naissance du nouveau roi de Judée. Un autre chapiteau offre l'adoration des Mages ; un autre, les trois jeunes gens dans la fournaise, &c. On voit, sur plusieurs, des diables assez bizarrement costumés, qui ont des figures affreuses et des ailes. La plupart de ces chapiteaux historiés sont immédiatement sous la naissance de la voûte (1).

La place qui est devant la cathédrale, et qu'on appelle *place des Terreaux*, est décorée d'une jolie fontaine, dont le style élégant est celui du temps de Louis XII ou de François I.er : ce sont deux coupoles de même forme, posées l'une sur l'autre, supportées par des pilastres ioniques cannelés. La seconde coupole porte sur son dôme un pélican, qui termine agréablement l'ouvrage : c'est une ingénieuse allégorie de l'abondance que les eaux répandent par-tout. Sous la première coupole est un balustre qui soutient

---

(1) Une superbe mosaïque, représentant les signes du zodiaque, décoroit le sanctuaire; elle a été brisée et dispersée, selon la coutume des Autunois.

une belle coupe; l'eau qui s'en échappe est retenue par un mur circulaire qui forme un bassin. (*Planche XI, n.° 5.*)

Nous revînmes ensuite à la grande place, qui est dans le second quartier appelé *la Ville*: c'est celle qu'on nomme *le Champ de Saint-Lazare*, et par corruption *le Champ de Saint-Ladre*; elle est entourée de belles maisons: au milieu sont quelques rangées d'arbres, qui offrent aux habitans un lieu de promenade peu éloigné et commode. C'étoit là que se célébroit autrefois une espèce de farce religieuse et militaire appelée *Jeu de Saint-Ladre*.

Le dernier quartier s'appelle *le Marchaux*; c'est l'emplacement de l'ancien Autun: les rues sont étroites, les maisons basses et mal bâties; la tour de l'horloge (1) a pourtant un aspect assez pittoresque.

Nous desirions beaucoup de voir la bibliothèque du chapitre; mais l'évêque étoit absent: M. Devoucou nous la fit ouvrir. Nous y montâmes par l'escalier du clocher, qui est extrêmement remarquable; c'est une aiguille d'une grande élévation et d'une construction élégante et solide (2): le cardinal Rollin en a fait la dépense. L'intérieur de ce clocher est d'un poli parfait, et a la forme d'un verre renversé. Les

---

(1) *Voyage pittoresque de la France*, Bourgogne, n.° 40.
(2) *Ibid.*

architectes regardent comme un problème la manière dont on a pu échafauder pour construire une flèche creuse, haute de plus de trois cents pieds, et qui n'a que cinq à six pouces d'épaisseur (1).

Après avoir monté une cinquantaine de marches, nous entrâmes dans une salle gothique. Là étoient rangés environ sept cents volumes bien vieux, bien sales, couverts d'une épaisse poussière, tous à la première reliûre, et dont la plupart portent encore la chaîne de fer qui les fixoit au mur ou sur une table au temps où les manuscrits et les imprimés étoient rares et des objets de luxe. Cette bibliothèque, lorsque nous la visitâmes, sembloit nous promettre une ample moisson de notes bibliographiques et littéraires. Nous commençâmes par l'examen des manuscrits; il y en a environ cent cinquante, dont la plupart sont des missels, des sommes et des ouvrages théologiques. Nous prîmes la liste de ceux qui nous parurent offrir le plus d'intérêt, soit pour ce qu'ils contiennent, soit pour le temps où ils ont été écrits (2).

---

(1) La collégiale, fondée en 1444 par Nicolas Rollin, chancelier du duc de Bourgogne, avoit un clocher de trois cents coudées d'élévation, suivant Chasseneuz : aussi François I.er appeloit Autun *la ville aux beaux clayschiers*.

(2) En voici la notice. Les numéros sont ceux qui sont inscrits sur les livres.

N.º 70. *Aphorismi HIPPOCRATIS, cum commento CONSTANTINI Montis Cassignensis monachi : aliud opus medicum cum*

CHAPITRE XXIII.

Martène et Durand font mention de quelques autres manuscrits que nous n'avons pas retrouvés, quoique nous les ayons tous examinés avec une scrupuleuse attention. Ces manuscrits sont, les *Dialogues*

---

commento HALY. In-fol. en latin, sur deux colonnes, avec des gloses marginales et interlinéaires, écrit sur vélin.

N.° 37. *Q. HORATII FLACCI Carmina.* Manuscrit sur vélin in-4.°, avec des gloses, sur-tout au commencement et dans le milieu. L'*i* est toujours sans point ; l'écriture est d'une encre tirant un peu sur le rouge, et quelquefois retouchée par une main postérieure et d'une encre plus foncée. Il manque un cahier des épîtres. Le manuscrit commence par ces mots : *Mæcenas atavis edite regibus* &c. Le dernier vers du manuscrit est :

Magno prægnatum deposco consule cunnum.

Ainsi il finit au soixante-dixième vers de la seconde satire du premier livre.

On trouve ensuite l'indication du mètre dans lequel chaque poëme est écrit, des pieds qui constituent ce mètre, &c. ; en un mot, une analyse raisonnée et critique d'Horace.

Les trois dernières pages du manuscrit contiennent une vie d'Horace qui commence ainsi :

Quintuſ horatiuſ flaccuſ uenuſinuſ. patre, ut ipſe tradit, libertino.

Les A majuscules n'ont point la raie transversale, A ; et le T est de cette forme T, presque comme un grand I.

Le tout est terminé par ces mots : *Explicit vita Horatii.*

Cette vie est plus étendue que celles qui sont en tête des manuscrits qui ont été déjà collationnés.

Le titre de chaque ode est en encre rouge, et les lettres initiales de chaque vers sont aussi écrites en encre rouge, et dans une colonne particulière, séparée du reste du vers par deux lignes tracées perpendiculairement du haut en bas avec un instrument pointu.

L'écriture est très-soignée et très-lisible, presque sans abrévi-

de S. *Grégoire*, écrits en lettres mérovingiennes, il y a environ onze cents ans; ce qui prouve que ces dialogues ne sont pas aussi récens que quelques critiques ont voulu le persuader, et que Saint Grégoire-le-

---

tions, et ressemble beaucoup à celle d'un Horace de la bibliothèque de Strasbourg, collationné par M. Oberlin, lorsqu'il a publié son édition. Une partie des gloses paroît écrite de la même main que le texte.

On assure qu'un Anglois a offert de ce manuscrit deux mille pistoles. Il faudroit pouvoir l'examiner plus long-temps que nous n'avons fait, pour savoir s'il offre des variantes intéressantes, et quel parti l'on en pourroit tirer; il est certain qu'il n'a pas été collationné.

N.° 3. *Textus 4 Evangeliorum cum præfationibus Sancti HIERONYMI*, en lettres onciales, écrit par GONDOIN, l'an 3 du roi Pepin, en 754, à la demande du moine Fréculfe. Manuscrit sur parchemin et à deux colonnes, in-4.°: la première est en grands caractères très-ornés; la première lettre occupe toute la hauteur de la page; les lettres initiales de chaque évangile sont faites de manière à présenter des mains, des figures de poissons, d'animaux, de végétaux, singulièrement contournées. Après la préface viennent sept pages, dont chacune offre quatre colonnes remplies de chiffres romains et séparées par cinq colonnes torses qui se réunissent en haut par des arcades.

Les titres de ces pages à colonnes, qui sont appelées les *canons*, sont disposés ainsi:

| CANON | PRIMVS | IN QVO | QVATVOR |
| MATHEVS. | MARCVS. | LVCAS. | JOHANNIS |

Vient ensuite une page au milieu de laquelle on voit un grand

Grand en est le véritable auteur; — l'*Enchiridion* de S. Augustin, en mêmes caractères; — une *Exposition du livre de Job*, manuscrit du IX.ᵉ siècle; — quelques ouvrages de Bède et d'Alcuin; — un *Traité*

---

médaillon renfermant le Christ assis sur un trône, et ayant de chaque côté un ange. Ce médaillon est entouré de quatre autres, où sont peints les animaux symboliques des quatre évangélistes.

Suivent quatre pages terminées ainsi : *Expleeit capitola* [le sommaire des chapitres], *incipit liber Evangelii secundum Matheum*.

Les quatre évangiles se succèdent; à la fin est cette formule, *Explicit Sancti Johannis liber novissemus* (en grands caractères ornés). La dernière colonne contient la souscription du copiste : *In nomine S. Trinitatis* &c. &c.

N.° 135. « *Pontifical*, ou Livre des ceremonies d'Antoine de Chalon des comtes de Bourgogne et de Chalon, d'Auxerre et de Tonnere, et des princes d'Orange; d'abord doyen de l'eglise d'Autun, puis eleu evesque d'Autun le 10 juillet 1483, à la mort de Jean Rollin, cardinal et evesque d'Autun; lequel Antoine de Chalon, aprez avoir gouverné le siege d'Autun pendant 17 ans, mourut le 8 mai de l'année 1500. Il a fait faire pour lui ce pontifical, à la teste duquel sont ses armes, qui sont de gueules à la bande d'or avec la devise *bon mouvoir*, 1483-1550. » A la suite de cette note, écrite sur ce livre, il y en avoit une autre qui indiquoit son auteur; elle a été effacée.

La première page et plusieurs des suivantes sont très-ornées de miniatures, de bordures avec des arabesques, de fleurs et d'animaux, &c.

Toutes les initiales, même au milieu du texte, sont en couleurs ou en or. Manuscrit sur vélin, grand in-4.°

N.° 26. *CASSIODORI Expositio in psalmos*. Ce manuscrit est du VIII.ᵉ siècle environ, sur vélin, in-fol.; l'écriture est lisible et soignée, sans beaucoup d'abréviations; les *i* n'ont pas de point;

inédit de Remi d'Auxerre sur *le Cantique des Cantiques*; — des *Actes des martyrs*; — et une *Vie de S. Germain d'Auxerre*, qui prouve combien son culte étoit étendu dans l'église, et sur-tout dans la Gaule.

---

les initiales ne sont pas ornées, et il y a peu de lettres rouges dans le courant du livre. Ce commentaire ne commence qu'au psaume 101, et il se termine à la fin du psautier.

N.º 4. *Textus 4 Evangeliorum cum præfationibus Sancti* HIERONYMI. Manuscrit du VIII.ᵉ siècle environ, sur vélin, en lettres onciales, petit in-fol. à deux colonnes, sans ornemens, disposé à-peu-près comme le manuscrit ci-dessus coté n.º 3, et d'une écriture à-peu-près semblable; mais moins bien conservé, et très-endommagé par l'humidité.

N.º 5. *Textus 4 Evangeliorum cum præfationibus S.ᵗⁱ* HIERONYMI *et indice lectionum Evangelii per annum*. Manuscrit du IX.ᵉ siècle, sur parchemin, in-4.º, à deux colonnes, peu orné. Dans l'intérieur on lit la note suivante : *Quatuor Evangelia mss. Amolone episcopo Lugdunensi, 841*.

N.º 12. *Autoris incogniti Expositiones in omnes veteris Testamenti libros historicos, compilatæ ex diversis patribus tempore* GREGORII *Papæ*. Ce manuscrit est du VIII.ᵉ siècle environ, mais l'ouvrage est du temps de S. Grégoire, ainsi que le prouve le titre même : il est sur parchemin, petit in-fol., et peu orné. Les commentaires sont tirés des passages de S. Augustin, de S. Ambroise, de S. Jérôme, d'Origène, de S. Fulgence et de S. Grégoire.

N.º 14. *S.* AUGUSTINI *Enarrationes in psalmos*; il n'y a que les derniers psaumes, à compter du 141.ᵉ Ce manuscrit est du VII.ᵉ siècle; il est écrit sur parchemin, in-4.º, en lettres onciales, un peu effacées dans plusieurs endroits.

N.º 101. *Codex* JUSTINIANI *cum glossis*. Manuscrit du XIV.ᵉ siècle, gr. in-fol. vélin. Le texte forme deux colonnes; le haut,

Il y avoit encore un *Saint Optat*, qui fut donné au coadjuteur de Reims, et qui a passé depuis dans la Bibliothèque impériale. Dans une lettre écrite par le théologal Germain à M. Michault en 1739, il est

---

le bas et les deux côtés sont remplis par les gloses : il y a quelques gloses interlinéaires.

N.° 71. ARISTOTELIS *Magnorum moralium liber.* — *Tractatus de Rhetorica.* Manuscrit sur vélin, in-fol.

N.° 40. PRISCIANI *Cæsariensis Grammatica*, gr. in-fol. avec des notes marginales et interlinéaires. Ce manuscrit sur vélin est terminé par la souscription : *Explicit lib. XVI de coniunctione* (sic). Les *i* n'ont pas de point.

N.° 38. FORTUNATI *Presbiteri Itali Opera omnia poetica.* Manuscrit sur parchemin, petit in-4.°, d'une écriture lisible ; les *i* sans point. On y remarquoit encore la chaîne par laquelle il étoit autrefois attaché.

N.° 39. C. JULII SOLINI *Polyhistor;* et SEXTI AURELII VICTORIS *Historiarum Epitome.* Manuscrit sur vélin, gr. in-4.°, les *i* sans point. L'écriture est semblable à celle de l'Horace n.° 37, elle est lisible, et a peu d'ornemens.

N.° 19. S. GREGORII *Papæ Sacramentorum liber cum multis additionibus distinctis.* Manuscrit du VIII.ᵉ siècle environ ; vélin, in-fol. avec des vignettes et des encadremens.

Ce sacramentaire, ainsi que D. MARTÈNE et D. DURAND l'ont remarqué (*Voyage littéraire*, t. I.ᵉʳ, p. 152), a cela de particulier, que celui qui l'a écrit a pris la peine de le purger de toutes les additions qui y avoient été faites de son temps, distinguant et même séparant tout ce qui y a été ajouté, comme il nous l'apprend lui-même dans sa préface, qui a été imprimée par PAMELIUS, t. II, p. 388. Ce livre est accompagné de peintures très-curieuses pour l'histoire des anciennes cérémonies ecclésiastiques. D. Martène en a fait graver trois (*Voyage littéraire*, t. I.ᵉʳ, p. 153 et 154).

encore question d'un manuscrit de *Pomponius Mela*; nous ne l'avons pas trouvé.

Nous avions lieu d'espérer que nos notices d'éditions rares seroient plus nombreuses que celles des manuscrits ; mais nous fûmes entièrement trompés. Nous trouvâmes des livres de toute espèce, mais tous imprimés depuis 1520 jusque vers 1560, et sortis pour la plupart des presses d'Ascensius; il n'y avoit pas un seul exemplaire du XV.ᵉ siècle : d'où il résulte qu'avant l'invention de l'imprimerie le chapitre recueillit de beaux manuscrits, dont plusieurs furent sans doute un don de la piété des fidèles; que, lors de la découverte de l'imprimerie, il mit peu d'empressement à faire fleurir un art auquel on devoit cependant attacher une si grande importance; que tous les livres qu'il possède sont très-probablement un legs fait par un évêque ou un chanoine qui les avoit recueillis pendant la première moitié du XVI.ᵉ siècle, et que depuis ce temps aucun livre n'a été donné au chapitre, qui a été peu curieux d'en acquérir.

Il y a encore dans ce galetas un vieux chapeau de cardinal, rongé par les vers : c'est celui du cardinal Rollin, évêque d'Autun.

Le chapitre possédoit des anneaux de ses premiers évêques : il les a vendus.

Les manuscrits dont je viens de donner la notice, sont tous intéressans, ou par le sujet, ou par le temps où ils ont été écrits, ou par les ornemens qui les accompagnent; ils sont déplacés dans une ville qui jusqu'ici n'en a fait aucun cas, et qui les a abandonnés à la poussière, aux rats et aux vers. On dit que M. l'évêque les demande pour la bibliothèque du séminaire; mais ce ne sont pas là les ouvrages qui conviennent à un pareil établissement : il faut lui abandonner tous les livres imprimés; les manuscrits doivent être déposés à la Bibliothèque impériale.

Nous desirions voir la bibliothèque du collége, et M. Devoucou eut encore la bonté de nous y introduire.

Cette bibliothèque est aujourd'hui celle de la ville; elle étoit en désordre et pleine de poussière. Je n'y ai rien vu d'intéressant. J'ai appris au Creusot, de M. Chapet, qu'il y avoit autrefois un Suidas de 1492; il y existoit encore en 1790 : il étoit en fort mauvais état et enveloppé dans du papier.

Une partie du collége est aujourd'hui abandonnée: on y voit, dans la salle du dessin, les statues du président Jeannin et de sa femme; elles viennent de leur mausolée, placé autrefois dans la cathédrale; elles sont peu endommagées. Il seroit d'autant plus facile de restaurer ce mausolée, que dans une des chapelles de la cathédrale, qui sert de magasin, on conserve encore l'inscription qui en faisoit partie. Ce vertueux magistrat mériteroit bien cet acte de reconnoissance de la part des Autunois, pour avoir préservé leur ville du massacre de la Saint-Barthélemi.

Une ville aussi opulente, aussi ancienne, dans laquelle les arts et les lettres ont été cultivés, qui se faisoit gloire de l'amitié des Romains, qui en avoit reçu beaucoup de priviléges, et dans laquelle la foi a été prêchée dès les premiers temps du christianisme dans les Gaules, devroit offrir à la curiosité de l'historien et de l'antiquaire une foule de bas-reliefs instructifs, d'inscriptions érudites et de monumens singuliers. J'avoue que j'espérois y faire, sous ce rapport, une ample moisson. J'y étois moins attiré par le plaisir de voir des édifices que des milliers de voyageurs ont déjà vus et qui sont exposés aux regards publics, que par l'espoir de trouver des objets nouveaux à expliquer et à décrire; mais mon attente fut bien trompée. Il faut que les insoucians Autunois aient une attention particulière de briser ou de vendre à des passans tout ce qui sort du sein de la terre; car on ne trouve dans leur ville qu'une seule inscription, qui a été déjà publiée (1), mais que je rapporterai ici, parce que c'est peut-être l'unique moyen de la faire conserver, et qu'elle est rapportée inexactement dans plusieurs ouvrages.

---

(1) MURATORI, MLXXXVIII, 6. MAFF. Gall. ant. 58. Voyage de deux Bénédictins, I, 163. Act. erud. Lips. 1718, 489. MAZOCH. De sub asc. 219, 302. MARTIN, Explication de divers monumens, 77 et 78. COURTÉPÉE, Descript. de Bourgogne, III, 453.

Cette inscription est sur une énorme pierre, qui forme un parallélipipède : elle étoit au collége. Nous invitons les autorités à la faire placer dans un lieu sûr, sinon elle disparoîtra dans quelque bâtisse. Elle est ainsi conçue :

```
Q. SECVND
QVIGONIS
CIVIS TREVERI
IIIIIVIR AVGUS
TALIS INAEDVIS
CONSISTENTIS.
OMNIB. HONO
RIB. INTER EOS
FVNCTIQVIGO
NISECVNDVS,
ET HIBERNALIS.
LIBERTI ET HE-
RED. PATRONO
OPTIMO SVBAS
CIADEDICAVER
L. DEXDO. (1)
```

Aux mânes de Q. Secundus Quigon, citoyen de Trèves

---

(1) *Locus Datus Ex Decreto Ordinis*. Le mot *Decurionum* est sous-entendu.

CHAPITRE XXIII.

souvir du collège des prêtres d'Auguste (1) chez les Æduens, parmi lesquels il a joui de tous les honneurs (2). Secundus et Liberalis, ses affranchis et ses héritiers, ont dédié ce tombeau sub ascia (3) à leur excellent patron.

Une autre inscription trouvée à Autun, gravée dans plusieurs ouvrages, entre autres celui de Montfaucon (4), et commentée par Moreau de Mautour (5), prouve que les habitans de Bibracte avoient divinisé leur ville, et que la déesse *Bibracte* y obtenoit un culte, comme à Nimes le dieu *Nemausus*. Cette

---

(1) Les *Seviri Augustales* étoient des collèges de prêtres, établis dans les colonies, à l'imitation de celui que Tibère avoit institué dans Rome (TACIT. *Annal.* I, 54) pour honorer la divinité d'Auguste. On appeloit *Seviri* ceux qui avoient été nommés les premiers ; ils exerçoient une magistrature sacerdotale. NORIS, *Cenotaphia Pisana*, cap. VI, p. 74 et suiv.

(2) C'est-à-dire qu'il avoit passé par toutes les charges municipales, telles que celles de décurion, d'édile, &c.

(3) Je reviendrai sur cette formule, en parlant des inscriptions de Lyon.

(4) *Antiquité expliq.* II, pl. 193, p. 436. MURATORI, CVII, 10. BAUDELOT, *Utilité des voyages*, I, 248, édit. de Paris, 1686 ; et I, 314, édit. de Rouen, 1727. HAGENB. *Epist. epigr.* 70. MARTIN, *Religion des Gaulois*, t. II, p. 201. TASSIN, *Nouveau Traité de diplomatique*, t. II, page 598 ; pl. 27, genre IX, esp. 3, n.° 6.

(5) *Observations sur une inscription antique concernant la ville de Bibracte ;* dans les *Mémoires de littérature et d'histoire*, par DESMOLETS, t. IV, p. 296. On a encore trouvé dans le même lieu deux marbres sur lesquels on lisoit ces mots, DEAE BIBRACTI, avec les jambes d'une figure de femme.

Tome I. Y

inscription est aujourd'hui dans le cabinet de la Bibliothèque impériale ; son importance pour l'histoire d'Autun m'engage à la rapporter ici :

DEAE BIBRACTI

P. CAPRIL. PACATUS

IIIIII VIR AUGUSTA

V. S. L. M.

Certainement on y découvriroit encore d'autres monumens du même genre, si l'incurie des habitans ne les laissoit détruire.

Nous allâmes voir un ancien chanoine, M. Moreau, qui aimoit autrefois et recherchoit les monumens : ce vieillard octogénaire, devenu aveugle, n'a plus que quelques médailles, parmi lesquelles on distingue un bel Hostilien d'or. Il possède quelques monumens sépulcraux et un Mercure en bas-relief ; mais sa gouvernante ne voulut pas nous les montrer.

Nous allâmes ensuite chez un autre chanoine, M. Legouz : il possédoit autrefois divers objets curieux qu'il a perdus dans la révolution ; il n'a plus aujourd'hui que quelques médailles très-communes, quelques échantillons d'histoire naturelle et quelques livres. Nous trouvâmes cependant chez lui deux monumens dignes de notre curiosité ; ce sont les anciens diptyques d'Autun. L'un des deux est entier ; mais il n'a rien d'instructif. Les tablettes sont décorées d'ornemens très-simples, sans inscriptions ; elles

CHAPITRE XXIII.

servoient de couverture à un recueil de répons, de graduels et d'alléluiatiques (*planche XIX, n.º 1*). L'intérieur est couvert de différens essais de musique d'*alleluia*, de *kyrié éléison*, de répons: cette musique est écrite; elle est marquée par des points au-dessus des mots; elle est plus ancienne que l'invention des notes, et paroît être du IX.ᵉ siècle.

L'autre diptyque, que j'ai fait figurer *pl. XIX, n.º 2*, seroit bien plus intéressant s'il étoit entier; mais il n'en existe plus qu'une plaque: elle est décorée d'un grand rond au milieu, et, aux quatre coins, de petites roses, qui ont dans leur centre une tête de lion. Cette plaque est la plus importante, à cause des inscriptions dont elle est accompagnée (1). Dans le rond du milieu, on lit :

† MUNERA PARVA QUIDEM PRETIO, SED HONORIBUS ALMA †

Les petits présens sont doux, non par leur valeur, mais par le prix qu'on y attache.

On sait que les diptyques étoient envoyés en dons par les nouveaux consuls à leurs amis et aux personnes de distinction. Cette inscription est relative à cet usage.

A la partie supérieure du diptyque, dans une espèce d'étiquette, on lit : † FL. PETR. SABBAT. IVSTINIAN. V. I. FL*avius* PETR*us* SABBAT*us* JUSTINIAN*us* V*ir* I*n*l*ustris*. Le nom de ce magistrat,

---

(1) Ces diptyques ont été acquis depuis pour le cabinet de la Bibliothèque impériale.

qu'on ne doit pas confondre avec l'empereur Justinien, ne se trouve pas dans les fastes consulaires. Ce diptyque paroît être du VI.ᵉ siècle.

Lorsque nous passâmes devant le couvent de Saint-Jean-le-Grand, je me rappelai que c'est à l'angle nord-ouest de la cour de ce monastère que doit se trouver, dans les fondations, un des plus curieux monumens qui soient au monde: combien j'aurois voulu pouvoir soulever d'une main puissante le sol qui le recouvre! combien il est à craindre qu'il ne soit un jour brisé et dispersé comme tant d'autres! Ce précieux reste d'antiquité est une base carrée de marbre blanc, sur chaque face de laquelle est une carte de géographie: on y voit l'indication de plusieurs villes d'Italie, *Bononia, Forum Gallorum, Mutina, Forum Lepidi, Parma, Fines Gallorum*, avec leurs distances citées de la même manière que dans la Table de Peutinger; mais on n'y remarque aucune trace de christianisme, ce qui fait présumer que ce monument est antérieur à l'empereur Constantin. Le P. Lempereur l'a vu comme on le sortoit de terre en 1706: il nous apprend (1) qu'on fit alors un relevé des villes dont le nom y est tracé, et qu'on en remarqua plusieurs qui n'existoient plus quand la Table de Peutinger a été dressée. Cependant ce relevé étoit bien peu de chose, puisqu'il ne comprenoit pas même

---

(1) *Mémoires de Trévoux*, décembre 1706, page 2097.

une face entière. Il est malheureusement perdu. Croiroit-on que ce monument géographique, qui est la plus ancienne carte gravée sur pierre et le plus ancien itinéraire figuré, a été rejeté dans la terre d'où il venoit à peine d'être tiré! Ce ne fut qu'en 1752 que le savant abbé Lebeuf parvint à découvrir qu'il avoit été employé dans les fondations d'un bâtiment de l'abbaye des religieuses de Saint-Jean. Ce fait a été rapporté par Scheyb, dans son excellent *Commentaire sur la carte de Peutinger* (1). Il paroît que ce précieux monument étoit dans les écoles d'Autun appelées *Menianæ*. Eumenius nous apprend qu'il y avoit, dans ces célèbres écoles, des portiques sous lesquels étoient des cartes de géographie destinées à instruire les jeunes gens; que ces cartes représentoient toutes les terres et toutes les mers; qu'on y avoit tracé le cours des rivières et les sinuosités des côtes, et qu'on y voyoit les villes avec leurs noms et leurs distances (2). M. Barbié du Bocage, célèbre géographe, a déjà exprimé son vœu pour que ce précieux monument soit rendu aux sciences (3). Le propriétaire actuel de la maison avoit offert au ministre de l'intérieur de faire les fouilles nécessaires, moyennant une juste indemnité; mais l'affaire en est restée là. Ce

---

(1) Page 26, note.
(2) EUMENIUS, *Oratio pro Menianis Augustodunensium scholis instaurandis.*
(3) *Magasin encyclopédique*, année I.re, tome V, page 231.

bâtiment ne sert à présent à aucun usage, et l'on présume que d'un jour à l'autre il sera démoli. Il seroit intéressant de veiller à ce que le monument dont nous parlons ne soit pas perdu.

On trouve, dans chaque partie de la ville, des fragmens de marbre, des tronçons de colonnes, qui attestent son ancienne importance. J'ai quelques échantillons de vert antique que j'en ai rapportés. Les minéralogistes doivent examiner avec soin les pavés des rues, sur-tout après les pluies; on y rencontre de beaux morceaux de marbres précieux, et beaucoup d'échantillons de ce granit graphique qu'on trouve aux environs d'Autun, et dont il va être bientôt question.

M. Leschevin arriva très-tard, bien fatigué, mais très-satisfait de sa course minéralogique. Comme elle peut servir de guide aux voyageurs qui visiteront Autun, j'insère ici la notice qu'il a eu la complaisance de m'en donner; et en l'associant ainsi à cet ouvrage, je me rappelle les momens heureux où il voulut bien s'associer à nos recherches, et mon amitié en éprouve une véritable satisfaction.

« Le but de cette excursion, dit M. Leschevin,
» étoit de visiter la grotte d'Argentol, célèbre par
» des cristallisations quartzeuses intéressantes, et la
» mine de plomb de Saint-Prix, qui donne le plomb
» arsenié natif.

» Je sortis d'Autun à six heures du matin,

CHAPITRE XXIII.

» accompagné de M. Ballard fils, médecin, qui
» voulut bien me servir de guide. Les premiers objets
» qui s'offrirent à notre observation, sur le chemin
» d'Autun à Saint-Prix, furent des laves boueuses
» incrustées dans un mur ; j'en recueillis également
» une sur la route. Cette lave, qui, vu son état de
» décomposition, n'a qu'une foible action sur l'ai-
» guille aimantée, *peut indiquer* (1) l'existence de
» quelque volcan dans l'une des montagnes envi-
» ronnantes ; fait remarquable, mais qui seroit d'au-
» tant moins étonnant, qu'un volcan a été découvert
» à Drevin (cinq lieues à l'est d'Autun) par M. l'abbé
» Soulavie, qui en a donné une description dans
» le volume des *Mémoires de l'Académie de Dijon*
» pour l'année 1783. Le même volume contient la
» notice d'un voyage fait par MM. de Morveau,
» Champy et de Bressey, pour constater cette dé-
» couverte. Jusqu'à la montagne du Pouriot, à une
» lieue et demie d'Autun, la route n'offre rien de
» remarquable, qu'une argile blanche, employée
» dans une fabrique de poterie. On trouve sur cette
» montagne une quantité considérable de fragmens
» d'une mine de fer en roche, extrêmement intéres-
» sante, et qui mérite une description particulière.

---

(1) « Je dis *peut indiquer*, parce qu'on pourroit supposer égale-
» ment que cette lave a été apportée du temps des Romains, qui
» employoient le basalte à faire de petits moulins à bras ; M. Pa-
» sumot a fait cette observation sur un fait semblable. »

» Le peu de temps que j'avois à donner à l'obser-
» vation de cette mine, ne m'a pas permis de recon-
» noître son gisement. D'après la manière dont elle
» se présente, on doit supposer qu'elle forme une
» couche considérable, qui occupe la surface du
» Pouriot ; peut-être y existe-t-elle en masse : c'est
» ce que je déterminerai plus positivement dans peu
» de temps par une reconnoissance plus exacte.

» Sa couleur est d'un rouge-brun foncé ; sa cassure
» est terne, terreuse et raboteuse : elle donne par le
» souffle une odeur d'argile, et agit assez vivement
» sur l'aiguille aimantée. Cette mine est traversée
» en tout sens par des veines d'une matière verdâtre,
» qui présente tantôt un aspect terreux, tantôt les
» caractères du jaspe. De très-habiles minéralogistes,
» auxquels j'ai remis des échantillons de cette mine
» dans mon dernier voyage à Paris, n'ayant pu en
» déterminer la nature, M. Vauquelin a bien voulu
» se charger d'en faire l'analyse ; mais le voyage
» qu'il vient de faire avec M. Fourcroy, l'a empêché
» de se livrer à ce travail.

» En approchant du village de Saint-Prix, un
» très-beau porphyre vert se présente en grandes
» masses. Tous les fragmens qu'on en rencontre sont
» à arêtes vives, et semblent avoir suivi, en se déta-
» chant de la roche, les lois d'une cristallisation
» régulière. Un très-grand nombre de morceaux
» forment des prismes à quatre, cinq et six pans.

» Le petit rocher dit *grotte d'Argentol* est placé
» sur le Mont-Beuvray, à quelque distance de Saint-
» Prix, et n'offre plus que des éboulemens : il con-
» siste en sept à huit gros quartiers entassés confu-
» sément, dans les anfractuosités desquels on trouve
» encore de beaux cristaux de quartz hyalin héma-
» toïde. Quelques-uns de ces cristaux sont couverts
» d'un enduit de fer oxidé rouge luisant *(Eisenram)*;
» d'autres portent des mamelons de fer hématite.
» On y rencontre aussi de beaux groupes et de belles
» géodes de quartz hyalin hématoïde, recouverts de
» chaux fluatée transparente, en gros cristaux cu-
» biques : cette dernière, de couleur verte ou vio-
» lette, forme le noyau de très-gros groupes de
» cristaux de quartz hyalin, soit transparent, soit
» d'un blanc laiteux, rose ou hématoïde. Le desir de
» recueillir ces diverses substances en beaux échan-
» tillons de cabinet me retint à la grotte d'Argentol
» trop long-temps pour que je pusse visiter la mine
» de plomb de Saint-Prix le même jour. Elle me
» présentoit d'ailleurs un attrait d'autant moins puis-
» sant, que je dois de beaux échantillons de plomb
» arsenié natif à l'amitié de M. Champeaux, ingé-
» nieur des mines, qui a inséré une note intéressante
» sur la mine de plomb de Saint-Prix dans le n.° 55
» du *Journal des Mines*.

» Le quartz, en différens états, est extrêmement
» répandu sur les flancs du Mont-Beuvray; on y

» observe avec intérêt de très-beaux groupes de
» cristaux quartzeux, diversement colorés; des blocs
» de quartz blanc opaque, en rayons divergens du
» centre à la circonférence; de la baryte sulfatée,
» de la chaux fluatée, et çà et là des fragmens d'une
» substance noirâtre, qui a, pour les caractères exté-
» rieurs, beaucoup d'analogie avec le manganèse de
» la Romanèche près Mâcon.

» J'ai quitté à regret cette contrée, dans laquelle
» je ne doute pas qu'il n'y ait encore à faire des dé-
» couvertes qui pourront offrir de l'utilité dans plus
» d'un genre. J'avois le desir de revoir la montagne
» du Pouriot; mais un orage très-violent me força
» d'accélérer mon retour à Autun, où je n'arrivai
» que tard.

» Dans le peu de temps que j'ai pu consacrer à
» visiter les environs d'Autun, j'ai observé un assez
» grand nombre de substances remarquables et peu
» connues, pour m'inspirer le desir le plus vif de les
» parcourir un peu plus à loisir; desir que je satis-
» ferai aussitôt que mes affaires me le permettront. »

Autun mérite d'être vu sans doute, à cause de son temple de Janus, de ses deux portes; mais on croit faussement d'ailleurs que cette ville est remplie de monumens d'antiquité. A peine peut-on en trouver un ou deux chez les particuliers, et il n'y en a aucun qui soit important. Il est néanmoins impossible qu'une ville opulente qui a eu un cirque, un amphithéâtre, des portes en arcades, n'ait pas renfermé une foule de monumens; mais plusieurs sont encore enfouis, et l'insouciance des habitans a fait perdre les autres.

La pierre est extrêmement commune: malgré cela, on en prend encore une grande quantité à l'amphithéâtre et aux anciens murs de la ville. L'abondance des matériaux est cause que quand on démolit une maison pour la rebâtir, on ne se donne pas la peine d'en défaire les fondations; c'est cependant ainsi que l'on trouve les monumens: la belle patère d'or (1), le beau buste de Cybèle (2) de la Bibliothèque impériale, tous les monumens de Dijon, enfin la plupart de ceux qui existent aujourd'hui par toute la terre, ont été trouvés dans des fondations.

Les Autunois découvriroient des monumens, qu'ils ne se donneroient pas la peine de les recueillir et de les conserver: de toutes les inscriptions indiquées par d'anciens auteurs comme existantes dans leur ville, il n'en reste plus qu'une, que nous avons citée à la page 336; elle périra bientôt comme les autres.

Il seroit important et instant que le Gouvernement contraignît la ville à racheter les terrains sur lesquels sont le temple de Janus et la pierre de Couhard; qu'il fût défendu de les affermer à des paysans, qui regardent ensuite ces constructions comme

---

(1) Décrite dans mes *Monumens antiques inédits*, t. I.ᵉʳ, p. 227.
(2) CAYLUS, *Recueil*, t. II, pl. 113, page 378.

une partie du domaine qu'ils ont loué ou acheté. Il faudroit décerner des peines sévères contre ceux qui enlèvent des pierres des monumens antiques, et punir quelques infracteurs de ce réglement : il faudroit sur-tout que la commune ne donnât pas l'exemple de ces infractions. Le préfet de Saone-et-Loire est entièrement de cet avis : il gémit de ces dégradations, et voudroit y mettre un terme; mais il n'en a pas les moyens. On ne peut trop redire ces vérités, si elles peuvent faire sortir les Autunois de leur insouciance ; il faut leur répéter sans cesse ces vers de Jean Guijon, un de leurs plus savans compatriotes :

Temporibus priscis Heduorum Augusta vocabar ;
Voxque rei, voci res erat apta suæ.
Diruta sum bellis, iterumque extructa revixi :
Ne facite, ô cives, rursus ut intereram! (1).

Il y a peu de culture dans cette ville, relativement à l'esprit; on n'y voit aucun cabinet, aucune bibliothèque d'amateur. On y accueille aisément des contes ridicules, des ouvrages qui ne méritent aucun crédit; les monumens y sont négligés. On prétend s'y connoître assez bien en histoire naturelle : et le meilleur

---

(1) « Je m'appelois autrefois la ville auguste des Æduens; le » nom convenoit à la chose, et la chose convenoit au nom. J'ai » été détruite pendant les guerres, et rebâtie par de nouveaux » soins : faites, ô citoyens, que je ne périsse pas une seconde » fois ! »

naturaliste de l'*endroit* prend un squelette de cheval pour le tapir d'Amérique ; il prétend avoir vu le *coastes cornutus* dans les bois environnans ; et les montagnes recèlent des mines d'argent et de zinc dont il ne peut produire aucun échantillon.

Autun n'a point de commerce, point de débouchés, point de fabriques. On y avoit placé pendant la révolution une fonderie de canons et une manufacture de fusils ; ces établissemens ont disparu avec la cause à laquelle ils devoient leur origine. Une manufacture de draps de laine du pays alloit assez bien, dit-on ; cependant il faut que l'entrepreneur n'y ait pas trouvé son compte, puisqu'il a abandonné son établissement.

CHAPITRE XXIV.

Départ d'Autun. — Montjeu. — Château. — Marmagne. — Figures gauloises. — *Urane oxidé.* — Émeraude. — Montcenis. — Creusot. — Médaillier de M. Chapet. — Médaillier de Grollier. — Coins antiques. — Monumens. — Livres rares. — Jardin. — Châtaignier singulier. — *Cetonia stictica.* — Verrerie. — Usines. — Machine à vent ou soufflet cylindrique. — Machine à tourner les cylindres. — Fonderie. — Fonte des canons. — Chariot pour les transporter. — Machine à forer les caronades, de l'invention de M. de Rouillac. — Grue isolée inventée par lui. — Pompes à feu. — Houille. — Collines brûlantes. — Canal du Creusot. Écluses à plan incliné. — Écluse à la Solage. — — Mévrin. — Laminage du fer. — Route du Creusot. — Chariots. — Montagne noire. — Montagne Saint-Vincent. — Pereuil. — Saint-Berain. — Montagne de Sarcey.

Le Creusot n'est pas sur la route; il faut se détourner de quelques milles. Nous fîmes, pour y aller, un arrangement particulier avec le maître de poste, et le 5 mai, à cinq heures du matin, nous quittâmes Autun.

On traverse le Montjeu, où le chemin revient sept fois sur lui-même et forme sept terrasses : on découvre de là toute la ville, et l'on jouit d'un aspect ravissant. Le vallon de l'Arroux étoit couvert de brouillard; les rayons du soleil le faisoient distinguer à travers les nombreuses collines qui sont accumulées dans ce bassin. Parvenu à une plus grande hauteur, on voit les bords de l'Arroux et le temple de Janus. On passe auprès du château de Montjeu, dont le parc a quatre lieues de tour: il est enceint de murailles (1). C'est de cette montagne que vient l'eau des belles fontaines d'Autun: nous avons déjà vu qu'on dérive son nom d'un temple de Jupiter, qu'on croit y avoir existé. La terre de Montjeu appartenoit aux anciens seigneurs de ce nom, qui tenoient un rang distingué à la cour des ducs de Bourgogne; elle fut vendue au président Jeannin, qui s'y retira et y est mort. La galerie contenoit un très-grand nombre de portraits; on y voit encore deux grandes urnes tirées du cimetière de Couhard, et quelques figures gauloises très-grossières.

Près du parc est un étang, alimenté par des sources qui viennent de lieux plus élevés: cet étang fournit de l'eau aux moulins d'Autun; on croit qu'il en donnoit autrefois à l'aqueduc et à la naumachie de cette ville.

Après avoir passé Montjeu, nous vîmes de cette élévation une vallée charmante et pittoresque, animée par une culture riche et variée, et une multitude

---

(1) Il y a dans le *Voyage pittoresque de la France*, Bourgogne, n.° 65, deux vues, l'une du château, l'autre du jardin de Montjeu.

d'arbres élégamment groupés : le myrtille (1) croît en abondance sur ces hauteurs. On découvre ensuite un bassin magnifique, terminé par un rideau de montagnes.

Vers neuf heures nous arrivâmes à Marmagne. Pendant que nos chevaux se reposoient, nous nous amusâmes à visiter ce village. Nous vîmes, dans le mur de la cour du presbytère, deux figures gauloises, dont M. de Rouillac a bien voulu me faire le dessin, et qui sont figurées *planche XVII, n.ºs 9 et 10*.

Les environs de Marmagne sont renommés parmi les amateurs de l'histoire naturelle, à cause des beaux minéraux qu'ils offrent à la curiosité. Ce fut près de Saint-Symphorien, autre village voisin de celui-ci, que M. Champeaux eut, en 1801, le bonheur de trouver, après de longues recherches, l'urane oxidé lamelliforme (2). On savoit que ce métal, découvert en 1789 par M. Klaproth, existoit en France; mais on n'avoit pas encore pu en trouver le gisement (3). Les collines situées à gauche de la rivière de Mévrin, entre Marmagne et Saint-Symphorien, présentent très-abondamment le granit graphique à bandes de feld-spath rougeâtre ou blanc. M. Champeaux possède un échantillon de cette espèce de granit, qui lui paroît

---

(1) *Vaccinium myrtillus*. L.

(2) HAÜY, *Minéralog*. t. IV, p. 286.

(3) *Journal des mines*, n.° 55; 2.° semestre de l'an IX, p. 542. *Bulletin de la Société philomatique*, floréal an VIII, p. 107.

l'emporte

CHAPITRE XXIV.

l'emporter sur ceux de Corse et de Sibérie. Il y a aussi découvert l'*émeraude prismatique*; elle est d'un vert pâle, qui approche de la couleur du beril (1).

On trouve près de là, à Gourdon, un autre métal, le titane, dont la connoissance est également due au célèbre chimiste Klaproth : cette variété est celle qu'on appelle *titane oxidé* (2) ; ses cristaux sont isolés et sur une gangue de quartz hyalin. Il y a à Saint-Prix de beaux échantillons de *plomb arsenié* (3) ; et dans la grotte d'Argentol, qui en est voisine, de belles hyacinthes semblables à celles qu'on appelle *hyacinthes de Compostelle* (4). Enfin il existe à Boulaye, dans le canton de Roussillon, de belles variétés de *spath fluor* (5) violet ou verdâtre.

Une demi-heure après notre arrivée à Marmagne, nous nous remîmes en route. Nous laissâmes à notre droite Montcenis (6), et nous entrâmes au Creusot vers midi. La *planche XX* donne une idée générale de l'aspect de cet établissement.

---

(1) *Journ. des Mines*, germ. an XIII, n.º 103, t. XVIII, p. 5 et suiv.

(2) HAÜY, *Minéralog.* IV, 303. *Journal des Mines*, n.º 104. — (3) *Ibid*. III, 466. — (4) *Ibid*. II, 240. — (5) *Ibid*. II, 247 et suiv.

(6) Il y a, parmi les habitans du Creusot et des environs, une tradition singulière sur la dérivation du nom *Montcenis*. Jules-César, disent-ils, voulut faire sauter le château de Montcenis par une mine ; il échoua dans cette entreprise, et de dépit il en fit son chenil. De là, le nom de *Mont-chenil*, ou *Men-chenil*, ou *Montcenis*. Montcenis a une population d'environ deux mille âmes ; le Creusot en a à-peu-près autant.

Tome I.   Z

Nous y fûmes reçus d'abord par M. Chapet, qui dirige particulièrement les opérations de la verrerie, et nous trouvâmes près de lui un plaisir inattendu. M. Chapet a été Oratorien, et professeur au collège d'Autun : il possède très-bien la science des médailles; elle lui procure aujourd'hui des délassemens aussi doux que nécessaires. Il n'y a au Creusot que des mineurs et des verriers : l'étude des monumens de l'antiquité charme ses loisirs, qui du reste sont très-courts. Il nous fit voir sa collection, qui contient une suite de médailles impériales, dont quelques-unes sont rares. M. Chapet a aussi quelques médailles grecques.

Il nous montra un petit meuble assez curieux : c'est un médaillier portatif, de l'épaisseur d'un gros volume *in-12*, et garni de ses cartons; il a appartenu à Jean Grollier (1), ainsi qu'on le voit par l'inscription, JO. GROLLIERII ET AMICORUM, imprimée en caractères d'or sur la boîte et

---

(1) Jean Grollier, trésorier des armées de France en Italie pendant une partie du XVIe siècle, avoit rassemblé une magnifique bibliothèque et une belle collection de médailles : cette collection a été achetée pour le Cabinet du Roi. Ce petit médaillier étoit tombé entre les mains de l'abbé de Rothelin. Il est décrit dans la préface de l'ouvrage du P. JOBERT, intitulé *Science des médailles*, de l'édition donnée avec des notes par BIMARD DE LA BASTIE en 1739, t. Ier, p. ix. On sera bien aise de savoir qu'il est en des mains dignes de le posséder.

CHAPITRE XXIV.

au dos de chacun des petits cartons dont elle est remplie.

Parmi les autres objets d'antiquité que nous vîmes chez M. Chapet, on distingue deux des coins antiques trouvés à Auxerre; quelques moules de médailles qu'on croit communément avoir servi à des faux monnoyeurs, et qui viennent d'une découverte faite près de Vienne, dans le ci-devant Dauphiné, où l'on en trouva un tombereau entier; une jolie figure de Vesta, et une Victoire. M. Chapet a aussi une petite bibliothèque bien composée, principalement en livres sur les médailles et sur les antiquités; on y remarque quelques éditions rares (1).

M. Chapet a l'esprit aussi agréable que solide et cultivé : comme il étudie à fond les objets qu'il possède, il a fait un grand nombre d'observations intéressantes, et nous profitâmes beaucoup dans son entretien.

Nous croyions n'être venus que pour voir des usines et des ateliers, et nous étions entièrement occupés à examiner des médailles, lorsque M. de Rouillac, directeur des usines et des fonderies, arriva : c'est un jeune homme doué d'un esprit vif, d'une ame ardente, qui a toute l'activité nécessaire

---

(1) Il nous montra un bel exemplaire, à grande marge, de l'édition *princeps* de PLATINE, *Vitæ summorum pontificum*, impens. Joannis de Colonia, Agripinensis, 1479, in-fol.

pour suivre les détails si variés de ce grand établissement ; ses manières sont pleines de grâce ; une politesse aisée, une obligeance extrême, sans apprêt et sans prétention, le font aimer de tous ceux qui ont des rapports avec lui. Auprès de tels hôtes, l'âpre séjour du Creusot, où l'air est toujours obscurci par l'épaisse fumée des fourneaux, où l'on entend par-tout autour de soi le bourdonnement des ouvriers, le bruit des marteaux qui façonnent le fer et des roues qui font mouvoir les machines, peut avoir quelques attraits : aussi avons-nous passé dans ce lieu des momens très-agréables.

La situation de la maison est riante. Le jardin est coupé par un grand nombre d'allées en charmilles, de bosquets, &c. M. Chapet a laissé croître, dans différens endroits, des arbres fruitiers sauvages qu'on n'y avoit pas plantés, mais qui y étoient venus de quelques noyaux ou pepins perdus. Ces arbres à large feuillage attirent les oiseaux, dont la présence donne plus d'agrément à ces bosquets.

Au lieu de faire abattre un vieux châtaignier décrépit et presque mort, il a préféré de le laisser subsister, parce que ses branches font un effet assez piquant ; et pour tirer parti du tronc, qui a été creusé par le temps en divers endroits, il a rempli ces creux de terre végétale, et y a planté des rosiers. C'est un coup-d'œil assez singulier de voir cette colonie de rosiers sortir des flancs d'un châtaignier.

CHAPITRE XXIV.

Les lilas étoient dévastés par une espèce de cétoine appelée le *drap mortuaire* (1). Ce coléoptère s'attache cependant plus ordinairement aux ombellifères.

Les haies de plusieurs communes des environs étoient remplies de nids de chenilles : on apporte dans ces campagnes trop peu de soin à l'échenillage, qui est d'une si grande importance pour l'agriculture.

M. Chapet eut la bonté de nous conduire aux ateliers. Les ouvriers finissent le samedi leur travail à midi : comme l'heure étoit déjà passée (2), M. Chapet engagea un maître verrier, celui qu'on regardoit comme le plus habile, à faire quelques pièces en notre présence. Heureusement il y avoit encore un reste de matière en fusion dans l'un des creusets.

Le sable qu'on emploie est très-fin et d'une grande blancheur ; on l'amène de Fontainebleau, et l'on ne fait au Creusot que le laver et le tamiser. Le transport

---

(1) *Cetonia stictica.* FABR.

(2) Il n'y avoit plus auprès du fourneau qu'un petit garçon qui s'occupoit, dans ce moment de repos, à faire des anneaux de verre bleu, ornés d'une raie blanche. Il avoit une certaine quantité de petites baguettes aplaties, de couleur bleue, ayant au milieu une raie blanche. Il exposoit d'abord la baguette au feu pour la ramollir ; puis il la reployoit sur un bâton de fer conique, et rejoignoit les deux bouts : en frappant légèrement sur la baguette, il faisoit prendre à l'anneau la forme qu'il devoit avoir ; l'endroit de la soudure des deux bouts formoit le nœud. La douzaine de ces anneaux se vend quatre sous.

seul du sable revient à deux sous la livre. Le minium n'est pas fabriqué dans la maison ; on le fait venir de Paris : on en consomme par an environ cent mille livres pesant. On emploie beaucoup de minium dans la fabrication du cristal ; c'est pourquoi il est d'une si grande blancheur : mais aussi, comme le cristal anglois, il est très-cassant. Le pied cube du cristal du Creusot pèse deux cent quarante livres. On emploie trois sortes de minium ; ce qui fait qu'on ne peut pas dire avec précision quelles sont les proportions des ingrédiens qui entrent dans la composition du cristal : c'est l'habitude qui apprend à fixer ces proportions, en raison de la qualité des matières.

La manufacture tire sa potasse de l'Amérique : rendue au Creusot, elle revient à 52 francs le quintal ; ainsi elle coûte moins cher que celle de Lorraine. Toute la potasse employée dans cette manufacture est mise de nouveau en dissolution ; après l'avoir fait cristalliser, on la pulvérise, et on la passe au tamis avant de l'employer.

Le fourneau est de forme conique. Il a des ouvertures auxquelles s'adapte l'extrémité supérieure des creusets ; tout le reste de ces creusets se trouve placé dans l'intérieur du fourneau, exposé au feu le plus vif, qui le fait devenir rouge. Chacun de ces creusets contient environ sept cents livres de matière.

La terre dont on fait les briques des fourneaux se

tire de dix lieues du Creusot. L'argile est d'abord modelée en briques, que l'on cuit, que l'on pulvérise, et dont on fait les grandes briques qui servent à construire les fourneaux exposés au feu le plus ardent. Les verriers travaillent deux fois par jour, et chaque fois pendant quatre heures et demie. Ces deux périodes de la journée sont ordinairement coupées par un intervalle d'une heure.

Les ouvriers sont payés par mois. Celui qui travailla devant nous, reçoit 200 francs; et on lui donne en outre, presque tous les ans, une gratification de quarante à cinquante écus. Le second maître verrier a 150 francs; aucun des maîtres n'a au-dessous de 100 francs; chacun des souffleurs a 80 francs; et les enfans qui servent comme aides, ont chacun 12, 15 ou 20 francs.

Le travail est partagé entre deux ouvriers, dont chacun est assisté par un enfant nommé *aide*, qui fait ainsi son apprentissage. Le premier des deux ouvriers s'appelle le *souffleur :* il commence l'opération en plongeant l'extrémité d'un tube de fer dans le creuset où est la matière, dont il le charge; il le porte ensuite sur le marbre (1), où il roule la matière vitrifiée, autant pour l'égaliser que pour

---

(1) On appelle ainsi une petite table bien unie, quoiqu'elle soit à présent en fonte, parce que dans les commencemens on se servoit d'une table de marbre.

la faire mieux adhérer au tube ; ensuite il enfle cette matière jusqu'à un certain degré, en soufflant dans le tube. Alors il remet tout en cet état au maître verrier, qui façonne la pièce, et qui la termine, en la roulant sur le marbre, en passant dessus un petit instrument de fer ou de bois, et en ajoutant ou enlevant de la matière à volonté. Son aide la met ensuite dans un compartiment supérieur du fourneau, pour la laisser refroidir insensiblement. Tous les morceaux que l'on coupe pendant la manipulation, sont soigneusement rassemblés par l'aide, et jetés dans un endroit destiné à cet usage, afin que personne ne se blesse ou ne se brûle en marchant dessus : ces morceaux sont remis au creuset.

Le maître verrier fit devant nous une aiguière d'une forme extrêmement élégante, et une carafe à rafraîchir. Cette dernière pièce exige beaucoup de dextérité, parce qu'il faut appliquer dans l'intérieur un petit globe propre à contenir la glace : il façonna ce globe par inspiration, et il le plaça avant de diminuer le cou de sa pièce.

Ce maître verrier est d'une si grande habileté, qu'il fait vingt et trente pièces de suite de la même grandeur, sans avoir besoin de mesure, et même lorsqu'elles sont aussi compliquées que l'aiguière, à laquelle il fallut revenir bien des fois, pour y ajouter l'anse, la base, &c. Le corps se déjetoit

CHAPITRE XXIV.

quelquefois pendant qu'on y appliquoit un accessoire, de sorte qu'il y avoit toujours à corriger (1).

M. de Rouillac a un talent naturel pour le genre de connoissances propre à la direction des usines : jamais il n'établit une machine sans y faire quelque amélioration, soit pour économiser le temps ou la vitesse, soit pour augmenter l'effet, soit pour donner plus de grâce à l'ensemble. C'est ainsi qu'il sait faire tourner au profit de sa patrie un assez long séjour que les suites de la révolution l'ont obligé de faire en Angleterre.

Il voulut bien nous faire examiner tous les détails du bel établissement qu'il dirige. Il faut avoir vu les grandes usines, pour se former une idée de la puissance de l'homme et de la fécondité de son génie. Par quels degrés il a fallu passer depuis la découverte du feu, faite par quelque sauvage en frottant par hasard deux morceaux de bois l'un contre l'autre, ou en faisant jaillir avec un fer une étincelle du caillou qui semble la recéler, pour arriver à cet art surprenant et magique de le soumettre à sa volonté, presque comme ces animaux utiles que l'homme a su réduire à l'état de domesticité! Ces terribles élémens qui produisent tant de phénomènes, qui causent tant de ravages, qu'on peut si difficilement

---

(1) Le magasin de la verrerie du Creusot est à Paris, rue de Bondi.

contenir, et dont la nature est si opposée, non-seulement l'homme les fait servir à son usage, mais il sait les forcer à se réunir pour les étonnans travaux qu'il lui plaît d'exécuter. Le feu réduit l'eau en vapeur ; la vapeur soulève d'énormes pistons ; ceux-ci font mouvoir d'immenses marteaux, dont le poids résisteroit à tout effort humain.

M. de Rouillac nous fit voir d'abord une grande machine qui tient lieu de soufflet, et dont la force pour animer le feu des forges est très-considérable : on l'appelle *machine à vent*, ou *soufflet cylindrique à piston*. Son objet est de souffler les hauts fourneaux dont on fait usage pour fondre le minérai de fer. Le célèbre mécanicien anglois Wood en est l'inventeur : celle qui est établie au Creusot vient d'Angleterre, et a servi de modèle à M. Perrier pour en construire plusieurs autres en France.

Elle est mise en mouvement par une machine à vapeur dont le cylindre a quarante pouces de diamètre. A chaque impulsion de cette machine à vapeur, les soufflets cylindriques se chargent de deux cent trente pieds cubes d'air : cet air passe du cylindre aspirant A dans les deux cylindres BB, qui lui servent de réservoirs ; et comprimé dans ces cylindres par les pistons régulateurs RR, qu'il soulève malgré leur énorme pesanteur, il se porte avec violence, par des conduits ménagés à cet effet, vers les hauts fourneaux, dont il entretient le feu. Voici la

CHAPITRE XXIV.

description de cette machine, qui est gravée avec tous ses détails, *planche XXI, n.os 1 et 2*, d'après les dessins que M. de Rouillac a bien voulu me communiquer.

A. *Cylindre aspirant.* Il a neuf pieds de hauteur et six pieds de diamètre ; son orifice inférieur est ouvert, et donne accès à l'air, qui y est conduit par deux galeries souterraines opposées.

BB. *Cylindres servant de réservoirs à l'air.* Ils ont dix pieds de hauteur et six de diamètre. L'air remonte par le piston P du cylindre aspirant, passe dans ces réservoirs, où, comme nous l'avons déjà dit, il est comprimé par les deux régulateurs RR, pesant chacun environ dix mille livres.

CC. *Conduits de forme carrée*, par lesquels l'air passe du cylindre aspirant dans les réservoirs. L'ouverture pratiquée sur le couvercle de ce cylindre est recouverte par des soupapes S, qui empêchent le retour de l'air.

P. *Piston du cylindre aspirant.* Il est recouvert de clapets DD, qui s'ouvrent lorsqu'il descend, et livrent ainsi passage à l'air qui se précipite vers l'intérieur du cylindre, et le refoule vers les réservoirs, où il arrive par les conduits CC.

OOOO. *Conduits* ou *tuyaux* par lesquels l'air est porté vers les hauts fourneaux.

RR. *Pistons régulateurs*, dont l'objet est d'exercer sur l'air contenu par les réservoirs, une pression uniforme et constante. Chacun d'eux porte une soupape de sûreté T, dont l'effet est de donner issue à l'excédant d'air qui arrive dans les réservoirs lorsqu'ils sont une fois pleins. C'est dans le moment où l'air se dégage par ces soupapes, que cette machine produit ces détonations violentes qui effraient les personnes qui ne connoissent pas son mécanisme, non moins remarquable par sa grande simplicité que par son effet.

SS. *Soupapes* qui s'ouvrent lorsque l'air, après avoir remonté par le cylindre aspirant, passe dans les conduits CC; elles se ferment après son introduction.

T. *Soupape de sûreté des pistons régulateurs.* Cette soupape, de forme ronde, est composée d'un clapet surmonté d'une tige en fer : cette tige venant à buter contre un obstacle qui lui est opposé à l'orifice du réservoir, l'ouverture que recouvroit le clapet se découvre par le mouvement ascensionnel du régulateur, et l'air comprimé se dégage avec rapidité et fracas par cette issue.

V. *Sommet de la tige du piston aspirant.* C'est par cette partie que le piston est lié au balancier de la machine à vapeur, dont il suit les impulsions.

On fabrique, dans cet établissement, de gros cylindres, pour différentes manufactures et pour l'usage des laminoirs de Mévrin, dont je parlerai bientôt. Les cylindres et les autres gros ouvrages de cette nature se payent à raison de 12 sous la livre.

Une machine sert à tourner ces gros cylindres : une autre est employée à faire des pas de vis de différentes grandeurs ; en changeant seulement l'outil tranchant et quelques rouages, la même machine sert à faire toutes les vis possibles, depuis les plus fines jusqu'aux plus grosses.

Le minérai de fer qu'on emploie vient en partie

CHAPITRE XXIV.

de Couches, bourg situé à peu de distance de l'établissement, et en partie d'Autré en Franche-Comté. On coule dans cette fonderie beaucoup de canons de fer pour le service de la marine : le Gouvernement les paye à raison de 6 sous la livre.

Avant de faire transporter les canons, on les éprouve. Le lieu qui sert à ces essais porte le nom de *Champ des Épreuves :* il est en face d'une colline assez élevée, où l'on place le but. Il y a au Creusot un capitaine d'artillerie préposé à ces essais ; et ordinairement on coule chaque jour deux, trois et même quelquefois quatre canons.

Nous assistâmes à la fonte de deux canons et de quelques objets plus petits. Le moule de chaque canon étoit entièrement enfoui en terre ; le métal en fusion étoit dans deux fourneaux ou creusets pour chacune des pièces : lorsque tout fut disposé, on perça l'ouverture d'un fourneau, et le fer en fusion coula dans le moule comme un ruisseau de feu. Des bouchons de foin que plusieurs ouvriers lui opposent sur son passage, servent à enlever quelques scories qui surnagent. Quand l'ouvrier qui préside à l'opération de la fonte s'aperçoit, par la hauteur à laquelle le métal fondu est parvenu dans le moule, qu'il est temps de faire percer le second fourneau, il en donne l'ordre à un ouvrier, et celui-ci commence à mêler de nouveaux flots de feu à ceux du premier fourneau. Quant aux pièces plus petites, on a le moule au-dessus de la terre ; on en approche la matière en fusion, dans un creuset suspendu à une grue, et on l'y verse.

Le transport des canons dans les ateliers où se fait le forage, a lieu par le moyen très-ingénieux de chariots dont les roues ont une rainure, et se meuvent sur deux barres de fonte ; de sorte qu'un degré de force peu considérable suffit pour communiquer le mouvement à une masse très-pesante. Ces chemins de fer sont indiqués en haut de la *planche XX*. Lorsque le chariot est arrivé dans l'intérieur de l'atelier de forage, il se trouve placé sur un disque qui se tourne horizontalement dans tous les sens : alors on le dirige sans peine à gauche ou à droite, selon que la pièce de canon doit être travaillée de l'un ou de l'autre côté ; les barreaux de fer appliqués sur le disque, et qui sont la prolongation de ceux de la cour, viennent, par ce mouvement horizontal, s'adapter aux barreaux placés sur le pavé de l'atelier du forage, et donnent la facilité de transporter aisément chaque pièce auprès de la machine où elle doit être travaillée.

Les machines à forer sont placées l'une à côté de l'autre ; il y en a deux de chaque côté : elles sont mises en mouvement à-la-fois par la même force, à l'aide de roues à engrenage ; de sorte que lorsque le premier foret tourne, tous les autres tournent en même temps. La pièce de canon n'avance pas,

CHAPITRE XXIV.

mais elle tourne sur son pivot; le foret, au contraire, ne tourne point, mais il avance.

Nous vîmes dans cet atelier une nouvelle machine que M. de Rouillac a établie pour percer les trous de bragues, de supports et de boutons des caronades fabriquées pour le service de la marine. Cette machine est recommandable par la précision avec laquelle elle opère. Elle offre ceci de particulier, que le foret, placé horizontalement, y tourne et avance en même temps. J'en ai donné la figure *planche XXI*, n.° *3*. En voici la description.

A. *Roue à godets*, servant de moteur à la machine.

BB. *Roues d'engrenage en fonte*, au centre desquelles passent les barres de foret. L'inspection de la gravure suffit pour faire entendre la manière dont ces roues sont mises en mouvement.

CC. *Caronades* mises en chantier pour y percer le trou de support : elles sont posées sur des chariots en fonte.

DD. *Chariots en fonte*, au moyen desquels on présente à l'action du foret la partie de la caronade que l'on veut percer.

EE. *Barres de foret* dont l'axe est le même que celui de rotation des roues BB. Ces barres sont carrées ou à huit pans; elles ont la faculté d'avancer et de reculer dans une coulisse pratiquée au centre de l'arbre de la roue, qu'elles remplissent parfaitement, de manière que les roues leur impriment leur mouvement, tandis que les crics de pression FF les poussent fortement vers la pièce en forage.

FF. *Crics simples* dont on fait usage pour obtenir le degré de pression nécessaire pour opérer le forage. Ces crics se composent d'une poulie O, de trois pieds de diamètre, sur l'arbre de laquelle est monté un pignon de six pouces, qui engrène dans une crémaillère. Un poids suspendu à l'extrémité d'une corde qui entoure la poulie, tend à la faire tourner; le pignon qui suit le mouvement de la poulie, fait avancer en tournant la crémaillère; et celle-ci, butant contre la barre de foret, la presse vers la pièce en forage.

O. *Poulie du cric de pression.* Cette poulie porte, sur un des côtés de la gorge, un engrenage qui, au moyen d'un petit pignon, sert à faire remonter le poids, lorsque l'opération du forage est terminée.

PP. *Puits* dans lesquels descendent les poids qui font tourner la poulie, et servent de force motrice aux crics de pression. Ces puits ont environ six pieds de profondeur; leur orifice est au niveau du sol.

RR. *Vérificateurs* qui servent à mettre les caronades en chantier. Ils sont composés d'une barre de fer ronde et pointue à l'une de ses extrémités. Cette barre *b* traverse un cylindre *c*, de six pouces de longueur, monté sur un chandelier *d*: ils sont établis de façon que l'axe de la barre de fer, que nous pouvons appeler l'axe *du vérificateur*, sert de prolongement à l'axe de la barre de foret E. D'après cette disposition, il suffit, pour bien établir une pièce en chantier, de mettre l'axe du trou que l'on se propose de percer, sur la ligne de forage indiquée, d'un côté de la pièce, par la pointe du foret, et, de l'autre, par la pointe du vérificateur.

b. *Barre de fer parfaitement ronde.* Elle a la faculté d'avancer

CHAPITRE XXIV.

d'avancer et reculer dans le cylindre qu'elle traverse, lorsqu'on lui imprime ce mouvement avec la main.

c. *Cylindre* que traverse la barre b du régulateur.
d. *Chandelier* sur lequel est établi ce cylindre.
oooo. *Roues en fonte* des chariots DD.

M. de Rouillac a encore inventé une *grue isolée*, qui est établie dans une des cours des fonderies (*planche XXI, n.° 4*) : elle est remarquable par sa simplicité, sa force, sa solidité, et par la facilité avec laquelle on la fait agir. L'arbre de cette grue est rond et en fonte ; il est fixé dans un pied de même métal : le corps de la grue tourne sur son pivot, que l'on aperçoit au haut de l'arbre ; les points où le corps de la machine appuie contre l'arbre, sont garnis de roulettes qui diminuent tellement le frottement, qu'un seul homme fait tourner la volée de la grue chargée d'un poids de sept à huit milliers.

La plupart des machines sont mises en mouvement par des *pompes à feu* ou *à vapeur*. Auprès de la pompe principale, on voit un piston fabriqué en Angleterre, et qui a servi de modèle à ceux qu'on a faits depuis.

M. de Rouillac augmente encore le nombre des pompes à vapeur : il en fait construire pour épuiser l'eau dans les mines.

Le nombre des hauts fourneaux de cet établissement est de cinq ; savoir, quatre grands, dans lesquels on brûle du charbon de terre, et un plus petit, dans lequel on brûle du charbon de bois. On évalue à quarante milliers la quantité de combustible qu'on emploie par jour. Le charbon de terre est extrêmement abondant dans le canton du Creusot, et c'est sans doute ce qui a déterminé les entrepreneurs à y placer leur établissement. Dans plusieurs endroits il est à peine à un pied sous terre. Quelques-unes des collines qui le recèlent, offrent un phénomène singulier; celui d'une inflammation spontanée. On croit communément que le feu a été mis par des pâtres ou par des mineurs imprudens; mais c'est une erreur : ces mines s'enflamment naturellement par l'effet de la fermentation qui s'y est établie. M. de Rouillac nous conduisit sur une de ces collines, qui brûle depuis une douzaine d'années; elle est criblée de crevasses, et, dans beaucoup d'endroits, le feu souterrain a produit des affaissemens à la superficie : d'une grande partie de ces crevasses sort une fumée plus ou moins épaisse et plus ou moins chaude. Cependant, d'après les observations faites par M. Breislak pendant son séjour au Creusot il y a peu de temps, la température, dans ces crevasses, ne s'élève jamais au-delà de quarante-cinq degrés du thermomètre de Réaumur.

On a des exemples que le feu s'est manifesté de même dans les mines en exploitation : alors on a deux moyens pour remédier à ce malheur. L'un consiste à conduire de l'eau dans la mine enflammée, et à l'y laisser séjourner pendant assez long-temps pour que tout le feu soit entièrement éteint : mais il faut que l'eau soit extrêmement abondante ; autrement elle se décomposeroit, et ne feroit que fournir au feu un nouvel aliment. On réussit souvent par ce procédé ; mais quelquefois, après plusieurs mois d'intervalle, l'embrasement se manifeste de nouveau, et oblige à recommencer l'opération. L'autre moyen consiste à faire la part au feu ; c'est-à-dire que l'on construit, dans l'intérieur de la mine, un mur qui sépare la partie où l'incendie s'est manifesté, de celle où se fait l'exploitation : on laisse alors le feu brûler jusqu'à ce qu'enfin il gagne, par-dessus le mur, la partie où sont les travailleurs, qui en sont bientôt avertis par l'odeur et la fumée de la houille ; ce qui les oblige d'abandonner la mine. On a observé que le feu ne s'est jamais manifesté dans le bas du vallon.

Il est très-rare que des ouvriers soient étouffés par des gaz délétères : M. de Rouillac n'en connoît que deux exemples. Le dernier a donné lieu à un dévouement d'humanité dont il est utile de conserver la mémoire. Deux mineurs étoient descendus dans un puits ; ils se sentirent affoiblis par des gaz méphitiques : l'un des deux tombe sans connoissance ; son compagnon a tout au plus assez de force pour se traîner jusqu'à l'ouverture du puits, où il arrive mourant ; on parvient à le faire revenir à lui. Ses premières paroles ont pour objet d'engager ses camarades à porter des secours à son infortuné compagnon. Le danger étoit trop évident ; aucun des mineurs n'osoit s'y exposer : il n'y en eut qu'un seul qui s'offrit à voler au secours de ce malheureux, et ce brave homme n'avoit jamais voulu descendre dans les puits, crainte des suites de ce travail souterrain ; jamais il n'avoit voulu travailler qu'à fleur de terre. Il descend ; sa lampe s'éteint : il ne se rebute point ; il trouve le mineur asphyxié, le porte sur ses épaules, et se traîne jusqu'à l'ouverture de la mine : mais, arrivé à peu de distance de la porte, il tombe mort avec lui, et l'on ne peut parvenir à les sauver. Ce ne fut qu'avec beaucoup de précautions, et à l'aide de torches allumées, qu'on osa y pénétrer ensuite. On a établi, dans les différentes mines, des escaliers solides, de sorte que les ouvriers ne risquent plus de se tuer, comme autrefois, en descendant par de mauvaises échelles.

Les ouvriers sont tous logés dans des bâtimens longs qui ressemblent à des casernes et qui renferment une suite de chambres contiguës, ou dans des maisons isolées, dont ils sont quelquefois eux-mêmes les propriétaires : l'administration leur a cédé le terrain sur lequel ils ont bâti leurs habitations ; chacun a son petit jardin. Quelques-unes des maisons isolées construites près des usines sont occupées par des ouvriers qui, pour différentes raisons, ont été congédiés ; ce sont pour la plupart des ouvriers en fer : plusieurs vivent aux dépens de l'établissement, auquel ils dérobent tantôt de la houille, tantôt du fer, &c.

Le Creusot n'a point de chapelle ni d'église. Les ouvriers vont à Montcenis assister au service divin; ce qui ne laisse pas de faire sortir de la circulation une somme assez considérable : chaque ouvrier dépense le dimanche, à Montcenis, au moins trente à cinquante sous ; s'il y avoit une chapelle au Creusot, et si dans l'une des auberges on faisoit danser, cet argent resteroit dans le lieu.

Pour faciliter le transport des objets fabriqués, le Gouvernement a ordonné qu'on établît le canal *du Creusot*, qui doit communiquer à celui *du Charolois ou du Centre*. L'eau de ce canal étant très-peu abondante, il est indispensable de l'épargner autant qu'il est possible : c'est dans cette intention qu'on y a exécuté des écluses d'une forme nouvelle, et au moyen desquelles on obtient une grande économie d'eau.

La première est près du commencement du canal : on l'appelle *écluse à la Solage;* elle est de l'invention de MM. de Solage et Bossu : on l'appelle aussi *écluse à bassin* ou *à sas mobile,* à cause de la manière dont elle est construite. L'inspection de la *planche XXII* pourra en donner une idée. On peut en voir un modèle au Conservatoire des arts et métiers.

Voici quelle en est la disposition. A l'endroit où le canal doit se prolonger vers un terrain bas, on établit, dans la partie la plus élevée A, la maçonnerie de l'écluse C, avec sa porte ou tête E. La prolongation du canal B étant placée beaucoup plus bas que la partie qui se trouve avant l'écluse A, il falloit imaginer un moyen de soulever les bateaux du bas en haut, et de les faire descendre de la partie élevée du canal à celle qui est inférieure. Dans l'exécution de l'écluse *à sas mobile*, on a creusé un puits I, d'une profondeur égale à la distance de la partie supérieure à la partie inférieure du canal : dans ce puits plonge un énorme tonneau vide, appelé *le flotteur* K, sur lequel s'élève un échafaudage en barres de fer L, qui supporte une caisse D de la forme d'un carré oblong, dont les deux extrémités sont fermées par des portes ; on appelle cette caisse, *le sas mobile*. Lorsque la caisse est vide, le tonneau surnage dans le puits, et élève la caisse au niveau de la partie supérieure du canal *(pl. XXII, fig. 2)* : alors on ouvre la porte E du côté de cette même partie du canal: l'eau y entraîne la barque, et l'on ferme la porte G de la caisse. Cette charge fait plonger le *flotteur* K dans le puits I, jusqu'au niveau de la partie inférieure B du canal : arrivé à ce point, on ouvre les portes F et H, tournées du côté de la continuation du canal B. L'opération se fait en sens inverse, lorsqu'un bateau qui se trouve dans la partie inférieure du canal, doit monter à celle d'en-haut et y continuer sa route. Afin que le mouvement de la caisse ou du bassin D, en montant et en descendant, soit bien égal et perpendiculaire, il y a, de chaque côté, des coulisses R et S, dans lesquelles se meuvent des roulettes P ; au moyen de ce mécanisme, la résistance et le frottement sont réduits à peu de chose.

Ce canal est aux frais du Gouvernement, qui fait aussi ceux de la construction des nouvelles écluses : ce sont les premiers essais qu'on en fait en France. On a adjugé à la compagnie du Creusot la confection du canal ; mais il paroît qu'on ne la paye pas en raison des dépenses que les travaux occasionnent : cependant elle les continue, et elle a raison ; car c'est elle qui retirera le plus grand avantage de ce canal. Il se prolonge dans une étendue de six cents toises sous une montagne : heureusement cette partie est déjà achevée.

Chacun des bateaux employés à la navigation de ce canal porte vingt-cinq mille livres pesant ; il est supporté par trois pieds d'eau.

C'est dans le canal que l'on conduit l'eau des mines ; elle est très-chargée de sulfate : c'est la raison pour laquelle on ne la dirige pas dans les différens ateliers de l'établissement ; le fer des pompes et des machines seroit corrodé et trop facilement détruit.

A quelque distance de là, on travaille à un puits de quatre cents pieds de profondeur, dont trois cents sont occupés par l'eau ; cette eau en sera extraite par une pompe à feu qu'on vient d'y construire, et sera dirigée dans le grand canal, où elle se mêlera avec les autres eaux.

CHAPITRE XXIV.

L'écluse à plan incliné, d'après la méthode inventée ou plutôt introduite en France par M. Fulton, est à trois quarts de lieue à-peu-près de la verrerie. Sa disposition diffère de celle de l'écluse précédemment décrite, et elle prend son nom de ce que les bateaux montent et descendent sur un plan incliné. On en peut voir la figure vue à vol d'oiseau, *planche XXIII*, n.° *1*, et la coupe en longueur, *ibid.* n.° *2*.

La partie élevée *a* du canal se partage en deux branches auprès de *b* ; sur l'île de maçonnerie formée par ces deux branches du canal, sont les machines dont il sera question tout-à-l'heure : *c d e* est une construction en maçonnerie, qui s'élève d'abord en pente douce, afin que l'eau de la première portion du canal ne puisse pas s'écouler dans la partie inférieure, et occasionner une perte qu'il faut prévenir ; elle redescend en pente jusqu'à la partie inférieure.

Sur ces deux plans inclinés, il y a quatre rainures de fer, comme celles des chemins qu'on voit dans la cour de la fonderie du Creusot : deux de ces barres, *f g*, servent pour y faire monter un bateau ; et les deux autres, *h i*, pour y faire descendre un autre bateau, et *vice versâ*.

Ces bateaux montent et descendent sur une espèce de chariot *k k*. Au milieu des rainures en fonte de fer dont il vient d'être question, se trouvent des roulettes qui tournent sur un pivot, afin de faciliter le mouvement de la chaîne de fer *s s s* qui sert à faire monter et descendre les chariots chargés d'un bateau. Cette chaîne de fer passe, au haut et au bas du plan incliné, autour de deux très-grandes poulies en fonte de fer, *m m*, placées horizontalement.

La poulie qui est en haut forme la partie de dessous d'une grande roue dentée, mise en mouvement par une lanterne *n* placée à l'extrémité d'un arbre *t*, à l'autre bout duquel est une grande roue avec des augelets *p* ; à côté de cette roue, placée verticalement et dans un puits, l'eau du canal tombe par un avaloir *q* dans les augelets de la roue, et la met en mouvement : par ce moyen, les poulies horizontales *m m* sont mises de même en mouvement, et la chaîne de fer fait monter et descendre les chariots *k k* chargés de deux bateaux ou d'un seul. Comme on est obligé de faire monter et descendre alternativement chacun des bateaux, on conçoit que la roue *p* doit tourner tantôt de gauche à droite, tantôt de droite à gauche : ce mouvement lui est communiqué en faisant entrer l'eau du canal tantôt par l'avaloir q^1, tantôt par l'avaloir q^2 ; c'est pour cette raison que les augelets sont doubles ou à double fond, et offrent une ouverture vers chacun des avaloirs.

L'excédant de l'eau qui entre ainsi du canal par les avaloirs dans le puits, pour faire mouvoir la grande roue, est reversé dans la partie inférieure du canal par un tuyau de décharge.

L'ingénieur qui dirige les travaux de ce canal, s'appelle M. Forey : il a imaginé une troisième forme d'écluse, qui réunit, dit-on, les avantages des deux que je viens de décrire. Il en possède le modèle à Châlons.

En quittant le *plan incliné*, nous allâmes à Mévrin, qui est à-peu-près à une lieue et demie du Creusot. Pour y arriver, on franchit une montagne assez élevée : le reste du chemin est agréable ; on côtoie un torrent qui traverse un vallon. Nous desirions y voir une manufacture de laminage de fer, qui dépend de la compagnie du Creusot : pour le moment, le défaut d'eau (1) empêchoit d'y travailler; nous en vîmes cependant assez pour nous faire une idée suffisante de cet établissement. Il y a trois laminoirs de largeur différente. Les gros cylindres qui servent au laminage, sont pareils à ceux que nous avions vus la veille dans la fonderie du Creusot. Les six cylindres des trois laminoirs sont mis en mouvement à-la-fois par des rouages engrenant les

___

(1) Le défaut d'eau oblige fort souvent cet établissement à chômer, quelquefois plusieurs mois de suite ; c'est pourquoi les ouvriers n'y sont payés qu'à la journée : mais, pour qu'ils ne désertent pas, on tâche de les occuper pendant ce temps à différens autres travaux utiles à l'établissement, tels que la réparation de la route, &c. Du reste, ces ouvriers ont presque tous quelque propriété, un jardin, un champ, où ils s'occupent également d'une manière utile.

uns dans les autres, et mus par l'eau qui, du réservoir assez vaste qu'on voit au dehors de l'établissement, est amenée dans l'intérieur par des conduits d'un très-grand diamètre. Les petites barres de fer destinées à être laminées ont à-peu-près dix-huit pouces d'épaisseur; elles ont passé au martinet lorsqu'on les apporte de la forge; on les appelle *maquettes*: elles sont réduites par le laminage à une épaisseur de trois points, c'est-à-dire, d'un quart de ligne. Pour les faire passer au cylindre, il faut que le fer soit bien rouge; s'il est refroidi, le laminage ne réussit pas, et il faut remettre la maquette ou la lame au feu.

On ne se sert pas de plusieurs laminoirs pour faire passer successivement les lames; on n'en emploie qu'un seul depuis le commencement de l'opération jusqu'à la fin. Pour ne pas changer le laminoir à tout instant, l'ouvrier diminue et augmente à vue la distance des cylindres; la grande habitude le met en état de les éloigner à des distances très-égales, sans instrument, et sans que le laminoir soit disposé d'une manière propre à cette opération. Après avoir laminé une première fois une certaine quantité de maquettes, on les passe au cylindre deux à deux, trois à trois, quatre à quatre, et ainsi de suite. Vers la fin de l'opération, lorsque les lames commencent à être très-minces, on en fait passer un assez grand nombre à-la-fois; et comme les lames placées en haut et en bas se refroidissent plus facilement, l'ouvrier a l'attention de les retourner à chaque passage, de manière que celles de l'extérieur rentrent dans l'intérieur, et que celles qui étoient en dedans viennent se placer en dehors : ce changement suffit pour communiquer aux lames refroidies le degré de chaleur nécessaire pour subir l'opération du laminage. Quand le nombre de feuilles à laminer augmente, l'art de l'ouvrier consiste principalement à rassembler les feuilles de même dimension, parce que, s'il y en avoit de plus ou moins longues ou étroites dans le paquet qu'on fait passer au cylindre, l'opération seroit manquée.

Quand les feuilles de tôle sont réduites à l'épaisseur qu'on veut leur donner, on les fait encore une fois recuire ; et comme les bords éclatent plus ou moins pendant le laminage, selon le soin qu'on a mis à la fabrication des maquettes, on les coupe également. Deux énormes cisailles sont destinées à cette opération : l'une et l'autre sont mises en mouvement par un même filet d'eau amené du réservoir par les conduits dont il a été question ; ce filet d'eau fait tourner une roue, à l'arbre de laquelle il y a, aux deux extrémités, un bois de forme ovale ⬭, sur lequel repose une branche des cisailles : on conçoit aisément que ces cisailles étant ouvertes quand l'ovale est dans cette position, elles doivent se fermer lorsque ce même ovale se place verticalement ⦵. Les rognures des lames

CHAPITRE XXIV.

sont remises à la fonte. Le nombre des ouvriers s'élève à environ trente, y compris ceux qui sont occupés, comme charpentiers, forgerons, &c. à la réparation et à l'entretien de la maison et des machines, et quelques enfans qui aident les ouvriers consommés. Ordinairement, sur le nombre total des ouvriers, il y en a quinze en activité à-la-fois, ou, dans le langage de l'établissement, *ils travaillent quinze hommes par poste*. On fabrique environ quarante milliers par jour, lorsqu'il y a suffisamment d'eau. On voit que cet établissement appartient à une fonderie considérable, car toute l'usine est pavée en fonte. La forge où se préparent les maquettes, est à trois quarts de lieue plus loin que Mévrin, dans un endroit appelé *Bouvier*. L'usine de laminage à Mévrin date d'assez loin : c'est sur-tout à M. de Fénélon, alors abbé de Saint-Cernin, qu'on doit l'activité de cette usine ; c'est lui qui la vendit aux propriétaires du Creusot (1).

Nous remarquâmes, chemin faisant, que les paysans des environs du Creusot aiment que les roues de leurs chariots, traînés par des bœufs, crient : ils trouvent cela très-commode. Lorsqu'il y a deux, trois ou plusieurs

---

(1) Dans un ouvrage sur les manufactures de France, qui a paru avant la révolution, Mévrin est indiqué comme *fonderie*: cette erreur vient, sans doute, de ce que dans le manuscrit il y avoit *fouderie*, et que ce mot peu usité aura été regardé comme une faute de copiste.

voitures ensemble, alors les conducteurs se réunissent pour causer : tant que les voitures crient, tout va bien, l'attelage marche; lorsque le bruit cesse, ils savent que leurs bœufs se ralentissent, ou qu'ils ne marchent plus. Une de ces voitures criardes nous poursuivit pendant une grande partie de notre promenade du soir.

Les chevaux que nous avions fait venir de Saint-Léger, nous attendoient depuis midi; nous quittâmes nos aimables hôtes, et nous partîmes du Creusot à cinq heures. Le chemin, jusqu'à Saint-Léger est si détestable, que nous fûmes obligés d'en faire une grande partie à pied, et cependant notre voiture pensa être renversée.

Arrivé sur un lieu élevé que le postillon désigna sous le nom de *Montagne noire du Creusot*, on jouit d'une vue magnifique. La culture est extrêmement variée dans la vallée qui se prolonge sur la droite ; le territoire est coupé par beaucoup d'arbres ; on y voit une multitude de vallées, de collines et de ravins : on y aperçoit également beaucoup de villages ; et à l'horizon, la montagne *Saint-Vincent*, où il y a une petite ville du même nom.

Le terrain de cette vallée est très-sillonné, et coupé par des ravins produits par les eaux qui tombent quelquefois avec impétuosité du haut des montagnes. Nous passâmes par *Perreuil*, village assez bien bâti, et couvert en tuiles. Plus loin, nous laissâmes à notre droite *Saint-Berain*, où l'on fabrique des bouteilles et des verres de vitres : auprès de ce village, le chemin se détourne à gauche, le long du canal du Centre ou du Charolois, jusqu'à *Saint-Léger*, où l'on passe sur un pont ; alors la route continue dans une direction pareille à celle du canal. La nuit étoit déjà obscure, quand nous arrivâmes à Saint-Léger : nous ne pûmes jouir du beau coup-d'œil qui s'offre au voyageur au haut de la montagne de *Sarcey*, et nous entrâmes à Châlons à deux heures du matin.

CHAPITRE XXV.

CHÂLONS. — Place publique. — Commerce. — *Cabillonum.* — Histoire. — Café Rondeau. — Bibliothèque. — Manuscrits. — Globes. — Théâtre français. — Écluse de M. Forey. — Marché. — Canal du Centre. — Bains publics. — Hôpital. — Servantes des pauvres. — Établissemens de charité. — Bibliothèque et cabinet de M. Cochon. — Divers monumens. — Ablette.

A NOTRE réveil, il fallut nous séparer de notre aimable compagnon, M. Leschevin : nous fîmes nos efforts pour le décider à faire avec nous le tour des départemens méridionaux ; mais ses affaires et le desir de revoir son intéressante famille le rappeloient à Dijon.

De l'hôtel *du Parc*, où nous étions logés, on jouit d'une vue très-agréable ; il donne à-la-fois sur la place et sur le quai. Le mouvement est continuel, et annonce un commerce actif ; les embarcations se succèdent rapidement ; la place et les magasins qui l'avoisinent, sont remplis de caisses et de balles qui arrivent ou qui vont partir ; l'auberge est toujours pleine de voyageurs qui attendent l'heure des coches pour Mâcon ou pour Lyon, ou le départ des diligences et des vélocifères pour Paris ou pour Auxerre.

La situation de Châlons dans une plaine très-belle et très-fertile, sur le bord de la Saone et à l'embouchure du canal du Centre, en fait une ville riche

riche et commerçante. Elle jouit depuis long-temps de cet avantage. Non-seulement César (1), Strabon (2) et Ptolémée (3) en font mention, mais Ammien Marcellin (4) la met au rang des places importantes. Plusieurs voies romaines partoient de cette ville, ou y aboutissoient. Selon la *Notice de l'Empire*, elle avoit un port où les Romains entretenoient une flotte. Nous avons vu, à l'article de Dijon, des inscriptions (5) qui font mention des *nautæ*, c'est-à-dire, des commerçans qui transportoient les marchandises sur la Saône; et quelques monumens prouvent qu'on y faisoit un grand commerce de blé pour cette partie de la Gaule et pour l'approvisionnement des troupes que les Romains avoient dans la contrée : c'étoit pour eux une place d'armes, un lieu de dépôt de vivres et de munitions. Malgré tous ces avantages, *Cabillonum* (6) n'a point dans la *Notice d. l'Empire* le nom de *cité*, mais seulement celui de *castrum*. Il faisoit partie du territoire des *Ædui*; cependant il

---

(1) *De Bello Gallico*, VII, 42, 90.

(2) Καβυλλῖνον, *Cabyllinum*. STRAB. *Geogr.* IV, p. 192.

(3) Καβάλλινον, *Caballinum*. PTOLEM. *Geogr.* lib. II, cap. 8.

(4) *Hist.* XV, 11.

(5) *Suprà*, p. 246.

(6) Le nom de *Châlon* est évidemment dérivé de celui de *Cabillonum*. Une monnoie citée par Bouteroue porte le mot *Cablnum*; on lit *Cabillono* sur une monnoie de Thierry II. LEBLANC, p. 27.

Tome I. B b

en fut détaché pour former un diocèse particulier, dont l'établissement est très-ancien, puisque Sidoine Apollinaire en fait mention : il a été réuni, depuis le concordat, au diocèse d'Autun.

Après avoir déjeûné au café Rondeau, *rue Jean-Jacques Rousseau*, au coin de la rue *de la Vérité*, café qui est très-orné, principalement de belles gravures angloises, nous allâmes voir la bibliothèque de l'ancien collége, dans la rue *des Principes*. Toutes les rues par lesquelles nous passâmes, avoient encore, comme celles-ci, les noms bizarres qui leur ont été imposés pendant la révolution.

Le vaisseau de la bibliothèque est très-beau ; la collection qu'il renferme est encore précieuse et considérable, mais dans le plus grand désordre. Son premier fonds étoit composé des livres laissés par les Jésuites après leur expulsion. Depuis la révolution, on y a réuni la magnifique collection de l'abbaye de la Ferté et plusieurs autres bibliothèques ; mais elle a été plusieurs fois dilapidée (1).

Nous y vîmes deux globes en fer-blanc, de cinq

---

(1) Les manuscrits que nous avons observés, sont tous modernes. Voici l'indication des plus curieux :

Un manuscrit sur papier in-fol. « *Raptus innocuus, sive Henr.*
» *Borbonii Condæi primarii sanguinis regii Francorum princip. clam*
» *destinata cum uxore Carola Margareta Mommorancia* [Mommorancy]
» *in Belgium fuga et ex Belgio in Insubriam per Germaniam*
» *profectio, Mediolani commoratio, ejusque in Galliam fœlix reditus.*

pieds de diamètre : le globe terrestre est orné de figures d'hommes et d'animaux relativement aux différentes contrées. Ces globes ont été exécutés en 1732 par le P. Legrand, Capucin de Châlons, pour son monastère ; et ils ont été remis à la bibliothèque de la ville, avec la collection des livres du couvent, qui étoit précieuse.

Nous ne trouvâmes dans cette bibliothèque qu'une seule édition du XV.ᵉ siècle (1) ; les autres paroissent avoir été enlevées.

» Claud. Enoch VIREY, Cabilonensis ad Sauconam [sur Saone],
» Principi a secret. carmen itinerarium. »

Le même ouvrage en français ; en voici le titre :

« L'enlèvement innocent, ou la retraite clandestine de monsei-
» gneur le Prince avec madame la Princesse sa femme hors de
» France, et son passage par l'Allemagne pour aller à Milan
» MDCIX et X ; vers itinéraires et faicts en chemin par Claude
» Enoch VIREY, secrétaire dudit seigneur, à M. Louis DOLE,
» avocat excellent au parlement de Paris. »

Un poëme français, non achevé, intitulé : « Les hommes sauvez,
» ou la mort, la resurrection et l'ascension de J. C. »

Un autre poëme, non achevé, intitulé : « La Roméïde, ou Rome
» conquérante, à M. Jean BOURLON, conseiller secretaire du roy et
» greffier en la chambre des comptes de Paris. »

Ces quatre ouvrages sont contenus dans le même volume, sur le dos duquel on lit : Poésies de Virey.

Un manuscrit incomplet sur velin, du roman de la Rose, suivi du codicille de Jean de Meung ; il est écrit sur deux colonnes, en caractères gothiques, in-fol. Par une note placée en tête du volume, on voit qu'en 1710 il appartenoit à du Tilliot.

(1) CYPRIANI Epistolæ, per Vindelinum Spirensem, 1471, in-

Il reste encore une assez grande quantité de morceaux d'histoire naturelle, qui viennent aussi de l'abbaye de la Ferté. Les plus beaux ont été vendus; mais le reste peut former un petit cabinet utile pour l'étude des minéraux, des madrépores et des coquilles.

En revenant de la bibliothèque, nous entrâmes au *Théâtre français;* titre un peu fastueux, car la ville de Châlons ne se pique probablement pas d'avoir des théâtres dans différentes langues. Il est construit dans l'église des ci-devant Jésuites, derrière le collège. La salle est fort vilaine à l'extérieur, mais intérieurement elle est bien décorée : sa coupe ressemble à celle de l'Odéon en petit. Les colonnes de l'avant-scène sont trop massives : il y a une grande distance des premières aux secondes; mais c'est pour ne point avoir de troisièmes loges, et afin qu'avec peu de monde la salle puisse paroître pleine.

Nous aurions desiré voir le cabinet de M. Rolland, qui réussit très-bien à empailler les oiseaux; mais il étoit absent.

M. de Truchy, parent et ami de M. Durande de Dijon, M. Boileau, maire de Châlons, et M. Desbrosses, vieillard aimable, dont la conversation est intéressante et instructive, eurent la bonté de nous accompagner toute la soirée. Nous vîmes d'abord

---

fol. Ce volume, imprimé sur papier à grande marge, et bien conservé, vient de la bibliothèque des Frères mineurs de la régulière observance.

CHAPITRE XXV.

chez M. Forey, ingénieur, le modèle d'une écluse qu'il doit faire exécuter pour le canal du Creusot.

Nous traversâmes le marché. Au milieu est une fontaine ornée d'une statue de Neptune; il eût été plus naturel d'y placer l'image de la Saone : mais le symbole adopté indique les avantages que le commerce de Châlons retirera lorsque le canal de Bourgogne, qui doit joindre l'Océan à la Méditerranée par la Saone et la Seine, aura été exécuté (1).

Nous visitâmes l'embouchure du canal du Centre et son écluse. Autour est une jolie promenade, et à l'extrémité de la gare il y a un obélisque en pierre. Ce canal a pour objet de joindre la Saone à la Loire.

Nous entrâmes dans la maison des bains publics, qui sont agréables, propres et bien tenus. Nous vîmes l'hôpital de la Charité : celui de Saint-Laurent, dont nous examinâmes tous les détails, attira sur-tout notre attention.

Cet hôpital est peut-être le plus proprement tenu qu'on puisse voir; on pourroit même dire qu'il est élégant. Il a été fondé par les habitans de Châlons, sous le règne de François I.er, en 1528. Il y a cent lits, distribués dans cinq salles : ce nombre suffit pour le besoin de la ville; mais, quand il y a des troupes, on est obligé de doubler les malades dans chaque lit.

---

(1) Il y a dans le *Voyage pittoresque de la France*, Bourgogne, n.° 3, une jolie vue de ce marché.

On entre dans cet hospice par la salle des convalescens, au milieu de laquelle est une grande cuve de marbre, et où sont inscrits les noms des bienfaiteurs de l'établissement : les portraits de J. Baillet et de N. Foucault son épouse, qui en furent les principaux fondateurs, se voient sur les vitraux dont la chapelle est ornée. De cette pièce on passe à droite dans une autre, au bout de laquelle est le dôme ou l'église, qui se trouve placée au point où viennent se terminer les quatre salles consacrées aux malades.

Cet hospice possède encore des biens suffisans pour son entretien; on lui a fait peu de remboursemens. Nous visitâmes la pharmacie, la cuisine, la boulangerie, le dortoir des dames, leur réfectoire: par-tout règne une propreté extrême. Les dames hospitalières prennent le titre humble et respectable de *servantes des pauvres :* leur costume est bleu en hiver et blanc en été, avec le voile blanc. Ce n'est point le besoin de faire oublier des fautes commises dans le monde, ce n'est point le desir d'en obtenir le pardon de la bonté de Dieu, ce n'est point la nécessité d'ensevelir dans un cloître une misère vertueuse, qui portent ces filles généreuses à laisser flétrir leur jeunesse par le souffle empesté et les exhalaisons putrides des malades, et à consumer leur vie dans des soins aussi dégoûtans que pénibles; c'est ce sublime amour de l'humanité, que la religion chrétienne nomme *charité*, et qui reçoit l'onction et sa douceur qui le caractérisent, de l'idée que dans l'homme c'est Dieu même qu'on honore, et que plus on pratique ces œuvres saintes et philantropiques appelées si ingénieusement les *œuvres de miséricorde*, plus on communique, pour ainsi dire, avec un Dieu qui est tout amour, clémence et bonté. Les *servantes des pauvres*, c'est de ce nom que j'aime à les appeler, étoient alors au nombre de vingt-trois (1) : toutes appartiennent aux meilleures maisons de la ville; toutes ont un patrimoine, dont elles conservent la jouissance. Plusieurs ont un revenu de 3000 à 4000 fr.; quelques-unes ont eu des biens encore plus considérables : toutes font de ce qu'elles possèdent, un usage aussi touchant que les fonctions auxquelles elles se livrent. La maison ne leur fournit que la nourriture avec le logement, qui consiste en une chambre propre et modeste, décorée de quelques estampes. Leur vêtement même est à leurs frais; mais, pour satisfaire encore à cette humilité chrétienne, sentiment qui relève la vertu en paroissant la cacher, elles reçoivent annuellement des directeurs de l'hospice, comme gages, *une paire de souliers et deux livres de savon*. Nous eûmes un plaisir infini à visiter, sous la conduite d'une des dames, qui nous accompagnoit, et qui parloit avec beaucoup de grâce, cet

---

(1) Elles étoient treize dames; les autres étoient aspirantes ou novices.

asile consacré au soulagement des souffrances et des misères de l'homme. Le corps municipal visite cet hospice tous les ans ; la maîtresse présente les clefs au maire, qui lui dit, *Elles sont en mains de confiance*: ces paroles, et la conscience d'avoir fait le bien, sont pour elle et ses intéressantes compagnes la récompense des plus courageux sacrifices. Elles ne font des vœux que pour une année ; elles peuvent ensuite quitter la maison, et même s'engager dans les liens du mariage : mais les exemples d'un pareil abandon ont été extrêmement rares. C'est le véritable esprit de charité qui leur a fait embrasser ce genre de vie; c'est lui qui les y retient. Pendant le cours de la révolution, aucune n'a quitté la maison.

On a remarqué que les hôpitaux sont, en général, mieux desservis par des sœurs que par des infirmiers. Les détails du soulagement des malades exigent des soins, une patience, une douceur, dont les femmes seules sont capables : placer une femme au lieu d'un homme auprès d'un malade, c'est procurer à celui-ci, avec le soulagement des maux physiques, la consolation de l'ame, plus nécessaire encore pour calmer ses souffrances ou les lui faire oublier.

Il y a dans la maison des bains très-élégans : on paye vingt-quatre sous (1) par bain; cet argent tourne au profit de l'hôpital.

---

(1) Le nombre des baignoires est de quatorze. Outre les cabinets

CHAPITRE XXV.

Un des pavillons, qui ne communique point avec le reste de l'hôpital, est consacré à recevoir des étrangers qui payent une pension. On a disposé au premier étage trois logemens très-spacieux : dans chacun il y a deux lits, sur l'un desquels on place le malade, lorsqu'on juge utile de refaire le lit qu'il occupe, et de lui donner de l'air. Auprès de chaque logement est une alcove ou un cabinet pour y loger un domestique.

Ces appartemens sont placés le long d'un corridor qu'on peut entièrement fermer en cas de mauvais temps, pour offrir une promenade aux convalescens, qui ont la vue du jardin. La pension est de 9 fr. par jour.

Dans ce même pavillon est la salle de conseil des administrateurs ; elle est décorée des plans des différens domaines de l'établissement, ainsi que de celui de la maison. L'administration intérieure est entièrement confiée aux soins de la *maîtresse*. Les cinq administrateurs s'assemblent seulement pour voir les comptes, régler les baux des fermiers, s'assurer s'il n'y a point de procès, et aviser aux moyens de faire rendre justice à la maison, lorsqu'elle a des réclamations à faire.

---

de bain, il y a auprès d'eux une salle avec un lit pour pouvoir s'y reposer et prendre le déjeûner. Dans chaque cabinet on a affiché une liste des objets qu'on peut demander, tels que bouillon, café, thé, chocolat, &c. ; les prix sont très-modérés.

Nous fûmes étonnés de voir qu'on n'employoit point dans cet hôpital les procédés pour désinfecter l'air, inventés par M. Guyton-Morveau : il paroît que malheureusement on n'en fait presque point usage dans les départemens.

Outre cet hôpital, Châlons a encore plusieurs autres établissemens de bienfaisance : il y a une maison où l'on donne, comme dans les dispensaires de Paris, des secours à domicile ; un établissement pour faire apprendre des métiers à des orphelins, conserve encore quinze cents livres de rente. On n'a pas voulu établir des soupes à la Rumford, parce que cette subsistance trop facile multiplie les fainéans.

Pour aller à l'hôpital, il faut passer le pont, d'où l'on jouit de la vue de la ville et du cours de la Saone (1).

Dès le lendemain, à six heures du matin, nous allâmes chez M. Cochon, médecin, rue du Théâtre français. Il a une assez bonne bibliothèque ; il nous fit voir une figurine de Mercure, et quelques médailles d'or du Bas-Empire, qui lui ont été apportées des démolitions de la citadelle (2).

---

(1) On a gravé dans le *Voyage pittoresque de la France*, Bourgogne, n.° 1, une vue très-agréable de Châlons, prise du pont : elle a été copiée, en petit, dans le recueil des *Voyages en France* par M. DE LA MESANGÈRE, tome II, page 121.

(2) On trouve dans le *Voyage pittoresque de la France*, Bourgogne, n.° 4, deux vues de cette citadelle, qui avoit été bâtie par Charles IX, *pour tenir la ville en subjection et les habitans en cervelle*.

CHAPITRE XXV.

On a trouvé, dans un champ des environs, quarante à cinquante philippes d'or. M. Cochon en possède un très-bien conservé. On sait que les monnoies de Philippe ont été en usage dans la Gaule ; c'est à leur imitation que les Gaulois ont fabriqué leurs monnoies d'or, sur lesquelles on voit aussi une Victoire dans un bige, grossièrement figurée.

Nous allâmes à Saint-Martin-des-Champs, dans une église ruinée, pour examiner quelques figures celtiques qu'on disoit s'y trouver ; nous nous fatiguâmes beaucoup, et ne vîmes rien. Nous passâmes devant le cimetière, sur lequel on lit *Ager somni :* cette inscription a été placée en 1777, bien avant l'époque où l'on a donné à tous les cimetières le nom de *Champs du repos*.

Châlons devroit encore conserver beaucoup de restes de l'antiquité ; mais il a été ravagé par les Bourguignons et par les Sarrasins : cependant on y trouve quelquefois des monumens, ainsi que le prouvent ceux que nous vîmes chez M. Cochon. Le P. Bertaut, dans son *Illustre Orbandale* (1), a publié les dessins de quelques figurines qui sont aujourd'hui perdues. Il y a sur la place une belle colonne de granit, qui a été trouvée à l'ancienne

---

(1) C'est le nom donné à Châlons par les vieux romanciers ; on n'en sait pas l'origine.

porte d'Autun. On avoit incrusté quelques figures dans les murs de la citadelle; j'ignore ce qu'elles sont devenues. Il paroît, par le grand nombre de lacrymatoires et de lampes sépulcrales que le P. Bertaut a décrits ou figurés, que ce lieu a été le cimetière des Gaulois, des Romains et des premiers Chrétiens. Beaucoup de monumens ont été brisés par des maçons, et même par des architectes ignorans.

En 1762, on trouva à Fragne, près de Châlons, dix-sept figurines qui composoient un laraire; elles ont été publiées par Caylus, et sont dans le Cabinet impérial (1).

On prépare à Châlons, avec les écailles de l'ablette (2), qu'on y pêche en abondance, cette substance brillante et nacrée, appelée *essence d'Orient*, qui sert à faire les perles fausses.

---

(1) Voici la note de ces figures : deux Minerves, dont une a des yeux d'argent; — un Amour; — une Diane, avec les yeux d'argent (CAYLUS, VII, pl. 80); — une figure que Caylus appelle un esclave, et qui me paroît être un athlète qui va s'oindre le corps avec l'huile qu'il tient dans un vase; les yeux sont d'argent; — un nègre qui paroit avoir été blessé au bras; les yeux sont d'argent (*ibid.* pl. 81); — Jupiter sur son trône; les yeux sont d'argent; — un poëte ou un musicien qui tient une lyre et le *plectrum*; — un enfant avec les yeux d'argent (*ibid.* pl. 82). Outre ces neuf figures, il y en avoit encore neuf autres que Caylus n'a pas fait graver.

(2) *Cyprinus alburnus*.

CHAPITRE XXVI.

DILIGENCE D'EAU. — *Segusiani*. — OUROUX. — La Grône. — COLOMBE. — TOURNUS. — *Flabellum*. — *MATISCO*, MÂCON. — Cabinet de M. de Roujoux fils. — Divers monumens antiques. — Jupiter, Amour, Figurines. — Instrumens. — Diptyque. — Pierre gravée, Apothéose de Victorinus. — Costume des Mâconnoises. — Hôpital de la Charité. — Dévastations. — Manufactures. — Abbaye de Cluny.

La navigation sur la Saone devoit nous offrir plus d'agrément que la route par terre; nous prîmes donc, pour nous rendre à Mâcon, la *diligence d'eau* : cette galiote mérite en effet ce nom ; car elle va presque aussi vîte que la voiture publique. Après avoir fait embarquer notre limonière jusqu'à Lyon, nous partîmes nous-mêmes à deux heures sur la *Flore*, pour aller coucher à Mâcon.

En quittant Châlon, à gauche de la Saone, on entre sur le territoire des anciens *Segusiani*, qui étoient dans la dépendance des *Ædui* au temps de César, mais qui paroissent avoir été affranchis de cette dépendance au temps de Pline : cependant Châlon, Tournus, Mâcon, et les villes de la rive droite, appartenoient toujours au territoire des *Ædui*.

On passe devant l'embouchure du canal du Centre.

On traverse un canal coupé à travers les terres pour empêcher les bateaux de faire un long circuit. La diligence arrêta un moment devant Ouroux, où plusieurs personnes débarquèrent pour aller dans la Bresse.

La Saone reçoit la Grône à droite ; l'eau trouble de cette rivière se mêle difficilement avec celle de la Saone, et en rend les bords jaunâtres.

Après avoir changé de chevaux à Colombe, nous passâmes à Tournus sous un joli pont, dont les piles sont de pierre et les arches de bois ; une balustrade en fer règne dans sa longueur : on paye pour son entretien.

Tournus, appelé *Tinurtium* dans l'Itinéraire d'Antonin, est sur le penchant d'une très-petite colline. Cette ville jouit sur la Saone d'une vue riante et agréable ; mais il lui manque des quais. Elle avoit autrefois un collége renommé. On conservoit dans l'abbaye un singulier instrument ; c'étoit un *flabellum* ou éventail à manche d'ivoire, dont le diacre faisoit autrefois usage pendant la messe pour écarter les mouches de l'autel : il appartient aujourd'hui à M. de Roujoux fils. Il est chargé de figures, d'emblèmes et d'inscriptions ; il a été figuré, mais avec peu d'exactitude, dans l'Histoire de l'abbaye de Tournus (1).

A peu de distance de cette ville, la Saone devient

---

(1) *Nouvelle Histoire de la collégiale de Saint Philibert*, à Tournus 1737, in-4.°, p. 46.

très-large. Nous arrivâmes à Mâcon à onze heures du soir, et nous descendûmes au *Sauvage*, chez M. Delorme, maison des Bains, en face du pont.

Le nom de cette ville dérive du mot *Matisco*, par lequel on la désignoit chez les anciens. Quoiqu'elle fût assez considérable, elle n'avoit point encore, au Ve siècle, le titre de cité; ce n'étoit qu'un *castrum*: les Romains y avoient établi une fabrique de flèches. La nuit étoit fort sombre quand nous y entrâmes. Dès le matin nous allâmes voir M. de Roujoux, préfet du département, dont nous reçûmes l'accueil le plus gracieux; son fils, jeune homme aimable et instruit, actuellement sous-préfet à Dôle, eut la bonté de nous accompagner dans la ville: il est lui-même amateur d'antiquités; il nous fit voir son petit médaillier, et quelques monumens curieux qu'il a rassemblés.

Il nous montra d'abord plusieurs petits monumens de bronze, qui avoient été trouvés dans un puits quelques mois avant notre passage (1).

---

(1) La plupart des monumens qu'il renfermoit, ont été brisés ou fondus; malheureusement M. de Roujoux fils en eut connoissance trop tard, et ne put en acquérir que les objets suivans :

1.° Un homme barbu, vêtu d'un *sagum* qui descend jusqu'aux genoux, tenant dans la main droite un vase et ayant la main gauche élevée; à chaque poignet, le bout de la manche est indiqué par un petit bourlet; la ceinture paroît être de cuir; ses deux extrémités pendent sur le *sagum*. La chaussure est une espèce de *soccus*. Les yeux sont incrustés en argent, et

M. de Roujoux possède aussi une portion d'un beau diptyque *(pl. XXIV, n.° 3)*. Il est malheureux que ce monument soit du nombre de ceux qui n'ont pas d'inscription : nous aurions appris quel est

---

ont le creux de la prunelle. Il a des anaxyrides. Ce bronze est bien conservé : sa hauteur est de 6 pouces et demi. *(Pl. XXIV, n.° 1.)*

Le P. PETAU a publié dans ses *Mémoires (planche VI)* une figure à-peu-près semblable. Il paroît que dans la main droite elle tenoit une lance, et que c'est un Jupiter, figuré avec le costume qui, sous les Romains, étoit en usage dans la Gaule.

2.° Une figure de Mercure, tenant dans la main droite une bourse, dont la partie inférieure manque ; son pétase est ailé. Les yeux paroissent avoir été en argent : il en existe encore la cavité. Hauteur, 6 pouces et demi.

3.° Un Amour courant. Les ailes sont intactes : dans la main droite il tient un fragment d'arc ; la gauche est baissée vers la terre : sa coiffure est semblable, au-dessus du front, à celle de l'Apollon du Belvédère ; le derrière de la chevelure est bouclé ; les yeux sont incrustés en argent. Hauteur, 5 pouces. *(Pl. XXIV, n.° 2.)*

4.° Une petite figure de chèvre.

5.° Le manche d'une patère, cannelé et terminé par une tête de bélier.

6.° Un jouet d'enfant, composé d'un tuyau assez semblable à ceux des conduites d'eau de Paris, orné de trois rangées de demi-cercles (de quatre chacune) disposés parallèlement ; à chacun des demi-cercles est attaché un cercle entier : le tout forme une espèce de grelot. Ce monument est bien conservé, et couvert d'une belle patine. *(Pl. XII, n.° 2.)*

7.° L'anneau d'un vase, et le crochet auquel il étoit attaché : le

le consul que l'on y voit. Il est vêtu de la toge bordée du laticlave : il tient dans la main droite, non pas l'espèce de coussinet qu'on appeloit *mappa circensis*, et que le consul jetoit dans l'arène pour donner le

---

vase a été brisé et fondu. Selon les gens qui l'ont découvert, il y avoit autour une douzaine de ces anneaux.

8.° Une petite figure de bronze, assise sur une élévation : elle est très-fruste ; le visage est défiguré ; il ne reste de chaque bras qu'un tronçon ; la jambe droite manque depuis le genou : la chlamyde est jetée sur l'épaule gauche. Cette figurine a été trouvée par M. de Roujoux sur le terrain de l'amphithéâtre d'Autun.

Les cinq figurines suivantes ont été trouvées à Loubans, dans une boîte de fer cerclée en cuivre. M. de Roujoux les tient du sous-préfet de cette ville.

1.° Une petite figure debout, toute nue, d'un jeune homme sans barbe ; l'avant bras droit est élevé.

2.° Petite figurine nue d'un homme coiffé d'un casque élevé et orné, dans l'attitude de lancer un javelot.

3.° Figure nue d'un jeune homme imberbe, haute de quatre pouces trois lignes : la chlamyde est suspendue sur l'épaule gauche, et son extrémité est rejetée sur le bras gauche ; l'extrémité des bras et des pieds manque. J'ai cru voir à la tête des fragmens d'ailes : c'est probablement un Mercure. Elle a été trouvée dans la commune de Veigny.

4.° Une Vénus en bronze, très-grossièrement travaillée ; elle est aplatie par derrière, et a une rigole le long du dos et jusqu'aux pieds. Elle est debout, et tient de chaque main une poignée de cheveux pour en faire sortir l'eau. Son cou est paré d'un collier ; ce qui peut faire penser que c'est plutôt une Vénus au bain qu'une Vénus Anadyomène.

5.° Mercure haut de vingt-deux lignes, en bronze : les deux ailes sortent de sa chevelure touffue ; il tient une bourse dans

signal des jeux, mais une patère; et il est assis entre deux autres patriciens, également décorés de la toge et du laticlave : peut-être sont-ce deux de ses parens, dont l'un, qui est imberbe, pourroit être le fils de l'autre, qui paroît d'un âge avancé. Ils assistent aux jeux publics, dans une espèce de loge, qui a un appui orné de différens compartimens. Le diptyque des *Lampadii* (1) nous les fait voir assistant ainsi au nombre de trois aux courses du cirque, dans une loge à-peu-près semblable : elle est également décorée de quatre têtes, que Maffei regarde comme celles des enfans de Lampadius; mais l'ordre symétrique dans lequel elles sont placées, de même que

---

la main droite : sa chlamyde est rejetée sur le dos, la poitrine et le bras gauche.

Nous vîmes encore différentes pièces dans le cabinet de M. de Roujoux, telles qu'un couteau de bronze en deux morceaux, une flèche et une serpette en bronze; un plat en bronze, sans ornement; une figure égyptienne en bois; un casque du XVI.ᵉ siècle; trois vases antiques de terre cuite, de couleur jaunâtre pâle, et de différentes formes; plusieurs fragmens d'autres vases, parmi lesquels il y en a quelques-uns de remarquables par leur couverte métallique; une lampe singulière, qu'un soldat dit avoir été apportée du palais de Carnac, l'ancienne Thèbes : elle est pourtant d'un travail romain. La figure dont elle est ornée, est celle d'un crocodile vu par-dessous; et le trou par lequel on met l'huile, est censé être l'anus de l'animal *(pl. XII, n.° 3)*. Cette lampe peut avoir été faite en Égypte, mais sous la domination romaine.

(1) GORI, *Thesaur. diptych.* t. II, pl. XVI.

celles-ci, ne permet pas de douter qu'elles servent d'ornement à l'extrémité des poteaux qui soutiennent la balustrade.

On voit, sur plusieurs diptyques, des combats d'hommes et d'animaux ; il y a des bestiaires aux prises avec des lions ou avec des ours : ici ils combattent contre des cerfs ; et ce monument est le seul que je connoisse qui représente ce singulier spectacle. Au milieu de l'arène sont de petites portes qui, en s'ouvrant à l'instant, servent à préserver les combattans menacés de trop près par les animaux qui les poursuivent.

Le morceau le plus curieux du cabinet de M. de Roujoux est un jaspe sanguin ovale, gravé sur ses deux faces. La première *(pl. XXIV, n.° 4)* représente l'empereur tenant la haste pure, et porté sur un aigle ; ce qui est le signe de la déification : Hercule, nu, et armé de sa redoutable massue, est à sa droite ; Mars, couvert d'une armure complète, tenant sa lance et son bouclier, est à sa gauche ; tous deux regardent avec admiration la nouvelle divinité : au-dessus, Neptune, armé de son trident et à demi plongé dans les eaux, est aussi témoin de cette apothéose. Autour sont les signes du zodiaque.

Le revers *(pl. XXIV, n.° 5)* nous fait voir la Terre personnifiée, assise sur un sol fertile ; elle est coiffée d'un *modius* ou panier rempli de fruits : elle est entourée des quatre Saisons de l'année, figurées à-peu-près comme elles le sont sur les médailles de Commode : le Soleil passe tranquillement au-dessus d'elles, dans son char traîné par quatre chevaux. Autour sont les signes du zodiaque, représentés à-peu-près comme sur la face précédente, à l'exception de la Vierge et du Verseau, qui offrent quelques différences.

Il est évident que cette pierre est relative à l'apothéose de quelque empereur romain : elle n'a pas été exécutée dans les plus beaux temps de l'art ; elle doit donc nous offrir un des derniers princes qui ont reçu les honneurs divins ; et parmi eux, nous devons nous arrêter à celui à qui ils ont été décernés dans les Gaules. On sait que les Gaulois, par amour pour Victorina, qui avoit chez eux tant d'autorité, qu'elle étoit appelée *Auguste et mère des soldats*, mirent son fils Victorinus au rang des dieux. Plusieurs médailles nous ont conservé la mémoire de sa consécration (1). Il est donc probable que c'est cet événement qui a été ici représenté. Les signes du zodiaque indiquent les demeures célestes que Victorinus va habiter : les dieux du ciel, de la terre et de l'eau, prennent part à son apothéose. Il seroit possible que cette pierre eût été gravée pour adoucir, par le souvenir de ces honneurs, la douleur de Victorina.

---

(1) BANDURI, *Numism. Imp. Rom.* t. I, p. 322 ; TANINI, *Supplem. ad Bandurium*, p. 124.

CHAPITRE XXVI.

On pourroit souvent faire des découvertes dans Mâcon, s'il y avoit toujours des personnes dont le zèle fût aussi actif que celui de M. de Roujoux. On trouva, en 1764, un trésor d'antiquités dans le sol sur lequel on a bâti l'hôtel-de-ville. Il consistoit en un nombre considérable de médailles de tous métaux, jusqu'au règne de Gallien ; ce qui fait présumer qu'elles avoient été enfouies sous les trente tyrans. Il y avoit plusieurs figurines d'argent, des patères et des plats. M. de Tersan possède un de ces plats (1), au milieu duquel il y a un homme qui sacrifie. Caylus (2) a donné de très-mauvaises représentations de ces monumens, qui sont d'ailleurs peu importans. Presque tous ont été dispersés : un des plus curieux étoit entre les mains de M. de Montegut, à Toulouse ; c'est un petit Amour d'argent, qui tient dans chaque main un *phallus* : il est gravé dans les *Mémoires* (3) de l'académie de cette ville.

Nous nous rendîmes à l'église, où M. l'évêque d'Autun donnoit la confirmation à seize paroisses réunies. C'étoit la première fois que cette cérémonie avoit lieu depuis la révolution : ce jour étoit consacré à toutes les femmes du peuple et de la campagne. Là nous les vîmes dans leur grand costume, qui ne

---

(1) Il est gravé dans CAYLUS, *Recueil*, t. VII, pl. LXVIII, n.° 1.
(2) *Ibid.* pl. LXVII.
(3) *Mém. de l'académie de Toulouse*, tome I.er, pl. XII, n.° 5.

diffère de celui qu'elles portent habituellement que par l'élégance ou la propreté : ce costume consiste en une jupe de drap ordinairement bleu, avec le corset pareil ; les tailles sont marquées par une broderie rouge très-élevée. Ce qui distingue sur-tout les Mâconnoises, c'est le petit chapeau de feutre qu'elles portent sur le côté droit de la tête, laquelle est coiffée d'un très-petit bonnet, qui laisse voir le devant des cheveux *(planche XXV, n.ºs 1 et 2)*. Toutes ôtoient avec dévotion ce petit chapeau en entrant dans l'église, et elles le tenoient à la main. Elles montroient un recueillement que l'air respectable du vertueux prélat qui faisoit la cérémonie, étoit bien fait pour leur inspirer (1).

On célèbre ordinairement l'office dans le dôme de l'hôpital qui porte le nom de *la Charité* : la cathédrale (2) a été ruinée dans les temps de rage et de destruction par la fureur révolutionnaire du peuple mâconnois. Sa Majesté l'Empereur a donné l'ordre d'en rebâtir une autre. En effet, l'église d'un hôpital ne doit servir qu'à l'usage des malades et de ceux qui viennent y pratiquer la charité ; mais il n'est ni séant

---

(1) M. DE FONTANGES est mort victime de sa charité, pendant une épidémie qui a régné dans l'hôpital de Mâcon, encombré de prisonniers de guerre.

(2) On voit dans le *Voyage pittoresque de la France*, Bourgogne, n.° 2, la façade de cet édifice. On y trouve aussi la représentation de quelques-uns des tombeaux qu'il renfermoit.

CHAPITRE XXVI.

ni sain de rassembler pour le culte tous les habitans d'une ville au point de réunion de quatre salles remplies de malades. Nous examinâmes ces salles : il s'en fallut bien qu'elles nous offrissent cet air d'aisance et de propreté que nous avions remarqué dans celles de l'hospice de Châlons. Il est vrai que les revenus de cette maison ont beaucoup diminué depuis la révolution : ils s'élevoient autrefois à 114,000 liv. ; elle n'en a plus que 40,000.

Du cabinet de l'hôtel de la préfecture, on jouit d'une vue magnifique : la plaine, qui s'étend au loin, est extrêmement variée ; la Saone forme une belle nappe sous les fenêtres, à très-peu de distance ; et l'on voit, quand le temps est clair, le Mont-Blanc élever sa cime dans les cieux.

La ville est obscure et vilaine ; il n'y a qu'une maison de belle apparence, celle de M. d'Ijé, dont j'aime à placer ici le nom, parce que c'est celui du père d'un de mes meilleurs amis, ancien magistrat, ami des lettres, et distingué par les vertus et les connoissances relatives à son état.

Le pavé de Mâcon est formé de cailloux que roule la Saone : heureusement les bords des rues sont pavés en pierres plus larges ; sans cela l'on n'y marcheroit qu'avec une extrême difficulté. On ne trouve dans cette ville ni fabriques ni manufactures remarquables : il n'y en a qu'une de papier de tenture ; c'est celle qui a soutenu un procès contre Mlle Gérard, dont elle avoit copié un tableau pour faire des dessus de porte, sans avoir son consentement. Le commerce le plus considérable est celui des vins que produit le pays, et qui ont une très-grande réputation comme vins d'ordinaire : les confitures, et sur-tout le *cotignac*, sont renommés.

Si l'intérieur de la ville de Mâcon est triste et maussade, son quai sur la Saone est très-agréable, et bordé de belles maisons : le coup-d'œil y est toujours animé par le grand nombre de bateaux et de coches qui passent constamment sur la rivière (1). Un pont de pierre de treize arches sert à traverser la Saone et conduit dans la Bresse.

Nous eûmes ici connoissance d'un procédé employé dans les communes du ci-devant Mâconnois pour dissiper les orages : il consiste à tirer quelques boîtes quand on les voit se former, pour empêcher la production de la grêle. Ce moyen est presque toujours suivi d'un heureux succès ; les explosions fortes et répétées exercent une véritable influence sur les nuages épais, et finissent par les dissiper (2).

Il y a dans Mâcon une *Société d'agriculture et des*

---

(1) Il y a, dans le *Voyage pittoresque de la France*, quelques vues de Mâcon prises des bords de la rivière. *Voy*. Bourgogne, n.ᵒˢ 2, 32, 54.

(2) M. LESCHEVIN a donné dans le *Magasin encyclopédique*, année 1806, tome II, page 5, un excellent mémoire sur ce procédé.

CHAPITRE XXVI.

arts, dans laquelle on s'occupe aussi d'histoire et de littérature; mais on y traite principalement les questions qui peuvent intéresser le département. Elle a déjà proposé plusieurs prix, et elle ne néglige rien pour se rendre utile.

Nous avions envie de visiter la célèbre abbaye de Cluny (1); mais elle est absolument en ruines. Notre départ fut donc décidé pour le lendemain à la pointe du jour. Comme notre voiture étoit embarquée, nous n'avions pas le choix de la route : nous desirions d'ailleurs d'aller par eau, afin de jouir des sites charmans qui, sur les bords de la Saone, se renouvellent sans cesse, et de l'entrée magnifique de Lyon en arrivant par ce fleuve.

---

(1) Il y a dans le même ouvrage six vues de cette abbaye. *Voyez* Bourgogne, n.ᵒˢ 54, 55, 56.

CHAPITRE XXVII.

Saint-Romain. — Beauregard. — Riotier. — *Arar, Sauconna*, la Saone. — Trévoux. — Neuville. — Maisons de campagne. — La Freta. — Ilede-Roi.

Nous partîmes le 10 mai, à cinq heures du matin, par la diligence d'eau *la Sagesse*. Nous eûmes tout lieu de nous applaudir d'avoir pris ce parti. Depuis Mâcon jusqu'à Lyon, la vue est sans cesse récréée par l'aspect délicieux de la rive droite de la Saone : on y découvre beaucoup de villages, de châteaux ; et les montagnes ainsi que le rivage sont parsemés d'arbres. L'île que forme la Saone au-dessus du pont de Mâcon, offre un tableau ravissant.

La Saone étoit appelée *Arar* au temps de César (1) ; il paroît que le nom de *Sauconna*, d'où celui de *Saone* est dérivé, est aussi fort ancien, puisqu'Ammien Marcellin en fait mention (2). Pline parle de la lenteur de son cours (3), qui, selon César, est

---

(1) Cæsar. *Bell. Gall.* I, 12.

(2) *Ararim, quem* Sauconnam *appellant*. Ammian. Marcell. IV, 11.

(3) Plin. *Hist. natur.* III, 4.

telle, qu'il est difficile de juger de quel côté elle coule ; ce qui a fait dire à Racine le fils :

> Où la Saone enchantée à pas lents se promène,
> N'arrivant qu'à regret au Rhône qui l'entraîne (1).

Cette rivière prend sa source dans les Vosges ; elle n'est navigable que depuis Auxonne. Quoique lente et ordinairement très-paisible, elle a cependant des débordemens désastreux ; elle laisse sur les terres un limon épais et visqueux qui étouffe les végétaux. C'est peut-être ce limon qui rend l'usage de ses eaux peu salubre, sur-tout à Lyon : mais elles sont très-bonnes pour les teintures ; aussi tous les teinturiers de Lyon sont logés sur ses rives : pour boisson, on préfère l'eau du Rhône.

Nous changeâmes de chevaux à *Saint-Romain* ; on trouve ensuite *Beauregard* : on s'arrête à *Riotier*, petit village où il y a quelques cabarets ; les femmes et les filles des auberges accourent à l'endroit où l'on aborde, pour s'emparer des voyageurs, auxquels elles offrent à manger, sur-tout de l'oseille, espèce de mets que je n'ai vu proposer nulle part dans une si grande abondance.

---

(1) Poëme de *la Religion*, chant IV, 339 et 340. Scaliger a dit aussi :

> *Fulmineis Rhodanus quâ se jugat incitus undis,*
> *Quâque pigro dubitat flumine mitis Arar,*
> *Lugdunum jacet.*
>
> Jul. Cæs. SCALIGERI Urbes, au mot *Lugdunum*. Voyez ses *Poemata* (1574, in-8.°), t. I, p. 524.

Ici les paysannes ne sont plus coiffées du petit chapeau mâconnois, quoiqu'on soit encore dans le département de Saone-et-Loire; elles sont mises à la Lyonnoise (*pl. XXV, n.° 3*) : les cheveux, sans poudre, sont relevés en chignon derrière la tête; le bonnet est une coiffe de dentelles avec des papillons à petits plis; la gorge est entièrement couverte d'un fichu de mousseline garni en dentelles : la robe est d'un drap couleur vert clair ou isabelle : le signe de la richesse est de la border d'un large galon d'argent : le tablier est de toile couleur de rose : les souliers sont de cuir noir et à petits talons. Le cou est ordinairement paré d'un collier d'or composé d'une plaque carrée découpée ou en filigrane, qui est attachée à trois rangs de chaînons en or; trois autres rangs pendent au-dessous, et un quatrième soutient une chaîne d'or.

A midi, nous nous remîmes en route. Nous laissâmes à notre gauche la petite ville de *Trévoux*, dont la situation est riante et pittoresque, sur le penchant d'une colline et sur le bord de la Saone. Au sommet de cette montagne, on voit les ruines des tours de l'ancien fort. Sur les bords de la rivière est l'hôpital, qui se présente assez bien, ainsi que les deux allées qui, avant d'arriver à la ville, se prolongent depuis le bord de la rivière jusqu'au pied de la montagne. On voit encore plusieurs jolies maisons, et beaucoup de jardins animés par

CHAPITRE XXVII.

une assez grande quantité d'arbres, qui offrent un ensemble très-agréable. Aucun des voyageurs ni des mariniers ne put nous enseigner l'ancienne maison des Jésuites, à qui l'on doit le dictionnaire qui porte le nom de la ville, et qui ont publié pendant long-temps un journal si célèbre. La diligence fit ici une nombreuse recrue de voyageurs.

Après avoir passé Trévoux, on voit, sur la côte qui longe la rive gauche de la Saone, beaucoup de jolies maisons de campagne; c'est aussi là que la rive droite devient moins monotone qu'elle ne l'étoit auparavant. La rivière fait ensuite plusieurs circuits, qui, à peu de distance de Trévoux, laissent apercevoir cette ville sous un aspect tout-à-fait différent.

A deux lieues de Lyon, on trouve sur la gauche un gros bourg appelé *Neuville*: il y a des fours à chaux, des fours à briques; on y brûle beaucoup de houille. On changea de chevaux, et nous reçûmes encore de nouveaux voyageurs.

Plusieurs flottilles, composées d'un ou de plusieurs grands bateaux, auxquels étoient attachés dix à douze bateaux plus petits, dont plusieurs étoient chargés de vin, de savon, &c., remontoient la Saone; une de ces flottilles avoit à sa tête un grand bateau ponté. Elles étoient ordinairement traînées par quatorze à seize chevaux.

Bientôt on voit à droite, à une très-petite distance du rivage, les carrières d'où les Lyonnois tirent particulièrement leur pierre à bâtir : c'est l'objet principal du commerce de ces environs. Peu à peu le lit de la Saone se resserre, et l'on commence à distinguer cette suite de jolies maisons de campagne qui forment jusqu'à Lyon un coup-d'œil toujours varié et ravissant. A la droite, sur la pente d'une colline, est la campagne de feu le célèbre M. Poivre, appelée *la Freta*, située en face du village de la Roche-Taillée. Ce savant y avoit formé une plantation précieuse d'arbres étrangers. Sur le bord de la Saone, il y a une fausse entrée, surmontée d'un pavillon chinois; dans un pavillon à mi-côte, il avoit réuni beaucoup d'objets rapportés de la Chine et des Indes. Cette habitation est très-pittoresque.

Plus loin est un terrain qu'on nomme *Roi* : il est en face d'une petite île appelée *Ile-de-Roi*. Auprès est la jolie maison de M. Couder, banquier. Toute la rive gauche est montueuse et d'un aspect sauvage. Les hauteurs qui y bordent la Saone, portent le nom de *la Croix-Rousse;* lieu fatal, où l'armée qui a fait le siége de Lyon avoit établi ses batteries.

Nous arrivâmes à cinq heures à Lyon; nous nous promîmes d'examiner encore ces beaux sites en allant visiter l'*Ile-Barbe*.

CHAPITRE XXVIII.

Lyon. — Son origine. — Spectacle. — Grand Théâtre. — Hôtel-Dieu. — La Charité. — Vieillards. — Enfans-Trouvés. — Etablissemens de bienfaisance. — Esprit philantropique des Lyonnois. — Lycée. — Inscription de Ligurius.

Nous voilà dans Lyon, ville célèbre par son antiquité, son immense commerce, ses richesses et ses malheurs. Le mouvement des ports et des rues, le nombre des maisons, les boutiques et les magasins serrés les uns contre les autres, feroient croire qu'on n'a point quitté Paris, ou qu'on entre dans une seconde capitale de la France (1).

L'ancien nom *Lugudunum* ou *Lugdunum*, dont on a fait le mot français *Lyon*, est commun à plusieurs villes de la Gaule (2); ce qui fait, avec raison, supposer qu'il est antérieur à l'établissement d'une colonie romaine. Peu de temps après la mort de César, avant la formation du triumvirat, Munatius Plancus reçut du sénat l'ordre d'y rassembler les habitans de

---

(1) . . . . *Antiquo novus orbis in orbe,*
Lugdunumve vetus orbis in orbe novo;
Quod nolis, alibi quæras; hic quære quod optas;
Aut hic aut nusquam vincere vota potes.
Jul. Cæs. SCALIGER, *loco cit. suprà*, p. 411.

(2) *Lugdunum Batavorum*, Leyde; *Lugdunum Clavatum*, Laon.

Vienne, chassés de leur ville par les Allobroges. La nouvelle ville devint bientôt puissante; car Strabon, qui vivoit sous Auguste et sous Tibère, dit que *Lugdunum* ne le cédoit qu'à Narbonne pour l'importance et la richesse. Lutèce [Paris] n'avoit encore qu'une foible existence, lorsque *Lugdunum* étoit déjà une ville florissante; c'est ce que M. Bordes (1) a exprimé très-heureusement dans ces vers :

> J'ouvre les fastes de l'histoire ;
> Déjà la fille de Plancus,
> D'Athène émule révérée,
> Élevoit son front dans les cieux,
> Quand Lutèce, obscure, ignorée,
> Croupissoit sur ses bords fangeux.

Auguste en fit la métropole de la Gaule celtique, et il y séjourna trois ans; Claude y naquit, et lui fit accorder le droit de cité romaine. Elle fut réduite en cendres, sous le règne de Néron, par un incendie dont Sénèque a peint vivement les affreux effets. « Entre une ville considérable, dit-il, et point de ville, il n'y eut que l'espace d'une nuit (2). » Bientôt Lyon renaquit de ses cendres par les libéralités de Néron : Trajan y fit bâtir plusieurs édifices. Elle fut le berceau de la religion dans les Gaules, et le théâtre d'affreuses persécutions. Après avoir appartenu aux Bourguignons, Lyon

---

(1) *Poésies diverses.* Voyez ses Œuvres, IV, 55.
(2) *Una nox fuit inter urbem maximam et nullam.* SENEC. Epist. 91.

passa

passa sous la domination des princes français : son immense commerce, fruit de son heureuse situation et de l'activité de ses habitans, l'avoit placée à un si haut point de splendeur, que son nom étoit célèbre par tout l'univers ; on la regardoit comme la seconde ville du royaume. Les malheurs de la révolution avoient diminué sa nombreuse population, et anéanti ses fabriques : bientôt elle aura repris sa première importance par la protection de notre auguste Empereur.

Par où commencer dans cette ville populeuse et immense ! Il étoit tard lorsque nous arrivâmes ; le peu de jour qui restoit à luire, ne nous permettoit pas l'espoir de rien voir ; nous pensâmes qu'il falloit consacrer notre soirée au spectacle : nous allâmes au *grand théâtre*, où l'on donnoit l'opéra d'*Œdipe* et le ballet de *Psyché*. Dans les départemens, comme à Paris, ce sont les ballets qui attirent la foule. Le théâtre de Lyon avoit beaucoup perdu par la retraite de Mme *Queriau*, dont les grâces dans la pantomime font aujourd'hui le succès du théâtre de la porte Saint-Martin à Paris.

La salle de spectacle de Lyon est d'une assez belle ordonnance : elle a été bâtie en 1756 sur les dessins de M. Soufflot ; c'est un bâtiment isolé, entouré d'une galerie couverte et bordée de boutiques : la façade étoit décorée de sculptures qui représentoient les attributs de l'art dramatique ; elles ont été détruites. L'intérieur est tellement enfumé, qu'on n'y distingue plus aucun ornement.

Nous commençâmes nos courses du lendemain par une œuvre plus méritoire : nous visitâmes le *grand Hôtel-Dieu*, dont le magnifique bâtiment, ouvrage de M. Soufflot, est la plus belle décoration du quai du Rhône, et n'annonce nullement que c'est l'asile de la pauvreté souffrante (1).

Il contient dix-huit cents lits, y compris ceux des membres de la communauté qui est attachée au service des malades et de la maison, et dont le nombre s'élève à environ deux cent soixante.

Tous ces lits sont de fer; il y en a trois rangées dans chaque salle. Tant que le nombre des malades le permet, on les couche seuls dans chaque lit; mais très-souvent ce nombre augmente tellement, qu'on est obligé de les y doubler. Nous vîmes plusieurs lits fort étroits dans lesquels il y avoit deux personnes.

Les salles sont assez hautes et spacieuses; elles ont trente-deux pieds de large, sur vingt-cinq de haut: cependant, au moment d'y entrer, on est frappé d'une odeur d'hôpital très-désagréable. Jusqu'alors on n'avoit pas encore employé les moyens de désinfecter l'air proposés par M. Guyton-Morveau.

Nous parcourûmes successivement les différentes

---

(1) Cet édifice a été gravé plusieurs fois. *Voyez* HOWARD, *sur les hôpitaux et les maisons de force*, t. I.ᵉʳ, pl. 19, p. 396.

salles : celles des fiévreux, au nombre de quatre, deux pour les hommes et deux pour les femmes, sont disposées en forme de croix, qui se réunissent à un autel nouvellement construit et placé sous un petit dôme. De là on passe au dôme principal, où il y avoit autrefois un grand et bel autel : tous les ornemens en ont été dévastés, et l'on y voit encore la trace des boulets de canon dirigés sur la ville par l'armée de la Convention.

La salle qui forme la continuation du dôme, est destinée aux blessés : elle a vue sur le quai du Rhône. On a soin d'ouvrir dans le dôme plusieurs grandes fenêtres : pour prévenir les accidens, on y a placé un grillage assez serré, jusqu'à la hauteur d'environ sept pieds.

A un des piliers, à l'entrée de cette salle, on a attaché une table noire avec une inscription qui porte que le comité d'administration de l'hôpital, ayant voulu procurer à chaque malade le soulagement d'être couché seul dans un lit, a ouvert une souscription dont le produit a été employé à l'achat des lits nécessaires : on lit ensuite la liste honorable des personnes qui ont contribué par des sommes considérables à cette œuvre de charité ; on y trouve les noms de plusieurs corps de métier, tels que les marchands drapiers, chapeliers, &c. La souscription produisit, en moins d'un mois et demi, 155,243 francs ; on acheta trois cents lits de fer, et l'on ajouta un matelas à chaque lit. La partie de cette table qui contient la quotité des dons offerts par chaque corps ou chaque particulier pour cette œuvre charitable, a été brisée. Par une suite des malheurs de la ville, l'hôpital a éprouvé des pertes, et, comme on l'a vu plus haut, les bienfaisantes intentions des donateurs ne sont pas encore entièrement remplies.

Il y a, dans la salle des blessés, un certain nombre de lits pour les personnes qui sont en état de payer trente sous par jour : leurs lits ont des rideaux ; et probablement elles jouissent encore de quelques autres petits avantages.

Nous visitâmes la salle des opérations et celle des femmes blessées. Les différentes salles ne sont point séparées les unes des autres ; et c'est un grave inconvénient. Il seroit sans doute utile de les fermer, afin d'y mettre ensemble les malades attaqués d'affections du même genre : mais alors l'air circuleroit moins librement que dans un vaste espace ; et ce seroit un mal plus fâcheux que le premier. Cependant rien n'est plus affligeant que la vue de cette foule d'hommes réunis dans un même lieu, et qui, outre les maux dont ils sont accablés, ont encore le spectacle continuel des souffrances des autres, et entendent sans cesse les cris et les gémissemens de la douleur.

Nous vîmes ensuite le réfectoire des personnes attachées au service de l'établissement. On y comptoit

CHAPITRE XXVIII.

quatre-vingts sœurs, cinquante frères, quarante à cinquante prétendantes ou novices, et autant de frères prétendans. La cuisine n'est pas plus vaste qu'il ne faut pour un aussi grand établissement. Nous vîmes avec regret qu'on n'avoit encore introduit aucun des nouveaux procédés du comte de Rumford pour économiser le combustible.

La pharmacie est remarquable par sa grandeur et par l'ordre qui y est établi. Le premier fonds a été de vingt mille francs; et ce fonds est estimé aujourd'hui vingt mille écus, à raison des accroissemens que lui ont procurés ses produits. Elle fournit aux besoins de l'Hôtel-Dieu, de la Charité, de l'Antiquaille, enfin de tous les hospices, et des pauvres malades des paroisses; et l'on y vend aussi des médicamens pour la ville. Cette vente présente, au-dessus de la dépense générale, une recette annuelle de vingt mille francs. Il y a des médicamens, tels que la *tisane royale*, pour lesquels cette pharmacie a de la renommée, et qui sont pour l'hôpital d'un produit immense. Un infirmier et une sœur ont établi une pharmacie particulière, qui a nui d'abord un peu à l'hospice; mais cette influence fâcheuse a été de courte durée.

Les biens de l'hôpital n'ont pas été vendus, quoique plusieurs aient été soumissionnés: il jouit encore, conjointement avec la Charité, qui est réunie sous la même administration, d'un revenu de 400,000 fr.

Les sœurs ont repris leur costume; elles se

distinguent des novices par la croix qu'elles portent sur la poitrine. Les frères sont vêtus de l'habit français noir, et ils ont du côté du cœur une plaque d'argent sur laquelle est gravée l'image de la Vierge au pied de la croix.

De l'Hôtel-Dieu nous allâmes à la Charité. L'église est dans un fort bon état : on n'y voit aucune trace de dégradation ; on y a même respecté les monumens sépulcraux des bienfaiteurs des pauvres. On y voit ceux de Françoise Reynon, de Mathieu Chabert, de Jean-Pierre Giraud, de Jean-Baptiste Trincaud, de Marc Panissod, de Jacques Moiron, baron de Saint-Trivier et seigneur de Chavagnieu, enfin celui de Simon Fornier. Sur le monument de ce dernier, mort le 7 novembre 1678, on lit ces deux distiques :

NATUS IN HÆRESI, SED SANCTÂ MENTE REVERSUS,
IN PRISCA VOLUIT RELIGIONE MORI.
QUÆSIVIT BONA, SED NOBIS (1) DEDIT OMNIA SEQUE ;
QUID DARE PLUS POTERAT QUI SUA SEQUE DEDIT !

Dans la cour, en face de la porte d'entrée, il y a des tables noires sur lesquelles on a gravé les noms des personnes qui ont fait des donations au profit des pauvres, avec l'indication des sommes qu'elles ont léguées. Suivant une inscription placée au-dessous, ce monument, consacré à la mémoire des bienfaiteurs de

---

(1) Ce sont les pauvres qui parlent, et qui, selon le préambule, lui ont fait ériger ce monument.

CHAPITRE XXVIII.

l'hospice, a été érigé en l'an 9, conformément à un arrêté du préfet Verninac.

L'économe voulut bien nous accompagner dans le réfectoire des vieillards. Ils venoient de terminer leur souper; ils étoient cependant encore rassemblés pour entendre un grand nombre de prières que lisoit un d'entre eux. Le vendredi est le jour où il leur est permis de sortir ; plusieurs en avoient profité, et n'étoient pas rentrés pour le repas : dans ce cas, l'ordonnance de la maison veut qu'ils soient privés de leur portion, parce qu'il est à présumer qu'ils ont trouvé mieux en ville. L'économe estimoit à trois cents le nombre des personnes rassemblées ; quand ils y sont tous, le nombre est de quatre cent cinquante (1). Ils font quatre repas par jour : à sept heures le *déjeûner*, qui consiste en soupe ou en pain, selon le goût de chacun ; à dix heures et demie, *dîner*, soupe, bouilli, et légumes quelquefois ; à deux heures, *goûter*, comme le déjeûner ; à cinq heures, *souper*, soupe et bouilli froid. Ils ont de la viande tous les jours, et à chaque repas la valeur de trois décilitres de vin [un peu plus d'un demi-setier], de sorte qu'il y a pour chaque personne une bouteille de vin par jour. Le costume des vieillards et des vieilles femmes est noir.

---

(1) Le règlement fixe à quatre cents le nombre des hommes et des femmes reçus dans la maison ; mais il y a tant de postulans, qu'on l'excède toujours.

On leur laisse la liberté de ne rien faire dans les intervalles d'un repas à l'autre, ou bien de travailler et de gagner quelque argent pour leurs petits besoins, tels que tabac, café, &c. Ils ont le produit entier de leur travail, et on leur fournit l'habillement, la nourriture et le logement. Dans les hospices bien organisés, les vieillards et les vieilles femmes, excepté ceux qui sont tout-à-fait infirmes ou trop âgés, sont obligés de s'occuper d'une manière quelconque dans les intervalles des repas. On tâche d'intéresser les manufacturiers et les fabricans des villes, pour qu'ils fassent filer du coton, de la laine, ou exécuter d'autres ouvrages de ce genre, de préférence par les vieillards de l'hospice : ils y trouvent un bénéfice, parce qu'ils ont la main-d'œuvre à meilleur marché ; et pour mettre les vieillards et les vieilles femmes au fait du travail, ils payent des maîtres surveillans et instructeurs. Les vieillards eux-mêmes et les vieilles femmes en retirent d'abord l'avantage d'être préservés de la fainéantise et de l'ennui : une partie du bénéfice qui en résulte leur est remise en argent, et l'autre est employée à améliorer la nourriture, le vêtement, l'entretien du linge, &c. et à augmenter le nombre de ceux qu'on reçoit dans la maison. C'est ainsi que plusieurs hospices ont pu se soutenir malgré la perte de la plus grande partie de leurs biens, et se mettre en état d'attendre que le Gouvernement puisse réaliser les promesses qu'il a faites à différentes époques, de rembourser les biens vendus. Il nous semble qu'on devroit appliquer ces moyens à l'hospice de la Charité de Lyon.

Nous vîmes successivement l'atelier des cordonniers, où huit ouvriers étoient occupés à faire et à raccommoder la chaussure des vieillards; le réfectoire des grandes filles, où il y avoit environ cent dix couverts; une petite pharmacie pour les besoins de la maison; l'oratoire des vieillards; quelques dortoirs; l'atelier pour carder et filer la laine, où le travail se fait à la main, et non pas par le moyen des machines, qui cependant seroit plus avantageux; le réfectoire des frères, où il y avoit environ cinquante couverts; et l'atelier pour dévider la soie : cette opération se fait par le moyen de trois machines en forme de lanternes, dans lesquelles tournent les dévidoirs et les bobines, et qui sont mises en mouvement par une roue semblable à celle des grues ; cette roue est placée en dehors de la salle, dans une chambre, et deux hommes la font agir.

Outre les enfans entretenus dans la maison, il y en a encore quatre mille en pension chez des gens de la campagne, à la charge de l'établissement. Il y a aussi des classes où les enfans apprennent à lire, à écrire, à calculer, la grammaire, &c. A l'âge de quatorze ans, on met les garçons en apprentissage chez des maîtres de la ville.

Dans la salle appelée *la Crèche*, il y a environ

quarante à cinquante berceaux; on y garde les enfans le moins de temps possible, et le plus souvent on les envoie à la campagne dès le lendemain. On reçoit encore dans cet établissement les filles enceintes, pour y faire leurs couches.

Il y a encore d'autres hôpitaux: celui de l'*Antiquaille*, dont je parlerai bientôt; le *dépôt de mendicité*, où l'on reçoit des pauvres, des foux et des vénériens; cette institution ne paroît pas aussi bien dirigée qu'elle pourroit l'être: le *bureau de bienfaisance* est beaucoup plus utile; il distribue du bois et des alimens à un grand nombre de pauvres: *l'institution de bienfaisance* est un établissement particulier dû au zèle de deux médecins, MM. Dalinet et Leclerc: *l'établissement de bienfaisance* est dû également à des particuliers, aux membres de la société d'agriculture; on y distribue la soupe à la Rumford. Il y a encore dans Lyon quatre *maisons de charité*, une dans chaque quartier, pour le soulagement des malades. Les sœurs qui les desservent, tiennent aussi une école pour apprendre aux petites filles à lire, à écrire, à coudre et à tricoter.

Les établissemens de bienfaisance sont, comme on vient de voir, très-nombreux à Lyon: dans les villes dont les habitans sont presque tous fabricans et manufacturiers, ces institutions sont indispensables. La plupart des gens du peuple ne vivent à Lyon que du travail de la soie: si la récolte des mûriers a été mauvaise dans le midi de la France, si elle a été presque nulle comme cela arriva en 1787, les manufactures languissent, leurs opérations cessent, et l'ouvrier tombe dans le plus affreux dénuement. Les longues guerres, les deuils de cour prolongés, produisent aussi les mêmes effets. Il faut soutenir cette classe malheureuse, jusqu'à ce que le retour du travail lui fournisse les moyens de pourvoir à ses besoins : la bienfaisance est donc une nécessité pour les Lyonnois; car autrement tous les ouvriers, dans les temps difficiles, périroient de faim et de misère. Mais soyons justes à l'égard des Lyonnois : ce noble sentiment, qui, pour être dicté par l'intérêt, seroit encore recommandable, est un besoin de leur cœur; et la manière généreuse avec laquelle ils s'y livrent, atteste qu'il est l'effet d'une tendre compassion pour leurs semblables, et non celui de la cupidité. Malgré les occupations nombreuses que leur donne un commerce étendu, le premier magistrat trouve toujours parmi eux des hommes d'un dévouement sans bornes, qui se chargent de la direction de tous les établissemens publics, dans la seule vue de faire le bien : aussi les commissions de bienfaisance, de police et d'administration, sont-elles également multipliées. Ils exercent leurs enfans à la plus nécessaire des vertus, celle qui procure le plus de jouissances : les jeunes dames de charité les mènent avec elles dans les asiles dégoûtans et souvent infects où elles vont soulager la misère et lui porter les consolations qui calment les souffrances de l'ame; elles les conduisent aussi dans les maisons des riches, dont elles vont recueillir les aumônes, et leur apprennent ainsi à s'attendrir sur les maux de leurs semblables, à faire un noble usage de la richesse, et à détester l'insensibilité.

M. Coster (de Nanci), ancien premier commis des finances sous M. Necker, alors proviseur du lycée, homme d'un esprit très-aimable et d'une conversation très-piquante, nous attendoit à dîner: nous vîmes d'abord l'établissement encore naissant qu'il dirige; et nous passâmes une soirée agréable avec M. Delandine et M. Bérenger, hommes de lettres distingués, et d'autres convives.

Le lycée, qui est au nombre de ceux du premier ordre, est établi dans le grand collége: cette maison, bâtie par les Jésuites, a été embellie par les Oratoriens; c'est le plus beau et le plus vaste pensionnat de l'Empire.

Dans le corridor de la cour du lycée, il y a deux pierres, dont l'une a malheureusement été repiquée; l'autre porte la belle inscription suivante, déjà rapportée par Spon, Colonia, et d'autres auteurs (1),

---

(1) GRUTER, CCCCXXXI, 1; PARADIN, *Hist. de Lyon*, 4.; COLONIA, *Hist. de Lyon*, 99; BOCHAT, *Mém. de la Suisse*, II, 328; FABRIC. *Antiq. Lion.* 62; GUTHERIUS, *De jure Pontif.* l. 3, c. 20; SPON, *Antiq. de Lyon*, 25; *Symphor.* CHAMPIER, *Epitaphia Lugd. censis*, à la fin de sa *Gallia Celtica*; TERRASSON, *Histoire de la Jurisprudence Rom.* 50, n.° 58, *app.*; LOBINEAU,

mais que je reproduirai ici avec la traduction, parce qu'il me semble qu'elle n'a pas été suffisamment expliquée :

```
SEX. LIGVRIVS. SEX FIL.
GALERIA MARINVS
SVMMVS CVRATOR C. R.
PROVINC. LVG. Q. IIVIRALB
ORNAMENTIS SVFFRAG.
SANCT. ORDINIS HONO
RATVS IIVIR DESIGNATVS
EXPOSTVL. POPVLI OB HONO
REM PERPETVI PONTIF. DAT
CVIVS DONI DEDICATIONE DE
CVRIONIB. XV ORDINI EQVES
TRI IIIII VIRIS AVG. NEGOTIATO
RIB VINEARIS XIII ET OMNIB COR
PORIB. LVG. LICITE COEVNTIB XII
ITEM LVDOS CIRCENSES DEDIT L. DDD.
```

SEXtus LIGURIUS SEXti FILius GALERIA (1) *MARINUS*

Diss. sur un ancien monument trouvé en 1711 dans le chœur de Notre-Dame de Paris ; elle est insérée dans les *Prolégomènes* de son *Hist. de Paris*, 5 vol. in-fol. ; GANDUCCIO, *Discorso sopra l'pitafio trovato in Tortona d' un decurione antico Genovese*, 47 ; DAMADENI *Æs redivivum*, in BURMANN, *Thes. Ital.* t. IX, part. V, p. 54, et in *Coll. script. rerum Neap.* p. 829 ; MAFFEI, *Ars critica lapidaria*, 336 ; LAZII *Commentar. Reipubl. Rom.* 416, 982, 1055 ; GRÆV. *Thes. ant. Rom.* tom. VII, p. 2035.

(1) Spon avoit réuni les mots *Galeria Marinus* ; il les regardoit comme un surnom. Colonia a très-bien corrigé Spon en lisant *de la tribu Galeria*. CHIMENTELLI, *De honore bisellii*, c. III, a donné d'amples détails sur cette tribu.

CHAPITRE XXVIII.

SUMMUS CURATOR (1) *Civium Romanorum* (2) *PROVINCiæ LUGudunensis Quæstor* (3) *duumVIRALIBus ORNAMENTIS SUFFRAGIo SANCTi ORDINIS* (4) *HONORATUS duumVIR DESIGNATUS EX POSTULatione POPULI* (5) *OB HONOREM*

---

(1) Spon avoit rendu cette sigle *CURATOR C. R.* par *Curator civium Romanorum*; c'est à tort qu'on l'a corrigé, et qu'on a voulu lire *Curator coloniæ*. M. MARINI, *Mon. di fratelli arvali*, 780, a parlé plus au long de ces officiers, qui sont appelés *curateurs du municipe, de la colonie, de la république,* et aussi *des citoyens,* ainsi que cela est prouvé par plusieurs inscriptions. On les nommoit en grec λογισται. C'étoient eux qui rendoient compte aux préfets ou aux proconsuls de la conduite des personnes accusées d'avoir adopté le christianisme.

(2) Le mot *summus* ne signifie pas *souverain*, comme Spon l'a entendu, mais *premier curateur*. M. MARINI, *Monumenti di fr. arvali*, 55, a rapporté une foule d'exemples de cette acception.

(3) Spon, Colonia et Bochat ont rendu la sigle Q par *quinquies*, duumvir pour la cinquième fois : cependant on ne trouve pas d'exemple où cette sigle signifie *quinquies*; elle désigne plutôt un autre office de Ligurius, et très-probablement celui de questeur. On trouve, dans plusieurs inscriptions, des exemples que des magistrats ont été à-la-fois duumvirs, questeurs et curateurs. MURATORI, *Thes.* DXV, 16; DXX, 4; DCVIII, 1; DCXXVI, 1.

(4) Le *saint ordre* est celui des décurions, qui étoit dans les colonies ce que le sénat étoit à Rome. Les duumvirs étoient une image des consuls; et les ornemens de cette magistrature étoient, comme ceux des consuls, la pourpre et les faisceaux. Quintus Ligurius, qui n'étoit encore que duumvir désigné, comme il y avoit à Rome des consuls désignés, obtint donc des décurions le privilege de porter les ornemens de cette magistrature.

(5) C'étoit le peuple qui avoit sollicité pour lui cette réélection. Il y a d'autres exemples de magistrats demandés par le peuple. GRUTER, CCCCLXXXIII, 9. Mais il falloit que le conseil des décurions, à qui le droit d'élection appartenoit, consentît à cette demande.

PERPETUI PONTIFicatus DAT (1) CUJUS DONI DEDICA-
TIONE DECURIONIBus XV (2) ORDINI EQUESTRI sextumVIRIS
AUGusti NEGOTIATORIBus VINEARiis XIII ET OMNIBus COR-
PORIBus LUGudunensibus LICITE COEUNTIBus XII ITEM
LUDOS CIRCENSES DEDIT Locus Datus Decreto Decurionum (3).

« Sextus Ligurius Marinus, fils de Sextus, de la tribu Galeria,
» premier curateur des citoyens romains de la province de Lyon,
» questeur, honoré des ornemens du duumvirat par le suffrage du
» saint ordre, duumvir désigné à la demande du peuple, donne
» [ce cippe] à cause de l'honneur du souverain pontificat *qui lui
» a été décerné*. Pour la dédicace de ce don, il a donné aux décu-
» rions quinze *deniers*; à l'ordre équestre, aux sévirs augustaux,
» aux marchands de vin, treize *deniers*; et à toutes les corporations
» de Lyon légalement assemblées, douze *deniers*: il a aussi donné
» les jeux du cirque. L'emplacement a été accordé par un décret
» des décurions. »

---

(1) Le mot *dat* me paroît désigner le cippe sur lequel l'inscription est gravée, et qui étoit destiné à porter une statue, ou
plutôt à être placé contre un mur dans un lieu public, puisque
les deux parties latérales sont ornées de moulures semblables à
celles qui encadrent l'inscription, et qu'une seule face n'a pas
cet ornement.

(2) Les distributions dont il est question, étoient une chose
d'usage dans plusieurs installations et plusieurs cérémonies; beaucoup d'inscriptions nous en fournissent des exemples, et cet usage
s'étoit conservé dans les temps modernes : on faisoit des distributions aussi modiques à plusieurs corps importans de magistrature.

(3) L. D. D. D. *Locus Datus Decreto Decurionum* : « L'emplace-
» ment a été donné par un décret des décurions. » Cette formule
est très-commune.

CHAPITRE XXIX.

Collége de la Trinité. — Bibliothèque. — Cabinet d'antiquités. — Médaillier. — Inscriptions inédites. — Conservatoire des arts. — Musée. — Tableaux. — Cheval de bronze; Antistius. — Société d'agriculture. — Cour de S. Pierre. — Autres inscriptions. — Climat.

M. Delandine, secrétaire de l'athénée de Lyon, et bibliothécaire de la ville, nous avoit donné rendez-vous au lendemain pour voir la bibliothèque, où il eut la bonté de nous accompagner. Elle est établie dans une partie des bâtimens du ci-devant collége de la Trinité : le lycée, dont j'ai parlé dans le chapitre précédent, occupe le reste.

Cette bibliothèque, d'où l'on jouit de la superbe vue du Rhône, offre un des plus beaux vaisseaux qui se voient en Europe. L'architecte et l'étranger l'admirent. Ce dépôt, formé par les Jésuites, confié ensuite à la congrégation de l'Oratoire, ressentit les atteintes des émissaires du régime révolutionnaire; mais il s'est rétabli, et a vu ses vides se combler par le transport des livres extraits des monastères, et sur-tout par celui de la belle bibliothèque léguée au public par *P. Adamoli*. Ce citoyen généreux, prévoyant le cas où de malheureuses circonstances pourroient faire déplacer le don qu'il avoit fait à la ville, le mit

CHAPITRE XXIX.

sous la sauve-garde de l'autorité municipale ; il lui recommande essentiellement de réunir à la bibliothèque du collége les livres précieux à l'acquisition desquels il a consacré sa fortune entière et tous les soins de sa vie ; il demande qu'on appelle à leur garde un membre de l'académie, qui soit père de famille. Les vœux de ce bienfaiteur des lettres ont été remplis ; et les objets de sa libéralité font en ce moment l'une des plus riches parties de la bibliothèque de la ville. Celle-ci renferme dans ses salles ou ses dépôts plus de cent vingt mille volumes ; c'est par conséquent, après celle de Paris, la plus grande collection qui existe dans les départemens (1).

---

(1) Parmi les livres imprimés, on peut distinguer : 1.° un *Recueil de livres chinois* envoyés par les Jésuites missionnaires ; le plus remarquable est une superbe édition de l'*I-King*, livre sacré, publié avec luxe par l'imprimerie impériale de Pékin ; 2.° les *Antiquités d'Herculanum*, données par le roi de Naples ; 3.° le *Muséum de Florence* et le *Recueil* de PIRANESI ; 4.° les *Ruines de Balbec et de Palmyre*, in-fol. ; 5.° la *Caroline* de CATESBY ; 6.° le *Cours du Danube* et tous les grands *Atlas* de BLAEU ; 7.° beaucoup de recueils d'estampes et de portraits ; 8.° les ouvrages gravés d'ALBIN, de SUE, de VICQ-D'AZYR, en anatomie ; 9.° ceux de Philibert DELORME, de PERRONET, de LEDOUX, en architecture ; 10.° presque tous les ouvrages rares en antiquités, en botanique et en histoire naturelle ; 11.° le beau LA FONTAINE et les *Métamorphoses* d'OVIDE avec les grandes estampes d'OUDRI et de PICARD ; 12.° les *Amours de Daphnis et Chloé*, avec les figures du Régent ; 13.° un ouvrage de SCHEFFER sur le papier, auquel on a joint des échantillons de papier fabriqué avec l'écorce des arbres, la pulpe des plantes, des chenevottes, des feuilles de

Le vaisseau est une longue et vaste salle très-élevée, entourée d'une galerie supérieure comme celle de la Bibliothèque impériale: au milieu sont quelques grands globes, qui portent encore l'empreinte des

---

saule, de peuplier et d'érable, la peau et la fécule des pommes de terre, &c.; 14.° le beau BUFFON; 15.° le *Théâtre de la Savoie*, celui *de l'Italie*, les *Campagnes du prince Eugène*, &c. tous in-fol. avec les plans, les vues et les dessins, &c.

Les manuscrits de cette bibliothèque sont précieux, et ont été recueillis de toutes les bibliothèques monastiques du département. Ils sont au nombre de plus de mille. Le bibliothécaire doit bientôt les faire connoître par une Notice raisonnée qui formera un ouvrage considérable. Nous nous bornerons à en décrire succinctement une vingtaine, d'après un extrait de cette Notice manuscrite, qu'il a eu la bonté de nous fournir.

1.° *Vie du Comte de Marsigli*, fondateur de l'Institut de Bologne, par *Charles* HÉBERT DE QUINCI, in-4.° En 1739, M. *Aleathon de la Cour* présenta ce manuscrit, de la part de l'auteur, à l'académie de Lyon. Le texte est accompagné d'un grand nombre de dessins au crayon, qui offrent le portrait du fondateur, ses exploits militaires contre les Ottomans, ses armoiries et devises, &c. L'auteur avoit envoyé cet ouvrage à Lyon pour y être imprimé; il ne l'a pas été. Plusieurs lettres placées à la fin du manuscrit renferment des éclaircissemens sur divers points de l'histoire du fondateur de l'Institut de Bologne, et principalement sur les événemens arrivés dans l'État de l'Église avant la rupture entre l'empereur Joseph I.er et le pape Clément XI.

2.° *Histoire ancienne de Troye la grant, de la destruction et desolation d'icelle*, &c. in-fol. Ce manuscrit, sur vélin, à deux colonnes, offre en miniatures tous les faits historiques puisés dans les poëtes, sur la guerre des Grecs avec les Troyens et la fin du royaume de Priam.

3.° *Sancti* DIONYSII *Areopagitæ Opera*, in-4.° L'ouvrage date

CHAPITRE XXIX. 435

coups de marteau qu'on y a appliqués pour les détruire.

A l'extrémité de la salle, on voit un buste de Raynal et un autre de Voltaire. Le premier est en

―――

de la fin du IX.ᵉ siècle. Charles-le-Chauve fit traduire les *Œuvres de S. Denys* par Jean ÉRIGÈNE, son favori; les scholies ou notes marginales du manuscrit ont pour auteurs S. MAXIME, martyr, et JEAN, évêque de Scythopolis.

4.° *Chronique du noble r. i Richard, roi d'Angleterre, lequel eust mort par grant trayson, et auxi pour luy plusieurs seigneurs et autres.* Le monarque qui est l'objet de cette chronique, est Richard II, qui fit arrêter et condamner à mort son oncle Thomas, pour avoir conspiré contre lui. Henri, comte de Derby, s'étant emparé de Richard, le fit enfermer dans une prison, où il fut massacré en 1399.

5.° *Mappemonde spirituelle*, in-4.° Ce manuscrit, sur beau vélin, offre au frontispice Jean GERMAIN, évêque de Châlons-sur-Saone, auteur de l'ouvrage, qui le présente à genoux à Philippe, duc de Bourgogne : ce souverain, revêtu de la pourpre, et décoré de l'ordre de la Toison d'or, qu'il institua, est assis sur le seuil d'un palais gothique élégamment peint. Cet évêque n'étoit pas connu des biographes comme écrivain.

6.° *Poëme sur la peste de 1425*, in-4.° Ce poëme, en vers gothiques, décrit *comment les corps celestiels font avenir guerres, mortalités et famines au monde.* On peut juger de la poésie de l'auteur par ce passage pris au hasard dans le quatrième chapitre ou chant :

Il faut maintenant exposer
L'art de dormir et reposer;
Car reposer selon mesure
Est moult necessaire à nature;
Et qui longuement veilleroit
Et point ne se reposeroit,

E e 2

marbre : celui de Voltaire est en plâtre bronzé ; une flamme dorée sort de la tête, et une autre du cœur. Ce ridicule simulacre, du plus mauvais goût, a été donné par un architecte.

> Mettroit son corps tost à neant,
> Tant fust-il fort ou clec voyant,
> Maiz le dormir qu'on fait de nuit,
> Est naturel et porte fruit ;
> Celui qui est de hault jour fait,
> Greve nature et lui desplait.

7.° *Pantheisticon*, in-4.° Ce manuscrit, d'une très-belle écriture, offre un ouvrage de *Jean* TOLAND, qui se cache sous le nom de *Janus Junius, Eoganesius*. Il fut copié par un Anglois à qui Toland lui-même confia un exemplaire de son écrit, condamné à être brûlé, et qui est devenu d'une extrême rareté.

8.° *Commentaire sur S. Mathieu*, par S. ANSELME, in-4.° Cet ouvrage peu connu fut vraisemblablement composé à Lyon, lorsque son auteur vint y chercher un asile contre la colère de Guillaume-le-Roux, roi d'Angleterre : le manuscrit, sur beau vélin, date de 1100.

9.° *Chronique du roy Charles VII*, in-4.° Elle s'étend depuis 1402 jusqu'à la mort de ce monarque, et renferme les détails les plus curieux sur les combats livrés aux Anglois, qui possédoient alors les trois quarts de la France.

10.° *Aurelii Clementis* PRUDENTII *Psychomachia*, in-4.° Ce poëme de Prudence, sur les combats de l'esprit contre les vices, est orné, dans ce manuscrit, d'emblèmes et de dessins placés après chaque phrase.

11.° *Chronique de Jean* DE COURCY, in-fol. Jean de Courcy, dont aucun biographe n'a fait mention, se dit *chevalier normand, plein de jours et vuide de jeunesse, desirant l'estat de paix et de repos*. Pour éviter la vie oiseuse, il a étudié les vieilles histoires, *s'est remembré des faitz anciens*, et a composé cette chronique, qui fut

CHAPITRE XXIX.

La bibliothèque a infiniment souffert pendant la révolution. On y avoit logé un bataillon; les soldats se sont servis, pendant six mois, des livres de la bibliothèque pour allumer leur feu.

---

finie le 20 juin 1422, dans la ville de Caudebec, où l'auteur mourut, suivant une note, le 31 octobre 1431.

12.º *Vita Sancti Bernardi Clarevallensis abbatis*, in-4.º Cette Vie de S. Bernard, abbé de Clairvaux, a pour auteur GUILLAUME, abbé de Saint-Thierry de Reims, qui avoit été lié de l'amitié la plus tendre avec celui dont il se plut à louer les vertus et à décrire les actions. Il composa le premier livre pendant la vie même de S. Bernard, et il ne put achever l'ouvrage, étant mort pendant qu'il y travailloit. Ce manuscrit, d'une belle écriture, fut pris, en 1553, au monastère du Val, près de Cambray, par un soldat de l'armée française.

13.º *Commentaires sur les sept Psalmes penitentiales de DAVID*, in-8.º Ils sont dédiés à Marguerite de Valois, reine de Navarre, sœur de François I.er, et que ce monarque appeloit sa *mignonne*.

14.º *Figuræ Apocalypsis*, in fol. Tous les objets apocalyptiques sont représentés dans quarante-huit dessins coloriés qui tiennent toute la page.

15.º *Jacobi MAYRE Autographa*, in-fol. Ces œuvres de *Jacques* MAYRE, professeur de rhétorique à Dôle, furent envoyées par lui à la bibliothèque de Lyon, en 1619: elles n'ont point été publiées; elles offrent quatre tragédies en vers latins, et un poëme intitulé *Europa*, en seize chants.

16.º *Chronique de l'ame*, in-fol. Cette chronique, sur papier ancien à la tête de bœuf, est un roman en vers, sans division de livres ni de chants; elle est dédiée à Loyse de Créqui par l'auteur, qui se nomme ALEXANDRY. Ce manuscrit a appartenu à M. de Foucault, magistrat renommé par ses connoissances, et membre honoraire de l'Académie des inscriptions.

17.º *Livre de la première guerre punique que compila maistre*

On a placé dans une salle latérale la bibliothèque de feu M. Adamoli, qui heureusement étoit restée sous le scellé pendant tout le temps de la terreur: cette bibliothèque est très-précieuse, en ce qu'elle forme, pour ainsi dire, un fonds qui n'a besoin que d'être rangé.

Auprès de la bibliothèque est un petit cabinet d'antiquités qui contient quelques morceaux intéressans (1).

Léonard DE ARETIO, in-fol. Ce manuscrit, orné de miniatures, fut présenté par l'auteur à Charles VII, roi de France.

18.° *Commémoration de la mort de Madame Anne, deux fois reine, &c.* in-fol. Ce manuscrit, orné d'estampes, de fleurons, est en vers faits par un de ses hérauts d'armes.

19.° *Vie de Philibert de Pingon*, in-12. Elle fut écrite sur vélin par PHILIBERT lui-même, connu par son *Histoire de Turin* et par celle de *Savoie*. Elle n'a point été imprimée.

20.° *Histoire de Dombes*, 2 vol. in-fol. Ce manuscrit, sur beau papier, est de *Samuel* GUICHENON, historiographe de France, et auteur de l'*Histoire de Bresse*. Il entreprit celle-ci par ordre de Mlle de Montpensier, souveraine de Dombes. Cette dernière fit ensuite défenses à l'auteur de la publier. Favier, héritier de Guichenon, la vendit au président Pianelli de la Valette. « Guiche-
» non, dit Moréri, écrivit aussi une Histoire de Dombes, qui
» n'a pu être imprimée, et que M. Pianelli de la Valette garde
» précieusement à Lyon. » Celui-ci en a fait don à la bibliothèque de sa patrie.

(1) Je vais en donner un aperçu pour la commodité de ceux qui voudront le visiter:

1.re *armoire*. 1.° Une figurine en bronze d'une femme qui se

CHAPITRE XXIX.

La bibliothèque possédoit autrefois un assez beau médaillier, riche sur-tout en monnoies gauloises et en monnoies appelées *des Barons*. Pendant la révolution, on prit une assez grande quantité de

regarde dans un miroir rond qu'elle tient dans la main droite. 2.° La figure d'un prêtre égyptien, sur laquelle on voit des traces de dorure avec des hiéroglyphes sur la base. 3.° Une tête de bronze avec un plastron doré. 4.° Un très-beau prêtre égyptien, coiffé d'une fleur de lotus. 5.° Une femme égyptienne vêtue. 6.° Une figure de Vénus. 7.° Une de Minerve. 8.° Un joli Mercure. 9.° Un petit vase grec de terre de Nola, noir sur jaune : on y voit un combat de deux guerriers. 10.° Un vase de terre rouge, à trois anses et avec trois médaillons. Le premier médaillon représente un empereur sous les traits de Sérapis et une impératrice sous ceux d'Isis ; entre eux est une tête de pavot et un vase, signes de l'abondance que ces deux divinités procurent à la terre (*voy.* CAYLUS, t. VI, pl. CVII, p. 338) ; plus bas des peuples leur offrent un sacrifice. Le second médaillon représente Mars nu et barbu, qui vient trouver la nymphe Ilia ; le nom de chaque personnage est écrit près de lui. Dans le troisième médaillon, on voit des gladiateurs entièrement couverts de leurs armes ; on lit auprès de l'un, CINVRALV, et près de l'autre, CTOLVS. L. 11.° Un joli petit buste en terre cuite. 12.° Une tête de Jupiter. 13.° Un clampe avec un Bacchus indien ; beaucoup de vases et de lampes de terre cuite moins intéressans ; plusieurs lampes de terre cuite en forme de coquille ; une très-jolie tête de Mercure en bronze. Sur les armoires, il n'y a que quelques mauvais bustes qui ne méritent aucune attention.

2.ᵉ *armoire.* Une lampe en forme de tête de Satyre ; elle n'est pas antique ; quelques autres figurines peu importantes, et qui paroissent aussi être modernes.

3.ᵉ *armoire.* Elle ne contient que quelques cassettes et petits coffrets en vieux laque.

4.ᵉ *armoire.* Plusieurs figurines de Mercure. Un manche de

celles qui contenoient de l'argent : on les donna à un orfèvre, qui en tint compte à la commune pour la valeur de 17,000 livres. Comme le peu qui en reste

---

patère à tête de belier. Deux petites Victoires. Quelques figurines prétendues égyptiennes, fabriquées par les Druses. Une petite tête casquée. Un morceau d'une conduite de plomb; d'un côté l'on y lit l'inscription TERTINIVSF.; de l'autre côté, ...IVS. PAVL. LVG. FAC. On y a écrit, *Datum à Domino Pinardi, januario, 1700-1701.* Ce morceau a été gravé dans l'*Histoire de Lyon*, par COLONIA, t. I.er, page 151. Un beau modèle d'un cercueil de momie, avec des traces de dorure. Une monnoie chinoise. Plusieurs amphores.

5.e *armoire*. Des figurines égyptiennes; un bel Harpocrate; un beau scarabée de jaspe; un abraxas (1), avec beaucoup d'hiéroglyphes; une fibule d'une forme très-élégante; une hache gauloise; une jolie petite Minerve avec la patère; un beau miroir antique, en métal, de neuf pouces de diamètre; un autre miroir; un préféricule antique; une sécespite; plusieurs anneaux; une très-belle tête d'une figure égyptienne; un Apis; une tête de basalte; des clefs antiques; un pied d'une statue de bronze plus grande que nature; une masse d'armes; un vase de verre; une bassine antique, et beaucoup d'autres figures et instrumens.

6.e *armoire*. Une lampe en bronze, mais qui n'est pas antique. Plusieurs flacons de verre. Des vases, des flacons, des patères, des lampes et d'autres poteries en terre cuite: sur une petite lampe est un Adonis avec son chien. Deux disques ou fonds de lampes, avec des inscriptions; sur l'une on lit FLACI. Une balance chinoise. Deux calendriers runiques, l'un en ivoire, l'autre en bois. Deux fourchettes en ivoire, et un couteau chinois à manche d'ivoire. Le cercueil d'une momie d'Ibis. Plusieurs diplomes.

(1) Les abraxas avoient beaucoup de cours dans les environs : un certain Marc y avoit eu beaucoup de sectateurs parmi les femmes. S. Irénée écrivit un traité contre lui.

CHAPITRE XXIX. 441

étoit encore enfermé dans des sacs, nous ne pûmes les examiner.

Le soin que les Lyonnois prennent de leur bibliothèque publique (1), aussi-bien que des autres établissemens relatifs à l'instruction, les honore; il répond victorieusement aux traits que quelques satiriques ont injustement lancés contre eux, et justifie encore aujourd'hui ces vers que Voltaire leur adressoit en 1754 :

> Il est vrai que Plutus est au rang de vos dieux,
> Et c'est un riche appui pour votre aimable ville;
>   Il n'a point de plus bel asile :
> Ailleurs il est aveugle, il a chez vous des yeux.
> Il n'étoit autrefois que dieu de la richesse,
>   Vous en faites le dieu des arts :
>   J'ai vu couler dans vos remparts
> Les ondes du Pactole et les eaux du Permesse.

Après avoir vu tous les monumens renfermés dans ce cabinet, nous passâmes sur la terrasse qui communique de la bibliothèque aux bâtimens du lycée, pour y jouir de la magnifique vue du quai du Rhône. Nous y vîmes deux pierres tumulaires avec des inscriptions dont nous prîmes la copie : elles sont inédites.

---

(1) Outre la bibliothèque publique, on trouve encore à Lyon plusieurs cabinets de lecture, principalement pour les journaux et les gazettes. Ceux de Bruyset, rue Clermont, et de Leclerc, place des Terreaux, sont les plus fréquentés ; ce dernier a aussi beaucoup de livres nouveaux.

La première est sur une pierre carrée, dont un angle est cassé; on y lit :

```
ET. MEM. A
   VIVENTIS
 PRIMITI ÆM.
 CATILIAE. SIVI
 MASTICHI. ET.
 M. PRIMITIVI.
 MERCATORIS QV
 VIX. ANN. III. M. XI. D
 M. MATERNVS PRIM
 TIVS. PATER. FECIT
 ET. SVB. ASC. DED.
```

1.re ligne. *Æternæ*. En haut il y avoit sans doute, D. M. c'est-à-dire, *Diis manibus*.

3.e ligne. *Primitivi*.

7.e ligne. *Mercatoris*.

8.e ligne. *Qui vixit annos III menses XI dies* . . . . .

9.e ligne. *Maternius Primitivus*.

11.e ligne. Cette formule, *sub ascia dedicavit*, est très-commune sur les monumens de la Lyonnoise. Elle a été jusqu'ici, depuis Alde Manuce, l'écueil des antiquaires : il n'en est presque point qui n'aient tenté d'en donner l'explication; on formeroit une bibliothèque de tous ces écrits. Toutes leurs opinions ont été rassemblées et discutées dans le savant traité que le célèbre Mazochi a publié à Naples en 1739 sur cette matière, et l'on en peut trouver une courte exposition dans mon *Dictionnaire des beaux-arts*, au mot *HACHETTE*. La forme de l'instrument que l'on voit sur ces tombeaux, ne peut servir à dénouer la difficulté; car sa figure varie extrêmement. La conjecture de Maffei est celle qui a le plus de partisans; il pense que la formule *sub ascia dedicavit* [il a dédié sous l'ascia], et toutes celles qui sont analogues, signifient que le monument a été fait en entier depuis les fondemens, pour lesquels on a employé l'espèce de sarcloir appelée *ascia*.

CHAPITRE XXIX.

La seconde inscription a la forme d'un autel.

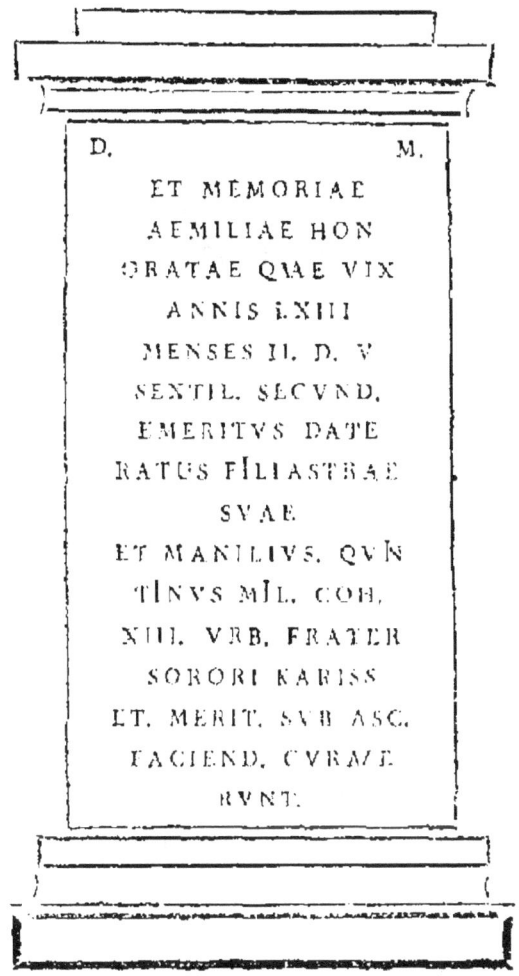

1.re ligne. *Diis Manibus.*

3.e et 4.e lignes. *Honoratæ.*

5.e ligne. *Annis LXIII!* La lettre numérale L est un peu effacée.

6.e ligne. *Dies V!*

9.e ligne. *Filiastræ*, à sa belle-fille.

12.e ligne. *Miles cohortis XIII urbanæ*, soldat de la treizième cohorte des gardes de la ville.

Lignes 14 à 17. *Sorori karissimæ et meritissimæ sub ascia faciendum curaverunt.*

En quittant la bibliothèque, nous allâmes au musée, qui a été établi, avec le *Conservatoire des arts*, dans les bâtimens du monastère de Saint-Pierre, sur la place des Terreaux. On doit y placer tout ce qui concerne les arts d'agrément et d'utilité, les diverses écoles de peinture pour l'histoire, et sur-tout pour la fleur naturelle ; les cabinets de physique, d'histoire naturelle et de mécanique ; les cours de chimie appliquée aux arts et sur-tout à la teinture. La *société d'agriculture* et celle *du commerce et des arts* y tiennent leurs séances.

Le musée ne consiste qu'en une salle, dans laquelle il y a environ quarante tableaux, parmi lesquels on distingue un *S. Jacques* et un autre Saint, du Pérugin ; une *Nativité*, de Stella, peintre lyonnois ; une *Adoration des bergers*, de Jordaens ; une *Flagellation*, par le vieux Palme : il y a dans la même salle un beau Christ en mosaïque de Florence.

Le morceau le plus remarquable est une jambe de cheval en bronze. L'histoire de sa découverte est assez singulière. Depuis un temps immémorial les bateliers et les pêcheurs avoient remarqué dans la Saone, entre les ponts de bois, du côté de celui d'Aisnay, lorsque les eaux étoient basses, un corps étranger qu'ils appeloient le *tupin de fer*, c'est-à-dire, le *pot de fer rompu :* les pêcheurs l'évitoient, pour ne pas déchirer leurs filets ; les bateliers, au contraire, y accrochoient leurs crocs pour s'aider à remonter. Cependant le prétendu pot avoit résisté pendant quinze cents ans à tous ces efforts. Le 4 février 1766, les eaux étant fortement gelées et très-basses, un constructeur de barques, appelé *Barthélemi Laurent*, s'aperçut que ce qu'il avoit pris jusque-là à travers les eaux claires pour un pot de fer rompu, étoit un objet plus considérable, et qui valoit la peine d'être arraché; il se confia à un de ses amis, nommé *Louis l'Étoile :* comme ils n'étoient pas assez forts, ils appelèrent à leur aide des crocheteurs; et en faisant usage d'un câble, il attirèrent, après plusieurs efforts, cette jambe de cheval : ils l'offrirent à un bourgeois de Lyon pour dix-huit livres, que celui-ci refusa de donner; alors ils la portèrent à l'hôtel-de-ville, et reçurent deux louis du prévôt des marchands. Cette jambe a passé depuis dans le musée.

Il est évident qu'elle a appartenu à une statue équestre. M. Adamoli, celui qui a fait présent à la ville d'une si riche bibliothèque, fit alors quelques recherches pour découvrir à qui cette statue pouvoit avoir été décernée. L'inscription suivante (1), qui existe encore dans les caves d'une maison, rue Luizerne, lui fit naître une ingénieuse conjecture :

---

(1) GRUTER, CCCLV, 6; MÉNESTR. *Hist. de Lyon*, 17, 81; SPON, *Antiq. de Lyon*, 139.

```
TIB . ANTISTIO  FAVS
TIFIL . QVIRINA  MARCI
ANO . DOMO  CIRCINA
PRAEF . COH . II . HISPANAE
TRIB . LEG . XV  A̅POLLINARIS
PIAE . FIDELIS . PRAEFECTO . A
LAE . SVLPICIANAE . C . R . SECVN
DUM . MANDATA  IMPP . DO
MINOR . NN . AVGG . INTE
GERRIM . ABSTINENTISSIMO
QVE . PROCVR . TRES PROVINc
GALLIAE . PRIMO . VMQVAM .
EQ . R . A . CENSIBVS ACCIPI
ENDIS . ADARAMCAESA
RVM . STATVAMEQVESTRM
PONENDAM  CENSVE
RVNT .
```

A Tiberius Antistius Marcianus, fils de Faustus, de la tribu Quirina, d'une origine circéienne, préfet de la seconde cohorte espagnole, tribun de la quinzième légion Apollinaire (1), *pieuse, fidèle, préfet de l'aile* (2) *Sulpicienne, composée de citoyens romains* (3), *receveur très-intègre et très-désintéressé, établi par ordre des empereurs nos augustes*

---

(1) LEGI*onis* XV *apo*LLINARIS.

(2) L'aile, *ala*, étoit une partie de la légion romaine : il faut lire SULPICI*an*AE, et non SULPICIAE comme M. Adamoli : le nombre des lettres est suffisamment indiqué. Le noir marque ici la place d'un trou fait à la pierre.

(3) *Civium Romanorum*, et non pas *Cive Romano*, comme a lu M. Adamoli : cela veut dire que cette aile n'étoit pas, comme quelques autres, composée d'étrangers.

maîtres (1), *le premier chevalier romain* (2) *chargé de la recette des cens auprès de l'autel des Césars, les trois provinces de la Gaule ont arrêté de lui élever une statue équestre.*

M. Adamoli a pensé, avec beaucoup de probabilité (3), que la jambe dont il est question appartient à la statue équestre du receveur des contributions Tiberius Antistius, qui reçut cet honneur des trois provinces de la Gaule, à cause de sa modération et de son désintéressement : l'inscription dit précisément que cette statue étoit auprès de l'autel des Césars ; autel qui, comme nous le verrons bientôt, étoit placé à peu de distance de l'endroit où cette jambe a été trouvée. Dans un temps de désordres civils, la statue aura été jetée dans la Saone ; ou peut-être est-ce un effet du zèle inconsidéré des premiers Chrétiens, qui ont bâti une église sur l'emplacement du temple d'Aisnay.

Il est donc extrêmement probable que cette jambe n'étoit point isolée, qu'elle appartenoit à une statue équestre, soit à celle d'Antistius, comme on peut avec quelque fondement le présumer, soit à celle d'un autre. Il seroit important de retrouver cette statue ; car on sait combien ces monumens sont précieux et rares : mais il paroît que jusqu'ici on n'a pas fait les

---

(1) Je crois que les empereurs indiqués ici par les lettres IMPP. DOMINOR. NN. AVGG. sont Septime Sévère et son fils Caracalla.

(2) *Equiti Romano.*

(3) Il a publié, en 1766 et 1767, trois lettres curieuses sur cette découverte ; ces lettres sont devenues très-rares.

recherches nécessaires. Il auroit fallu faire, sur le lieu de la découverte, un batardeau d'une étendue suffisante; et c'est ce qui n'a jamais eu lieu : il seroit digne du magistrat à qui la préfecture du département est confiée, de faire reprendre ce travail (1).

La jambe dont je viens de parler, est curieuse par elle-même et à cause du travail singulier dont elle donne l'idée. Elle n'est pas entièrement de bronze: l'ame est de plomb, et recouverte d'une couche de bronze qui a à-peu-près une ligne d'épaisseur. Cette couche n'est pas jetée d'une seule fonte; elle est toute en petites parties qui sont taillées en queue d'aronde et s'emboitent l'une dans l'autre. (*Pl. IX n.° 2.*)

Dans la petite cour de Saint-Pierre, nous vîmes une pierre énorme avec l'inscription suivante (2):

```
        C. CATVL
        DECIMI
      TVTICATVLLII
      TRICASSINON
      HONORIB AP
      OSFVNCTS AC
      ADTEMPLRON
      AVGG III PROV.
        T     R
```

---

(1) Il faudroit retirer l'inscription d'Antistius de la cave où elle est encore, et la placer dans le musée, à côté de la jambe de bronze.

(2) GRUT. CCCLXXXVI, 8; MURAT. MLXXXVIII, 7; PARAD.

Cette

CHAPITRE XXIX.

Cette inscription, qui servoit autrefois de base à la pierre dressée dans la place Saint-Pierre, nous apprend « qu'elle a été consacrée par les trois pro- » vinces de la Gaule à Caius Catullus Decimius, fils

---

Hist. de Lyon, 428; MÉNESTR. Hist. de Lyon, 75; COLON. Hist. de Lyon, 94; SPON, Antiq. de Lyon, 137; REIN. Var. Lect. 619; ADAMOLI, Seconde Lettre, p. 10; Petr. PITHŒI Advers. lib. 2, c. 1. La copie que je publie de cette inscription, diffère de celle qui a été donnée par chacun de ces divers auteurs.

1.re ligne. Tous lisent c. CATULio; le mot CATULL. qui est très-bien écrit à la troisième ligne, prouve que ce nom doit s'écrire Catullo.

3.e ligne. TUTI CATULLI Filio.

4.e ligne. TRICASSINO, du pays de Troyes.

Ibid. OMnibus HONORIBus APud eOS FUNCTus, ayant joui de tous les honneurs municipaux. Voyez supra, p. 337.

7.e ligne. SAcerdoti AD TEMPLum ROMæ et AUGustorum. Ces expressions nous font voir que l'autel d'Auguste fut aussi consacré à ses successeurs: les deux GG du mot AUGG désignent probablement ici les Augustes Septime Sévère et son fils Caracalla, ou Carus et son fils Carinus: je crois qu'il est plutôt question des deux premiers.

8.e ligne. III PROVincialis. Il y a, avant, une lettre effacée; ce qui fait voir que Decimus Catullus étoit encore quatuorvir provincial. On trouve, dans les inscriptions, des *quatuorviri quinquennales municipii*, &c. A Lyon, ces officiers pouvoient se nommer *quatuorviri provinciales*: je n'ai trouvé, du reste, le nom de ces officiers dans aucune autre inscription.

9.e ligne. T. R. Titulus Restitutus. Ces mots indiquent que cette pierre sépulcrale a été restituée.

Tome I.

« de Tutus Catullus, citoyen de Troyes, qui, après
» avoir été élevé dans sa patrie à tous les honneurs
» municipaux, a été fait prêtre de Rome et des
» Augustes ; et que cette inscription détruite a été
» rétablie. »

Quoique nous fussions au mois de mai, et qu'il eût fait les jours précédens une forte chaleur, il tomba ce jour-là, pendant que nous prenions la copie de l'inscription de Catullus, une pluie froide et pénétrante. La température de Lyon n'est nullement conforme à sa latitude de 45 degrés ; les montagnes alpines et subalpines dont cette ville est entourée, y rendent l'air très-variable : on a vu la Saone glacée au milieu de mars, et les bourgeons de la vigne brûlés par la gelée au 25 d'avril. La chaleur y est souvent très-vive pendant l'été ; le thermomètre de Réaumur a monté jusqu'au 31.º degré, en 1802 : l'automne est la saison la plus agréable.

CHAPITRE XXX.

Cabinet du Romain. — Hôtel-de-ville. — Discours de Claude. — Taurobole. — Inscriptions de Vitalinus Felix, d'Æmilius Venustus. — Déserte. — Jardin de botanique, Flore Lyonnoise. — Inscription de Calpurnia Severa.

Quelques vieilles coquilles, de mauvais tableaux et un fragment de bas-relief antique que nous avions vus à la porte d'une allée sur la place Bellecour, près de la Charité, nous avoient fait penser que c'étoit un magasin de curiosités; nous y allâmes dès le matin. Nous trouvâmes un petit homme, qui d'abord nous dit que, pour voir son *musée*, il falloit donner vingt-quatre sous : après avoir satisfait à cette condition, nous entrâmes, et nous vîmes un amas confus et poudreux de morceaux de minéralogie, de madrépores, de médailles fausses et de bronzes prétendus antiques, que le propriétaire *il Romano*, c'est le seul nom qu'il se donne, vouloit faire passer pour des objets très-précieux.

Nous allâmes à l'ancien hôtel-de-ville, aujourd'hui l'hôtel de la préfecture ; c'est un des plus beaux édifices de ce genre qu'il y ait en Europe. Il a été construit en 1647, sur les dessins de Simon de Maupin, voyer de ville. Il fut brûlé en 1674, et Jules-Hardouin Mansard rétablit la façade. Les figures des rois qui le décoroient, ont été renversées, ainsi que celles qui étoient dans le vestibule.

Nous desirions beaucoup de voir les célèbres tables de bronze qui ont été découvertes, en 1528, sur la montagne Saint-Sébastien : elles contiennent le discours que l'empereur Claude prononça dans le sénat, pour y faire obtenir aux Gaulois le droit d'admission. Ce discours étoit gravé sur trois tables : il n'en existe aujourd'hui que deux, qui sont sous le vestibule de cet hôtel, et placées contre le mur à gauche en entrant. En face est l'inscription par laquelle le consulat de Lyon a consacré l'époque à laquelle il les a fait placer. Nous aurions voulu les collationner avec les nombreuses copies qui en ont été publiées (1); mais la statue colossale du Rhône est placée devant, et il nous fut impossible de faire cette vérification. Ces tables sont des monumens très-importans, et par leur nature, et par leur objet. Tacite a donné

---

(1) GRUTER. *Thes. inscr.* 502 ; CHAMP. *Troph. Gall.* et in *Gall. Celt. ant.*; VETRAN. MAUR. *in Ann. TAC.* l. II, c. 25; GUTHER. *De officiis domûs Augustæ*, l. I, c. 30; BROSSETTE, *Histoire abrégée de Lyon*, 38; COLONIA, *Antiq. de Lyon*, 17, et *Hist.* 113; PARADIN, *Hist. de Lyon*, 414; MÉNESTR. *Hist. de Lyon*, 165, et *Fond. de Lyon*, 510; SPON, *Antiq. de Lyon*, 170; BREVAL, *Remarks on France, Germany, Italy and Spain*, I, 232; — LIPS. *in* TACIT. 528, ed. GRONOVII, I, 1205; ed. OBERLINI, IV, 806; — BRISSON, *de Formul.* l. 2, 290; GOLNITZ, *Itinerarium*, 317; SAINT-AUBIN, *Hist. de Lyon*, 29; VIGENERE, *Annotations sur Tite-Live*, 1540, particulièrement sur la première table.

le discours de Claude dans le XI.ᵉ livre de ses *Annales*; mais on voit qu'il l'a retouché : le style de cet empereur manque de force ; mais, sous la plume de Tacite, il acquiert de la vigueur et de la clarté. Cela nous confirme que les anciens historiens ont pris dans les mémoires ou les traditions du temps les harangues qu'ils font prononcer aux princes et aux généraux, mais qu'ils les ont embellies et refaites à leur manière.

La statue du Rhône est appuyée sur un lion rugissant et sur sa rame; il a l'air furieux : son attitude est forcée. Auprès est un énorme saumon.

La Saone, qui est en face, est également appuyée sur un lion : son attitude est plus paisible ; mais elle est aussi peu naturelle, sans expression et sans dignité. Ces deux statues colossales décoroient la place Bellecour : elles sont de Guillaume Coustou.

Le bel autel qui fut trouvé, en 1705, sur la montagne de Fourvières, est aussi digne d'attention que les tables de bronze dont je viens de parler. On sait qu'il porte une curieuse inscription, qui rappelle la cérémonie d'un taurobole offert, l'an de J. C. 160, pour la santé de l'empereur Antonin-le-Pieux, et pour la prospérité de la colonie.

On a beaucoup écrit sur le taurobole (1) ; voici tout ce qu'on sait de cette singulière cérémonie. On creusoit une grande fosse, où descendoit le prêtre qui

---

(1) Voyez mon *Dictionnaire des beaux-arts*, à ce mot.

devoit faire l'expiation. Il avoit une robe de soie, une couronne sur la tête, et des bandelettes. Le plancher de la fosse étoit percé de plusieurs trous. Le sang de la victime arrosoit le prêtre, qui devoit se retourner pour le recevoir par-tout : alors chacun se prosternoit devant lui, comme s'il représentoit la divinité. Ses habits ensanglantés étoient conservés avec un respect religieux. Les organes générateurs du taureau étoient placés dans un lieu particulier.

L'autel de Lyon, qui est le plus beau monument de ce genre, a trois faces. La face principale porte un *bucranium* ou tête de taureau parée de bandelettes pour le sacrifice, et elle partage l'inscription : la seconde, un crâne de belier; ce qui prouve que ce taurobole étoit aussi offert en mémoire d'Atys, à qui l'on sacrifioit un belier : la troisième, l'épée taurobolique (1), faite comme la *harpè* de Saturne et de Persée (2).

Le taurobole étoit donc une expiation, un baptême de sang. On le renouveloit tous les vingt ans. Les femmes recevoient cette régénération comme les hommes.

―――――――――――――――――――――――――

(1) Au dessus de cette épée, on lit :

CVIVS MESONYCTIVM
FACTVM EST. V. ID. DEC.

C'est-à-dire : *Le mesonyctium* (de ce taurobole) *a eu lieu le 5 des ides de décembre*. Le *mesonyctium* étoit probablement une veille de la fête, comme nos matines.

(2) Voyez mon *Dictionnaire des beaux-arts*, au mot *HARPÈ*.

CHAPITRE XXX.

TAVROBOLIO MATRIS D· M· I· D·
QVOD FACTVM EST EX IMPERIO MATRIS· D·
DEVM·
PRO SALVTE IMPERATORIS CAES· T· AELI·
HADRIANI ANTONINI AVG· PII PP·
LIBERORVMQVE EIVS·
ET STATVS COLONIAE LVGVDVN·
L· AEMILIVS CARPVS IIIII VIR AVG· ITEM
DENDROPHORVS
VORON FECIT·

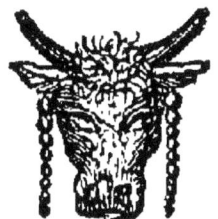

VIRES EXCEPIT· ET A VATICANO TRANS
TVLIT ARA· ET BVCRANIVM
SVO INPENDIO CONSACRAVIT
SACERDOTE
Q· SAMMIO SECVNDO· AB XV VIRIS
OCCABO ET CORONA EXORNATO
CVI SANCTISSIMVS ORDO LVGVDVNENS·
PERPETVITATEM SACERDOTI DECREVIT
APP· ANNIO· ATILIO· BRADVA· T· CLOD· VIBIO
VARO· COS.
L· D· D· D·

Pour le taurobole de la grande mère des Dieux Idéenne Dindyméenne, qui a été fait par l'ordre de la mère divine des Dieux, pour la conservation de l'empereur César Titus Ælius Hadrien Antonin-le-Pieux, père de la patrie, pour celle de ses enfans et de l'état de la colonie de Lyon. Lucius Æmilius Carpus, sextumvir augustal et dendrophore, a recueilli les forces du taureau (1), *les a transportées du Vatican, et a consacré l'autel et le bucrâne à ses dépens, sous le sacerdoce de Quintus Sammius Secundus, orné par les quindécimvirs d'un occabe* (2) *et d'une couronne, auquel le très-saint ordre de Lyon a décerné le sacerdoce perpétuel, sous le consulat d'Appius Annius Atilius Bradua et de Titus Clodius Vibius Varus. Le lieu a été donné par un décret des décurions* (3).

Ce précieux monument est à l'hôtel-de-ville, dans une pièce qui porte le nom de *salle de Henri IV;* elle sert actuellement pour les archives de la préfecture.

---

(1) Les organes sexuels.

(2) Ce devoit être un bracelet.

(3) J'ai reproduit ici ce beau monument, pour la commodité des voyageurs et des personnes qui n'ont pas le temps de faire des recherches; mais il a été expliqué tant de fois, que je n'ai pas cru devoir entrer dans de plus grands détails: ceux qui en desirent de plus étendus, peuvent consulter, BLANCHINI, *Præf. in ANASTASII Bibliothecarii Vitas R. Pontif.* t. I; et *in Demonstr. Hist. Eccl.* t. I, p. 2, 157; — MURAT. 3, 32; *Act. erud. Lips.* 1718, p. 398; *Mémoires de Trévoux*, 1705, p. 652, avec une explication du P. DANIEL, et 997, dans la notice de la *Dissertation* du P. COLONIA; MONTFAUCON, *Antiquité expl.* II, pl. 74, p. 174; MAFFEI, *Ars crit. lapid.* 483; *Mém. de Trévoux*, 1726, p. 1863, avec une explication de HARDOUIN. — PH. A TURRE a donné une explication de cette inscription dans le 3.ᵉ vol. de SALLENGRE, *Suppl. ad Thes. antiq.* p. 857: elle se trouve aussi dans le 17.ᵉ vol. de la *Bibliothèque choisie de Jean* LECLERC, p. 168; et dans le 3.ᵉ vol. des *Opuscoli scientif.* p. 443. — TASSIN, *Traité de diplom.* t. II, p. 597 et tab. 27; COLONIA, *Dissertation sur un monument antique découvert à Lyon*, 1705; in-12; *Marm. Taurin.* I, 19; *Mém. de littérature*, t. II, p. 475, avec une explication par M. DE BOZE, publiée aussi séparément, Paris, 1705; BROSSETTE, *Hist. abrégée de Lyon*, 48; COLONIA, *Hist. de Lyon*, t. I, p. 186; BRUVAL, *Remarks on France, Germany*, &c. t. I, p. 238.

CHAPITRE XXX.

Nous vîmes, dans une salle contiguë, deux inscriptions tumulaires en forme d'autel, dont nous prîmes copie : elles sont inédites. On a scié un morceau du côté droit de la première, dans toute la longueur de la pierre ; ce qui a emporté les deux ou trois dernières lettres de chaque ligne.

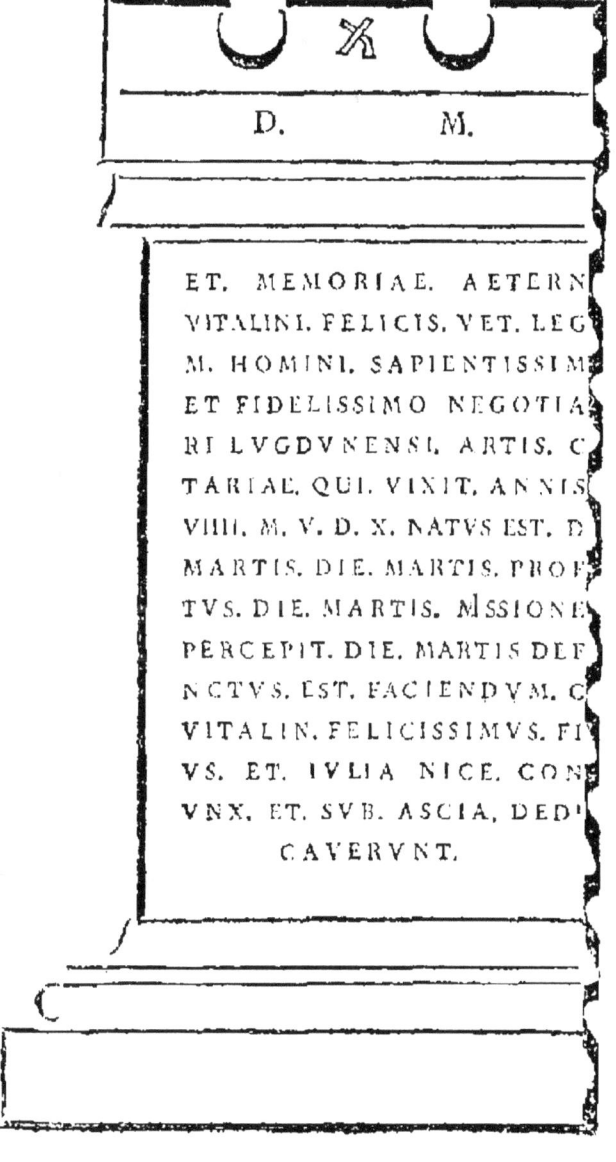

CHAPITRE XXX.

Aux mânes et à la mémoire éternelle de Vitalinus Félix, vétéran de la légion... minervienne (1), *homme très-sage et très-fidèle marchand de papier* (2), *renommé dans Lyon par sa probité, est mort après avoir vécu.... VIIII ans 5 mois et 10 jours* (3). *Il étoit né le mardi* (4); *il partit* (5) *pour la guerre le mardi ; il a obtenu son congé* (6) *le mardi, et il est mort le mardi* (7). *Son fils Vitalinus très-heureux* (8) *et son épouse Julia Nice lui ont fait élever ce tombeau* (9), *et l'ont dédié sous l'ascia.*

---

(1) Lignes 2 et 3. *VETeranus LEGionis... Minerviæ.* Le numéro de la légion a été emporté avec le morceau de pierre qu'on a scié.

(2) Lignes 5 et 6. *ARTIS CarTARIÆ.* Comme il ne manque au-dessus que deux lettres au mot *NEGOTIAtoRI*, le même nombre doit manquer à celui-ci ; ce qui prouve qu'il y avoit *Cartariæ*, et non *Chartariæ*. Il y a plusieurs exemples de cette manière d'écrire.

(3) Lignes 6 et 7 *ANNIS... VIIII Mensibus V Diebus X.* On peut également présumer, par le nombre des lettres qui manquent à la ligne au-dessus, c'est-à-dire, des lettres AR du mot *Cartaria*, qu'il y avoit XL ou LX. Ainsi Vitalinus Félix avoit 59 ou 69 ans quand il est mort.

(4) Lignes 7 et 8; *Die MARTIS.*

(5) Lignes 8 et 9. *PROFecTUS.*

(6) Ligne 9. *MISSIONEm.*

(7) Lignes 10 et 11. *DIE MARTIS DEFuNCTUS EST.* On a des exemples d'inscriptions qui portent que celui en l'honneur duquel elles sont faites, est mort le jour même où il avoit reçu la naissance, *eo die quo natus est ;* mais je n'en connois pas qui rapportent une pareille suite d'événemens arrivés le même jour.

(8) On trouve souvent dans les inscriptions, *pater felicissimus, mater felicissima,* &c.

(9) Ligne 11. *FACIENDUM Curaverunt.*

CHAPITRE XXX.

La seconde inscription est également inédite.

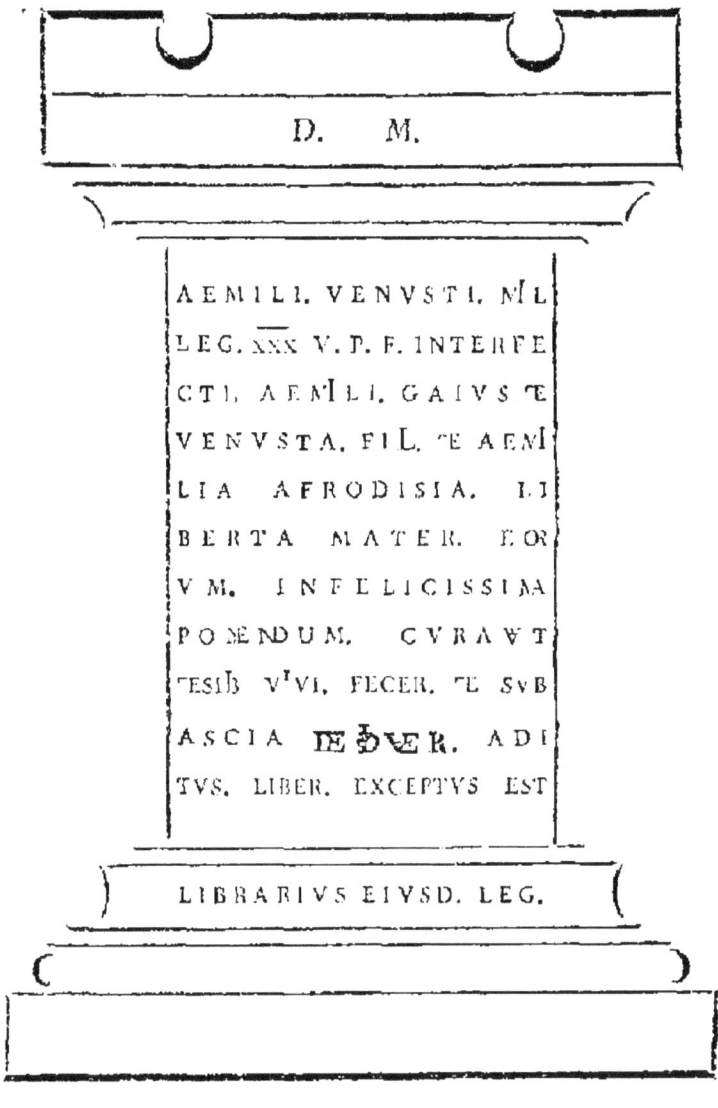

Aux mânes d'Æmilius Venustus, soldat de la trentième légion

victorieuse, pieuse, fidèle (1), *et librarius de la même légion* (2), *tué à la guerre; Æmilius Gaius et Venusta ses enfans, et Æmilia Afrodisia, affranchie, leur malheureuse mère, ont eu le soin de faire établir ce monument de leur vivant, et l'ont dédié sous l'ascia* (3). *Le chemin libre est réservé* (4).

Nous passâmes le reste de la journée avec M. Delandine chez M. de Puzy, qui voulut bien nous conduire le soir au jardin botanique et à la pépinière, placés sur la colline de la Croix-Rousse, près de la Déserte, nom donné au couvent de filles qui l'occupoit, parce qu'il étoit autrefois dans un lieu désert. Ce respectable administrateur avoit le

---

(1) Lignes 1 et 2. *MILES LEGionis XXX, Victricis Piæ Fidelis.* Æmilius Venustus étoit soldat de la trentième légion victorieuse, pieuse et fidèle. Le P. Hardouin a cru faussement que les légions ainsi appelées avoient reçu cette dénomination en honneur des empereurs; et d'après cela il établit qu'aucune légion n'a été appelée *pieuse* avant Antonin surnommé *Pius*. Mais on a plusieurs preuves du contraire. *Voyez* MARINI, *Iscriz. arval.* 776.

(2) Ligne 12. *LIBRARIVS EIVSDem LEGionis.* Æmilius Venustus étoit donc *librarius* de la même légion. La fonction de ces officiers étoit de régler les comptes des soldats, et de tenir registre des sommes qui leur étoient dues. VEGET. II, 7. Il est remarquable que ce titre de Venustus avoit été oublié, et qu'il a été mis après coup sur la plinthe du monument.

(3) Lignes 9 et 10. *SVB ASCIA DEDICAVERunt.*

(4) Lignes 10 et 11. *ADITUS LIBER EXCEPTUS EST.* Cette formule indique qu'en vendant le terrain où étoit placé ce tombeau, on a excepté le chemin qui y conduit. *Voyez*, sur les lois relatives aux chemins des tombeaux, GUTHERIUS *de Jure manium*, III, 12.

CHAPITRE XXX.

projet de donner encore plus d'étendue à cet établissement, et d'y pratiquer une entrée plus convenable par la Déserte : le terrain étoit déjà acquis. Ce jardin botanique est très-bien situé pour cultiver des plantes de tous les climats, et même des plantes alpines. M. Gilibert, savant botaniste, en est le directeur (1).

On voit encore dans ce jardin l'emplacement qui a servi anciennement de naumachie et d'amphithéâtre. Le terrain est creusé : on y découvre encore un vestige de l'ancienne entrée principale de la naumachie, et quelques restes de voûte d'un des dégorgeoirs.

Nous vîmes dans la cour de la Déserte un sarcophage dont nous copiâmes l'inscription. Elle a été donnée, pendant notre séjour, dans le journal de Lyon, mais sans être ni figurée ni expliquée.

---

(1) Le département produit beaucoup de plantes rares et curieuses, qui y croissent spontanément. M. DE LA TOURRETTE, dans sa *Chloris Lugdunensis*, en a donné la nomenclature. M. GILIBERT a publié une *Topographie botanique des environs de Lyon*, en tête du premier volume de son *Histoire des plantes d'Europe*. Parmi les plantes les plus septentrionales, on compte *Althæa squamaria*, *Monotropa hypopithys*, *Isopyrum thalictroïdes*, *Ranunculus aconitifolius*, *Aconitum napellus*, *A. anthora*, *Valeriana Pyrenaica*, *Chrysosplenium alternifolium*, *Lindernia pyxidaria*, &c. ; parmi les méridionales, *Lavendula spica*, *Centaurea conifera*, *Xanthium spinosum*, *Crucianella Monspeliaca*, *Tribulus terrestris*, *Hieracium sanctum*, *Trifolium salinum*, *Orchis papilionacea*, *Bromus hirsutissimus*, *Andropogon hirtum*, &c.

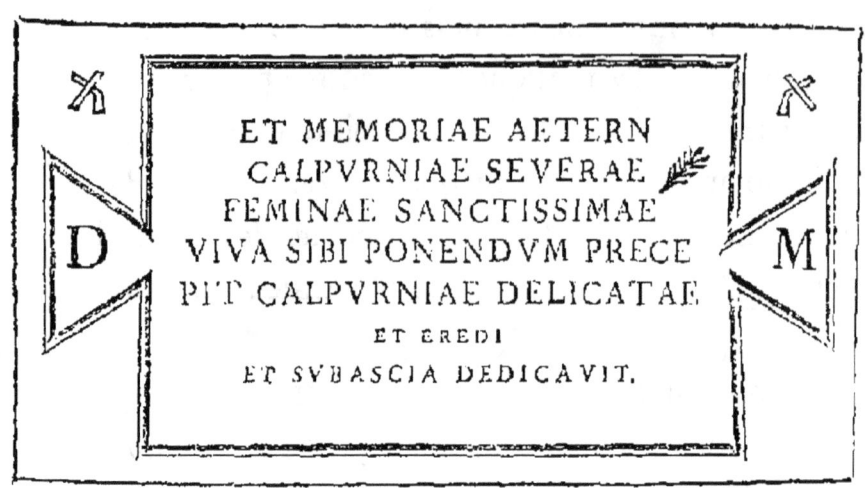

Aux mânes et à la mémoire éternelle de Calpurnia Severa, femme très-pieuse; elle a fait placer ce monument de son vivant pour elle, Calpurnia sa delicata (1) *et son héritière, et elle l'a dédié sous l'ascia.*

---

(1) Calpurnia étoit une jeune affranchie de Calpurnia Severa; c'étoit la *delicata* de sa maîtresse, qui l'avoit faite son héritière. Les dames romaines appeloient leur *delicata* une jeune esclave qu'elles élevoient pour leur amusement. On voit sur un bas-relief, Tychè *delicata* de Clitalia. *Voyez* WINCKELMANN, *Monum. ined.* p. 244, n.° 187; AMADUZZI, *Lettere sopra le tragedie di Euripide*, p. 24; MORCELLI, *de Stylo inscript.* p. 111; MARINI, *Iscrizioni Albane*, n.° 70. Ce mot *delicata* se trouve aussi dans une inscription du *Musée Capitolin*, n.° 518.

CHAPITRE XXXI.

Loge du change. — Église Saint-Jean. — Horloge de Lippius. — Porte. — Sculptures singulières. — Jardin de la Trinité. — Inscription de Lucinalus. — Mosaïque. — Maison des Savans. — Sarcophage. — Gourguillon. — Martyrs. — *Forum vetus*, Fourvières. — Église. — Vue magnifique. — *Panorama*. — Maison de l'Angélique. — Inscriptions. — L'Antiquaille. — — Hospice. — Prison de S. Pothin. — Pilier de S.te Blandine. — Inscription de Justinus Marcellinus. — Couvent des Minimes. — Théâtre. — Saint-Just. — Conserve d'eau. — Église. — Inscription d'Atilia Verula. — Restes de l'ancien *Lugdunum*. — Inscriptions de Camilla Augustilla et d'Ursus. — Fastes consulaires corrigés. — Crypte de S. Pothin. — S. Irénée. — Église. — Mosaïque. — Inscriptions. — Catacombe. — Inscription de Cossutius. — Chaponnost. — Aqueducs.

Le 13 mai, M. Bérenger, connu par d'agréables poésies et d'autres productions intéressantes, eut la bonté de nous venir prendre pour une excursion à Fourvières.

Nous passâmes sur la rive droite de la Saone, devant la *Loge du change*, édifice qui fut commencé vers la fin du XVII.e siècle par des négocians italiens : les statues symboliques des quatre parties du monde, dont il étoit décoré, ont été renversées.

Nous entrâmes dans *l'église de Saint-Jean*, pour

y voir la célèbre horloge faite par Lippius en 1598, et refaite par Guillaume Nourrisson en 1660 : elle indiquoit les heures, les jours, les mois, l'année, les phases de la lune, les fêtes, &c. ; il y avoit une sonnerie et une foule de figures mobiles aux différentes heures, ainsi qu'on en voyoit à plusieurs anciennes horloges. Elle a été gravée plusieurs fois, et elle est décrite dans tous les ouvrages qui parlent de Lyon (1).

Les portes de l'église sont remarquables par les médaillons avec des figures en relief dont elles sont ornées : plusieurs de ces figures sont très-obscènes, principalement celles qui représentent les péchés capitaux : celui de la fornication est répété dans plusieurs cadres. On y voit aussi la reine Pédauque (2).

On nous avoit dit qu'au bas du *Gourguillon*, dans l'ancien jardin des Pères de la Trinité, il y avoit quelques inscriptions. En effet, ce lieu étoit autrefois appelé le *Jardin des antiques*, à cause du grand nombre d'anciennes inscriptions qui y avoient été rassemblées de divers endroits par la maison de Bellièvre et par le président de Serre, auxquels ce local a successivement appartenu. Paradin et Gruter en ont recueilli plusieurs ; Spon en a copié vingt-six. Aujourd'hui il n'existe pas même de traces du jardin.

---

(1) Dulaure, *Description des principaux lieux de la France*, tome VI, Lyonnois, page 268.

(2) *Suprà*, p. 256.

une partie est une place absolument nue, ou une cour, dans laquelle on a établi un jeu de boule. Nous en visitâmes inutilement avec soin tous les murs; nous ne vîmes qu'un certain nombre de pierres ornées de moulures, qui paroissent antiques, mais sans aucune inscription. Nous entrâmes dans l'atelier d'un chapelier qui s'est établi dans le même lieu: les piliers qui soutiennent l'auvent qui couvre sa foulerie, sont formés de pierres antiques et de fragmens d'inscriptions extrêmement frustes; voici la seule que nous ayons pu déchiffrer:

```
       D. M.
      QVIETI
     AETERNAE
     T. CASSII
     LVCINVLI
     MERCATOR
     SESSOR ET
       CASSIA
      VERATIA
    FILIO DVLCIS
    SIMO ET SIBI
     VIVI POSTE
    RISQVE SVIS
     FECERVNT
    ET SUB ASCIA D.
```
(1)

Mercator Sessor et Cassia Veratia ont consacré ce monument

(1) GRUTER, DCLXXV, 6; GUD. *in ind. I*, 107; SPON, *Antiq. de Lyon*, 91. Notre copie est plus exacte. Cette inscription étoit autrefois à Vienne. CHORIER, *Antiq. de Vienne*, p. 165.

Tome I. G g

aux mânes et au repos éternel de *T. Cassius Lucinulus*, pour ce [...] chéri, eux et leurs héritiers, et l'ont dédié sous l'ascia.

Je ne rapporte cette inscription que pour en indiquer l'existence et la faire conserver.

Spon a publié une mosaïque trouvée en 1676 dans la vigne de la maison Cassaire, qui appartient aujourd'hui à M. Mine ; elle est située rue des Farches, au Gourguillon, n.° Y 128. Je donne ces détails, parce que nous avons perdu beaucoup de temps pour la trouver. La chambre où est cette mosaïque, est ordinairement embarrassée par des tonneaux qui la dégradnet : il faut espérer que le préfet du département obtiendra la permission de l'enlever pour la placer au musée. Spon n'en a pas bien compris le sujet, qui est très-simple : c'est une espèce de caricature des exercices gymnastiques. On y voit une herme de Mercure, dieu de la palestre, et dont les images décoroient les gymnases. Auprès de cette herme sont deux lutteurs : l'un est un génie ailé, sans doute Acratus ou Ampelus, compagnons assidus de Bacchus, et qui font toujours partie de son cortége ; il lutte contre un vieux Satyre chévripède et cornu : auprès est un homme grave, vêtu du *pallium*, costume qui indique suffisamment Silène ; il fait l'office de gymnasiarque ou maître des exercices ; il étend la main droite pour exciter les combattans, et tient la palme qu'il doit présenter au vainqueur (1). Je

---

(1) Spon avoit pensé que l'enfant ailé étoit un Satyre qu[i]

n'ai pas fait figurer ce monument, parce qu'il a été gravé plusieurs fois (1).

Cette mosaïque et les restes de celles d'Aisnay et de Saint-Irénée étoient les seuls monumens de ce genre qu'on connût à Lyon lorsque nous y passâmes : depuis ce temps, on a découvert dans le jardin de M. Macors, pharmacien, à cinq pieds du sol, une autre mosaïque digne de l'attention des curieux. Elle est entourée de rinceaux et de feuillages ; le champ du tableau a environ vingt pieds de longueur : on y distingue un cirque ; plusieurs quadriges disputent le prix autour de la *spina* ; les concurrens sont désignés par leur couleur ; un d'eux a été renversé ; un autre, plus heureux, tient une couronne, prix de sa victoire. Au-dessus des *carceres*, sont trois loges, dans chacune desquelles il y a un magistrat.

Mon ami M. Delandine (2) croit que le sujet qu'on y voit représenté, rappelle les jeux que Caligula fit célébrer à Lyon, et dont je parlerai bientôt (3). Il

---

excitoit Pan à venir adorer Mercure en présence de Sylvain ; il croit que c'est un emblème du respect que les anciens avoient pour les possessions champêtres. On n'a pas besoin de recourir à toutes ces conjectures ; il suffira de jeter un coup-d'œil sur les gravures de ce monument, pour voir combien notre explication est plus naturelle.

(1) SPON, *Miscellanea erudita antiq.* pag. 15 ; id. *Mélanges d'antiquités*, p. 27 ; MONTFAUCON, *Antiquité expliquée*, tome I.er, part. 2, pl. CLXXVII, n.° 4, page 274.

(2) *Bulletin de Lyon*, 8 mars 1806.

(3) *Infrà*, p. 495.

est entré à ce sujet dans des détails qui ont attiré les critiques de M. Gay (1). Il me semble que leur dispute porte sur des points tout-à-fait étrangers à la question. L'important auroit été de donner un dessin exact et une bonne description de ce monument, qui concourroit à jeter quelque jour sur l'histoire des jeux chez les anciens. Du reste, il ne faut pas toujours chercher une relation entre le sujet d'un monument et le temps où il a été fait ou le lieu dans lequel il est placé : on a bien pu représenter une course de chars sur une mosaïque, sans songer aux jeux institués ou renouvelés par Caligula. Nous avons déjà un exemple d'une pareille représentation sur la belle mosaïque d'Italica, sur laquelle M. Alexandre de la Borde a publié un ouvrage somptueux, et dont il a donné une savante explication (2).

On nous avoit parlé d'une inscription qui devoit être dans la maison des Savans, rue de l'Antiquaille, n.° 78, E. Nous vîmes en effet dans le jardin un sarcophage antique dont on a fait une auge. Il y a sur le devant l'épée taurobolique placée transversalement : il y avoit autrefois une inscription ; mais elle a été repiquée, et n'est plus lisible.

Le quartier du Gourguillon est, en général, peuplé

---

(1) *Bulletin de Lyon*, 1806, n.°ˢ 20, 21, 22, 24, 25.
(2) *Description d'un pavé en mosaïque, découvert dans l'ancienne ville d'Italica, aujourd'hui le village de Santiponce près de Séville.* Paris, chez Didot, MDCCCII, in-fol.

par de pauvres artisans : les rues y ont une pente si rapide, qu'à l'exception de la voie publique, qui a été adoucie, aucune voiture ne pourroit y passer ; de chaque côté il y a des espèces de trottoirs ou gradins dont les marches ont une très-haute élévation : dans les grandes pluies, l'eau doit former des torrens. La couleur noire des maisons, sales, mal bâties et mal vitrées, donne à tout ce quartier un aspect lugubre et dégoûtant. La terre, sur cette pente, est naturellement meuble : aussi il y arrive de fréquens accidens. Dans l'année qui précéda celle de notre séjour à Lyon, une maison qui s'étoit écroulée avoit déterminé la chute de trois autres. Un pareil événement eut lieu, selon les historiens de Lyon, pendant une procession, et coûta la vie à un grand nombre de personnes.

Nous vîmes la place où, si l'on en croit l'ancienne tradition, le sang des martyrs lyonnois, qu'on faisoit dévorer par les bêtes sauvages, coula en si grande abondance, que, selon une inscription placée autrefois au premier étage d'une maison, il s'étoit élevé jusqu'à cette hauteur. Lyon fut alors arrosé du sang de ses martyrs, comme il l'a été depuis de celui de ses citoyens.

Nous montâmes à Fourvières : c'est une montagne assez élevée, dont on dérive le nom de *Forum vetus*. Il est certain que c'étoit là que les Romains avoient choisi l'emplacement de leur ville, parce qu'ils aimoient à bâtir sur les hauteurs. Au lieu de construire sur les rives de la Saone, ils préférèrent de s'établir sur cette montagne, et d'y faire venir de l'eau avec une incroyable difficulté, au moyen du bel aqueduc dont je parlerai bientôt. Le bas et la partie moyenne de Fourvières sont aujourd'hui habités par la classe du peuple la plus pauvre; les rues y sont noires, infectes et dégoûtantes, et beaucoup sont en escaliers : mais il y a, sur le haut de la montagne, plusieurs maisons de campagne d'où l'on a la vue de la ville entière et de ses deux fleuves.

Il faut monter sur la tour de l'église de Fourvières, d'où le premier Panorama de Lyon (1) a été pris. Le point de vue est admirable : la Saone coule avec lenteur et tranquillité au bas de la montagne, dont elle baigne le pied; au-delà de la ville, le Rhône impétueux l'entraîne avec lui, et on les voit confondre leurs ondes; les quais, les rues, les places, les ponts, sont remplis d'hommes qui se pressent, et qui paroissent tous dans une grande activité; un bruit sourd, un murmure confus, formé du mélange de tant de voix, se fait entendre continuellement. Derrière la ville, sur les bords des deux fleuves, sont de rians jardins, de jolies maisons de campagne;

---

(1) Le second Panorama est pris à un endroit situé plus bas. Ce point de vue est assez favorable pour découvrir les environs : mais l'on n'y aperçoit point les superbes quais du Rhône; et quand on ne les a pas vus, on ne peut se faire une idée de la beauté de Lyon.

CHAPITRE XXXI.

on découvre tout le Dauphiné; et cette riche scène est terminée par le magnifique rideau de la chaîne des Alpes.

M. Delandine nous avoit indiqué une maison appelée *l'Angélique*, à côté de Fourvières, où nous devions trouver beaucoup d'inscriptions : nous cherchâmes long-temps cette maison ; enfin le hasard nous y conduisit.

Un pavillon d'une antique construction est élevé dans la cour sur les ruines d'un bâtiment romain qui lui-même avoit été assis sur le rocher : nous n'y vîmes que des fragmens d'inscriptions qui ne sont d'aucune importance.

Dans une maison voisine qu'on nous avoit désignée, et qui appartient à M.lle Billon, nous trouvâmes dans le mur ce fragment, dont les lettres sont grandes et bien formées :

```
ƆRONIVS A
STVS. Q. FLAM.
```

Nous entrâmes dans l'ancien couvent de l'Antiquaille, qu'on dit avoir été bâti sur les ruines de l'antique palais des empereurs, d'où lui vient son nom. Depuis la suppression des monastères, on y a établi l'hospice pour les vagabonds, les filles de mauvaise vie, les mendians, les incurables, les insensés, les galeux et les vénériens. Cet hospice est tenu par des sœurs hospitalières ; on y a établi des ateliers, pour améliorer par le travail le sort des administrés.

On nous conduisit dans une crypte qu'on prétend avoir été la prison où S. Pothin, évêque de Lyon, fut enfermé avec ses compagnons. On y montre aussi le pilier auquel Ste Blandine, cette esclave courageuse, fut attachée pour subir les premiers tourmens de son horrible martyre.

Nous parcourûmes les différens lieux de l'hospice, où nous espérions trouver des inscriptions : nous copiâmes celle-ci sur l'escalier qui conduit à la partie inférieure de la maison de reclusion ; elle atteste les regrets de Justinius Secundinus et de Primania Marcellina sur la perte d'un aimable enfant, Justinius Marcellinus, qui n'a vécu qu'un an et quarante-sept jours :

```
   D.       ⚒       M.
   IVSTINI MARCELL
   INFANTIS DVLCISSIM
   QVI VIXIT ANNVM
   VNVM DIES XXXXVII.
   IVSTINIVS SECVN
   DINVS ET PRIMANIA
   MARCELLNA PATRES
   AMISSIONE EIVS
   ORBATI
   ..... ET. S. ASC. DDC (1).
```

(1) GRUTER, DCXCII, 1 ; LAZ. *Com.* 432 ; MAZOCHI, *De sub Ascia*, p. 9, 29 ; ORVIL. *Misc. Observ.* septembr. 1732, 213 ;

CHAPITRE XXXI. 473

Auprès il y a encore deux autres inscriptions ; mais elles sont trop frustes pour être déchiffrées.

Nous entrâmes dans un cachot infect, où nous vîmes un homme étendu sur la paille, avec tous les signes de l'aliénation la plus complète : au-dessus de lui étoit une inscription que nous aurions voulu pouvoir copier ; mais l'odeur étoit si fétide, le lieu si dégoûtant, que le courage nous manqua. Au reste, cette inscription est tumulaire et d'une légère importance.

Près de là, dans la vigne de l'ancien couvent des Minimes, on voit des restes de portiques : ce sont très-probablement les vestiges d'un théâtre, et non d'un amphithéâtre, ainsi qu'on l'a pensé ; car cet emplacement ne pouvoit convenir à un édifice de ce genre : les degrés sur lesquels s'asseyoient les spectateurs, étoient, selon l'usage ordinaire, appuyés contre la montagne. On voit encore quelques voûtes, que l'opinion commune désigne comme les caveaux où l'on enfermoit les bêtes qu'on vouloit faire combattre ; mais il est évident que ces voûtes étoient destinées à soutenir le dernier rang de degrés. Il y a, dans l'*Histoire de Lyon* du P. Colonia (1), une planche qui représente ces ruines.

FABRIC. *Ant. Mon.* 217 ; PARADIN, *Hist. de Lyon*, 428 ; MENESTR. *Hist. de Lyon*, 59 ; SPON, *Ant. de Lyon*, 229 ; CHAMP. *Troph. Gall. et Gall. Celt. ant.* ; VICTOR, *Dissert. Phil.* 13 ; MAFFEI, *Ars critica Lapid.* 390.

(1) Tome I.ᵉʳ, page 270.

Nous descendîmes de Fourvières et de l'Antiquaille, pour reprendre la route de Saint-Just.

Presque en face des loueurs de carrioles, qui logent au haut de la montée, on voit, dans une vigne qui fait partie de l'ancien couvent des Ursulines, une construction souterraine qui est vulgairement appelée la *Conserve d'eau*, parce qu'on croit qu'elle étoit destinée à conserver de l'eau pour un bain qui existoit plus bas.

Le plan de cette construction est carré : une galerie règne autour, et la partie intérieure est coupée transversalement par trois galeries qui se croisent ; l'entrée de chacune est formée par une arcade ; toutes sont voûtées. La profondeur est à-peu-près de douze marches. Neuf ouvertures dont la voûte est percée, paroissent avoir servi pour donner de l'air à ce souterrain, dont la maçonnerie est très-solide, très-bien conservée, et recouverte d'un ciment aussi dur que la pierre même.

Dans un des quatre coins de la galerie qui l'entoure, on voit une ouverture placée à six pieds environ au-dessus du pavé : la tradition veut qu'elle ait servi pour introduire l'eau dans ce réservoir, qui paroîtroit plutôt avoir été un cellier ; cela est d'autant plus probable, que nous n'y trouvâmes aucune ouverture par laquelle l'eau eût pu s'écouler.

CHAPITRE XXXI. 475

Voici le plan de ce souterrain :

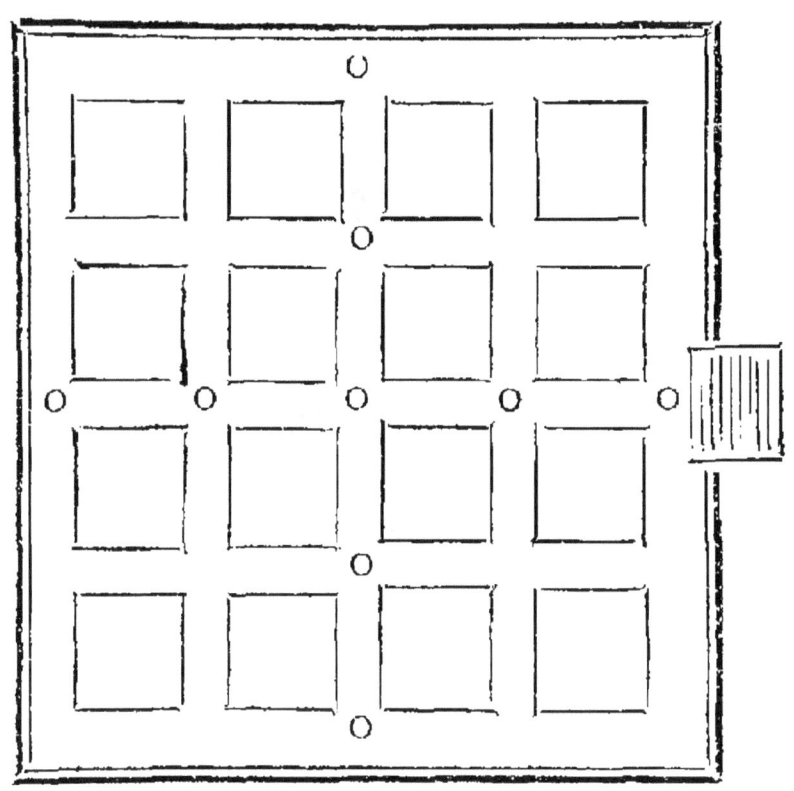

On trouve, dans l'*Histoire de Lyon*, du P. Colonia (1), une figure de ce curieux monument.

Nous passâmes devant l'église Saint-Just, qui est d'une construction moderne ; sa façade est d'un bon style ; elle est composée de quatre grands pilastres ioniques accouplés et cannelés : au-dessus de cette ordonnance, est un fronton, au tympan duquel

(1) Tome I.er, page 48.

est le mot יהוה c'est-à-dire *Jehova*, dans une gloire. Cette église a été rebâtie en 1703, sur les dessins de Ferdinand de la Monce.

Nous trouvâmes en dehors, derrière le mur du chœur, cette inscription inédite :

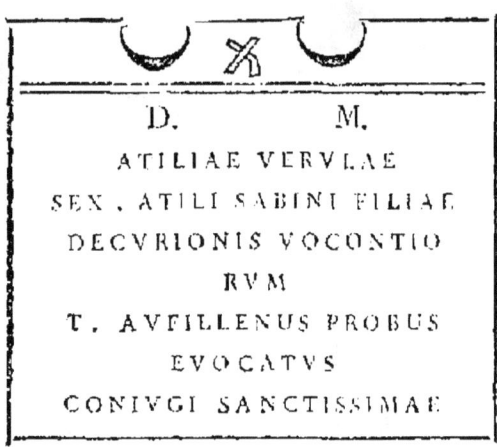

Aux mânes d'Atilia Verula, fille de Sextus Atilius Sabinus, décurion (1) *des Voconces* (2), *T. Aufillenus Probus evocatus* (3), *à son épouse fidèle.*

Dans tout ce quartier jusqu'à la porte Saint-Irénée, on remarque des bancs et des bornes carrés, qui viennent évidemment de l'ancien *Lugdunum* ; ce sont des autels, des pierres tumulaires, dont plusieurs ont été repiqués. Nous trouvâmes sur une de ces pierres,

---

(1) *Suprà*, p. 430.

(2) Le pays des *Voconces* comprenoit une partie du territoire de la Provence et du Dauphiné ; j'aurai occasion d'en parler en décrivant Gap, Sisteron, &c.

(3) On appeloit *evocatus* celui qui servoit encore volontairement, quoiqu'il eût obtenu son congé.

dans la rue des Anges, à côté du cadran Jordan, l'inscription suivante qui n'a pas été publiée :

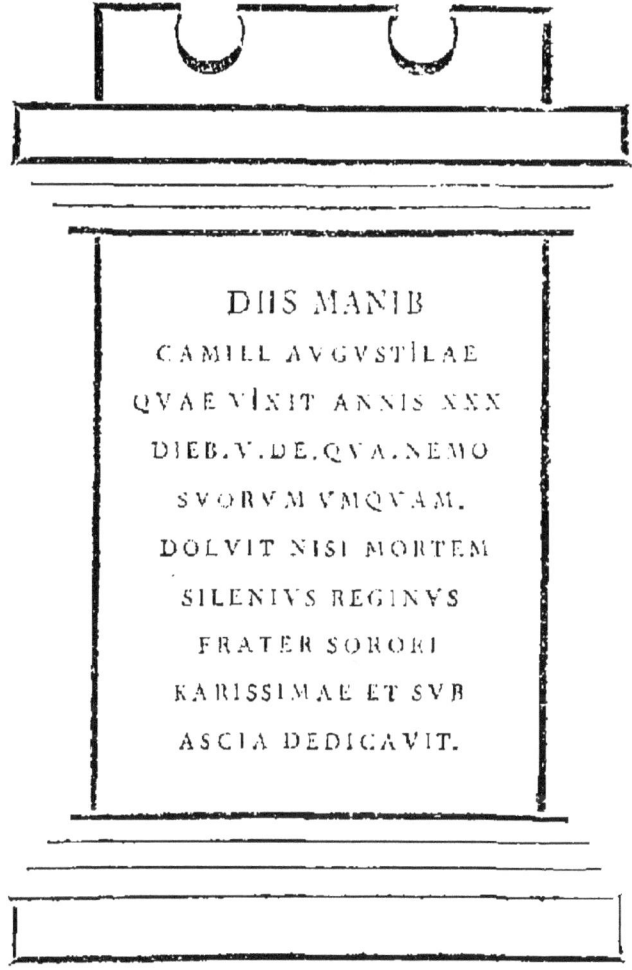

Aux mânes de Camilla Augustilla, qui a vécu trente ans et cinq jours, et qui n'a jamais causé à aucun des siens d'autre peine que celle de sa mort (1). *Silenius Reginus son frère a consacré ce monument à sa sœur chérie, et l'a dédié sous l'ascia.*

On a aussi trouvé, dans une vigne voisine, une

---

(1) Cette formule simple et touchante se retrouve dans un grand nombre d'inscriptions tumulaires.

autre pierre, également inédite, qui couvroit sans doute la tombe d'un jeune chrétien ; elle est dans le cabinet de M. Gilibert.

```
IN HOC TVMVLO REQVIESCIT
BONE MEMORIAE VRSVS
QVI VIXIT IN PACE ANNIS
XV OBIETIINON MARCIAS
PC ANASTASIE TRVFI VVCC
```

La dernière ligne doit s'entendre par ces mots : *post Consulatum* ANASTASII ET RVFI *Virorum Clarissimorum*.

Ursus est donc mort à l'âge de quinze ou de vingt ans, le second des *nones* de mars, sous le consulat d'Anastasius et de Rufus, c'est-à-dire, dans l'année 485. Cette inscription, et une autre publiée par Spon, prouvent que c'est à tort que quelques historiens donnent au collègue d'Anastase le nom de *Rufinus*; son véritable nom est *Rufus*, ainsi qu'il est écrit dans les *Fastes siciliens*.

Sous une des maisons de cette rue, appartenant à un nommé *Rosat*, et qui est contiguë au Calvaire, nous vîmes un caveau qui a sans doute servi de sépulture aux premiers chrétiens ; il y a sur chacun des trois côtés une niche cintrée, et dans chacune un sarcophage.

S. Pothin, évêque de Lyon, est un de ses plus

illustres martyrs. Il expira dans les fers âgé de quatre-vingt-dix ans, deux jours après avoir été chargé d'outrages et accablé de coups par une multitude forcenée. On nous avoit montré à l'hospice de l'Antiquaille le lieu qu'on croit avoir été sa prison. Sous le vieux Calvaire, auprès de Saint-Irénée, est une ancienne crypte, dont l'architecture est simple et belle : on l'appelle *les catacombes de S. Pothin*, sans doute parce qu'on pense qu'il y fut inhumé avec ses courageux compagnons.

S. Irénée, successeur de S. Pothin au siége de Lyon, n'étoit pas moins distingué par son savoir que par sa piété. Nous ne pouvons entrer dans le détail des discussions vives qui se sont élevées parmi les historiens ecclésiastiques sur l'époque de son sacerdoce, sur la langue dans laquelle il a écrit ses ouvrages, et sur l'authenticité de son martyre. Il étoit doué d'une grande imagination, d'un zèle ardent, et du talent d'écrire, qu'il a employé contre les ennemis de la foi. L'opinion commune est qu'il souffrit le martyre à Lyon sous Septime-Sévère, avec dix-neuf mille chrétiens ; c'est à cette époque qu'on place ce déluge de sang dont la montagne de Lyon fut inondée. On lui bâtit une église, qui a été dévastée plusieurs fois.

Cette église (1) n'a rien de remarquable : elle est

---

(1) Les gens du peuple, à cause de la prononciation *Saint Tirenée*, ont la superstition d'entrer dans ce temple en tenant leur nez dans la main, pour le préserver de quelque espiéglerie.

peu spacieuse ; les nombreuses réparations qu'on y a faites, en ont fait disparoître les restes d'antiquités qui pouvoient la rendre plus vénérable. Quand nous la visitâmes, d'intrépides badigeonneurs, sous les ordres d'une fabrique ignorante, cherchoient encore à effacer les derniers signes de la piété des premiers chrétiens. Plusieurs inscriptions des premiers siècles de l'église sont tellement empâtées par la craie, que les lettres en sont méconnoissables ; d'autres pierres ont été retournées : il reste seulement près de la porte quelques lettres de l'inscription de la curieuse mosaïque dont la nef étoit autrefois couverte ; nous n'y distinguâmes plus que des mots ou des fragmens de mots.

Cette inscription a été recopiée et exposée dans plusieurs endroits de l'église et de la crypte ; j'ai mis en petites capitales les lettres qui existent encore dans la mosaïque :

ingredIENs locA TAM SACRA, jam rea pectora tunde,
posce GEMENs veniaM, LACHRymas hic cum prece funde,
PRESULIS HIC IRenei turma jacet sociorum,
QUOS PER MARtyrium perduxit ad alta polorum.
istorUM Numerum si nosce cupis tibi pando,
millia dena novemque fuerant sub duce tanto,
hinc mulIERES ET pUERI sIMUL EXcipiuntur,
quos tulit atra manus, nunc Christi luce fruuntur (1).

Ces vers rappellent le massacre des dix-neuf mille

---

(1) SPON, *Antiquités de Lyon*, 64.

chrétiens qui furent égorgés, sans distinction d'âge ni de sexe, sous le règne de Septime-Sévère, pour n'avoir pas voulu prendre part aux fêtes païennes qui faisoient partie des décennales ; c'est ce qui a fait dire à Racine le fils, dans son poëme de *la Religion* :

> Tes illustres martyrs sont tes premiers trésors,
> Opulente cité, la gloire de ces bords, &c.

On distingue encore dans cette mosaïque des enlacemens d'assez bon goût, des ronds avec des animaux au centre ; au bas on lit, GR [probablement *GRammatica*] DIALECTICA RETORICA, en mosaïque : plus bas est une jambe d'un homme assis qui lisoit à plusieurs auditeurs ; peut-être est-ce S. Irénée : au-dessous on lit RVDEN [probablement *pRVDENtia*].

Sous l'église est la catacombe de S. Irénée : on y voit encore des vestiges d'une ancienne fresque ; au milieu est le puits où, selon la tradition, on jeta les corps des dix-neuf mille martyrs. Cette crypte a été plus d'une fois restaurée (1).

Dans une chapelle, à gauche de l'autel de S. Irénée, la table est supportée par une pierre tumulaire antique,

---

(1) *Voyez*, sur ce genre de monumens, le mot CRYPTE, dans mon *Dictionnaire des beaux-arts*.

sur laquelle nous copiâmes cette inscription, qui rappelle l'amitié touchante d'un soldat :

>
> D. M.
> SEX. COSSVTIO
> SEX. FIL QVIRIN
> PRIMO EMERITO
> EX COH. XIII VRB
> T. SILIVS HOSPES
> SIGNIFER COH.
> EIVSD. AMICO
> POSVIT.

Aux mânes et à Sextus Cossutius, fils de Sextus, de la tribu Qui rina, premier émérite de la treizième cohorte des gardes de la ville (1). *Titus Silius Hospes, porte-enseigne de la même cohorte, a fait ce monument à son ami* (2).

L'excursion sur la montagne de Fourvières peut donc être regardée comme une espèce de pélerinage: par-tout ce sont des stations qui rappellent l'histoire des premiers chrétiens de Lyon ; les inscriptions, les monumens profanes qu'on y rencontre, semblent n'y être semés que pour attester encore le triomphe de la religion.

La voiture nous attendoit à la porte de l'église pour nous conduire aux aqueducs : c'étoit une

---

(1) *PRIMO EMERITO EX COHorte XIII VRBana.*

(2) GRUT. DXXXIX, 4; LAZII *Comment. Reipubl. Rom.* 585. 714; FABRIC. *Antiq. Mon.* 224; PARADIN, *Hist. de Lyon*, 433; MÉNESTRIER, *Hist. de Lyon*, 95; SPON, *Ant. de Lyon*, 192; GOLNITZ, *Itinerar.* 305 ; CHAMP. *Troph. Gall.* et in *Gall. Celt. ant.*

carriole, espèce de voiture ouverte, basse, longue et étroite, dont la construction est la même en petit que celle de l'ancien *caraba* de Versailles : c'est la voiture habituelle du pays pour aller dans les maisons de campagne. *(Planche IX, n.ᵒˢ 3 et 4.)*

Nous vîmes d'abord le commencement des aqueducs, au-dessus de la porte Saint-Irénée : il y a là six arcades (1). En continuant notre route, nous passâmes devant l'ancien château de Francheville, qui est à présent en ruines. Ces restes gothiques de la féodalité contrastent très-bien avec les ruines romaines, et ajoutent à la beauté du paysage. Au-dessus du château, sur la gauche du chemin, commence la série de ces belles arcades.

Ces aqueducs, destinés à fournir aux habitans l'eau potable et celle qui étoit nécessaire pour l'entretien des bains et des naumachies, sont très-remarquables ; aussi ont-ils attiré l'attention de savans distingués (2).

---

(1) Ces six arcades ont été gravées dans l'*Histoire de Lyon* du P. COLONIA, t. I.ᵉʳ, p. 46, et suffisent pour faire juger de tout le reste de la construction.

(2) M. DE LORME, de l'académie de Lyon, avoit publié en 1760 une brochure, intitulée *Recherches sur les aqueducs de Lyon* ; M. MICHELI a rédigé depuis un long mémoire, dans lequel il relève plusieurs erreurs qui ont échappé à M. DE LORME. M. OBERLIN, fils du savant professeur de Strasbourg, a rédigé, pour la société littéraire de cette ville, une excellente notice de ce mémoire manuscrit ; il a bien voulu me le communiquer, et me permettre de l'extraire pour cet article.

Ces aqueducs étoient au nombre de deux (1) : on en trouve encore les restes. L'un est nommé l'*aqueduc Pila*, parce que ses eaux principales étoient réunies au pied du mont Pila ; l'autre s'appelle l'*aqueduc du Mont-d'Or*, parce qu'il prend ses eaux au pied de la vaste colline de ce nom : celui-ci est le moins remarquable.

Les eaux de l'aqueduc Pila sont celles des ruisseaux de *Janon* et du *Gier*, qui étoient portées par des aqueducs souterrains sur le premier pont aqueduc, dont on voit les restes près de la Petite-Varizelle : M. Delorme y joint les eaux de la rivière de *Furand*, et il suit en cela une erreur accréditée ; M. Micheli a reconnu l'impossibilité physique de les faire servir à cet usage. Ces eaux recevoient encore des accroissemens des divers ruisseaux et rivières qui étoient dans le passage de l'aqueduc, et qui pouvoient y être portées commodément.

L'aqueduc Pila commence donc, à proprement parler, au point de réunion des eaux à la Petite-Varizelle, près de Saint-Chamond. Sa longueur est estimée, à cause de ses circuits, à plus de treize lieues, quoiqu'il n'y en ait que huit en droite ligne (2).

---

(1) M. Delorme en cite deux autres ; mais il se trompe.

(2) M. Delorme avoit préparé un grand travail sur l'aqueduc Pila ; il en avoit levé et tracé le plan géométrique sur un rouleau de 20 à 30 pieds de longueur ; il en avoit aussi pris les coupes et

CHAPITRE XXXI.

Le pays depuis Saint-Chamond est coupé par une multitude de vallons plus ou moins profonds. Il étoit impossible de conduire l'aqueduc en ligne droite, en suivant la direction des sommités des collines ; il auroit souvent fallu construire plusieurs ponts les uns sur les autres, ce qui auroit été très-dispendieux : on prit donc le parti de lui faire suivre la pente des collines, jusqu'à ce qu'il fût parvenu assez bas pour qu'on pût bâtir commodément un pont. Arrivée au côté opposé, l'eau remontoit de nouveau sous terre pour reprendre son niveau. Quand le vallon étoit trop profond, on faisoit usage de tuyaux de plomb en forme de siphons renversés, et l'on creusoit alors au haut du coteau un réservoir appelé *réservoir de chasse*, où les eaux se rassembloient. Elles couloient

---

dessiné les élévations : mais le mal qui l'atteignit en 1784, l'empêcha de donner son ouvrage au public. Après sa mort, ses papiers furent confiés à un architecte de Lyon, nommé *Boulard*, son élève et son ami : celui-ci fut empêché d'abord par les circonstances politiques de s'en occuper ; il périt ensuite avec deux mille de ses concitoyens après la prise de Lyon, et les papiers de M. Delorme tombèrent entre les mains du comité de salut public, qui en fit faire des cartouches et des gargousses. M. Tabard, professeur encore existant, eut le bonheur d'en sauver quelques fragmens ; mais ils furent égarés depuis. Voilà donc le fruit de tant de jours de fatigues et d'application, perdu sans ressource. Il faut espérer que le Gouvernement fera reprendre les travaux sur cet aqueduc, et ordonnera qu'il en soit fait une reconnoissance complète et digne de son objet.

ensuite dans des tuyaux de plomb couchés sur le penchant de la colline : à une certaine profondeur, ces tuyaux passoient sur un pont construit à travers le vallon, et que MM. Delorme et Micheli appellent *pont à siphon*, pour remonter sur le côteau opposé, où ils versoient leurs eaux dans un second réservoir appelé *réservoir de fuite*. Cette pratique a été employée trois fois : la première, dans le vallon de la *rivière de Garon* entre *Soucieu* et *Chaponnost*, qui est très-profond ; la seconde, dans le vallon de Baunan, entre *Chaponnost* et *Sainte-Foy*, qui est encore plus profond que le précédent ; et la troisième, dans le vallon de Saint-Irénée, qui est le moins profond des trois (1).

Il y avoit quatorze ponts aqueducs ; les plus beaux sont ceux qui forment la dixième et la onzième série. Le dernier est celui que l'on montre aux voyageurs, et dont j'ai parlé plus haut : il avoit quatre-vingt-dix arcades ; il en reste encore soixante-deux sur pied. Mais l'autre, quoique moins élevé, offre plus d'intérêt aux yeux de l'observateur et de l'architecte, à cause de l'inégalité du terrain : le savant constructeur a dû faire de profonds calculs pour ménager à l'eau la pente qui lui étoit nécessaire.

---

(1) Il faut lire dans l'ouvrage même de M. Delorme, et dans les deux mémoires cités, la description détaillée de ces siphons, qui suppose une connoissance profonde de l'hydraulique.

CHAPITRE XXXI.

Une partie des eaux étoit ainsi conduite dans le grand réservoir de la maison dite *l'Angélique;* une autre étoit versée dans une conserve découverte par M. Arteau, dans son clos, il y a une vingtaine d'années; une troisième étoit dirigée sur l'amphithéâtre, dont les restes se voient dans le clos des ci-devant Minimes; une quatrième, sur le palais des empereurs, qui étoit chez les ci-devant religieuses de Sainte-Marie de l'*Antiquaille;* et une cinquième, sur une maison de plaisance des empereurs, dont il y a des ruines souterraines dans la maison dite *de la Serra.*

La construction de ces aqueducs prouve que les Romains parvenoient, par des opérations de nivellement très-délicates, à leur donner la pente nécessaire : ils ne connoissoient pourtant qu'un instrument très-imparfait appelé *chorobates;* et cependant ils obtenoient le degré de précision auquel nous atteignons il est vrai, mais avec des instrumens beaucoup plus parfaits que les leurs. Il faut lire l'ouvrage de M. Delorme et l'excellent mémoire de M. Micheli, pour les détails de la maçonnerie. Elle étoit faite avec du petit moellon de roche, dans un bain de mortier, qui ne laissoit aucun vide, et qui formoit par-tout un corps homogène et inaltérable : le mortier étoit fait avec du sable de rivière, et la chaux n'étoit point épargnée; le ciment étoit composé de briques pulvérisées pour les dernières couches, et de briques concassées pour les premières. M. Delorme pense qu'on mêloit du vin ou du vinaigre avec le ciment ou le mortier, et que c'est là ce qui lui donnoit son excellente qualité.

Les aqueducs hors de terre étoient portés sur un massif de maçonnerie, lorsque l'élévation n'étoit que de cinq à six pieds, ou par des arcades, quand elle étoit plus considérable: ces arcades ont un revêtement de petites pierres taillées en losange, et qui, placées obliquement, forment une espèce de parement de mosaïque, ainsi qu'on peut le voir *planche IX*, n.° 4. Ces pierres sont quartzeuses et granitiques: leur nature, qui devroit protéger ces aqueducs, nuit au contraire à leur conservation; comme elles sont très-réfractaires, les paysans les enlèvent pour en revêtir l'intérieur de leurs fours, et ils détruisent ainsi graduellement ce monument précieux. Les arcades sont soutenues par des piliers qui ont une base élevée d'un pied, saillante de deux pouces, et formée de grosses pierres sans revêtement. Ces piliers sont composés de plusieurs assises: les plus grandes ont environ trois pieds et demi. Sur chacune de ces grandes assises, il y en a une plus petite, qui consiste en deux rangées de briques, entre lesquelles est une bande de ciment d'environ un pouce.

Il y avoit, à chaque prise, une vanne ou porte à coulisse, pour ne laisser passer qu'une quantité d'eau déterminée. La couverture de la voûte de l'aqueduc étoit un peu bombée, pour favoriser l'écoulement des eaux pluviales : on y entroit, pour les nettoyer, par des portes de fer en forme de trappes, placées de distance en distance.

Le chemin de Chaponnost est bordé d'épine blanche, de troène, de faux cerisiers et d'églantiers ; la campagne est très-fertile. Au milieu de cette contrée agréable, vivante et champêtre, on aime à contempler ces beaux ouvrages qui attestent la puissance et le génie des Romains.

Nous entrâmes dans la maison modeste de M. Bérenger pour y prendre du repos, et nous revînmes à Lyon par un autre chemin. Il nous montra sur la droite le champ où repose le célèbre académicien Thomas.

Nous retrouvâmes à Notre-Dame-de-Bonne la continuation de l'aqueduc, qui commence par un massif et qui se termine par des assises très-élevées ; le dernier massif a neuf assises de briques à égales distances jusque dans la voûte.

Dans chaque pilier est une arcade pour le rendre plus fort ; quelques-unes de ces arcades sont murées. Ces énormes piliers sont couverts, en plusieurs endroits, d'un lierre qui a vieilli sur ces débris, et qui les tapisse d'une manière très-pittoresque. Les pierres du revêtement sont alternativement blanches et noires.

Cet aqueduc traverse le torrent de l'Iseron, qui

en a emporté une partie ; il a renversé une pile entière, sans qu'elle se soit brisée, ni que le revêtement se soit séparé. *Tantùm series juncturaque pollet!* On trouve ensuite une série de huit arcades, qui se termine par un massif.

Du côté des aqueducs sont de belles maisons de campagne, telles que le château Ruols et la Grande-Maison.

Le coteau est rempli de cailloux roulés ; les vignes en sont couvertes, et produisent d'excellens vins.

On trouve dans les champs beaucoup de quartz ferrugineux ; ce qui annonce le voisinage de mines de fer.

Nous étions épuisés de fatigue quand nous revînmes chez M. Delandine, où nous passâmes une agréable soirée avec son aimable compagne et M. Bérenger.

CHAPITRE XXXII.

AISNAY. — Déesses mères. — Inscriptions. — Mosaïque. — Autel de Rome et d'Auguste. — Culte et prêtres de ces deux divinités. — Travaux-Perrache. — Quai du Rhône.

M. DELANDINE et M. Bérenger voulurent bien nous accompagner dans la visite que nous fîmes à ce temple d'Aisnay, où le culte du Christ a succédé à celui d'un grand empereur que l'amour des peuples avoit divinisé. Cette célèbre église est bâtie au confluent du Rhône et de la Saone, à-peu-près sur le lieu où soixante nations gauloises élevèrent en commun un autel à Rome et à Auguste, et fondèrent un collége de prêtres pour y sacrifier.

Sur le portail est un bas-relief célèbre qui représente trois femmes : celle du milieu tient une corne d'abondance, deux pommes et une espèce de sébile ; les deux autres tiennent chacune une pomme dans la main. On lit au-dessus :

MAT. AVG. PHI. EGN. MED.

On a interprété ainsi ces mots : *MATribus AUGustis PHIlenus EGNatius MEDicus* ou *MEDiomatrix* (1).

---

(1) C'est-à-dire, *du pays messin* ; interprétation qui paroît plus vraisemblable.

Je ne parlerai pas du culte de ces déesses mères, sur lequel on a déjà tant écrit; il suffit de dire que ce curieux monument existe encore (1).

L'inscription en mosaïque rapportée par Spon (2) n'a pas été aussi respectée; il n'en reste plus que les lettres que j'indique en petites capitales :

HUC, HUC FLECTE GENU, VENIAM quicumque precaris;
HÎC PAX EST, HÎC VITA, SALUS; hîc sanctificaris;
hîc vinum sanguis, hîc panis fit caro Christi.
huc expande manus, quisquis reus antè fuisti.

Les lettres sont disposées les unes dans les autres, comme celles des inscriptions de Sens, que j'ai fait graver (3).

On ne voit plus la moindre trace du pavé en mosaïque que Spon (4) dit avoir existé devant l'autel de cette église, et qui offroit « l'effigie de l'ar » chevêque Amblardus, qui la rebâtit dans le XI.ᵉ » siècle, et la représentation de l'église, faite avec ce » même pavé de petites pierres noires. »

Le toit est supporté par des pilastres dont plusieurs ont le chapiteau historié. Celui qu'on voit à droite de l'autel représente le paradis terrestre : Adam et Ève sont tentés par le diable; c'est sa victoire. A la gauche

---

(1) Il est gravé, entre autres, dans l'*Histoire de Lyon* par COLONIA, p. 249.
(2) *Curiosités de Lyon*, p. 157.
(3) *Suprà*, p. 86 et 130.
(4) *Curiosités de Lyon*, p. 156.

du même autel on voit la défaite du démon par l'archange Michel.

Sur le mur extérieur de l'église, du côté de l'ancien cloître, qui est démoli aujourd'hui, on lit l'inscription suivante en caractères gothiques (1) :

VIRGO. DEI. MATER. STEPHANI. MISERERE. BONITI.
QVI. IACET. HIC. MONACHI. VENERABILIS. ATQUE. PERITI.
FESTO. NAMQUE. TVO. VITA. DECESSIT. AB. ISTA.
ISTIUS. ECCLESIÆ. CANTOR. SIMVL. ATQUE. SACRISTA.

Près du sanctuaire sont les quatre énormes colonnes de granit qui, avant d'être sciées, n'en faisoient que deux d'environ vingt-cinq pieds de hauteur. On pense que ce sont celles qui étoient placées aux côtés de l'autel d'Auguste, et qui portoient, l'une la figure d'un génie, l'autre celle de la Victoire, ainsi que nous l'apprennent de belles médailles qui ont été publiées dans plusieurs livres d'antiquités (2). Il est aisé de se convaincre que ces colonnes sont antiques, et qu'elles n'ont pas été faites pour ce bâtiment.

Auguste n'avoit point reçu ces honneurs à Rome de son vivant; mais ils lui furent décernés dans les provinces, après la défaite de Sextus Pompée. Le

---

(1) SPON, *Curiosités de Lyon*, p. 161.
(2) COLONIA, *Histoire de Lyon*, t. I.er, p. 90, a fait figurer ces médailles et ces colonnes. ECKHEL, *Doctrina numorum*, VI, 157.

temple que lui érigea la communauté de l'Asie, les autels qui lui furent consacrés à Tarracone, à Narbonne, au confluent de la Charente et de la Sègne, étoient destinés au culte de cet empereur, auquel on avoit associé celui de Rome. Parmi ces monumens, l'autel de Lyon étoit le plus célèbre; mais il ne fut offert à Auguste que sous le règne de Tibère, l'an de Rome 744 (1) : selon Dion Cassius, cet hommage étoit d'une époque antérieure; on y avoit sacrifié le 10 août 742 (2). Il étoit établi au confluent de la Saone et du Rhône, et il portoit les noms des soixante nations qui l'avoient élevé et qui y offroient des sacrifices (3) ; on y voyoit aussi leurs statues. La dédicace en fut faite par Drusus, fils de Livie, frère de Tibère et père de Germanicus. L'Éduen Julius Vercondaridubius en fut le premier prêtre (4). Ce temple avoit un pontife perpétuel, des aruspices, des devins augustaux. Ceux qui le desservoient sous le titre de prêtres de l'autel de Rome et d'Auguste, sont cités dans un grand nombre d'inscriptions perdues, et l'on retrouve leurs noms dans plusieurs de celles qui existent encore, et que j'indique dans cet ouvrage.

---

(1) SUETON. *in Claud.* 2.
(2) DIO CASS. *Hist.* V, 32.
(3) STRAB. IV, p. 292.
(4) FLORUS, *Epitome LIVII*, lib. 137.

CHAPITRE XXXII.

Caligula institua ou rétablit avec plus de pompe des jeux qui se célébroient auprès de cet autel : on les nommoit *Ludi miscelli*, probablement à cause des différentes sortes de combats dont ils étoient *mêlés*. On y distribuoit aussi, comme dans les jeux de la Grèce, des prix d'éloquence, que les vaincus étoient obligés de fournir et d'offrir au vainqueur (1); ils devoient aussi réciter des harangues à sa louange. On ajoute même que quand leur ouvrage paroissoit indigne du concours dans lequel ils étoient entrés, les malheureux auteurs, après avoir effacé avec leur langue, ou au moins avec une éponge, leur impertinente production, étoient fustigés et plongés dans l'une des deux rivières : aussi Juvénal, en parlant des héritiers qui se disputent une succession, dit qu'ils deviennent aussi pâles que celui qui, nu-pieds, marche sur un serpent, ou qu'un rhéteur prêt à débiter sa harangue auprès de l'autel de Lyon (2).

Nous terminâmes la journée par une promenade intéressante. Nous vîmes avec étonnement cet immense quartier conquis sur le Rhône, qui a été forcé de se chercher un autre lit, et de rester dans les limites qui lui ont été assignées. Ce quartier a reçu le nom de *Travaux-Perrache*, parce que cette entreprise

---

(1) SUETON. *in Calig.* 20.
(2) *Palleat, ut nudis pressit qui calcibus anguem,*
Aut Lugdunensem rhetor dicturus ad aram.
JUVEN. *Satyr.* I, 43.

est due à M. Perrache : elle a été commencée en 1770 ; les dépenses énormes qu'elles a causées, ont déjà absorbé la fortune de plusieurs actionnaires, et elle n'a encore reçu qu'une partie de son exécution. L'Empereur a assigné des fonds pour continuer ces travaux ; mais on peut douter qu'ils arrivent jamais à leur entier achèvement. Ce qui est fait a éloigné de deux cents toises le confluent de la Saone et du Rhône, et a toujours procuré un grand avantage à la ville, qui étoit alors trop populeuse pour son étendue, et qu'on ne pouvoit agrandir d'aucun autre côté, à cause des montagnes qui l'entourent et des fleuves qui la bordent. Avant ces utiles travaux, ce terrain formoit une île possédée par un particulier appelé *Mogniat :* pour la défendre contre les prétentions des agens du domaine royal, qui la revendiquoient, il adressa à Louis XIV ce joli quatrain :

> Qu'est-ce pour toi, grand monarque des Gaules,
> Qu'un peu de sable et de gravier !
> Que faire de mon île ! il n'y croit que des saules,
> Et tu n'aimes que le laurier.

Nous rentrâmes dans la ville par le magnifique quai du Rhône. La plus grande partie de Lyon est bâtie sur un sol plat entre le Rhône et la Saone, qui se réunissent au couchant. La Saone traverse la ville, qu'elle sépare de l'ancien Lyon, le quartier de Fourvières. Le Rhône coule en ligne droite au midi de la ville :

ville; le quai est de la plus grande beauté : il est bordé, du côté de la ville, par les magnifiques bâtimens de l'hôpital et du lycée, et par de belles maisons; la vue s'étend au-delà du Rhône, sur les Brotteaux et de riches campagnes. M. Bureau de Puzy y a fait planter des arbres. Ces quais sont très-fréquentés vers le soir.

La belle promenade des Brotteaux est abandonnée, à cause des douloureux souvenirs qu'elle retrace : mais les allées de Bellecour, celles de Perrache au confluent de la Saone et du Rhône, et la terrasse de Fourvières, sont encore des lieux très-agréables; et si l'on veut sortir de la ville, on peut faire de charmantes excursions à l'Ile-Barbe, à Chaponnost, et enfin au Mont-Cindre et au Mont-d'Or.

CHAPITRE XXXIII.

ÉCOLE VÉTÉRINAIRE. — Jardin. — Cabinet. — Ancienne maison des Génovéfains. — Inscriptions inédites. — Tombeaux de famille. — Orthographe vicieuse. — Inscriptions chrétiennes. — Clos de M. Marduel. — Autres inscriptions.

A peine le jour étoit-il levé, que M. Bérenger vint nous trouver pour nous conduire à l'école vétérinaire : elle est la première de ce genre qui ait été établie, et elle a rendu immortel le nom de Bourgelat son fondateur. Les succès de cette école lui attirèrent bientôt un grand nombre d'élèves nationaux et étrangers ; et celle d'Alfort, près de Paris, fut fondée sur le même plan. Cette école est établie dans le local de l'ancien couvent des religieuses de Sainte-Élisabeth, autrement nommé *Maison des Deux-Amans*, au faubourg de la Guillotière, sur le bord de la Saone. Le jardin est pittoresque et bien entretenu : au fond est une jolie colline couverte de beaux arbres, de mélèzes, de pins du Nord et du lord Weymouth. Nous rencontrâmes plusieurs élèves qui étudioient dans ce lieu solitaire ; ce qui ajoutoit à l'intérêt qu'il inspire : tous tenoient des livres relatifs à leur profession, ou relisoient leurs cahiers.

De cette montagne jaillissent des sources d'eau

vive. Les bassins sont ornés de petites fabriques à l'italienne, avec des inscriptions : sur l'une on lit, DEO FONTI VIVO; sur une autre, parée d'un fronton, BONORUM OMNIUM FONTI.

Les élèves demeurent trois ans dans cette école. Ils ont des exercices pour chaque journée. M. Bredin, homme estimable et habile, digne successeur de Bourgelat son maître, eut la bonté de nous conduire : nous entrâmes dans le cabinet des dissections, puis dans la salle des préparations, où l'on voit le buste en marbre de Bourgelat, fait à Paris par Boizot. Sur le piédouche on lit :

ARTIS VETERINARIÆ MAGISTER.

Une dalle blanche de marbre, posée sur le devant du cippe, présente cette inscription :

CLAUD. BOURGELAT EQUITI
OB INSTITUTAM
ARTEM VETERINARIAM
DISCIPULI MEMORES
ANNUENTE REGE
POSUERE
ANNO M. DCC. LXXX.

On remarque dans cette salle une collection de fers à cheval; un squelette d'homme sur un squelette de cheval; un homme à pied avec la myologie, il est dans l'attitude de tirer une flèche; une belle préparation névrologique; un esturgeon empaillé, qui a été pris dans la Saone. Cette collection est d'ailleurs trop peu considérable, et répond mal à l'importance et à l'utilité de l'établissement ; il sera bientôt facile de l'augmenter, en faisant travailler les élèves.

Le nombre de ceux-ci est d'environ cent soixante. On peut s'adresser aux professeurs pour se procurer des chevaux ou d'autres animaux domestiques, ou pour les faire guérir.

On nous avoit parlé d'inscriptions antiques enchâssées dans les murs de l'ancien monastère des religieux Génovéfains ; c'étoit assez pour exciter notre curiosité : nous quittâmes M. Bérenger, et nous reprîmes le chemin des hauteurs de Fourvières. Nous espérions y trouver quelques inscriptions inédites, et notre attente ne fut pas trompée : ces monumens sont en assez grand nombre, et aucun n'a encore été publié. Les Génovéfains les découvrirent, lorsqu'ils rebâtirent une partie de leur maison ; et ils eurent le bon esprit de les faire enchâsser dans les murs de leur couvent. Plusieurs de ces inscriptions sont étendues et assez importantes : nous éprouvâmes une grande joie en les voyant, et nous nous appliquâmes sur-le-champ à les lire et à les copier. On peut compter en général sur l'exactitude de nos copies, nous y avons apporté le plus grand soin : nous revoyions alternativement la transcription que chacun de nous avoit faite, et nous cherchions ensemble à déterminer les lettres effacées et les points difficiles.

Il y a dans la cour, au midi, une porte qui conduit à un jardin : l'un des jambages est formé de deux pierres qui proviennent de tombeaux ; en voici les inscriptions, qui sont gravées en beaux caractères de vingt lignes de hauteur :

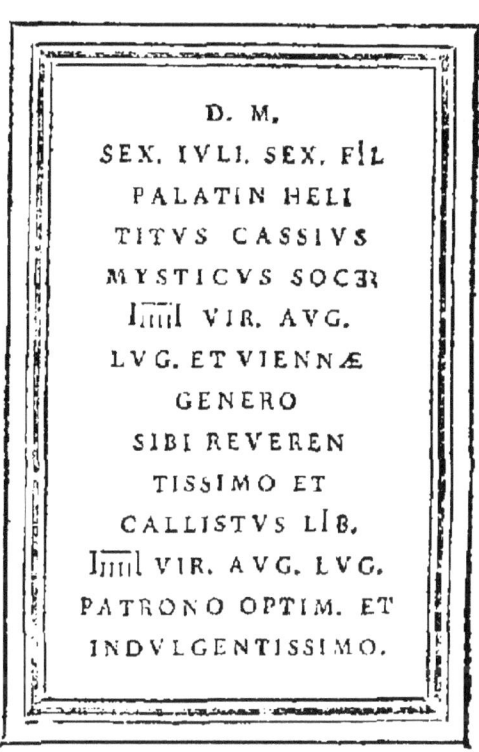

A Sextus Julius Helius, de la tribu Palatine (1), fils de Sextus. Titus Cassius Mysticus, son beau-père (2), sévir augustal à Lyon et à Vienne, à son gendre très-respectueux ; et Callistus, affranchi, sévir augustal à Lyon, à son excellent et très-indulgent patron.

―――――――――――――――――

(1) Ligne 3. PALATINÂ tribû.
(2) Ligne 5. SOCER.

La seconde est au-dessous de la précédente; les caractères sont de la même beauté : on y voit qu'elle appartient à la même famille.

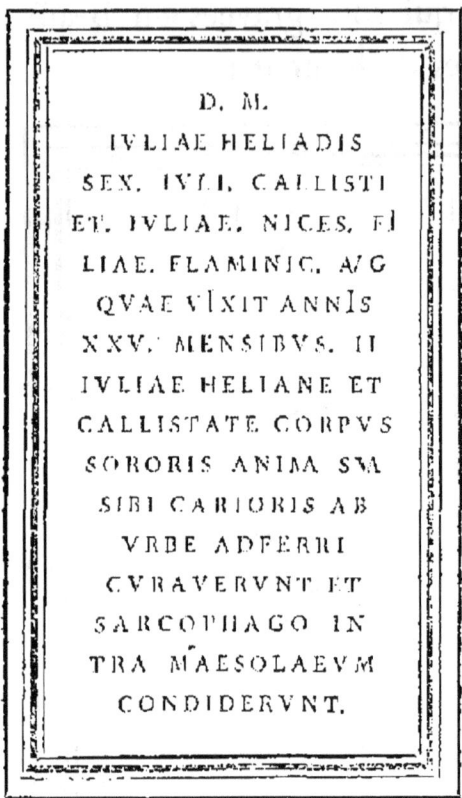

```
        D. M.
   IVLIAE HELIADIS
   SEX. IVLI. CALLISTI
  ET. IVLIAE. NICES. FI
  LIAE. FLAMINIC. AVG
  QVAE VIXIT ANNIS
  XXV. MENSIBVS. II
  IVLIAE HELIANE ET
  CALLISTATE CORPVS
  SORORIS ANIMA SVA
  SIBI CARIORIS AB
  VRBE ADFERRI
  CVRAVERVNT ET
  SARCOPHAGO IN
  TRA MAESOLAEVM
    CONDIDERVNT.
```

A Julia Helias, fille de Sextus Julius Callistus et de Julia Nice, flamine (1) *d'Auguste, qui a vécu XXV ans et II mois : Julia Héliané et Julia Callistaté* (2) *ont fait apporter de la ville le corps d'une sœur qui leur étoit plus chère que la vie, et elles l'ont placé dans un sarcophage et déposé dans le tombeau* (3).

---

(1) Ligne 5. FLAMINICA, c'est-à-dire *prêtresse*.

(2) Lignes 8 et 9. On lit IVLIAE HELIANE ET CALLISTATE, c'est-à-dire, *les deux Julies Héliané et Callistaté*, ou *Julia Héliané et Julia Callistaté*.

(3) Ligne 15. INTRA MAESOLAEVM. Ce dernier mot doit être mis ici pour *masileum*, qu'on trouve employé par FRONTIN, avec la même acception que *mausoleum*. (FRONT. *De re agrariâ*,

CHAPITRE XXXIII.

Dans la cour, à gauche en entrant par la grille, il y a dans le mur une pierre brisée; on y lit:

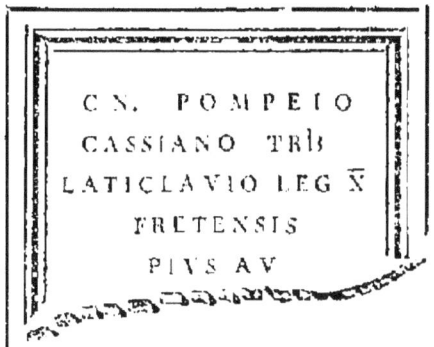

Elle nous apprend que Cneius Pompeius Cassianus, à qui elle est dédiée, étoit tribun *laticlavius* (1) de la légion *Fretensis* (2).

---

cap. *de controversiis*, §. 13, et les notes de KEUCHENIUS sur ce passage, p. 398 de son édition, Amsterd. 1661, in 8.°) Il paroît donc qu'il y avoit pour la famille de Callistus un tombeau commun, *masileum*; que le graveur a écrit *mausoleum*, à cause de l'analogie de ce mot avec celui de *mausoleum*; que les corps étoient renfermés dans différens sarcophages, et accompagnés d'inscriptions, dont celles-ci faisoient partie.

(1) Lignes 2 et 3. TRIBuno LATICLAVIO, décoré du laticlave. On appeloit ainsi les tribuns militaires issus d'une famille sénatoriale. (JUST. LIPS. *de Militiâ Rom.* II, 9.) Le nom de ces officiers se retrouve dans plusieurs autres inscriptions. Ils avoient, à dix-sept ans, le droit de porter le laticlave comme leur père. Ce fut Auguste qui établit le premier cette distinction. LEBEAU, XV.e *Mémoire sur la Légion romaine*, dans les *Mémoires de l'Académie des belles-lettres*, XXXVII, 126.

(2) Lignes 3 et 4. LEGionis X FRETENSIS. On appeloit *Fretenses* les soldats qui étoient enrôlés sur les bords du détroit de Sicile, nommé aussi alors *Siculum fretum* et *Mare fretense*. La légion *X fretensis* est citée dans plusieurs inscriptions du *Trésor de* GRUTER, CXCIV, 2; CCCLIV, 5; CCCLXVII, 6, etc.

504   CHAPITRE XXXIII.

Les deux inscriptions suivantes se lisent sur les jambages d'une porte de l'écurie :

```
            D.    ⚒    M.

        ET MEMORIAE AE'E
              NAE
    CASSIANI. LVPVLI. MIL. LEG. IMP
    STIP. VII QVI VIXIT. ANNIS XXV. DI
    BVS XIIII IVVENIS OPTIMI
    CYRILLIA MARCELLINA MATER
    LABORIOSSIMA FACIENDVM
    CVRAVIT POSTERISQVE SVIS
    ET SVB ASCIA DEDICAVIT
    PROCVRANTE GELLIO IVSTO
    IIIII VIR AVGVSTALE CCC AVG
              LVG
```

Aux mânes et à la mémoire éternelle (1) *de Cassianus Lupulus, soldat de la légion 1.re Minervienne pieuse* (2)*, où il a servi sept ans* (3)*, qui a vécu vingt cinq ans quatorze jours, jeune homme excellent. Cyrillia Marcellina, sa mère, douloureusement affligée* (4)*, a fait faire ce monument pour elle et sa postérité, et l'a dédié sous l'ascia, par les soins de Gellius Justus, sévir augustal de la colon^{ie} Claudia Copia Augusta de Lyon* (5)*.*

---

(1) Ligne 1. *AETErNAE.*
(2) Ligne 4. *MILitis LEGionis I Minerviæ Piæ.*
(3) Ligne 5. *STIPendiis VII.*
(4) Ligne 8. *LABORIOSSIMA* pour *LABORIOSISSIMA.*
(5) Lignes 12 et 13. *Coloniæ Claudiæ Copiæ AVGustæ LVGdunensis.*

CHAPITRE XXXIII. 505

La seconde inscription est moins facile à expliquer; les côtés de la pierre paroissent avoir été rognés pour l'adapter à la porte :

```
D.    ⚒    M.
ET QVIETI. AETERNAE
PRIMITIVI ANIMAE
OPTIMAE QVI VIXIT
ANN XXV. M. VIII. D. I
QVI SEPELLITVS EST I
N AE PISAE IN TVSCI
D FLVMEN MACRA
PHRODISIVS IIIII VIR
AVG LVGVD ALVMN
O KARISSIMO ET SIB
VIVVS FECIT
SVB ASCIA DEDICAV
```

Aux mânes et au repos éternel de Primitivus, ame excellente, qui a vécu vingt-cinq ans huit mois et un jour (1), et qui est enterré (2) dans le territoire de Pise en Etrurie, près du fleuve Macra (3); Aphrodisius, sévir augustal de Lyon, a consacré ce monument de son vivant, pour lui, pour son élève chéri, et l'a dédié sous l'ascia.

---

(1) Ligne 5. *ANNIS XXV, Mensibus VIII, Die I.*

(2) Ligne 6. *SEPELLITVS EST.* L'*L* est redoublée par l'ignorance du graveur : nous avons déjà vu qu'en général l'orthographe des inscriptions que l'on a trouvées dans ce clos est vicieuse. On lit souvent dans les inscriptions SEPELITUS, au lieu de *sepultus*. Je ne saurois déterminer les quatre lettres qui sont après le mot *EST*, parce qu'elles sont trop altérées dans l'original ; je crois qu'il faut lire IN AG, c'est-à-dire, IN AGRO PISAE, *dans le territoire de Pise*.

(3) Ligne 8. *AD FLVMEN MACRAM. Macra*, aujourd'hui *Magra*, est une rivière qui sépare l'Etrurie de la Ligurie.

Le seuil de la petite porte de la même écurie est formé par la pierre suivante :

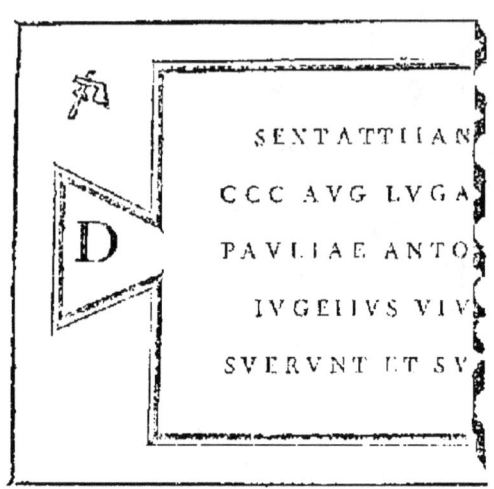

Diis manibus SEXTI ATTII IANuarii.... *Coloniæ Claudiæ Copiæ* AVGustæ LVGdunensis A..... PAVLIÆ ANTOniæ..... con*IVGI EIVS* (1) VIVI...*sibi po*SVERVNT ET SVb *ascia dedicaverunt.*

Nous rentrâmes ensuite dans le clos, où nous vîmes une grande pierre blanche placée dans le mur d'une terrasse du jardin, auprès d'un petit escalier. On y lit les trois inscriptions suivantes ; la première n'est pas entière.

---

(1) Il paroît que les deux lettres E et I sont transposées, et qu'au lieu de IVGEIIVS, il faut lire IVGI EIVS, c'est-à-dire, *conjugi ejus*; la première syllabe du mot *conjugi* étoit sur la portion brisée de la ligne précédente.

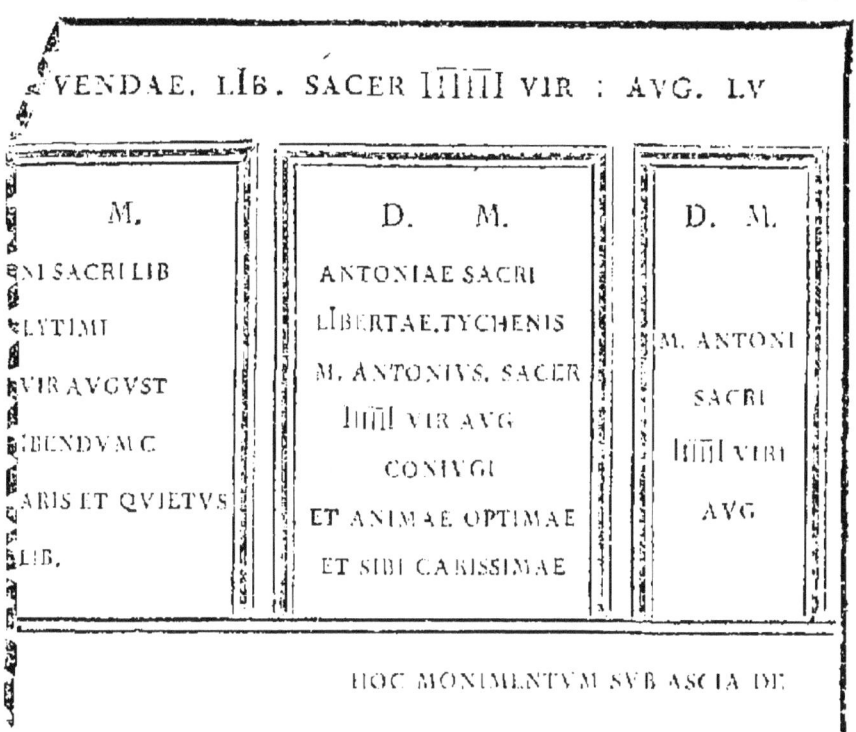

Il paroît, d'après la première et la dernière ligne de ce monument, qu'il a été consacré à la même famille, et dédié sous l'*ascia* par Sacer, affranchi de Venda, et sévir augustal à Lyon. Il contient trois épitaphes. Celle de Polytimus, sévir augustal, affranchi d'Antonius Sacer (1), a été écrite par les soins de ...aris (peut-être *Apollinaris*) et de Quietus, affranchis (2).

La seconde est consacrée aux mânes d'Antonia Tyche, affranchie de Sacer, par M. Antonius Sacer, sévir augustal, à son épouse, son ame excellente, et qui lui étoit très-chère.

---

(1) *Diis Manibus antonii sacri liberti ...polytimi sevIri augustalis.*

(2) *scriBENDUM curaverunt.....aris et quietus liberti.*

La troisième est dédiée aux mânes de ce même Antonius Sacer, sévir augustal.

Sur la terrasse à droite en entrant, on lit cette curieuse inscription :

```
            D.    ⚔    M.
ET MEMORIAE AETERNAE IVL.
I. ALEXSADRI NATIONE AFRI. CIVI
CARTHAGINESI. OMINI OPTIMO OPIF
CIARTIS VITRIAE QVI VIX ANOS LXX
MENSEN V DIES XIII SENE VLLA
LESIONE ANIMI CVM COIVGE
SVA VIRGINIA CVM QVA VIX
SIT ANNIS XXXXVIII EX QVA
CREAVIT FILIO. III. ET FILIAM
EX QVIBVS HIS OMNIBVS NE
POTES. VIDIT. ED. EOS SVPEST :
TES SIBI RELIQVIT HVNC
TVMVLVM PONENDVM CV
RAVERVNT NVMONIA. BE
LLIA. VXSOR. ET. IVLIVS. AL
EXSIVS FILIVS ET IVLIVS F
ELIX FILIVS ET IVLIVS GAL
LONIVS FILIVS ET NVME
NIA BELLIOSA FILIA ET
NEPOTES EIVS IVLIVS AVIT
VS. IVLIVS FELIX. IVLIVS
ALEXSANDER IVLIVS GALON
VS LEONTIVS IVLIVS GALON

IVLIVS. PONI. V. SIBI. P. CVR

//////////// DEDICAV.
```

CHAPITRE XXXIII.

Aux mânes et à la mémoire éternelle de Julius Alexander, né en Afrique, citoyen de Carthage, homme excellent, ouvrier dans l'art de la verrerie (1), *qui a vécu LXX ans V mois et XIII jours, dans une parfaite union avec son épouse qu'il a reçue vierge, avec laquelle il a vécu XLVIII ans, dont il a eu trois fils et une fille, qui tous lui ont donné des petits-fils qu'il a laissés vivans. Ce monument a été élevé par les soins de Numonia Bellia son épouse, d'Alexsius son fils, de Julius Félix son fils, de Julius Galonius son fils, de Numenia Belliosa sa fille, et de ses petits-fils Julius Avitus, Julius Félix, Julius Alexander, Julius Galonius, Leontius Julius Galonius* (2).

A côté de l'inscription tumulaire du vitrier, on voit cette autre, également enchâssée dans le mur de la terrasse du jardin :

```
       D.    ⚒    M.
──────────────────────────
ET MEMORIAE AET
ADIVTORIAE PERP
ETVE FEMINE DVL
CISSIME CIVI TRAI
ANESI QVE VIXIT ANNIS
XXXXVII IVLIVS VALLIO
CONIVGI KARISSIME
PONENDVM CVRAVIT
ET SIBI VIVS PONENDM
CVRAVIT ET SVB ASCIA
     DEDICAVIT.
──────────────────────────
```

────────────────────
(1) Lignes 3 et 4. *OPIFICI ARTIS VITRIÆ.*

(2) Il est probable que ces inscriptions ont été pour la plupart faites dans le même temps, par le même ouvrier, ou du moins

A la mémoire éternelle d'Adjutoria Perpetua, femme très-douce, citoyenne de Trajana (1), *qui a vécu XXXXVII ans : Julius Vallion a eu soin de faire poser ce monument pour lui et pour son épouse très-chère, et l'a consacré sous l'ascia.*

Au-dessus des deux inscriptions précédentes, sur le même mur, on voit la pierre suivante ; elle est ornée, à ses deux extrémités, de petits génies qui tiennent un de ces boucliers échancrés appelés *peltæ*.

M. CRIXSIVS ANTONIVS ET VICTORIA LAMIA
CONIVNX EIVS ET VICTORIA NOVELLA MATRI CARISSIMAE VIVI
SIBI FECERVNT POSTERISQVE SVIS ET SVB ASCIA DEDICAVERVNT.

Cette inscription, offerte par M. Crixsius Antonius, Victoria Lamia son épouse, et Victoria Novella (2), à une mère chérie, n'a rien qui doive nous arrêter (3).

---

dans la même fabrique. L'incorrection de l'orthographe doit le faire supposer. Ainsi on lit *ALEXSADRI* pour *Alexandri*; *CARTHAGINESI* pour *Carthaginensi*; *OMINI* pour *homini*; *VITREÆ* pour *vitreæ*; *ANOS* pour *annos*; *MENSEN* pour *menses*; *SENE* pour *sine*; *LESIONE* pour *lesione*; *COIVGE* pour *conjuge*; *SVPESTITIS* pour *superstites*; *ED* pour *et*.

(1) Lignes 4 et 5. *CIVI TRAIANESI* peut-être pour *Traimensi*, au lieu de *Trajanæ*. Trajana est une ville du *Picenum*, aujourd'hui *Potentia*.

(2) Probablement sœur de Crixsius.

(3) Nous remarquerons seulement l'orthographe du nom *Crixsius*, qui ressemble à celle des mots *Alexsander* et *Alexsius* dans l'inscription de la page 508. Les marbres nous présentent plusieurs exemples de cette manière d'écrire. Voyez MARINI, *Inscrizioni Albane*, p. 91. C'est ainsi qu'on y lit souvent *VIXSIT* pour *vixit*.

CHAPITRE XXXIII.

Près de là nous trouvâmes les inscriptions suivantes :

```
CLAVDIAE
PHILENTI AVG.L.LIBE
TAE HEVRESI VRBA
NVS ET SVRVS FRATR
SORORI PIISSIMAE.
```

A Claudia Heuresis, affranchie de Philentus, affranchi de l'empereur (1); Urbanus et Surus, ses frères, à une sœur très-pieuse (2).

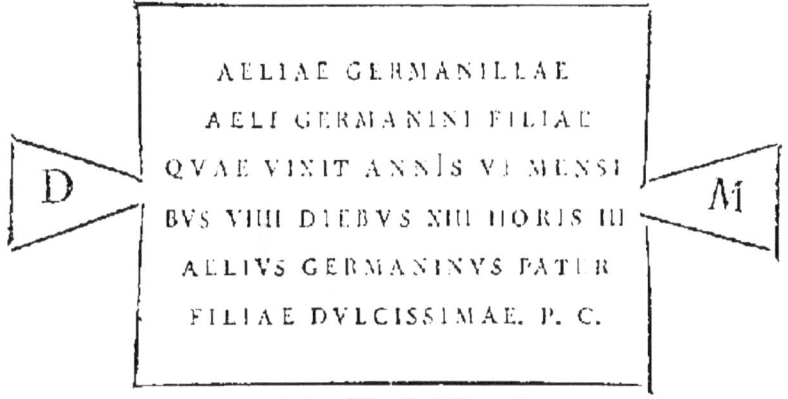

```
AELIAE GERMANILLAE
AELI GERMANINI FILIAE
QVAE VIXIT ANNIS VI MENSI
BVS VIIII DIEBVS XIII HORIS III
AELIVS GERMANINVS PATER
FILIAE DVLCISSIMAE. P. C.
```

A Ælia Germanina (3), fille d'Ælius Germaninus, qui a vécu VI ans IX mois XIII jours et III heures : Ælius Germaninus son père a fait élever ce monument (4) à une fille très-aimable (5).

---

(1) Lignes 2 et 3. PHILENTII AVGusti Liberti LIBERTAE.

(2) On sait que le mot *pietas* signifie l'amour envers ses parens : ainsi les frères de Claudia Heuresis n'ont fait que reconnoître, par ce monument, son amour pour eux.

(3) Le nom du père de cette jeune enfant prouve qu'il y a ici une faute d'orthographe, et qu'il faut lire GERMANINAE, et non GERMANILLAE.

(4) Ligne 6. *Ponendum Curavit.*

(5) Ibid. *DVLCISSIMÆ.* Le soin de faire placer des inscriptions sur la tombe des plus jeunes enfans, d'indiquer soigneusement le nombre d'années, de mois et même de jours qu'on les a possédés, est véritablement touchant.

CHAPITRE XXXIII.

On lit auprès ces trois inscriptions, qui appartiennent à des Chrétiens, et dont l'écriture paroît être du IV.ᵉ ou même du V.ᵉ siècle :

1.

```
REQVIESCIT INNO
VRSVS QVI VIX
NVSQVATTVO
MENSES HOCTO
VENERIS SEPT
CEMO KALEND
.............
.........
```

2.

```
IN HOC TVMOLO
REQVIESCIT BONAE
MEMORIAE ROMANVS
PRESBITER. QVI. VIXIT.
IN PACE. ANNIS. LXIII
OBIIT NONVM K FEB
RARIAS
```

3.

```
IN HOC TV
MVLO REQV
IESCIT
OBILLAS
SVS. QVI VIXIT
ANNOS LXI.
OBIIT......
```

La première, qui est celle d'*Ursus*, est remarquable à cause des fautes d'orthographe. Le second mot de la première ligne se remplit par *INNOcens*, nom qui convient à un enfant qui n'a vécu que quatre ans

CHAPITRE XXXIII.

et huit mois. Les mots *quatuor*, quatre, et *octo*, huit, sont écrits d'une manière vicieuse, QVATTVOr et HOCTO; on y lit de même *anNVS* au lieu d'*anNOS*. Par les deux dernières lignes, on doit entendre que le jeune Ursus est mort le vendredi, 7 des kalendes de....

Le prêtre Romanus, de bonne mémoire, dont il est question au n.° 2, a vécu dans la paix pendant soixante-trois ans; il est mort le 9 des kalendes de février (1).

Obillasus, n.° 3, a vécu soixante-un ans, &c.

```
         D.     M.

IAE.... PLACIDAE
T. APHRODISI FILIAE
VRBIS ARGENTARI
HOC. LVG. CLAVDIA
IDA MATER MISERRIMA
QVAE SVPERVIXIT
POSVIT
```

Aux mânes de IAE.. (2) *Placida, fille de T. Aphrodisius, trésorier de la ville* (3); *Claudia Ida, sa mère très-malheureuse, qui lui a survécu, a posé ce monument, ici* (4) *à Lyon.*

---

(1) Lignes 6 et 7. *NONVM K. FEBRARIAS*, probablement pour *nono Kalendas FEBRUARIAS*.

(2) Ligne 2. *IAE*..... probablement *Juliæ Æmiliæ*.

(3) Ligne 4. *VRBIS ARGENTARII*, banquier de la ville.

(4) Ligne 5. *HOC* pour *HIC LVGduni*.

```
FLORIDO VERI
FLAVÆ MESSI
MVSTVLENTO AVTVMNO
```

Au Printemps fleuri, à la Moisson dorée, à l'Automne vineux.

On trouve dans le territoire de Grenoble plusieurs inscriptions semblables, également consacrées aux saisons (1).

Dans un coin du jardin, on lit cette inscription :

```
D.       ⚒       M.
M. SECVNDI
SATVRNINI
M. SECVNDIVS
ACCEPTVS NE
POTI. ET LIBERTO
P. C. ET SVB ASCIA D.
```

Aux mânes de M. Secundius Saturninus : M. Secundius Acceptus, à son petit-fils et son affranchi, a fait placer ce monument, et l'a consacré sous l'ascia (2).

———

(1) *Lettre de M.* CHAMPOLLION *sur quelques inscriptions des environs de Grenoble.* Voyez *Magasin encyclopédique*, année 1806, tome II, page 323.

(2) Ligne 7. *Ponendum Curavit ET SUB ASCIA Dedicavit.*

CHAPITRE XXXIII.

La suivante, qui est auprès, est plus intéressante :

```
NATI LVCEN̄
NATIVS VENVSTVS
NATIVS FELICISSIMVS
NATIA VENERIA LIBER
KARISSIMO
VENI INOCEN̄ISSIMO
S:BIVIVI POSVERCVRAN̄
NATIO FIL. IIIIII VIRO
AVG LVG. EIVSDEMQVE COR
PORIS CVRATOR DENDRO
PHORO AVG LVG EIVSDEM
CORPORIS CVRAE PATRONO
CENTONARIOR. LVG. CONSIST.
OMNIB HONORIB. APVD EOS ET
:VB ASCIA DEDICAVERVNT
```

A Natius Lucentus ; Natius Venustus, Natius Felicissimus, Natia Veneria, ont fait poser ce monument de leur vivant à eux et à un affranchi très-chéri, jeune homme de mœurs très pures (1), *Natius* leur fils, ayant servi augustal (2) à Lyon, administrateur du même corps, et dendrophore (3) d'Auguste à Lyon, curateur du même corps, patron des centonarii (4) qui résident à Lyon, ayant eu parmi eux tous les honneurs (5), et ils l'ont dédié sous l'ascia.

---

(1) Ligne 6. juVENI INNOCENTISSIMO.

(2) Lignes 8 et 9. IIIIII VIRO (c'est-à-dire seviro) AVGustali LVGduni.

(3) On appeloit *dendrophori* ceux qui faisoient transporter les bois nécessaires pour la construction des machines de guerre. On appeloit encore ainsi ceux qui portoient des branches d'arbre dans les cérémonies sacrées ; *Natius* remplissoit cette fonction dans les sacrifices qui se célébroient à l'autel d'Auguste.

(4) Ceux qui faisoient des *centons*. C'étoient des pièces de cuir ou de laine pour garantir les machines contre les projectiles de l'ennemi.

(5) *Suprà*. p. 337 et 449.

A l'extrémité d'une haie, à côté d'une allée, est placée une pierre tumulaire en forme d'autel ; sur la surface supérieure on voit une excavation circulaire, légèrement creusée, propre à recevoir une urne.

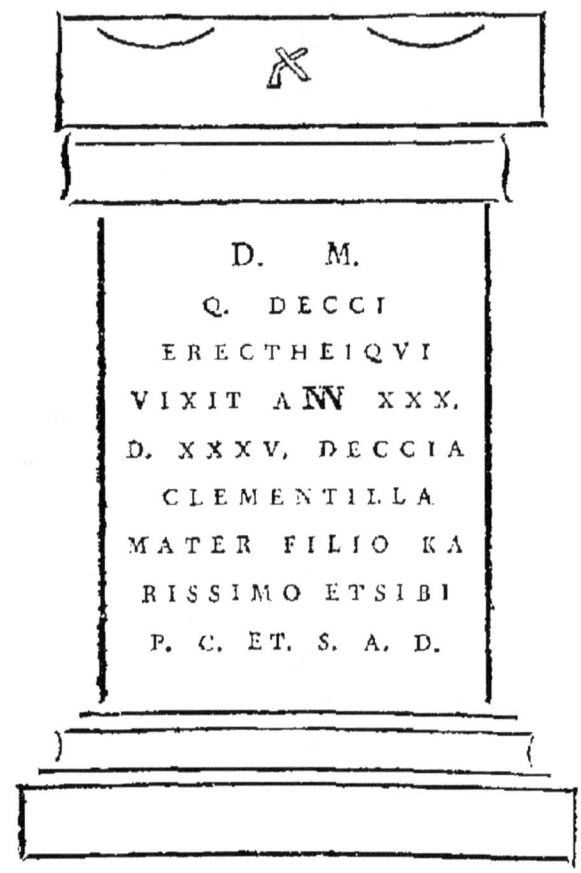

Cette inscription de Deccia Clementilla à son fils Q. Deccius Erectheus (1) n'a que des formules ordinaires.

Après avoir copié toutes ces inscriptions, nous demandâmes dans les maisons voisines s'il n'y en

---

(1) Au lieu d'*Erechtheus*.

CHAPITRE XXXIII.

avoit pas de semblables; nous trouvâmes dans le clos de M. Marduel les trois suivantes, qui sont également inédites :

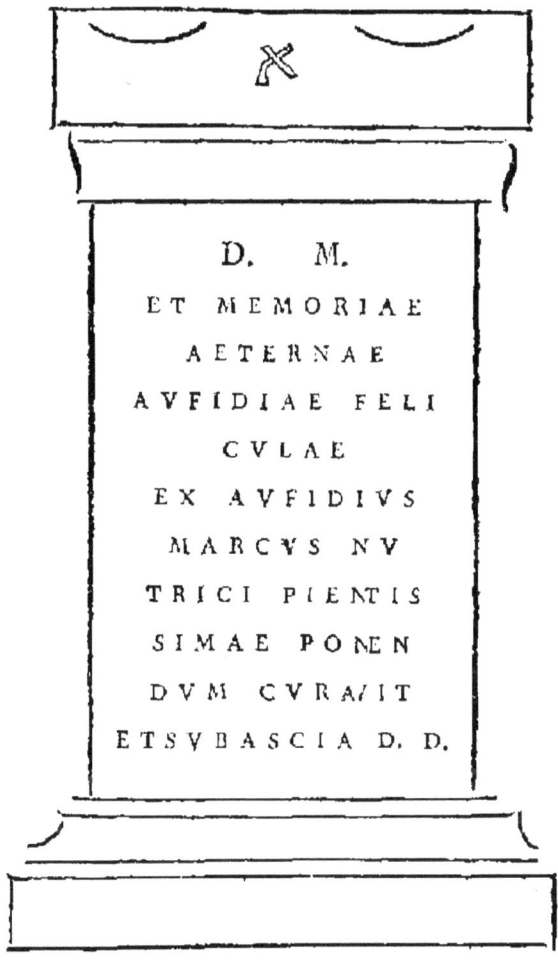

C'est un témoignage de la reconnoissance de Sextus (1) Aufidius Marcus pour sa fidèle nourrice Aufidia Felicula. Le nom qu'elle porte indique qu'Aufidius l'avoit affranchie. Cette pierre soutient l'angle d'un hangar de réservoir.

(1) Ligne 6. SEXTUS.

518 CHAPITRE XXXIII.

Au coin du jardin :

```
FORTVNATA
VIXIT ANNIS LXXXX
(1) CEI FILI MATRI
PIENTISSIMAE
```

A la porte du jardin :

```
D.   M.
L. METTI FIRMI
EMER//////FO LEG
XXX VV (2)
L METTIVS
HILARVS FRAT
CARISSIMO
```

En revenant, nous copiâmes encore dans la rue Trion cette pierre, qui forme la margelle d'un puits :

```
MERCVRI
OAVGVSTO L. PE
REGRINIVS. L.
LIBERTVS POM
TINARVLLNVS (3)
```

(1) *CEI*, les deux *Caius*.

(2) Il faut lire *EMERito primiPILO LEGionis XXX Valentis Victricis*. Lucius Mettius Firmus, à qui son frère L. Mettius Hilarus a consacré cette inscription, étoit émérite et *primipilus* de la trentième légion. L'*F* aura été mise par erreur pour l'*L*.

(3) *RVLLINVS*, de la tribu *Pomptina*.

CHAPITRE XXXIII.

Contre le mur, dans la même rue, on lit :

```
SEX SELIO SEX FILGAL(1)
HOMVLINO DEFVNCTO
```

Dans le clos de la maison Plouvier, sur un cippe :

```
QVIETI MEMORIAEQVE
        AETERNAE
   TVMIAE PHOEBIANAE
    VXORI FIDELISSIMAE
       SAPIENTISSIMAE
   INTERCETERAS CASTAS
        CASTISSIMAE
       CVM. QVA VIXI
      ANNIS XXIII SINE
     VLLA ANIMI LASIONE
        V. R. PHILEROS
     V. G. LIB. P. C. ET
        SVB ASCIA DEDI
```

R. Phileros vivant, affranchi de Gaïus vivant (2), *consacre cette pierre à Tumia Phœbiana, épouse très-fidèle, très-sage, et la plus chaste parmi les autres femmes chastes, avec laquelle il a vécu XXIII ans sans aucune peine d'ame* (3).

Nous avions passé plus de dix heures à copier ces inscriptions ; il étoit près de six heures quand nous revînmes à la ville, où nous ne songeâmes plus qu'à nous délasser d'un travail aussi fatigant.

_____

(1) De la tribu *GALeria*.
(2) Lignes 11 et 12. *Vivens R. PHILEROS Vivents Gaii LIFertus.*
(3) Ligne 10. *LASIONE* pour *læsione*.

CHAPITRE XXXIV.

MAISON de l'abbé Rozier. — Maison de M. Dutilleul. — Inscriptions. — Taurobole pour Septime-Sévère. — Fastes consulaires corrigés. — *Centenaria procuratio*. — Autel élevé en mémoire des succès de Carus. — Ce prince et ses deux fils appelés Augustes. — Perte des anciennes inscriptions trouvées à Lyon. — Moyen de conserver celles qui ont été récemment découvertes. — Bibliothèque de M. Riols, Ouvrages sur vélin. — Cabinet de M. Tacon; — de M. de Boissieu. — Tableaux de M. Grobon. — ILE-BARBE. — Maisons de campagne. — Étoffes de soie. — Beau sarcophage de l'hôtel de la Balmondière. — Chasse de Méléagre.

Nous devions être contens de la moisson que nous avions faite la veille, et elle eût pu suffire pour nous persuader que nos recherches n'étoient pas infructueuses; nous ne nous attendions pas à faire dans cette journée une récolte presque aussi importante, ou qui du moins, sans être aussi abondante, n'est pas d'un moindre intérêt.

Nous avions desiré de voir la maison qui étoit habitée par le Columelle français, le célèbre et malheureux abbé Rozier, à qui la physique et l'agriculture ont tant d'obligations. On sait que ce savant si paisible et si modeste fut atteint dans sa chambre par un boulet de canon pendant le siége de Lyon.

CHAPITRE XXXIV.

On nous avoit dit que cette maison renfermoit aussi quelques inscriptions romaines : c'étoit un double motif pour nous y attirer. Nous vîmes en effet cette habitation, située rue des Maçons ; nous la reconnûmes à la devise écrite sur la porte :

LAUDATO INGENTIA RURA,
EXIGUUM COLITO.

Louez les grandes possessions, cultivez un petit champ.

On nous assura dans la maison qu'il n'y existoit aucune inscription romaine : nous retournions sur nos pas, lorsque le hasard nous fit entrer dans une maison voisine, dont la terrasse domine sur toute la ville. Le propriétaire, M. Dutilleul (1), nous dit qu'il avoit quelques pierres écrites : quelle fut notre joie en jetant les yeux sur la belle inscription qui suit, et qui n'a pas été publiée, quoiqu'elle soit

---

(1) Rue des Maçons, n.° 46.

522　　　　CHAPITRE XXXIV.

digne d'être assimilée à l'autel de la préfecture, dont j'ai déjà parlé au chapitre XXX, page 455.

```
::.ALVI :;.: IMP L.SEPTIMI
RIVPIII PERTINACIS AVG
ET M AVRELI ANTONINI CAES
IMP    DESTINATI    ET
IVLIAE AVG MATRIS CASTROR
TOTIVSQVE DOMVS DIVINAE
EORVM ET STATV CCC AVG LVG
TAVROBOLIVM FECERVNT
SERTICIA VALERIANA ET
OPTATIA SPORA EX VOTO
PRAEEVNTE AELIO ANTHOSA
SACERDOTE. SACERDOTIA AEMI
LIA SECVNDILLA TIBICINE FL
RESTITVTO APPARATORE VIRE
IO HERMETION E..........
INCHOATVM EST SACRVM IIII
NONAS MAIAS CONSVMMA
TVM NONIS EISDEM
T. SEXTIO LATERANO, L. CVSPIO
RVfino INO COS
L.    D.    D.    D.
```

Pour la conservation (1) *de l'empereur Lucius Septimius Severus pieux, heureux* (2), *Pertinax* (3), *Auguste, et de Marcus Aurelius*

---

(1) Ligne 1.re *Pro salute*. C'est la formule ordinaire des inscriptions relatives aux tauroboles offerts pour la maison impériale.

(2) Lignes 1 et 2. *IMPeratoris Lucii SEPTIMII seveRI PII Felicis*. Plusieurs marbres, qui datent du 3.e tribunat de Septime-Sévère, ou de l'an de Rome 948, lui donnent le nom de *Pieux* [*Pius*].

(3) Après avoir fait rendre à Pertinax les honneurs divins, Sévère voulus prendre son nom.

CHAPITRE XXXIV. 523

Antoninus César, empereur destiné (1), *et de Julia Augusta* (2), *mère des camps* (3), *et de toute leur maison divine* (4), *et pour l'état de la colonie claudia Copia* (5) *Augusta de Lyon; Serticia Valeriana et Optatia Spora ont fait ce taurobole* (6) *pour l'accomplissement d'un vœu; Ælius Anthosa, prêtre, entonnant la prière* (7); *Æmilia Secundilla étant prêtresse* (8); *Flavius Restitutus, joueur*

---

(1) Ligne 4. *IMPeratoris DESTINATI.* Caracalla, fils de Sévère, prit le nom de *Marcus Aurelius Antoninus.* Après la défaite d'Albin, avant la guerre contre les Parthes, Sévère voulut que son fils reçût du sénat les marques de la dignité impériale. Il est appelé *Imperator destinatus* sur beaucoup de marbres de cette époque. MURATORI, *Thes.* MLXXXVIII, 2. *Designatus* est une dénomination plus ancienne. Caius César, fils d'Agrippa, dans le cénotaphe de Pise, *l. 12*, a le titre de *princeps designatus*; Titus a celui d'*Imperator designatus* sur des médailles de l'an de Rome 824.

(2) Ligne 5. Julia Domna, épouse de Sévère, qui est seulement appelée aussi *Julia Augusta* sur beaucoup de médailles.

(3) *Ibid.* Ce titre a été donné à plusieurs impératrices, depuis Faustine, épouse de Marc-Aurèle, qui l'a reçu la première.

(4) Ligne 6. La maison impériale, à laquelle on rendoit des honneurs divins.

(5) *Suprà*, p. 504.

(6) *Suprà*, p. 454 et suiv.

(7) Ligne 11. *PRAEEUNTE.* Ce mot, qui se retrouve dans plusieurs inscriptions, désigne le prêtre qui donnoit le ton des prières (APUL. *Metam.* XI) : c'est pourquoi je crois devoir rendre cette expression par le mot *entonner.*

(8) Ligne 12. *SACERDOTIA*; ce mot s'écrit ordinairement *sacerdotissa.* Nous avons vu qu'Ælius Anthosa n'avoit fait qu'entonner la prière ; ce n'étoit point un prêtre qui avoit offert le sacrifice, mais la prêtresse Æmilia Secundilla. Plusieurs inscriptions nous offrent des exemples de femmes qui ont rempli le dégoûtant ministère taurobolique. VITA, *Antiq. Beneventina*,

de flûte (1); *Vireius Hermetion*, apparateur (2). Les cérémonies sacrées ont commencé le IV.ᵉ des nones de mai, et elles ont été terminées avec les nones du même mois (3), sous le consulat de *T. Sextius Lateranus et de L. Cuspius Rufinus* (4). Le lieu a été donné par un décret des décurions (5).

---

t. I, part. II, n.º 9. Il y est même question, n.ᵒˢ 10 et 11, d'une prêtresse du second ordre, *Terentia Flaviana, sacerdos secundo loco*.

(1) C'étoit sans doute pour jouir aussi des bienfaits que les dieux procuroient à ceux qui offroient le taurobole, que tous ceux qui y avoient pris part vouloient être nommés; c'est pourquoi nous trouvons ici les noms du joueur de flûte et de l'*apparator*.

(2) Ligne 14. *APPARATOR*. Les *apparatores* étoient des espèces d'huissiers ou de sergens qui remplissoient dans les sacrifices l'office de nos bedeaux; ils faisoient ranger le peuple, et veilloient à ce que tout se passât dans l'ordre convenu. Ils sont plus souvent appelés *apparitores* qu'*apparatores*.

(3) La cérémonie, d'après ce compte, a duré quatre jours, depuis le 4 mai jusqu'au 7, selon notre manière de compter les mois.

(4) Cette inscription nous fournit l'occasion d'une correction importante dans les fastes consulaires. Le premier de ces deux consuls y est appelé *Appius Claudius Lateranus*, et *L. Cuspius Rufinus* est nommé *M. Marius Rufinus*. Ce consulat répond à l'année de Rome 950 et de l'ère chrétienne 197; c'est précisément celle dans laquelle Albin fut défait et tué auprès de Lyon. Il est probable que Serticia Valeriana et Optatia Spora étoient deux dames de cette ville, d'un rang distingué, et que ce taurobole fut offert pour l'accomplissement d'un vœu qu'elles avoient fait pour la victoire de Sévère et la conservation de ses jours et de ceux de sa famille.

(5) Ligne 21. *Locus Datus Decreto Decurionum*.

CHAPITRE XXXIV. 525

Les inscriptions suivantes sont sur le mur de la terrasse :

```
        M
    ERNAE
    IANI
    OMAE
    AVG
    C  LVG
    FECIT ET
    SIOCIAE
    CARISS
    ERISQ
    DEDIC        (1)
```

```
OS FVNCTO
OTI AD TEMPL
G    AD CON
ARIS ET RHO   (2)
```

```
TATIO ... F PRAEF           CIVI
COLONIAE ACTORI PVBLIC      SAC
II VIRO AB AERARIO ITEM     AD A
II VIRO A IVRE DICVNDO
FLAMINI AVGVSTALI CVI         F
DIVVS AVREL ANTONINVS       CRES
CENTENARIAM PROCVRATIO      SEN
PROV HADRYMETINAE DEDIT
SACERDOTI AD ARAM CAES N      M
```

(1) *diis Manibus et memoriæ* ætERNÆ....... *IANI sacerdotis ad templum* rOMÆ *et* AVGusti *coloniæ claudiæ Copiæ* LVGdunensis... *sibi* FECIT ET.... SIOCIAE CARISSima *post*ERISQue *et sub ascia* DEDICavit.

(2) ... *apud e*OS FVNCTO *sacerd*OTI AD TEMPLum *romæ et* aVGusti AD CONfluentem ar*ARIS ET* RHOdani. V. *suprà* p. 449.

A (1) ... *Tatius, fils de*..... (2), *préfet de la colonie* (3), *acteur public* (4), *duumvir du trésor* (5), *duumvir pour rendre la justice* (6), *flamine* (7) *augustal, à qui le divin* (8) *Aurelius Antoninus a donné la*

---

(1) La pierre contenoit deux inscriptions ; la seconde est brisée dans sa longueur, et ne peut être restituée.

(2) Ligne 1.re. *TATIO*..... *I FILIO*.

(3) Lignes 1 et 2. *PRÆFECTO COLONIÆ*. NORIS, *Cenot. Pis.* 3.4. pense que quand les décurions n'avoient pu s'accorder sur le choix des duumvirs, l'empereur nommoit des préfets qui jouissoient de la même autorité jusqu'à ce que l'élection fût faite. Cependant il y a lieu de croire que les *duumviri* étoient aussi appelés quelquefois *præfecti* : ces deux mots *II viri præfecti* se trouvent joints dans les célèbres inscriptions des cenotaphes de Lucius Caius et de Lucius César, petits-fils d'Auguste ; et je croirois volontiers que le mot *præfectus* doit aussi se prendre ici pour *II vir*.

(4) Ligne 2. *ACTORI PUBLICO*. Ce mot désigne ordinairement un esclave public ; mais il ne peut avoir cette acception pour Tatius, qui étoit décoré de si honorables emplois. On appeloit aussi *actor* celui qui étoit chargé de l'administration des domaines de son maître. *Actor publicus* n'indiqueroit-il pas ici que Tatius étoit chargé d'administrer les domaines qui appartenoient à la colonie de Lyon, dont il étoit aussi préfet ? peut-être étoit-il chargé de la distribution des alimens que le prince faisoit donner aux indigens ; fonction qui est désignée dans plusieurs inscriptions par les mots *Actor alimentorum*.

(5) Ligne 3. *II VIRO AB ÆRARIO*. Le trésor de la colonie étoit sans doute confié à deux administrateurs.

(6) Ligne 4. *II VIRO A IVRE DICVNDO*. Il est souvent fait mention, dans les inscriptions, des duumvirs dont la fonction étoit de rendre la justice.

(7) Ligne 5. *FLAMINI AVGVSTALI*, prêtre d'Auguste.

(8) Ligne 6. *DIVVS*. Antonin étoit alors divinisé : ainsi cette

CHAPITRE XXXIV.

procuration centenaire (1) *de la province Hadrymétine* (2), *prêtre à l'autel de nos Césars* (3).

Pendant que nous faisions ces copies, la bise et la pluie nous incommodoient prodigieusement; mais

---

inscription a dû être faite peu de temps après sa mort, arrivée l'an de Rome 933, 180 ans après l'ère vulgaire.

(1) Ligne 7. *CENTENARIAM PROCURATIOnem*. Il y avoit sous les empereurs plusieurs officiers auxquels on donnoit le nom de *procuratores* : c'étoient des magistrats pris dans l'ordre équestre ou parmi les affranchis ; ils étoient chargés de la levée des impôts destinés au trésor particulier des empereurs, et jugeoient les contestations en matière fiscale. Quelquefois aussi ils avoient le gouvernement des provinces en l'absence du légat ou du proconsul, sur-tout dans les petites provinces où l'empereur n'envoyoit que des *procuratores* au lieu de ces officiers.

Les *procuratores* étoient souvent désignés par la somme qu'ils recevoient pour se défrayer de leurs dépenses. Ainsi l'on trouve le nom de *procurator ducenarius* donné à un de ces officiers dont la paye étoit de deux cents sesterces. Une inscription publiée par OLIVIERI, *Marmora Pisauriensia*, p. 118, et par PASSIONEI, I, 10, fait mention d'une *procuratio sexagenaria*, c'est-à-dire, pour laquelle le *procurator* avoit reçu soixante sesterces. Le mot *centenariam*, employé ici, prouve que Tatius.... en avoit eu cent.

(2) Ligne 8. *PROVinciæ HADRYMETINÆ*. *Hadrumetum* étoit la capitale de la Byzacène dans l'Afrique propre ; on l'appelle souvent aussi *Adrumetum*. Trajan en fit une colonie romaine. Elle a été décorée ici du titre de province, pour relever la dignité de la magistrature que Tatius..... y avoit exercée. C'étoit un de ces petits pays dans lesquels on envoyoit des *procuratores* au lieu de légats ou de proconsuls.

(3) *Suprà*, p. 449, 491 et suiv.

CHAPITRE XXXIV.

enfin, à-peu-près abrités sous des parapluies, nous vînmes à bout de terminer notre travail.

Pour compléter notre collection d'inscriptions inédites de la ville de Lyon, je rapporterai encore la copie de la suivante, qui a été trouvée en 1779 dans la maison Imbert, rue Sainte-Catherine :

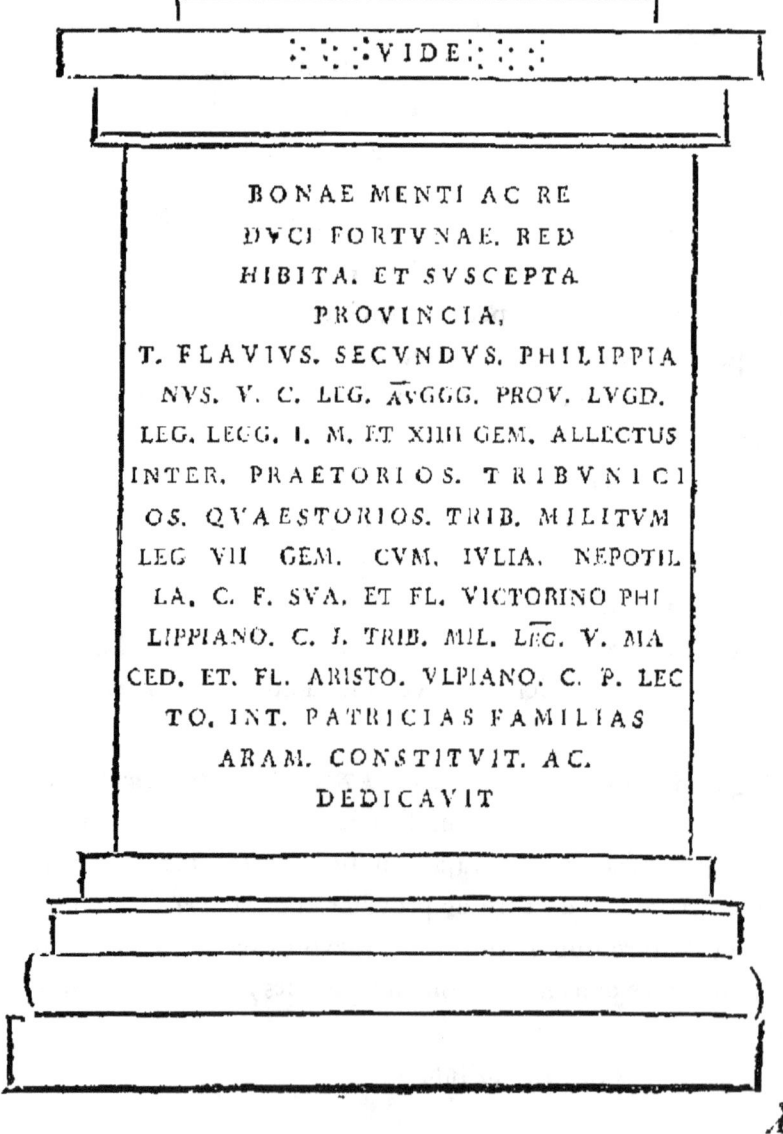

CHAPITRE XXXIV.

A la providence (1), *au bon esprit, à la fortune de retour, la province ayant été rétablie et reprise, Titus Flavius Secundus Philippianus, homme très-illustre, légat des trois Augustes de la province* (2) *de Lyon, légat des légions I.re Minervienne et XIV.e Géminée, admis parmi les prétoriens, les tribunitiens, les questoriens, tribun militaire de la légion VII.e Géminée, avec Julia Nepotilla son épouse, femme clarissime, et avec Flavius Victorinus Philippianus, jeune homme clarissime, tribun militaire de la V.e légion Macédonienne, et Flavius Aristus Ulpianus, enfant clarissime, admis dans les familles patriciennes, a élevé et dédié cet autel.*

La sigle AVGGG., qui signifie *trois Augustes*, se retrouve sur les médailles de Numerianus et sur celles de Carinus: il est donc probable que cette inscription a été faite du temps de Carus. Son fils Carinus fut déclaré Auguste l'an de Rome 1036, 283 de l'ère vulgaire. Carus l'avoit laissé dans la Gaule, où il ne se comporta pas bien; ce qui fit que l'empereur voulut le priver du rang d'Auguste. Numérien ne fut pas déclaré Auguste du vivant de son père; il reçut seulement les honneurs impériaux, ainsi qu'Eckhel l'a très-bien prouvé à l'occasion des médailles de ce prince. Peu de temps avant sa mort, Carus reconquit la Perse; c'est la province dont il est ici question (3).

---

(1) Ligne 1. ∴ VIDE ∴ , c'est-à-dire, *proVIDEntiæ*.

(2) Ligne 7. *PROVinciæ*.

(3) Ce sentiment, qui paroît naître naturellement de la comparaison de ce monument avec les médailles de Carinus et de Numérien, étoit aussi celui de M. Seguier, à qui le P. Jeannin avoit communiqué cette inscription. Mon savant confrère, M. Mongez, a lu à l'Institut une belle dissertation dans laquelle il

Après les recherches de Paradin, de Colonia, de Ménestrier, de Spon, nous n'aurions pas dû nous attendre à une moisson aussi abondante: mais, depuis que ces hommes laborieux ont cessé d'écrire, plusieurs parties du terrain de Fourvières ont été remuées pour faire de nouvelles constructions; et l'on doit à ces fouilles les inscriptions que j'ai publiées, et auxquelles on n'avoit point encore fait attention (1). On ne peut néanmoins accuser les Lyonnois d'insouciance : il suffit de leur indiquer ce qui pourroit accroître la renommée de leur ville comme sa prospérité; ils sont toujours empressés à le faire. Cependant, à l'exception du petit nombre d'inscriptions que j'ai rapportées, on chercheroit vainement cette belle

---

l'explique entièrement. Elle sera imprimée dans nos Mémoires: c'est pourquoi je ne crois pas devoir entrer dans de plus grands détails. Ce savant pense que les Augustes dont il est ici question, sont Septime-Sévère, Caracalla et Géta, et que les mots *la province ayant été conquise* ont rapport à la défaite d'Albin. Quoique je croie devoir adopter une autre opinion, je n'en ai pas moins de plaisir à rendre justice aux talens et à l'érudition de M. Mongez.

(1) Il est aisé de distinguer toutes les inscriptions inédites que je rapporte dans ce voyage, de celles qui avoient été précédemment publiées : celles-ci sont accompagnées des citations des auteurs qui en ont parlé. J'ai recueilli ces citations dans la célèbre *Table des inscriptions* de M. SÉGUIER, en y ajoutant celles des ouvrages qu'il n'a pas connus. Cet intéressant manuscrit, dont je parlerai plus amplement à l'article de Nîmes, appartient aujourd'hui à la Bibliothèque impériale. Toutes les inscriptions qui ne sont point accompagnées de citations, sont inédites.

CHAPITRE XXXIV.

suite qui a été publiée par les auteurs que j'ai cités : tous ces témoignages historiques de l'antique splendeur de Lyon ont disparu : ceux qui depuis peu ont été enlevés à la terre, disparoîtront bientôt également, si l'administration ne prend une mesure nécessaire pour s'y opposer ; ce seroit de faire transporter toutes les inscriptions au musée ou à la bibliothèque, pour y être enchâssées dans les murs du vestibule ou de l'escalier. On pourroit placer dessus des numéros correspondans à un catalogue imprimé : cette notice auroit encore un avantage ; comme elle démontreroit l'importance qu'on attache à ces monumens, la plupart de ceux qui en découvriroient de nouveaux, s'empresseroient d'en faire hommage pour les joindre à la collection générale.

Mon frère nous conduisit chez un habile jurisconsulte de ses amis, M. Riols, qui possède une belle bibliothèque ; elle est riche sur-tout en livres sur vélin des premiers temps de l'imprimerie (1).

---

(1) Voici les titres de quelques-uns des ouvrages qu'il nous fit voir :

1.° *Iurisprudentia à primo et divino sui ortu ad nobilem Biturigum academiam deducta.* Lugduni, ad Sagittar. M.D.LIIII, in 8.° 65 pages.

2.° ΚΕΒΗΤΟΣ ΠΙΝΑΞ. (1491.)

3.° *Breviarium Camere ad usum ecclesie Lugdunensis.* 1498, in-fol.

4.° *Le Nouvelin de la Venerie*, dédié au duc d'Alençon, comte

La collection de M. Tacon, surnommé *l'Amateur*, ne nous offrit que quelques *antiquités modernes*, et des copies qu'il veut inutilement faire passer pour des originaux ; telles qu'une cornaline chargée de caractères arbitraires, qui est, dit-il, l'anneau que Pompée a donné à Cléopatre : c'est ainsi que M. de Crac possède *l'épée avec laquelle César a tué Pompée*. Mais nous eûmes un grand plaisir à voir le cabinet de M. de Boissieu, rue de l'Arsenal, n.° 9, *en Belle-cour*. M. de Boissieu se distingue par la douceur de son caractère et l'affabilité de ses manières, comme par ses talens. Ce véritable amateur a exécuté un grand nombre de beaux dessins à la mine de plomb ; il réussit principalement dans le paysage, et il grave avec succès : son œuvre consiste à présent en quatre-vingt-six pièces.

Nous vîmes chez un jeune artiste, M. Grobon, sur le quai de Saone, une vue de Lyon prise de chez lui en face de l'Antiquaille ; elle est pleine d'esprit et de

---

de Perche, par *Louis* DE GOUY. Beau manuscrit sur vélin, in-folio, avec de belles vignettes.

5.° *Ordonnance de l'Echiquier de Rouen.* Rouen, 1532, in-4.° impr. sur vélin.

6.° *Les ordonnances, lettres-patentes du Roy sur le faict des mynes de France, par Charles VI et ses successeurs.* Lyon, chez Jean Patrasson, 1575, in-8.°

7.° ΕΥΣΤΡΑΤΙΙ *et aliorum peripateticorum Commentar. in Aristotelem* 1536, Venet. apud Ald. in-fol.

vérité. Il est à desirer qu'il fasse graver ce charmant ouvrage.

Nous avions passé devant l'Ile-Barbe sans nous y arrêter; nous voulûmes y faire une excursion, dans l'espérance d'y trouver quelques vestiges d'antiquités: une jeune, jolie et robuste batelière nous prit dans sa nacelle. A Lyon, ce sont les femmes qui conduisent sur l'eau aux différentes maisons de campagne; leurs maris tirent la corde pour faire remonter le courant au bateau. Nous passâmes encore le long du faubourg Serin et en face du rocher appelé *Pierre-Scise*, dont le château, qui servoit de prison d'état, est absolument détruit. On croit que la Saone trouvoit autrefois une barrière insurmontable en arrivant à ce rocher, et qu'elle formoit un vaste lac qui couvroit toute la plaine du Beaujolois jusqu'aux environs de Mâcon. L'action continue de ses eaux, et peut-être la main des hommes, lui ouvrirent l'issue qu'elle a aujourd'hui entre Vaise et Serin. Nous descendîmes à l'Ile-Barbe, appelée autrefois *Barbara* à cause de son aridité. L'église et le monastère sont entièrement dévastés. Cette île, heureusement située au milieu de la Saone, présente de magnifiques points de vue et des sites très-pittoresques, qui en font aujourd'hui un séjour charmant; c'est la promenade de tous les habitans de Lyon pendant les trois derniers jours de la semaine sainte.

Notre gentille batelière nous nomma au retour

toutes les maisons de campagne que nous pouvions découvrir : *la Sauvagère*, habitée par M. Couderc ; *la Mignonne*, qui appartient à M. Baudin ; *la Jolivette, la Tour de la belle Allemande, la Paisible, la Petite Claire*, &c. &c.

Il nous auroit fallu passer un temps bien plus considérable dans Lyon, si nous avions voulu connoître à fond tous ses établissemens : le principal but de notre voyage étoit rempli ; et nous nous préparâmes le lendemain au départ, après avoir employé la journée à visiter les principaux ateliers dans lesquels on fabrique des étoffes de soie. Nous vîmes travailler à quelques belles pièces destinées à l'ameublement de Saint-Cloud. Nous vîmes aussi quelques métiers chez des particuliers : on en comptoit autrefois près de quinze mille ; leur nombre est aujourd'hui d'environ sept mille, et tous ne sont pas employés. Les étoffes de mousseline, celles de drap qui sont devenues d'un usage général, les papiers et les nankins qui tapissent les murs de nos appartemens, ont fait dégénérer, dès 1787, cet immense commerce, qui avoit commencé sous François I.ᵉʳ, et qui avoit rendu Lyon si florissant.

Notre voiture étoit dans le bateau, les mariniers nous attendoient, nous disions adieu à nos amis, et nous allions nous embarquer, lorsqu'on nous parla d'une sculpture antique qu'on disoit être chez M.ᵐᵉˢ de la Balmondiere. Nous y allâmes ; mais nous obtînmes avec une extrême difficulté la permission de la voir : enfin nous pénétrâmes dans une écurie, et nous vîmes un superbe sarcophage de marbre destiné à la buanderie ; il est décoré, sur ses trois faces, de sculptures qui représentent une chasse. Ce sujet étoit souvent représenté sur les sarcophages, peut-être parce qu'on trouvoit un certain rapport entre les périls qui accompagnent l'exercice de la chasse, et ceux auxquels on est exposé dans le cours de la vie : peut être aussi croyoit-on remarquer quelque ressemblance entre les désirs que l'homme éprouve, la chaleur qu'il met à rechercher les honneurs, les emplois, ainsi que tout ce qui est l'objet de ses passions, et l'ardeur du chasseur pour atteindre les animaux qu'il a lancés.

Le grand côté, *pl. XXVI, n.° 1*, représente une chasse : on peut présumer que c'est celle du sanglier de Calydon. On sait combien les anciens attachoient d'importance à ces chasses entreprises pour délivrer quelques pays d'animaux monstrueux qui les ravageoient. Celle de Calydon étoit une des plus célèbres ; et plusieurs familles de la Grèce regardoient comme un titre de gloire d'être descendues des héros qui y avoient pris part : aussi les mythographes nous ont-ils conservé les noms des princes qui concoururent à cette mémorable expédition. Nous voyons ici les chasseurs qui entourent le terrible sanglier : ces héros doivent être Mopsus, Nestor, les deux fils de

Tyndare, &c.; on ne peut assigner un nom à chacun d'eux. Ovide dit que le fier animal se fit jour à travers cette troupe généreuse, et que ses vigoureuses défenses écartèrent les chiens lancés contre lui : nous le voyons ici forçant tous les obstacles. Le chasseur blessé doit être Télamon, qui fut renversé au pied d'un arbre (1); sur le tronc qui a causé sa chute, on voit deux oiseaux. Près de l'arbre est Ancæus, qui va porter à l'animal un coup de massue (2); mais la mort sera le prix de son audace. Près d'eux est peut-être Pélée, qui relève Ancæus : plus loin on voit Atalante, qui la première a percé l'animal d'une flèche; à côté d'elle, Méléagre admire le coup qu'elle a porté.

Le petit côté, *ibid. n.° 2*, représente peut-être Méléagre assis au milieu de ses compagnons, qui le félicitent de sa victoire; la femme qui est près de lui à moitié nue, paroît être la nymphe qui préside à la contrée. Je ne pense pas que ce soit Atalante; elle seroit en habit de chasse.

Sur le troisième côté, *ibid. n.° 3*, on voit une chasse au lion qui n'a aucun rapport avec le sujet précédent (3).

---

(1) *Pronus ab arborea cecidit radice retentus.* OVID. *Met.* VIII, 379.

(2) Ovide dit un coup de *hache*. Ibid. 397.

(3) Il m'a été impossible d'obtenir la permission de faire dessiner ce monument; heureusement j'en ai trouvé le dessin dans la

CHAPITRE XXXIV.

Il ne nous restoit plus qu'à nous embarquer. Nous quittâmes à regret une ville si célèbre par son importance, par ses richesses, son active industrie, et que ses malheurs rendent intéressante. On ne peut la parcourir sans voir des lieux qui ont été témoins de crimes atroces, d'affreux désastres, d'affligeantes calamités ; mais, grâces à la protection puissante du souverain et au bon esprit des habitans, ces malheurs seront bientôt en grande partie réparés.

Outre le commerce de la soie, celui de la chapellerie est aussi très-considérable, quoique le défaut de matière première le fasse beaucoup décliner. On y fait un commerce de commission très-étendu ; il est facilité par les nombreuses communications de cette ville, qui peut envoyer ses marchandises par cinq grands chemins et deux rivières.

Lyon possède, comme Paris, plusieurs établissemens pour la commodité publique, tels que des *Bureaux d'agence*, d'assurance contre les *incendies*, une *petite Poste*, de *Fiacres*, &c. ; plusieurs journaux

---

collection que j'ai acquise à Tarascon du porte-feuille du P. Dumont, qui s'étoit proposé de publier tous les monumens d'Arles. Ce sarcophage a été tiré de cette ville, ainsi qu'un autre qui étoit aussi à Lyon, où je n'ai pu le rencontrer ; il représente deux apôtres ; au milieu est un médaillon qui renferme le portrait des deux époux qui y ont été inhumés ; au-dessous sont deux agneaux qui boivent à une fontaine, symbole des chrétiens qui se désaltèrent à la source du salut. Cette indication peut suffire pour faire retrouver ce monument.

tels que les *Affiches, Annonces et Avis divers*, le *Journal de Lyon*, les *Nouvelles de Paris et de Lyon*.

Les principaux hôtels sont l'hôtel *des Ambassadeurs*, place Bellecour, et l'hôtel *du Parc*, place des Terreaux. Il faut toujours avoir affaire à deux personnes, au maître de l'hôtel et au traiteur; ce qui augmente la dépense. Si l'on veut y demeurer quelque temps, il est plus économique de louer un appartement garni sur l'un ou l'autre quai, et de chercher des tables d'hôtes : on en trouve à différens prix. C'est, en général, ce que l'on doit faire dans toutes les grandes villes où l'on veut vivre avec quelque économie.

Les Lyonnois se livrent entièrement au commerce: mais ils ne sont point étrangers aux Muses; et, pour l'honneur de leur ville, ceux même qui n'ont qu'un foible goût pour les lettres, s'empressent de contribuer à la conservation et à l'entretien des établissemens littéraires : après Paris, il n'y a pas en France, de ville où on leur donne plus de soins, et où l'on fasse en leur faveur de plus généreux sacrifices. Fabre d'Églantine a donc montré une humeur injuste, lorsqu'il a peint ainsi les habitans de Lyon:

> Loin de moi ces climats où, de sa main dorée,
> Plutus forme aux Français une ame hyperborée!
> Des remparts lyonnois me préservent les dieux!
> Le multiple Barême, Apollon de ces lieux,
> Y bouche les esprits de son livre bizarre,
> Et d'un frais jouvenceau compose un vieil avare.

CHAPITRE XXXIV.

Contraint par son talent, si quelque jeune esprit
Y goûte de Boileau le poétique écrit,
Platus le déshérite; et, grâce à l'anathème,
Le génie est un vice, et la rime un blasphème (1).

Lyon a vu naître dans ses murs Louise Labbé, femme poëte, Symphorien Champier, Ménestrier, Terrasson, Stella, Coysevox, les Coustou, et plusieurs autres personnages célèbres dans les arts, les sciences et les lettres : parmi ceux dont elle s'honore aujourd'hui, on distingue MM. Bossut, de Fleurieu, Gilibert, Patrin, Sionest, Delisle-de-Salle, Lescallier, de Boissieu, Delandine, Chinard, Degerando, Lemontey, Rondelet, &c. Je me souviendrai toujours de l'indulgence qu'on m'y a témoignée, et du bon accueil que j'y ai reçu.

―――――――――――――――――――

(1) *Décade philosophique*, messidor an VII, n.° 29, p. 101.

FIN DU TOME PREMIER.

TABLE

DES

CHAPITRES CONTENUS DANS CE VOLUME.

CHAPITRE I.er Causes du voyage. — Plan et préparatifs pour son exécution, instrumens, livres, cartes.................................page 1.

CHAP. II. Départ. — Villejuif, pyramide. — Juvisy, fontaines. — Corbeil, monumens. — Essone, moulin à poudre, papeterie. — Navigation de la Juine.................................... 9.

CHAP. III. Fontainebleau. — École spéciale militaire. — Cour du Cheval blanc. — Escalier. — Bibliothèque. — Château. — Armure de Monaldeschi. — Galerie de François I.er — Salle de bal. — Fresques de Primatice et de Rosso. — Nicolo dell' Abbate. — Appartemens modernes. — Chapelle. — Comédie...................... 29.

CHAP. IV. Départ de Fontainebleau. — Forêt. — Excursions d'histoire naturelle. — Rochers. — Grès à paveur. — Grès cristallisé. — Vipères. — — Avon. — Moret. — Loing. — Canal de Montargis. — Obélisque. — Fossart. — *Parisii.* — — *Condate.* — Montereau. — La Brosse. — *Département de l'Yonne.* — Villeneuve-la-Guyarre. — Villanoche. — Pont-sur-Yonne. — Villenavotte. — Sainte-Colombe. — Sens. — Esplanade....... 49

CHAP. V. *Senones.* — *Agedincum.* — Sens. — Collége. — Bibliothèque. — Musée. — Urne antique. — Manuscrits. — Missels. — Diptyque. — Manuscrit de l'office de la fête des Foux. — Église. — Tombeau du chancelier Duprat. — Bas-reliefs. — Duprat tenant le sceau. — Faisant son entrée dans Paris. — Présidant un concile. — Faisant son entrée dans son diocèse après sa mort..... 55.

CHAP. VI. Cathédrale de Sens. — Portail. — L'Avarice et la Prodigalité. — Statue de Philippe de Valois. — Pilier singulier. — Nef. — Saint-Christophe. — Pierre de Cuignière. — Singulière représentation de la Nativité. — Diverses sculptures. — Vitraux de J. Cousin. — Inscription de Raoul. — Mausolée du Dauphin. — Savinienne. — Potentienne. — Tombelles.................. 81.

CHAP. VII. Trésors des églises. — Trésor de Sens. — Peigne de S. Loup. — Chasuble de S. Thomas de Cantorbéry. — Antiquités ecclésiastiques. — Coffre d'ivoire. — Histoire de David. — Histoire de Joseph. — Inscription arabe.............. 94.

CHAP. VIII. Tableaux. — Peinture attribuée à Annibal Carrache. — Reliques de la Passion. — Jean Cousin. — Sa Pandore. — Vitraux. — Manufacture de colle-forte. — La Vanne. — Motte du Ciar. — Jardins. — Moulin à tan. — Montres d'eau. — Tombeau gaulois. — Antiquités: esclave qui tient une sonnette; mosaïques. — Porte Dauphine. — Église St-Savinien. — Inscriptions du XIe siècle. — Bibliothèque de M. Tarbé....... 115.

CHAP. IX. Manuscrit d'un ouvrage de Gilles de Rome. — Diplome du IXe siècle. — Filature de coton. — Bibliothèque de M. Hardi. — Livres et manuscrits rares. — Pacte des Ligueurs de Sens. — Noms de quelques rues. — Juifs. — Divers monumens. — Inscriptions modernes. — Manufactures.................................. 134.

CHAP. X. Départ de Sens. — Bords de l'Yonne. — Fontaine de Véron. — Villeneuve-sur-Yonne. — *Bandritum*. — Joigny. — Casernes. — Église. — Château. — Vignobles. — Échinites. — Chaux carbonatée paradoxale. — Manufacture de blanc. 146.

CHAP. XI. Départ de Joigny. — Route. — Voves. — Bassou. — Apoigny. — *Autissiodorum*, Auxerre. — Histoire. — Le Léopard. — Cabinet de M. Fournier. — Médailles. — Coins antiques. — Monnoie cufique. — M. Rougier de la Bergerie. — Vin de Migrenne. — Spectacle. — Église Saint-Germain. — Cryptes. — Tombeaux. — Bas-reliefs. — Saint-Étienne. — Tombeaux de Colbert et d'Amyot. — Usages singuliers. — Bibliothèque publique. — Manuscrits. — Sceaux gothiques. — Monumens. — Portraits. — Coins antiques. — Inscriptions romaines. — Statue équestre de Brennus. — Chapiteau antique. — Horloge. — Pétrifications. — Illustres Auxerrois. 150.

CHAP. XII. Départ d'Auxerre. — Yonne. — Trains de bois. — Vermanton. — Grottes d'Arcy. — Précy-le-Sec. — Lucy-sur-Bois. — Avalon. — Vue pittoresque. — Monumens. — Camp *des Alleux*. — Commerce. — Fureur du jeu. — Voie romaine. . 174.

CHAP. XIII. Route de Bourgogne. — Granit. — Époisse. — Cussy-les-Forges. — Semur. — Foire. Armançon. — Église Notre-Dame. — Bas-relief singulier. —Anciens vitraux représentant différens métiers. — Saint-Éloy. — Bibliothèque........ 184.

CHAP. XIV. *Mandubii*. — Mont-Auxois. —Camp de César. —*Alesia*, Sainte-Reine-d'Alise.—Château de Bussy. — Portraits.................. 200.

CHAP. XV. Château de Bierre. — Peintures indiennes. — Château de Montfort. — Montbard. — Buffon ; ses jardins ; son cabinet d'étude. — Villeneuve-les-Couverts.—Chanceaux.—Source de la Seine. — Saint-Seine. — Val-Suzon.— Arrivée à Dijon......................... 222.

CHAP. XVI. Dijon. — Palais des États de Bourgogne. — Musée. — M. Desvoges. — Peintures, sculptures. — Monumens, galerie de bronze. — Instrumens du moyen âge, sceptre, escarcelle des ducs de Bourgogne, couteaux et fourchettes des écuyers tranchans. — Collection d'estampes. — Cabinet particulier de M. Desvoges. — Cabinet de minéralogie de M. Leschevin. — Jardin botanique. — Legouz de Gerlan ; sa bienfaisance ; translation de ses restes au jardin. — Monumens antiques, ornemens, bas-reliefs, inscriptions............................ 235.

CHAP. XVII. Cabinet de M. Antoine. — Monnoies de Bourgogne. —Vues des principaux monumens de Dijon.—Maison Nielle.—Monumens recueillis par M. Baudot. — Académie. — Ses travaux. — Divers monumens dans la cour. — Description des salles. — Bustes. — Église des Orphelines de Sainte-Anne. — Pont de l'Ouche. — Bas-relief qui représente le second triumvirat....... 248.

CHAP. XVIII. Rues de Dijon.—Églises.—Saint-

Benigne. — Notre-Dame. — Monumens dans la cour de la maison commune. — Saint-Michel. — Sculptures profanes et singulières. — Bibliothèque. — Bustes. — Anciennes éditions. — Manuscrits. — Livres chinois. — Bulles sur papyrus. — Coutairnon. — Monumens rassemblés par M. de Lamare. — Inscriptions. — Bas-reliefs... 254.

CHAP. XIX. Maison de M. Richard de Vesvrottes. —Bas-relief et inscriptions. — Monument triomphal de Bellovèse. — Cabinet de M. de Vesvrottes. — Diptyque de Dijon retrouvé. — Tableaux de M. Wolfius. — Bibliothèque de M. Maret. — Cabinet d'histoire naturelle de M. Durande. — Chartreux. — Arquebuse. — Parc........... 265.

CHAP. XX. Départ de Dijon. —M. Leschevin nous accompagne. — Côte d'Or. — Vignobles. — Chambertin. — Brochon. — Clos Vougeot. — — Vosnes. — Romané. — Saint-George. — La Tache. —Abbaye de Cîteaux—Nuits.—Beaune. — Bibliothèque. — Hôpital. — Piron. — Médailles d'or............................ 274.

CHAP. XXI. Route d'Autun par la traverse. — Pomard. — Volnay. — Meursault. — Marbrières de Saint-Romain. — Château de la Rochepot. —Considération sur la destruction des monumens. — Nolay. — Cussy. — Colonne romaine. —Auvenet. — Pétrifications. — Val de Vauchignon. — Épinac. — Verrerie............... 283.

CHAP. XXII. *Bibracte, Augustodunum*, Autun. — Voies romaines. — Amphithéâtre.— Naumachie. — Manie destructive des Autunois. — Vandalisme. — Voleurs de pierres. — Anciens murs. — Temple

— Temple de Janus. — Genetoise. — Arroux. — Temple de Pluton. — Porte d'Arroux. — Porte Saint-André. — Église du même nom. — Pyramide de Couhard. — Temple d'Apollon .... 304.

CHAP. XXIII. Le Château. — Saint-Nazaire. — Cathédrale. — Portail. — Zodiaque. — Chapiteaux. — Fontaine. — Champ de Saint-Ladre. — Le Marchaux. — Tour. — Bibliothèque du chapitre. — Manuscrits. — Diverses curiosités. — Diptyques. — Inscriptions. — Ancien monument géographique. — Destruction des monumens. — Moyens d'y remédier. — Commerce. — Industrie. — Minéralogie............... 323.

CHAP. XXIV. Départ d'Autun. — Montjeu. — Château. — Marmagne. — Figures gauloises. — *Urane oxidé*. — Émeraude. — Montcenis. — Creusot. — Médaillier de M. Chapet. — Médaillier de Grollier. — Coins antiques. — Monumens. — Livres rares. — Jardin. — Châtaignier singulier. — *Cetonia stictica*. — Verrerie. — Usines. — Machine à vent ou soufflet cylindrique. — Machine à tourner les cylindres. — Fonderie. — Fonte des canons. — Chariot pour les transporter. — Machine à forer les caronades, de l'invention de M. de Rouillac. — Grue isolée, inventée par lui. — Pompes à feu. — Houille. — Collines brûlantes. — Canal du Creusot. — Écluses à plan incliné. — Écluse à *la Solage*. — Mévrin. — Laminage du fer. — Route du Creusot. — Chariots. — Montagne noire. — Montagne Saint-Vincent. — Péreuil. — Saint-Berain. — Montagne de Sarcey. 350.

CHAP. XXV. Châlons. — Place publique. — Commerce. — *Cabillonum*. — Histoire. — Café

Tome I. M m

Rondeau. — Bibliothèque. — Manuscrits. — Globes. — Théâtre français. — Écluse de M. Forey. — Marché. — Canal du Centre. — Bains publics. — Hôpital. — Servantes des pauvres. — Établissemens de charité. — Bibliothèque et cabinet de M. Cochon. — Divers monumens. — Ablette. 384.

CHAP. XXVI. Diligence d'eau. — *Segusiani.* — Ouroux. — La Grône. — Colombe. — Tournus. — *Flabellum.* — *Matisco*, Mâcon. — Cabinet de M. de Roujoux fils. — Divers monumens antiques. — Jupiter, Amour, figurines. — Instrumens. — Diptyque. — Pierre gravée, apothéose de Victorinus. — Costumes des Mâconnoises. — Hôpital de la Charité. — Dévastations. — Manufactures. — Abbaye de Cluny.............. 397.

CHAP. XXVII. Saint-Romain. — Beauregard. — Riotier. — *Arar, Sauconna,* la Saone. — Trévoux. — Neuville. — Maisons de campagne. — La Freta. — Ile-de-Roi................................ 410.

CHAP. XXVIII. Lyon. — Son origine. — Spectacle. — Grand Théâtre. — Hôtel-Dieu. — La Charité. — Vieillards. — Enfans-Trouvés. — Établissemens de bienfaisance. — Esprit philantropique des Lyonnois. — Lycée. — Inscription de Ligurius................................... 415.

CHAP. XXIX. Collége de la Trinité. — Bibliothèque. — Cabinet d'antiquités. — Médaillier. — Inscriptions inédites. — Conservatoire des arts. — Musée. — Tableaux. — Cheval de bronze ; Antistius. — Société d'agriculture. — Cour de S. Pierre. — Autres inscriptions. — Climat............ 432.

CHAP. XXX. Cabinet du Romain. — Hôtel-de-ville. — Discours de Claude. — Taurobole.

— Inscriptions de Vitalinus Félix, d'Æmilius Venustus. — Déserte. — Jardin de botanique. — Flore Lyonnoise. — Inscription de Calpurnia Severa.................................... 451.

CHAP. XXXI. Loge du change. — Église Saint-Jean. — Horloge de Lippius. — Porte. — Sculptures singulières.—Jardin de la Trinité.—Inscription de Lucinulus. — Mosaïque. — Maison des Savans. — Sarcophage. — Gourguillon. — Martyrs.—*Forum vetus*, Fourvières. — Église. — Vue magnifique. — *Panorama*. — Maison de l'Angélique. — Inscriptions. — L'Antiquaille. — Hospice. — Prison de S. Pothin. — Pilier de Ste Blandine. —Inscription de Justinus Marcellinus.—Couvent des Minimes. — Théâtre. — Saint-Just. — Conserve d'eau. — Église. — Inscription d'Atilia Verula. — Restes de l'ancien *Lugdunum*. — Inscriptions de Camilla Augustilla et d'Ursus. — Fastes consulaires corrigés.—Crypte de S. Pothin. —S. Irénée.—Église.—Mosaïque.— Inscriptions. — Catacombe. — Inscription de Cossutius. — Chaponnost. — Aqueducs................... 463.

CHAP. XXXII. Aisnay. — Déesses mères. — Inscriptions. — Mosaïque. — Autel de Rome et d'Auguste. —Culte et prêtres de ces deux divinités. — Travaux-Perrache. — Quai du Rhône.. 491.

CHAP. XXXIII. École vétérinaire. — Jardin. — Cabinet. — Ancienne maison des Génovéfains. —Inscriptions inédites. — Tombeaux de famille. — Orthographe vicieuse. — Inscriptions chrétiennes. — Clos de M. Marduel. — Autres inscriptions................................... 498.

CHAP. XXXIV. Maison de l'abbé Rozier. —

Maison de M. Dutilleul. — Inscriptions. — Taurobole pour Septime-Sévère. — Fastes consulaires corrigés. — *Centenaria procuratio.* — Autel élevé en mémoire des succès de Carus. — Ce prince et ses deux fils appelés Augustes. — Perte des anciennes inscriptions trouvées à Lyon. — Moyen de conserver celles qui ont été récemment découvertes. — Bibliothèque de M. Riols, ouvrages sur vélin. — Cabinets de M. Tacon; — de M. de Boissieu. — Tableaux de M. Grobon. — Ile-Barbe. — Maisons de campagne. — Étoffes de soie. — Beau sarcophage de l'hôtel de la Balmondière. — Chasse de Méléagre...................... 520.

FIN DE LA TABLE DES CHAPITRES DU TOME I.er

FAUTES À CORRIGER.

Page 153, ligne 11, *au lieu de* Fournier, *lisez* Fourier.
— 166, — 14, — indiquées, — citées.
— 172, — 19, — camées, — cames.

IMPRIMÉ

Par les soins de J. J. MARCEL, Directeur général de l'Imprimerie impériale, Membre de la Légion d'honneur.

VOYAGE

DANS

LES DÉPARTEMENS DU MIDI

DE LA FRANCE.

TOME II.

Se trouve à Paris,

Chez l'Éditeur TOURNEISEN fils, Libraire, rue de Seine, N.º 12.

VOYAGE

DANS

LES DÉPARTEMENS DU MIDI

DE LA FRANCE;

Par Aubin-Louis MILLIN,

Membre de l'Institut et de la Légion d'honneur, Conservateur des médailles, des pierres gravées et des antiques de la Bibliothèque impériale, Professeur d'antiquités, Membre de la Société royale des sciences de Gœttingue, de l'Académie italienne, de celle des curieux de la nature à Erlang, des sciences physiques de Zurich, d'histoire naturelle et de minéralogie d'Iéna, de l'Académie royale de Dublin, de la Société linnéenne de Londres, des naturalistes de Moscou; des Sociétés d'histoire naturelle, philomathique, galvanique, de statistique, celtique, médicale d'émulation, de l'Athénée des arts de Paris; des Académies et Sociétés des sciences de Turin, Lyon, Rouen, Abbeville, Boulogne, Poitiers, Niort, Nimes, Marseille, Alençon, Caen, Grenoble, Colmar, Nanci, Gap, Strasbourg, Mayence, Nantes, Soissons, &c. &c. &c.

TOME II.

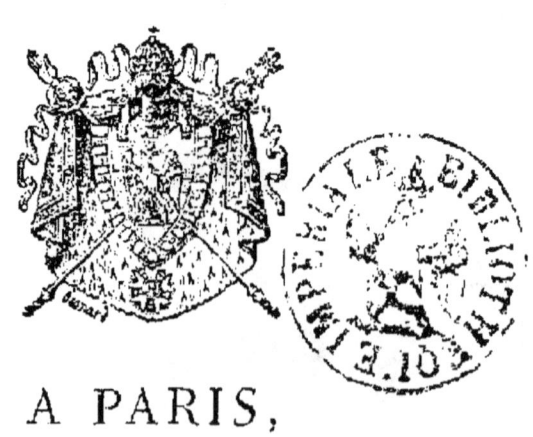

A PARIS,

DE L'IMPRIMERIE IMPÉRIALE.

M DCCC VII.

VOYAGE
DANS LES DÉPARTEMENS
DU MIDI DE LA FRANCE.

CHAPITRE XXXV.

Départ de Lyon. — Travaux-Perrache. — La Mulatière. — Château d'Oullins. — Saint-Genis. — Pierre-Bénite. — Chaponest. — Irigny. — Orpailleurs. — Navigation sur le Rhône. — M. Victorin Fabre. — Vernaison. — Givors. — Canal. — Loire. — Sainte-Colombe. — Terres cuites. — Ergastule. — Inscriptions de Silvanus Fortunatus et de Cominia Severiana.

Nous avions fait prix avec un entrepreneur, M. Michalait, pour nous conduire jusqu'à Avignon; l'accord fut de six louis; et comme nous voulions être les maîtres de descendre par-tout où quelque chose d'intéressant pourroit nous arrêter, nous convînmes de donner cinq francs par jour aux deux matelots pendant tout le temps qu'ils resteroient avec nous. Dès le matin on embarqua notre voiture.

Nous nous séparâmes à regret de MM. Couderc, Boy de la Tour, Bérenger, Delandine, et des autres personnes qui nous avoient témoigné tant de bonté. A cinq heures, nous entrâmes dans le bateau sur le quai de Saone ; mon frère, que j'avois trouvé à Lyon, nous accompagnoit : il ne nous quitta plus pendant près de deux mois ; ce qui augmenta pour nous l'interêt du voyage.

Bientôt nous fûmes près des Travaux-Perrache, et nous passâmes sous le pont qui porte aussi le nom de celui qui a entrepris ces travaux. Plusieurs jolies maisons de campagne s'offrirent encore à notre vue ; à droite on aperçoit *la Mulatière*, qui appartient à M. Henry, négociant de Lyon. Après avoir dépassé la presqu'île, nous nous trouvâmes sur le Rhône. Nous vîmes le *château d'Oullins*, dans lequel Thomas est mort, et où il a un tombeau : ce château est agréablement situé sur une colline couronnée par un bois. Au-dessus est *Saint-Genis*, dont la situation est à-peu-près la même. Une fumée épaisse nous apprit ensuite que nous passions devant *Pierre-Bénite*, verrerie qui appartient à M. Ainard : les Brotteaux s'étendent jusqu'à ce point. Les ruines du *château de Chaponest*, qui est bâti sur un rocher, sont actuellement sur les bords du Rhône : ce fleuve, il y a vingt ans, couloit à plus d'un quart de lieue de ce château.

En face d'Irigny est une espèce de château appelé *la Maison Vequelin*. Nous vîmes des hommes déguenillés occupés à laver le sable pour en retirer des paillettes d'or : on appelle *orpailleurs*, ceux qui se livrent à cette occupation. Cette recherche, quelquefois très-productive, mais le plus souvent infructueuse, empêche ces malheureux de s'adonner à un travail qui leur offriroit moins d'avantages que le hasard ne leur en procure quelquefois, mais dans lequel ils trouveroient du moins une subsistance périodique et certaine. C'est près d'Irigny que M. Victorin Fabre, jeune littérateur très-distingué, fit naufrage (1). Sa barque, pour éviter un train de bateaux, fut brisée par un courant dans lequel elle entra : douze personnes qui vouloient se sauver dans un batelet, ont été submergées; il lutta lui-même long-temps contre la mort, et ne dut qu'à son sang-froid et à son courage son salut et celui de son jeune frère. Plusieurs personnes périrent : une femme fut noyée avec sa fille et sa femme-de-chambre; un enfant mourut dans les bras de son père. Je rappelle ce désastreux événement, pour prouver que la navigation sur le Rhône n'est pas exempte de danger; il faut choisir un bateau solide, des bateliers sur qui l'on puisse compter, et ne négliger aucune des précautions que la prudence peut suggérer.

Nous fûmes bientôt à *Vernaison*. On a encore dans cette navigation l'ancien Lyonnois sur la rive

---

(1) *Revue philosophique*, ann. XIV, 1.er trimestre, n.° 5, du 11 novembre 1805, p. 30.

droite et le Dauphiné sur la rive gauche. Nous aurions voulu coucher à Vienne; mais il étoit nuit quand nous arrivâmes à *Givors*. Ce gros bourg renferme une verrerie très-occupée : c'est le plus ancien établissement de ce genre; il a été fondé par les frères *Robichon*, et s'est conservé dans leur famille. Les maisons sont bâties autour du coude que forme le Rhône; ce qui produit un effet très-pittoresque. Il y a à Givors un canal alimenté par les eaux de la rivière de Gier, qui tombe du mont Pila : il seroit à desirer que ce canal pût être continué jusqu'à la Loire.

Nous mîmes pied à terre, et nous allâmes coucher à *Loire*, village situé un peu plus loin, où nous connoissions quelqu'un que nous desirions voir.

Le samedi 19 mai, nous partîmes à quatre heures du matin. Nous avions donné rendez-vous aux bateliers à la pointe de l'île; nous ne les trouvâmes pas : nous prîmes la route de Vienne à pied, en suivant le chemin qui borde les montagnes sur les rives du Rhône. Une suite continuelle d'îles dérobe long-temps la vue du fleuve; enfin, à la pointe de ces îles, nous fûmes joints par notre bateau.

Nous descendîmes à *Sainte-Colombe* en face de Vienne, à six heures, pour y voir M. Cochard, conseiller de préfecture du département du Rhône, qui devoit nous montrer quelques antiquités. Nous vîmes en effet chez lui des briques, des amphores, des terres cuites en forme de coins et avec un trou à l'extrémité; il y en a une sur laquelle on lit le mot BATTAIOS, qui étoit probablement le nom du fabricant: il paroît que c'étoient des poids.

Il nous conduisit dans un souterrain qui est sous la vigne de M. Guillaume; ce souterrain communique à plusieurs autres. Chorier (1) en a donné une ample description: il pense que c'étoit un *ergastule*, c'est-à-dire, un lieu dans lequel les anciens Romains renfermoient leurs esclaves; et il s'appuie d'un passage de Columelle, où cet auteur recommande au père de famille qui a un grand nombre d'esclaves pour la culture de ses biens, que son ergastule soit souterrain, et qu'il ne soit éclairé que par d'étroites fenêtres, afin que les esclaves ne puissent s'échapper. Il pense donc que ce souterrain avoit la même destination; et cette conjecture est assez probable: il donne encore des raisons plausibles pour faire présumer que S. Ferréol y a été enfermé.

Nous vîmes ensuite un sarcophage double qui sert à recevoir les eaux d'une fontaine; on y lit

---

(1) *Les Recherches du S.r* CHORIER *sur les antiquitez de la ville de Vienne;* Lyon, 1659, in-12. Ce petit ouvrage est très-rare; et les voyageurs qui voudront visiter Vienne avec fruit, feront bien de se le procurer. On peut encore consulter sur les ergastules en général, PIGNORIUS, *de Servis,* p. 257; les commentateurs de JUVÉNAL, *Satyr.* VIII, 180, et XIX, 24; et les Dictionnaires de PITISCUS et de M. MONGEZ, aux mots *Ergastulum, Ergastule.*

cette inscription, déjà rapportée par Chorier (1) :

```
                QVIETI AETERNAE
               SILVANI FORTVNATI
         CASSIA FORTVNATA FILIA ET
      CASSIA LAIS MARITO OPTIMO
   D    SARCOFAGVM ET SIBI VIVA      M
        IVXTA LVDICRVM INFERIVS
```

Les os et les cendres de Silvanus Fortunatus avoient été déposés dans ce sarcophage par Cassia Laïs, son épouse, et Cassia Fortunata, sa fille; et il avoit été placé au-dessus d'un lieu où se faisoient les jeux publics.

Dans le clos des ci-devant Missionnaires, on lit l'inscription suivante, qui y a été transportée de l'église Saint-George à Vienne (2), je ne sais quand ni comment.

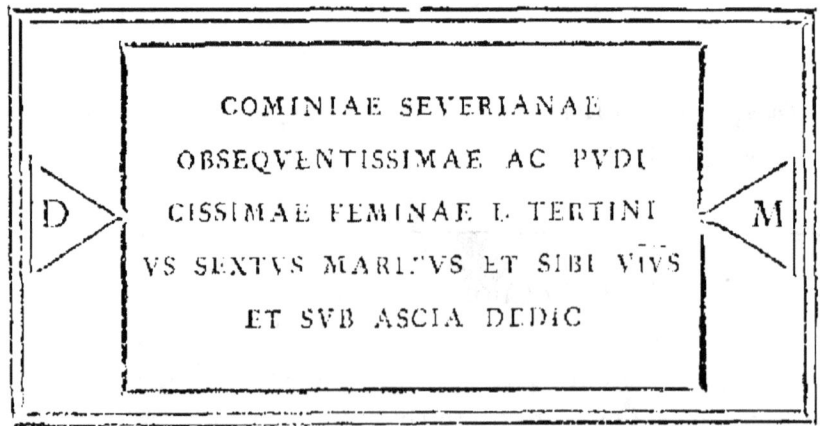

(1) *Antiquités de Vienne*. p. 157.
(2) CHORIER, *Antiq. de Vienne*, p. 321; MAFFEI, *Mus. Veron.* 420, 3.

CHAPITRE XXXV.

Il ne reste plus qu'un pilier de l'ancien pont par lequel on communiquoit de Sainte-Colombe à Vienne. Auprès du rivage sont les restes de la tour qui en défendoit l'entrée ; elle fut réparée sous Philippe de Valois. Nous passâmes le Rhône dans notre barque, et nous nous trouvâmes bientôt dans la ville de Vienne. Nous quittions le territoire des anciens *Segusiani* pour entrer dans celui des Allobroges.

Ceux qui vont de Lyon à Vienne par terre, traversent un pays élevé à quelque distance du Rhône le long des rochers, et où l'on rencontre peu d'habitations. Les bords du chemin sont mieux cultivés que le reste ; on y voit des champs de blé et des vignes ; on aperçoit de loin des montagnes couvertes de bois qui ont une maigre apparence : mais, peu avant d'arriver à Vienne, on se trouve dans une jolie vallée entre le Rhône et les montagnes ; le pied des rochers est cultivé en vignes, et la vallée elle-même produit du blé et du fourrage. L'entrée de la ville est une promenade agréable.

CHAPITRE XXXVI.

Allobroges. — Département de l'Isère. — Vienne. Sa fondation. — *Venerius*. — *Allobrox*. — Les Crétois. — Bourguignons. — Réunion à la couronne. — Monumens antiques. — Musée. — Cabinet de M. Schneyder. — Dessins des monumens. — Mosaïque. — Pierres milliaires. — Tableaux. — École de dessin. — Inscriptions. — *Scenici Asiaticiani*. — Bibliothèque.

Les Allobroges étoient un peuple courageux qui fit souvent la guerre au peuple romain : ils furent vaincus par Domitius Ænobarbus, et par Fabius Maximus, qui reçut le surnom d'*Allobrox*, et enfin soumis par César. Leur territoire avoit pour limites le Rhône, l'Isère et les Alpes.

Vienne, comme toutes les villes antiques et puissantes, a son histoire fabuleuse et mythologique. Si l'on en croit le prélat Adon, écrivain crédule, qui vivoit sous Charles-le-Chauve, elle fut fondée avant l'année du monde 3225, par Venerius, qui avoit été banni de l'Afrique ; et elle reçut le nom de *Bienna*, dont on a fait *Vienna*, parce qu'elle fut bâtie en deux ans [*biennio*] : ainsi l'on auroit parlé latin dans le Dauphiné vingt ans à-peu-près avant la fondation de Rome. Selon le Dominicain Lavinius, Allobrox, roi des Celtes, est le fondateur de Vienne ; mais l'existence de cet Allobrox est tout aussi fabuleuse que celle de Venerius. Étienne de Byzance raconte que Vienne a été fondée par des Crétois, qui avoient été contraints d'abandonner leur île: après une longue navigation, ils remontèrent le Rhône, s'établirent dans ce lieu, et l'appelèrent *Bianna*, du nom d'une jeune fille qui, en dansant, étoit tombée dans un précipice.

Tout ce qu'on peut dire de certain sur cette ville, qui est après Grenoble la plus considérable du département de l'Isère, c'est qu'elle étoit d'abord le principal lieu de la nation des Allobroges, et qu'elle devint une des plus opulentes cités de la Narbonnoise. Pline en parle comme d'une colonie, distinction qu'elle reçut sous Tibère. Ce fut pour faire accorder à ses habitans le droit de citoyens romains, que Claude prononça dans le sénat le discours qui nous a été conservé par Tacite et qu'on lit sur les célèbres tables de Lyon. Lorsque l'ancienne Narbonnoise fut partagée en plusieurs provinces, Vienne devint la métropole de celle qui étoit distinguée par le nom de Viennoise; et, dans les derniers temps, toute cette partie du Dauphiné avoit reçu d'elle le nom de Viennois. C'est à Vienne que s'est tenu, en 1311 et 1312, le concile qui prononça l'abolition des Templiers.

Vienne, après l'irruption des barbares, fut abandonnée par Honorius aux Bourguignons. Après la mort de Rodolphe III, le Dauphiné fut soumis aux rois de Germanie. Plusieurs villes se refusèrent à cette réunion, et se donnèrent aux évêques : Vienne fut du nombre ; et c'est pourquoi son évêque avoit le titre de prince. Vienne reconnut enfin Louis XI pour son souverain.

Ces détails expliquent comment on trouve dans cette ville un si grand nombre de monumens, et principalement d'inscriptions curieuses confiées au bronze ou à la pierre sous les Romains et dans le moyen âge. Nous espérions y trouver un ample sujet d'observations, et notre attente ne fut pas trompée.

Cette réputation de la cité de Vienne pour la splendeur de ses monumens, existoit même dans un temps d'ignorance et de barbarie : voici ce qu'en dit l'auteur du roman de *Girard de Rossillon :*

>   Aprez manger s'en vont esbaudiant,
>   Voient Vianne la fort cité vaillant,
>   Les murs de maubre qui sont moult haut et grand.

C'est sûrement à cause de la beauté de ses monumens, que l'auteur lui donne des murs de marbre.

Près de l'endroit où nous abordâmes, on voit l'emplacement d'une vieille tour qu'on appeloit *Tour de Pilate,* d'après une tradition fabuleuse accréditée parmi le peuple. Pilate, dit-on, ayant été enfermé dans cette tour par ordre de Caligula,

CHAPITRE XXXVI.

s'y est pendu : quelques pointes de rochers font bouillonner le Rhône à l'endroit où son corps fut jeté ; on l'en retira ensuite pour le précipiter dans un abîme sur la cime du mont Pila ou Pilat, dont j'ai déjà parlé. Mais cette tour n'a reçu ce nom que depuis cinq cents ans ; peut-être le doit-elle à une ancienne *pile* du pont qu'on sait avoir été bâti en cet endroit par les Romains, et qui aura subsisté long-temps. On l'appeloit auparavant *la Tour vieille*.

Notre premier desir fut de voir M. Schneyder, professeur de dessin, conservateur du musée de Vienne, qui a formé un recueil de dessins des monumens nombreux qui ont été découverts dans cette ville. Nous apprîmes avec regret qu'il venoit de partir pour Lyon : heureusement M. Guillermin, maire de la ville, et M. Boissat, son adjoint, voulurent bien nous faire ouvrir les salles où ces collections sont renfermées (1).

---

(1) Je crois faire plaisir à mes lecteurs, de joindre ici la notice des dessins du porte-feuille de M. Schneyder; c'est le catalogue le plus circonstancié des monumens qu'on peut voir à Vienne.

1. Plan de Vienne ancienne et moderne.

2. Plan de l'amphithéâtre.

3. Coupe d'une partie de l'amphithéâtre.

4. Base et chapiteau corinthien du premier ordre de l'amphithéâtre.

5. Corniche du fronton.

On a trouvé une quantité assez considérable de fragmens d'antiquités, et chaque jour on fait de nouvelles découvertes. Le maire, M. Guillermin, attache

---

6. Base et chapiteau de l'amphithéâtre.

7. Restes d'un théâtre romain, situé au lieu de Beaumur, au-dessus de Romestan, à Vienne, dans la vigne de la veuve Guillot.

8. Coupe des trois aqueducs sur la rive gauche de la rivière de Gère, suivant leur position et leurs proportions.

9. Élévation extérieure de la porte dite *Triomphale* ; une ligne ponctuée indique dans ce dessin la hauteur actuelle du terrain.

10. Élévation intérieure de la même porte.

11. Partie extérieure de cette porte, vue du côté du levant.

12. Profil de l'entablement de cet arc de triomphe.

13. Corniche trouvée dans la fouille de la cour de la comédie, en 1782. — Entablement trouvé à l'amphithéâtre. — Architrave trouvée dans le jardin des dames de Saint-Joseph. — Corniche découverte dans les excavations de la salle de spectacle, en 1782.

14, 15, 16. Conserve d'eau.

17, 18. Plan et frontispice d'un ancien temple connu sous le nom de *Notre-Dame de la Vie*.

19, 20. Vue latérale et de la façade de derrière de ce même temple.

21. Élévation perspective du même temple dans son état actuel.

22. Inscription de cet édifice.

23. Profil du même temple.

24. Corniche en marbre du stylobate d'un temple à Vienne. — Frise du même temple, composée d'un bouclier dans un médaillon, de deux flèches en sautoir, et d'un trophée d'armes. — Base du stylobate.

25. Fragment d'une architrave en marbre, avec des ornemens

un grand intérêt à ces fouilles ; et s'il avoit quelques légers fonds pour les faire continuer, elles seroient sûrement très-productives.

de glands et de feuilles de chêne. — Frises, offrant un préféricule, une bandelette, un laurier sur lequel est un corbeau ; deux des quatre génies des saisons, dont l'un tient un vase, l'autre est devant une chèvre ; un berger qui trait sa chèvre ; Léda avec le cygne, et un Amour qui bande son arc.

26, 27. Divers morceaux de moulures, de corniches, &c.

28, 29. Plan et coupe de l'obélisque connu sous le nom de l'Aiguille, dans la plaine appelée *Plan de l'Aiguille*.

30, 31. Plans et profil de cet obélisque.

32. Chapiteau ionique en marbre, trouvé à la place du Cirque. — Plusieurs autres chapiteaux, dont l'un est orné de coquilles et de têtes de poissons monstrueux ; ils ont été trouvés à Sainte-Colombe.

33. Autres chapiteaux.

34. Frises du premier ordre de l'amphithéâtre trouvées devant les Célestins en 1770. Sur un des fragmens on voit une chouette et un lézard.

35. Coupe et fragment d'architrave en marbre.

36. Chapiteau découvert dans les ruines de l'église des Dominicains, en 1793.

Trois autres chapiteaux trouvés dans la même propriété.

37. Premier pavé en mosaïque, découvert en 1772 dans la vigne de la veuve Seguin au territoire de Vimaine *[Via Magna]*, contre la limite des Carcottes.

38. Des fragmens de pavé en mosaïque trouvés à Sainte-Colombe dans la vigne de la Chanterie, dont les carrés contiennent des fleurs rosacées et d'autres semblables à la jacinthe. — Des pavés en

CHAPITRE XXXVI.

Le musée de Vienne et le cabinet de M. Schneyder contiennent aussi beaucoup d'objets qui n'ont pas encore été dessinés.

---

mosaïque découverts dans l'ancien jardin des Bernardines, près de la place des Capucins, le 5 mars 1789, et transportés au collége le 26 mai suivant par M. Schneyder : les encadremens sont ornés de feuilles les unes découpées, les autres cordiformes, et de vases à deux anses.—Autre fragment de mosaïque découvert contre le clos au nord des Capucins, en août 1778 : les compartimens sont ornés de feuilles cordiformes, de fleurs étoilées, d'autres en grelot comme celles du muguet, de vases à deux anses, de tranchans de bipennes, de faisceaux d'armes, de trophées maritimes composés de deux dauphins adossés à un trident, d'une corne d'abondance et d'oiseaux.

39. Autre fragment de mosaïque : les compartimens sont encadrés de bordures élégantes, au milieu desquelles on voit des figures de fleurs, d'oiseaux gallinacés et palmipèdes.

40. Portion d'une statue en gaine élégamment drapée : elle a servi de manteau de cheminée dans la maison Ginet, place Notre-Dame de la Vie. — Bas-relief tiré d'une frise, représentant Apollon à tête radiée et tenant un flambeau dans la main droite. — Fragment d'un oiseau. — Colombe sur une branche de myrte. — Un génie tenant une bandelette : il vient probablement d'un sarcophage. — Quatre têtes, une de Jupiter, d'un très-beau style : c'est celle dont parle FISCH, *Briefe über die südl. Provinzen von Frankr.* p. 612 ; une tête de Méduse ; une femme ayant une aile sur les tempes ; une autre avec un casque grec.

41. Un groupe de deux enfans en marbre, découvert dans le mois de mars 1798, dans la vigne de Romestan à Vienne. — Le même groupe vu par derrière.—Petite frise ornée d'une lyre entre deux griffons. — Autre ayant un sistre au-dessus d'une guirlande. — Autre bas-relief avec une corne d'abondance soutenue par une main, d'où sort un obélisque, comme de celle de la statue du

CHAPITRE XXXVI.

Nous y vîmes le dessin d'une belle mosaïque qui a été trouvée dans une vigne à Sainte-Colombe en 1773 : le propriétaire l'a détruite, pour se débarrasser du grand nombre de curieux qui venoient la voir. Il

---

Nil, et plusieurs fruits. — Ornement d'architecture représentant des myrtes et des flambeaux emboîtés l'un dans l'autre.

42. Tête colossale barbue, haute de deux pieds huit pouces, connue sous le nom de la *babe de S. Maurice*, et qui a donné le nom au quartier. — Profil de cette tête. — Tête géminée, deux autres têtes, deux pieds, une main tenant un objet qu'on ne peut pas distinguer.

43. Bas-relief représentant une figure assise sous un chêne, avec une tunique courte; auprès d'elle on voit un oiseau fragmenté et une tête de chèvre. — Bas-relief d'un tombeau, représentant un serpent entortillé autour d'un arbre, et qui se dresse contre un homme placé à gauche, dont la partie supérieure manque : à droite sont encore cinq figures, dont la dernière est un génie ailé; auprès du serpent est une figure nue; ensuite un homme vêtu d'une longue tunique, entre deux autres, dont l'un est armé d'une hache, et l'autre d'un bouclier. Le génie tient la tablette de l'inscription du tombeau. — Grand médaillon de marbre : d'un côté une tête avec de longues boucles dans l'ancien style; au revers un dauphin. — Autre frise offrant deux génies qui soutiennent une guirlande, au-dessus de laquelle il y a un bucrâne.

44. Belle frise et architrave qui, dans l'église de S. Pierre, étoient employées autrefois à l'autel principal avant la construction de l'autel en forme de tombeau. La frise est composée de deux Tritons et de deux Néréides : les deux de l'extrémité tiennent une rame et sonnent de la conque; les deux du milieu portent l'une une rame, l'autre une conque, et soutiennent une coquille supportée aussi par deux dauphins. — Autre frise très-élégante, composée de griffons qui s'appuient sur un vase à deux anses et un candélabre; elle sert de couverture à la porte latérale au nord

est étonnant que le Gouvernement n'ait pas pris les précautions nécessaires pour la conservation de ce précieux monument.

---

de l'église de S. Maurice, dans les cloîtres : elle est du temps de François I.er

45. Plusieurs pierres milliaires avec des inscriptions. Celle-ci étoit à Solaise, sur une base composée de trois degrés ; elle est haute de huit pieds sans la base. Voici l'inscription :

TI CLAUDIVS DRVSI. F.
CAESAR. AVGVST.
GERMANICVS
PONT. MAX. TR. POT. III
IMP. III. COS. III. P.P.
VII.

Les autres sont très frustes.

46. Tête au-dessus de la porte de la maison des Canaux : elle a des oreilles longues et des cornes. — Autre tête à moustaches, placée autrefois dans la frise, à l'aplomb des colonnes de l'arc qui donne entrée à la cour de la comédie. — Demi-figure gauloise tenant sa main gauche sur sa tête. — Deux têtes d'un travail romain, au-dessus de la porte du jardin de M. de Vallier, près de la porte d'Avignon.

47. Plan et élévation des étuves découvertes, en septembre 1779, dans la conciergerie, en creusant une cave dans les prisons royales, autrefois le palais des préteurs, ensuite la demeure des rois de Bourgogne à Vienne. — Un chapiteau des colonnes de l'arc de triomphe à l'entrée de la cour de la comédie. — Chapiteau d'un des pilastres de la porte Triomphale.— Plusieurs vues de Vienne et des environs de l'Aiguille.

CHAPITRE XXXVI.

Les mosaïques historiées sont rares. M. Schneyder pensoit que celle-ci représentoit l'enlèvement des Sabines ; et c'étoit, d'après son jugement, l'opinion accréditée dans Vienne : mais on sait que les anciens Romains ont très-peu souvent fait représenter des sujets tirés de leur histoire, et que si tant d'explications fausses ont été répandues dans le commencement du dernier siècle, c'est parce qu'on vouloit toujours expliquer les monumens par l'histoire romaine, ainsi que Winckelmann l'a le premier remarqué.

Aussitôt que je vis ce dessin, je reconnus que cette mosaïque représentoit un sujet qui a déjà été répété plusieurs fois, Achille reconnu parmi les filles de Lycomède. Le jeune héros est vêtu d'une longue tunique ; il vient de saisir une lance ; un bouclier est à ses pieds ; le *calathus* ou panier à ouvrage, qui indique les travaux auxquels il se livroit dans le gynécée de Déidamie, est renversé ; la princesse et ses femmes témoignent l'effroi que leur cause cette ardeur guerrière : Ulysse se réjouit du succès de sa ruse, et Agyrtes fait résonner les fiers accens de la trompette pour exciter à un plus haut degré les transports du héros. Ce sujet occupe le milieu de la mosaïque ; le reste est formé de compartimens dans lesquels on distingue des têtes de Méduse et des Saisons.

Nous vîmes encore dans ce cabinet un torse d'un homme nu, en marbre, qui a été trouvé en 1805 dans la vigne de M. Moussière; quatre fragmens des tuyaux qu'on pratiquoit dans les murs des maisons qui étoient adossées à des montagnes, pour en bannir l'humidité; des amphores avec ou sans anses; des morceaux de marbres précieux; des fragmens d'inscriptions qui ne contiennent que des noms de fabriques ou d'anciens potiers, tels que ceux-ci, SEVVO FECT. OFIC BILICATI. PRISCVS FEC. REBVRRI OP; trois oreillettes de casques ornées d'un foudre semblable à celui qu'on remarque sur quelques casques antiques, et principalement sur celui de Ptolémée Philadelphe dans le beau camée du cabinet de Vienne en Autriche; un des crampons qui ont servi à attacher les lettres en bronze de l'inscription du temple d'Auguste; des briques; des lampes en bronze, parmi lesquelles il y en a qui sont fausses, et des conduits de plomb avec des inscriptions.

Parmi les tableaux, nous en distinguâmes un qui représente une fête donnée dans le salon de Catherine de Médicis; il est curieux à cause de la variété des costumes qu'il retrace, et parce qu'il doit offrir plusieurs portraits ressemblans. Cette salle contient encore des armures, et le modèle en relief du mausolée de Montmorin, qui est à la cathédrale.

Nous entrâmes ensuite dans l'école gratuite de dessin. Cette école, d'après l'inscription qui est sur la porte, fut fondée en 1775; elle a vingt élèves, qui reçoivent les leçons de M. Schneyder.

CHAPITRE XXXVI.

Les salles de cette école contiennent aussi des monumens. On y voit deux grandes mosaïques qui ont été enlevées en entier: une d'elles a six pieds de longueur sur huit de largeur ; une troisième, qui d'abord avoit aussi été enlevée en entier, a été un peu endommagée. Cela prouve qu'avec des précautions on ne laisseroit perdre aucun des monumens de ce genre; ils sont très-nombreux dans les Gaules. On voit encore dans ces salles plusieurs fragmens d'autres mosaïques, et diverses inscriptions, dont voici les principales ; la première est inédite :

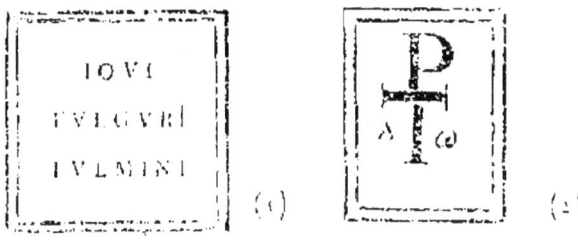

(1) Les *Recueils* de GRUTER et de MURATORI nous présentent plusieurs inscriptions dans lesquelles Jupiter a les surnoms de *Fulgurator* et de *Tonans*; mais ces deux ouvrages n'en offrent pas dans lesquelles il ait ceux de *Fulgur* et de *Fulmen*.

(2) Ce monogramme du Christ annonce une sépulture chrétienne; il a été rapporté par CHORIER, *Antiquités de Vienne*, p. 339; mais on doit observer que sa forme n'est pas celle qui se rencontre le plus souvent sur les monumens. Ordinairement c'est un X au milieu duquel il y a un P, ⳩, ce qui signifie ΧΡΙΣΤΟΣ, *le Christ*; ici c'est un grand P barré ; le jambage est l'initiale du mot ΙΗΣΟΥΣ, *Jésus*; la boucle qui en fait un P, ici fait signifier aussi ΧΡΙΣΤΟΣ, *le Christ*; et la croix qui forme la barre, est le signe de notre rédemption. On voit un monogramme semblable

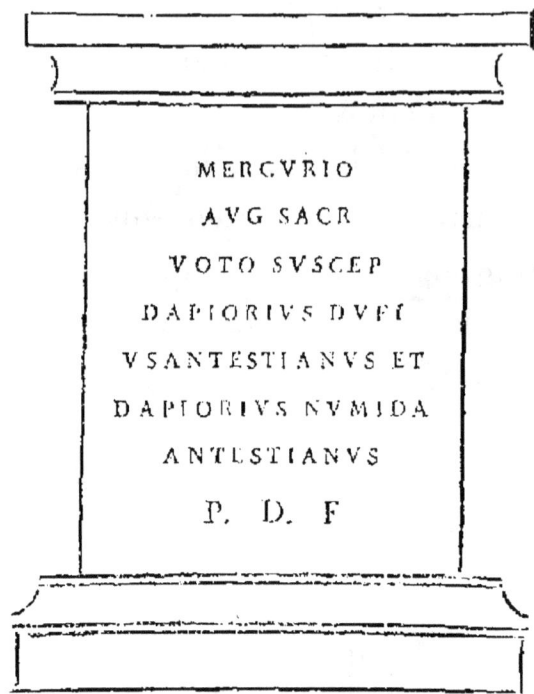

Cette pierre est offerte à Mercure, protecteur de la maison impériale, par Dapiorius Dufius Antestianus et Dapiorius Numida Antestianus (1), d'après un vœu qu'ils avoient fait (2).

L'inscription suivante est bien plus singulière :

à Milan sur le sarcophage d'Aquilin. *V.* ALLEGRANZA, *Monumenti sacri di Milano*, p. 58, pl. 11. L'*alpha* et l'*omega*, symbole de l'éternité, sont des signes suffisamment connus.

(1) CHORIER, p. 59, a lu *T. Lætorius D...us Antesilanus et Lætorius Numida Antesilanus*. Mais la copie que je donne est plus exacte. La leçon de Chorier a été copiée par REINESIUS, 10, 28; JOANNES A BOSCO, *Ant. Vienn.*; GRUTER, LIII, 16; SMET, XXV, 8; MAFFEI, *Ars crit. lapid.* 422.

(2) Ligne 8. *Pro ut devoverant fecerunt*.

CHAPITRE XXXVI.

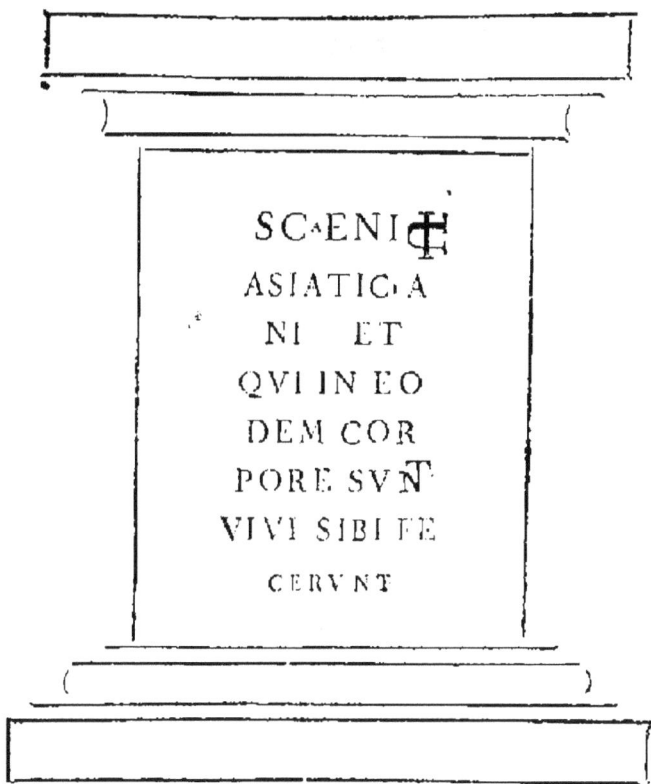

Bimard de la Bastie a prétendu qu'il s'étoit formé dans l'Asie, au temps d'Alexandre le Grand, des troupes de comédiens ; que ces troupes s'étoient soutenues dans cette contrée après qu'elle eut passé sous la domination des Romains, et qu'elles avoient envoyé des colonies dans l'Occident : il pense que les comédiens cités dans une inscription grecque trouvée à Nîmes étoient de ce pays ; et il rapporte (1)

---

(1) *Mémoire sur les antiquités de Nîmes*, dans les *Mém. de l'Académie des belles-lettres*, tome XIV, *Hist.* p. 109. M. OBERLIN, dans le récit succinct du voyage qu'il fit en 1770 dans le midi de la France, et qui est imprimé dans le journal de M. SCHLŒZER, intitulé *Briefwechsel* (c'est-à-dire, *Correspondance*), t. IV, n.° 19, a répété cette inscription à la page 48 ; il pense aussi qu'il s'agit ici d'une troupe de comédiens venue d'Asie.

pour preuve notre inscription de Vienne, dont le P. de Montauzan, Jésuite, lui avoit communiqué la copie. Ainsi il regarde les *scenici Asiaticiani* (1) comme des comédiens asiatiques établis à Vienne, où ils formoient un corps permanent, et où ils voulurent avoir une sépulture commune. Mais le mot *asiatique* se disoit en latin *asiaticus*, et non *asiaticianus* : je croirois donc plutôt que ce mot désigne le directeur de la troupe, sous le nom duquel elle étoit connue ; et qu'on disoit *scenici Asiaticiani*, les *comédiens d'Asiaticus*, comme on dit aujourd'hui les *comédiens d'Audinot*, de *Nicolet*, ou de la *Montansier*. Ils avoient fait faire un tombeau pour eux et pour tous ceux qui étoient dans le même corps ; ce qui indique sans doute les décorateurs, les garçons de théâtre, &c. &c.

Les inscriptions qui suivent ont besoin de peu d'explication ; elles n'ont pas été publiées : Lucilius, qui de son vivant a fait faire la première, étoit du pays des Cantabres ; la seconde est consacrée à *Apollinaris*, enfant très-chéri, âgé de trois ans ; la troisième, à *Cornelia Mapilla* ; la dernière est consacrée par *Lucius Cæcilius Æqualis* à son épouse *Clodia Gratina*, fille de *Sextus*, et à lui-même.

---

(1) Le mot *scenicus* ne signifie ordinairement que ce qui est relatif à la scène : on disoit *actores*, *artifices*, *actus scenici* ; *decor*, *dicacitas*, *ostentatio*, *plebs*, *venustas scenica* ; *adulteria scenica* : cependant Cicéron et Pline ont aussi pris substantivement l'adjectif *scenicus* pour désigner un acteur. Le mot *scena* s'écrit plus ordinairement par *æ*, mais quelquefois par *œ* ou *e*, pour faire sentir le mot grec dont il dérive ; c'est pourquoi il y a ici *scænici*.

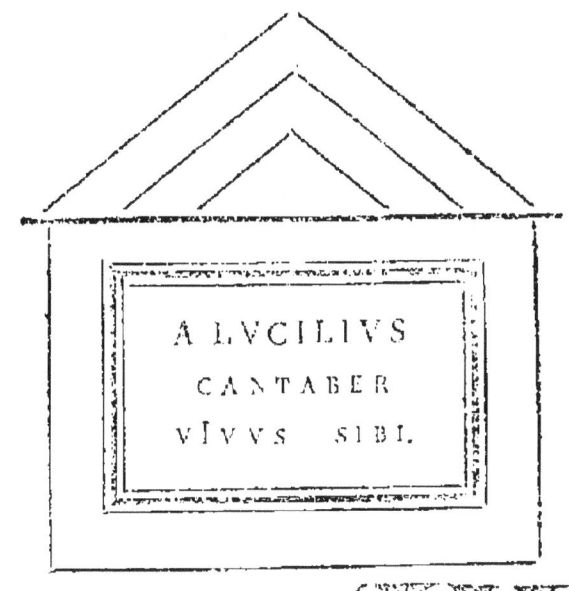

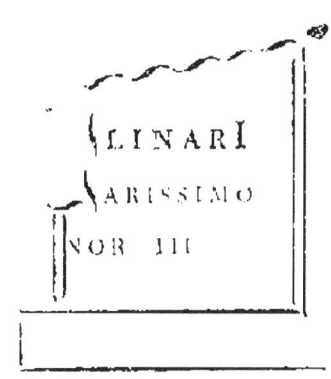

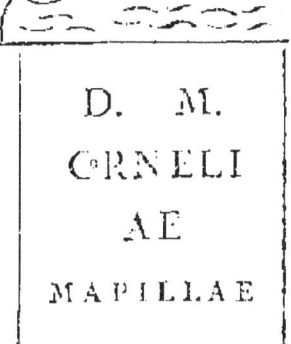

CHAPITRE XXXVI.

On rencontre très-rarement des inscriptions grecques dans les villes de la Gaule ; la suivante a beaucoup souffert :

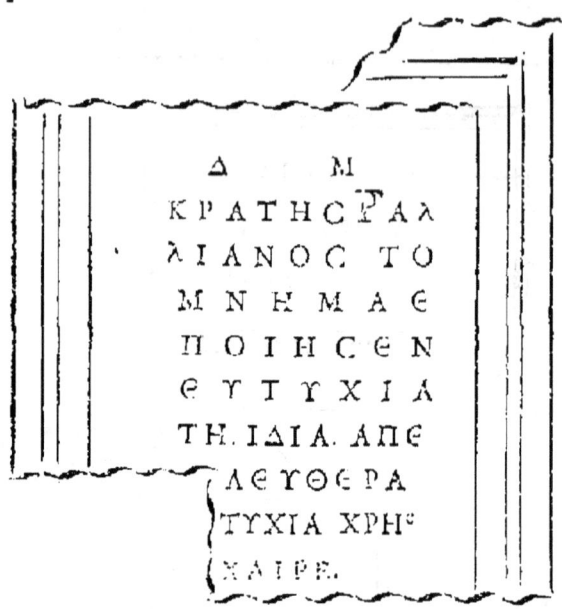

Aux dieux mânes (1). *Crates de Tralles* (2) *a fait ce monument à Eutychia sa propre affranchie* (3). *Eutychia excellente, adieu* (4).

---

(1) Les mots *Diis manibus* sont indiqués par les lettres grecques Δ M, qui sont les initiales de ces expressions latines, employées au lieu des initiales Θ X, qui se mettent ordinairement pour Θεοις χθονιοις, qui signifient la même chose.

(2) ΚΡΑΤΗΣ ΤΡΑΛΛΙΑΝΟΣ, *Crates Trallianus*, Crates de Tralles en Lydie.

(3) Lignes 6, 7 et 8. ΕΥΤΥΧΙΑ ΤΗ ΙΔΙΑ ΑΠΕΛΕΥΘΕΡΑ ; *Eutychiae, propriae libertae*. On trouve souvent le mot ΙΔΙΟΣ, *propre*, employé ainsi dans les inscriptions, pour désigner le *propre fils* (GRUTER, DCLXXX, 6), la *propre épouse* (CORSINI, *de Siglis*, 123, 125) de celui qui a consacré le monument. Ici Eutychia est la propre affranchie de Crates.

(4) Lignes 9 et 10. ευΤΥΧΙΑ ΧΡΗΣΤη ΧΑΙΡΕ.

CHAPITRE XXXVI.

Celle-ci est une pierre milliaire, déposée dans la cour du collége ; on y lit le nom du grand Constantin, fils de Constance Chlore.

```
IMP. CAE
FL. VAL.
CONSTANTINO
P. F.
AVG.
DIVI
CONSTANTI
AVG
PII FILIO.
```

Plusieurs lieux du Lyonnois et du Dauphiné ont conservé le nom de pierres milliaires ; tels sont ceux de *Septème, Ortier, Dième,* septième, huitième, dixième.

Nous copiâmes encore les fragmens suivans, dont je n'entreprends point l'explication :

```
NATIS FORB-CVL PRADIAD
AC VC VNO TRANSV
```

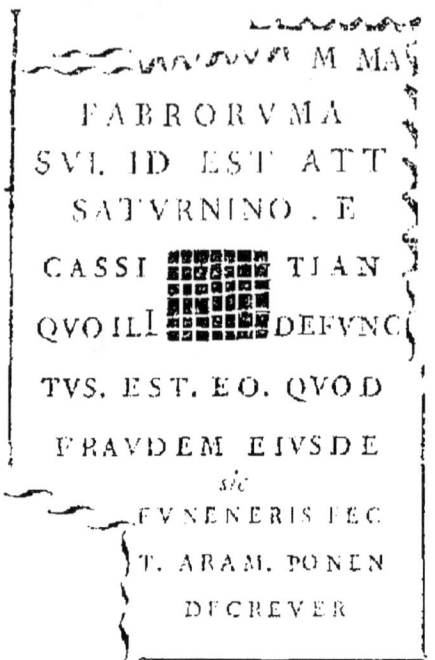

On y voit également la singulière épitaphe de 1252, rapportée par Chorier, d'un chanoine qui prie pour la rémission des péchés de ceux qu'il a fraudés et trompés pendant sa vie (1).

On y remarque aussi une chaire épiscopale sculptée en bois, et un plan en relief du monument appelé *l'Aiguille*, dont il sera bientôt question.

Il y a encore quelques inscriptions gothiques.

Il est aisé de se convaincre qu'il n'existe plus qu'un très-petit nombre des inscriptions publiées par Chorier, et qu'il y en a plusieurs qui avant notre

---

(1) *Pro remedio animarum illorum quos in aliquo defraudaverat; quod fit in festo mortuorum.* CHORIER, *Ant. de Vienne*, 251.

passage étoient inédites. On peut croire que ces objets seront à l'avenir mieux conservés, sur-tout si l'on accorde à la municipalité l'église de Saint-Pierre, qu'elle demande pour y rassembler ses richesses: elle possède un musée où elle réunit avec soin les monumens que la terre rend à notre curiosité; elle est toujours occupée d'en découvrir de nouveaux. Son zèle est déjà récompensé, le musée jouit de quelque célébrité; et aucun voyageur un peu instruit ne peut se dispenser de s'arrêter dans la ville, et de consacrer quelques heures pour le visiter.

La bibliothèque est composée de sept mille cinq cents volumes, parmi lesquels il y a beaucoup de bons ouvrages usuels, mais rien de remarquable.

On a donné le nom de *rue de la Régénération* à la rue qu'on appeloit anciennement *rue du Bardel*, parce que, dans le temps où la police ordonnoit que toutes les femmes publiques fussent confinées dans le même lieu, c'étoit là qu'elles habitoient. Cette rue étoit voisine du marché aux pourceaux, aux boucs et aux chèvres; et Chorier observe, à ce sujet, que « dans » le lieu où le paysan vendoit ces animaux, la louve » se vendoit elle-même » (1).

---

(1) CHORIER. p. 469.

CHAPITRE XXXVII.

SAINT-MAURICE. — Tombeau de Jérôme de Villars; — d'Armand de Montmorin. — Inscription de Labenia. — La Gère. — Utilité de ses eaux. — Manufactures, Draperies. — Dévidage de la soie. — Moulin à foulon. — Blanchisserie. — Mines de plomb. — Pisay. — Constructions en cailloux.

Nous nous rendîmes à la cathédrale, qui est sous l'invocation de S. Maurice. Ce magnifique édifice a été successivement embelli par la piété des anciens prélats de Vienne et des anciens souverains de la province. Il est sur une plate-forme, à laquelle on monte par vingt-huit degrés ; ce qui lui donne quelque conformité avec les temples de l'antiquité. Le portail étoit enrichi d'un nombre considérable de figures en haut-relief : le terrible baron des Adrets en avoit déjà renversé plusieurs pendant les guerres de religion ; mais la fureur révolutionnaire y a exercé bien d'autres ravages ; toutes ces figures ont été horriblement mutilées (1). Le vaisseau est intérieurement très-beau et très-bien éclairé, et sans aucun ornement superflu : mais on y rencontre aussi partout des traces d'une dévastation sacrilége.

---

(1) Ce portail est gravé au frontispice de l'*Histoire de l'église de Vienne*, par CHARVET.

CHAPITRE XXXVII.

Nous remarquâmes le bénitier, qui est d'un très-beau marbre venant des ruines d'un temple antique. L'autel du chœur est plaqué de vert antique, tiré d'une belle colonne qui avoit été trouvée à Sainte-Colombe, et qu'on auroit mieux fait de conserver. Autour du chœur, règne une frise composée alternativement de feuillages, de têtes d'hommes et d'animaux. Derrière l'autel est la chaire archiépiscopale, adossée au mur. On voit dans la nef les restes d'un zodiaque peint à fresque, avec une inscription très-dégradée. Une autre fresque représente divers sujets de l'ancien et du nouveau Testament ; mais elle est aussi très-altérée. Il y a dans la même chapelle un beau fût de colonne de *cipolino verde*. Huit vitraux subsistent encore ; on y a peint des Apôtres.

Le tombeau de Jérôme de Villars, archevêque de Vienne, mort en 1626, est encore entier. Charvet et Chorier nous ont conservé son épitaphe : nous y remarquâmes la belle devise de ce vertueux prélat, ΚΡΑΤΑΙΑ ΩΣ ΘΑΝΑΤΟΣ Η ΑΓΑΠΗ, *la charité est forte comme la mort* ; c'est-à-dire que toutes deux ne connoissent point d'obstacles (1).

Le tombeau d'Armand de Montmorin, mort en 1713, est un ouvrage de sculpture assez distingué ; il a été exécuté à Rome par Slodtz, et posé à Vienne

---

(1) Ce tombeau est gravé dans l'*Histoire de l'église de Vienne*, par CHARVET, page 641.

en 1747. Le prélat, vêtu de la chape, est assis sur un sarcophage devant une pyramide : il tient de la main gauche la droite d'Oswald, cardinal de la Tour-d'Auvergne, qui lui a fait ériger ce monument ; il lui montre de la main droite la mitre et la croix archiépiscopales, placées sur un coussin : il semble lui dire que ces marques de dignité lui sont destinées, et qu'il lui succédera un jour. Le génie de la religion recueille les dernières paroles du prélat ; ce sont des passages de l'épître de S. Paul à Timothée sur les devoirs de l'épiscopat : il tient dans la main gauche les armoiries du cardinal ; ce qui partage son attention d'une manière peu convenable : celles de Montmorin sont sur le sarcophage. Ce monument, qui s'étoit conservé pendant la terreur, a été dégradé depuis ; mais l'ensemble subsiste toujours. Si la famille vouloit le faire réparer, cela seroit très-facile, à l'aide de la gravure publiée par Charvet, et sur-tout du petit modèle en relief que l'on conserve dans le musée (1).

Au-dessus d'un petit portail, on voit encore une jolie frise en marbre, du temps de la renaissance des arts.

Près de l'église, devant la maison de Cret, traiteur, nous trouvâmes une belle colonne de granit. Dans la rue de la Pêcherie, l'inscription suivante

---

(1) *Nypel*, p. 18.

est incrustée dans le mur, à un pied au-dessus du sol et sous la fenêtre du rez-de-chaussée (1).

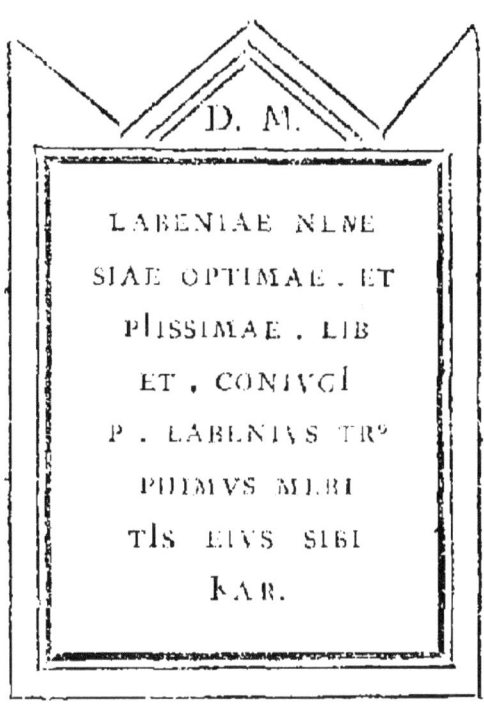

La ville de Vienne est bâtie sur un terrain plat et étroit, qui s'étend des bords du Rhône entre deux chaînes de montagnes, au milieu desquelles coule la Gère; ces montagnes sont noires, arides; c'est le chemin par lequel on va de Vienne à Grenoble : mais le triste aspect de ce défilé est animé par les nombreuses usines que la Gère met en activité. Si ce séjour est peu agréable, on est au moins

---

(1) Cette inscription a été publiée dans le *Voyage littéraire de deux Religieux Bénédictins*, I, 260. Notre copie est plus correcte.

dédommagé par le point de vue qu'offrent du côté du Rhône le cours du fleuve, Sainte-Colombe, et les riches campagnes qui l'avoisinent.

Nous eûmes le plaisir de donner à dîner, à notre hôtel de *la Table ronde*, à MM. Guillermin, maire de Vienne, Boissard de Sainte-Colombe, et Cochard, conseiller de préfecture du département du Rhône. Ce fut encore pour nous une occasion de recueillir beaucoup de renseignemens.

Après le dîner, nous allâmes nous promener; et ces messieurs nous conduisirent dans les nombreux ateliers situés sur la Gère : cette petite rivière, si utile à la ville de Vienne, en fait mouvoir les machines. Ses eaux descendent de la montagne, et sont retenues de distance en distance par de petits murs où elle forme des cascades : elles ne gèlent point en hiver, et même on les voit alors fumer; ce qui est dû sans doute au dégagement des parties sulfureuses qu'elles contiennent. Jamais cette rivière ne tarit en été, mais quelquefois elle grossit beaucoup en hiver; et alors, comme sa pente est très-rapide, elle cause de grands dégâts : c'est ce qui arriva en 1750. On la passe sur un pont de pierre appelé *Pont de Saint-Sévère*.

Nous entrâmes d'abord dans la manufacture de draperie de MM. Charvet frères. On y emploie pour le cardage, de l'huile d'olive commune appelée *seconde huile*; elle a la propriété de fortifier la laine et de ne pas lui donner d'odeur. Avant la

révolution

révolution, on tiroit les laines d'Espagne par Toulouse et Rouen, d'où venoient les meilleures; aujourd'hui l'on ne fait usage que des laines du pays.

On se sert de navettes roulantes sur le métier: la largeur de l'étoffe est de deux aunes un huitième, qui, par le foulage, sont réduites à une aune et un quart; la longueur est quelquefois diminuée dans une plus forte proportion. Presque à chaque métier il y a un maître et un apprenti; celui-ci est aux gages du premier: il y a aussi quelquefois deux ouvriers d'égale force. Le nombre des fils diffère: il y a des pièces qui, sur la largeur, en ont deux mille; d'autres, deux mille quatre cents, deux mille six cents, et trois mille. Les ouvriers sont payés en raison du nombre de livres de laine qu'ils emploient.

D'autres ateliers sont destinés à l'opération qu'on appelle *garnir la pièce*, et qui consiste à faire ressortir la laine ou le poil, au moyen d'instrumens composés de chardons à foulon (1).

Après le premier *tondage*, on la regarnit encore; on la teint ensuite, on la fait sécher, et on la retond pour la lisser. Le reste dépend de la façon qu'on veut lui donner; on la *ratine*, ou l'on en fait de l'*étoffe*: on ne garnit l'étoffe que d'un côté.

La laine qui reste dans les chardons, en est enlevée par de petits enfans, et est vendue pour faire des

---

(1) *Dipsacus fallonum.*

draps de moins bonne qualité ou des chapeaux (1), ainsi que la laine qui provient du tondage (2). On tire les chardons de Saint-Rémi en Provence.

Les grands ciseaux de tondage s'appellent *forces* [mot dérivé du latin *forceps*]. Les ouvriers garnisseurs et tondeurs sont payés à la pièce ou par jour. La pièce à tondre est placée sur un coussin qui, en longueur, a la largeur du drap; elle y est fixée de chaque côté par deux petits crochets en acier : la banquette ou coussin est formée par la laine provenant du tondage. L'urine des ouvriers sert à fouler et à dégraisser les draps; on en achète aussi au dehors.

Les pièces passent ensuite dans l'*atelier de teinture*. Le vert est produit par de l'indigo et du bois jaune.

Dans l'*atelier de filature*, on carde la laine et on la met dans des cornets; elle est ensuite grossièrement filée à la main. Les bobines qu'on a faites ainsi, sont portées à la filature mécanique, où les fils sont rendus plus fins qu'ils n'étoient à la filature à la main. Le procédé est à-peu-près celui qui se pratique pour le filage du coton.

Nous entrâmes ensuite dans un atelier où l'on *dévide la soie*.

Deux fils se dévident ensemble, et passent des

---

(1) Elle se vend le tiers de la laine dont on fait de bons draps.
(2) Elle ne se vend que le huitième.

bobines sur des guindres carrées qui reçoivent des écheveaux.

Pour le moulinage de la soie, on fait usage d'une machine à vingt-quatre *guindres*, à deux rangs ou étages; le mouvement est imprimé à l'ensemble par une roue simple fixée à un arbre qui communique à une roue mue par l'eau. Une opération qui précède le moulinage, consiste à dévider les écheveaux de soie à fil simple.

Malgré l'utilité reconnue de l'eau de la Gère, on n'est pas assez industrieux pour l'économiser; on la prodigue, et il y en a beaucoup de perdue sans être employée. Avec la même quantité d'eau l'on pourroit faire aller beaucoup d'autres usines.

Nous entrâmes dans une manufacture de *fil de fer*: mais elle n'étoit pas pour le moment en activité.

Nous vîmes ensuite le *moulin à foulon*. Il faut cinq heures pour chacun des deux foulages d'une pièce de drap de quarante aunes, ou de ratine de trente-deux aunes: la première fois on emploie un panier ou balle de trente à cinquante livres de terre à foulon, plus ou moins, selon la qualité du drap; la seconde fois, on emploie moitié moins de cette terre.

La matière qui sort par le foulage, est une argile mêlée d'une huile animale dont on pourroit se servir utilement pour engrais: les ouvriers, à qui nous fîmes cette observation, répondirent qu'ils n'avoient point de terres à cultiver.

La *Blanchisserie* des toiles est sur une prairie assez longue ; elle appartient à M. Boissat, adjoint au maire de Vienne. Il y a encore des fonderies de cuivre qui emploient beaucoup d'ouvriers : il y a aussi des mines. Ces usines sont dans le faubourg de *Pont-l'Évêque*, sur la route de Grenoble. Tous les métiers qui sont mus par des roues et par l'eau, sont appelés à Vienne *artifices*. Selon les anciennes géographies, Vienne étoit renommée pour les belles lames d'épée qu'on y fabriquoit et dont la trempe étoit excellente ; à l'époque de la révolution on y en faisoit encore.

Nous terminâmes cette promenade par visiter la belle propriété de M. Blumenstein, qui est enclavée dans deux bras de la Gère : au milieu est une usine pour brûler et laver le minérai de plomb, le bocarder, &c. Le minérai contient deux onces d'argent par quintal : on n'en fait plus l'extraction depuis long-temps, parce qu'elle ne compenseroit point les frais. Les propriétaires conservent des échantillons de minérai dans leur cabinet, pour servir de comparaison si l'on en trouvoit de plus riche lorsqu'on change de filon.

A mi-côte de la montagne à laquelle ces usines sont adossées, on voit des restes de plusieurs embouchures d'anciens aqueducs qui avoient servi pour conduire les eaux de la Gère dans la naumachie et dans les bains de la ville. Sur la montagne sont les ruines d'une tour carrée qu'on appelle *Pipet :* cet édifice s'appeloit autrefois *Pompeiacum*, parce qu'on prétend que Pompée, passant en Espagne, l'avoit fait fortifier. De *Pompeiacum* on a dit *Pompet*, et *Pipet*.

Le jour nous avoit tout-à-fait abandonnés: nous rentrâmes dans l'intérieur de la ville. M. Cochard promit de revenir au lever du soleil pour nous accompagner dans nos courses et voir avec nous les monumens précieux qui nous restoient à examiner.

Quoique la pierre soit assez abondante et très-bonne dans le département, on fait beaucoup de maisons en terre, ou, dans le patois du pays, *en pisay* ou *pisé*, nom qui a été donné à ce genre de construction. On donne aux maisons de pisay jusqu'à trente pieds d'élévation: les fondations sont en maçonnerie ordinaire; les assises de pisay dont on fait les murs, ont chacune trois pieds de hauteur sur six de longueur: ces assises sont liées entre elles par des couches de mortier d'un pouce d'épaisseur. La toise carrée coûte 2 francs 50 centimes. Le pisay, revêtu de mortier à l'extérieur, est aussi agréable à la vue que la maçonnerie.

On a encore une autre manière de construire des murs et des maisons avec les cailloux qu'on ramasse dans les champs ou dans le lit du Rhône: on donne à chaque assise de cailloux une direction différente; ce qui forme une espèce de mosaïque. On peut voir, *planche IX*, n.° 5, le dessin d'une maison ainsi construite.

CHAPITRE XXXVIII.

Inscriptions d'Avinnius Gallus. — Saint-Pierre. — Sarcophage de Julia Fœdula. — Épitaphes du comte Girard ; — de l'abbé Guillaume ; — de l'abbé Léonien. — *Matres Augustæ*. — Inscriptions d'Alfius Apronianus ; — de Virius Victor. — Masques antiques. — Plan de l'Aiguille. — L'Aiguille. — Arc de triomphe. — Colonnes. — Inscriptions frustes. — Temple d'Auguste. — Son inscription. — Clous qui attachoient les lettres. — Incertitude des inscriptions déterminées par ces clous. — Hôtel-de-ville. — Tableaux de M. Schneyder. — Inscription d'une Flamine. — Beau Groupe de deux enfans. — Climat. — Poste aux ânes. — Jumarts.

Le lendemain, à la pointe du jour, M. Cochard étoit à notre hôtel : nous fûmes bientôt prêts. Nous copiâmes d'abord les deux inscriptions suivantes (1), qui sont incrustées dans un mur à côté de la porte de l'ancienne église de Saint-Sévère, dont il ne reste presque plus rien.

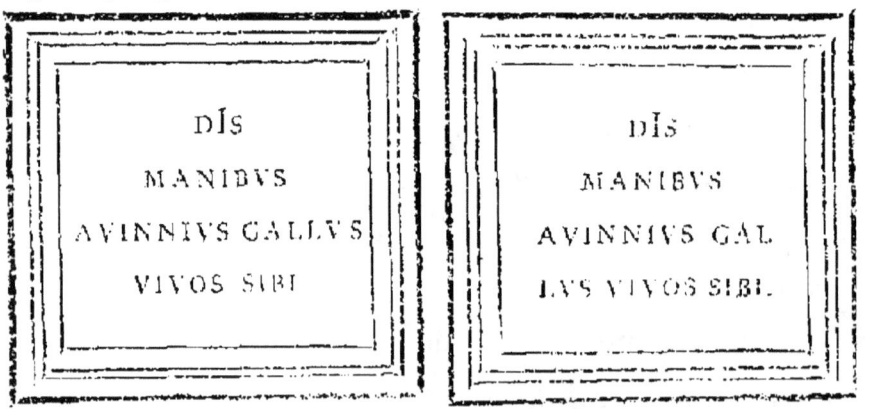

(1) Chorier, *Antiq. de Vienne*, 39. Gruter, CMIII, 7 ; Golnitz, *Itinerar.* 403.

CHAPITRE XXXVIII.

Il paroît que ce tombeau avoit deux faces, et qu'Avinnius Gallus voulut que son nom parût sur chacune.

Nous visitâmes la célèbre église de l'*abbaye de Saint-Pierre*. Le monastère, cette antique fondation du IX.ᵉ siècle, a été détruit ; mais l'église, qui renferme tant de pieux témoignages de la foi de nos pères, subsiste encore, avec les trois groupes dont l'entrée est décorée ; ils représentent un lion et un jeune homme qui paroît vouloir le déchirer. Ces sculptures bizarres ont été la source de bien des fables. Selon la tradition, un ange les apporta de Rome en une nuit, comme un gage de la protection spéciale que Dieu accordoit à ce saint lieu ; et Virgile, que dans le moyen âge on a fait passer pour un grand magicien (1), étoit l'auteur de ces figures. On sait que

---

(1) C'est le sujet de cette épigramme, composée au commencement du XVI.ᵉ siècle, par HUBERT SUISSAN :

Inter magnarum miracula plurima rerum,
 Vergilii solers annumeratur opus.
Tres magnâ ardentes confecerat arte lucernas;
 A datis semper septima viditi hyems.
Tres tribus e saxis, immania membra, leones
 Subjicit idolis munera grata suis.
Pontificis precibus Româ sunt nocte Viennam,
 Nocte unâ, angelicâ singula lata manu.
Christiadum pulchros hodie concessit in usus,
 Quo priùs infelix ethnicus usus erat.
Aspice rex, Christi famularis turba, stupendam
 Vergilique manu, pontificique prece.

ces monstres supportoient des colonnes terminées par des lanternes : elles étoient sans doute destinées à éclairer les fidèles qui venoient prier dans ce temple aux veilles des fêtes des saints martyrs. La base d'un de ces lions porte une inscription romaine : c'est l'épitaphe de Maximius, marchand de vin à Vienne; on peut la lire dans les *Recherches* de Chorier (1).

L'église inspire une vénération religieuse par le souvenir des Saints dont on dit qu'elle est le tombeau. C'étoit pour ne pas mêler des cendres moins pures à ces cendres pieuses, que depuis long-temps il étoit défendu d'y enterrer. Beaucoup d'ornemens, qui seroient aujourd'hui des monumens précieux du moyen âge, ont disparu; des peintures curieuses ont été effacées : mais plusieurs inscriptions subsistent encore; et ces marbres vénérables nous ont conservé les noms de ceux qui ont les premiers signalé leur foi dans Vienne.

Nous remarquâmes d'abord l'inscription d'Édula, que Chorier regarde comme une des plus anciennes du christianisme (2). J'observerai seulement qu'avant le mot EDVLA, par où commence cette inscription selon Chorier, j'ai remarqué les lettres IFO; ce qui donne un nom différent : et probablement cette

---

(1) Page 253.
(2) *Recherches des antiquités de Vienne*, 258.

dame viennoise qui, ayant renoncé au paganisme, fut baptisée par S. Martin lui-même, se nommoit JULIA FOEDULA. On voit sur ce monument le monogramme du Christ entre deux colombes.

La curieuse épitaphe de Girard, comte, c'est-à-dire gouverneur, de Vienne en 1045, rapportée par Chorier (1), existe encore dans cette église, et doit être conservée, ainsi que celle de l'abbé Guillaume, qui mourut en 1224 (2), et celle de l'abbé Léonien, qui vivoit sous le pontificat de S. Avit : le tombeau de ce dernier, qui avoit été détruit dans les guerres de religion, fut réparé sous Charles VI, sans doute à l'imitation de l'ancien ; car on y voit des paons qui se becquètent, le monogramme du Christ, et il a tous les caractères des anciens sarcophages chrétiens (3).

Au milieu de ces témoignages rendus à la piété des premiers chrétiens viennois, on ne s'attendroit pas à trouver un autel élevé à des divinités païennes ; il semble qu'il ait été placé dans ce lieu comme un trophée du culte que le christianisme avoit détruit : on lit contre un mur cette curieuse inscription aux Déesses mères, dont il a déjà été question. Quoique Chorier l'ait publiée (4), il ne l'a pas figurée ; et je crois devoir la placer ici, afin de constater son existence et pour qu'elle soit conservée.

---

(1) CHORIER. *Recherches des antiquités de Vienne*, 259.
(2) *Ibid.* 260.
(3) *Ibid.* 285. J'ai relevé plusieurs inexactitudes de Chorier sur mon exemplaire.
(4) *Ibid.* p. 194.

42 CHAPITRE XXXVIII.

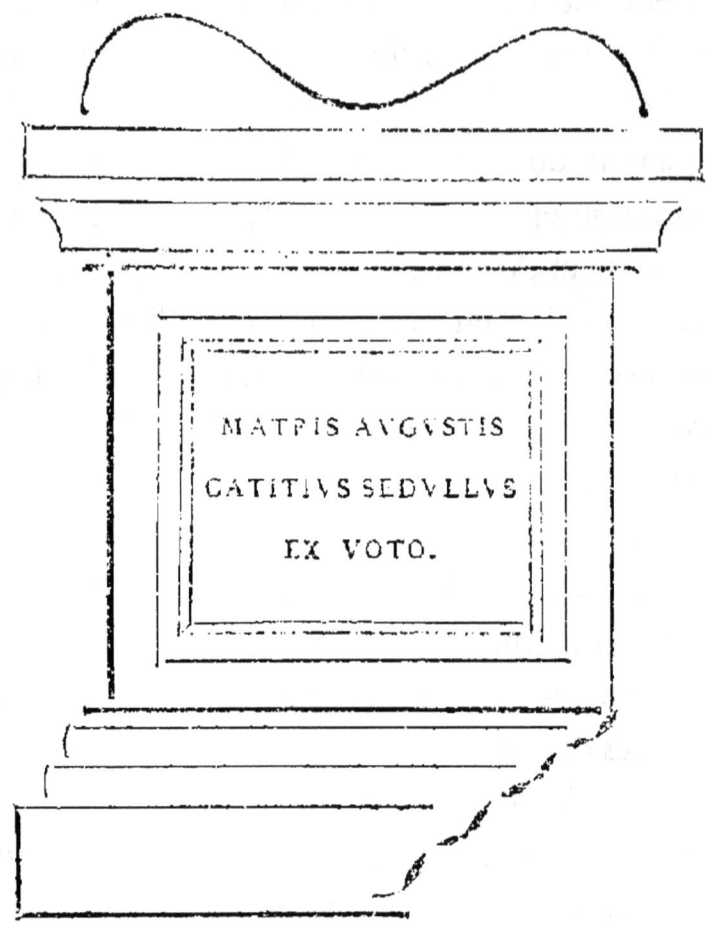

Aux mères (1) *Augustes Catitius Sedullus, d'après un vœu.*

De tant d'anciennes épitaphes qui rappeloient les noms de princes, de savans, d'hommes distingués par leurs lumières et leur piété, il ne reste que celles que je viens d'indiquer; leurs tombeaux ont disparu, même long-temps avant la révolution : ce

---

(1) *Matris* est le datif pluriel du mot latin barbare *matræ*; on lit sur plusieurs inscriptions, *matrubus*, *matrabus* et *matris*. Voyez *suprà*, t. I.ᵉʳ, p. 491.

CHAPITRE XXXVIII.

qui prouve les fréquentes désolations de cette église, et les divers changemens qu'elle a éprouvés.

L'inscription rapportée par Chorier (1) existe encore dans le mur qui borde le Rhône au bas de l'escalier de Saint-Pierre; la hauteur des eaux nous empêcha de la lire.

Les deux inscriptions suivantes servent de jambage à la porte cochère du clos de l'ancienne abbaye de Saint-Pierre, qui est aujourd'hui une verrerie (2).

La première est ainsi conçue :

VIRTVTE FOR
TISSIMO ET PIE
TATE CLEMENTIS
SIMO D. N. FL.
CONSTANTINO
MAXIMO ET
INVICT AVG
M ALFIVS APRONIA
NVS P P FL VIENNAE
DEV N MA Q EIVS (3).

A notre seigneur (4) *Flavius Constantinus, très-fort par le courage,*

---

(1) *Antiquités de Vienne*, p. 263.

(2) Grande rue, près de la porte d'Avignon, n.º 1.

(3) GRUTER, CCLXXXIII, 6, 7; GUD. *in ind.* 57; SMIT. 156, 9; BANDURI, *Numism. imp.* t. II, 257, n.ºˢ 2 et 5; SIMEONI, *Illustr. degli epitaf.* 12; CHORIER, *Antiquités de Vienne*, 330, VETRAN. MACRUS, *de Jur. lib.* 57; FLLETW. *Inscr. Syll.* 118; BOLDON. *Epigr.* 476; GOLNITZ, *Itinerar.* 4512; D. BOUQUET, *Script. rer. Gall.* t. I, in *Exc. Gr.* 138; *Diss. sur la plur. des Constantins*, dans les *Mémoires de Trévoux*, déc. 1704, p. 2093.

(4) Ligne 4. *Domino Nostro.*

très-clément par la piété, très-grand et invincible Auguste, M. Alfius Apronianus, flamine perpétuel (1) *de Vienne, dévoué à sa divinité et à sa majesté* (2).

La seconde (3) est un simple vœu offert à Apollon par Virius Victor et Virius Vitalis.

APOLLINI
SACRVM EX VOTO
C. VIRIVS VICTOR
ET
L. VIRIVS VITALIS
S. L. M (4).

Chorier conjecture que la maison de Virieu doit son origine à cette famille *Viria*. J'ai rapporté ces inscriptions, parce qu'elles seront bientôt détruites, si l'administration municipale ne prend le soin de les faire conserver.

Nous vîmes encore au-dessus de la porte d'un jardin, Grande rue, en face du n.° 850, près de la maison dont je viens de parler, deux beaux masques de théâtre : ils ont été dessinés par M. Schneyder.

Nous desirions visiter le monument appelé *l'Aiguille*, et nous nous y rendîmes sur-le-champ. Il est dans une plaine, à un demi-quart de lieue de

---

(1) Ligne 9. *PerPetuus FLamen.*
(2) Ligne 10. *DEVotus Numini MAjestatiQue EJUS.*
(3) GRUTER, XXXVIII, 17; SMET. 148, 20; SIMEONI, *illustr. degli epitaf.* 10; CHORIER, *Antiquités de Vienne*, 332; GOLNITZ, *Itinerar.* 403.
(4) Ligne 6. *Solverunt Lubentes Merito.*

Vienne, entre le grand chemin et le Rhône; cette plaine en a reçu le nom de *plan de l'Aiguille*. C'est une pyramide (*planche XXVII, n.º 1*), composée de plusieurs assises de grosses pierres carrées, et à gradins sur les quatre faces (1): elle est construite sur un corps d'architecture carré, dont chaque angle est orné d'une colonne engagée, et chaque face percée d'une arcade; de sorte qu'on peut passer librement des quatre côtés sous la pyramide. Ces murs soutiennent un toit sur le milieu duquel pose la pyramide, et non sur les quatre murs; ce qui rend cette construction étonnante. Ce monument, qui a soixante-douze pieds d'élévation, porte encore des marques des outrages que lui ont faits les hommes pour en arracher le fer: un Milanois qui avoit acheté le champ où il est placé, avoit commencé à le détruire; et il n'existeroit plus sans l'opiniâtre résistance du savant Pierre de Boissac, alors chef de la justice à Vienne. Pendant le règne de la terreur, on a placé sur cette *aiguille* une énorme barre de fer qui supporte une large girouette de fer-blanc et le bonnet de la liberté. Il est temps de détruire ces symboles qui rappellent une époque funeste; et il est à craindre que cette énorme girouette, sans cesse agitée par le vent, ne renverse ce monument intéressant et singulier. Il faudroit aussi remplacer une pierre qui

---

(1) Elle est gravée dans le *Recueil* de CAYLUS, t. III, pl. 95, p. 249.

manque dans le corps d'architecture. Ce monument est beau ; il a un air de grandeur imposant et une solidité qui inspire le respect.

La destination de ce monument a beaucoup exercé les antiquaires. Selon la tradition vulgaire, c'est le tombeau de Ponce-Pilate (1). On a voulu anciennement que cette pyramide fût ce qu'étoit le milliaire doré de la ville de Rome ; on y a vu ensuite le tombeau du prétendu Venerius, à qui l'on attribue la fondation de Vienne. Mais ce monument est du bon temps de l'architecture. Chorier pense que c'est un cénotaphe élevé par les Viennois à la mémoire d'Auguste, et qu'il étoit surmonté d'une urne cinéraire. M. Schneyder (2) veut que ce soit le cénotaphe d'Alexandre Sévère ; et son opinion n'est pas plus appuyée d'autorités que celle de Chorier. Mais comment prétendre déterminer la destination d'un semblable édifice, qui n'a ni figures ni inscriptions ? M. Schneyder, qui a pénétré dans l'intérieur de la pyramide à l'aide d'un trou qu'il y a pratiqué, et qui est aujourd'hui fermé par une petite porte de fer, n'y a rien trouvé. Tout ce qu'on peut dire, c'est que ce monument paroît avoir été bâti sous

---

(1) *Suprà*, p. 11.

(2) *Dissertation sur le cénotaphe appelé le Plan de l'Aiguille, à Vienne*, dans le *Magasin encycl.* année VI, t. V, p. 352. J'observerai qu'il a voulu dire *appelé l'Aiguille* ; car le mot *plan* est le nom dauphinois de la *plaine* où ce monument est situé.

les premiers empereurs, et qu'il est d'un assez beau style : c'étoit probablement le tombeau d'un personnage distingué dont on ignore le nom.

Nous voulions terminer nos courses par le célèbre temple d'Auguste; mais il nous restoit encore quelques rues de la ville à parcourir, afin de ne rien laisser sans examen.

Nous allâmes déjeûner au café du *Levant*; et précisément à côté de cette maison, sur la façade de celle d'un horloger, nous vîmes deux bas-reliefs en marbre enchâssés dans le mur. L'un est composé de quatre figures : la première est vêtue d'une longue robe ; la seconde tient un panier dans la main droite, et un *pidum* dans la main gauche; la troisième est armée d'un bouclier; la dernière élève la main droite comme pour haranguer les trois autres : auprès d'elles est un arbre. L'autre bas-relief est en forme de fronton; au milieu du tympan on voit une brebis entre deux colombes. Ces deux bas-reliefs appartenoient à un même cénotaphe, que le propriétaire a fait scier en deux. Peut-être M. Schneyder ne les connoissoit-il pas encore, puisqu'il ne les a pas dessinés.

Nous vîmes au haut de la rue des Serruriers ce qu'on appelle l'*Arc de triomphe* ou *Porte triomphale*. C'est un arc dont on ne peut reconnoître la destination : il est orné, dans l'intérieur, de têtes de Satyres; ce qui pourroit faire croire qu'il a fait partie d'un théâtre. On a incrusté dans le mur une figure gauloise, qui n'est ni du même style, ni du même temps, et qui n'a pu appartenir à cet édifice.

Sur la place Modène, près de la fontaine, la face latérale d'une maison qui fait encognure est ornée d'un fragment de frise ; et l'on voit, sur une des pierres de la même maison, l'*ascia* renversée. Auprès de la porte cochère de M. Boissat, il y a dans le mur un fragment d'une inscription grecque si fruste, que nous n'en pûmes rien déchiffrer : il a dans sa cour une belle colonne de cipolin vert.

A l'entrée de l'église de Saint-André-le-Bas, il y a deux belles colonnes de marbre. Ce monastère avoit été fondé par le duc Ancemond : son épitaphe subsiste encore (1), ainsi que celle de Berno, qui procura aux religieux les reliques de S. Maxime (2) et celles du roi Conrad (3) ; on y lit encore celle de Richard de Sallery, prieur de Septème, qui y fut inhumé vers 1200 (4).

Cette église renferme beaucoup d'autres inscriptions des XIIe et XIIIe siècles et des suivans, sur de beau marbre blanc. Elles ont probablement été gravées sur des marbres dont on avoit gratté les inscriptions antiques ; on en a ainsi perdu un grand nombre :

---

(1) CHORIER, p. 66.
(2) *Ibid.* p. 67.
(3) *Ibid.* p. 68.
(4) *Ibid.* p. 75.

comme on a gratté d'excellens manuscrits pour écrire sur le même parchemin des commentaires des psaumes.

Un chapiteau antique, en marbre, dont l'intérieur est creusé, sert de fonts baptismaux. On voit dans la même église, comme dans celle d'Autun, plusieurs chapiteaux historiés.

En passant par la rue J. J. Rousseau, nous vîmes, devant la maison n.° 697, un banc supporté d'un côté par un chapiteau et de l'autre par un cippe carré, enterré à moitié, et dont l'inscription est très-fruste; voici ce que nous pûmes en déchiffrer :

D. M.
BII M. OPVS
TROFIL.

Nous visitâmes enfin l'édifice appelé *Temple d'Auguste*. Il est d'ordre corinthien ; il a soixante pieds de longueur sur quarante de largeur, et il étoit ouvert de tous les côtés. Ses colonnes sont composées de plusieurs assises ; elles ont vingt-cinq pieds de hauteur, en y comprenant les chapiteaux et les bases, qui portent sur un socle. Ces élégantes colonnes étoient cannelées : mais lorsqu'on en remplit les intervalles pour faire de cet édifice une église, une main barbare brisa les cannelures ; et l'on engagea tellement les colonnes dans la maçonnerie, qu'on peut à peine les apercevoir. Voyez *pl. XXVII, n.° 2*.

Chorier prétend que cet édifice est un ancien

prétoire, dans lequel les Romains rendoient la justice (1) ; le peuple veut d'après cette tradition, que Pilate y ait présidé aux jugemens. Chorier regarde comme plus évident que Vitellius y reçut un augure favorable.

L'opinion que ce bâtiment étoit un prétoire, a été assez généralement admise : cependant Spon, dans ses *Mélanges d'antiquités*, a très-bien établi que c'étoit un temple. Sans avoir la même élégance, il ressemble assez à celui qu'on appelle à Nîmes *la Maison carrée* ; il est, comme lui, périptère, c'est-à-dire, entouré de colonnes, et il a un double fronton ; enfin il réunit tous les caractères de ces sortes d'édifices.

Ce fut le bienheureux Burcard, évêque de Vienne, qui, vers 1089, érigea cet ancien temple en église, pour plaire à Rodolphe, qui avoit comblé Vienne de bienfaits. L'ignorance de ce prélat est excusable, si l'on considère le temps où il a vécu : il étoit naturel qu'on négligeât des choses dont on ne connoissoit point le mérite.

Ce temple est gravé dans l'*Histoire de l'église de Vienne* par Charvet (2), tel qu'on suppose qu'il a existé. Spon l'a représenté tel qu'il est aujourd'hui (3) ;

---

(1) CHORIER, *Antiquités de Vienne*, p. 89.

(2) Page 281.

(3) *Mélanges d'antiquités*, p. 159.

mais la figure qu'il en a donnée est bien maussade. M. Schneyder a dessiné tous les détails avec un soin extrême : il y reconnoît aussi un temple ; et en suivant la méthode de l'illustre Séguier, il a cru, d'après l'inspection des trous dans lesquels étoient fixés les clous qui attachoient les lettres, en pouvoir rétablir l'inscription, qui, selon lui, est ainsi conçue :

CONS DIVO AVGVSTO OPTIMO MAXIMO
ET DIVAE AVGVSTAE.

D'après cette inscription, ce temple auroit été consacré par le peuple de Vienne à Auguste et à Livie ; mais cette explication ne me paroît qu'une conjecture absolument destituée de fondement.

D'abord la distance des clous est une indication trop incertaine pour donner autre chose que des probabilités. Les mêmes lettres ne sont pas toujours attachées aux mêmes points, ainsi que j'ai eu l'occasion de m'en convaincre dans plusieurs inscriptions de Nîmes, qui, comme nous le verrons, mettent la chose hors de doute. Depuis la découverte de M. Séguier, plusieurs personnes ont voulu lire l'inscription du temple de Vienne : mais, ainsi que j'ai pu m'en assurer par la correspondance de M. Séguier, que l'on conserve dans la bibliothèque de Nîmes, les trous de cette inscription sont, dans les copies qu'il a reçues, placés de plusieurs manières différentes ; il y a un très-grand nombre de ces trous dont on ne tient aucun compte, ainsi qu'on peut le voir par une des copies de cette inscription, que j'ai fait figurer *pl. XXVII, n.°;*

Si ce temple a été élevé en l'honneur d'Auguste et de Livie, ce n'a pu être que sous le règne de Tibère; car, de son vivant, Auguste voulut qu'on joignît à son culte celui de Rome, et non celui de Livie.

Cet édifice, respectable par son antiquité, avoit été donné aux religieuses et consacré à Notre-Dame de la Vie. Depuis la révolution, la société populaire y a siégé : ce lieu a été enfin rendu au premier usa qu'on lui avoit supposé ; c'est aujourd'hui la salle d'audience du tribunal de commerce.

Au coin d'une maison qui fait face au temple, nous vîmes dans un mur un morceau de corniche orné d'un lézard et d'une chouette : deux architectes célèbres, *Saurus* et *Batrachus*, ont rappelé leur nom sur leurs édifices, en sculptant sur un chapiteau un lézard, appelé en grec *sauros*, et une grenouille, nommée dans la même langue *batrachos*. Cette corniche pourroit également retracer le nom de deux architectes qui se seroient aussi appelés *Saurus* et *Glaucus* ; la chouette se nomme en grec *glaux*.

Le maire de la ville, M. Guillermin, qui s'étoit joint à nous pour aller à Notre-Dame de la Vie, nous conduisit à l'hôtel-de-ville. On voit d'abord sur l'escalier une grande inscription en vers, composée en 1518 par Lavinius, de l'ordre des Frères Prêcheurs;

CHAPITRE XXXVIII.

elle contient une histoire abrégée de Vienne et de sa fondation : Chorier l'a transcrite (1).

Il y a dans une salle une belle cheminée de cipolin vert massif. La grande salle est décorée de cinq tableaux peints par M. Schneyder, qui y a réuni tous les monumens de Vienne, le Temple, l'Aiguille, le prétendu arc de triomphe, les aqueducs ; et sur le devant de chaque tableau, il a placé plusieurs petits monumens, tels que des mosaïques, des autels, choisis parmi ceux qui sont dans le musée.

En revenant par la rue des Serruriers, nous lûmes, au coin de la rue Conquise, cette inscription :

```
M. TITIO T F
MACRINO
IVCVNDAE
EXTFC.
```

Elle nous apprend que Jucunda l'a fait placer en mémoire de son mari (2) Marcus Titius Macrinus, fils de Titius, pour exécuter les dispositions de son testament (3).

Les rues de Vienne sont étroites, noires et anguleuses. Chaque fois que nous passions dans la plus grande, nous regardions avec plaisir la belle inscription

---
(1) *Antiquités de Vienne*, p. 383.
(2) Ligne 3. *JUCUNDA Ejus*. Les mots *uxor*, *contubernalis*, sont sous-entendus très-élégamment.
(3) Ligne 4. *EX Testamento Fieri Curavit*.

suivante, rapportée par Chorier (1) et d'autres auteurs ; les lettres, qui ont quatre pouces et demi de hauteur, sont exécutées avec une pureté sans égale :

D D FLAMINICA VIENNAE
TEGVLAS AENEAS AVRATAS
CVM CARPVSCVLIS ET
VESTITVRIS BASIVM ET SIGNA
CASTORIS ET POLLVCIS CVM EQVIS
ET SIGNA HERCVLIS ET MERCVRI
D S D

D D. flamine de Vienne a donné à ses frais (2) des dalles de bronze dorées avec des supports (3), et les ornemens des bases, et les statues de Castor et de Pollux avec leurs chevaux, et celles d'Hercule et de Mercure.

---

(1) CHORIER, *Ant. de Vienne*, p. 172; GRUTER, XCVIII, 8; SMETH *Inscript. ant.* 148, 23; MONTFAUC. *Antiq. expl.* II, 51; *Diarium Italic.* 2; FICORONI, *Osservaz. sopra l' antichità di Roma descritte nel Diario Italico del* MONTFAUCON, 4; SIMEONI, *Illustrazioni degli epitaf.* 13; FLEETWOOD, *Inscr. ant. Sylloge*, 24; OTTO, *de Diis vialibus*, 60; MOLCON [Jean-Baptiste LEBRUN DES MARETTES], *Voyages liturgiques de France*, 4; MORCELLI, *de Stylo inscript.* 538, a.

(2) Dernière ligne. *De suo dedit.*

(3) CUM CARPVSCVLIS ET VESTITVRIS BASIVM. Quoique plusieurs auteurs se soient occupés de cette belle inscription, le sens de ces mots est toujours douteux. Selon VOPISCUS, *in Aurel.* 30, le mot *carpisculus* est le nom d'une chaussure barbare ; mais il s'agit ici d'un membre d'architecture. Il est présumable qu'on a désigné par ce mot la base inférieure qui emboîtoit, et chaussoit pour ainsi dire, celle sur laquelle étoit cette inscription : le mot *vestituris* indique alors les ornemens dont cette base étoit revêtue.

CHAPITRE XXXVIII.

Nous allâmes voir, chez une paysanne appelée *Serpolier*, le joli groupe de marbre qui a été trouvé dans sa vigne en l'an 6 ; il représente deux enfans *(pl. XXVII, n.° 4)* presque aussi grands que nature, dont l'un a sur la tête un toupet attaché avec une bandelette : il tient dans la main gauche une colombe que l'autre veut lui prendre, et il le mord au bras droit pour la lui faire lâcher. Auprès de chacun d'eux il y a un tronc : l'un, celui du côté de l'enfant qui tient l'oiseau, est entouré d'un serpent ; un lézard rampe et grimpe sur l'autre, et saisit un papillon. L'artiste qui a exécuté ce joli groupe, n'a voulu figurer qu'une dispute d'enfans. Mais comment se contenter d'une explication aussi simple ! Il a donc fallu que ces deux enfans fussent deux génies ; c'est, a-t-on dit, celui de la méchanceté qui mord celui de la bonté (1), et ces figures ont appartenu à un temple. Pourquoi donc imaginer que dans tout ce que les anciens ont produit, il y a des symboles, des allégories ? leur imagination n'a-t-elle jamais pu se reposer ? n'ont-ils pas pu, comme nous, représenter des scènes de la vie commune, sans y cacher un sens ? Ce groupe ne représente donc que deux enfans qui se disputent une colombe : celui qui voudroit l'avoir mord au bras celui

---

(1) Voyez une *Dissertation* lue à l'Institut national par M. GIBELIN, correspondant, et insérée dans la *Décade philosophique*, année X, n.° 21, avec une figure du groupe.

qui ne veut pas la lui céder ; le serpent, et le lézard qui attrape un papillon, ne sont là que pour orner les troncs d'arbres et animer la scène. Ce charmant groupe est de la conservation la plus parfaite, d'une composition agréable et élégante. J'aurois voulu en faire l'acquisition : mais, quoique la propriétaire soit une pauvre femme, elle ne veut pas le vendre; elle regarde ce groupe comme un talisman qui la protége : jamais elle ne se séparera, dit-elle, de *ses enfans*, de *ses petits anges*, que le ciel lui a envoyés pour le bonheur de sa maison.

La partie du ci-devant Dauphiné située entre l'Isère et le Rhône est plus tempérée que celle qui avoisine Grenoble ; et à mesure qu'on approche de Vienne, la température devient encore plus douce. Les côtes du Rhône présentent un pays chaud et renommé pour la qualité de leurs vins.

L'air, dans cette contrée et sur toute la côte du Rhône, est extrêmement sain; aucune maladie endémique ni locale n'y affecte la population. On élève peu de chevaux ; l'espèce en est médiocre : mais celle des ânes est fort belle. Il n'est personne qui n'ait entendu parler de ce qu'on appelle *la poste aux ânes;* on peut voyager ainsi sur toute la route depuis Lyon jusqu'à Marseille. Beaucoup de gens du pays n'ont d'autre monture que ces modestes coursiers : des paysans les louent pour un prix modéré. Ces animaux connoissent si bien leur chemin

CHAPITRE XXXVIII.

qu'on doit leur abandonner sa confiance sans vouloir les écarter des sentiers qu'ils sont habitués à prendre, ni retarder ou accélérer leur marche. En vain tenteroit-on de les détourner de cette direction : l'animal rétif reviendroit plutôt sur ses pas, ou expireroit sous les coups. Cette monture a été avilie, parce que les enfans apprennent que c'étoit celle de Sancho; mais il suffit de songer, pour en avoir une idée plus noble, que c'étoit aussi celle du Sauveur du monde.

C'est encore à cette contrée qu'on prétend qu'appartient cette variété appelée *jumart* (1), nom donné à un mulet qu'on dit être né de l'accouplement du taureau et de la jument, ou du taureau et de l'ânesse. En vain les observateurs les plus éclairés, Buffon, Erxleben, Bourgelat, Huzard, ont nié son existence; on s'obstine à y croire, parce qu'on aime ce qui est extraordinaire : mais il est certain que tous les prétendus jumarts qui ont été scrupuleusement examinés, ont été reconnus pour de véritables bardots (2).

Parmi les autres quadrupèdes, on peut citer le chevreuil, le hérisson, la loutre, le lérot, la roussette, l'oreillard et le fer-à-cheval. La race des bêtes à cornes s'améliore par le croisement avec les races de

---

(1) *Onotaurus*.

(2) Le bardot est un mulet qui provient de l'accouplement du cheval et de l'ânesse.

Suisse et de Hollande ; on commence aussi à y élever la race espagnole des moutons.

MM. Villers (1), Faure et Sionest ont observé dans ces environs plus de trois mille espèces d'insectes, dont plusieurs sont très-méridionales, et quelques-unes n'ont pas été décrites (2). Parmi les amphibies, on distingue le *crapaud aquatique à ventre jaune*, la *grenouille des buissons*, le *grand lézard vert du Languedoc* et la *salamandre aquatique*. La *vipère* est rare ; on rencontre plusieurs variétés de couleuvres non venimeuses, telles que l'*orvet* ou l'*aveugle* et le *serpent à collier*.

Le nombre des coquilles fluviatiles et terrestres recueillies par MM. Faure et Sionest dans les environs de Lyon, surpasse de moitié la collection que le célèbre auteur de l'*Histoire des insectes*, M. Geoffroy, avoit faite autour de Paris.

---

(1) *E.* VILLERS, *LINNÆI Entomologia*.

(2) Voici les noms de quelques-unes : *Cerambyx longipes; Buprestis Crœsus; Carabus rostratus,* — *attenuatus; Meloe erythrocephalus; Mantis purpurata; Gryllus Allionii; Cimex paradoxus; Sphinx vespertilio,* — *appendigaster; Phalæna dumeti,* — *fraxini,* — *algira,* — *sacraria,* — *pulchella; Myrmeleo longicornis,* — *barbarus,* — *tigrinus; Raphidia mantispa; Tenthredo americana*, &c.

CHAPITRE XXXIX.

Départ de Vienne. — Château de Rossillon. — Côte-Rôtie. — Mont-Pilat. — Ampuis. — Sa fertilité. — Pierre milliaire. — Cordelon. — Condrieux. — Saint-Vallier. — Anecdote. — Trains. — Colombier. — Table du Roi. — Tournon. — Collége. — Bibliothèque. — Tain. — Taurobole. — Pierre milliaire. — Saint-Jean-de-Musol. — Inscription des négocians du Rhône.

Nous n'avions passé que trente-six heures dans Vienne, et nous avions recueilli une ample moisson. Après avoir bien couru toute la matinée, nous dînâmes chez M. le maire, qui vouloit nous retenir encore; mais, quoique la journée fût avancée, nous décidâmes d'aller coucher à Condrieux, pour arriver le lendemain matin à Valence.

Nous nous rembarquâmes à quatre heures, le 20 mai, jour de la Pentecôte, après avoir pris congé des personnes qui nous avoient si obligeamment secondés dans nos recherches.

En quittant Vienne, on a sur la rive droite Sainte-Colombe, et sur la gauche les bains publics : on aperçoit le plan de l'Aiguille, la grande route plantée de mûriers et de châtaigniers ; et l'on découvre bientôt cette riche côte dont les vins rouges sont si célèbres, et à qui son exposition a fait donner le nom de *Côte-Rôtie*. Ces vins vont à Paris par la Saone, le canal de Charollois, et la Seine. Le terrain devient ensuite un peu aride : on n'y trouve qu'un petit nombre d'habitations. On voit de loin la petite ville d'Auberive, et le lieu appelé *Péage de Rossillon*, où sont encore, sur une hauteur, les ruines d'une autre petite ville et d'un château ; les environs paroissent assez agréables, quoique le sol soit couvert d'une si prodigieuse quantité de cailloux roulés, qu'à peine laissent-ils voir la terre : les nombreux mûriers qui y croissent, donnent à la contrée l'apparence d'un verger.

Comme le lit du Rhône n'est pas dans une direction droite, nous eûmes pendant long-temps en face le *Mont-Pilat* (1).

Les paysans paroissent laborieux ; mais un sol ingrat refuse de récompenser leurs travaux et leur industrie. Ils labourent avec une charrue extrêmement simple (*pl. IX, n.° 6*). Elle consiste en une pièce de bois carrée AB, de quatre à cinq pouces d'épaisseur, dont l'extrémité antérieure est garnie d'une forte pointe en fer AC, longue d'environ dix pouces. Cette pièce est placée horizontalement sur le terrain : on y adapte deux manches ou bras D et E ; celui de devant E sert de timon, on y attelle les bœufs ;

_____

(1) *Suprà*, p. 11.

celui de derrière D sert au cultivateur pour diriger l'araire : une grande cheville de bois F sert à fixer le timon à l'élévation convenable pour la grandeur des animaux qu'on attelle. Selon que le laboureur lève plus ou moins la partie de derrière de la charrue, la pointe de fer C s'enfonce plus ou moins profondément dans la terre, et la déchire à mesure que la charrue avance. La pièce de bois carrée augmente de grosseur vers l'extrémité B, opposée à la pointe C, afin que les sillons ouverts par celle-ci soient un peu élargis.

A la hauteur d'Ampuis, nous mîmes pied à terre, pour aller chercher l'endroit où l'on nous avoit dit à Vienne qu'il y avoit une colonne milliaire. Après avoir questionné sans succès beaucoup de monde, même le curé d'Ampuis, qui n'en avoit jamais entendu parler, nous la trouvâmes enfin en suivant le lit d'un torrent qui pour le moment étoit à sec : elle y sert de support à la quatrième planche qui forme un petit pont, un peu plus loin que la campagne de M. Boissat ; elle est couchée sur le bord du torrent. Elle étoit autrefois dressée à peu de distance de là ; et, selon le dire des paysans, elle y servoit de carcan : ils ajoutent que le torrent dont elle supporte un pont, est appelé pour cela *le torrent du Carcan*, ou simplement *le Carcan*. Cette pierre a cinq pieds sept pouces de longueur et vingt-deux pouces de diamètre. Chorier en a donné l'inscription (1), qui est aujourd'hui presque indéchiffrable. Cependant on devroit, par respect pour l'antiquité, remplacer cette pierre par une autre, et la faire transporter dans le chef lieu du département.

Ampuis s'appeloit dans le moyen âge *Ampoysiacus*, *Amputheus*, *Ampusius* ou *Ampucius*. S. Éloi y guérit un démoniaque, et ce miracle est encore célèbre dans le pays.

Ce petit territoire mérite une attention particulière. C'est une langue de terre de peu d'étendue, formée des sédimens du Rhône; elle est abritée au nord et à l'ouest par une colline. Le sol est très-meuble. La nature y déploie tous ses trésors : on assure que les melons et les fruits à noyau qu'on y cultive, suffisent seuls pour le paiement des contributions. C'est sur la colline qui protége cette riante végétation, que l'industrieux colon a transporté de la terre végétale, qu'il retient par des murs : là croît une vigne dont le vin a une juste célébrité. Près d'Ampuis, sur le territoire de Saint-Romain-en-Galles, on recueille la première qualité de ces marrons si connus des gourmands sous le nom de *marrons de Lyon*.

Un peu avant Condrieux, sur la droite, nous vîmes avec intérêt le château de Cordelon, qui a été

---

(1) CHORIER, *Antiquités de Vienne*, page 148.

long-temps la retraite de l'avocat général M. Servan. A sept heures nous arrivâmes au port de Condrieux.

Nous fîmes avant la nuit une courte promenade jusqu'à la ville de Condrieux même, qui est à quelque distance dans les terres. Cette ville n'a rien de remarquable : le port est mieux situé ; on y fait un grand commerce de vins du pays et d'entrepôt. La plupart des bateliers du Rhône y ont leur ménage : aussi cherchent-ils toujours des prétextes pour s'y arrêter. Toute la côte qui borde le Rhône, produit ces excellens vins connus sous le nom de vins de *la côte du Rhône*, de *Côte-Rôtie*, d'*Ampuis*, de *Condrieux*. Ce qui est extraordinaire, c'est que le pays est granitique et quartzeux ; et l'on sait que ce sol n'est pas celui qui convient le mieux à la vigne : mais il est recouvert d'un excellent terreau.

On répand sur les terres à blé, des raclures de corne qui viennent des coutelleries de Saint-Étienne en Forez ; cette substance animale est un excellent engrais.

On pense bien que nous ne manquâmes pas de fournir notre bateau de plusieurs bouteilles de l'excellent vin de Condrieux : nous descendions le matin sur le rivage ; et avec de l'agneau froid, qui est délicieux dans le pays, nous faisions un excellent déjeûner.

CHAPITRE XXXIX.

Après notre départ de Condrieux, nous eûmes vers dix heures, à notre gauche, la petite ville de Saint-Vallier : nous nous fîmes mettre à terre, et nous la traversâmes dans sa longueur; il y a des chapelleries, des moulins à soie qui sont mis en mouvement par la petite rivière de Loz. Nous rentrâmes dans notre barque à l'autre extrémité de la ville.

On nous raconta à Valence une mystification, qui seroit plaisante si elle n'étoit punissable; elle a été faite à un marchand de Smyrne par l'aubergiste de Saint-Vallier, qui tient en même temps la poste. Ce marchand étoit probablement un de ces Grecs qui vinrent en France vers la fin de l'existence du Directoire, pour réclamer le paiement de fournitures de grains qu'ils avoient faites. Il avoit à remettre des lettres à M. de Saint-Vallier, de la part de son frère; il demande sa demeure : quoique le château tienne presque à la ville, l'aubergiste, qui craint de perdre un voyageur, lui dit qu'il y a près de deux lieues, et lui conseille de n'y aller que le lendemain. Mais le marchand étoit pressé, il avoit faim; et calculant la distance, il demande à souper : vers huit heures, il monte dans sa chaise. Le postillon, qui avoit le mot, le mène par une route détournée, et lui fait faire environ une poste. Le marchand remet ses lettres : comme il parloit très-peu français, la conversation ne pouvoit être longue; il repart; on le reconduit

reconduit par le même chemin ; et on lui fait payer trois postes pour avoir été à une distance de dix minutes.

Jusqu'à Ponsaye la route est difficile et montueuse ; mais ensuite elle devient belle et commode.

Bientôt nous rencontrâmes une suite nombreuse de bateaux. Les mariniers du Rhône appellent ces espèces de flottes des *trains*: il faut une quantité considérable de chevaux pour les conduire jusqu'à Lyon contre le courant. Sur l'un de ces bateaux il y avoit un pigeonnier : les timides colombes alloient, comme celles de l'arche de Noé, chercher à terre leur nourriture, et revenoient à bord retrouver leurs compagnes fidèles.

Il étoit midi lorsque nous passâmes devant un grand rocher plat qui est précisément au milieu du Rhône, et que les bateliers appellent *Table du Roi*.

A midi et demi nous étions devant Tournon ; nous y descendîmes pour voir le collége, et nous fûmes extrêmement satisfaits de l'excellente tenue de cet établissement, qui comptoit alors deux cent vingt pensionnaires et quarante externes. La maison, située à l'extrémité de la ville, sur le bord du Rhône, est vaste ; il y a autour un terrain planté d'arbres pour l'amusement des écoliers.

La disposition des dortoirs mérite d'être citée et recommandée. Chaque élève est couché séparément dans un petit cabinet assez large pour y placer un lit et une chaise. Le devant du cabinet est fermé par une porte à deux battans, qui a, depuis la hauteur d'appui jusqu'en haut, des jalousies dont les ouvertures sont fixes et pratiquées de manière qu'on peut voir dans l'intérieur. La partie de devant, au-dessus de la porte, est fermée par des barreaux épais qui se croisent et forment des rhombes assez étroits.

Les cabinets ont une élévation très-considérable. La circulation de l'air est toujours entretenue et renouvelée dans les dortoirs, au moyen des ouvertures pratiquées à la porte et au-dessus d'elle, ainsi que de deux trous carrés dans le mur opposé à la porte, à deux pieds à peu près du plafond, et de quatre autres trous semblables sur les deux côtés longs du cabinet.

Au-dessus de la porte de chaque dortoir est attachée une plaque avec le numéro de l'élève qui y est couché.

Il y a deux rangées de cabinets adossées l'une à l'autre. Autour des dortoirs règnent des galeries, dont les fenêtres se ferment pour que l'air humide ne puisse pas nuire à la santé des élèves: ces galeries sont foiblement éclairées pendant la nuit. Lorsque les élèves sont couchés, la porte de chaque cabinet est fermée en dehors : des visiteurs passent de temps en temps, pour entrer dans les cabinets et surveiller les élèves.

CHAPITRE XXXIX.

Le régime diététique de cette maison est très-bien entendu; l'enseignement y est également bien dirigé. On reçoit les élèves à l'époque où ils n'ont plus besoin pour se vêtir, de secours étrangers, c'est-à-dire, depuis huit à neuf ans; mais on n'en admet point au-dessus de douze: précaution extrêmement sage, pour qu'ils soient tous susceptibles du même degré d'instruction. Les parens peuvent venir voir leurs enfans, mais ils n'entrent pas dans la maison; et les élèves ne sortent du collége que pour n'y plus revenir: de cette manière ils s'habituent au régime de la maison; ils n'éprouvent pas ces desirs de la quitter, ces craintes d'y rentrer, qui rendent si malheureux les enfans que l'on fait souvent sortir de leur pension. Tous ont un habit uniforme; une égalité parfaite règne entre eux (1).

Sur les murs des galeries et des corridors, on a écrit en gros caractères les terminaisons des déclinaisons et des conjugaisons. Dans quelques corridors, on voit en haut, le long du mur, différens chiffres qui se rapportent à des époques remarquables de l'histoire. Cela procure aux élèves l'occasion de s'instruire même dans leurs momens de récréation: les époques donnent lieu à des espèces

---

(1) La pension est de 800 francs, en comprenant l'entretien, le traitement en cas de maladie, les maîtres d'agrément, &c.

de jeux, qui tournent toujours au profit de l'instruction et qui entretiennent l'émulation entre les élèves.

Le principal se nomme M. Verdet, et son administration mérite les encouragemens que le Gouvernement lui a donnés (1).

Il y a une bibliothèque peu considérable, mais qui contient de bons ouvrages pour l'usage de l'établissement ; l'habile administrateur cherche à l'augmenter, et à acquérir les meilleurs livres sur chaque branche des sciences et des arts. Nous n'y trouvâmes que deux éditions du XV.ᵉ siècle, celle du Traité *de Criminibus*, par Angelus de Aretio, 1476, et un *Ovide*, Parme, 1489, imprimé par les soins de Bonus Accursius, aux dépens de Matthæus Capcasa.

On a placé provisoirement dans la bibliothèque un bon télescope, que M. le principal se propose de faire établir dans un petit observatoire qu'il doit faire construire au sommet du dôme.

Le collége possède aussi un médaillier ; il a été formé par le savant M. Chapet (2), qui a été long-temps professeur dans cette maison : mais on ne put pas nous le faire voir, parce que la personne qui avoit la clef étoit absente.

Tain est absolument en face de Tournon, sur la

---

(1) Sa Majesté a accordé à l'école de Tournon le titre d'école secondaire et la jouissance des bâtimens de l'ancien collége.

(2) *Suprà*, tome I.ᵉʳ, pages 322, 334, 354 et suiv.

rive gauche du Rhône, dans une petite plaine qui s'étend entre les montagnes et le fleuve. M. Chapet nous avoit recommandé d'y voir M. Chalieu, ecclésiastique respectable par son âge, son savoir et ses vertus : à cet effet, nous traversâmes le Rhône, nous proposant en même temps de transcrire la belle inscription taurobolique qui a été citée par plusieurs auteurs, mais point figurée et toujours mal copiée.

En y arrivant, nous vîmes sur le rivage une colonne ; une tablette placée au-dessus contenoit ces mots : *Le monument antique et curieux qui se voyoit ici, est à la maison commune.*

Depuis 1724, l'autel taurobolique qui est actuellement dans le vestibule de la maison commune, servoit de base à une croix placée au sommet de la colonne qu'on a laissée sur le port de Tain pour indiquer le lieu où étoit autrefois ce monument.

Nous allâmes d'abord chercher le respectable abbé Chalieu. Ce vénérable vieillard vit actuellement chez un de ses neveux, simple artisan, à qui il doit laisser la petite collection de médailles d'or qu'il possède : il nous conduisit chez le maire, M. Jourdan, qui conserve dans son jardin la colonne milliaire dont je donne ici la figure (1).

---

(1) Ce monument, accompagné d'une dissertation de M. l'abbé CHALIEU, a été publié dans le *Magasin encyclopédique*, année V, tome Ier, page 396.

```
IMP CAES
LVC · DOM
AVRELIANO
P · FEL · INV
AVG
PONT · MAX
GERM . MAX.
GVTICO MAX
CAR · MAX
PRO · V · INP
III COS
P · P ·
XXXVIIII
```

A l'empereur César Lucius Domitius (1) *Aurelianus, pieux, heureux, invincible* (2), *Auguste, souverain pontife, Germanique très-grand, Gutique très-grand, Carpique très-grand* (3)*; la province Viennoise à l'empereur* (4) *pour la troisième fois, consul* (5), *père de la patrie* (6)*; XXXVIIII* (7).

(1) Lignes 1 et 2. *IMPeratori CAESari LVCio DOMitio*. Les noms de *Lucius Domitius* ne se rencontrent pas très-souvent sur les médailles d'Aurélien.

(2) Lignes 4 et 5. *Pio FELici INVicto AVGusto*. Outre les surnoms de *pius* et de *felix*, communs à tous les empereurs depuis Commode, on lit ici celui d'*invictus*, invincible. Cependant les Marcomans avoient complétement battu Aurélien, et sa défaite avoit répandu les plus vives alarmes à Rome et dans tout le midi de l'Italie; mais, ayant rassemblé une nouvelle armée, il prit bientôt sa revanche, fit un carnage affreux des Marcomans, et les détruisit presque entièrement.

(3) Notre inscription rapporte qu'il avoit vaincu trois peuples, savoir, les Germains, les Gutes (ou plutôt Goths), les Carpiens; c'est ce que veulent dire *(lignes 7, 8 et 9)* les mots abrégés sur la pierre, *GERmanico MAXimo, GVTICO MAXimo, CARpico MAXimo*. Ptolémée appelle les Goths, *Gutæ*.

(4) Ligne 10. Le mot *imperator ou imperator*, empereur, a ici le sens de *vainqueur*. Les soldats, après la victoire, donnoient à leur général le nom d'*imperator*.

(5) Lignes 10 et 11. *Provincia Viennensis INPeratori III, COS.*

CHAPITRE XXXIX. 71

M. Chalieu nous conduisit ensuite à la maison commune, où, d'après son avis, la belle inscription

---

(c'est-à-dire, *consuli*). Aurélien arriva au trône dans le courant de l'année 270 de notre ère ; il fut fait consul l'année suivante 271 ; c'est le consulat de notre inscription. Il avoit exercé précédemment cette charge (l'an 258): comme il n'avoit pas été l'un des deux consuls ordinaires, mais seulement de ceux qu'on appeloit *consules suffecti*, et dont les noms n'étoient pas inscrits dans les fastes, l'inscription ne compte pas ce premier consulat ; elle porte seulement COS, et non COS II. Cela étoit cependant contre l'usage ; car les princes parvenus à l'empire comptoient également les consulats qu'ils avoient gérés n'étant encore que simples particuliers, quoique ces consulats n'eussent pas été des consulats ordinaires.

La colonne fut placée en 273 ; il y en avoit auparavant une autre au même lieu, le chemin étant beaucoup plus ancien.

Ce fut la province Viennoise qui fit mettre celle-ci en l'honneur d'Aurélien, trois fois vainqueur : PRO. V. INP. III : l'N est ici une faute du graveur, qui auroit dû mettre une M, comme il avoit fait au premier mot.

(6) Ligne 12. *Patri Patriæ*.

(7) Le nombre XXXVIIII fait connoître la distance de Vienne à cette pierre. La 39.ᵉ colonne étoit à Tain : de Tain à Valence, la table Théodosienne ou de Peutinger compte 13 M. Ainsi, de la colonne dont il s'agit ici jusqu'à Valence, il restoit 10 M. Il y avoit donc encore au moins trois colonnes jusqu'au pont qui existoit alors sur l'Isère, les 40.ᵉ, 41.ᵉ et 42.ᵉ On a des données d'après lesquelles on pourroit les retrouver aisément et sans beaucoup de frais, si elles n'ont pas été enlevées ; on sait le point d'où il faudroit partir, et la distance où devroit être la colonne suivante ; la voie romaine subsiste. On pourroit, pour les mêmes raisons, faire les mêmes recherches au-delà de l'Isère. M. Chalieu pense que ni les unes ni les autres ne seroient infructueuses. Les colonnes au-delà de l'Isère devoient marquer l'éloignement depuis Valence.

taurobolique a été convenablement placée. On voit encore les traces du bucrâne qui y étoit autrefois sculpté ; on distingue aussi celles de la tête de belier et de l'épée taurobolique (1) qui étoient aux deux côtés.

Cette belle inscription a été trouvée, il y a près de deux cents ans, sous l'autel de la chapelle de l'Hermitage, qui a donné son nom à la montagne qui produit de si bon vin. L'hermite qui faisoit creuser en cet endroit, la fit placer à la porte de sa retraite, où elle attiroit les curieux et lui valoit quelques aumônes. En 1724, des voyageurs anglois la firent conduire jusqu'au Rhône pour l'enlever ; mais le lieutenant du maire de la ville, M. Loche, dont nous devons rappeler le nom, s'opposa à leur dessein, et la fit placer à Tain près du bac, où elle est restée long-temps : elle étoit exposée aux injures du temps et aux insultes des enfans. M. Chalieu l'a fait placer plus convenablement dans la maison commune.

L'inscription a déjà été publiée plusieurs fois, ainsi qu'on peut le voir par le nombre des auteurs que j'ai cités dans la note ; mais il est utile de la rapporter ici pour la commodité des voyageurs : elle a d'ailleurs toujours été transcrite d'une manière très-infidèle. Elle est ainsi conçue :

---

(1) On trouvera des détails sur la forme particulière de cette épée, dans mon *Dictionnaire des beaux-arts*, au mot HARPÉ.

CHAPITRE XXXIX.

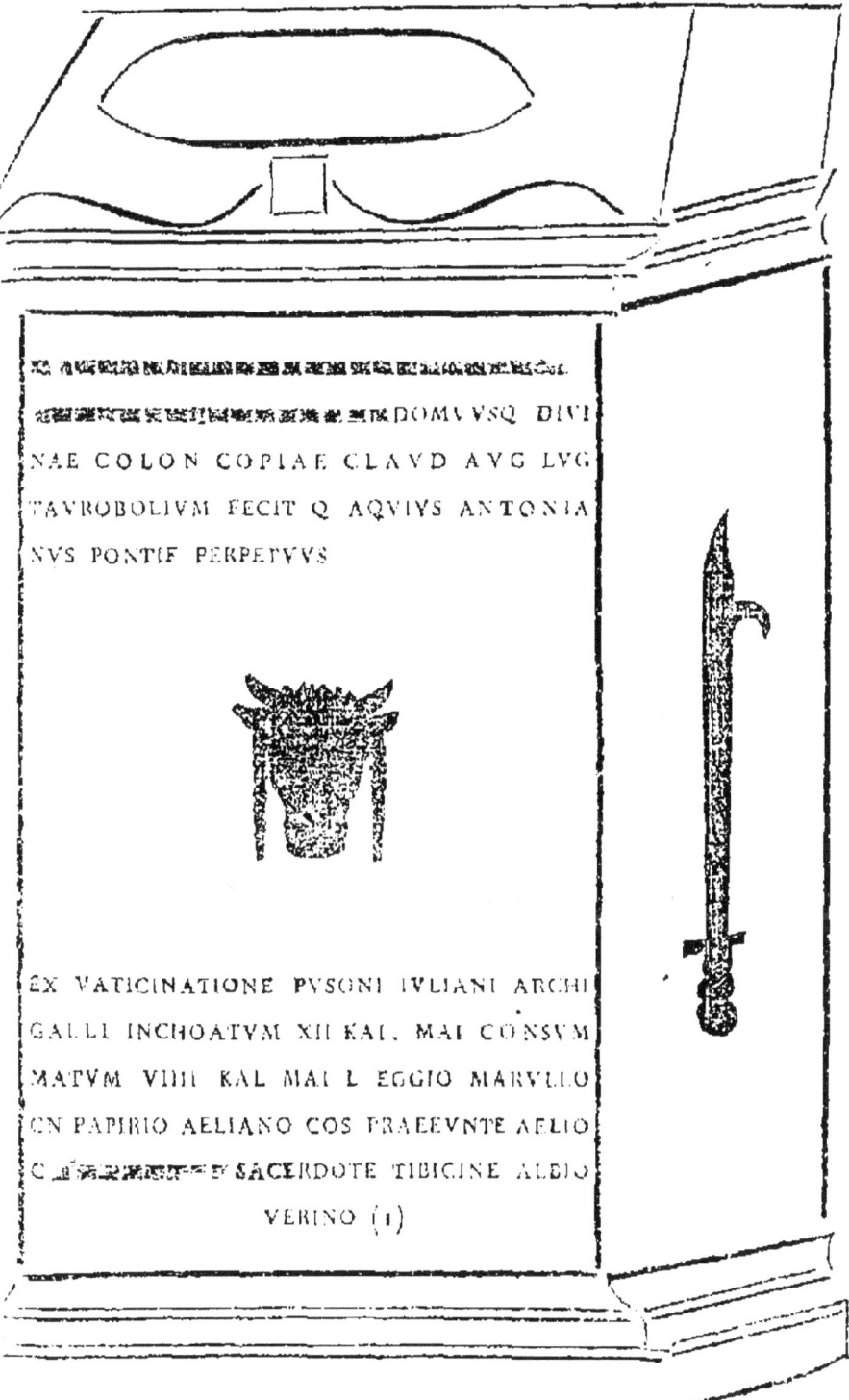

(1) GRUTER, XXX, 2; RELAND, *Fasti consulares*, 61;

Pour le salut de l'empereur Lucius Ælius Aurelius Commode (1), et de toute la maison divine (2), et de la colonie Copia Claudienne Auguste de Lyon (3), Quintus Aquius Antonianus, pontife perpétuel, a fait un taurobole, d'après la prédiction (4) de Pusonius Julianus,

---

BARTHOL. *de Tibiis*, l. 3, c. 1, 181; PITISCUS, *Lexic.* II, 964; CELLARIUS, *Not. orbis antiqui*, 1, 175; *Mém. de l'Académie des Inscr.* t. II, 471, et t. V, *Hist.* 291; FLEETWOOD, *Inscr. ant. Sylloge*, 12; *Dominici* GEORGII *Interpret. vet. monumenti in agro Lanuvino detecti*, 32; MENESTRIER, *Hist. de Lyon*, 83; BREVAL, *Remarks on France, Germany, Italy and Spain*, t. I, 247; idem, *Remarks on Sicily and the south of France*, t. II, 152; CHORIER, *Histoire du Dauphiné*, 245; VAN DALE, *Dissert.* 103; *Mercure de France*, année 1751, p. 751. Ces copies sont presque toutes inexactes.

(1) Les premières lignes portoient évidemment la formule si connue : *Pro salute Imperatoris Lucii Ælii Aurelii Commodi*, et peut-être encore quelques-uns de ses titres. Voyez *suprà*, tome I.er, p. 455 et 522. Il est évident que ces lignes ont disparu, non pas, comme quelques auteurs l'ont cru, par le temps et par accident, mais lorsque le sénat eut ordonné d'effacer le nom de Commode sur tous les monumens publics. Voyez LAMPRID. *in Commod.* c. 17 et 18. Cette circonstance rend ce monument très-curieux.

(2) Ligne 1. *DOMVSQue* (pour *domusque*) *DIVINAE*, et de la maison divine, c'est-à-dire, de la famille de l'empereur. Nous avons déjà vu cette formule, *suprà*, t. I.er, p. 522 et suiv.

(3) Ligne 2. *COLONIae COPIAE CLAVDiæ AVGustæ LVGdunensis*. Nous avons déjà vu que les sigles *CCC. AVG. LVGD.* avoient été interprétées comme indiquant un collège de trois cents augures qui desservoient l'autel de Lyon ; notre inscription a fixé le sens de cette abréviation. Cette belle inscription n'a pas été détruite, parce que le taurobole a été offert pour la ville de Lyon en même temps que pour Commode ; c'est pourquoi l'on s'est contenté d'effacer à coups de marteau le nom de ce monstre, sans briser la pierre.

(4) Ligne 5. *EX VATICINATIONE*. C'est sans doute d'après l'interprétation qui a été donnée au pontife perpétuel, *Q. Aquius Antonianus*, du sens de quelque événement, que ce taurobole a

CHAPITRE XXXIX.   75

archigalle (1); il a été commencé le XII des calendes de mai (2), consommé le IX.e des calendes de mai (3); L. Eggius Marullus et Cneius Papirius Ælianus étant consuls (4), sous la présidence d'Ælius C... prêtre, Albius Verinus étant joueur de flûte (5).

Notre projet étoit d'aller coucher le soir à Valence; mais nous avions employé beaucoup de temps à examiner le taurobole. M. Chalieu nous parla d'une belle inscription qui étoit à l'église de Saint-Jean de Musol, sur la rive droite du Rhône, à environ une demi-lieue de Tournon; nous résolûmes alors de rester à Tain, et d'en partir de très-grand matin. Nous traversâmes le Rhône : M. le maire, M. Jourdan son fils, et M. l'abbé Chalieu, nous accompagnèrent;

___

été fait. Plusieurs inscriptions rappellent de même qu'elles avoient été faites pour l'accomplissement d'un songe, à cause d'une vision, pour obéir à l'ordre d'un dieu qui est apparu, *ex imperio, ex visu, ex somnio*.

(1) On appeloit *archigalle* le grand prêtre de Cybèle, déesse à laquelle on offroit les taurobolcs.

(2) Le 20 avril, selon notre manière de compter.

(3) Le 23 avril. La cérémonie a duré quatre jours, comme celle qui est indiquée dans la belle inscription de Lyon que j'ai publiée, tome I.er, p. 522 et 524, note 3.

(4) Ce consulat marque l'année de Rome 937, c'est-à-dire, 184 de l'ère vulgaire. Cette cérémonie a donc eu lieu le 20 avril, l'an 184 après J. C.: elle a été achevée le 23 avril; et c'est la date que nous devons assigner à notre inscription, dont les premières lignes auront été effacées l'an 192 de J. C., où a cessé le règne odieux de Commode,

(5) Nous avons déjà vu le nom d'un autre joueur de flûte *Clarius Restitutus*, sur le taurobole de Lyon que j'ai publié, t. I.er, p. 522 et suiv.

le bon vieillard marchoit avec une vigueur qui nous étonnoit. Cette inscription (1), écrite en caractères d'une extrême beauté, a été employée pour former une des assises d'un des angles de l'église :

```
IMP. CAES DIVI
TRAIANI PARTHICI
FIL. DIVI. NERVAE
NEPOTI. TRAIANO
HADRIAN. AVG
PONTIF. MAX. TRIB
POTEST. III. COS III.
N. RHODANICI
INDVLGENTISSIMO
PRINCIPI.
```

A l'empereur César, fils du divin (2) *Trajan Parthique* (3), *petit-fils du divin Nerva, Trajan Hadrien* (4) *Auguste, souverain*

---

(1) REINES. *Inscript.* 305; J. A BOSCO, *in Bibl. Flor.* p. 18; GRUT. CCXLVIII, 8; MXXII, 10; SMET. 154, 8; CHORIER, *Histoire du Dauphiné*, 189; MANUT. *Orthogr. ratio*, 381; PANVINI, *in Fastis*, 220; TOMASINI, *de Tesseris hospitalitatis*, c. 3; BOIDON. *Epigraphica*, 439; LOBINEAU, *Dissert. sur les restes d'un ancien monument trouvé à N. D. de Paris*; BOUQUET, *Script. rer. Gall. in Exc. Gr.* 131.

(2) Lignes 1 et 3. *Divus* veut dire que le prince a reçu les honneurs de la consécration, c'est-à-dire, qu'il est mort.

(3) Ligne 2. Vainqueur des Parthes.

(4) Lignes 4 et 5. Trajan Hadrien. Cet empereur avoit pris le

CHAPITRE XXXIX.

pontife, dans la III.e année de sa puissance tribunitienne (1), consul pour la troisième fois : les nautonniers (2) du Rhône à leur prince très-indulgent (3).

Cette inscription, trouvée dans les environs, commence à être maltraitée par les passans et les enfans ; il seroit important de la transporter à Tournon ou dans le musée de l'Ardèche.

Nous revînmes ensuite à Tain. Quoique le bon abbé eût eu du plaisir à s'entretenir avec nous, et qu'il vît bien celui qu'il nous faisoit, il ne voulut jamais accepter notre souper, parce que l'église défend aux ecclésiastiques de boire dans les cabarets. Nous eûmes beau lui représenter qu'une auberge est la maison d'un voyageur, qu'elle ne peut être considérée comme un cabaret quand on n'y mange qu'à l'heure des repas ; nos efforts furent vains, et nous

---

nom de Trajan, qui l'avoit adopté, et celui de Nerva, parce que Trajan avoit été lui-même adopté par ce prince.

(1) Ce qui marque la troisième année du règne d'Hadrien, l'an de Rome 873, c'est-à-dire, 120 de l'ère vulgaire.

(2) Ligne 8. *Nautæ*. Nous avons vu, tome I.er, page 246, que ces *nautæ* n'étoient pas de simples mariniers, mais des commerçans, qui se chargeoient du transport sur les rivières pour leur compte et pour celui des autres.

(3) Ces mots indiquent que Trajan leur avoit accordé quelque exemption ou quelque privilége. Au surplus, on sait que, dans cette année, Hadrien visita la Gaule ; ce fut probablement lorsqu'il passa près de Tain que les nautonniers du Rhône firent placer cette inscription, pour quelque bienfait qu'ils en avoient reçu.

le quittâmes à regret. Nous nous plaignîmes que ce scrupule nous privât de sa société pendant les courts instans que nous avions à passer à Tain; mais nous ne pûmes nous empêcher de penser que celui qui pousse si loin la rigoureuse observance des devoirs de son état, mérite plus l'estime des hommes que celui qui trouve toujours de vains prétextes pour s'en dispenser.

Marmontel, dans ses Mémoires, se plaint de la mauvaise foi de l'aubergiste de Tain, qui lui fit payer très-cher du mauvais vin prétendu de l'Hermitage (1), qui croît sur une montagne voisine de la ville. M. Fisch (2) raconte un fait à-peu-près semblable. Il faut qu'il y ait eu dans cette hôtellerie une succession de mauvais génies; car on nous servit un souper détestable et du poisson pourri, quoique nous fussions sur les bords du Rhône : on nous dit qu'il étoit excellent ; et nous le payâmes comme tel. Ce petit désagrément ne put nous faire oublier le plaisir que nous avions eu à nous arrêter à Tain et à Tournon.

---

(1) MARMONTEL, *Mémoires*, III, 230.

(2) FISCH, *Briefe über die südlichen Provinzen von Frankr.* 609.

CHAPITRE XL.

Départ de Tain. — Poissons du Rhône. — Canal de dérivation. — Isère. — *Segalauni.* — *Helvii.* — Contrée. — Valence. — Son histoire, description. — Sources. — M. Laugier-Vaugelas. — Découverte d'antiquités. — Inscription tumulaire. — Jupiter et Junon. — M. de Sucy. — Divers monumens. — Inscription tumulaire. — Taurobole. — Divers monumens, vases grecs, fibule d'or, camée sur jaspe. — Cathédrale. — Chapelle de Pie VI. — Mosaïque. — Chapelle de Marcieu. — Sources. — Canaux.

A peine étoit-il quatre heures, nous avions déjà quitté Tain et nous étions sur le Rhône : nos matelots venoient d'y prendre un excellent barbeau.

Le Rhône produit beaucoup de bons poissons. L'*alose* remonte le fleuve en suivant les bateaux de sel : on y pêche des *anguilles* excellentes et d'une grosseur extraordinaire, des *brochets* préférables pour le goût à ceux qui vivent dans des eaux paisibles, des *barbeaux* et des *carpeaux* très-renommés. Il y a eu beaucoup de discussions sur le sexe de ce dernier poisson, dont la chair est bien plus délicate que celle des carpes ordinaires : les observations de M. de la Tourette ont mis hors de doute que le carpeau du Rhône n'est qu'une *carpe* mâle, privée dans sa jeunesse, par une castration accidentelle, de la faculté de se reproduire. La *lamproie* remonte aussi le Rhône : on y trouve des *esturgeons*.

Nous rencontrâmes encore une file de bâtimens qui remontoient le fleuve. Cette navigation ascendante auroit de grands avantages, si elle étoit moins incertaine, moins lente et moins coûteuse : c'est pourquoi l'on a conçu l'idée d'un canal de dérivation, qui seroit ouvert latéralement au fleuve. Mais l'exécution de ce beau projet présente de grandes difficultés : si l'on conduisoit le canal par la rive gauche, on manqueroit à Vienne et à Valence de l'espace de terrain nécessaire, et l'on seroit contrarié par l'Isère, la Drôme et la Durance, qui ont leur embouchure dans le Rhône; le canal rencontreroit encore sur la rive droite de plus grands obstacles. Mais la puissance du souverain, aidée par le génie des sciences, trouvera peut-être des moyens pour les surmonter.

Dans notre navigation, nous avions devant nous le *Mont-Ventoux*, que nous ne cessâmes plus d'apercevoir : il se reconnoît aisément aux deux cornes que forme son sommet. Bientôt on voit sur la rive gauche *la Roche de Glun*, château bâti sur un rocher baigné par le fleuve, et dont l'aspect est très-pittoresque.

Plus loin, en face d'une petite île, on traverse l'embouchure l'embouchure de l'*Isère* (1). Le nom de cette rivière, appelée *Isara* par les Romains, n'a reçu aucune altération sensible. Elle prend sa source dans le mont Iseran, à l'extrémité de la Tarentaise, et reçoit le *Drac* au-dessous de Grenoble; elle est navigable depuis Montméliant : son cours est tortueux, et pourtant rapide. Ses débordemens sont redoutables; ils retardent souvent pendant plusieurs jours les voyageurs qui sont obligés de la traverser. L'ardoise qu'elle charie, donne à ses eaux une teinte bleuâtre, qui les fait distinguer pendant long-temps de celles du Rhône, dont elles augmentent considérablement la rapidité.

Après avoir passé le confluent de l'Isère, on quitte sur la rive gauche le territoire des anciens Allobroges, et l'on entre sur celui des *Segalauni*, aujourd'hui le département de la Drôme : sur la rive droite est le territoire des anciens *Helvii* [le Vivarais], qui n'est séparé de celui des *Arverni* [l'Auvergne] que par les montagnes des Cévennes.

Les côtes sont cultivées en vignobles. La plaine qui est entre ces côtes et le Rhône, paroît assez fertile, si l'on en juge par le grand nombre de mûriers dont elle est couverte : mais on n'y recueille pas de grains ; et parmi tant d'arbres, on n'en distingue

---

(1) Il y a dans le *Voyage pittoresque de la France*, Languedoc, n.° 7, une jolie vue de ce confluent.

point de fruitiers. Valence est à l'extrémité de cette plaine.

Depuis la jonction de l'Isère avec le Rhône, jusqu'à Montelimart, à Saint-Paul-Trois-Châteaux et au Buis, on trouve encore des inégalités dans le sol : les eaux sont moins communes, les bois plus rares ; les coteaux, plus arides, plus découverts, sont chargés de plantes aromatiques ; enfin ces contrées offrent des climats chauds, tempérés, secs, humides ou aérés, selon la hauteur des collines et l'exposition des vallons : cependant, en général, l'air est plus chaud, plus pur; tout annonce l'influence du midi.

A sept heures nous débarquâmes à Valence. Les mariniers vouloient nous persuader de loger sur le port ; heureusement on nous avoit conseillé à Dijon de descendre chez M. Martin. Sa maison étoit pleine de comédiens ; mais la troupe n'attendoit que le moment du départ : après nous être promenés pendant une heure, nous eûmes enfin des chambres. L'auberge de M. Martin est la meilleure de toute la route ; les logemens sont très-commodes, et la table est excellente. M. de la Reynière célèbreroit M. Martin, si sa muse pouvoit s'abaisser à faire l'éloge des restaurateurs de province.

Valentia, aujourd'hui *Valence*, qui étoit le chef-lieu du *Valentinois*, est maintenant celui du département de la Drôme. C'étoit la capitale des *Segalauni* ; Ptolémée lui donne le nom de *colonie*.

Valence, après avoir été comprise sous Honorius dans la première Viennoise, fut prise par les Bourguignons, reprise par les fils de Clovis, et enclavée sous Charles-le-Chauve dans le nouveau royaume d'Arles. Comme ses possesseurs laissoient aux comtes de Provence la facilité de s'étendre, pourvu qu'ils reconnussent leur souveraineté, ceux ci se rendirent maîtres de tout le pays qui est au midi de l'Isère jusqu'à la Méditerranée. La Provence ayant été séparée en comté et en marquisat, le second lot, qui comprenoit tout ce qui est entre l'Isère et la Durance, devint le partage des comtes de Toulouse, sous lesquels il y eut, dans chaque ville, des comtes particuliers qui relevoient d'eux comme vassaux. Ce comté passa, par mariage, aux comtes de Poitiers : Louis II le laissa, par testament, au roi Charles VI; et il fut incorporé en 1419 à la couronne. En 1499, Louis XII, qui avoit besoin du pape Alexandre VI pour l'exécution de ses projets sur l'Italie, donna ce comté à César Borgia, fils naturel de ce pontife, après l'avoir érigé en duché-pairie. Après la mort de ce monstre, le Valentinois revint encore à la couronne. Ce duché, qui avoit été un présent de la politique, devint un don de l'amour : en 1548 Henri II en investit Diane de Poitiers sa maîtresse. Enfin Louis XIII l'abandonna à Honoré de Grimaldi, prince de Monaco, en compensation des propriétés que celui-ci avoit cédées dans le royaume de Naples;

et cette maison l'a conservé jusqu'à l'époque de la révolution.

Valence est à-peu-près aussi considérable que Vienne : ses rues sont sinueuses et étroites. Elle est située sur le penchant d'une petite colline : autour il y a des vallées qu'un grand nombre de sources arrosent et rendent fertiles (1). Dans le cloître qui appartenoit au monastère des Jacobins, coule une source qui est chaude en hiver et froide en été. On fait dans cette ville un commerce assez considérable de laines et de peaux.

Notre premier soin fut de chercher quelqu'un qui pût nous indiquer les objets relatifs à nos recherches. Nous apprîmes que M. Laugier-Vaugelas avoit lu, dans une des dernières séances de la société littéraire, un mémoire sur les peuples qui ont anciennement habité la contrée, et nous pensâmes avec raison pouvoir obtenir de lui quelques instructions. Il nous montra plusieurs antiques qui provenoient d'une découverte qu'on venoit de faire (2).

Je savois que Valence étoit la patrie du jeune et

---

(1) Il y a une jolie vue de Valence dans le *Voyage pittoresque de la France*, Dauphiné, n.° 2.

(2) En voici la notice :

1.° Un petit Mercure en bronze, avec le pétase ailé et un petit coq, l'un et l'autre d'un travail grossier ; 2.° une petite patère en argent, sans figures (elle étoit alors chez un orfévre à Gray, à quatre ou cinq lieues de Valence) ; 3.° une espèce de javelot en fer,

malheureux M. de Sucy, commissaire ordonnateur de l'armée d'Égypte, qui, à son retour de cette expédition, a été si inhumainement massacré à Augusta en Sicile (1). J'avois eu occasion de le voir à Paris, où il venoit souvent visiter le cabinet des médailles. Dès sa première jeunesse il s'étoit montré passionné pour les monumens; toujours il avoit cherché à en recueillir et dans son pays et dans ses voyages. Il rapportoit d'Égypte des objets dont le choix attestoit son goût et son érudition. Nous desirions voir le cabinet que cet intéressant jeune homme avoit formé avant son départ. Cette collection a été partagée entre les deux sœurs de M. de Sucy, qui conservent chacune leur part comme des restes précieux d'un frère dont elles chérissent tendrement la mémoire. Nous éprouvions un vif regret de renouveler en elles un si douloureux souvenir: cependant l'amour des monumens l'emporta chez nous sur la crainte d'être indiscrets, et M. Laugier-Vaugelas eut la bonté de nous conduire d'abord chez Mme de Chièze.

En passant par la rue Gallet, devant la maison n.º 644, nous vîmes une grosse pierre tumulaire

---

de vingt-huit pouces de long, finissant par un bout comme une baguette de fusil, et ayant de l'autre un renflement terminé en pointe; 4.º autre de même forme, mais dont l'extrémité avec le renflement est cassée; 5.º une petite cassolette de bronze; 6.º deux médailles de *Julia Domna*.

(1) *Moniteur*, année VII (1799), n.ºs 158 et 165, du 8 et du 15 ventôse.

couchée, avec l'inscription suivante qui est inédite, mais très-fruste :

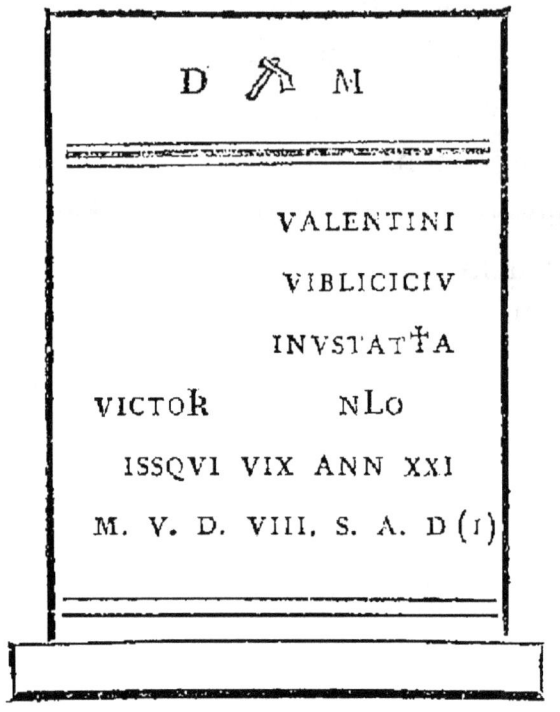

Nous entrâmes chez une personne qui s'étoit chargée de faire un socle au Mercure de M. Laugier-Vaugelas : ce particulier possède un groupe en marbre qui paroît représenter Jupiter et Junon ; derrière celle-ci, l'on voit la queue du paon. Le travail n'est pas bon ; le corps des deux figures est beaucoup trop alongé.

Mme de Chièze n'y étoit pas : M. de Chièze eut la bonté de nous montrer quelques-uns des objets de curiosité qu'il possède ; le principal est une petite statue antique d'une canéphore en marbre.

(1) *Sub Ascia Dedicavit.*

Dans le jardin de la maison, M. de Sucy avoit disposé plusieurs monumens, qui y sont encore tels qu'il les y a placés; on voit, entre autres, ce fragment d'inscription :

```
        MORIAE. AE
      NAELFIRMI
      AXSIMIM FIRA
      VALERIANV
      TRIINCOM
      ABILI  (1)
```

Dans un coin de ce petit musée, au milieu des cyprès élevés par la tendresse fraternelle, est un superbe chapiteau en marbre, d'ordre ionique, enlevé à la ville de Vienne *(pl. XXVIII, n.º 1)*; la volute est formée par les enroulemens de deux énormes dragons qui s'enlacent autour de deux trépieds, dont l'un est surmonté d'une figure d'Apollon, vers laquelle se dresse la tête des deux serpens. Il est présumable que ce chapiteau vient d'un temple consacré au dieu des arts: où pouvoit-il être mieux placé que chez un jeune ami des Muses! M. de Sucy s'étoit donné bien des soins pour enlever ce chapiteau. Déjà

---

(1) Probablement *me*MORIAE *Æter*NAE *Lucii* FIRMI*ani* MAX-SIMI *Marcus* FIRMIanus VALERIANVs fraTRI INCOMparA-BILI.

il étoit sur le bateau; il avoit confié au Rhône sa noble conquête : mais le patron aperçut les figures dont il étoit orné ; sans doute il lui vint à l'esprit que c'étoient des armoiries, et il voulut jeter dans le fleuve ces prétendus signes de la féodalité : ce fut avec bien de la peine que M. de Sucy parvint à l'en dissuader.

Près de ce chapiteau d'un temple d'Apollon, il y en a un autre plus petit, d'une forme très-élégante. On voit encore dans ce jardin une offrande faite à la mère des Dieux ; c'est le quatrième autel taurobolique que l'on rencontre en venant de Lyon (1) : il y a sur la face principale *(voyez la page 89)* un bucrâne presque effacé, comme sur l'autel de Tain ; sur un autre côté *(pl. XXVII, n.° 5)*, un cône de pin entre un préféricule, une patère à manche, un gâteau sacré et le bonnet d'Atys ; la troisième face *(ibid. n.° 6)* est ornée d'un *ægicrâne*, ou crâne de belier, entre un aspersoir et un *pedum*; sur la quatrième face *(pl. XXVII, n.° 7)*, est le rameau de pin du dendrophore : ces figures sont tellement effacées sur la pierre, qu'on n'en aperçoit que la trace (2).

---

(1) *Suprà*, p. 73; tome I.er, p. 455 et p. 522: c'est même le cinquième, en comptant le sarcophage sur lequel on voit l'épée taurobolique, dans la maison des Savans, à Lyon. Voyez *suprà*, t. I.er, p. 468.

(2) J'en dois le dessin aux bontés de M. LE SAGE, ingénieur qui, à la prière de M. DESCORCHES, préfet de la Drôme, a bien voulu me l'adresser.

CHAPITRE XL.

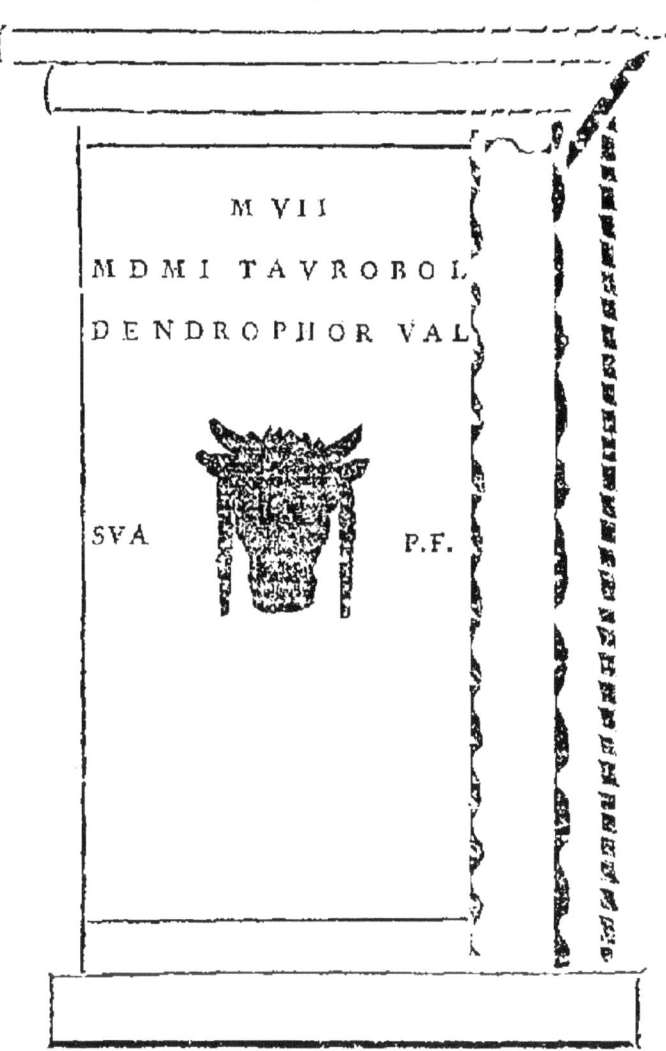

A la grande déesse, mère Idéenne (1), *Valérius dendrophore* (2) *a offert ce taurobole à ses frais* (3).

Ce curieux monument a été trouvé, il y a près

---

(1) *Magnæ Deæ Matri Idææ.* Voyez *suprà*, tome I.er, p. 455.

(2) *DENDROPHORus*, celui dont la fonction étoit de porter des rameaux sacrés dans les sacrifices. *Suprà*, t. I.er, p. 515.

(3) *SUA Pecunia Fecit.*

de vingt ans, dans la voie romaine qui conduit de la citadelle de Valence à Tain, sur la rive droite de l'Isère : c'est le lieu où la colonne milliaire de M. Jourdan a été également découverte (1).

M. de Chièze nous fit voir aussi des cailloux à plusieurs couches, gravés en camée par feu M. Louis Chapat, à Orange. Ces cailloux sont tirés du torrent d'Aigues, sur le chemin de Valence à Orange. Un de ces cailloux gravés est sur-tout remarquable par le nombre des couches et des accidens dont M. Chapat a su tirer parti. D'un côté, l'on voit la tête de Constantin ; l'accident d'une bande transversale a été employé pour faire le diadème : de l'autre, c'est une croix dans la couche blanche, au-dessus de laquelle étoit encore une couche grisâtre dont l'artiste a formé les clous. Plusieurs de ces cailloux ne sont qu'ébauchés. M. de Chièze croit se rappeler que la matière étoit assez dure à travailler.

Nous allâmes ensuite chez madame de Bressac, autre sœur de feu M. de Sucy ; elle conserve le reste de la collection des monumens antiques de cet aimable amateur (2).

_____

(1) *Suprà*, p. 70.

(2) Elle consiste en plusieurs vases grecs, dont l'un est curieux, parce que la peinture d'un des côtés n'est pas terminée ; les figures sont noires sur un fond rouge : — quelques figurines de bronze, dont l'une représente un Silène enveloppé dans le manteau de philosophe : — un buste de femme, en terre cuite : — divers petits

CHAPITRE XL.

En quittant le cabinet de M. de Sucy, nous allâmes à la cathédrale, qui porte le nom de *Saint-Apollinaire*. C'est un édifice peu remarquable. Nous aperçûmes à droite une chapelle, dont les murs, grossièrement barbouillés en noir, étoient couverts de têtes de mort et d'os posés en sautoir, de larmes, et de clefs de Saint Pierre; une tiare et des clefs étoient peintes sur l'autel : au milieu brûloit une lampe dont la houppe étoit de papier noir et blanc frisé au fer ; un cippe carré, recouvert d'un tapis de velours, portoit les signes de la papauté. C'est dans ce chétif oratoire qu'ont été déposés les restes de l'infortuné Pie VI, qui, après avoir rendu de grands services aux arts, aux lettres, à l'humanité (1), après s'être distingué par sa douceur, sa libéralité et sa bienfaisance, s'est vu précipité du trône pontifical, et traîné de ville en ville, jusqu'à Valence, où il a enfin terminé sa carrière (2).

Derrière le chœur, dans une espèce de galerie,

---

objets en bronze; nous distinguâmes sur-tout une magnifique fibule d'or, fort grande, très-bien travaillée, et de la plus belle conservation : ce morceau capital fut trouvé dans l'Ière, par des pêcheurs qui le retirèrent dans leurs filets, avec une améthyste en cabochon, sur laquelle est gravé un caducée ailé, traversé dans sa longueur par un épi de blé, symbole du commerce et de l'abondance.

(1) On doit à ce pontife la formation du musée qui porte son nom, et le desséchement des marais Pontins.

(2) Le 29 août de l'an 1799.

on trouvé sur le pavé les restes d'une inscription en mosaïque qui ne forme qu'une seule ligne : on n'en distingue plus que quelques lettres.

Au côté occidental de l'église de Saint-Apollinaire, il y a un petit bâtiment carré, dont les quatre faces sont vermiculées et historiées ; c'étoit le mausolée de la famille de Marcieu. Chacun des quatre coins est occupé par une très-jolie colonne d'ordre corinthien ; la clef qui est au milieu du cintre de chacune des quatre croisées et des quatre portes, est ornée d'une tête ou d'une armoirie. Ce petit édifice, d'un excellent style, mériteroit d'être gravé. Dans la révolution, ce bâtiment a été aliéné ; aujourd'hui le caveau sert de cave à un cafetier qui en est l'acquéreur. Du côté du nord et du côté du midi, l'on y a plaqué une petite baraque qui sert d'entrée à la cave : les vitraux ont été enlevés, et les ouvertures sont bouchées par des planches.

Nous cherchâmes vainement, dans l'église Saint-Jean, l'inscription indiquée par les deux religieux Bénédictins dans leur *Voyage littéraire* (1).

A Tain, M. Jourdan nous avoit parlé d'une inscription grecque que M. Faujas de Saint-Fond lui avoit fait remarquer un jour dans l'église des Cordeliers de Valence, où se tenoient, au commencement de la révolution, les assemblées électorales :

---

(1) Tome I.er, page 264.

nous la cherchâmes avec M. Laugier-Vaugelas; il n'y en a pas la moindre trace.

L'ancien palais épiscopal est le plus beau bâtiment de la ville; il est aujourd'hui occupé par le préfet : on a de la galerie une belle vue sur la campagne et sur le Rhône.

Sous la remise de la préfecture, nous vîmes une colonne milliaire couchée par terre; elle a été apportée de Montélimart : l'inscription est très-fruste.

Sous l'ancien Gouvernement, Valence étoit le tombeau des contrebandiers; les hauts faits de Mandrin, qui y périt sur l'échafaud, ont encore laissé un long souvenir dans le pays.

Autour de la ville règne une élévation circulaire qu'on croiroit être l'ouvrage des hommes. Les environs sont agréables et vivifiés par des sources que des canaux conduisent dans les prairies. Un de ces canaux, *le Charan*, a une ouverture si large, qu'un homme d'une taille ordinaire peut s'y tenir debout; il est digne des Romains : il est pourtant moins ancien que le canal de *Contant*; celui-ci conduit les eaux qui arrosent la ville.

Auprès de Valence, est un château avec un parc, appelé *le Valentin*; il appartenoit aux ducs de Valentinois au temps où le pays étoit sous leur dépendance.

Valence est la patrie du Jésuite Sautel, assez bon poëte latin moderne.

CHAPITRE XL.

Sur l'autre rive du Rhône, en face de Valence, s'élèvent la tour et la célèbre côte de *Saint-Péray*, où croît le vin du même nom; on y communique par une traille qui sert à traverser le fleuve (1).

---

(1) Il y a dans le *Voyage pittoresque de la France*, Dauphiné, n.° 21, une jolie gravure qui représente ce passage; on y voit aussi la forme des barques qui servent à naviguer sur le Rhône.

CHAPITRE XLI.

Départ de Valence. — Saint-Péray. — Châteauneuf. — Mont-Chavate. — La Voute. — La Paillasse. — Pierre milliaire. — Livron. — Pont de marbre. — La Drôme. — Lauriol. — Montelimart. — Tripoli. — Basaltes.

M. Descorches, préfet du département de la Drôme, vouloit nous retenir ; mais nos momens étoient comptés, et l'instant où nous n'avions plus rien à voir étoit toujours pour nous celui du départ : nous voulions aller coucher à Montelimart, d'où nous espérions nous rendre à Die, ville qui possède beaucoup d'inscriptions.

Il étoit quatre heures et demie lorsque nous quittâmes Valence. On passe devant la prison : on a à sa droite *Saint-Péray*, dont le nom rappelle des idées plus gaies aux amateurs du bon vin, et *Châteauneuf*; cette demeure est bâtie sur un rocher, et présente un aspect très-pittoresque : devant soi l'on voit le *Mont-Chavate*, qui se montre ainsi à chaque détour du Rhône, et qui a de loin la forme d'une pyramide d'Égypte. On laisse sur la rive droite le château et la petite ville de *la Voute* : là, le Rhône fait un détour, où le courant a une grande rapidité. A six heures et demie, nous étions devant l'embouchure de la Drôme.

CHAPITRE XLI.

Avant d'arriver à Livron, à six milles de Valence, ceux qui font la route par terre relayent à la Paillasse. A droite, on voit la petite ville de *Livron*, qui est bâtie sur une colline près de la Drôme.

Cette rivière, qui donne son nom au département, prend sa source dans les Alpes du Dauphiné; elle déborde très-souvent, et répand sur le sol une grande quantité de sable mêlé de parties calcaires. Autrefois les voyageurs qui alloient de Lyon à Marseille, étoient souvent obligés d'attendre deux ou trois jours pour la passer : on a construit dessus un pont de marbre de trois arches, qui ont la figure d'un demi-cercle; il est bâti avec beaucoup de solidité. La Drôme n'est pas navigable, à cause des rochers dont son lit est embarrassé.

De Livron à Lauriol, on traverse plusieurs ruisseaux sur des ponts ou à gué; nous vîmes de loin, sur notre gauche, cette dernière ville, qui a une mauvaise apparence, mais qui est pourtant assez considérable. C'est la demeure de M. Faujas de Saint-Fond, à qui ses travaux sur les volcans du Dauphiné et du Vivarais, et sur la géologie en général, ont acquis une juste célébrité.

Il étoit neuf heures quand nous arrivâmes à *Ancone*, après avoir passé plusieurs courans très-rapides. Nous desirions nous rendre à Die, et l'on nous avoit assuré que nous trouverions plus de facilité pour ce

voyage

CHAPITRE XLI.

voyage à Montelimart qu'à Ancone. Il faisoit un temps superbe ; la lune nous éclairoit : nous nous rendîmes à pied à Montelimart, où nous arrivâmes à dix heures, et où nous logeâmes à l'*hôtel des Princes*.

Montelimart doit son nom aux Adhémar de Monteil, qui en avoient la souveraineté. Il s'appeloit en latin *Montelium Adhemari*, dont on a fait *Montelimart*.

Dès la pointe du jour nous visitâmes la ville, que nous eûmes bientôt parcourue, quoiqu'elle soit assez considérable. Elle est bien bâtie, et située au pied et sur le penchant d'une colline. Au-dessous de ses murs, se réunissent le *Roubion* et le *Jabron*, qui vont ensuite mêler leurs eaux paisibles avec les flots majestueux du Rhône : leurs bords sont animés par de rians paysages. Les montagnes qui entourent la ville forment un cercle, dont le Rhône paroit être la corde (1). Les dehors offrent des sites agréables et variés : ici ce sont des coteaux chargés de vignes, de mûriers et d'oliviers ; là des plaines remplies d'arbres à fruit et d'orangers : ici, il y a des moissons ; ailleurs, des prairies. Le climat est doux ; les orangers viennent en pleine terre dans les jardins. La vallée contient une grande quantité de tripoli ; on

---

(1) Il y a dans le *Voyage pittoresque de la France*, Dauphiné, n.° 9, une vue de Montelimart.

Tome II. G

y trouve des morceaux de basalte de différentes grosseurs, et qui, sans doute, ont été apportés par le Rhône, puisqu'il n'y a aucune trace de volcans. Ce lieu est très-favorable pour les observations d'histoire naturelle; le voisinage du Vivarais et du Vélai le rend encore plus intéressant.

Montelimart est la première ville de France où s'est établie la religion réformée : on y compte encore un grand nombre de protestans; il y en a parmi les familles les plus distinguées.

Les femmes sur-tout ont témoigné leur zèle pour leur croyance. On montre encore aujourd'hui la statue mutilée de *Margot de Lay* [Marguerite de Lage], qui défendit les remparts où la brèche étoit ouverte, tua de sa main un des principaux assiégeans, le comte Ludovic, et ramena les vainqueurs dans la ville, après avoir laissé un bras sur le théâtre de sa gloire.

On boit à Montelimart un vin blanc qu'on appelle *clairette de Die;* il a un goût aigrelet et il mousse comme le vin de Champagne. Les prairies donnent des produits considérables; mais l'industrie se porte sur-tout vers l'éducation des vers à soie et la culture du mûrier. Il y a plusieurs fabriques de soie; elles sont fort anciennes. Rabelais fait l'éloge des maroquins de Montelimart.

Cette ville a produit quelques hommes de lettres. C'est dans ses murs qu'est né un jurisconsulte estimé dans son temps, François Barry (1), dont on raconte une anecdote singulière. Il travailloit un jour dans son cabinet, lorsqu'un enfant y entra pour prendre du feu; il n'avoit ni pelle ni pincettes, ni aucun instrument pour en emporter : Barry voit cet enfant étendre sur sa main un lit de cendres froides, et placer dessus le charbon ardent. Étonné de la ressource qu'un enfant avoit trouvée dans son esprit, le savant voulut, dit-on, brûler ses livres. Il est probable qu'il n'avoit pas réellement cette volonté, mais que ce fut par cette expression qu'il témoigna sa surprise d'un procédé si simple, et que les hommes les plus instruits n'auroient peut-être pas imaginé.

C'étoit à tort qu'on nous avoit conseillé d'aller à Die par Montelimart; le chemin est plus long de ce côté et plus difficile, et nous fûmes obligés de renoncer à notre projet.

---

(1) Auteur du Traité *de Successionibus*, qui a paru en 1615 in-fol.

CHAPITRE XLII.

Acunum, ANCONE.—Lit du Rhône.—ROCHEMAURE. — LE THEIL. — Vivarais. — Basalte. — VIVIERS. —Inscriptions. — Alaric. — Colonnes milliaires.

Nous allâmes regagner notre barque à Ancone : là, le Rhône fait un coude, et le rivage présente un véritable amphithéâtre, un lieu destiné pour une naumachie. On pourroit croire que le nom d'*Ancone* dérive d'un mot grec et signifie ici *coude* ; mais c'est une corruption du mot *Acunum*, par lequel ce lieu est désigné dans la *Table Théodosienne*.

Il étoit cinq heures et demie quand nous y arrivâmes : le vent étoit excellent, et nous comptions descendre de bonne heure au Pont du Saint-Esprit, pour nous rendre de là à Orange.

Le Rhône couloit autrefois à l'ouest de Montelimart ; du moins c'est ce que l'on conjecture par le banc vaste et profond de cailloux roulés qu'on y observe et qui s'étend jusqu'au Roubion : mais on ne peut déterminer par quel événement il a changé de lit.

En doublant la pointe d'Ancone, nous eûmes en face les trois magnifiques rochers de lave qui sont sur la rive droite du Rhône, à un quart de lieue de *Rochemaure :* nous descendîmes pour les voir de plus près. Ces trois belles buttes basaltiques sont rangées de front, et rapprochées les unes des autres, mais isolées et détachées de la montagne calcaire contre laquelle elles paroissent collées. Ces trois monticules renferment des objets intéressans. On s'y rend par un chemin qui mène à un hameau très-agréable, nommé *les Fontaines*, assis au pied d'une montagne couverte de vignobles, d'oliviers toujours verts, exposés aux premiers rayons du soleil levant ; des plantations, des prairies, des jardins, animent ce superbe tableau : le paysage est encore enrichi par une perspective étendue, dont le premier plan offre le plus grand fleuve de la France méridionale; le second, la ville de Montelimart, des coteaux chargés de vignes et de fruits de toute espèce, quelques villages de Provence, et, dans le lointain, la chaîne des Alpes. La plus considérable de ces buttes est taillée à pic dans presque tous les sens, et a trois cents pieds d'élévation ; les deux autres, moins élevées, ne sont accessibles que d'un côté : toutes trois sont d'un basalte noir très-dur, tantôt disposé en grandes masses irrégulières, jointes et adhérentes, tantôt formé en colonnes imparfaites. La base de ces trois cônes porte sur des matières calcaires en éclats ; et l'on y trouve quelques cailloux roulés et des silex de la nature des agates. Ces buttes isolées n'ont aucune attenance avec des courans de lave ; ce qui fait présumer à M. de Faujas, de qui j'emprunte cette description (1), qu'elles ont été poussées et élevées subitement hors de terre par les efforts de deux cratères supérieurs, ceux de Rochemaure et de Chenavari. Là, on peut faire une belle collection de basaltes, avec des accidens très-remarquables.

Bientôt après nous vîmes *Rochemaure*, dont les ruines, assises sur des rochers basaltiques, présentent un aspect très-pittoresque ; elles paroissent suspendues sur un amas de basaltes inclinés à l'horizon. Ce château appartenoit autrefois au prince de Soubise (2).

Le bourg et la petite ville de Rochemaure ne sont qu'à cinq ou six cents pas des trois buttes (3) ; une partie des maisons est située au bas de la montagne, tandis que l'autre est disposée en amphithéâtre sur

---

(1) *Volcans éteints du Vivarais*, page 269.

(2) M. FAUJAS DE SAINT-FOND, dans ses *Recherches sur les volcans éteints du Vivarais*, pl. II, page 271, a donné une vue de ce singulier château. Il y en a aussi plusieurs dans le *Voyage pittoresque de la France* : 1.° Vue des trois rochers de lave à un quart de lieue de Rochemaure, sur le bord du Rhône, en remontant le fleuve. *Dauphiné, n.° 22.* — 2.° Vue des ruines du château de Rochemaure, sur la montagne qui a vomi les laves de pozzolane de ces cantons ; et vue du Rhône, qui s'est fait un passage à travers cette montagne près de Viviers. *Vivarais, n.° 2.* — Vue d'une portion de rochers de basalte en prismes réguliers inclinés à l'horizon, sur lesquels fut bâti le château de Rochemaure auprès du Rhône. *Ibid. n.° 3.*

(3) M. DE FAUJAS, *Volcans éteints du Vivarais*, I, 270.

la hauteur. Il y a, dans le bourg même, une grande butte de basalte, qui a également traversé les matières calcaires. Sur la sommité, l'on voit encore les débris d'une espèce de fort perché d'une manière pittoresque. Plusieurs maisons qui environnent le château, sont fondées sur la lave ; les petites colonnades de basalte forment, d'une manière très-singulière, l'escalier et le perron de quelques-unes de ces habitations : d'autres maisons sont adossées contre des masses inclinées de laves; les fenêtres, les portes, sont encadrées dans de gros prismes réguliers de basalte ; la lave en table y est employée pour figurer des espèces d'avant-toits : enfin toutes ces maisons, placées en amphithéâtre dans des débris de ruines volcaniques, présentent à l'œil un tableau très-piquant. Le château n'est qu'à trente pas. Il devoit être immense : il est fortifié par des masses escarpées de basalte et par des murs fort élevés, d'une grosseur considérable; on y entre par de larges avant-cours. Mais tout n'est que ruine et confusion : ici sont les débris d'une salle d'armes ; là est une chapelle : on voit, d'une part, des citernes, des puisards, des cachots, une espèce d'antre où l'on frappoit la monnoie; de l'autre, des salles d'appareil, des chambres spacieuses. Tout est grand, tout est vaste ; mais tout porte l'empreinte des ravages du temps.

Le donjon est bâti sur la sommité inaccessible

d'une butte basaltique, escarpée de toutes parts; près de là est un cratère dans lequel on peut descendre à une profondeur de près de quatre cents pieds. On distingue du château le beau volcan de Chenavari; mais nous ne pûmes nous éloigner de notre route pour aller le visiter.

Sur le bord même du fleuve, au pied de la montagne, est le village du *Theil*.

Le vent commença bientôt à souffler plus fortement; il nous porta avec une grande rapidité sur un bateau chargé de marchandises: nos matelots eurent cependant le temps de prévenir le choc; mais l'effroi et la pâleur que nous remarquâmes sur leur visage, nous firent assez connoître que ce choc auroit pu être suivi de quelque danger (1).

Bientôt nous vîmes un joli château, également situé sur le bord du fleuve, au pied d'une butte basaltique; nous voguâmes quelque temps entre des sites pittoresques et des plantations de mûriers qui bordent le fleuve. A sept heures et demie, nous étions près de la petite ville de Viviers, où nous descendîmes.

Autrefois le courant du Rhône passoit au pied des murs de la ville; aujourd'hui il en est éloigné à-peu-près d'une portée de fusil. Il s'est formé une île entre le rivage de Viviers et le grand courant

---

(1) *Suprà*, p. 3.

actuel; le petit canal entre cette île et Viviers n'est pas toujours navigable. L'ancien lit du Rhône, sur lequel nous passâmes, est couvert de cailloux, parmi lesquels il y en a un grand nombre de volcaniques. On y trouve de grands morceaux de basalte roulés et plusieurs pierres ponces. Les murs des jardins sont, en grande partie, construits en basalte; il en est de même du pavé des rues.

M. Flaugergues, juge de paix à Viviers, chez qui nous nous rendîmes d'abord, est le fils de M. Honoré Flaugergues, qui a montré des connoissances étendues en physique, en histoire naturelle et en astronomie (1) : lui-même est un des correspondans les plus actifs de mon savant confrère M. de Lalande; il a fait un grand nombre d'observations astronomiques qui sont consignées dans la *Connoissance des temps*. Nous vîmes dans son cabinet une mosaïque grossière, mais antique, représentant un Faune couronné de lierre et tenant le *pedum*; deux petits vases de bronze, également antiques, qui ont été trouvés dans les environs; et une collection de minéraux du pays, qui a été formée par M. Flaugergues le père.

Ce savant aimoit aussi l'étude de l'antiquité : nous vîmes dans le mur de son cabinet quelques

---

(1) LALANDE, *Bibliographie astronomique*, 633 et 651.

inscriptions qu'il y avoit fait sceller; les voici fidèlement copiées; elles sont inédites:

```
        D  M
     CASTRCIAE
     SECVNDAƎ
     DOMITIVS
     LICINIANVS
       MATRI
     ᏦARISSIMAE
```

L'union des lettres I et R dans le mot *CASTRICIÆ*, la lettre Ǝ retournée dans le mot *SECUNDÆ*, et la singulière forme du K dans *KARISSIMÆ*, sont les choses remarquables que cette inscription présente.

```
IN HOC TOMOLO
REQVIESCET BON
EMORIAE ϨEVERVS
LECTVR ENNOCENS
QVI VIXIT IN PACE AN
NIS TREDECE OBIIT D
ECIMO KAL DECEMB
      RES
```

Dans ce tombeau repose Severus Lectur, qui a vécu treize ans dans l'innocence et la paix, et qui est mort le X des calendes de décembre.

Cette inscription n'offre de remarquable que le

renversement de l's dans le mot *SEVERUS*, et l'emploi de l'E pour l'I dans les mots *ENNOCENS, REQUIES-CET, TREDECE*, pour *INNOCENS, REQUIESCIT, TREDECIM* : l'expression *DECEMBRES* se trouve dans les monumens du bon temps. On voit également dans la suivante le mot *dees* pour *dies*. Il est singulier qu'on ait exprimé le jour du mois de la mort du bon *Lectur* sans en indiquer l'année.

```
HIC REQVIIS
CET IN PACE
IAC DOMNO
LVS QVI VI
XIT ANNVS
XXXVIIII ET
DEES III OBIIT
III K̄ MAIAS
XIIREG DOM
NI ALARICI
```

Cette inscription est plus curieuse que la précédente : elle nous apprend que *Jacques Domnolus*, après avoir vécu trente-neuf ans et trois jours, est mort le III des calendes de mai, dans la douzième année du règne d'Alaric II. On n'est pas d'accord sur le temps précis où ce règne a commencé ; les auteurs de l'Histoire du Languedoc (1) pensent que

---

(1) *Histoire du Languedoc*, I, 1661, col. 1, 663.

ce fut dans l'année 484. Domnolus seroit donc mort le 29 avril 495 : il est probable qu'il étoit catholique ; son épitaphe ne nous seroit pas parvenue s'il eût été attaché à l'arianisme.

On remarque dans ces inscriptions les désinences barbares et la corruption que le mélange des Visigoths avec les Gaulois devenus Romains avoit introduites dans la langue latine, qui étoit alors la langue de ces contrées.

C'est le seul monument que je connoisse du règne d'Alaric, et l'unique inscription où la date soit établie d'après l'année de son règne ; usage qui se remarque sur les plus anciens diplomes de la première race.

M. Flaugergues étoit en correspondance avec M. Séguier de Nîmes : j'ai trouvé, parmi ses lettres à ce dernier, la copie de quelques inscriptions de colonnes milliaires qu'il avoit copiées dans les environs de Viviers ; je crois utile de les consigner ici, parce qu'elles sont inédites.

```
IMP CAES
T. AELO HADR
AVG ANONN
PIO   P P
TRIB POT VII
COS   III
M P  VIIII
```

```
IMP TITO
AELIO  HA
DRIANO  N
TONINO
AVG PIO PP
TRIB . POT
VI COS III
```

CHAPITRE XLII.

```
IMP  TITO
AELIO HA
DRI N  N
TONINO
AVG PIO
PP TRIB POT
VII COS III
M . P . XXI
```

```
IMP CAES.
T AELIO IADR
AVG ANTONIN
PIO    P P
TRIB POT VII
COS  .  III
M.  P.  V I
```

Ces quatre inscriptions appartiennent toutes aux années 6 et 7 du règne d'Antonin, 143 et 144 de notre ère ; elles marquent des distances de six mille, de neuf mille et de vingt-un mille pas : mais comme on ne sait où elles étoient placées, on ne peut savoir les distances respectives qu'elles déterminoient.

Les pierres milliaires ne sont intéressantes que sur les lieux où elles ont été primitivement placées : cependant les paysans les dégradent, ou s'en emparent pour leurs constructions ; le temps en détruit les inscriptions. Il y auroit un moyen facile de conserver ces pierres et de faire reconnoître leur ancienne position, qui peut être très-utile pour l'étude de la géographie ; ce seroit de les déposer dans le chef-lieu voisin, et de mettre à leur place une pierre moderne, sur laquelle l'inscription seroit restituée.

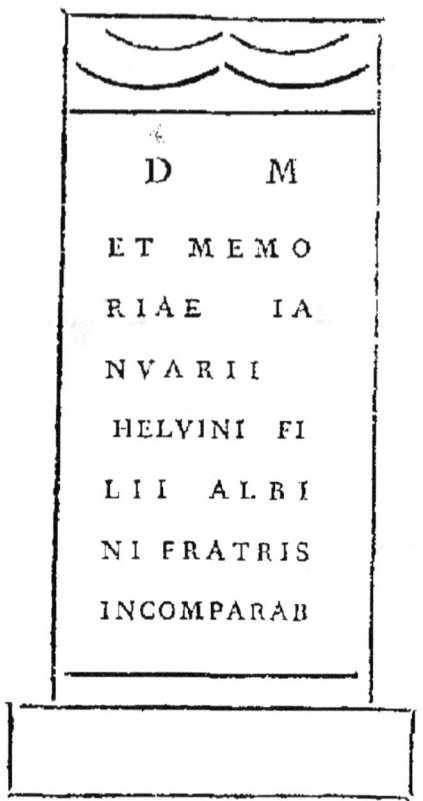

Cette inscription appartenoit au marquis de Joviac; elle a été trouvée entre Aps et Mélas, au milieu d'un petit ruisseau où les eaux l'avoient portée (1).

Le frère de M. Flaugergues nous accompagna pour nous faire voir l'église, qu'on nous avoit dit être remarquable par sa voûte en mosaïque : cette voûte

---

(1) C'est ainsi que cette inscription est rapportée dans les lettres de M. FLAUGERGUES à M. SÉGUIER. LANCELOT, *Académie des belles-lettres*, VII, *Hist.* 236, et MURATORI, t. II, MCDLXX, n.° 5, l'ont publiée d'une manière différente.

CHAPITRE XLII.

n'est point en véritable mosaïque; mais seulement les pierres dont elle est construite, sont placées de manière à former des compartimens.

M. Flaugergues nous conduisit, hors de la ville, à une maison située le long du grand chemin qui conduit à l'archevêché et au bord de l'eau. Devant cette maison est couché un reste de colonne milliaire qui servoit autrefois de support au bénitier de la chapelle des pénitens. L'inscription est très-dégradée; nous la lavâmes, et nous découvrîmes seulement le nom de Valérien.

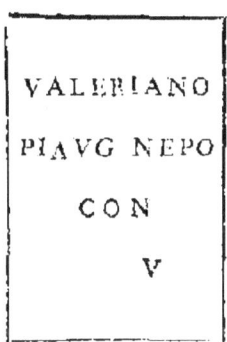

Les rues de Viviers sont étroites; la plupart ne sont point pavées, mais couvertes d'une énorme quantité de buis que chacun étend devant sa porte, et qu'on regarde comme un excellent engrais: les murs des maisons ont tous une teinte noirâtre, due aux fragmens de basalte dont ils sont bâtis; ce qui contribue à augmenter la tristesse de ces sombres habitations. L'évêché et le séminaire, placés hors de la ville, sont les deux seuls édifices remarquables : le premier est destiné à la Sénatorerie ; l'autre, à la Légion d'honneur. Mais si l'intérieur de Viviers est triste, sa position est agréable (1), et ses environs sont rians. A chaque pas on rencontre ou des témoignages historiques du séjour des Romains dans cette contrée, ou des preuves des grandes révolutions que le globe a éprouvées : le naturaliste, l'antiquaire, le physicien, peuvent y occuper leurs loisirs ; la promenade, la chasse et la pêche offrent d'autres plaisirs à ceux à qui l'étude ne présente aucun charme.

Dans les décombres d'*Alba Helviorum* [Aps], on a découvert cette inscription, qui n'a pas encore été publiée :

```
L PINARIO
OPTATO
CVLTORI LARVM
SEX ANTONI
MANSVETI ET
L VALER RVFINI
```

Chaque famille avoit ses dieux lares ; ils étoient

---

(1) Il y a une vue de Viviers, prise au sud-sud-est, dans le *Voyage pittoresque de la France*, tome II, Vivarais, n.° 1.

renfermés

renfermés dans une espèce de petite chapelle particulière appelée *laraire*. On portoit ces images à la guerre et dans les voyages : des esclaves étoient chargés de les soigner, de les parer de fleurs dans les solennités, et principalement dans les *Compitalia* et les *Laralia*, fêtes qui leur étoient consacrées. Ceux à qui ce soin étoit spécialement confié, recevoient le nom de *cultores larum*. Les *cultores* des images et des lares de la maison d'Auguste formoient un collége particulier, ainsi que l'attestent plusieurs inscriptions (1). Ici Pinarius Optatus est *cultor* des lares de Sextus Antoninus Mansuetus et de Lucius Valerius Rufinus : c'étoient sûrement les personnages les plus considérables de la contrée. Je ne connois pas d'autre exemple d'un monument qui rappelle le nom du *cultor* des lares de simples particuliers.

On croit communément que Viviers est situé dans l'endroit où étoit *Alba Helviorum*, appelée aussi *Alba Augusta*, la capitale des *Helvii* (2) : mais d'Anville n'adopte pas cette opinion (3); et il place, avec M. Lancelot (4), *Alba Augusta* dans le lieu où est aujourd'hui Aps, à trois lieues de Viviers. On y

___

(1) FABRETTI, *Columna Trajana*, 206.
(2) VALOIS, *Notitia Gall.* 245.
(3) *Notice de l'ancienne Gaule*, 45.
(4) *Académie des belles-lettres*. t. VII. *Hist.* 235.

rencontre beaucoup de débris d'antiquités; l'inscription suivante (1) y a été trouvée :

```
D   M
PARDVLE
POSIT ME
MORIAM
SILVINVS
EVTYCHEAE
MERENTISSIME
```

La manière dont les deux noms propres *PARDULE* et *EUTICHEÆ* sont séparés, est singulière. Nous avons déjà vu des exemples fréquens de l'E employé pour Æ. *POSIT* est ici pour *posuit*.

La petite ville de Viviers étoit la capitale du Vivarais, pays si célèbre par ses volcans, dont M. de Faujas a donné une belle description. Elle avoit un évêché. Celui qui a occupé le dernier ce siége, est actuellement employé à Paris dans une bibliothèque publique. Pendant le cours de la révolution, il avoit été inscrit dans la garde nationale: un jour qu'il faisoit son service, on vint le relever

---

(1) MURATORI, MCDLXXXVII, 14. LANCELOT, *Académie des belles-lettres*, t. VIII, *Hist.* 237.

de faction ; il présente les armes à celui qui va prendre sa place, et s'approche pour lui donner la consigne ; ce remplaçant étoit son ci-devant vicaire général.

Le nom de Viviers est connu depuis très-long-temps ; on le trouve dans des monumens du VI.ᵉ siècle : c'est le mot *Vivarium* ou *Vivaria*, que l'on a francisé. Lorsque *Alba Helviorum* eut été détruite par les Vandales au commencement du V.ᵉ siècle, Viviers devint la capitale de la contrée, qui prit alors le nom de Vivarais *[Vivariensis pagus]*.

Ce pays, vu des bords du Rhône, présente une rangée de montagnes arides, où l'on ne rencontre que quelques traces de culture. Quelques petites rivières se sont creusé un bassin entre ces montagnes : à l'embouchure de ces rivières, on trouve ordinairement un village ou une petite ville ; c'est ainsi que sont situés Viviers et Bourg-Saint-Andéol.

CHAPITRE XLIII.

Bourg-Saint-Andéol. — Monument Mithriaque. — Fontaine de Tourne. — Tombeau de S. Andéol. — Inscriptions diverses.

A huit heures et demie nous quittâmes Viviers : à dix heures, les bateaux passèrent dans un endroit où le fleuve est fortement agité à cause des rochers qui sont sous l'eau ; ce qui rend ce passage dangereux : un quart d'heure après nous descendîmes à Bourg-Saint-Andéol.

Nous desirions ardemment de voir le monument Mithriaque, dont Caylus a donné la figure : il faut traverser la ville ; on arrive alors sur une espèce d'esplanade qui est fermée par un rideau de rochers ; il en sort une source abondante, appelée le *Grand-Goul ;* elle forme un bassin ovale : auprès il y en a une autre dont l'eau se réunit dans un bassin circulaire qu'on prétend n'avoir pas de fond. Sur le rocher, derrière ce bassin, à huit ou neuf pieds au-dessus du sol de l'esplanade, est le monument consacré au dieu Mithras (1). C'est un bas-relief carré,

---

(1) Caylus, *Recueil*, III, pl. XCIII, a donné le plan du lieu où sont cette source et ce monument.

CHAPITRE XLIII.

qui a quatre pieds de hauteur et six de largeur; il est taillé et sculpté dans le roc même, qui est calcaire. On voit au milieu, comme sur tous les monumens de ce genre, un jeune homme vêtu d'une chlamyde et coiffé d'un bonnet phrygien, qui sacrifie un taureau accroupi, dont un scorpion pique les testicules, et qu'un chien attaque et mord au cou; un serpent rampe dessus, et semble aussi menacer le pauvre animal: en haut, sur la gauche, est la figure du soleil radieux, à droite celle du croissant de la lune, et plus bas sont des rochers et une tablette de cette forme ▭, sur laquelle on découvre une inscription très-effacée, et que Caylus n'a pas publiée.

D'après une note que j'ai trouvée dans la bibliothèque de Nîmes, parmi les papiers de M. Séguier, il paroît que cette inscription étoit autrefois mieux conservée, et qu'on y lisoit:

```
D  INV  MITHRÆ MAXS
   MANNI F VIS MON ET
T     MVRSIVS MEM D. S. PP.
```

Les lettres qui manquent peuvent être ainsi suppléées:

Deo soli INVIcto MITHRÆ MAXsumus
MANNI Filius VISu MONitus ET
T MURSIUS MEMinus De suo Posuerunt.

Au dieu Soleil invincible Mithras, Maximus, fils de Mannus, averti par une vision, et T. Mursius Meminus, ont posé ce monument à leurs dépens.

Le P. Eustache Guillemeau, provincial des Barnabites, a le premier fait connoître ce monument (1), sans en expliquer l'inscription (2). Lancelot, dans les *Mémoires de l'académie* (3), en a fait une description si bizarre, qu'il est aisé de se convaincre qu'il ne l'a pas vu, et qu'il n'a pas même lu la dissertation du P. Guillemeau. Caylus (4) a publié un dessin qui lui avoit été communiqué; mais il est gravé à rebours, et ne représente que très-imparfaitement l'original. Il n'a pas non plus tenu compte de l'inscription. C'est pourquoi j'ai cru devoir en donner une nouvelle figure, *pl. XXVIII, n.º 2.*

Les habitans du pays croient que ce monument représente un certain Turnus, lequel, selon la tradition, tua un énorme serpent auprès de cette fontaine, qui fut appelée *fontaine de Turnus*, et, par corruption, *de Tourne :* mais il est aisé de voir que ce monument est relatif au culte de Mithras.

Nous ne nous arrêterons pas à ce culte, qui est très-peu connu, quoiqu'il ait fourni matière à beaucoup de dissertations : il suffit de savoir que, sous

---

(1) *Mémoire sur un bas-relief du dieu Mithras, trouvé à Bourg-Saint-Andéol en Vivarais*, dans les *Mémoires de Trévoux*, février 1724, p. 297.

(2) Il pense que s'il avoit pu la lire, il y auroit trouvé : *Deo Soli invicto Mithrae.*

(3) VII, *Hist.* 238.

(4) *Recueil*, tome III, pl. XCIV.

le nom de Mithras, on adoroit le soleil, auteur de la régénération de la nature et de toute fécondité. Ce culte fut apporté à Rome par les soldats de Pompée, dans le temps des premières guerres des Romains en Asie : aussi les monumens en sont-ils très-multipliés. Maxsimus et Meminus étoient des initiés aux mystères de ce dieu : il leur étoit apparu en songe ; et d'après les ordres qu'ils en avoient reçus, ils firent ériger ce monument, qui paroît être du III.ᵉ ou du IV.ᵉ siècle.

Ce curieux bas-relief est exposé aux injures des enfans, qui le prennent pour but dans leurs amusemens, et l'attaquent sans cesse à coups de pierres. Il seroit intéressant de le couvrir de volets, qu'on n'ouvriroit que sur la demande des étrangers ou des personnes qui desireroient le voir, et qui paieroient volontiers une petite rétribution à celui qui en auroit la garde.

Le quartier auprès duquel est ce bas-relief, est occupé par beaucoup de tanneries ; il y a un moulin à foulon, mis en mouvement par l'eau de la source qui sort de la grotte dont je viens de parler. Dans le vallon où sont ces sources et ces tanneries ainsi que le monument Mithriaque, il y a des rochers immenses avec différentes ouvertures. Notre petit guide et quelques-uns de ses camarades nous parlèrent de beaucoup de grandes excavations qui doivent se trouver dans l'intérieur, et qu'ils appellent des églises dans le rocher. Ils assurent y avoir été et les avoir vues eux-mêmes. Ils rampèrent devant nous sur le ventre pour pénétrer dans une de ces ouvertures; et après avoir fait un tour dans l'intérieur, ils sortirent par une autre.

On faisoit autrefois l'épreuve des ladres dans le bassin ovale de Tourne. On lit dans un ancien acte que, le 3 juin 1422, on mena à cette fontaine un homme qu'on croyoit être ladre; on le saigna, on reçut le sang dans un vase qu'on mit dans un sac, et le tout fut plongé dans la fontaine : deux barbiers de la ville furent nommés pour en faire la vérification; ils déclarèrent que rien n'avoit été corrompu dans cette immersion, et le juge prononça que le prévenu n'étoit pas ladre.

Ce lieu étoit appelé, dans le XI.ᵉ siècle, *Borgagiates* (1) : c'est de là que le mot *Bourg* s'est formé. S. Andéol y souffrit, dit-on, le martyre, vers les premiers temps du christianisme, sous Septime Sévère. On conservoit encore dans la principale église les précieux restes du saint à qui la ville doit son surnom; ils furent trouvés, dit-on, sous le règne de l'empereur Lothaire, au milieu du X.ᵉ siècle. L'église est sous son invocation, et l'on nous montra le tombeau où ses dépouilles ont été renfermées. Ce

---

(1) *Burgagiates*, *Bergoiates*, *Burgias*. LANCELOT, *Académie des belles-lettres*, VII, 237.

sarcophage, qui étoit autrefois sous l'autel, est actuellement au fond de la nef : il est sans cesse frotté par les mains pieuses des fidèles qui ont quelques vœux à former, et qui demandent l'assistance du protecteur de leur ville. Il a une couverture en forme de toit : la face antérieure offre une tablette portée par deux génies ailés, placés horizontalement et qui paroissent voler ; au-dessus du pied de chacun de ces génies est une colombe qui a les ailes éployées : de chaque côté de la tablette, sous les mains des génies, il y a un lapin ; plus bas, sous l'un des génies à gauche, il y a un arc et un carquois. Les petits côtés du sarcophage sont ornés de guirlandes, et ont à-peu-près cette forme :

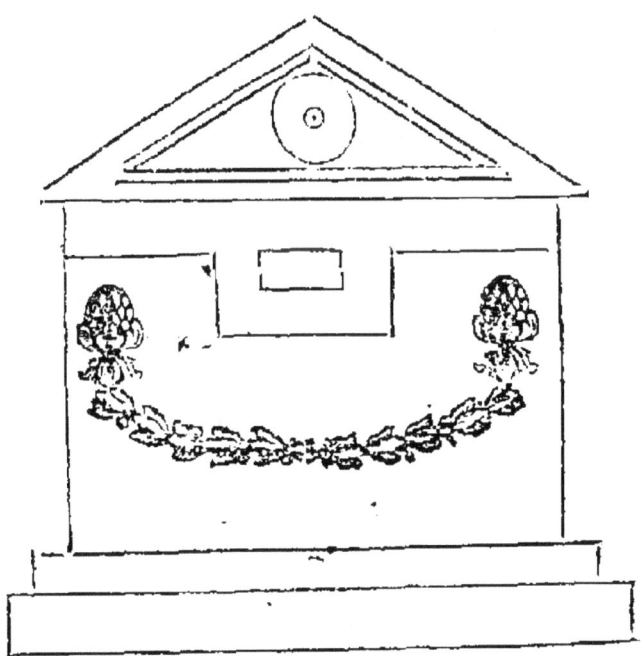

Ces armes, ces simulacres, ne conviennent guère

au tombeau d'un saint martyr; et l'inscription suivante, gravée sur la tablette, atteste en effet que ce tombeau est celui d'un païen :

```
            D.   M.
   TIB. IVLI. VALERIAN
   O. ANN. V. M. VII. D. VI.
   IVLIVS. CRANTOR ET
   TERENTA. VALERIA
   FILIO DVLCISSIMO
```

Il est donc évident que ce monument a été fait par *Julius Crantor* et *Terentia Valeria*, pour *Tib. Julius Valerianus* leur fils, qui est mort à l'âge de cinq ans sept mois et six jours. Les restes de S. Andéol n'ont pu y être déposés après son martyre : il se peut cependant que, lors de leur invention, on les ait renfermés dans ce sarcophage, qui étoit vide; mais du moins il n'a pas été fait pour lui.

Quant aux signes qui y sont accumulés, il paroît que les génies qui portent l'inscription, sont ceux de la mort : l'arc et le carquois indiquent la fin prématurée de cet enfant chéri, dont la vie a passé comme un trait; les colombes, sa douceur et son innocence; et les lapins ou les loirs, le sommeil éternel qui s'est appesanti sur lui.

CHAPITRE XLIII. 123

A la droite de l'entrée méridionale de cette église, se trouve la pierre sépulcrale suivante ; elle est renversée et brisée d'un côté (1) :

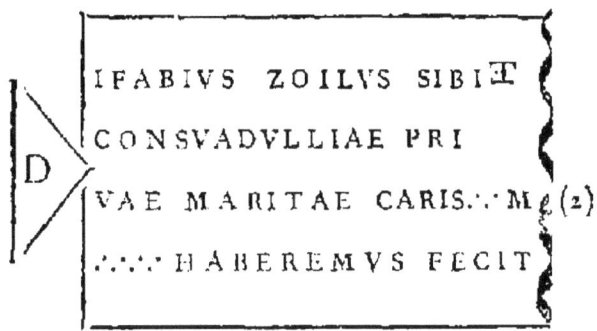

Les environs de Saint-Andéol sont assez agréables, quoique la ville ne soit guère plus belle ni plus gaie que celle de Viviers. Le port est plus animé, et ce lieu paroît avoir absorbé le commerce dont Viviers auroit dû s'emparer.

---

(1) LANCELOT, *Académie des belles-lettres*, VII, *Hist.* 257 ; MURATORI, MCCCXLI, 8.

(2) CONSUADULLIÆ PRImitiVÆ MARITÆ CARISsimæ. Le mot *marita* pour *uxor* a été employé plusieurs fois par Ovide et par Horace.

CHAPITRE XLIV.

PONT du Saint-Esprit.—S. Benezet.—*Fratres Pontifices.*— Ville du SAINT-ESPRIT.

IL étoit midi lorsque nous quittâmes Bourg-Saint-Andéol; à une heure nous étions au Pont Saint-Esprit.

Il n'est personne qui n'ait entendu parler du passage de ce pont et des dangers auxquels il expose. Il est certain que le Rhône est dans cet endroit d'une extrême rapidité, et que les courans qui se forment en face des arches, entraînent les bateaux avec la vîtesse d'un trait : mais, en y réfléchissant, ce passage n'offre guère plus de dangers qu'un autre ; la seconde arche, sous laquelle passent ordinairement les bateaux de poste, est très-large ; les bateliers prennent de loin leur direction. L'idée que l'on a de la mort inévitable à laquelle on seroit exposé si le bateau heurtoit, cause une impression d'effroi qu'on ne peut vaincre : mais il n'y a pas de pont qui ne présentât le même danger à une frêle nef qui seroit jetée contre une de ses piles.

Nous débarquâmes pour visiter la ville et chercher une carriole qui pût nous mener à Orange, pendant que le bateau conduiroit notre voiture à Avignon.

CHAPITRE XLIV.

La ville du Saint-Esprit s'appeloit d'abord *Saint-Saturnin-du-Port* ; elle n'a pris son nouveau nom qu'après l'édification du pont qui fait sa célébrité. Il fut commencé en 1265 : une bulle du pape Nicolas V, de l'an 1448, nous apprend qu'il fut construit par un berger qui en avoit reçu l'ordre d'un ange ; mais il est évident que le Saint Père a fait ici une méprise, et qu'il a appliqué au pont du Saint-Esprit ce qu'on raconte du pont d'Avignon, bâti par un berger appelé *S. Benezet* (1). Ce qu'il y a de vrai, c'est que les habitans de Saint-Saturnin, effrayés des naufrages fréquens qui avoient lieu en traversant la rivière, construisirent ce pont, qu'ils appelèrent *pont du Saint-Esprit*, parce qu'ils attribuèrent cette heureuse idée à l'inspiration de l'Esprit divin. On recueillit des aumônes de toutes parts, et l'on rassembla des matériaux. Le prieur du monastère de Saint-Saturnin, Dom Jean de Tyange, voulut d'abord s'opposer à cette entreprise, qu'il regardoit comme attentatoire aux droits de son monastère ; mais il se rendit enfin aux motifs pressans d'utilité publique, et posa lui-même la première pierre de ce monument. On nomma des recteurs qui achetèrent des carrières

___

(1) M. Fisch (*Briefe über die südlichen Provinzen von Franckreich*, 587) attribue mal-à-propos la construction du pont du Saint-Esprit aux *frates Pontifices*, successeurs de S. Benezet ; ils furent seulement appelés ensuite pour y coopérer.

à Saint-Andéol ; on établit une société religieuse de *Frères donnés* et de *Sœurs données*, qui avoient un habit et des réglemens particuliers : les uns recueilloient des aumônes ; les autres soignoient les ouvriers malades ou blessés ; d'autres enfin partageoient les travaux des maçons. Après la construction du pont, on appela d'Avignon les frères Pontifes ou Hospitaliers de S. Benezet, pour desservir la chapelle et l'hôpital, et continuer les quêtes.

Ce pont est imposant par sa longueur, remarquable par la régularité et la propreté de la bâtisse, et agréable par sa forme et sa construction. Les arches ne sont point en ogive, mais en plein cintre comme dans l'architecture romaine. Sa direction n'est pas droite : il forme un coude opposé au courant ; ce qui lui donne plus de solidité. Sa longueur est de cent quarante-cinq toises ; sa largeur, de dix pieds dans œuvre et de dix-sept hors d'œuvre. Il est soutenu par vingt-six arches d'inégale largeur, dix-neuf grandes et sept petites ; les plus grandes ont dix-huit toises d'ouverture. Chaque pile est percée à jour ; cette ouverture est cintrée, et elle a l'apparence d'une petite arcade d'une bonne proportion. On ne peut déterminer l'usage de ces petites arcades : doivent-elles diminuer la masse de la maçonnerie et en rendre le poids plus léger ? Je pense qu'elles sont là pour donner plus de passage à l'eau dans les grandes crues, et l'empêcher de battre le pont et de le détruire ; ce qui me le fait présumer, c'est leur élévation au-dessus des éperons des piles : l'architecte aura conçu qu'il falloit donner un passage à l'eau, qui ne pouvoit plus être coupée et renvoyée sous les arches par ces éperons.

Le gardien du pont a son logement dans la seconde pile du côté de la ville ; il faut y entrer pour remarquer la beauté et la solidité de la construction. On sent combien cet édifice, qui a coûté tant de peines, de temps et d'argent, est précieux pour la ville et pour tous les départemens environnans; s'il étoit rompu, il en coûteroit des sommes énormes pour le rétablir : aussi veille-t-on avec le plus grand soin à sa conservation ; on ne laisse passer dessus que des voitures chargées d'un poids déterminé ; le moindre dégât est réparé sur-le-champ : aussi n'a-t-il rien qui annonce son antiquité ; il paroît avoir été bâti depuis peu de temps. Il est extrêmement étroit; deux voitures ont bien de la peine à y passer de front : mais il faut remarquer qu'à l'époque où il fut construit, les carrosses et les cabriolets n'étoient pas encore inventés : les chevaliers et les dames alloient à cheval ; et les transports se faisoient, en général, à dos de mulet (1).

---

(1) Il y a une figure et un plan détaillé de ce pont dans l'*Histoire du Languedoc*, tome III, p. 506. Il y en a une vue dans le *Voyage pittoresque de la France*, Languedoc, tome II, pl. 73, et une de la ville, pl. 74. Dans cette dernière, on a donné aux arcades la figure d'une ogive ; ce qui est contraire à la vérité.

La ville est plus propre et mieux bâtie que Viviers et Saint-Andéol : la citadelle, qui a été construite en 1622, subsiste encore; elle a quatre bastions.

Nous ne trouvâmes point de carriole; ce qui nous força de nous rembarquer.

CHAPITRE XLV.

Tricastini. — Château-Doria. — Territoire d'Orange. — Mûriers. — Oliviers. — *Cavares*. — *Arausio*, Orange. — Son histoire. — Rues. — Antiquités. — Arc de triomphe ; — description ; — — bas-reliefs, trophées, inscriptions ; — opinions diverses ; — réparations à faire. — Arbalétriers, Bravade. — Tour de l'Arc. — Théâtre. — Forteresse. — Vue magnifique. — Divers monumens. — Mosaïques. — Inscriptions d'un Taurobole ; — de Géminia ; — tumulaires. — Productions. — Commerce.

Nous reprîmes notre bateau pour descendre jusqu'à la hauteur d'Orange et nous y rendre ensuite à pied. Le temps étoit devenu orageux, le vent contraire, et nous n'avancions qu'avec une incroyable difficulté. Dans cette navigation, on a à droite le Languedoc, et à gauche le Tricastin, nom francisé des anciens *Tricastini*, qui occupoient ce territoire, et qui étoient dans la dépendance des *Cavares*, peuple plus nombreux et plus puissant.

Ceux qui vont de Montelimart à Orange par terre, ne passent point au Pont-Saint-Esprit ; ils prennent par *Pierrelatte*, *Donzère*, et *Saint-Paul-Trois-Châteaux*, qui est le chef-lieu du Tricastin : auprès est la montagne Saint-Just, où l'on trouve des mytulites, des astroïtes, des milleporites, des buccinites agatisées.

Tome II.

Les deux rives sont calcaires ; le Rhône paroît s'être fait jour au milieu de ce banc.

Il étoit quatre heures lorsque nous débarquâmes auprès d'une ferme : les matelots conduisirent le bateau jusqu'à *Château-Doria*, où ils devoient nous attendre jusqu'au lendemain.

Nous prîmes à pied le chemin d'Orange, où nous arrivâmes à six heures : la distance n'est cependant que d'une forte lieue ; mais nous avancions lentement, afin de voir la campagne. Par-tout les habitans étoient occupés à *cueillir la feuille* (celle du mûrier) pour nourrir les vers à soie. Les champs où croît cet arbre, offrent un contraste singulier : les uns sont ombragés de ses feuilles larges et verdoyantes ; les autres, entièrement dépouillés de cet abri, présentent, sous les feux d'un soleil brûlant et au milieu de l'été, l'aspect de l'hiver.

La contrée se montre sous une face vraiment nouvelle pour un habitant des départemens septentrionaux. Le sol est assez fertile ; il produit du blé, de la vigne et une grande quantité de mûriers ; on commence aussi à voir quelques oliviers et des grenadiers.

Nous logeâmes à l'hôtel de la Poste ; et nous voyions de nos fenêtres cet arc célèbre que nous avions tant d'impatience d'examiner. Nous allâmes y faire une première visite ; puis nous passâmes le reste de la soirée à prendre les mesures que nous trûmes nécessaires pour rendre plus fructueux notre séjour à Orange.

Nous sommes sur une terre vraiment classique ; et plus nous avançons, plus les monumens que les Romains ont laissés dans la Gaule deviennent importans et nombreux. *Orange* est la corruption du mot *Arausio*, qui étoit le nom de cette ancienne ville du pays des *Cavares* (1). Le nom de ce peuple dérive, suivant Bullet, du celtique *cat*, grand, et *bar* ou *var*, lance (2) ; ce que je laisse à juger à ceux qui croient savoir le celtique. Orange étoit nommée aussi *Arausio Secundanorum ;* et l'on pense que c'étoit parce que la colonie qui l'habitoit, étoit composée de soldats vétérans de la seconde légion. Elle est appelée *Arausio* par Pline et par Pomponius Méla : c'est de là que s'est formé le mot *Orange*, qu'il faudroit écrire *Aurange*. Toutes les étymologies qu'on en a données, sont fausses ou incertaines : ce nom (3) a probablement sa racine dans la langue celtique.

Cette ville a été plusieurs fois ravagée par les barbares. On prétend que *Guillaume au Cornet* ou *au Court-nez*, qu'on fait vivre sous Charlemagne, la sauva de la fureur des Sarrasins, et que cet

---

(1) STRAB. IV, 186.

(2) *Mémoires sur la langue celtique*, 1754, tome II, page 81.

(3) Il ne vient, comme on l'a prétendu, ni de *aura*, vent, ni de la douceur de ses *oranges*, ni du mot *chrysopolis*, ville dorée.

empereur l'en nomma comte bénéficiaire ; mais tout ce que les historiens des bas temps racontent de ce prétendu Guillaume, est trop fabuleux pour qu'on puisse tirer aucune clarté de leur récit. Le premier comte propriétaire d'Orange que l'on connoisse, est Giraud d'Adhémar, qui vivoit au commencement du XI.ᵉ siècle. La princesse Tiburge, vers 1140, embellit beaucoup la ville. La principauté passa en 1393 dans la maison de Châlons, et en 1530 dans celle de Nassau. Le prince Maurice fit fortifier Orange et la mit dans un état de défense respectable. Guillaume III de Nassau, roi d'Angleterre, étant mort sans enfans, cette principauté devint l'héritage de Frédéric-Guillaume, roi de Prusse, qui la céda à la France par le traité d'Utrecht en 1713. Louis XIV, par un arrêt du conseil, de 1714, réunit Orange au Dauphiné. C'est aujourd'hui le chef-lieu d'une sous-préfecture du département de Vaucluse.

Sous ses princes, cette ville étoit assez florissante : elle fut entraînée dans les guerres de religion, et devint le théâtre de scènes sanglantes et d'actes de cruauté commis par les deux partis. Depuis qu'elle a été réunie à la France, elle a perdu toute son importance : au lieu de quinze mille habitans qu'elle avoit alors, on en compte à peine quatre mille, et il n'y a plus qu'un très-petit nombre de réformés.

La ville est petite ; ses rues sont étroites, sombres, sales et mal pavées ; on n'y voit aucune maison qui ait quelque apparence. Lorsque nous y entrâmes, les rues étoient presque entièrement couvertes de toiles attachées avec des cordons, pour garantir de l'ardeur du soleil. Cet usage existe dans plusieurs villes du midi, et principalement dans celles des départemens de Vaucluse et des Bouches-du-Rhône. Ces toiles, souvent sales, toujours pleines d'une infinité de pièces d'une couleur ou au moins d'une teinte différente du fond, produisent un très-vilain effet ; mais elles sont d'un usage commode pour mettre à l'abri d'un soleil brûlant.

Sans les restes remarquables d'antiquités qui sont encore l'ornement de cette ville et qui font sa célébrité, on y est à peine entré qu'on en voudroit déjà sortir. Quittons ces masures maussades, pour ne nous occuper que des précieux monumens de la grandeur romaine.

On a parlé bien des fois de l'arc de triomphe d'Orange, et l'on n'en a point encore donné de représentation fidèle ; on n'est aucunement d'accord sur le temps auquel il a été bâti, sur le général à qui il a été élevé, ni sur le motif de sa construction. Avant de parler des différentes opinions qu'il a fait naître, je vais tracer une description de ce monument, tel qu'il existe aujourd'hui.

Cet arc est dans une plaine, à quatre cents pas des dernières maisons de la ville, sur la grande route de Lyon à Marseille ; on l'aperçoit de plus d'un mille en venant de Montdragon ; il a soixante-six pieds de largeur et soixante de hauteur. C'est un parallélogramme percé de trois arcades : celle du milieu, destinée au passage des voitures, est plus grande et plus élevée que les autres. A chaque côté des arcades sont des colonnes corinthiennes cannelées : celles du milieu, qui flanquent la grande arcade, supportent un fronton triangulaire, au-dessus duquel est un attique couronné par une belle corniche.

La face septentrionale *(pl. XXIX, fig. 1)*, celle qui se présente du côté de la campagne, devoit être la principale, puisqu'elle servoit d'entrée dans la ville : c'est le côté le mieux conservé (1) ; de quatre colonnes il n'en existe cependant que trois et la base de la quatrième. Le bas-relief de l'attique représente un combat très-vif de fantassins et de cavaliers (2) ; mais il est impossible de distinguer le lieu de l'action et le sujet du combat. A la gauche de ce bas-relief sont des instrumens de sacrifices, l'aspergille, le préféricule, la patère, le *simpulum*, et le *lituus* (3). Les trophées qui sont des deux côtés du fronton, sont presque entièrement composés d'attributs maritimes, tels que des proues de navire,

---

(1) LAPISE, *Histoire d'Orange*, pl. IV, *face septentrionale*. La gravure que Lapise donne des trophées, est assez exacte.

(2) *Ibid.* pl. V. Il est dessiné très-inexactement.

(3) *Ibid.* K.

CHAPITRE XLV.

des ancres, des rames, des acrostoles, des aplustres, des chenisques, des tridens, &c. (1): ceux qu'on voit au-dessus même des petites arcades, le sont d'armes offensives et défensives (2), mais qui n'ont point de rapport à la marine; de grands boucliers ovales ou à huit pans, décorés de grandes palmettes, d'épées, de casques, de trompettes, de dards, de piques, de flèches, d'étendards de cavalerie, et d'enseignes surmontées d'une figure de sanglier. On lit sur un bouclier du trophée à gauche, [ISVI|VS], sur un autre [BEVE.] Sur le trophée à droite, on lit très-distinctement [DODVACVS] (3); sur un fragment, les lettres SRE.

La face méridionale *(pl. XXIX, fig. 2)* (4) a été très-maltraitée par le vent qui vient de la mer; la pierre a été rongée, et les bas-reliefs sont plus dégradés. Le sujet du grand bas-relief est de même un combat de fantassins et de cavaliers. Par ce qui reste des bas-reliefs au-dessus des petites arcades, et des deux côtés du fronton, on voit qu'ils étoient disposés de la même manière que ceux de la face septentrionale. Il ne reste presque plus rien des trophées à gauche; mais ceux

---

(1) LAPISE, *Histoire d'Orange*, pl. IV, H. H.
(2) *Ibid.* pl. IV, G. G.
(3) Les inscriptions sont, en général, tracées au milieu de tablettes semblables à celles-ci.
(4) LAPISE, *ibid.* pl. III.

qui sont à droite sont encore assez bien conservés, et on lit sur des boucliers les noms suivans ⟨SACROVIR⟩ ⟨MARIO⟩ ⟨DACVNO⟩ ⟨VDILLVS⟩ ⟨AV OT⟩ On remarque aussi sur plusieurs boucliers les lettres SRE (1). Sur cette face, à droite du grand bas-relief de l'attique, est le buste d'une femme (2) qu'on a prétendu être une espèce de prophétesse syrienne appelée *Marthe*, que Marius consultoit ou feignoit de consulter, et dont il reportoit les oracles à ses soldats : mais cette explication est entièrement imaginaire. Il ne reste plus des quatre colonnes antiques de cette face, que les deux à la droite du spectateur.

Les deux petits côtés regardent l'orient et l'occident. La face orientale *(pl. XXIX, fig. 3)* est encore décorée de quatre colonnes corinthiennes cannelées. La frise, dans laquelle on a représenté des combats de gladiateurs (3), est surmontée d'un fronton, aux deux côtés duquel sont des Néréides. Entre les colonnes

---

(1) D'autres voyageurs ont également remarqué des noms sur ces boucliers ; mais on ne les a encore publiés que d'une manière incorrecte : je puis répondre de l'exactitude de notre transcription, que nous avons faite à plusieurs reprises et avec le plus grand soin.

(2) LAPISE, *Hist. d'Orange*. pl. III, *face méridionale*, N; et pl. VI, page 28.

(3) LAPISE, pl. I, G. La gravure que cet auteur a donnée de ces combats, des captifs et des trophées placés au-dessus d'eux, n'est pas très-exacte.

sont trois trophées composés d'armes offensives et défensives (1); on y voit des *vexillum* et des enseignes formées de la figure d'un sanglier. Au-dessous de chacun de ces trophées sont deux figures de captifs, parmi lesquelles il y en a une de vieillard; ils ont les mains liées derrière le dos.

Au milieu du fronton de cette face, est la figure rayonnante du soleil (2), sous une arcade accompagnée de deux cornes d'abondance dont il ne reste que les traces. On remarque sur les deux boucliers du trophée du milieu, les traces de deux noms qui malheureusement sont effacés.

On ne voit plus au côté occidental que les débris des deux colonnes du milieu, ainsi que ceux du trophée et des prisonniers à la gauche du spectateur, et quelques traces de celui du milieu. Lapise dit que sur un bouclier on lisoit le mot TEVTOBOCCHVS, mais nous ne pûmes découvrir aucun vestige du nom de ce roi des Teutons.

L'intérieur des voûtes est décoré d'élégantes rosaces dans de beaux encadremens (3); et la bordure des arcades, de pampres, de raisins, de fleurs et de fruits : mais tous ces ornemens ne sont pas de la même main; les uns sont très-supérieurs aux autres pour l'exécution.

---

(1) LAPISE, pl. I, E. E. E.
(2) *Ibid.* lettre I, p. 22.
(3) *Ibid.* pl. VI, VII.

Au côté oriental, dont la partie supérieure est entièrement restaurée, on lit cette inscription :

> DV REGNE
> DE M. MVRE,
> ROY.
>
> EN
> 1706.

Elle rappelle que le corps des arbalétriers d'Orange contribua en 1706 à la réparation de l'arc de triomphe. Le sieur Mure ou de Mure étoit alors *roi des arbalétriers*. Les comtes de Provence et les dauphins avoient, dans le XIII.ᵉ siècle, créé ou permis d'établir, dans toutes les villes de leurs états, un corps de tireurs d'arc (1); ils prétendoient, par ces institutions, former leurs sujets à la guerre et les rendre plus adroits. Les arbalétriers nommoient un roi un des dimanches après Pâques : celui qui, au jour marqué, tuoit un oiseau placé à une certaine distance, étoit déclaré *roi*. Cet oiseau étoit, ou réellement ou en peinture, un *perroquet*, et plus anciennement une *pie*; on appeloit alors le perroquet *pape gay*, c'est-à-dire *père gai* ou *bavard*. Le roi étoit comme le colonel de la troupe : il présidoit aux exercices ; il menoit la compagnie à la procession

---

(1) On appeloit aussi l'arc, *arbalètre*.

de la Fête-Dieu, et à celle que l'on faisoit la veille de la Saint-Jean pour allumer solennellement un feu de joie ; il jouissoit de quelques priviléges sur les entrées des denrées, et de l'exemption de logement des gens de guerre ; il avoit un habit distingué et galonné, et beaucoup de plumes sur son bonnet ou chapeau. On appeloit la marche des arbalétriers, *la Bravade*. Le roi de la Bravade, ou des arbalétriers, ne l'étoit que pour un an. Il existe encore un réglement donné par Charles I.ᵉʳ d'Anjou à la compagnie des arbalétriers ou de l'arquebuse d'Aix. Ces compagnies ont subsisté dans quelques villes jusqu'à la révolution. Celle d'Aix ne se montroit plus, dans les derniers temps, que la veille de la Saint-Jean ; on appeloit son chef *le roi de la Saint-Jean* ou *de la Bravade*. Jusque dans le XVI.ᵉ siècle, cette compagnie étoit armée d'arcs et de piques ; par la suite elle se servit de mousquets. Dans toute la journée de la veille de la Saint-Jean, 23 juin, elle parcouroit les rues d'Aix, et le jour elle accompagnoit le parlement à la marche qui avoit lieu pour aller allumer solennellement un feu de joie à la place des Prêcheurs devant le palais, et un autre devant l'église Saint-Jean. Elle tiroit, ce jour-là, plusieurs milliers de coups de fusil. La Bravade, ou la compagnie des arquebusiers, autrement dite des arbalétriers, avoit subsisté à Orange plus long-temps qu'ailleurs.

On avoit imaginé d'établir sur l'arc de triomphe

une haute tour : elle existoit encore au temps de Lapise, puisqu'elle est figurée dans son ouvrage, et que le monument entier s'appeloit alors *la Tour de l'Arc*. On avoit renfermé l'arc entier dans un édifice composé de plusieurs salles. Cette construction barbare a été démolie en 1721, par les ordres d'un prince de Conti, alors propriétaire de la principauté d'Orange.

On a encore fait depuis d'autres réparations à ce monument : un maçon d'Orange, appelé *Geoffroi*, a reconstruit une des colonnes qui soutiennent le fronton du côté méridional. Cette colonne grossière est sans ornement ; mais, loin de blâmer, comme on le fait, celui qui en est l'auteur, je crois qu'il doit être approuvé de n'avoir fait qu'un simple étai, au lieu d'avoir prétendu rivaliser avec l'architecte romain.

Ce monument célèbre a été le sujet de beaucoup de discussions entre les savans, qui ont cherché à connoître en l'honneur de qui il a été élevé. L'opinion la plus ancienne est celle qui est consignée dans un commentaire manuscrit sur les psaumes, intitulé *Fleur des psaumes*, composé par Lerbert ou Lethert, abbé de Saint-Ruf à Avignon, qui vivoit dans le XI.ᵉ siècle : il y est dit que cet arc de triomphe fut élevé à César (1) vainqueur des Marseillois.

---

(1) *Arausiæ in arcu triumphali Massiliense bellum sculptum habetur ob signum victoriæ Cæsaris.* LEBEUF, *Acad. des belles-lettres*, XXV, *Histoire*, p. 150.

CHAPITRE XLV.

Cependant cette opinion n'avoit pas été admise; et dès le XVI.ᵉ siècle on pensoit que cet arc étoit consacré à Marius et à Q. Lutatius Catulus, qui, dans l'an de Rome 652, avoient vaincu à quelques milles de distance les Cimbres et les Teutons.

Pontanus, auteur d'un Voyage dans les provinces méridionales, écrit en 1606 (1), ne peut croire que cet arc ait été élevé à Marius, parce que cet illustre Romain n'a pas vaincu les Gaulois : il pense qu'on y a célébré la victoire de Domitius Ænobarbus et de Fabius Maximus sur les *Arverni* et les Allobroges, commandés par Bituitus; et pour appuyer son sentiment, il veut qu'au lieu de *Bituitus* on lise dans Tite-Live *Boduacus*, comme sur l'arc d'Orange, et que ce chef soit figuré lui-même sur la face septentrionale (2).

L'opinion que cet arc a été consacré à Marius a prévalu : Lapise l'établit sur le récit de quelques personnes qui lui ont assuré avoir lu, vers 1600, le nom de *Teutobocchus* sur une pierre qui se détacha de l'arc; et l'on sait que Teutobocchus étoit le

---

(1) *PONTANI Itinerarium Galliæ Narbonensis*, p. 5 et 45.
(2) Ce sentiment a été adopté par MANDAJORS dans son *Histoire critique de la Gaule Narbonnoise*, p. 96; par SPON, *Voyage d'Italie, de Dalmatie, &c.*, t. I.ᵉʳ, p. 9; le P. BONAVENTURE, *Histoire de la ville d'Orange*, p. 141; Jean-Frédéric GUIB, *Journal de Trévoux*, décembre 1729, p. 2143. Ils ont été réfutés par le baron DE LA BASTIE, *ibid.* juillet 1730, page 1214.

chef des Cimbres et des Teutons qui furent défaits par Marius. Cette opinion a été reproduite dans la plupart des descriptions de cette partie de la France (1) : cependant elle est insoutenable. Au temps de Fabius Maximus, et même de Marius, les Romains n'élevoient point encore de semblables monumens : de plus, c'est, comme nous le verrons, auprès d'Aix, et non sous les murs d'Orange, que Marius a vaincu les Cimbres, les Teutons et les Ambrons ; ces peuples n'avoient point de flottes ; et les trophées maritimes dont cet arc est décoré, rendent absolument improbable une pareille explication.

Maffei, d'après le style de l'architecture et de la sculpture, pense que cet arc a été fait au temps d'Hadrien (2) ; mais il hasarde ce jugement sans le prouver. Le baron de la Bastie, sans pouvoir également s'appuyer d'aucune autorité, conjecture que ce monument fut consacré à Auguste (3). Menard croit qu'il fut élevé du temps de César, et qu'il rappelle les différentes victoires de ce prince dans les Gaules, sur terre et sur mer. Le P. Papon pense qu'il retrace la mémoire de celles des Romains dans la Provence, et qu'il a été fait sous Auguste (4). Comment concilier ces différentes opinions !

---

(1) DULAURE, *Description de la France*, 1, 258.
(2) MAFFEI, *Gallia Antiqua*, p. 157.
(3) *Journal de Trévoux*, juillet 1730, p. 1214.
(4) PAPON, *Histoire de Provence*, 1, 619.

CHAPITRE XLV.

L'arc ne porte aucune inscription sur sa corniche, et il ne paroît pas en avoir jamais eu : le style de l'architecture, le sujet des bas-reliefs, leurs détails, et les mots inscrits sur les boucliers, sont donc les seuls documens sur lesquels on puisse appuyer des conjectures raisonnables.

D'après le style de l'architecture, les diverses opinions qui veulent que ce monument ait été élevé pour consacrer le souvenir d'une victoire remportée par Fabius Maximus, par Marius ou par César, ne peuvent, comme je l'ai dit, être défendues, et tous les documens historiques leur sont également contraires ; mais il est impossible de décider s'il est du temps d'Auguste, comme le veut le baron de la Bastie, ou d'Hadrien, comme le prétend Maffei.

La forme des armes, les inscriptions des boucliers, peuvent seules donner lieu à des raisonnemens probables. On y lit évidemment *MARIO*; ce qui a fortifié l'opinion que cet arc a été élevé en l'honneur de Marius : mais le nom de ce général auroit été placé sur la frise du monument, et non pas sur un bouclier, parmi ceux des ennemis vaincus. Tous ces noms sont au nominatif : ainsi celui-ci désigne, comme les autres, un Gaulois appelé *Mario*, et n'est pas le datif du nom de *Marius*; le mot *DACUNO* qui se lit sur un autre bouclier, nous offre un exemple d'une pareille désinence ; on trouve sur les médailles les noms de plusieurs chefs gaulois qui sont ainsi terminés (1) : les noms *DODUACUS*, *UDILLUS*, ne se rencontrent point ailleurs.

Quoique le mot *SACROVIR*, qui se lit sur un de ces boucliers, puisse désigner le généreux Éduen qui fit de si nobles efforts pour la liberté de son pays, il n'en faut pas conclure pour cela que ce monument ait été élevé à César ; le nom de *Teutobocchus* (2), que Lapise le père a dit avoir lu, ne prouveroit pas non plus que cet arc est un monument de la défaite de ce roi des anciens Teutons. Ces noms indiquent des époques très-différentes : ils donnent lieu de soupçonner que ce monument rappelle à-la-fois toutes les victoires des Romains, non pas seulement dans la Provence, comme le dit le P. Papon, mais dans toute la Gaule Narbonnoise, ainsi que l'indiquent les noms de différens chefs des vaincus. Les captifs qui ornent les côtés du levant et du couchant, représentent les principaux chefs des peuples vaincus, et leurs noms sont rappelés sur leurs boucliers suspendus en trophées. Comme ces chefs étoient suffisamment connus, et que leurs noms étoient assez significatifs, on n'a pas

---

(1) *ATISIO*, sur une médaille des *Remi*. PELLERIN, *Recueil de médailles de peuples et villes*, I, pl. IV, n.º 30, p. 26. *CIAMILO*, ibid. pl. V, n.º 14, p. 36.

(2) Je soupçonnerois que le nom étoit écrit TOVTOBOCIO, comme on le lit sur une curieuse médaille publiée par ECKHEL, *Numi anecdoti*, p. 4. pl. I, n.º 5.

cru devoir placer une autre inscription sur le monument. Ce n'est qu'ainsi qu'on peut expliquer la réunion de trophées maritimes avec des armes offensives et défensives de toute espèce.

L'opinion que nous venons d'énoncer a beaucoup de probabilité ; cependant ce n'est qu'une conjecture. Lorsque ce pompeux édifice fut élevé pour éterniser la gloire d'une grande nation et de ses généraux, auroit-on pu présumer qu'il viendroit un temps où il subsisteroit encore presque entier, sans qu'on pût rien savoir de positif sur sa destination ! Cela démontre l'impuissance des monumens pour conserver la mémoire des grandes actions des princes, et contribue à relever l'utilité de l'écriture et de l'imprimerie. Les temples de Vienne et de Nîmes furent élevés à des princes de l'empire romain qui y ont été révérés comme des dieux : on est réduit aujourd'hui à chercher leurs noms dans les traces des clous qui fixoient les lettres dont ils étoient formés ; et cette recherche ingénieuse ne présente aucun résultat certain. La colonne de Cussy devoit sans doute faire passer à la postérité le nom d'un général qui a trouvé la mort dans une mémorable victoire ; et l'on ignore même si les champs où l'on va admirer ce monument, ont été le théâtre d'un combat. L'arc attribué à Marius est surchargé d'attributs et d'ornemens : ils multiplient le champ des conjectures, sans donner une direction certaine à nos

Tome II.

idées. Une page d'un historien célèbre, quelques vers d'un grand poëte, eussent bien plus efficacement servi le desir de ceux qui vouloient éterniser ces souvenirs. Il n'est point à craindre aujourd'hui qu'aucune tradition de ce genre soit jamais perdue. La sûreté de l'État, le bonheur des peuples, les bénédictions qu'ils adressent au prince de son vivant, les regrets qu'ils témoignent après l'avoir perdu, sont les monumens les plus certains de sa gloire et le gage le plus sûr de l'amour qu'on lui porte. Le peuple voyoit avec peu d'intérêt les monumens somptueux de Saint-Denis: mais il répète avec religion le nom de S. Louis, avec attendrissement ceux de Louis XII et du bon Henri, avec enthousiasme celui de François I.er, avec admiration celui de Louis XIV; et le nom de NAPOLÉON I.er réveille tous ces sentimens.

Il seroit curieux de pouvoir déterminer avec précision la cause qui a fait élever un si beau monument; mais il est sur-tout important de le conserver. Il faudroit abattre les massifs qui, au lieu de soutenir l'arc, pèsent sur lui, poussent trop la base, et font écarter la partie supérieure : une crevasse qui s'étend depuis l'arcade du milieu jusqu'au sommet, donne un juste effroi à l'ami des arts qui considère ce bel édifice. Ce qui augmente le danger de le voir s'écrouler, c'est qu'il est sans couverture, et que les eaux pluviales s'amassent à la partie supérieure comme dans un entonnoir. Un toit léger, quelques réparations faciles, préserveroient d'une destruction totale ce précieux monument, dont s'enorgueillit avec raison le département de Vaucluse. La dépense ne s'éleveroit pas à plus de mille écus. Plusieurs fois ces réparations ont été demandées : il est plus nécessaire que jamais qu'elles soient exécutées ; et certainement ce vœu sera entendu d'un ministre ami des arts (1).

Un sentiment pénible mêloit de l'amertume au plaisir que nous avions à examiner l'arc d'Orange : la place sur laquelle est élevé ce monument, a été le théâtre d'horribles exécutions ; le sang des Français

---

(1) On n'a encore publié aucun dessin exact de l'arc d'Orange. Celui que SPON en a donné dans son *Voyage d'Italie, &c.* tome I.ᵉʳ, page 8, n'est qu'une esquisse grossière. Celui que MONTFAUCON a inséré dans son *Antiquité expliquée*, tome IV, part. I, pl. CVIII, page 170, a été fait d'après un dessin de Mignard, frère du peintre de ce nom : il est très agréable ; mais il ne fait voir qu'une face de l'arc ; toutes les parties dégradées sont restituées, de sorte qu'il est impossible de s'en former une idée juste. LAPISE, dans son *Histoire d'Orange*, que j'ai citée, est celui qui en a donné les dessins les plus nombreux et qui approchent le plus de la vérité ; mais ils en sont encore bien loin. Ils sont faits sans aucun sentiment de l'antique, sans mesures et sans proportions. C'est pourtant là l'ouvrage par excellence ! il n'y en a qu'un exemplaire dans la ville ; on l'appelle le *livre*, et l'on y renvoie tous les étrangers pour y trouver les explications qu'ils desirent. Mon intention est de faire dessiner ce bel arc dans tous ses détails, et d'en faire l'objet d'un ouvrage particulier.

y a coulé sous la hache de bourreaux qui se disoient leurs concitoyens et leurs frères ; c'est là qu'en 1793 plusieurs malheureux ont été conduits des prisons des villes voisines pour y recevoir la mort. Sans doute l'arc d'Orange a été élevé pour rappeler des combats qui ont aussi coûté la vie à plusieurs milliers d'hommes : mais la guerre les a moissonnés ; ils sont morts en combattant pour leur patrie ; leur mémoire excite des sentimens qui font taire ceux du regret ; au lieu que les habitans d'Avignon, traînés sous les portes triomphales de l'arc d'Orange, ont été massacrés sans pitié, au nom, atrocement profané, de l'humanité sainte, sans pouvoir se défendre contre leurs assassins.

Après l'arc d'Orange, le monument le plus remarquable de cette ville est celui qui est improprement appelé, même par des savans, le *cirque*, et par corruption, le *grand cire*. Il est sur le penchant de la montagne, dans un lieu où il auroit été impossible d'établir un édifice de ce genre. Ce prétendu cirque est un théâtre ; et ce monument est d'autant plus précieux, que c'est le seul de ce genre qui existe en France, et le plus entier de tous ceux qui ont été conservés.

La partie circulaire dans laquelle les siéges des spectateurs étoient établis, est pratiquée dans la montagne : les deux extrémités du demi-cercle étoient liées par des constructions à la scène, où elles se terminoient (*pl. XXIX, fig. 4*). C'est ainsi que sont bâtis la plupart des théâtres qui existent encore. Vitruve fait une mention expresse de ce genre de construction.

Le mur qui coupoit le demi-cercle, et qui formoit le fond de la scène, existe encore en entier : il produit un bel effet, vu de la grande place (*pl. XXIX, fig. 5 et 6*). On reconnoît aussitôt, à la manière dont ce beau mur a été bâti, qu'il est de construction romaine. Il a cent huit pieds de haut et trois cents de large (1) ; il est bâti en belles pierres carrées, égales, jointes avec la plus grande exactitude. Il est décoré de deux rangées d'arcades et d'un attique.

On ne peut se défendre d'un sentiment d'admiration en regardant cette muraille si grande, si simple, si bien bâtie et si bien conservée : nous ne pouvions nous lasser de la considérer. Au milieu est une grande porte qui servoit sûrement d'entrée aux acteurs et aux personnes destinées au service du théâtre.

---

(1) *Voy.* la Dissertation de MAFFEI sur les théâtres de France, *Antiquitates Galliæ*, page 153. Il a très-bien figuré la partie extérieure et intérieure de ce beau mur, et il a donné un plan assez exact du théâtre.

La façade extérieure du théâtre, telle qu'elle est aujourd'hui, est exactement figurée dans l'*Histoire d'Orange* par LAPISE, à l'exception des arcades du rez-de-chaussée, qu'il indique comme étant ouvertes et fermées alternativement. Aujourd'hui toutes ces arcades sont murées ; il n'y a que quelques petites portes qui y sont pratiquées pour donner entrée dans les habitations.

Au haut de la façade extérieure, il y a deux rangées de pierres saillantes, à une distance assez considérable l'une de l'autre : celles de la première rangée sont verticalement traversées par un trou qui, sans doute, servoit à recevoir un mât, à l'extrémité duquel on attachoit les voiles qui couvroient le théâtre et préservoient les spectateurs de l'ardeur du soleil et des injures du temps. Ce mât posoit sur les pierres de la seconde rangée.

Il y a à-peu-près quarante ans qu'un serrurier nommé *Noguier*, qui avoit sa boutique dans la façade du théâtre, et dont le fils, également serrurier, y demeure encore, s'avisa, dans un moment d'ivresse, de monter sur ce mur pour détourner l'attention des spectateurs des jeux de danseurs de corde qui s'étoient établis sur la place. Il sauta avec la plus grande adresse de l'une des pierres sur l'autre : parvenu à un endroit où une pierre manquoit, il grimpa jusqu'à la corniche, gagna l'autre pierre, et continua heureusement jusqu'au bout. L'effroi que causa cette course périlleuse, fit régner le plus grand silence parmi ceux qui en étoient témoins.

Aux deux côtés de cette muraille sont des salles, qui étoient sans doute destinées à loger les gens de service et les décorations : on y a établi depuis long-temps la prison de la ville. Les eaux pluviales, rassemblées en différens endroits, sont conduites à des ouvertures rondes, et de là descendent le long de la façade, qu'elles dégradent ; les immondices versées par les prisonniers forment le long de ce mur admirable des sillons dégoûtans. Mais, malgré l'indifférence et l'on peut même dire l'injustice des hommes, ce bel édifice bravera encore pendant des siècles leurs outrages et ceux du temps : il faudra plus d'un effort pour renverser ce mur de douze pieds d'épaisseur, composé de pierres énormes, jointes sans aucun ciment, et dont quelques-unes sont longues de quinze pieds, et d'une épaisseur proportionnée. La partie inférieure de ce mur est composée d'arcades qui ont été percées et qui sont occupées par des boutiques.

S'il est affligeant de voir tranformée en prison une partie de ce beau théâtre, il est encore plus triste de regarder les dégoûtantes masures accumulées dans le lieu qui étoit autrefois occupé par l'avant-scène, et la scène où les comédies de Plaute et de Térence, les tragédies de Sénèque, ont sûrement été représentées. La misère et la fièvre règnent continuellement dans ce bouge infect, où l'air ne circule jamais ; l'insalubrité de ce cloaque est encore augmentée par les branches de thym et les tiges de safran dont on jonche le sol, pour servir de litière aux porcs et d'engrais à la terre. Ce seroit rendre un service réel aux arts et à l'humanité, que de chercher un autre logement pour les prisonniers, et de détruire ces misérables masures, dont on dédommageroit facilement les propriétaires.

Il est étonnant que ce mur seul se soit conservé, et que l'intérieur du théâtre, la *cavea* qui étoit taillée dans le roc, la scène et ses côtés, bâtis de matériaux si solides, aient été dégradés : il est probable que ce théâtre a été un lieu de retraite pour les habitans dans les troubles civils, et que ses matériaux ont été employés par eux pour leur défense.

Au sommet de la montagne sur laquelle le théâtre est bâti, on remarque les ruines de l'ancien château, qui annoncent que cet édifice étoit très-fort pour le temps, et bien construit en grosses pierres ; il a fallu faire jouer la mine pour le détruire (1). Ce coteau calcaire et aride ne mériteroit pas qu'on prît la peine de le gravir, si l'on n'y voyoit que ces misérables restes ; mais on y jouit d'une vue ravissante et pleine d'intérêt : on découvre la campagne d'Orange, dont les productions sont si variées ; les plaines de l'ancien Comtat, aujourd'hui le département de Vaucluse ; les villes vénasques ; les clochers d'Avignon, autrefois si nombreux ; une partie de la basse Provence et du Languedoc, le beau pont du Saint-Esprit, le cours du Rhône, les montagnes du Dauphiné : le Mont-Ventoux, dont la cime est couverte de neige pendant une grande partie de l'année, domine cette

---

(1) On en voit la figure dans une planche de l'ouvrage de ZEILLERUS, *Topographia Galliæ*, part. XII, page 28, qui représente la ville d'Orange. On peut présumer que les pierres du théâtre ont servi à la construction de ce château.

ravissante scène ; enfin l'œil se plonge avec plaisir sur cette terre classique, où les Romains se sont plu à laisser tant de monumens qui attestent encore leur grandeur et leur puissance.

Orange possédoit encore d'autres édifices ; un amphithéâtre (1), des thermes (2), un aqueduc (3) : il n'en reste plus que quelques arcades, qui sont enclavées dans les murs des maisons ; ces arcades étoient bâties en petites pierres carrées. Lapise en a laissé des figures, sur l'exactitude desquelles il est difficile de compter. Le sol d'Orange est, en général, tellement rempli de monumens de l'antiquité, que l'on en trouve pour peu qu'on fouille.

M. Guérin, sous-préfet d'Orange, nous proposa de nous faire voir deux mosaïques, et voulut bien nous accompagner. L'une est dans la cave d'*André Guigon*, marchand de vin : elle représentoit autrefois un chat qui vient d'attraper une souris ; la partie où est le chat, est presque absolument détruite. L'autre mosaïque est chez une marchande d'huile nommée *Vayère*, rue des Avènes, n.º 31 ; elle n'offre que des ornemens assez élégans. Si l'on n'ôte bientôt ces mosaïques de ces deux caves, elles ne tarderont pas à être absolument détruites.

---

(1) LAPISE, p. 29.
(2) *Ibid.* p. 34.
(3) *Ibid.* p. 31.

Un ancien militaire, chevalier de Saint-Louis, appelé *M. de Saint-Marcel*, avoit aussi dans sa maison un bain antique avec une mosaïque : ennuyé d'être souvent dérangé par les curieux, il prit le parti de les détruire.

Ces mosaïques prouvent que le sol de la ville d'Orange s'est beaucoup élevé; car elles sont à deux pieds au-dessous du niveau du pavé, sous lequel on trouve aussi les restes d'un ancien pavé romain.

Nous consacrâmes la matinée du 24 mai, avant notre départ, à la recherche des inscriptions : elles sont peu nombreuses. Maffei cite une inscription taurobolique qui étoit dans le cabinet de M. Prevot; elle a passé ensuite à M. de Saint-Laurent. Nous allâmes chez M. Nogent, avoué; nous reconnûmes cette inscription, que je reproduis ici plus exactement:

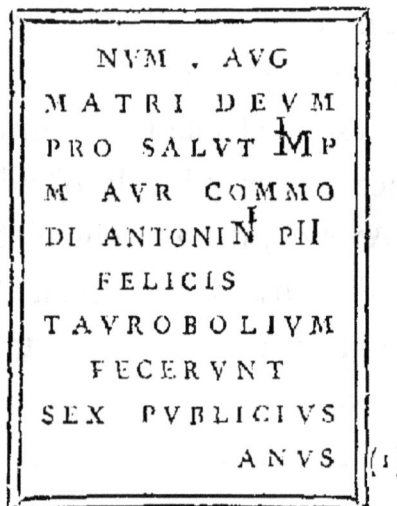

_____

(1) MURATORI, CXXX, 2; MAFFEI, *Gall. Antiq.* 46; *Voyage littéraire de deux Bénédictins*, I, 294.

M. Nogent nous montra encore, dans un hangar de sa maison, un sarcophage de six pieds de long sur quinze pouces de haut, avec l'inscription suivante :

> M.
> COL. IVL. MEM. HERED. EX TESTAMENTO

Cette inscription a été publiée par le P. Bonaventure. On a voulu que les trois premiers mots indiquassent une colonie, COLoniæ JULiæ MEMiniorum (1) : mais il est aisé de voir que ces mots sont les initiales des noms COL..... JULia, ou plutôt JULia, MEMI-NIA, à qui ce monument a été offert par ses héritiers, d'après un article exprès de son testament. Il est étonnant qu'on n'ait point remarqué le rapport de cette inscription avec une autre trouvée à Besançon, publiée par Jean-Jacob Chifflet, en l'honneur de Geminia II Julla d'Orange, mère des sacrifices (2).

Nous vîmes encore dans la même maison plusieurs

---

(1) Le P. BONAVENTURE, capucin de Sisteron, dans son *Histoire nouvelle de la ville d'Orange*, Avignon, 1741, page 96, veut qu'on lise *Milni COLoniæ JULiæ MEMinorum* ; il faut lire *Manibus COL. JULiæ MEMiniæ HEREDes EX TESTAMENTO*.

(2) GEMINIA II IULLA ARAUSIENSIS MATER SACRO-RUM HIC ADQVIESCIT, &c............Voyez Johann. Jacob. CHIF-FLETII *Geminiæ matris sacrorum titulus sepulcralis explicatus* ; Antwerpiæ, 1634, in-4.º

fragmens de bas-reliefs et d'inscriptions, de corniches, &c. incrustés dans le mur. Nous remarquâmes, entre autres, un fragment d'une frise avec des bucrânes. Il paroît que plusieurs de ces fragmens viennent de l'arc d'Orange, et que M. de Saint-Laurent les faisoit recueillir à mesure qu'ils tomboient à terre.

Voici parmi ces inscriptions celles qui peuvent se déchiffrer :

```
D.  M.
ANICIAE  TRIPIAE
      RAE
LVCCEIVS  MARCv
```

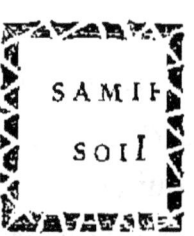

```
SAMIF

SOII
```

Dans la cour de la maison de M. Jourdan, négociant à Orange, on voit l'inscription suivante, incrustée dans le mur, au premier étage :

```
GAVDENTIVS

ET  PALLADI

VS  FRATRI

INNOCENTIS

SIMO FECER
```
(1)

---

(1) *Museum Veronense*, 419, 17.

CHAPITRE XLV.

A la droite de cette inscription est un génie qui soutient la tablette sur laquelle elle est écrite.

A la gauche de l'inscription ci-dessus, on a incrusté dans le mur un fragment de bas-relief et deux fragmens de chapiteaux.

Le même M. Jourdan possède quelques dessins de l'arc et du cirque, faits par Gaspar Halder, en 1801; mais ce ne sont que des copies d'après Lapise.

A la campagne de M. Dumas, à un quart de lieue de la ville, on lit cette inscription :

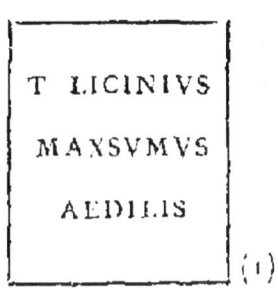
(1)

Le commerce de la ville d'Orange avoit beaucoup d'activité au temps de ses souverains : aujourd'hui ses rues sont désertes, et rien n'y annonce l'industrie ; ses manufactures de toiles peintes, qui ont donné le nom de la ville aux toiles du même genre, n'existent plus. On y recueille une grande quantité de soie de très-bonne qualité ; on y récolte d'excellent safran, des figues et de l'huile ; ce sont là les sources de la

---

(1) MURATORI, 146.

richesse du pays : du reste, le concours des voyageurs qui passent pour se rendre à Marseille ou à Lyon, fait le seul mouvement de la ville. Les habitans y retiendroient plus long-temps les étrangers, s'ils mettoient plus d'importance à leurs monumens, et s'ils paroissoient les soigner davantage.

Le safran est une des principales productions du territoire d'Orange ; il se distingue même de celui du Comtat par sa qualité supérieure, et il est beaucoup plus cher : peut-être sait-on mieux le sécher et lui conserver sa couleur.

CHAPITRE XLVI.

Départ d'Orange. — Contrée. — Productions. — Courtezon. —Avignon. — Remparts. —Promenade. —Ville. —Son histoire. — Monumens détruits. — Bibliothèque. — Musée. — Cabinet d'antiquités de M. Calvet, médecin.—Cabinet de tableaux de M. Calvet. — Château d'Avignon. — Papes Avignonnois. — Glacière. — Fonderie de canons. — Établissemens de bienfaisance. — Athénée. — Proclamation des jeux de la Fête-Dieu à Aix. — Climat d'Avignon, vents. — — Juifs. — Commerce, imprimerie, industrie.

Il ne nous restoit plus rien à voir dans Orange: mais, au lieu de nous rendre à Château-Doria pour rejoindre notre bateau, nous louâmes la carriole de notre aubergiste; et mon domestique partit à pied pour donner aux bateliers l'ordre du départ, et conduire avec eux notre voiture à Avignon.

La charrette, dans laquelle nous nous plaçâmes sur un matelas, étoit conduite par un fort mulet, qui alloit continuellement au trot, et nous faisoit faire des bonds qui nous laissoient à peine le temps de respirer.

Le terrain que nous traversâmes, est en grande partie couvert de pierres; les habitans les rassemblent en monceaux, pour en débarrasser le sol et y planter une vigne chétive qui donne un vin très-médiocre. On rencontre par-ci par-là des mûriers, des oliviers et des yeuses (1). Ces arbres forment sur la terre un tapis vert aussi grand que la vue peut s'étendre : on y recueille le kermès (2). Il y croît aussi une grande quantité de lavande (3).

En approchant de *Courtezon*, le terrain devient meilleur : cette petite ville est située sur une rivière appelée *l'Aseille*; c'est près de là que commençoient autrefois les états du Pape. On passe à *Cazalet*; on traverse la Sorgue; on remonte ensuite sur une côte infertile qui s'étend jusqu'à Avignon. Cependant, malgré sa stérilité, le sol est assez bien cultivé; on y voit des vignes et des champs de blé. La route continue sur cette plaine élevée, d'où l'on découvre à l'est et au sud-est une grande partie du ci-devant Comtat Venaissin, et d'où l'on voit les montagnes qui le séparent de la Provence proprement dite.

A cinq heures nous arrivâmes à Avignon, et le bateau qui portoit notre voiture nous suivit de près. Plus de cent hommes en carmagnole, avec la ceinture de serge rouge *(pl. XXV, n.° 4)*, s'en emparèrent, et la firent rouler rapidement jusqu'à l'auberge. Nous ne savions comment contenter cette armée : mais le

---

(1) *Quercus ilex.*
(2) *Coccus ilicis.*
(3) *Lavandula officinalis.*

salaire

salaire de ces hommes, qui ont le privilége exclusif d'embarquer et de débarquer les voitures, est fixé à dix-huit francs pour chacune, en quelque nombre qu'ils soient.

Nous passâmes la soirée à nous promener sur le beau cours qui borde le Rhône, au pied de ces *jolis petits remparts* dont M. *Danières* est si émerveillé : ils sont, en effet, d'une élégance remarquable ; les murs sont bâtis en petites pierres carrées et unies, parfaitement jointes ; les créneaux qui les couronnent sont d'une grande régularité ; les mâchicoulis sont supportés par un rang de petites consoles d'un charmant profil ; et le tout est flanqué de tours carrées, placées à des distances égales, et dont la disposition symétrique est du plus bel effet. Le temps a donné à ces pierres si égales, si bien jointes et si bien polies, une teinte brunâtre qui augmente encore l'effet de l'ensemble. Aucune autre ville du moyen âge n'a une enceinte aussi élégante ; et c'est, sous ce rapport, un véritable monument de l'art : mais ce seroit une foible ressource dans le danger. On peut dire de ces murs si beaux, si réguliers,

Qu'ils servent de parade, et non pas de défense.

Cependant le pape Innocent VI les fit construire en 1358, pour garantir Avignon des attaques des brigands qui mettoient les villes à contribution : mais alors la manière de faire la guerre étoit bien différente de celle d'aujourd'hui. Cette construction a dû coûter beaucoup d'argent : il faut plus d'une heure pour faire entièrement le tour de la ville.

La promenade du cours est extrêmement agréable : elle est formée de trois rangées d'ormes et de hêtres. En face est une grande île qui partage le fleuve ; on y voit les débris du pont, et au-delà, Villeneuve et la côte du Languedoc et du département du Gard. Plus bas sont deux îles plus petites, dont l'une présente de jolis massifs d'arbres, et l'autre est entièrement couverte d'un bois d'ormes et de peupliers. Les bateaux qui passent continuellement sur le fleuve, rendent cette vue ravissante ; elle sera encore plus animée, lorsque le pont qu'on se propose de construire sera terminé.

Au-dessus des murs s'élèvent les flèches hardies des édifices religieux que cette ville renfermoit en grand nombre (1), et qui sont aujourd'hui pour la plupart appliqués à d'autres usages. Ces beaux murs sont percés de sept portes. La principale est celle de l'Oule, bâtie sous le pontificat de Pie VI : elle est d'un assez beau caractère ; mais l'attique est trop lourd et trop élevé relativement à l'ouverture de l'arc.

L'intérieur de la ville ne répond malheureusement

---

(1) C'est à cause de ce grand nombre de clochers, que Rabelais appelle Avignon *la ville sonnante*.

CHAPITRE XLVI.

pas à la beauté de ses remparts et de ses environs : la plupart des rues sont anguleuses et étroites. Il y a cependant plusieurs beaux hôtels bâtis à l'italienne, et qui datent du temps de la renaissance de l'architecture : on distingue, entre autres, l'hôtel de Crillon et l'hôtel de Cambis. Les rues sont, en général, couvertes de toiles pendant l'été ; cet usage existe dans toutes les villes de la Provence.

La cloche nous avertit que la table d'hôte étoit servie. On ne sauroit voir une société plus singulière : elle réunissoit des voyageurs de toute espèce, et des personnes qui résident dans la ville ; le directeur des coches, le colonel commandant et quelques officiers, deux comédiennes, Blanchard et sa femme qui se préparoient à visiter les nuages, un ancien chanoine : c'étoit une véritable scène du *Roman comique*. Nous remontâmes dans notre chambre, qui étoit belle et propre ; mais les murs étoient couverts de *diræ* ou imprécations des voyageurs contre les lits durs, les punaises, les draps sales, et les autres incommodités des auberges des petites villes du Languedoc et de la Provence.

Le lendemain, M. l'abbé Calvet, bibliothécaire, eut la bonté de venir nous prendre pour nous faire voir ce qui reste encore de curieux dans cette ville, où l'on trouve par-tout des traces des orages révolutionnaires.

Son nom celtique étoit *Avenio* ; il s'écrivoit en

grec Αουενιων. Bullet (1), en décomposant ce mot, prétend qu'en celtique *aven* signifioit fleuve, et *ion*, seigneur. Il auroit dû s'apercevoir que *ion* n'est que la terminaison grecque du mot *Avenio :* peut-être *io* avoit-il la même signification ; mais il s'en faut beaucoup que cela soit démontré.

Pline nous apprend (2) seulement qu'*Avenio* étoit une ville latine ; mais Ptolémée, qui a relevé plusieurs erreurs de Pline, relativement aux villes de la Narbonnoise, en fait une colonie. Elle étoit avantageusement située sur les bords du Rhône, entre la Sorgue et la Durance. Les Francs et les Sarrasins s'en emparèrent ensuite successivement ; en 1206, elle forma une espèce de république sous le gouvernement d'un podestat électif, dont la puissance a duré jusqu'en 1231 ; elle tomba ensuite sous la domination des comtes de Provence. La comtesse Jeanne, reine de Naples, cette princesse coupable et malheureuse, à qui l'amour fit commettre un grand crime que n'ont pu faire oublier les nobles vertus et les belles qualités qu'elle montra dans le reste de sa vie, ayant été rappelée au trône de Naples, et manquant d'argent pour faire le voyage, vendit Avignon, ses faubourgs et son territoire au pape Clément VI, pour 80,000 florins d'or. L'adroit pontife y joignit

---

(1) *Mémoires sur la langue celtique*, III, 311.
(2) *Hist. nat.* III, 4.

l'absolution des peines qu'elle avoit encourues pour le meurtre de son premier époux. On a prétendu que la somme n'avoit jamais été payée (1) : cependant c'étoit sur cette vente qu'étoient établis les droits du Pape sur Avignon. Ces droits, qui ont été l'objet de plusieurs discussions et le sujet d'ouvrages curieux, ne valent plus la peine d'être examinés : cependant les rois de France avoient bien voulu les reconnoître jusqu'au temps où Louis XIV s'empara deux fois du Comtat, en 1662 et en 1688, pour punir la conduite peu mesurée d'Alexandre VII et d'Innocent XI envers ses ambassadeurs. Louis XV imita cet exemple en 1768, pour venger l'injure que Clément XIII avoit faite au duc de Parme. Mais ces actes rigoureux avoient toujours été suivis d'une prompte clémence et de la restitution. Enfin la réunion du Comtat à la France a été irrévocablement prononcée en 1790 par l'Assemblée constituante.

Les rois de France auroient pu facilement s'emparer de cette belle contrée; les foudres du Vatican, depuis long-temps émoussées, eussent été impuissantes pour les en empêcher : mais le cabinet de Versailles

___

(1) Le P. PAPON, *Histoire de Provence*, III, preuve XLIV, a produit un acte qu'il dit être la quittance de cette somme : mais le registre qui contenoit cet acte a été brûlé, et la pièce publiée n'est qu'une copie trouvée à Naples dans un ancien recueil où l'on avoit transcrit plusieurs pièces des registres de la *Zecca*; ainsi l'authenticité de cette pièce pourroit encore être contestée.

trouvoit plus politique de tenir les papes dans sa dépendance, en les menaçant, sur le plus léger mécontentement, de la perte de cet État, auquel le Saint-Siége attachoit du prix, quoiqu'il n'en retirât aucun revenu. L'argent produit par les taxes qui y étoient imposées, se dépensoit dans le pays, pour l'entretien des bâtimens et des routes, la solde des troupes et le traitement des officiers civils : les habitans ne payoient presque point d'impôts ; aussi l'industrie étoit-elle à-peu-près nulle, l'Avignonnois n'ayant pas besoin de travailler beaucoup pour se procurer sa subsistance : du reste, toutes les productions du pays acquittoient des droits considérables à leur sortie ; et de cette manière le trésor de nos rois retiroit d'Avignon plus de revenus que si son territoire eût été réuni à la France.

Les effets de la révolution n'ont été dans aucune ville plus sanglans et plus terribles que dans Avignon ; la dévastation y a été portée au dernier degré ; les cloîtres, les chapelles de pénitens, les églises de toute espèce, bâtis avec plus de magnificence que de goût dans le XIV.ᵉ siècle, pendant le temps où cette ville a été le siége de la chrétienté, ont été détruits, ainsi que les monumens qu'ils renfermoient. On chercheroit vainement les tombeaux des papes, celui d'Alain Chartier, appelé *le père de l'éloquence ;* le souvenir du tendre Pétrarque n'a pu faire épargner la tombe de Laure de

Sade ; le squelette qu'on disoit avoir été peint par le roi René, a été déchiré ; et la valeur du *brave Crillon* n'a pu défendre son mausolée : ces monumens élevés à la piété, à la beauté, à la vaillance, sont tous aujourd'hui détruits. Les tableaux que contenoient ces églises, ont été dispersés : il n'y en avoit pas du premier rang, quoiqu'on assurât en conserver un de Raphael dans la cathédrale ; mais cette prétention n'étoit pas fondée : les meilleurs tableaux des églises d'Avignon étoient de Parrocel, de Mignard et d'autres peintres du second ordre.

Nous allâmes d'abord visiter la bibliothèque, dont le soin est confié à M. Calvet. Comme les salles n'étoient point disposées, tous les livres étoient amoncelés, et nous ne pûmes en prendre des notices (1).

Nous vîmes ensuite la salle destinée au musée ; il doit être établi dans l'église même des Bénédictins. La Sorgue passe sous cette église, qui, dans les grosses eaux, a été quelquefois inondée ; une ligne tracée sur un des piliers indique la hauteur où la rivière

---

(1) Nous remarquâmes seulement les deux ouvrages dont voici le titre :

Rosetum exercitiorum spiritualium et sacrarum meditationum ; impress. per Jac. de Pfortzen, revisum per Joh. Speyser, Basileæ, MCCCCIIII (sans doute par une faute d'impression, pour MCCCCIIII), in-fol. — Une Bible qu'on attribue à Faust, in-fol. à deux colonnes, commençant par les Proverbes de Salomon : en tête se trouve : *Epistola S. Jeronimi presbyteri de libris Salomonis.*

étoit parvenue le 30 novembre 1755. Pour éviter cet inconvénient, on a exhaussé le pavé d'environ cinq pieds, c'est-à-dire, jusqu'à la ligne dont il vient d'être question.

Dans le cloître de ce couvent, il reste encore une inscription gothique très-dégradée, qui paroît être du XIV.ᵉ siècle, et que je jugeai de peu d'intérêt.

Nous eûmes sur-tout un grand plaisir à voir le cabinet de M. Calvet, médecin. Le goût des lettres semble être un patrimoine de cette famille. M. l'abbé Calvet, qui avoit la bonté de nous accompagner, joint à des manières polies, à un esprit aimable, des connoissances variées et étendues : son jeune neveu s'est distingué à Paris, où il s'est fait connoître par quelques productions sur différentes parties de la médecine ; il pratique aujourd'hui dans sa patrie cet art dont tous les hommes disent du mal, auquel ils ont tous recours, et qui est en effet si utile, non pour empêcher la mort, mais pour alléger les maux de la vie. M. Calvet, dont nous visitions le cabinet, est aussi médecin ; il est à-la-fois savant naturaliste et savant antiquaire ; il possède une riche collection de productions du règne minéral et d'antiquités, un grand nombre de vases pour la vie civile et pour les sacrifices, des ustensiles de différentes espèces, des figurines, un précieux médaillier, et beaucoup d'inscriptions. Son âge avancé et ses infirmités sont souvent un obstacle au desir qu'on auroit de voir sa collection, et le rendent peu accessible. Je ne puis que me louer de ses bontés et de son gracieux accueil ; mais je n'osai lui demander la permission de prendre une notice détaillée de son cabinet, ou plutôt je vis bien qu'elle me seroit refusée.

. M. Calvet a publié plusieurs mémoires intéressans (1); il a été en correspondance avec Barthélemy, Caylus (2), et plusieurs savans célèbres. Il seroit à desirer qu'il publiât les inscriptions du Comtat et de la Provence, qu'il a recueillies et qu'il a accompagnées de ses judicieuses observations.

Un autre M. Calvet, ancien militaire, habite, près du château, une maison agréable qu'il a fait construire, et où il a une belle galerie : elle est garnie de tableaux de guerre et de marine, et il y a fait placer les plâtres de plusieurs statues et de plusieurs bustes du musée Napoléon.

Nous vîmes ensuite le dépôt des livres et des

---

(1) Principalement celui sur *les utriculaires de Cavaillon*, Avignon, 1766, in-8.° Il a fait présent de la curieuse tessère de ces utriculaires au Cabinet de la Bibliothèque impériale, ainsi que d'une belle inscription grecque en l'honneur d'Orrippe qui courut le premier sans ceinture dans les jeux olympiques. Voyez le *Magasin encyclopédique*, ann. VI, t. III, p. 537. Il a aussi donné dans le même journal, ann. VIII, t. I, p. 154, un mémoire intéressant sur des inscriptions galantes écrites en grec.

(2) On a eu l'indiscrétion de publier ses lettres à M. de Caylus sans son aveu, et l'inconvenance de les joindre à un recueil de *Lettres inédites de Henri IV, et de plusieurs personnages célèbres*; Paris, 1802, in-8.°

tableaux qui étoient alors au palais épiscopal ; mais les livres étoient empilés, et les tableaux placés les uns sur les autres et retournés.

Ce palais *(pl. XXVIII, n.° 3)* est bâti sur un rocher calcaire. Ce rocher est si spacieux, qu'outre cet immense bâtiment, une grande église, et l'hôtel des monnoies, il contient encore beaucoup de maisons et deux grandes places. Une partie de la ville est appuyée, au sud-est, sur ce rocher ; il est coupé à pic vers l'ouest : il y a au pied une route étroite sur le bord du Rhône. Du palais, on jouit d'une vue magnifique, sur le fleuve et sur tout le pays environnant.

La cathédrale, appelée *Notre-Dame-des-Dons*, subsiste encore ; mais c'est un édifice gothique, avec une tour très-élevée, sans couronnement : elle est aujourd'hui dépouillée des tableaux et des mausolées qui en faisoient l'ornement, et le riche trésor de sa sacristie a été pillé.

Nous visitâmes avec soin le palais appelé *le Château*, qui a été pendant soixante-dix ans la demeure des papes avignonnois (1), et ensuite celle des vice-légats. Après de longs et d'indécens débats entre la cour de France et celle de Rome, après une vacance de onze mois, Philippe-le-Bel réussit à faire nommer un pape qu'il croyoit pouvoir mettre dans ses intérêts. Bertrand de Goth, devenu souverain pontife sous le nom de

---

(1) BALUZE, *Vitæ Paparum Avenionensium*, 1693, in-4.°

Clément V, crut devoir transférer le siége apostolique à Avignon, pour se soustraire aux contrariétés que ses desseins auroient éprouvées dans Rome: il se fixa dans cette ville en 1309 ; et ce fut sous son règne et celui de ses successeurs, que s'introduisirent dans la Provence le luxe et la corruption. Presque tous habitèrent ce palais : ce fut là que Clément V rassembla les richesses dont, conjointement avec Philippe-le-Bel, il avoit dépouillé les malheureux Templiers ; et ce trésor, amassé par des bulles sanguinaires et des moyens injustes, fut pillé par ses parens et ses valets. Les exactions de Jean XXII furent encore plus considérables : ce fut là qu'il établit cette institution financière appelée la *daterie*, qui est devenue la principale source des revenus des papes ; il inventa les *annates*, les *réservations*, les *provisions*, les *exemptions*, les *expectatives*. Au moyen de ces droits, quoiqu'il fût privé des subsides de ses sujets immédiats, il laissa un trésor de huit millions de florins d'or, et de sept millions en vaisselle et en bijoux. Ce fut encore là que Clément VI prononça la proscription de l'empereur Louis de Bavière, qu'il délia les peuples de ce prince de leur serment de fidélité, et qu'il signa le marché honteux qui, pour une somme modique et quelques indulgences, privoit une reine malheureuse d'une partie de ses états. Au moins ce pontife n'étoit point avare ; il desiroit pour prodiguer : mais il joignoit le goût pour les femmes à l'amour de l'or. Innocent VI sacrifia tout au desir d'accroître la puissance de sa famille et d'acquérir des richesses. Le vertueux Urbain V régna encore dans Avignon. Enfin, en 1378, Grégoire XI reporta le Saint-Siége dans Rome.

Les dissolutions de la cour d'Avignon ne doivent point nous surprendre : cette cour, qui faisoit courber le front altier des rois, qui ne rencontroit aucune opposition, et qui n'avoit point encore appris à craindre les réformateurs, n'avoit pas besoin de mettre un frein à ses passions; et la multitude d'étrangers attirés auprès des pontifes accroissoit le nombre des habitans d'Avignon sans augmenter celui des bons citoyens. Une corruption si manifeste avoit fait prendre Avignon en horreur au sensible Pétrarque; il la dépeint comme une ville fétide et mal bâtie, exposée à des vents furieux ; il l'appelle la *Babylone occidentale :* on y perd, dit-il, les biens les plus précieux, la liberté, le repos, le contentement, la foi, l'espérance et la charité; chaque rue est une sentine de vices; la vieillesse y corrompt la jeunesse; le rapt, le viol, l'inceste et l'adultère, sont des jeux à la cour romaine.

Le palais, bordé de murailles flanquées de tours et couronnées de mâchicoulis, a une apparence très-pittoresque, ainsi qu'on peut le voir par la figure que j'en publie; mais il ressemble plutôt à une forteresse du temps où les vassaux d'un même prince se faisoient entre eux la guerre, qu'à la demeure du chef de l'Église et du représentant d'un Dieu de paix. L'édifice est très-élevé : une partie des murs est soutenue par des contre-forts ; une autre est renversée : plusieurs tours sont à demi ruinées. On entre par une vaste cour : dans un de ses angles, est un escalier, assez bien éclairé, qui conduit aux différens étages ; on erre dans des salles entièrement vides ; on n'y voit de traces que celles des oiseaux de nuit et des chauve-souris, qui en font leur demeure. Par un singulier rapprochement, la chapelle des papes est au-dessus du lieu qui servoit d'arsenal ; le consistoire est auprès. Les chambres des vice-légats ont encore quelques légers restes d'ornemens et de dorures : c'étoit, avant la révolution, la seule partie qui fût bien conservée ; mais, depuis cette époque, elle a été dévastée comme les autres, et il n'en subsiste plus que les murs et les lambris. Nous montâmes enfin sur le toit du château : c'est là qu'il faut passer avec la plus grande précaution pour ne pas être précipité, avec les portions de la couverture qui s'écroulent de temps en temps sur les chambres inférieures ; par-tout on voit des abîmes sous ses pas, et des marques des outrages du temps et des hommes : mais on y jouit d'une vue très-étendue sur toute la ville, ainsi que sur la contrée environnante, qui, par sa fertilité et la variété de sa culture, offre un coup-d'œil ravissant. D'un côté, l'on découvre presque en entier le magnifique bassin où le Rhône roule majestueusement ses flots; son lit est parsemé de quelques îles charmantes; on y remarque les ruines imposantes d'un beau pont. A l'autre rive s'élèvent Villeneuve-lès-Avignon et le château de Saint-André, sur une hauteur entourée de bois et de vignobles. Le pays plat du Comtat est couvert d'oliviers, de saules et de mûriers, parmi lesquels on aperçoit de loin les beaux remparts de Carpentras. Mais de cette élévation il ne faut pas porter ses regards sur le jardin du palais et la grosse tour qui lui fait face; c'est dans ce lieu qu'ont été jetés les corps de tant de malheureuses victimes égorgées pendant la nuit du 16 octobre 1791 : l'œil s'en détourne avec effroi, la langue se refuse même à en prononcer le nom; c'est ce qu'on appelle la *glacière d'Avignon* (1).

Nous visitâmes ensuite la fonderie de canons de M. Cappon, établie depuis environ douze ans. On y coule deux canons par semaine. Le forage se fait à *l'Aiguille*, à une lieue d'Avignon, où il y a un très-bel établissement qui dépend de la fonderie : dans ce dernier, on raffine aussi le cuivre; on fait des clous pour la marine, et d'autres ouvrages analogues.

Avignon possède un grand nombre d'établissemens de bienfaisance, qui sont tous soignés avec un

---

(1) Voyez *Memorie sulla rivoluzione d'Avignone, e del Contado Venaissino* (1795, deux vol. in-4.°), tome II, p. 56.

zèle et une activité dignes d'éloges. Le principal est le *grand hôpital général*, dont l'édifice est beau, et qui peut contenir deux cent cinquante malades. Il y a aussi une maison pour les orphelins, et une pour les foux. La *Société de bienfaisance* s'occupe, jusque dans les plus petits détails, de l'auguste soin de soulager l'humanité ; elle a établi des soupes à la Rumford. Le *Bureau de charité* est composé de dames qui partagent leurs aumônes aux pauvres femmes enceintes ou en couches et à leurs enfans. On a aussi établi un *Mont-de-piété*, principalement pour les pauvres fabricans.

Nous ne pûmes assister aux séances de la *Société d'agriculture* ni à celles de la *Société de commerce*; mais nous allâmes à une réunion de la société littéraire qui prend le nom d'*Athénée de Vaucluse*, dont j'ai l'honneur d'être membre ; et nous eûmes le plaisir d'y voir plusieurs hommes de lettres et les savans les plus distingués d'Avignon. Cette société a fait élever à la mémoire de Pétrarque un monument dont je parlerai à l'article de Vaucluse : elle fait tous ses efforts pour se rendre utile ; plusieurs de ses membres sont auteurs de bons ouvrages, et elle publie des mémoires intéressans (1).

Les bontés que nous témoignèrent le préfet, M. Bourdon, le maire M. Puy, MM. de Calvet, M. de

---

(1) *Mémoires de l'Athénée de Vaucluse*, année 1804, in 8.°

Raousset, et les membres les plus distingués de l'Athénée d'Avignon, étoient bien faites pour nous y retenir; notre intention étoit aussi de visiter Vaucluse, et de passer quelques jours à Carpentras avant de nous rendre à Aix : mais la proclamation des jeux de la Fête-Dieu, qui étoit sur tous les murs (1), piqua notre curiosité, et nous fit accélérer notre départ : nous résolûmes de nous rendre à Aix le lendemain, en nous proposant de faire à notre retour un plus long séjour à Avignon; ce que nous avons exécuté. J'ai réuni ici toutes les observations que nous eûmes occasion de faire dans ces deux voyages.

---

(1) Voici le texte du programme :

« La foire commencera, en la présente année, le 10 du présent
» mois de prairial, jour de mercredi : elle durera huit jours con-
» sécutifs et finira le 18. — La mairie d'Aix, empressée de donner
» à cette foire la célébrité dont elle a joui, accueillera les mar-
» chands : elle promet à tous *protection, faveur et sûreté*. — Le
» dimanche 14, jour fixé par le concordat pour la fête religieuse,
» la procession solennelle sera relevée par les mystères qu'un roi
» pieux, ami des lettres et des arts, qu'il cultiva avec honneur,
» et dont la mémoire sera toujours chère aux Provençaux, établit
» dans un moment d'enthousiasme que lui inspira la vivacité pro-
» vençale et la gaieté des habitans d'Aix. — Le 7 prairial, jour
» de la *Trinité*, la fête sera annoncée par la sortie des jeux, si
» bien connus sous le nom de *Jeux de la Fête-Dieu*. — Le même
» jour, à quatre heures du soir, la mairie procédera, dans le
» lieu de ses séances, à la proclamation des officiers qui marche-
» ront à la procession. — Les tambours du lieutenant du Prince
» d'Amour, du Roi de la Basoche et de l'Abbé de la Jeunesse, sor-
» tiront pendant les trois jours qui précèdent la fête. — Le samedi

CHAPITRE XLVI.

Le temps fut très-beau pendant les deux séjours que nous fîmes à Avignon : mais le vent y souffle quelquefois d'une manière si incommode, qu'il est insupportable pour celui qui n'y est pas accoutumé ; il est cependant nécessaire pour sécher l'humidité, qui sans cela régneroit dans le pays et le rendroit fort malsain. C'est de là qu'est venu cet ancien proverbe : *Avenio ventosa, sine vento venenosa, cum vento fastidiosa*. Les anciens ont parlé de ce tyran du pays. Strabon (1) appelle ce vent *Melamborée* [bise noire] : il assure, ainsi que Diodore de Sicile (2), que sa violence est telle, qu'il enlève les pierres

---

» 13, veille de la fête, les jeux parcourront la ville. — Le soir, à
» 9 heures, *la Passado*, ou le pas d'arme des bâtonniers de la Ba-
» soche et de l'Abbé de la Jeunesse. Elle suivra les rues dans les-
» quelles la procession doit passer, en faisant les exercices et
» évolutions accoutumés. — A dix heures et demie, le guet par-
» tira de la maison de ville. Il sera composé des divinités du paga-
» nisme, caractérisées chacune par les attributs et les symboles
» sous lesquels les pinceaux de la fable nous les ont retracées. —
» Cette marche nocturne sera éclairée par un grand nombre de
» flambeaux, et animée par les fanfares, trompettes, timbales,
» tympanons, tambours et tambourins, ces organes si expressifs
» de la gaieté provençale. — La mairie d'Aix, en reproduisant, en
» consacrant ces institutions territoriales et toujours chères aux
» bons Provençaux, se félicite de leur donner un témoignage du
» vif intérêt qu'elle prend à leurs amusemens et à leur félicité. —
» Fait à Aix, en la maison commune, le 1.er prairial an XII.
» *Signé* SALLIER, maire, &c. »

(1) STRAB. IV, 7.
(2) DIODOR. SICUL. V, 26.

et renverse les chars et les hommes. Cette opinion étoit si anciennement établie, qu'Æschyle en fait mention dans son *Prométhée délié*, dont Galien (1) nous a conservé un fragment. Le Titan recommande au vigoureux Hercule de s'en préserver à son retour du pays des Hespérides, de crainte qu'il ne soit enlevé par ses tourbillons impétueux. Cette violence est causée par la rapidité du fleuve, par le voisinage des hautes montagnes, et sur-tout du Mont-Ventoux. Les vents qui viennent des montagnes couvertes de neige du Dauphiné, passent entre les différentes gorges, et se rassemblent dans la grande vallée du Rhône : leur influence doit être cause que, malgré la douceur du climat, le séjour d'Avignon ne peut convenir aux personnes qui ont des affections de poitrine.

Les variations de l'air sont extrêmement promptes et singulières : après un été brûlant, où le thermomètre s'est élevé de 23 à 28 degrés, on a des hivers où il descend jusqu'à 12 degrés au-dessous de la glace : il y a quelquefois, en peu d'heures, des différences de 10 à 12 degrés dans la température. Il est étonnant qu'auprès d'un si beau fleuve, dont l'eau est excellente, on ne boive que de mauvaise eau de source.

Il y a dans Avignon un grand nombre de cafés, dont quelques-uns ressemblent à ceux de Paris.

---

(1) GALENI *Comment. in* VI *Epidem.* HIPPOCRAT.

La salle de spectacle, située sur la place en face de la porte de l'Oule, a peu d'apparence, et son intérieur est peu agréable.

Avant la révolution, les Juifs habitoient un quartier séparé, appelé *la Juiverie*, dans des rues infectes et dégoûtantes; il étoit clos par des portes particulières, qu'on fermoit à huit heures du soir. Les hommes et les femmes, pour obtenir sûreté, étoient obligés de se distinguer par un chapeau ou des rubans dont la couleur changeoit à l'installation de chaque nouveau nonce: du reste, les descendans immédiats du peuple de Dieu, que l'on brûloit vifs en Espagne et en Portugal, étoient protégés sous les yeux du chef de l'Église ou de ses légats; mais cette protection ne s'obtenoit qu'au prix de leur or, qu'on desiroit plus que leur conversion, quoiqu'ils fussent obligés d'entendre chaque année les prédications inutiles que quelques Capucins leur faisoient en mauvais hébreu. Aujourd'hui les Juifs ne forment plus une caste particulière, et leurs femmes ne se distinguent des Avignonnoises que par leur étonnante beauté. La synagogue, qui est dans un lieu obscur, est peu décorée.

La vie est assez chère à Avignon, parce que l'on tire presque tout des départemens voisins : le blé vient de ceux du Gard et des Bouches-du-Rhône; les fruits et les légumes, de celui de l'Isère. On tire du sein même du département, principalement de Cavaillon, la viande, le bois de chauffage : mais le poisson de mer et le bon vin sont des productions étrangères.

On apporte toujours à Avignon, outre les denrées nécessaires à la vie, dont j'ai déjà parlé, des peaux, des draps, de l'huile, des toiles et du savon : mais le pays fournit de la garance, des truffes, du miel, de la cire, du bois jaune (1), du safran, du carthame, du trèfle ; ses manufactures fabriquent du taffetas, du coton, du verdet, de l'eau-forte, de l'esprit de lavande : ainsi la balance est devenue favorable à la ville d'Avignon.

L'imprimerie est encore une des grandes sources de l'industrie de cette ville. Sous le gouvernement papal, on voyoit sortir des presses d'Avignon de nombreuses contrefaçons de tous les bons ouvrages ; cet abus a été restreint, mais il n'est pas détruit : seulement les contrefacteurs ne travaillent plus ouvertement ; ils se cachent, et c'est en vain que les libraires de Paris envoient de temps en temps des agens pour les découvrir.

Toute l'industrie d'Avignon se bornoit autrefois à l'entretien de quelques manufactures de soie et à l'exportation de quelques productions du Comtat : on y compte aujourd'hui quinze cents chambres dans lesquelles on fait des taffetas appelés *florence* et *demi-florence*; une vingtaine de machines à dévider

---

(1) Fustet, *rhus cotinus.* L.

et à tordre la soie ; vingt teintureries, des brasseries, des brûleries, des fabriques de garance, de verdet et d'eau-forte : ces manufactures sont placées sur les trois canaux qui portent à travers la ville les eaux de la Sorgue.

Quoique mon intention ne soit point de renouveler des souvenirs désastreux, il est impossible de parler d'Avignon sans rappeler les malheurs qu'elle a éprouvés, les crimes affreux dont elle a été le théâtre. On ne peut nier que les habitans n'aient beaucoup souffert pendant ces terribles catastrophes ; mais on est obligé de reconnoître que par la suite des événemens la ville a beaucoup gagné. Un grand nombre de citoyens gémissent sur des pertes douloureuses, et ont de grandes infortunes à déplorer ; le rentier, celui qui ne vit que d'un revenu qui ne peut s'accroître, ne sauroit se voir sans peine soumis à des impôts dont il étoit autrefois exempt : mais l'industrie s'est sensiblement accrue, et c'est la véritable richesse d'un pays. Sous le gouvernement des papes, l'Avignonnois, naturellement paresseux, pouvoit à-peu-près ne rien faire et ne pas mourir de faim : il est aujourd'hui forcé de travailler ; devenu actif et laborieux, il retire de son travail un produit qui fournit amplement à des besoins plus nombreux.

CHAPITRE XLVII.

Route d'Aix. — Durance. — Variolites. — Pont. — Salyes. — Saint-Andiol. — Orgon. — Canal. — Montagne percée. — Malemort. — Merindol. — Lambesc. — Horloge. — Antiquités. — Inscriptions. — Divinité gauloise. — Saint-Cannat.

Nous quittâmes Avignon le lendemain vers dix heures, et nous prîmes le chemin d'Aix sans vouloir nous arrêter dans le Comtat. La route, depuis Avignon jusqu'à la plaine qui avoisine la Durance, est agréablement bordée de saules et de peupliers; les champs sont bien cultivés en seigle et en blé, et couverts de beaux mûriers. Les arbres fruitiers paroissent très-rares. Quand on arrive dans la plaine, on trouve un grand amas de sable et de cailloux apportés par les eaux de ce fleuve impétueux; il faut plus de vingt minutes pour traverser cette plaine graveleuse. Nous nous mîmes aussitôt à chercher des *variolites* (1), et nous en rassemblâmes plusieurs

---

(1) Haüy, *Minéral.* IV, 436. C'est une roche cornéenne dure, noirâtre, à globules de pétrosilex : ces globules, étant plus durs que la pâte qui les enveloppe, résistent davantage au frottement et deviennent protubérans; ce qui les fait ressembler à des grains de petite vérole.

beaux échantillons. Les *variolites* de la Durance sont les plus estimées des minéralogistes collecteurs : elles ne doivent pas leur origine à cette rivière, quoiqu'elles portent son nom ; mais on les trouve parmi les autres galets qu'elle entraîne en venant du Mont-Genèvre, dans le département des Hautes-Alpes, où elle prend sa source. Les pluies font déborder la Durance du matin au soir, et le passage est alors impraticable : la poste même est obligée d'attendre qu'elle se soit retirée ; ce qui gêne beaucoup les communications et le commerce. On construit à présent un pont qui mettra le voyageur à l'abri des obstacles que lui oppose souvent cette rivière inconstante (1).

L'endroit où l'on passoit la Durance est à environ un quart de lieue de la Chartreuse de Bonpas, dont le monastère avoit précédemment appartenu aux Templiers. C'étoit autrefois la limite du Comtat ; c'est aujourd'hui celle du département de Vaucluse. Après avoir traversé la rivière, on entre dans le département des Bouches-du-Rhône, on remonte sur la rive gauche, et l'on trouve un canal qui a été creusé pour donner un écoulement plus prompt aux eaux de la rivière lors des inondations,

---

(1) On peut voir, dans mon *Histoire métallique de Napoléon I.er*, la médaille qui a été frappée à l'occasion de la construction de ce pont.

et pour préserver les champs environnans de leurs ravages.

Nous voilà sur le territoire des *Salyes*. Ce peuple descendoit des Liguriens (1) ; ce fut lui qui attira le premier dans la Gaule les armes des Romains (2), qui marchèrent contre lui pour satisfaire aux plaintes que les Marseillois avoient portées contre ses vexations. Le pays des *Salyes* s'étendoit depuis le Rhône jusque près de la mer et jusqu'aux Alpes ; il étoit divisé en deux cantons : la plaine dans laquelle Aix est située, paroît avoir été leur quartier principal. Ils avoient sous leur domination plusieurs autres petits peuples.

La vue s'étend au nord sur une plaine agréable d'environ quatre lieues, terminée par les rochers calcaires d'où sort la source de Vaucluse, que les chants du tendre Pétrarque ont rendue si célèbre, et dont les poëtes et les amans ont si souvent répété le nom. Nous ne pûmes alors que jeter les yeux sur cette contrée : nous nous proposions de la visiter à notre retour à Avignon.

Depuis *Noves*, lieu si cher à Pétrarque pour avoir donné la naissance à la belle Laure, la route traverse un pays assez bien cultivé en vin et en blé ; les côtes sont bordées de ruisseaux ombragés

---

(1) *Ligurum celeberrimi ultra Alpes.* PLIN. III, 4.

(2) *Prima trans Alpes arma nostra sensere Salyi.* FLORUS, III, 2.

de saules, de peupliers et de figuiers; les terrains ressemblent à des jardins : on y pratique peu le labour; on retourne la terre avec une large bêche, et on la herse avec un lourd râteau. On ne voit d'arbres que dans un très-petit parc qui appartient à un particulier : les maisons sont au milieu des champs, sans aucun ombrage.

Après avoir passé Saint-Andiol, à deux milles d'Orgon, le sol devient sablonneux et infertile : il y a des terrains aujourd'hui négligés, qui portent cependant des traces d'une ancienne culture; le manque de fumier, causé par la disette de bestiaux, empêche de les rendre utiles. Au sud-est il y a une chaîne de rochers nus, qui s'étend jusqu'à la Durance : c'est sur ces hauteurs qu'est placée la petite ville d'Orgon.

Nous profitâmes du temps où l'on faisoit quelques réparations à notre voiture pour aller voir le canal qu'on a commencé, et qui a été malheureusement abandonné, après avoir coûté des sommes considérables, lorsqu'il ne falloit plus que quelques dépenses pour le terminer. A un demi-quart de lieue d'Orgon, est la Pierre-percée : c'est une montagne à travers laquelle on a fait passer le canal, dans une longueur de cinq cents toises. Cette ouverture a vingt-cinq pieds de large; la voûte est soutenue par des pierres de taille, et les deux côtés sont en trottoirs pour le passage des hommes et des animaux qui halent les bateaux. Ce bel ouvrage devoit joindre la Durance avec l'étang de Bere ; ce qui auroit été très-favorable pour le commerce et l'industrie de la Provence méridionale.

Ceux qui veulent aller à Tarascon, quittent à Orgon la route de Marseille. Cette petite ville ne nous offroit que son sol poudreux et d'arides montagnes ; nous partîmes aussitôt que notre voiture fut en bon état. Le terrain que l'on foule en sortant, est absolument calcaire, et revêtu d'une légère couche de terre végétale : cependant on rencontre quelquefois des champs assez fertiles, couverts de vignes, d'oliviers et d'amandiers. A Malemort, le pays devient agréable, productif, et il est animé par la présence de quelques troupeaux : on rencontre sur les hauteurs beaucoup de pins d'Italie (1) et des chênes verts (2).

Avant d'arriver à Lambesc, on aperçoit dans les terres la petite ville de Merindol, qui fut si gravement punie sous François I.er pour avoir voulu se soustraire à l'autorité du Pape.

La contrée, quand on est descendu dans la plaine où Lambesc est située, prend un aspect délicieux : entre les vignes et les champs de blé, s'élèvent une multitude d'oliviers ; le territoire fournit en

---

(1) *Pinus maritima.*
(2) *Quercus ilex.*

abondance cette huile précieuse qu'on appelle *huile d'Aix*.

Nous mîmes pied à terre pour visiter la ville, qui est assez jolie; la grande rue est bordée de maisons bien bâties: l'église est bien conservée; les deux fontaines méritent quelque attention.

Cette ville, dans les derniers temps de la monarchie, étoit le chef-lieu d'une principauté qui appartenoit à la branche de Brionne, de la maison de Lorraine; les états de Provence y tenoient leurs assemblées. Une carrière voisine produit un marbre rouge, jaune et noir, dont on fait un grand usage.

C'étoit autrefois, dans plusieurs villes, la coutume de faire sonner l'heure par une ou plusieurs statues qui frappoient avec des marteaux la cloche de l'horloge. C'est ce qu'on remarque en Italie, aux horloges publiques de Castellane et d'Orvieto. On en voit autant dans la petite ville de Lambesc; il y a sur le sommet d'une tour un homme qui frappe ainsi les heures: au même instant une femme se présente, et lui fait une profonde révérence; elle se promène ensuite une fois autour de lui. Ces figures s'appellent dans le pays *Giacomar* et *Giacomarda* (1).

_____

(1) On appelle également *Jaquemarts* à Cambrai et dans d'autres villes, des figures qui frappent l'heure avec un marteau. Ce nom dérive peut-être de *Jacques Martin*, qui aura été le

CHAPITRE XLVII.

M. Castellan, curé de Lambesc, est fort versé dans l'étude des antiquités ; il travaille depuis long-temps à une histoire ecclésiastique de la Provence, que les circonstances ne lui ont pas encore permis de publier. Il nous conduisit dans le jardin de M. Renard, et il nous fit voir les trois inscriptions que je publie ici :

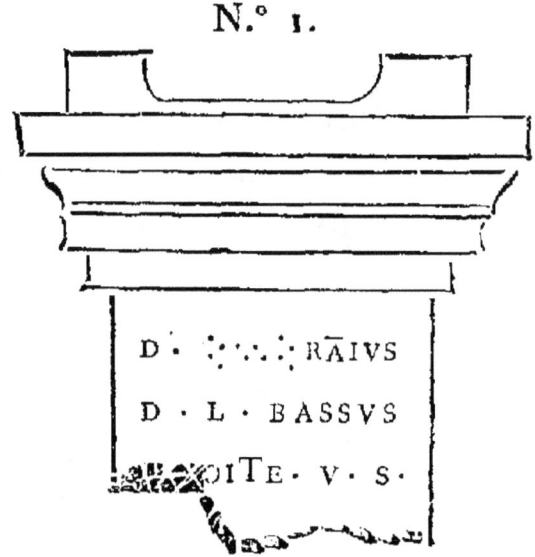

---

premier ouvrier qui en a fait de semblables ; peut-être aussi ce nom signifie-t-il *Jacques au marteau*.

N.º 2.   N.º 3.

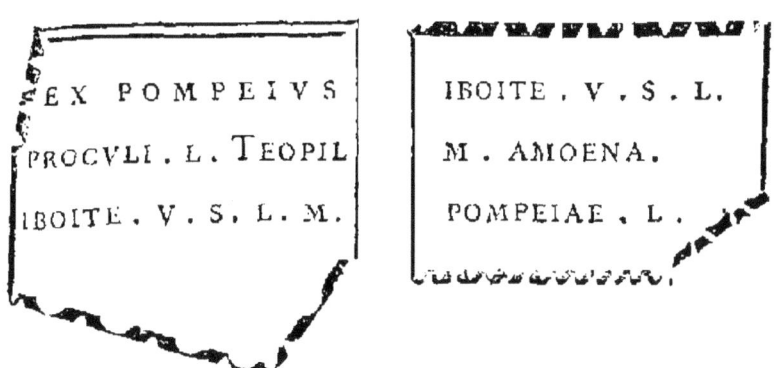

Ces pierres ont été trouvées, il y a plus de vingt ans, en faisant une excavation pour la grande route, au pied du coteau appelé le *Collet de Viret*, à environ six cents toises de Lambesc : elles sont très-frustes et ne contiennent que des noms propres ; mais elles sont remarquables à cause de la répétition du mot IBOITE, qui précède la formule *Votum Solvit Lubens Merito* ; ce qui fait présumer qu'*Iboite* est le nom d'une divinité gauloise qui étoit adorée particulièrement chez les *Salyes*.

Les environs de Lambesc sont extrèmement agréables ; les champs y produisent beaucoup de vin et de blé, et sont plantés d'une immense quantité d'oliviers. On commence ici à voir des exemples de cette singulière culture qu'on observe dans une grande partie de la haute et de la basse Provence : chaque terrain est divisé en plusieurs planches, larges d'environ douze pieds, et alternativement semées en blé ou plantées en vignes ; le tout est entouré d'une quantité considérable d'oliviers. Le dessin formé par ces planches, dont les unes se dirigent du nord au sud, et les autres de l'est à l'ouest ; la variété des couleurs de la vigne, du blé, des fruits de l'olivier dans différens degrés de maturité, donnent à la contrée l'apparence d'un tapis élégamment nuancé.

En sortant de Lambesc, on a une montée très-mauvaise, et ensuite une descente plus mauvaise encore, sur des blocs de rochers que notre postillon ne put éviter qu'en faisant des zigzags et des détours. Le terrain redevient calcaire et aride jusqu'à Saint-Cannat.

Il faisoit sombre quand nous arrivâmes dans ce village : quoiqu'il n'y eût plus qu'un relais jusqu'à Aix, je ne voulois pas y entrer tard dans la nuit, afin de pouvoir, dès mon arrivée, voir et embrasser mon respectable ami M. de Saint-Vincens. Nous restâmes à Saint-Cannat, dans une chétive auberge tenue par une vieille femme née à Stralsund, en Poméranie ; elle avoit épousé, pendant la guerre d'Hanovre de 1756, un soldat français avec lequel elle vint s'établir à quatre lieues d'Aix, dans un climat bien différent de celui de son pays : elle a mis pour enseigne sur sa porte, *à la Suédoise*. Cette brave femme nous donna peu de chose, mais elle nous traita de son mieux : nous lui fîmes conter son histoire ; et elle nous intéressa par sa franchise et sa bonté.

CHAPITRE XLVII.

Nous vîmes rentrer des troupeaux de moutons, parmi lesquels nous en remarquâmes plusieurs qui avoient un ornement singulier; il consiste en une, deux, trois, et jusqu'à douze touffes de laine, qu'on épargne en les tondant. Les bergers laissent cet ornement à leurs moutons favoris.

Dès la pointe du jour, nous nous remîmes en route, et à sept heures du matin nous entrâmes dans Aix.

CHAPITRE XLVIII.

Arrivée à Aix. — Cours. — Commencement des Jeux. — Cours de la Trinité. — Course, danse, usage singulier. — Maison de M. de Saint-Vincens. — Collection d'inscriptions. — Tivoli.

Les jeux étoient déjà en activité ; ils avoient commencé dès la pointe du jour, et ils continuèrent jusqu'à la nuit. Nous vîmes successivement passer sous nos fenêtres les divers groupes qui figurent dans la célèbre procession de la Fête-Dieu ; chacun étoit accompagné de deux musiciens : par-tout on entendoit le gaï tambourin et le joyeux galoubet. Deux quêteurs portant une tirelire et un bâton peint n'étoient pas les personnages les moins essentiels : les groupes s'arrêtoient devant chaque maison pour exécuter une danse ou sa bizarre pantomime, et ne se retiroient qu'après avoir fait la collecte.

Le cours appelé *l'Orbitelle*, sur lequel nous étions logés, est magnifique ; il a près de cent cinquante toises de long sur quinze de large ; il est planté de quatre rangées d'anciens et beaux tilleuls, et bordé de belles maisons et de plusieurs cafés (1) : il rappelle les boulevarts de Paris et de Bordeaux. Du côté

---

(1) Avant la révolution, il y avoit trois ou quatre cafés à Aix, qui faisoient d'assez mauvaises affaires : il y en a maintenant une vingtaine, qui prospèrent tous ; et cependant la ville ne s'est pas enrichie.

CHAPITRE XLVIII.

du midi, la vue se perd dans la campagne; au nord, elle se termine par la façade de la maison de M. du Poët : au centre, sont trois fontaines jaillissantes ; celle du milieu donne une eau thermale, qui épargne aux habitans l'embarras d'en faire chauffer pour les usages domestiques. Outre cette source chaude, il en existe une autre qui entretient les bains.

Un propriétaire creusa, il y a quelque temps, un puits à environ deux cents pas de l'une de ces sources : il y trouva de l'eau froide ; et la source chaude tarit. Les habitans s'en plaignirent ; on traita avec le propriétaire du nouveau puits ; il le fit combler, et la source chaude reparut. On peut croire qu'à très-peu de distance de la ville, la source passe sur des pyrites où elle acquiert ses qualités thermales.

Les personnes les plus riches et les plus distinguées sont, en général, logées sur le cours. Là sont les plus beaux hôtels pour recevoir les étrangers ; les portes des cafés sont obstruées par une foule d'oisifs ; et, le soir, chacun vient respirer l'air sous les beaux arbres de cette agréable promenade.

Mon ami M. de Saint-Vincens a son hôtel en face de celui où nous étions descendus ; il étoit alors à l'hospice, dont il est administrateur. Dès qu'il put se soustraire aux devoirs qu'il s'est imposés lui-même pour servir ses semblables, il arriva. Que j'eus de plaisir à le voir, à l'embrasser ! Nous ne nous quittâmes plus.

Les jeux de la Fête-Dieu avoient commencé. Tous les habitans se rendoient au cours de *la Trinité*, qu'on appelle ainsi, parce que le dimanche consacré à la célébration de ce saint mystère est le seul jour de l'année où l'on s'y réunisse : c'est le *Longchamp* de la ville d'Aix. La location des chaises est au profit de l'hospice des Insensés, qui est sur ce cours. Les avenues étoient remplies de chœurs de danses, et d'un grand nombre de curieux qui regardoient les diables, les innocens, les apôtres et les autres groupes dont j'ai déjà parlé : chacun se livroit au plaisir, qui, parmi les Provençaux, a tant de vivacité. Les divers jeux passoient le long des terrasses des jardins qui bordent le cours : celui où nous étions appartient à l'archevêque, M. Champion de Cicé; ce vénérable prélat faisoit à chaque troupe quelques largesses ; et le diable, pour cette fois, obtint un tribut de la piété.

Les jeux de la journée se terminèrent par une course à pied, dont le prix étoit un modeste plat d'étain. Achille, pour prix d'un pareil combat, proposa une urne d'argent (1); mais à Aix les prétendans n'étoient pas des héros, et celui qui remporta la victoire n'étoit point un Ulysse.

L'administration de l'hospice avoit fait suspendre un lustre et placer quelques bougies dans une des

---

(1) *Iliad.* XXIII.

cours extérieures : le son du tambourin se fit entendre, et la danse commença. Les quadrilles étoient formées par les dames et les jeunes gens de la ville. Nous fûmes témoins d'un usage singulier qui a lieu dans les campagnes de la Provence ; c'est celui d'offrir des épingles aux danseuses : les danseurs achètent ces épingles plus ou moins cher, selon leur volonté ; et c'est de cette manière que se payent les frais du bal champêtre. Il s'agissoit ici d'un acte de bienfaisance, et chacun s'empressa de donner selon ses facultés.

On avoit annoncé au café Mazan une fête sous le titre de *Tivoli, à l'instar de Paris*. Ce café occupe le bel hôtel qui appartenoit autrefois à M. de Mons, sur le cours : il y avoit des rafraîchissemens, des danses, et l'on tira un assez joli feu d'artifice.

Je m'étois proposé de demeurer quelques jours à Aix : mes devoirs, mes goûts et mes sentimens devoient m'y retenir ; car cette ville m'offroit des curiosités de plus d'un genre, et j'y étois sur-tout arrêté par l'amitié.

Le lendemain nous commençâmes à voir la collection de mon respectable ami. On éprouve un sentiment de vénération en entrant dans la maison de M. de Saint-Vincens ; tout y respire le savoir, la bienfaisance et la vertu. Le vestibule, la cour et les escaliers sont remplis d'inscriptions grecques, romaines et du moyen âge ; les dessus de porte sont ornés de fragmens de mosaïque. Son cabinet présente une nombreuse collection de livres imprimés et manuscrits, de médailles, et divers monumens d'antiquités ou relatifs à l'histoire de son pays.

M. de Saint-Vincens a décrit et fait figurer plusieurs de ces monumens dans la notice qu'il a donnée sur son père ; mais il auroit pu en faire connoître beaucoup d'autres : je m'arrêterai principalement, dans l'énumération que je vais en faire, à ceux qu'il n'a pas encore publiés.

Dans les murs du vestibule on a enchâssé les inscriptions suivantes :

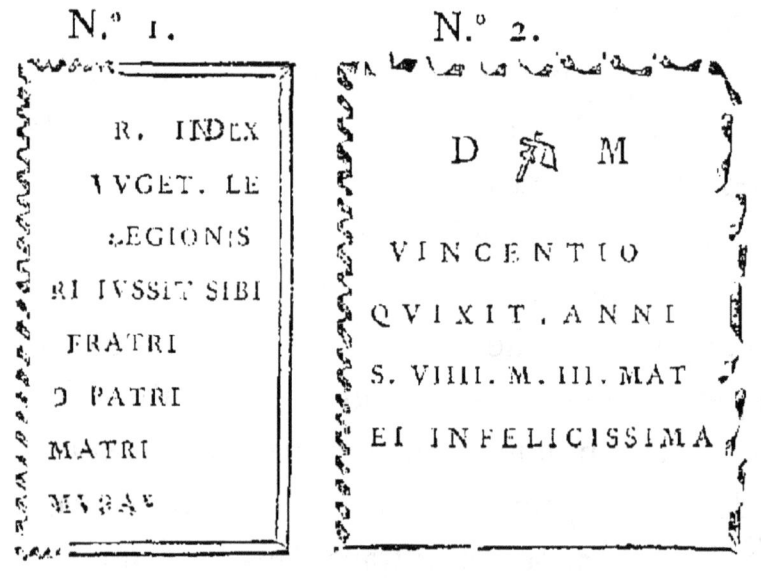

N.º 1, lignes 2 et 3. LEgatus LEGIONIS,
ligne 4. fieRI IVSSIT, &c.

N.º 2, lignes 4 et 5. MATEI pour MATER ; faute du sculpteur : l'I est souvent mis pour l'R dans les inscriptions. Vincentius n'a vécu que neuf ans et trois mois. On n'a pas rapporté le nombre des jours.

CHAPITRE XLVIII.

Une tête très-fruste dans un médaillon; on lit autour:

DRVSVS CLA VDII IMP

N.° 3.

INDOLIS HIC IACIT HEV +
ECCE SEPVLTVS
CVNCTIS KARVS EXOSVS
NON NISI MALIVOLIS
DEXTRIANVS NOMINE
VOCITATVS IN VITA
NEC IMMERITO NAM TVO
SIC MVNERE CRISTE
DEXTRIS TIBI NVNC FIDE
ADSISTIT IN AGNIS
ÆTERNVM SPERANS TE
DNE LARGIENTE DOMVM.
PRVDENTIA ERAT PRÆDITVS
FORMAQVE DECORVS
NON ALIVD VMQVAM HABVIT
NISI CVM BONITATE FIDEM
NEC DEFVIT ILLI ELIGANS
CVM VERECVNDIA PVDOR
BIS VNDENOS ÆVI COMPLETIS
DVXIT MENSIBVS ANNOS.
PVLCER ET INNOCVVS PIA
SEMPER MENTE PROBATVS
LVGEMVS TE MISERANDE PVER
QVIA BREVE OMNE QVOD BONVM EST
OBIIT E SOECVLO ASTRA PETENS
DIE TERTIVM NONAS IVNIAS
QVOD EST INDICTIONE PRIMA.

Nous voyons par cette inscription, que Dextrianus, d'une figure agréable, de mœurs pures, aimé de tout le monde, bon, prudent, pieux et chaste, a vécu vingt-deux ans, et qu'il est mort le 3 des nones de juin de la première indiction.

En face de l'escalier est cette belle inscription grecque que M. de Saint-Vincens le père avoit recueillie parmi les débris de la maison qu'avoit habitée Peiresc : elle a été interprétée par MM. Chardon de la Rochette et d'Ansse de Villoison (1). Je me contenterai de la rapporter (*pl. XXX, n.° 1*) :

[ΤΟΙΣΙΝ Δ' ΗΧΗΕΣΣΙ ΠΑΡ' ΑΙΓΙΑΛΟΙΣΙΝ], ΟΔΙΤΑ, ΚΟΥΡΟΣ ΕΓΩ ΚΑΛΕΩ ΣΕ, ΘΕΩ ΦΙΛΟΣ, ΟΥΚ ΕΤΙ ΘΝΗΤΟ ΗΙΘΕΟΣ, ΚΟΥΡΟΙΣΙΝ ΟΜΗΛΙΚΙΗ ΠΑΝΟΜΟΙΟΣ ΠΛΩΤΗΡΩΝ ΣΩΤΗΡΣΙΝ, ΑΜΥΚΛΑΙΟΙΣΙ ΘΕΟΙΣΙΝ, ΠΛΩΤΗΡ ΚΑΙ ΠΟΛΙΩΝ ΠΟΝΤΟΥ Γ' ΕΝ ΚΥΜΑΣΙΝ ΕΣΤΕ ΕΥΣΕΒΙΗ ΤΡΟΦΕΩΝ ΔΕ ΛΑΧΩΝ ΤΟΔΕ ΣΗΜΑ ΠΕΠΑΥΜ. ΝΟΥΣΩΝ, ΚΑΙ ΚΑΜΑΤΟΙΟ, ΚΑΙ ΑΧΘΕΟΣ ΗΔΕ ΠΟΝΟΙ ΤΑΥΤΑ ΓΑΡ ΕΝ ΖΩΟΙΣΙΝ ΑΜΕΙΛΙΧΑ ΣΑΡΚΕΣ ΕΧΟΥΣΙΝ ΕΝ ΔΕ ΤΕΘΝΕΩΣΙΝ ΟΜΗΓΥΡΕΕΣ ΓΕ ΠΕΛΟΥΣΙΝ ΔΟΙΑΙ, ΤΩΝ ΕΤΕΡΗ ΜΕΝ ΕΠΙΧΘΟΝΙΗ ΠΕΦΟΡΗΤΑΙ, Η Δ' ΕΤΕΡΗ ΤΕΙΡΕΣΣΙ ΣΥΝ ΑΙΘΕΡΙΟΙΣΙ ΧΟΡΕΥΕΙ· ΗΣ ΣΤΡΑΤΙΗΣ ΕΙΣ ΕΙΜΙ, ΛΑΧΩΝ ΘΕΟΝ ΗΓΕΜΟΝΗΑ

Hæc resonantia propè littora, ô viator! adolescens ego adloquor te. Numini carus, non ampliùs mortalis. Venerem nondùm expertus, adolescentibus, ætate florente omnino similis nautarum sospitatoribus, Amyclæis Diis, nauta et ego vitam errabundus maris in fluctibus traducebam. Pietate verò patronorum sortitus hunc tumulum, vale dixi

---

(1) *Magasin encyclopédique*, année V, t. V, p. 7 et suiv. *Notice sur Saint-Vincens*, p. 41.

morbis, laborique, necnon curis atque ærumnis : his enim, dum vivimus, miseriis carnes obnoxiæ sunt. Apud mortuos autem cætus profectò exstant duo, quorum alter quidem in terris vagatur, alter verò sideribus cum cælestibus choreas ducit : cujus militiæ (posterioris scilicet cœtûs) pars nunc sum, sortitus Deum ducem.

« Sur ces rivages battus par les flots, c'est un adolescent qui
» t'appelle, ô voyageur ! Cher à la Divinité, je ne suis plus soumis
» à l'empire de la mort. Libre encore du joug de l'hymen ; sem-
» blable, par mon âge tendre, aux jeunes dieux Amycléens sau-
» veurs des nautonniers, et nautonnier moi-même, je passois ma
» vie errante sur les flots. Mais dans ce tombeau, que je dois à la
» piété de mes maîtres, je suis à l'abri des maladies, du travail,
» des soucis et des angoisses ; car, parmi les vivans, toutes ces
» misères sont l'apanage de notre enveloppe grossière. Les morts,
» au contraire, sont divisés en deux classes, dont l'une retourne
» errer sur la terre, tandis que l'autre va former des danses avec
» les corps célestes : c'est de cette dernière milice que je fais
» partie, ayant eu le bonheur de me ranger sous les bannières de
» la Divinité. »

Cette inscription est supportée par la suivante, qui n'offre pas moins d'intérêt. Celle-ci est sur un pilier de marbre rouge, surmonté d'un fer qui soutenoit sans doute une tête ou un buste. Elle a rapport à un vœu fait pour la santé de l'empereur Alexandre Sévère et de Julia Mammæa sa mère (1).

---

(1) Ce monument avoit été décrit par SPON, p. 329 de ses *Miscellanea antiquitatis* ; par CUPER, dans ses *Observationes in Harpocratem*, p. 153 ; par FABRETTI, *Inscriptiones antiquæ*, p. 494 ; par ARNAUD, *de Diis παρέδροις*, chap. 15. Il avoit été autrefois à Saint-Cannat, d'où il fut porté à Aix chez M. de Peiresc. M. de Saint-Vincens en fit l'acquisition plusieurs années avant sa mort,

Sur le bord supérieur du pilier, il y a des lettres à demi rongées, que le docte Séguier croyoit pouvoir interpréter ainsi : ΕΠ ΑΓΑΘΩ ΥΠΕΡ ΣΩΤΗΡΙΑΣ, *ob beneficium pro salute*, en sous-entendant *posuit*; ce qui se lie très-bien avec le reste de l'inscription qui est sur le pilier. Ces mots *ob beneficium pro salute* (*posuit*) sont répétés deux fois dans l'inscription, parce que deux personnes ont contribué à élever ce monument, savoir, M. Aurelius Heron, et Charite, prêtresse ou ministre des sacrifices.

ΕΠ ΑΓΑΘΩ ΥΠΕΡ ΣΩΤΗΡΙΑΣ
ΜΑΡΚΟΥ ΑΥΡΗΛΙΟΥ
ΣΕΟΥΗΡΟΥ ΑΛΕΞΑΝΔΡΟΥ
ΕΥΤΥΧΟΥΣ ΕΥΣΕΒΟΥΣ ΣΕΒ.
ΚΑΙ ΙΟΥΛΙΑΣ ΜΑΜΑΙΑΣ
ΣΕΒΑΣΤΗΣ ΜΗΤΡΟΣ ΣΕΒ.
ΔΙΙ ΗΛΙΩ
ΜΕΓΑΛΩ ΣΑΡΑΠΙΔΙ
ΚΑΙ ΤΟΙΣ ΣΥΝΝΑΟΙΣ
ΘΕΟΙΣ
Μ ΑΥΡΗΛΙΟΣ ΗΡΩΝ
ΝΕΩΚΟΡΟΣ ΤΟΥ ΕΝ
ΠΟΡΤΩ ΣΑΡΑΠΙΔΟΣ ΕΠΙ
ΛΑΡΓΙΝΙΩ ΒΕΙΤΑΛΙΩΝΙ
ΑΡΧΙΥΠΗΡΕΤΗ ΚΑΙ ΚΑ

---

et le plaça dans son jardin. C'est là que le savant Séguier de Nîmes lut et expliqua l'inscription. Il corrigea et suppléa, d'après le monument lui-même, des erreurs et des omissions faites par ceux qui l'avoient rapportée. *Notice sur Saint-Vincens*, p. 36 et suiv.

CHAPITRE XLVIII.

ΜΕΙΝΕΥΤΗ ΚΑΙ ΑΥΡΗΛΙΩ
ΦΗΒΩ ΚΑΙ ΣΑΛΩΝΙΩ ΘΕΟ
ΔΟΤΩ ΙΕΡΩΦΩΝΟΙΣ
ΚΑΙ ΚΑΜΕΙΝΕΥΤΑΙΣ ΚΑΡΙ
ΤΗ ΙΕΡΟΔΟΥΛΕΙΑ ΑΝΕ
ΘΗΚΕΝ ΕΠ ΑΓΑΘΩ

Ob beneficium (posuit) *pro salute Marci Aurelii Severi Alexandri, felicis, pii, augusti, et Juliæ Mammææ Augustæ matris Augusti, deo Soli, magno Serapidi, aliisque in eodem templo diis, Marcus Aurelius Heron ædituus ædis Serapidis quæ est in porta, sub Larginio Vitalione archiministro et camineuta* (1) *, et Aurelio Phœbo et Salonio Theodoto sacris cantoribus et camineutis, Charite sacrorum ministra posuit ob beneficium.*

« En mémoire d'un bienfait, cette inscription a été posée pour
» le salut de Marc Aurèle Sévère Alexandre, heureux, pieux,
» auguste, et de Julia Mammæa Auguste, mère d'Auguste, en
» l'honneur du dieu Soleil, du grand Sérapis, et des autres dieux
» honorés dans le même temple ; par Marc Aurèle Heron,
» *æditus* du temple de Sérapis qui est auprès du port, lorsque
» Larginius Vitalio étoit archiprêtre et *camineute* (1), et Aurelius
» Phœbus avec Salonius Theodotus, chantres sacrés et *cami-*
» *neutes* ; et par Charite, prêtresse du temple, qui l'a égale-
» ment posée par reconnoissance pour un bienfait reçu. »

---

(1) Les *camineutes* étoient les ministres du temple, et cette inscription est la première qui puisse autoriser ce mot. Sa signification reste toujours fort incertaine. Spon a rapporté, d'après Hesychius, que le Καμινον étoit une partie du temple ; d'autres l'entendent d'un vaisseau. Cuper a fort bien dit : *Hoc tamen loco camineuta sacrum aliquid ministerium ; et vox ea in genere notat hominem qui in camino aliquid excoquit, vel qui circa caminum fornacemve laborat : quod tamen nullum video quomodo templorum ministris vel sacerdotibus convenire possit.* Gravius pensoit qu'on avoit écrit ce mot pour Χαμινευταις, *qui cubant humi* : mais le mot dans l'inscription est écrit avec un K, et non pas avec un X.

L'inscription suivante est au-dessus des deux précédentes *(pl. XXX, n.° 2)*:

```
POMPEIA
COMPE
SIBIET II FI.DI
S. V. F.
```

Celles-ci sont incrustées dans le mur qui conduit du vestibule à la cour:

N.° 7.
```
MERCVR<sup>I</sup>O
V.   S.
PRISCILLA
```

N.° 8.
```
D    M
CCENICILIOCEIO
RINOVAXIIX MEN
SESIIDXXII GENIVS
MBIANDABENMEF
```

N.° 9.
```
TVRRANIAE TELE
SINAEVXORI . TIMIV
RANIVS PARATVS
```
(1)

N.° 10.

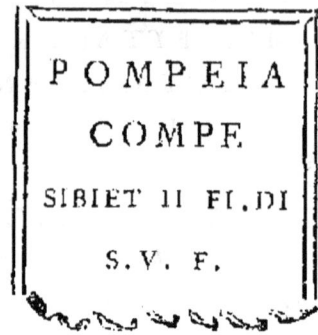

N.° 7, ligne 2. *Votum Solvit*.
N.° 8, ligne 3. *Vixit Annos XLIII, MENSES II, Dies XXII*.
Ibid. lig. 4 et 5. *GENIVS M. BIANDA BENe MErenti Fecerunt*.
(1) GUDII *Antiq. Inscr.* 287, n.° 2; MURATORI, MCDXI, 16.

CHAPITRE XLVIII.

N.° 11.

```
ΑΚΙΛΙΣ
ΕΠΑΦΡΟΔΙΤΟΣ
L M̄
```

N.° 12.

```
ECNOb
```

N.° 13.

```
OSSA. IVLI. AVG.
VSTI. L. LOCHI
QVINTILIANI
```
(1)

N.° 14.

```
ΓΑΙΑΝΙ
ΠΗΕΝΙ
ΔΟΥΛΗΧ
ΑΜΕΝΙΤΟΙ
ΡΑΝΙΟΝΙΙΟ
```

N.° 15.

```
D        M
MEMIAEROMANA
EPATRONAE. B. M.
MEMMIOTLESIMI
ANO F SVOQVIVXI
NI XXII
```

N.° 16.

```
INCRVSTAV
D. ETHOROLOG
RNAVIT. ADITVM
VIMENT. CVM I
```

N.° 11, lig. 3. Λυκαβαντα παραρκοντα, *annos quadraginta*. Acilis Epaphroditus est mort à quarante ans.

N.° 15, ligne 3. *Bene Merenti*.

Ligne 5. *Filio suo qui vixit annis XXII*.

N.° 16. Il paroît que cette inscription avoit été faite en l'honneur d'un homme qui avoit fait incruster les murs d'un lieu public, l'avoit orné d'une horloge, et avoit fait paver le vestibule.

(1) GUD. *Ant. Inscr.* 199, n.° 6; MURATORI, MVII, 8; VIGNOL. *Col. Ant.* 302.

CHAPITRE XLVIII.

N.° 17.

```
D     M     S
DEFVNCTVS EST
CAPREOLVS VIXIT
ANNOS   IIII   M
ENSES II DIES
III HORAS IIII
PATER ☧ FECIT
```

La cour nous offrit aussi une ample moisson.

N.° 18 *(pl. XXX, n.° 3)*.

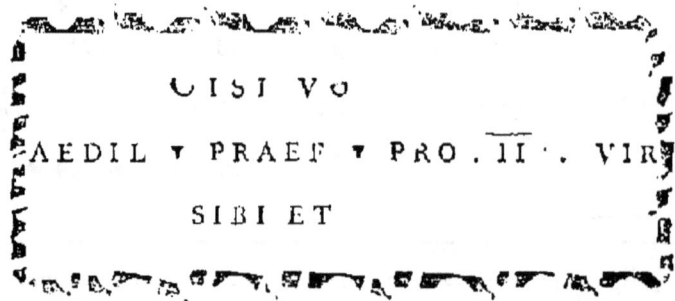

N.° 17. Cette inscription, outre le nombre des ans, des jours et des mois qu'a vécu Capreolus, indique encore le nombre des heures IIII. Le monogramme du Christ prouve qu'il étoit chrétien.

N.° 19.

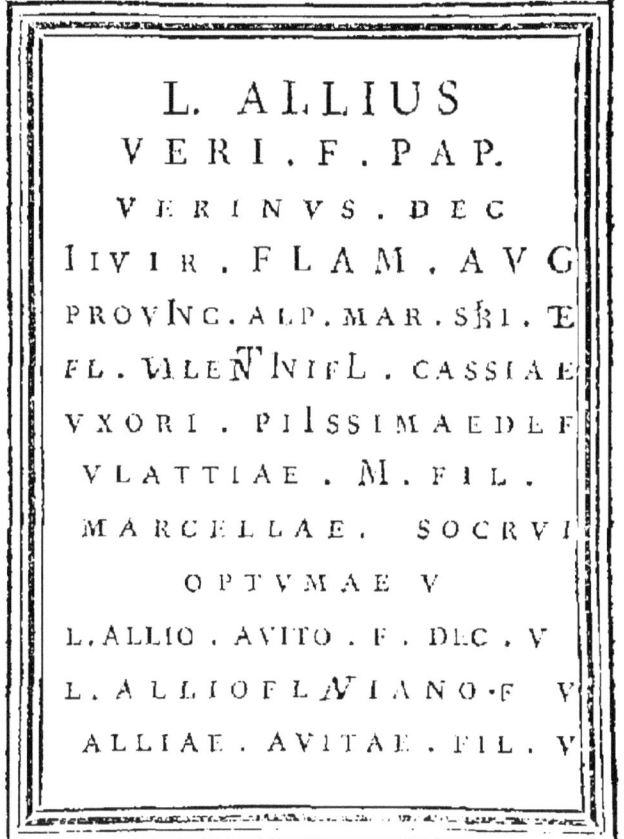

L. *Allius Verinus*, fils de *Verus*, de la tribu *Papia* (1), décurion, duumvir, flamine (2) d'Auguste dans la province des Alpes maritimes (3), pour lui et pour *Flavia Cassia*, fille de *Fl. Valentinus* (4), son épouse très-pieuse, décédée; *Vlattia Marcella*, fille de *Marcellus*, son excellente belle-mère, vivante (5): *L. Allius Avitus*, son fils, décurion, vivant; *L. Allius Flavianus*, son fils, vivant; *Allia Avita*, sa fille, vivante.

————————

(1) Ligne 2. *VERI filius PAPia*. — (2) Prêtre.
(3) Ligne 5. *PROVINCiæ ALPium MARitimarum*.
(4) Il faut sous-entendre *filiæ*; il est présumable que l'F a été oubliée par le graveur de l'inscription.
(5) *Vivæ*. C'est ainsi que j'interprète cette sigle V; le sens est indiqué par le mot *defunctæ* (décédée) joint au nom de *Fl. Cassia*.

206 CHAPITRE XLVIII.

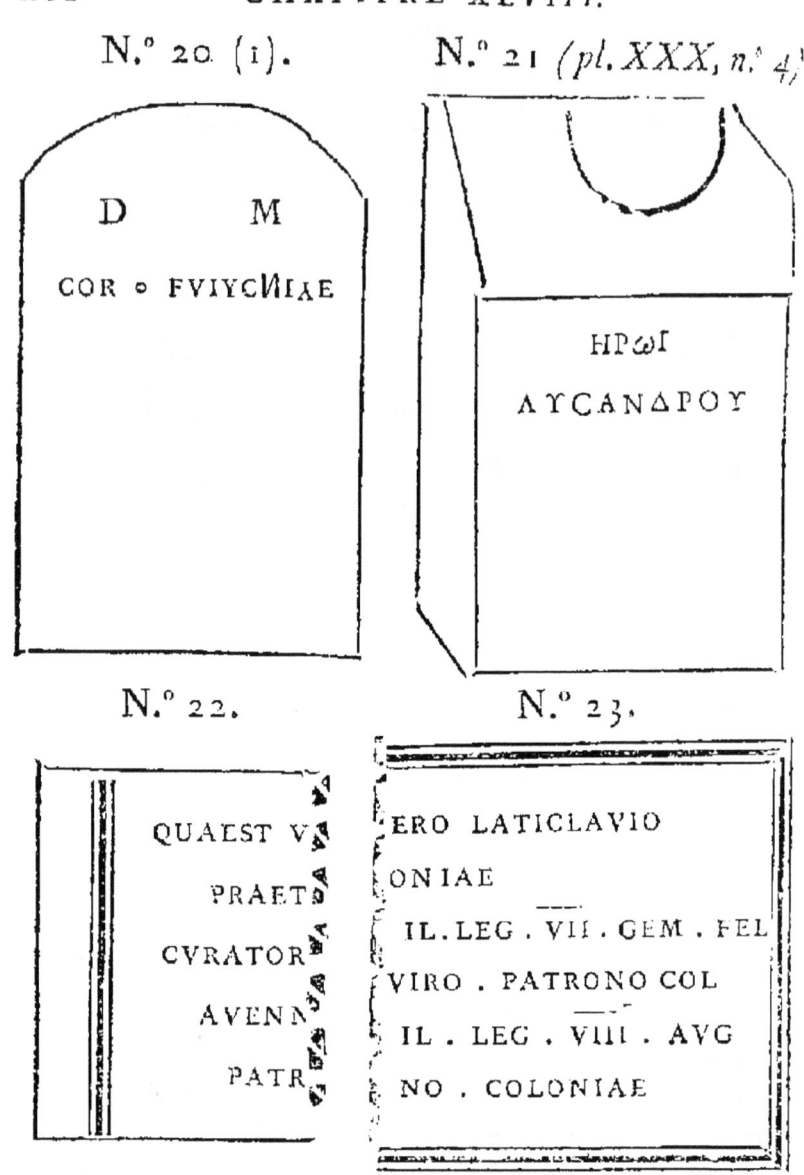

N.° 20 (1).

D M
COR ○ FVIYCNIAE

N.° 21 (pl. XXX, n.° 4).

HPωI
AYCANΔPOY

N.° 22.

QUAEST V
PRAET
CVRATOR
AVEN
PATR

N.° 23.

ERO LATICLAVIO
ONIAE
IL . LEG . VII . GEM . FEL
VIRO . PATRONO COL
IL . LEG . VIII . AVG
NO . COLONIAE

.... à Verus, laticlavius, *patron de la colonie*............... primipilus (2) *de la septième légion, geminée, heureuse*......... duumvir, *patron de la colonie*,............ primipilus *de la légion Auguste*,............ *patron de la colonie*.

(1) Les caractères de cette inscription sont du bas temps ; il faut probablement la lire ainsi : D. M. COR. EVTYCHIAE.

(2) Nom donné au centurion de la première centurie d'une légion ; il présentoit, pour ainsi dire, à l'ennemi, *primum pilum*, le premier javelot.

Cette inscription est tronquée ; ce qui en reste est sur un marbre blanc de plus de quatre pieds de largeur. Elle fut découverte par le comte d'Alais, gouverneur de Provence, de 1638 à 1645, près du mausolée appelé la *Tour de l'horloge du Palais.*

M. de Saint-Vincens a conjecturé que cette inscription appartenoit au mausolée qui faisoit autrefois partie du palais d'Aix, et qui fut détruit en 1785. On y trouva, lors de sa démolition, trois urnes, dont deux de marbre et la troisième de porphyre (1) : elles ont dû contenir les cendres des trois personnes dont l'inscription faisoit mention. Ce mausolée avoit été élevé vers l'an 138 de l'ère chrétienne ; l'urne de porphyre contenoit une médaille de Lucius Ælius, avec la date de son second consulat. Or le second consulat d'Ælius commença le 1.er de janvier 138, qui fut aussi le jour de sa mort. Ce monument avoit douze toises d'élévation.

Sur un carré massif de vingt-six pieds six pouces de hauteur, et de vingt-sept pieds trois pouces de largeur dans tous les sens, s'élevoit une tour ornée de dix demi-colonnes. Cette tour étoit surmontée et comme couronnée par des colonnes de granit destinées à soutenir un dôme. L'urne de porphyre fut trouvée dans les fondemens du mausolée : les deux urnes de marbre ont été trouvées dans l'intérieur de la tour.

(1) *Notice sur Fauris Saint-Vincens*, p. 12.

L'inscription fait mention de trois patrons de la colonie d'Aix : le premier avoit été laticlave et primipile, c'est-à-dire, premier centurion de la légion *septima gemina*. Les empereurs accordoient souvent le droit de porter le laticlave aux premiers magistrats des colonies.

Le second avoit été duumvir de la colonie. On doit suppléer à ce qui reste de la quatrième ligne de l'inscription, et lire II VIRO. Il est naturel de penser que le patron de la colonie y a occupé la magistrature la plus honorable. Le dernier avoit été *primipilus* de la légion *octava Augusta*.

N.° 24.

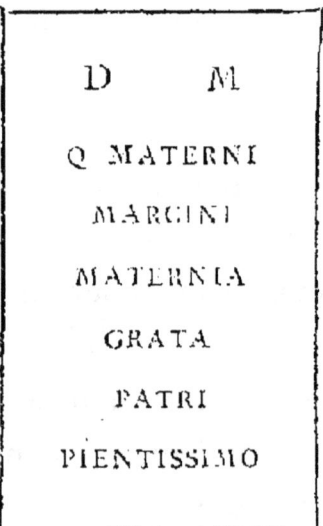

D   M
Q MATERNI
MARCINI
MATERNIA
GRATA
PATRI
PIENTISSIMO

CHAPITRE XLVIII.

N.° 25.

```
SEX . AEMILIO PAVLLO PATRI
AEMILIAE Q F · REGILLÆ · MR
SEX · AEMIL · PAVLLINO FRATRI
T · AEMIL · BVRRO FRATRI
C · AEMIL · VASTVS
SVIS
```

A Sextus Æmilius Paullus son père, à Æmilia Regilla, fille de Quintus, sa mère, à Sextus Æmilius Paullinus son frère, à T. Æmilius Burrus son frère, C. Æmilius Vastus, aux siens.

N.° 26.

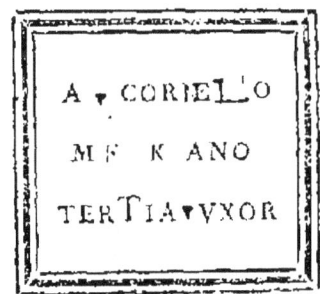

```
A · CORNELLO
M F K ANO
TERTIA VXOR
```

Tome II.

N.° 27.

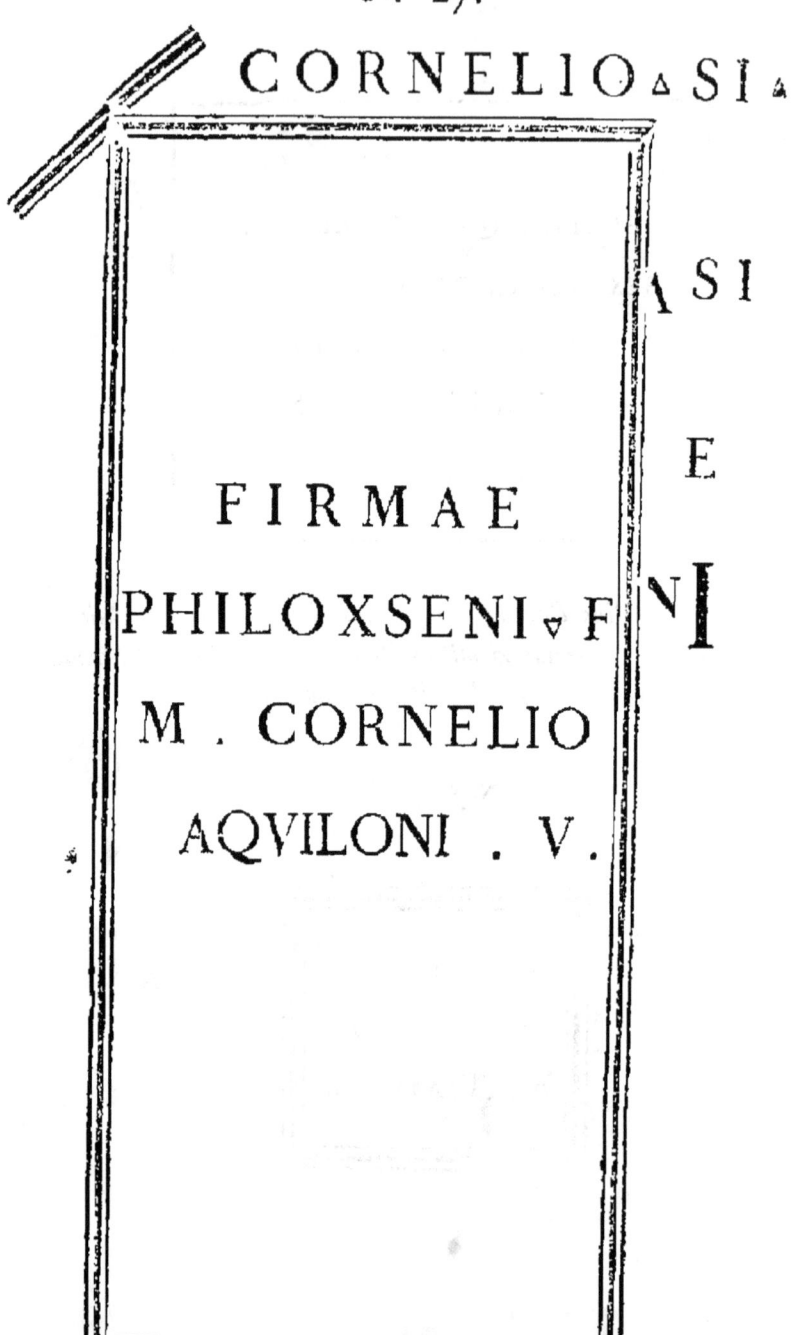

CORNELIO･SI･
ASI
E
FIRMAE
PHILOXSENI･F NI
M．CORNELIO
AQVILONI．V．

CHAPITRE XLIX.

Maison de campagne de Mme de Saint-Vincens. — Thomassin de Mazaugues. — *Salyes*. — *Aquæ Sextiæ*, Aix. — Son histoire. — Raymond-Bérenger. — *Gaï saber*. — Eaux thermales. — Bains. — Autel de Priape. — Cabinet de M. de Saint-Vincens. — Épitaphe de son père. — Urne étrusque représentant la mort d'Étéocle et de Polynice. — Vase grec peint. — Sceaux du moyen âge. — Bustes. — Inscription grecque avec une figure de Psyché. — Topographie de la Provence. — Médaillons du roi René et de Jean de Matheron. — Bas-reliefs. — Tessère de gladiateur. — Tessère à placer dans les fondations, &c.

M. de Saint-Vincens nous conduisit le lendemain à une jolie maison de campagne située aux portes de la ville ; elle appartient à Mme de Saint-Vincens. Cette retraite est extrêmement agréable, parce qu'elle est ombragée par quelques vieux arbres : c'est là le luxe des habitations champêtres, sur-tout dans un pays où le bois est rare. Nous y passâmes une journée charmante, au milieu d'une société choisie, où nous pûmes juger de l'aimable vivacité de la gaieté provençale.

Cette maison rappelle des souvenirs intéressans : elle a appartenu au président de Mazaugues, grand-oncle de Mme de Saint-Vincens. On joue à la boule, exercice chéri de tous les habitans du midi, sous les arbres qu'il a plantés. Son portrait décore la principale chambre. Thomassin de Mazaugues avoit épousé la nièce de Peiresc; il montra, comme lui, beaucoup d'ardeur pour les lettres, quoiqu'avec moins de talens, de libéralité et de succès. Il nous a conservé plusieurs des manuscrits de cet homme célèbre, qui sont aujourd'hui, comme nous le verrons, dans la bibliothèque de Carpentras.

Il étoit impossible d'être dans la ville d'Aix sans vouloir jouir de l'agrément de ses bains, auxquels elle doit son nom : nous y allâmes le lendemain. Ces bains sont extrêmement agréables. Le produit tourne au profit de l'entretien de l'hôpital, auquel ils appartiennent. Il n'est pas étonnant que la salubrité de ces eaux ait déterminé les Romains à s'établir dans ce lieu. Les *Salyes*, nation ligurienne, occupoient autrefois toute cette contrée : la plaine dans laquelle Aix est située, paroît avoir été leur quartier principal (1). C. Sextius Calvinus bâtit, près du lieu

---

(1) M. DE FORTIA, dans son *Histoire ancienne des Saliens*, Paris, 1805, in-12, prétend que le nom des *Salyes* dérive des salines qu'ils avoient découvertes; il pense aussi qu'ils donnèrent leur nom aux prêtres saliens. Il faut voir dans son ouvrage même comment il appuie ces assertions, contraires cependant à l'opinion de tous les auteurs anciens et modernes, qui assurent que le nom des prêtres saliens dérive du verbe *salire*, sauter; ce qui paroît plus probable.

où il les avoit vaincus, une ville qui reçut son nom de ses eaux froides et thermales, en y joignant celui de son fondateur (1); d'où elle fut appelée *Aquæ Sextiæ*. Elle y associa ensuite celui d'Auguste, avec le titre de colonie. Il y restoit encore, il y a peu de temps, quelques ouvrages romains.

Aix fut successivement prise et ruinée par les Bourguignons, les Visigoths, les Sarrasins et les Normands. Elle suivit le sort des autres villes de la Provence : elle commença à acquérir de l'importance lorsqu'elle devint le séjour habituel des comtes, sur-tout depuis Alphonse II, roi d'Arragon, prince protecteur de la poésie et poëte lui-même. Ce fut lui qui introduisit en Provence le goût pour la galanterie, et qui attira d'outre-mer et d'Espagne ces aimables conteurs qu'on appela *troubadours* : ce goût acquit encore plus de force à la cour du noble fils d'Alphonse, Raymond Bérenger IV, et de sa charmante épouse Béatrix ; ce fut alors le séjour de ce mélange de politesse, d'esprit et de galanterie, science aimable, expressivement caractérisée par le nom qu'on lui donna de *lou gai saber* [le gai savoir]. Les plus célèbres de ces chanteurs faisoient l'ornement de la cour du comte de Provence. Marguerite, sa fille, qu'il avoit *enseignée en sens et courtoisie, et en*

_____

(1) TIT. LIV. LXI, *Sommaire*.

toutes bonnes mœurs de temps de s'enfance (1), fut aussi formée par leurs leçons; et d'après le portrait que nous en a laissé le naïf Joinville, c'étoit un modèle d'esprit, de sagesse, de modestie et de bonté. Elle épousa Louis IX. Cet esprit chevaleresque se conserva encore sous la malheureuse Jeanne et le bon roi René. Charles III, neveu de celui-ci et son héritier, légua par testament son comté de Provence à Louis XI, qui le réunit à la France; mais, jusqu'à l'époque de la révolution, cette province avoit conservé ses priviléges et ses lois particulières.

Pour revenir aux bains d'eaux thermales auxquels la ville d'Aix doit son nom, il est probable que C. Sextius Calvinus les établit en y faisant conduire, par des aqueducs, des eaux de Mairargues, de Jouques, de Saint-Antonin et d'autres lieux: les Romains les décorèrent à leur manière. Cependant ces eaux perdirent leur nom et leur réputation, et furent presque inconnues sous les rois et les comtes de Provence, et même sous les rois de France. Ce fut en 1600 qu'Antoine Merindol (2) et Castelmont (3), qui se qualifie lui-même de *médecin espargirique*, en renouvelèrent l'usage. Un

---

(1) JOINVILLE, *Histoire de S. Louis*.

(2) *Des bains d'Aix, &c.* Aix, 1600, in-8.º *Apologie pour les bains d'Aix*, 1618.

(3) *Traité des bains de la ville d'Aix*, par le S.ʳ DE CASTELMONT, médecin espargirique, Aix, 1600, in-8.º

autre médecin, appelé *Pitton*, fixa encore l'attention sur ces eaux en 1678 (1). En 1704, on découvrit dans le lieu où ces bains sont établis, plusieurs morceaux d'antiquité et une nouvelle source. Les auteurs du Journal de Trévoux desirèrent que quelqu'un donnât l'histoire de ces eaux (2). M. Lauthier (3), médecin, répondit à cet appel (4); Antoine Émeric, autre médecin, donna leur analyse (5); et Louis Arnaud écrivit aussi sur le même sujet (6). Ces divers ouvrages sont remplis du récit des cures merveilleuses qu'elles ont opérées. Il est certain que l'usage de ces eaux doit être salutaire, et qu'elles peuvent être très-utiles aux habitans dans une infinité de cas : mais elles ne sont pas très-chaudes; et leur efficacité n'est pas assez grande pour attirer de loin des buveurs et des baigneurs, comme celles de

---

(1) *Les eaux chaudes d'Aix*; par J. *Scholastique* PITTON. 1678, in 8.º C'étoit l'oncle du célèbre *Pitton-Tournefort*.

(2) Année 1704, p. 2005. Voyez aussi le *Mercure de France*, mars 1705, p. 66.

(3) C'est celui qui est connu par son amour pour les monumens, et qui céda à Louis XIV le célèbre cachet de Michel-Ange, qui est dans le Cabinet de la Bibliothèque impériale.

(4) *Histoire naturelle des eaux chaudes d'Aix en Provence*, par *Honoré-Marie* LAUTHIER, médecin. Aix, 1705, in-12.

(5) *Analyse des eaux minérales d'Aix*, par Antoine AUCANT-ÉMERIC, médecin. Aix, 1705, in-8.º

(6) *Traité des eaux minérales d'Aix en Provence*. Avignon, 1705, in-12. Voyez aussi *Lettre à MM. sur une source d'eau chaude et minérale d'Aix, découverte en 1704* : sans date.

Digne en Provence, d'Aix en Savoie, de Barége, Bagnères et Cauterès dans les Pyrénées, &c.

L'édifice où les bains sont placés est moderne. Il y a dans les souterrains deux chambres avec des baignoires en marbre. On a incrusté, dans l'une de ces chambres, un bas-relief antique qui représente un *phallus* placé sur un autel (1); il a été trouvé en 1705 dans les fondemens de l'ancien édifice des bains: peut-être avoit-il été consacré par la reconnoissance d'un habitant à qui la douce chaleur de ces eaux avoit rendu le moyen d'être père. Une piété mal entendue a fait mutiler ce monument; mais on distingue parfaitement, par une couleur plus foncée, la place qu'occupoient l'autel et le simulacre qui en a causé la perte. On y lit ce distique, composé par M. Muraire, chirurgien d'Aix :

Præses Phallus abest, erasit barbara dextra;
Sed latet in calidis ipse Priapus aquis.

On observe au-dessus une portion de bas-relief brisée qu'on a prise ou pour un couteau, ou pour un *apex* : ce pourroit être aussi une espèce d'ombelle dont le dieu auroit été couvert. L'ombelle se remarque dans les bacchanales (2) : ainsi elle peut avoir été

---

(1) Il est figuré sur l'ancienne carte de la ville d'Aix.

(2) PACIAUDI, *De umbellæ gestatione*, cap. I.

appliquée au culte de Priape. On prétend qu'on y lisoit ces trois lettres I H C, qui ont exercé la sagacité de plusieurs antiquaires ; elles sont entièrement effacées (1).

Nous consacrâmes le reste de la matinée à l'examen du cabinet de M. de Saint-Vincens, commencé par son père Jules-François-Paul Fauris de Saint-Vincens, président du parlement d'Aix : il étoit né en 1718, et avoit épousé, en 1746, Julie de Villeneuve, fille du marquis de Vence et de dame de Simiane, petite-fille de la comtesse de Grignan ; il étoit donc descendant de Mme de Sévigné par les femmes. Dès sa première jeunesse, il fit ses délices des belles-lettres, de l'histoire et de l'antiquité : ensuite il s'appliqua à l'étude des lois avec la même ardeur. Sa vie, qui a été longue, a été consacrée toute entière à la pratique des plus belles vertus et à l'exercice des devoirs de son état.

Les lettres, noble plaisir d'un cœur pur et généreux, ont été ses délassemens ; il a entretenu une correspondance suivie avec les hommes les plus distingués de l'Europe. C'est lui qui a initié son fils dans

---

(1) On les a interprétées de bien des manières : *Is Hortorum Custos, In Hortorum Custodiam, Impensis Has Calidas, In Humore Caler, In Honorem Coloniæ, Impensis Hujus Coloniæ*. On pourroit encore donner de ces lettres d'autres explications, qui ne seroient pas plus certaines.

l'étude de l'antiquité, qu'il a approfondie, et il lui a laissé l'héritage de ses talens et de ses vertus (1).

---

(1) M. de Saint-Vincens a prodigué à son père les soins les plus constans et les plus tendres. Voici comment j'essayai de peindre les sentimens touchans qu'il avoit pour lui, dans la notice que je lus dans une séance publique de l'Athénée de Paris, après la mort de ce respectable magistrat :

« Vous qui aimez les devoirs de la piété filiale, transportez vous en imagination sur le cours de la ville d'Aix. Voyez ce respectable octogénaire y venir chercher les feux d'un soleil pur comme lui. Son corps n'est point courbé sous le poids de ses quatre-vingts années ; son ame n'en est point affaissée ; sa tête n'en est point affoiblie. Son visage, calme et serein, annonce une ame tranquille. Voyez-le s'avancer appuyé sur son vertueux fils, qui déjà touche lui-même au terme de l'âge mur. Ils s'entretiennent tous deux de quelques grands traits de l'antiquité ; ils traitent quelque question d'érudition, de littérature ou d'histoire. Qui ne seroit échauffé du feu qui anime leur entretien ! Leur regard est tout amour et toute bonté : l'un ne semble desirer de prolonger sa vie que pour ne pas cesser de recevoir les soins d'un fils si bienfaisant ; l'autre ne desire de vivre que pour être toujours l'ami, le soutien de son tendre père. La promenade est finie ; ils retournent à leur domicile. Un cercle de leurs concitoyens les y attend, et sollicite leur décision sur les intérêts qui les divisent. Là le père et le fils forment à eux seuls un tribunal qui paroît le sanctuaire auguste de la justice ; mais ils n'y jugent pas les procès, ils les préviennent. Après, ils reprennent leurs occupations favorites, revoient les amples porte-feuilles qui leur retracent tout ce qui honore leur patrie, lisent avec intérêt les lettres de quelques amis des arts qui les consultent sur des points d'érudition ou d'histoire. Le père n'a plus l'usage complet de la vue : la lecture le fatigue ; mais il ne sera privé qu'à moitié d'un sens, tant que l'usage en restera à son fils. Celui-ci l'instruit des découvertes nouvelles, en lui faisant

CHAPITRE XLVIII.

Cette autre inscription a été trouvée sur le chemin de Toulon, à un mille d'Aix, au mois d'août 1804. La pierre est carrée et surmontée d'un fronton en triangle, au sommet duquel est une coquille en relief, taillée sur la pierre. Les lettres sont de la plus belle forme.

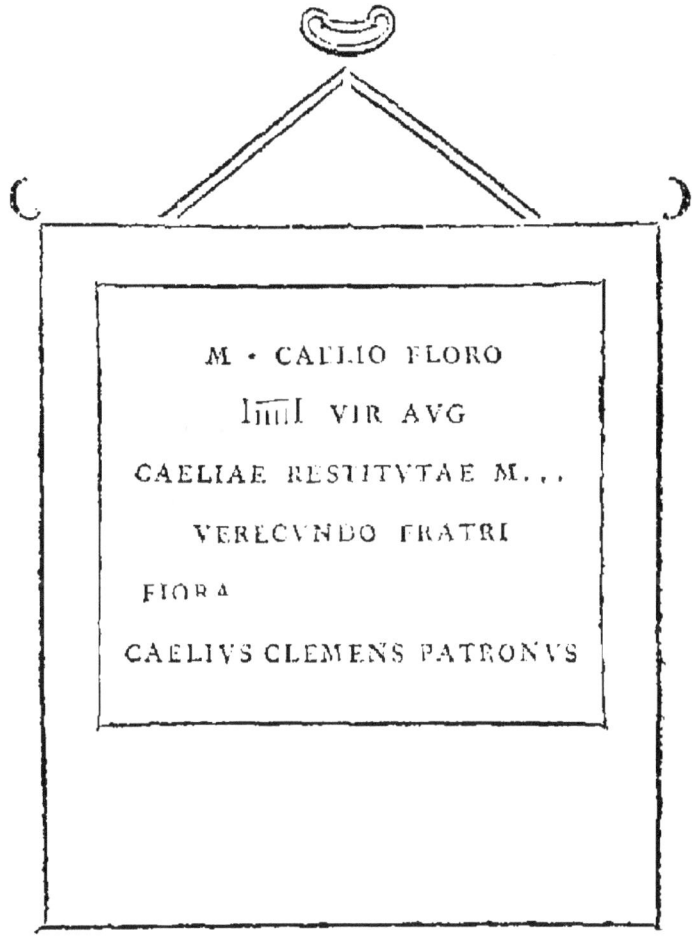

A Marcus Cælius Florus, sextumvir d'Auguste, à Cælia Restituta, mère de Florus, à Verecundus son frère, à Flora sa sœur, Cælius Clemens, leur patron, a fait élever ce monument.

On voit encore un fragment d'une inscription gothique très-mutilée, qui a servi d'enseigne à un lieu de prostitution, au temps du frère du roi René. Il porte la date de 1413.

Depuis notre départ, on a joint à ces monumens une petite statue trouvée à Conil dans le territoire de Rogues, à trois lieues d'Aix. La tête et les bras manquent; elle est assise. Cette figure, qui est très-grossière, porte au cou un médaillon comme on en voit à l'archigalle sur quelques bas-reliefs; elle paroît être du troisième ou du quatrième siècle. On lit sur la base :

STATIA PTHENGISDĀ

Je crois qu'on doit entendre par ces mots, *Statia Pthengis dat;* c'est-à-dire, *Statia Pthengis donne cette statue.*

On trouva auprès une colonne de pierre avec ces lettres :

VI
NC
CC
SO
I.

CHAPITRE XLIX. 221

La première pièce est occupée par une rangée d'armoires à hauteur d'appui ; elles sont remplies de livres, et sur la table sont divers monumens.

---

l'analyse des meilleurs journaux littéraires. Il entretient la force et la constance de son ame, en lui lisant quelque beau traité de morale ou de philosophie ; et après de doux épanchemens d'une amitié rare et touchante, ils se livrent à un sommeil paisible, en terminant une journée qui a encore été ornée par quelque action de bienfaisance et la pratique de quelque vertu. »

Voici les termes dans lesquels son estimable fils m'apprend la perte qu'il a faite : « Vous concevez, dit il, combien sa mort » doit me causer de douleur : il étoit devenu mon unique société ; » et j'étois moi-même sa seule ressource, non-seulement pour les » soins dont il avoit besoin, mais pour ses lectures et ses études. » Son âge de quatre-vingt-un ans n'avoit point affoibli sa tête : il » est mort avec un jugement parfaitement sain, le même goût » pour l'antiquité et les belles-lettres. Dans les trois derniers mois » de sa vie, je lui ai lu toute l'édition de Plutarque de Brotier, » les deux volumes des Œuvres posthumes de Barthélemy, sans » compter ses livres usuels, les journaux littéraires, et les derniers » ouvrages d'Eckhel, dont il devoit l'indication à votre amitié. » Sa mort a été sans douleur et sans agonie. »

Qui peut ne pas être attendri par cette lettre touchante ? qui ne voudroit être un tel fils ! qui ne voudroit être un tel père ! Hommes respectables, si jamais les travaux auxquels je me suis livré m'ont inspiré quelque orgueil, c'est le jour où ils m'ont attiré votre attention et valu les témoignages honorables de votre estime et de votre amitié.

Et toi, ombre vénérable, qui t'entretiens à présent avec Peiresc, Dionis du Séjour, Malesherbes, Bochart de Saron, la Tour-d'Aigues, Séguier et Montesquieu, ta modestie a refusé, de ton vivant, les éloges publics que je voulois te donner ; tu ne pourras du moins me refuser à présent cette consolation de la douleur que m'a causée ta perte !

Nous remarquâmes d'abord un canope d'albâtre, avec des hiéroglyphes ; une tête égyptienne en basalte ; plusieurs vases peints : sur l'un on voit, d'un côté, une femme à cheval, et sur la croupe du cheval un oiseau ; au revers, une femme assise qui tient un miroir : sur un autre petit vase d'une forme élégante, il y a une chouette entre deux oliviers. J'ai seulement fait dessiner celui qui est gravé *pl. XXXI, n.° 1*, à cause de sa haute antiquité : il est de terre de Nola ; le fond est rouge, et les figures sont noires ; le style est très-ancien, sans être cependant des premiers temps de l'art. On y voit un homme vêtu d'un grand manteau ; des guerriers, dont un a la visière de son casque baissée : ce qui fait connoître comment on rabattoit sur le visage ces grands casques des héros grecs, semblables à celui qu'on remarque sur la tête de la Pallas de Velletri et de plusieurs autres statues (1). Les casques des gladiateurs, que l'on voit sur quelques lampes antiques (2), ont une semblable visière ; et l'on en remarque une pareille à ceux qui ont été trouvés dans le camp des soldats à Pompéii, et qui sont dans le cabinet de sa Majesté l'Impératrice à Malmaison.

---

(1) M. de Tersan possède un casque en bronze absolument semblable, qui a été trouvé à Syracuse ; le Cabinet des antiques de la Bibliothèque impériale en possède aussi un semblable.

(2) *Antichità d'Ercolano*, Lucerne.

Une urne carrée, haute de neuf pouces et large de quatorze, fixa ensuite notre attention. Ces petits monumens sont assez communs dans les cabinets; ils appartiennent à l'ancienne Étrurie; et ils sont curieux parce qu'ils représentent, d'une manière particulière des événemens de la mythologie ou de l'histoire héroïque, et qu'ils nous ont conservé diverses particularités relatives aux mœurs et aux usages des Étrusques : c'est pourquoi les auteurs qui se sont occupés des anciens monumens de ce peuple, tels que Dempster (1), Gori (2), MM. Lanzi (3) et Vermiglioli (4), en ont décrit plusieurs. Ces urnes sont accompagnées d'inscriptions écrites en caractères étrusques : malheureusement l'inscription de notre urne est effacée; elle nous apprendroit le nom de la personne dont cette urne a renfermé les cendres : car ces inscriptions n'ont jamais rapport au sujet qu'on a figuré. D'après le costume de la figure, qui, selon l'usage, est couchée sur le couvercle, c'étoit une femme. Le sujet qui est représenté sur la grande face, (*planche XXXI, n.° 2*), est la mort des deux fils d'Œdipe, Étéocle et Polynice. Selon Euripide (5),

---

(1) *Etruria regalis.*
(2) *Museum Etruscum; Inscript. Etrusca; Museum GUARNACCI.*
(3) *Saggio sopra la lingua Etrusca.*
(4) *Inscrizioni Perugine.*
(5) *Phœniss.* 1420 et suiv.

Polynice fut renversé par Étéocle, qui lui avoit enfoncé son épée dans le sein ; et lorsque celui-ci s'avançoit pour le dépouiller selon l'usage de ces temps barbares, Polynice le tua lui-même : cependant Eschyle (1) dit seulement que les deux frères, en se chargeant avec une égale ardeur, s'entre-tuèrent. Apollodore (2) et d'autres écrivains ont adopté cette tradition plus ancienne ; et c'est celle que les Étrusques avoient suivie, en consacrant ce fait sur leurs monumens. L'idée de ce combat exécrable a toujours dû paroître avoir été inspirée par les furies Eschyle dit que les déesses des imprécations, au moment où ils sont tombés, ont fait entendre des chants de victoire (3). Dans la Thébaïde de Stace (4), Tisiphone et Mégère excitent elles-mêmes les deux frères au combat. Non-seulement les deux furies sont ici convenablement placées, mais c'est un symbole ingénieux de l'atrocité de l'action : outre cela, elles terminent le bas-relief d'une manière conforme aux idées des Étrusques ; aux deux côtés de presque tous leurs sarcophages, on voit une figure de l'un ou de l'autre sexe, une furie ou un génie armés d'un flambeau.

---

(1) *Septem adversùs Thebas*, 811.
(2) *Biblioth.* III, 6, §. 8.
(3) *Septem adversùs Thebas*, 960.
(4) Lib. XI, 58 et seq., 197 et seq., 482 et seq.

CHAPITRE XLIX.

Le sujet que je décris a été rarement traité sur les monumens ; je ne le connois point sur les sarcophages romains, où l'on retrouve un si grand nombre d'événemens relatifs aux temps héroïques (1). Il devoit, en effet, paroître trop affreux, et il n'auroit pu convenir qu'à la tombe de deux frères qui auroient éprouvé le même sort. Les Étrusques l'ont adopté pour leurs sarcophages, et il y en a plusieurs répétitions. Dempster (2) en a publié deux : l'une étoit à Florence, dans la villa de la famille Zondodari ; l'autre à Rome, chez le cardinal Gualteri. Le dessin est absolument semblable ; et sur le couvercle de ce dernier, il y a également une femme couchée, et dans la même attitude que celle que nous voyons ici. Ces deux urnes sont tellement conformes, qu'on pourroit penser que c'est celle du musée Gualteri qui a passé dans le cabinet de M. de Saint-Vincens : mais ces urnes étant de terre cuite, étoient faites dans des moules ; par conséquent, il ne devoit exister aucune différence dans les empreintes ; il ne pouvoit y en avoir que pour l'inscription, qu'on gravoit dans l'argile : l'urne du musée Gualteri en avoit une, et celle-ci n'en a point.

On s'étonnera qu'un pareil sujet ait pu servir à décorer l'urne d'une jeune fille ou d'une jeune femme ;

---

(1) V. mon *Dictionnaire des beaux-arts*, au mot *SARCOPHAGE*.
(2) *Etruria regalis*, tome I, pl. LIII.

Tome II. p

mais il paroît qu'on achetoit ces vases chez des potiers, sans guère s'inquiéter de ce qu'ils représentoient. Sur d'autres urnes étrusques qui renferment également les cendres de jeunes femmes, on voit le héros Echetlæus, qui combat à Marathon, ayant pour arme le soc d'une charrue (1); ou Idæus, qui empêche le combat d'Hector et d'Ajax (2) : nous ne devons donc plus nous étonner de trouver ici le combat d'Étéocle et de Polynice.

La même chambre renferme encore plusieurs lampes, des urnes cinéraires, un joli fragment de trépied en marbre; plusieurs fragmens de mosaïque; une belle romaine, dont le pied est une figure de Bacchus : les branches de cette balance ont dix-sept pouces de longueur.

M. de Saint-Vincens a recueilli aussi des monumens du moyen âge. Nous remarquâmes principalement une table de marbre, de vingt-deux pouces de long sur quinze de large, qui a servi de moule pour couler à-la-fois quarante-deux sceaux différens, dont les traces sont presque entièrement effacées, à l'exception de celles de trois ou quatre, où l'on voit une croix, un château, &c. Au revers est le moule d'un très-grand sceau, qui occupe tout le diamètre de la pierre : il représente la Vierge assise entre

---

(1) DEMPSTER, *Etruria regalis*, tome I, pl. LIV.
(2) VERMIGLIOLI, *Inscrizioni Perugine*, I, 183.

CHAPITRE XLIX.

deux anges qui planent dans l'air et qui l'encensent ; un roi et une reine sont à genoux devant elle. Malheureusement l'inscription, qui règne autour, est effacée. Il paroît que le tout ne formoit qu'un seul sceau, qui avoit à la face la grande image qui vient d'être décrite, et au revers les quarante-deux petits sceaux, qui rappeloient, ou différentes branches de la famille, ou plusieurs seigneuries inférieures qui dépendoient du même domaine. Aucun des auteurs qui ont écrit sur la diplomatique, ne fait mention d'un semblable sceau, et je n'en ai jamais vu d'une si grande dimension.

Nous vîmes encore une Vierge de porcelaine qui mérite quelque attention, parce qu'elle a été faite en Chine, et que les traits de son visage sont ceux qui caractérisent les dames chinoises. M. de Saint-Vincens possède aussi des imitations de différens monumens, tels que des modèles en plâtre des trois urnes qui ont été trouvées en démolissant la tour du palais (1) ; des modèles en liège de cette tour et du monument de Saint-Remi.

Sur une console est un beau buste en terre cuite de Gassendi, le célèbre et digne ami de Peiresc, dont il a écrit la vie.

Le père de M. de Saint-Vincens est mort en 1798 :

---

(1) M. de Saint-Vincens a fait graver cette tour et ces urnes. Voyez la Notice déjà citée. Il a démontré que c'étoit un tombeau.

la loi ne permettant point encore de lui élever un tombeau dans une église, M. de Saint-Vincens a consacré la mémoire d'un ami, d'un père si cher, par cette touchante inscription, qui est placée sur le mur de cette première pièce, et qui invite au respect et au recueillement ceux qui s'y présentent :

À LA MÉMOIRE
DE JULES-FRANÇOIS-PAUL
FAURIS SAINT-VINCENS,
HOMME VERTUEUX, JUGE INTÈGRE,
CITOYEN PAISIBLE, MODESTE ET BIENFAISANT,
SAVANT DANS L'HISTOIRE, LES MÉDAILLES
ET
LES ANCIENS MONUMENS,
MORT LE PREMIER BRUMAIRE AN VII,
ÂGÉ DE 80 ANS TROIS MOIS DEUX JOURS.
SON FILS, QUI L'A SOIGNÉ DANS SA VIEILLESSE,
ET QUI L'A PLEURÉ APRÈS SA MORT,
NE POUVANT LUI ÉLEVER UN MONUMENT,
A FAIT PLACER CETTE INSCRIPTION
DANS LE LIEU MÊME
QUI A ÉTÉ PENDANT LONG-TEMPS
LE TÉMOIN DE LEURS COMMUNES ÉTUDES
ET DE LEUR MUTUELLE AFFECTION (1).

---

(1) M. Marron, après avoir entendu l'éloge de M. de Saint-Vincens, que j'avois prononcé à l'Athénée, proposa l'épitaphe suivante :

Qui patriæ, studiisque et egenis vixerat omnis,
  Exiguo, quantus ! conditur hic tumulo.
Æmula Peyrescii virtus doctrinaque famam
  Æra meruit posteritate parem.

CHAPITRE XLIX.

La seconde pièce, également décorée d'armoires remplies de livres utiles, n'est pas moins intéressante. Le buste de Gassendi étoit dans la précédente; on remarque d'abord dans celle-ci celui du grand Peiresc lui-même, moulé sur sa personne aussitôt après sa mort. On s'arrête avec plaisir devant l'image vénérable de cet illustre ami des lettres et de l'humanité.

Celui qui recherche les monumens peut remarquer un petit cippe que j'ai fait figurer pl. XXXVI, n.º 1: au milieu est une femme avec des ailes de papillon, sans doute Psyché, symbole de l'ame; elle est assise, et semble réfléchir sur la briéveté de la vie et sur les peines qui l'accompagnent : au-dessus on voit la figure d'un jeune homme qui tient une espèce de bâton. Ce ne peut être la personne à qui le monument est consacré, puisqu'elle est morte dans un âge avancé; c'est donc probablement le génie de la mort, et le bâton est un flambeau renversé. On lit sur le cippe cette belle inscription :

ZHNΩNI
XPHCTH KE
ΛΛΥΠΕ ΧΕΡΕ
ZHCACA ETH
O̅Γ̅

A Zénon, excellent et innocent, salut; il a vécu soixante-treize ans.

Ce monument, ainsi que l'annoncent la forme

des lettres et l'orthographe des mots XPHCTH pour XPHCTE, KE pour KAI, XEPE pour XAIPE, peut être du III.ᵉ siècle de notre ère.

On distingue aussi dans cette salle quelques tableaux historiques, curieux par leur antiquité ou leur sujet ; un petit portrait de Boniface VIII, ce pape altier dont les démêlés avec Philippe-le-Bel sont si connus ; un portrait de S. Louis, évêque de Toulouse en 1296, ayant à ses pieds son frère, le roi Robert, fils de Charles II, dit le Boiteux, roi de Naples, et la reine Sancie, fille de Jayme I.ᵉʳ, roi de Maïorque, son épouse. Ce portrait est très-précieux, parce qu'il est du Giotto, et par conséquent un des monumens de la peinture au XIV.ᵉ siècle. On sait que le Giotto (1) avoit été appelé à Naples par le roi Robert, qui aimoit les arts, et qu'il a peint dans l'église de *Santa-Chiara* [Sainte-Claire] plusieurs sujets tirés de l'ancien et du nouveau Testament.

Le buste du bon roi René, en terre cuite, a naturellement sa place dans cette chambre, qui contient des monumens relatifs à l'ancienne histoire de la Provence : c'est là que M. de Saint-Vincens conserve la collection précieuse qu'il a formée de gravures qui les représentent ; il y a joint des dessins de ceux qui n'avoient pas été figurés, et une suite de portraits des hommes illustres de cette contrée.

---

(1) Voyez, *infrà*, le chapitre des peintures du roi René.

Il a eu la bonté de me donner une notice raisonnée de ce porte-feuille; et ce manuscrit est doublement précieux pour moi, puisque je le dois à son amitié.

Cette pièce contient encore un joli modèle en liège du pont du Gard, des peintures de saints exécutées pour des Russes, ou du moins pour des chrétiens attachés au rit grec. On sait que les images de leurs saints et de leurs madonnes doivent exactement ressembler à celles qu'on faisoit dans le Bas-Empire avant que les Turcs se fussent emparés de Constantinople. C'est ainsi que dans l'Inde il y a des brames chargés d'inspecter les nouvelles images des dieux, afin qu'elles soient toujours conformes aux anciennes. Des peuples qui ont adopté de pareilles idées, ne peuvent jamais faire des progrès dans les arts.

Dans la troisième pièce est un vase en marbre gris, avec des caractères très-profonds, propres à recevoir des lettres en métal : il a été décrit par Montfaucon.

On y voit aussi un médaillon d'ivoire (*pl. XXXII, n.° 1*) qui représente d'un côté le buste du roi René, avec cette inscription : RENATVS DEI GRACIA IHERVSALEM ET SICILIE REX 'E CETERA. Ce buste est d'autant plus curieux, que l'artiste n'a voulu omettre aucun détail de la figure du roi René ; il n'a pas même oublié une verrue avec des poils qui est près de l'oreille.

Le revers du médaillon est singulier : dans une espèce de couronne formée de bâtons de bois mort et rompu, est une masse soutenue par quatre câbles qui sont passés au travers comme dans un poids de plomb : on voit dessus trois unités en chiffres gothiques, placées au milieu des mots EN VN, le tout renfermé entre deux croissans de cette manière, C EN III VN Ɔ, c'est-à-dire *trois en un ;* ce qui a sans doute rapport au mystère de la Trinité : plus haut est la date M CCCC LXI; on lit au bas, OPVS PETRVS DE MEDIOLANO. Ce médaillon est précieux en ce qu'il nous offre le nom d'un ancien artiste. Victor Pisano ou Pisanello, né à Vérone, est regardé comme un de ceux qui ont gravé les premières médailles : nous avons dans le Cabinet de la Bibliothèque impériale le curieux médaillon en or qu'il a fait pour Jean Paléologue, pendant le séjour de cet empereur à Florence en 1439, et sur lequel l'artiste a écrit son nom en grec et en latin. M. de Saint-Vincens pense que le travail de son médaillon est préférable à celui du médaillon de Pisanello ; il croit que pendant les vingt-deux ans qui se sont écoulés entre ces deux artistes, l'art avoit fait quelques progrès. J'avoue que je ne vois pas qu'il y ait une différence bien sensible pour l'exécution entre ces deux médaillons. Ce qui ajoute à l'intérêt du sien, c'est qu'il donne le nom d'un artiste du XV.ᵉ siècle, que je ne trouve cité nulle part.

Un autre médaillon *(pl. XXXII, n.° 2),* de bronze,

également du XV.e siècle, qui est dans le même cabinet, mérita aussi notre attention. On y voit d'un côté le buste de Jean de Matheron, qui occupa les premières charges de la province sous René, Louis II et Charles VIII, et qui mourut à Rome en 1495 : il est coiffé d'un bonnet rond, dont les bords sont relevés par derrière; ses cheveux sont coupés et descendent jusque sur les épaules : il a une robe de magistrat, et autour du cou une chaîne qui porte la double croix de l'ordre de Saint-Jean de Latran, qu'il n'obtint qu'en 1474; ce qui place l'époque de ce médaillon à environ treize ans après celle du premier. On lit autour : IO. MATHAROM. D. DE SALIGNACO. EQVES. IVRIVS DOTOR. COMES. PALLATINVS. Sur le revers, on le voit à pied, vêtu de même; il tient d'une main une épée, et de l'autre un livre appuyé sur sa poitrine : près de lui sont ses armoiries, surmontées d'un casque qui a pour cimier une main armée d'un petit poignard; à sa gauche est une tige de lis qui traverse une couronne ouverte fleurdelisée ; la tige est ornée d'une bande sur laquelle est écrit FIDES SERVATA DITAT; au bas du lis est un chien, symbole de la fidélité. Autour du médaillon on lit : MAGNVS IN PROVINCIA PRESIDENS CONSILIAQ CANBELLANVS REGIVS.

Un joli bas-relief antique *(pl. XXXI, n.º 3)* est incrusté dans le mur : on y voit deux esclaves vêtus de la *pénula*. L'un tient d'une main un cheval par la bride, et de l'autre il frotte avec une espèce d'étrille la tête de l'animal : le second regarde un autre cheval qui lève la jambe droite ; il vient de le saigner au flanc, et le sang coule à terre. Entre ces deux hommes est une grande moraille, dont la destination est de contenir la tête des chevaux pendant les opérations difficiles et de les en distraire par une forte douleur: les bras de cette moraille sont élégamment ornés de têtes d'animaux ; ces deux bras passent dans une verge de fer qui paroît destinée à tenir l'instrument plus ou moins ouvert ou fermé.

J'ai encore fait graver un autre bas-relief plus intéressant par la pureté du dessin et la netteté de l'exécution *(pl. XXXI, n.° 4)*. Un héros, coiffé du pétase et vêtu seulement d'une chlamyde, tient un cheval par la bride ; il élève la main droite au-dessus d'un autel à fronton triangulaire qui est placé devant lui, et il paroît prêter un serment : derrière lui, devant un portique soutenu par deux colonnes d'ordre corinthien, est une femme âgée, qui peut être la mère du héros ; elle est enveloppée dans un grand *peplus* qui couvre sa tunique et une grande partie de son bras gauche ; elle élève la main droite comme pour parler au héros. Cette sculpture étoit peut-être destinée à orner le tombeau d'un jeune homme qui est mort dans sa première campagne : nous y voyons le serment qu'il fait aux dieux protecteurs de sa patrie, et les adieux de sa vénérable mère. Les tombeaux de plusieurs guerriers les représentent ainsi partant pour les combats (1).

C'est dans cette salle, ornée de son portrait, que le vertueux magistrat partageoit son temps entre les aimables délassemens de la littérature et les nobles plaisirs de la bienfaisance ; c'est là qu'après avoir terminé les différens qui divisoient des familles, leur avoir souvent sauvé la fortune et l'honneur, il se livroit à l'étude des monumens et des médailles. Nous examinâmes avec un vrai plaisir le médaillier qu'il a formé et dont il a fait un usage si utile : on y trouve une suite complète des médailles de Marseille, des monnoies des comtes de Provence (2); il y en a aussi une très-nombreuse de médailles des papes. La suite des médailles des villes grecques n'est pas considérable, mais plusieurs sont intéressantes ; les impériales, sur-tout les monnoies d'or du Bas-Empire, y sont en plus grand nombre : on y trouveroit sûrement de quoi ajouter encore au supplément que M. Tanini a fait à l'ouvrage de Banduri.

Parmi quelques antiquités d'un très-petit volume renfermées dans ce précieux médaillier, je distinguai deux pièces dont je donne ici la figure. La première est une tessère d'ivoire, du nombre de celles qu'on appelle communément des *tessères de gladiateurs*. On

---

(1) Voyez mon *Dictionnaire des beaux-arts*, au mot SARCOPHAGE.

(2) M. de Saint-Vincens le fils a publié ces belles collections.

les nomme ainsi, parce qu'on pense qu'on les distribuoit aux gladiateurs comme une attestation qu'ils avoient combattu tel ou tel jour ; c'est du moins en ce sens qu'on interprète les lettres SP, SPectatus. Ces tessères ont la forme d'un cube prolongé, ou, si l'on veut, d'un carré long. Les inscriptions y sont ordinairement distribuées en quatre lignes, une pour chaque face : ici, il n'y en a que trois.

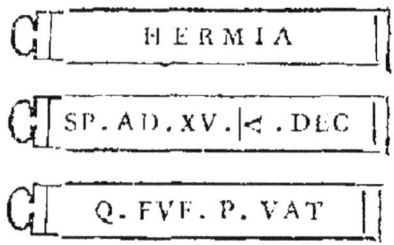

On y lit HERMIA SPectatus AD XV Kalendarum DECembris Q. FUF. P. VAT. On voit donc que cette tessère a été donnée au gladiateur Hermia comme un témoignage qu'il a paru dans les spectacles du 15 décembre, sous le consulat de Q. FUF. et de P. VAT. L'époque de ce consulat devroit nous donner l'année dans laquelle Hermia a reçu cette tessère ; mais les noms des deux consuls, qui probablement s'appeloient Quintus FUFicius et Publius VATinianus, ne se trouvent point dans les Fastes consulaires.

L'autre tessère est une petite pièce carrée, de bronze, avec des lettres d'argent incrustées sur un seul côté (pl. XXXII, n.º 3) : au milieu il y a une croix. Cette tessère fut apportée de Marseille à MM. de Saint-Vincens, en 1788. On a pensé qu'elle avoit pu servir d'invitation à une cérémonie religieuse : il paroît plutôt qu'elle étoit destinée à être placée dans les fondations de quelque église. Nous possédons dans la Bibliothèque impériale plusieurs tessères semblables qui ont servi au même usage (1).

Une quatrième pièce renferme aussi quelques monumens : entre autres, un beau candélabre en bronze, haut de quatre pieds; une lampe de bronze, à sept becs, surmontée d'une anse recourbée et terminée en tête de belier; un fragment de mosaïque. Nous y remarquâmes sur-tout une petite figure qui a été trouvée dans le port de Marseille, et que MM. de Saint-Vincens ont regardée comme un Hercule soulageant Atlas (*pl. XXXVI, n.° 2*): mais j'avoue que je n'y vois rien qui annonce l'idéal du héros thébain; le corps sphérique que cette figure porte sur les épaules, me paroît plutôt ressembler à une outre qu'au globe du monde. Auprès, il y a d'autres figurines peu remarquables.

Ce cabinet est encore décoré d'une estampe qui représente la procession de la Ligue : ce qui la rend précieuse, c'est qu'elle a été enluminée à cette époque. Nous remarquâmes aussi un dessin du tableau du roi René, dont il sera bientôt question.

---

(1) CAYLUS, *Recueil d'antiquités*, t. IV, pl. CIII.

CHAPITRE L.

MUNICIPALITÉ. — Mosaïques. — Scène de comédie. — Thésée tue le Minotaure. — Entelle et Darès. — Bas-reliefs. — Sarcophage antique. — Enfantement de Léda. — Mausolée du marquis d'Argens. — Inscription de Geminius. — Horloge mécanique.

La municipalité est une espèce de musée ; on y a réuni plusieurs monumens qui appartenoient à la ville. M. de Saint-Vincens voulut bien nous y conduire. Le pavé contient des mosaïques découvertes près de l'hôpital, en 1790. La première *(planche XXXIII)*, qui avoit vingt-sept pieds sur vingt-cinq, représente une scène de comédie (1). Trois personnages paroissent dans une action très-animée : au milieu est une femme ; un jeune homme qui tient un rouleau, lève un bâton, sans doute pour en frapper le troisième personnage, qui cependant n'a pas le costume d'un esclave. On ne peut déterminer la pièce d'où cette scène est tirée ; elle appartient sans doute à quelque ouvrage perdu. Autour sont huit masques de théâtre ; ce qui semble annoncer le nombre des personnages qui paroissoient dans cette comédie. Au bas

---

(1) Elle est figurée dans la *Notice sur M. Fauris de Saint-Vincens*, p. 20.

CHAPITRE L. 239

sont des ornemens qui décorent les encadremens : on y voit un canard, un casque, un bouclier, un pied chaussé et des entrelacs.

La seconde (*pl. XXXIV*) avoit douze pieds sur dix-huit, et elle étoit sur la même ligne que la précédente ; elle offre un sujet plus facile à expliquer. On y voit Thésée qui tue l'épouvantable fils de l'impudique Pasiphaé : le héros est armé de la terrible massue qu'il avoit enlevée à Périphète, après l'avoir vaincu ; il pose la main sur le monstre, qu'il va assommer. Le Minotaure est figuré avec une tête de taureau et un corps humain, ainsi que le représentent tous les monumens de l'antiquité, et non, comme l'ont fait quelques artistes modernes, avec un corps de taureau et une tête humaine (1). Les lignes du fond du pavé forment ce qu'on appelle un labyrinthe, par allusion à celui dans lequel Thésée devoit être la victime du monstre qu'il vient d'abattre (2).

Le troisième pavé (*planche XXXV*), de treize pieds de largeur sur vingt de longueur, représentoit deux vigoureux pugiles, armés du ceste pesant : ils se cherchent, et vont bientôt s'attaquer ; le taureau qui est auprès d'eux, paroît être destiné à devenir le prix du vainqueur. Cette circonstance a fait présumer

---

(1) Voyez mon *Dictionnaire de mythologie*, aux mots THÉSÉE et MINOTAURE.

(2) *Notice sur Jules Favris de Saint-Vincens*, p. 20.

à M. de Saint-Vincens, avec quelque probabilité, que le combat qui est figuré ici est celui d'Entelle et de Darès (1), que Virgile nous a peint avec des couleurs si vives. Nous ne voyons, il est vrai, ni l'épée ni le casque qui doivent encore faire partie du prix; mais l'artiste aura pensé que le taureau suffisoit pour indiquer convenablement le sujet. Darès est dans l'attitude d'un homme qui défie son ennemi : Entelle le regarde d'un air ferme et assuré (2) ; et l'on peut bien penser que la victoire se déclarera pour lui, malgré le mouvement menaçant et la jactance de son adversaire (3).

A côté de ces trois mosaïques étoit un souterrain dans lequel on voyoit des tuyaux qui pourroient faire penser qu'il y a eu dans ce lieu des bains domestiques, dont ces mosaïques décoroient la salle. En vain M. de Saint-Vincens voulut-il acquérir ces beaux monumens ; il ne put empêcher leur destruction : les tableaux ont disparu ; on sauva seulement

---

(1) *Talis prima Dares caput altum in prælia tollit ;*
Ostenditque humeros latos, alternaque jactat
Brachia protendens, et verberat ictibus auras.

VIRG. *Æneid.* V, 375.

(2) *Stat gravis Entellus.* Ibid. 437.

(3) M. Gibelin a donné, dans la *Décade philosophique*, an X, n.° 3, page 153, un croquis de ces trois mosaïques. Il est étonnant qu'il n'ait seulement pas indiqué les gravures de M. de Saint-Vincens.

CHAPITRE L.

quelques compartimens, que l'on voit chez lui et à la maison commune.

On a enchâssé dans les murs plusieurs bas-reliefs intéressans. Un d'eux, qu'on a malheureusement barbouillé en jaune, représente un homme qui a une jambe velue et l'autre couverte d'une armure à écailles : il a sur les épaules un bâton renflé à ses extrémités, qui paroît destiné à porter des fardeaux. On lit au-dessus : *Personnage scénique, représentant l'Hercule gaulois*. Cette indication est fausse ; car, quoique cette figure ressemble assez à cette espèce de *maccus* ou de bouffon que l'on voit sur plusieurs vases peints, rien ne prouve que ce soit un personnage scénique, et il est certain que ce n'est pas un Hercule gaulois.

Deux autres bas-reliefs de marbre, maussadement couverts d'une couleur de bronze et d'un vernis luisant qui remplissent les cavités et altèrent la pureté des contours, attirent encore l'attention. L'un (1) est occupé dans le milieu par des cannelures sinueuses ; aux extrémités sont les génies du sommeil et de la mort qui éteignent leurs flambeaux. On a écrit dessus : *Partie du monument élevé par Marius après la défaite des Cimbres*. Cette indication renferme une erreur manifeste : ce monument est le devant d'un sarcophage qui, d'après la forme des cannelures

---

(1) Il est gravé sur la carte de la ville d'Aix.

Tome II.

et le style des figures, doit être du III.ᵉ siècle de notre ère.

L'autre bas-relief est bien plus digne d'être remarqué, à cause de la beauté du style et de l'intérêt du sujet. On a écrit dessus : *Monument votif d'une femme, de ses trois enfans et de sa famille, à Vénus et Mars, terminé par une canéphore.* L'explication que je vais donner de cet intéressant monument, prouvera facilement combien il y a d'erreurs réunies dans ce peu de mots.

Ce bas-relief, qui étoit autrefois placé dans une chapelle latérale de l'église de Saint-Sauveur, a vingt pouces de long sur cinquante-deux de large; en 1792, il fut mis en dépôt à la maison commune de Marseille. Le sujet qu'il représente est piquant et singulier. Dom Martin, cet écrivain paradoxal, digne émule du P. Hardouin, avec moins de savoir et d'esprit, est le premier qui l'ait publié ; mais sa gravure est extrêmement inexacte, et il ne l'avoit pas vu lui-même. Il pense que c'est le devant d'un sarcophage; que la femme qui est assise sur un lit, est celle pour qui le monument a été fait ; qu'elle est entourée de ses parens et de ses trois fils : Mars et Vénus les considèrent; leur nudité (1), ajoute-t-il, annonce leur amour adultère;

___

(1) Mars est toujours représenté nu ; Vénus est le plus souvent figurée nue ; et les artistes n'ont point fait allusion pour cela à leur adultère.

Vénus est là comme déesse des enfers; l'homme nu couché à terre est un fleuve, et la femme qui porte une corbeille, une canéphore.

M. de Gaillard a reproduit ce monument parmi les ornemens de sa carte d'Aix, mais avec une plus grande inexactitude. Il dit seulement qu'il représente l'accouchement de Léda; mais, dans la seconde édition de sa carte, il est revenu sur cette explication, et il prétend que c'est une allégorie de l'abondance des fruits du pays et de la fécondité que procure la bonté des eaux.

M. Burle, dans une lettre manuscrite au célèbre Peiresc, a pensé que ce monument représentoit l'accouchement de Léda; mais il n'en a pas expliqué les détails. Mon ami M. de Saint-Vincens en a fait exécuter pour lui une nouvelle gravure; il n'adopte pas cette explication, et voit ici un vœu fait à Mars et à Vénus par la famille d'une femme malade, pour obtenir sa guérison : son mari, sa mère, sa sœur, son père et ses trois enfans sont autour d'elle ; Mars et Vénus paroissent venir au secours de la malade ; la canéphore caractérise les offrandes, et le fleuve indique le lieu où le vœu a été fait.

J'ai bien examiné ce bas-relief: malgré les mutilations qu'il a éprouvées, on y reconnoît un très-beau style, qui peut difficilement se remarquer dans les images infidèles qui en ont été données.

M. Dagincourt en a bien su démêler la beauté dans la gravure informe qui a été exécutée à Aix, et que M. de Saint-Vincens lui a envoyée. Je l'ai fait dessiner de nouveau et graver avec soin par M. Clener; et la représentation que j'en donne *pl. XXXVII*, n.° *1*, est très-exacte.

Il est évident que M. de Gaillard a eu tort de se dédire : l'explication que M. Burle en a donnée, et qu'il avoit adoptée, est indubitable. Nous voyons ici l'accouchement de Léda; et toutes les figures qui forment cette belle composition, sont très-faciles à reconnoître.

La fille de Thestius est sur un lit couvert d'une draperie relevée, et dans une attitude qui exprime l'abattement ; elle est vêtue d'une tunique et d'un ample *peplus* ; et sa tête est couverte d'un large voile: tout cela convient à une femme qui vient d'éprouver les cruelles douleurs de l'enfantement. Son dos est appuyé sur un coussin ; ses pieds posent sur un marchepied, qui n'indique pas ici, comme sur plusieurs monumens, le haut rang dans lequel elle est née, mais qui fait supposer son état de fatigue et de souffrance.

Aux pieds de Léda est l'œuf qui renferme deux héros bienfaiteurs de l'humanité et cette Hélène dont la beauté doit être si funeste. Ici s'offre une difficulté. La plupart des mythographes ont dit que Léda fut surprise par Jupiter métamorphosé en cygne, pendant qu'elle se baignoit sur les bords de l'Eurotas; qu'elle conçut un œuf dont elle accoucha dans Amyclée; il renfermoit Pollux et Hélène : elle en conçut un autre de Tyndare, et celui-ci renfermoit Castor et Clytemnestre (1). Mais il faut observer que les traditions ont beaucoup varié. S. Épiphane dit que quelques anciens ont pensé qu'un seul œuf produit par Léda renfermoit Pollux, Castor et Clytemnestre. Tzetzès (2) et Fulgence (3) ont nommé Hélène au lieu de cette princesse. Si les auteurs se sont permis de pareils changemens aux traditions mythologiques, les artistes ont pu aller aussi loin, et représenter Léda produisant dans un seul œuf Pollux, Castor et Hélène; ils ont dû préférer cette tradition, parce qu'ils ne pouvoient figurer à-la-fois qu'un seul enfantement de Léda : d'après cela, ils ont dû placer dans cet œuf Hélène plutôt que Clytemnestre, parce qu'elle étoit fille de Jupiter, et que la guerre cruelle dont sa beauté fut la cause, est encore plus célèbre que l'atroce attentat de Clytemnestre.

Derrière Léda sont deux femmes, dont l'une, celle qui a le voile, peut être regardée comme sa nourrice. On sait que, dans les temps héroïques, la nourrice d'une princesse étoit toujours considérée comme

---

(1) HYGIN. fab. 77, *Astronom*. II, n.º 8.
(2) *In LYCOPHR*. 87.
(3) FULGENT. *Mythol*. II, 16.

l'esclave la plus fidèle et la confidente la plus discrète. Dans plusieurs bas-reliefs, les nourrices des filles de Niobé (1) et la vieille Euryclée (2) ont également la tête couverte d'un voile.

La plus jeune de ces femmes peut être une des esclaves de Léda, qui assiste à l'accouchement de sa maîtresse; peut-être est-elle destinée à se charger de l'éducation d'Hélène.

Le vieillard que nous voyons à droite, et qui étend ses bras vers l'enfant, doit être le pédagogue qui sera chargé d'élever les fils de Jupiter, de les instruire à dompter des coursiers, à manier le ceste, à vibrer la lance, de les exercer enfin dans la science des héros.

Le personnage nu qui est au pied du lit de Léda, et que tous ceux qui ont examiné ce monument ont pris pour Mars, doit être Tyndare lui-même. Il est vrai que Mars est quelquefois représenté avec la barbe; on le voit ainsi sur les monnoies des Bruttiens et des Mamertins (3). Mais l'intervention de ce dieu n'est point ici nécessaire, et Tyndare ne peut être indifférent à cet événement: aussi, par un geste de la main droite, témoigne-t-il

---

(1) WINCKELMANN, *Monumenti inediti*, n.° 89; VISCONTI, *Museo Pio-Clem.* IV, pl. 17.

(2) WINCKELMANN, *Monumenti inediti*, n.° 161; MILLIN, *Monumens inédits*, II, pl. XL, p. 315.

(3) MAGNAN, *Bruttia numismatica*, pl. 6 et suiv., pl. 40.

sa surprise d'un accouchement si singulier ; et il s'étonne avec raison que son épouse ait pu produire un œuf qui, en se brisant, lui fait voir qu'il devient à-la-fois père de trois enfans.

Comment Vénus ne se trouveroit-elle pas à l'enfantement de Léda ? N'est-ce pas cette trompeuse déesse qui a aidé à la séduire ? Elle s'étoit changée en aigle, et feignoit de poursuivre le beau cygne que cette princesse reçut dans ses bras, et avec lequel elle s'endormit innocemment, sans pouvoir soupçonner que cet oiseau fût le maître des dieux. C'est par la protection de Vénus qu'Hélène a joint tant de grâces et de charmes à tant de beauté : c'est en s'abandonnant imprudemment aux conseils de la déesse des plaisirs, qu'elle a trahi ses devoirs et abandonné sa famille pour suivre un prince étranger; ce qui a causé la ruine de son trône, la destruction de son pays et la perte de toute sa race. Le vêtement léger de la déesse est enflé par le vent: d'une main elle cherche à le retirer; de l'autre, elle tient une longue tresse de sa belle chevelure : près d'elle est la tendre colombe, symbole des séduisantes caresses de l'amour, et qui est l'attribut ordinaire de la déesse de la volupté.

Le vieillard couché est l'Eurotas, le fleuve principal de la Laconie : il tient à la main une espèce de roseau appelé *masse d'eau* (1), qui croît abondamment dans les étangs.

---

(1) *Typha palustris.*

La canéphore qui est à l'extrémité n'est qu'un simple ornement : plusieurs sarcophages sont aussi terminés par des télamons ou des cariatides; tel est celui de la villa Casali, sur lequel on voit, aux deux extrémités, des Bacchus indiens qui portent des tambourins (1).

D. Martin a eu raison de dire que ce marbre est le devant d'un sarcophage. Comme les anciens choisissoient quelquefois des sujets relatifs au genre de mort de la personne à qui le sarcophage étoit destiné, peut-être celui-ci renfermoit-il le corps d'une jeune femme qui avoit perdu la vie après avoir donné le jour à trois enfans dans un seul accouchement. Les exemples d'une pareille fécondité sont très-communs, et il n'est pas rare aussi qu'elle ait des suites funestes. La sculpture paroît être du commencement du III.ᵉ siècle.

Au-dessus de la cheminée est un bas-relief qui représente Prométhée enchaîné, à qui un vautour déchire le sein. Il est moderne. Aux côtés, il y a deux bustes dont les têtes seulement sont antiques : l'une paroît être celle d'une impératrice, avec les attributs de Cybèle ; l'autre est inconnue. Près de là sont de grandes amphores qui ont été trouvées dans le territoire d'Aix. Le buste du roi René et celui de M. de Méjannes, qui a donné à la ville une si

---

(1) *Magasin encyclopédique*, ann. VIII, tome VI, page 145.

riche bibliothèque, décorent aussi la salle de la municipalité.

Derrière le siége du maire est un monument qui fixa sur-tout nos regards ; c'est le reste du mausolée que le roi de Prusse fit élever à son ami le marquis d'Argens. Ce monument, qui est gravé *pl. XXXVIII, n.° 1*, tel qu'il se voyoit alors, étoit dans l'église des Minimes. Devant une pyramide qui soutient une urne entourée de cyprès, est un grand piédestal qui porte un génie couronné ; il place d'une main sur un autel le médaillon du marquis, et tient dans l'autre main un immortel laurier : au pied de l'autel sont des balances, le miroir de la vérité, des livres et des lauriers. Ce mausolée a été sculpté par Bridan. L'idée du génie couronné qui place sur l'autel de la justice et de la vérité le médaillon du philosophe, est heureuse : mais la figure du génie n'a rien de noble ni d'élevé ; l'exécution ne mérite pas autant d'éloges que la pensée.

Le roi de Prusse avoit donné lui-même l'inscription dont il vouloit que le mausolée du marquis fût décoré ; elle étoit simple et convenable, quoique l'expression n'en fût pas très-remarquable :

VERITATIS AMICUS,
ERRORIS INIMICUS.

Mais les religieux en substituèrent deux autres,

où l'on ne sait ce qui choque le plus, de la barbarie du style ou de l'incohérence des idées :

INSTANTE MORTE
ANNOS ÆTERNOS RECOGITANTI
VELUM NUGACITATIS
ABLATUM EST,
ET HIC
CUM COGNATIS FIDEI CULTORIBUS,
QUORUM SPES
IMMORTALITATE PLENA EST,
REQUIESCERE CUPIVIT
UT TESTAMENTO MANDAVERAT :
SED
TELO MARTIO OBIIT,
ET IN ECCLESIA MAJORI
SEPULTUS
DIE XIIMA MENSIS JAN. ANN.
DOMINI 1771.

———

A L'ÉTERNELLE MÉMOIRE
DE HAUT ET PUISSANT SEIGNEUR
JEAN-BAPTISTE BOYER, CHEVALIER,
MARQUIS D'ARGENS, CHAMBELLAN
DE FRÉDÉRIC LE GRAND, ROI DE PRUSSE,
QUI LUI A FAIT ÉLEVER CE MAUSOLÉE
COMME UN MONUMENT ÉTERNEL
DE LA BIENVEILLANCE ET DE L'ESTIME
DONT IL L'HONOROIT.
1775.

L'inscription latine (1) est un tissu de mensonges

---

(1) *Le voile de la nugacité a été enlevé à lui pensant à l'éternité,*

et d'absurdités. Il n'est pas vrai qu'au moment de la mort, *la pensée de l'éternité* ait écarté des yeux du marquis *le voile de la nugacité*, qu'il ait desiré reposer avec ses parens attachés à la foi, et qu'il l'ait ordonné par son testament : il est certain que quand on sut que le mal de l'auteur de la *Philosophie du bon sens* étoit sans remède, on chercha à obtenir de lui une rétractation de ses opinions ; mais il mourut sans qu'on eût pu y réussir. Cependant le clergé jugea nécessaire de répandre que le philosophe avoit été désabusé : on fit entrer la veuve du marquis dans cette fraude pieuse, et elle écrivit au roi de Prusse pour lui faire part de la prétendue conversion de son mari ; mais elle sentit bientôt la faute qu'elle faisoit de tromper ainsi un grand roi, son protecteur, l'ami de son mari et l'appui de sa famille, et elle lui écrivit une autre lettre où elle dévoila toute cette intrigue (1). La rétractation de la marquise produisit

---

aux approches de la mort. Il a desiré reposer avec ses proches, amis de la foi, dont l'espoir est plein d'immortalité, ainsi qu'il l'avoit exprimé par son testament ; mais il mourut à Toulon, et fut enterré dans la grande église, le XIIe jour du mois de janvier de l'an 1771.

(1) Elle est imprimée dans les *Œuvres du roi de Prusse, Correspondance*, tome XII, lettre dernière ; elle commence ainsi : « De-
» puis deux mois que j'ai perdu mon mari, on ne cesse de me
» recommander d'écrire qu'il est mort comme un saint, lorsque
» la vérité veut que je dise simplement qu'il est mort comme un
» sage. »

une clameur générale : on vouloit qu'elle brûlât les manuscrits de son mari, et même ses tableaux; et aucune église ne consentit à recevoir le monument qu'un grand monarque consacroit à l'amitié. Enfin les Minimes d'Aix se montrèrent plus faciles; ils admirent le mausolée dans la chapelle où reposoient les cendres des ancêtres du marquis d'Argens : mais ils y placèrent cette ridicule inscription. L'épitaphe françoise n'est ni d'un meilleur style, ni d'un meilleur goût, ni d'un meilleur sens : ce n'est point au haut et puissant seigneur, ce n'est point à son chambellan, que le roi de Prusse a fait élever ce mausolée; c'est à l'homme de lettres, au philosophe, qu'il honoroit de son amitié.

Il semble que ce mausolée ait été destiné à être dénaturé de toute manière, et à devenir le sujet de bizarres conceptions. Lors de la destruction des monastères, il fut abattu, et la statue fut portée à la municipalité : le titre de philosophe ne put faire absoudre le marquis; on arracha l'inscription où il étoit question d'un roi et d'un chambellan; le médaillon fut enlevé, et l'on mit à la place une sphère où l'on voit le département des Bouches-du-Rhône, que le génie indique en posant le doigt sur les villes d'Aix et de Marseille; on remplaça les anciennes inscriptions par celle-ci : *Monument élevé à la République par l'arrêté de l'administration municipale du canton d'Aix, du 23 nivôse an 7 républ.*

En décernant de pareils hommages, une ville ne court aucun risque de se ruiner. Lorsque nous vîmes ce monument, il alloit subir une troisième transformation; la trompette de fer-blanc qu'on avoit mise dans la main du génie, devoit encore se changer en laurier, et le globe terrestre faire place à un nouveau médaillon, non pas du marquis philosophe, mais de l'Empereur NAPOLÉON. Nous ne pûmes nous empêcher de témoigner notre indignation d'une semblable inconvenance. Quoi! le monument honorable élevé par un grand roi, chez une nation étrangère, à l'homme vertueux et éclairé qu'il appeloit son ami, ce bel et intéressant hommage rendu au savoir par la puissance, avoit été anéanti par de vils démagogues, pour le consacrer à un fantôme de république qu'ils n'étoient ni faits pour concevoir, ni dignes de conserver; et, par une nouvelle métamorphose, il alloit être offert au grand homme que la France a choisi pour son monarque! De quel prix pourroit-être à ses yeux un pareil hommage? La municipalité, composée d'hommes honnêtes et éclairés, reconnut la justesse de nos raisons; et il fut décidé que le monument seroit rendu à son ancienne destination.

Mais de nouveaux obstacles se sont élevés: le prélat vertueux et respectable qui gouverne l'église d'Aix, n'a point encore reçu le monument. Il est pourtant présumable que les difficultés qui se sont élevées sur ce point seront aplanies. Je suis bien loin de vouloir être regardé comme un apôtre de l'incrédulité ; et ce n'est pas dans la vue de lui procurer un avantage sur la religion, que j'insiste pour que ce monument soit placé dans la principale église : mais rien ne peut autoriser à l'en exclure. Le marquis d'Argens étoit un homme honnête et bienfaisant : ses opinions ont été contraires aux dogmes que l'Église enseigne ; mais si elle n'admettoit dans ses temples que ceux qui les suivent, combien de monumens devroient en être exclus ! On a prétendu faussement que le marquis avoit fait une rétractation authentique de ses sentimens ; mais qui peut savoir quelle a été sa dernière pensée à l'approche du terrible moment ? et si Dieu l'a reçu dans son sein, pourquoi sa tombe seroit-elle repoussée des temples où on l'honore ? Son corps a été inhumé à Toulon, dans la principale église ; comment refuser à celui qui a obtenu de reposer parmi les chrétiens, d'avoir un mausolée dans le lieu où il peut avoir part à leurs prières ! Des attributs païens ne décorent-ils pas quelques églises, comme des trophées de la foi sur le paganisme ! Des corps saints ont été déposés dans des sarcophages païens ; des colonnes de temples des faux dieux soutiennent les basiliques que nous avons élevées au Dieu que nous adorons ; des temples antiques ont été convertis en églises ; et Sixte-Quint a placé la statue de S. Pierre sur le sommet de la

CHAPITRE L.

colonne Trajane. Qu'il soit donc permis au marquis d'Argens d'avoir un mausolée dans la cathédrale d'Aix, à côté de l'immortel Peiresc et des illustres Provençaux que la ville s'honore d'avoir vus naître.

En sortant de la maison commune, on nous montra l'inscription suivante, placée dans l'intérieur, sous un hangar :

> C. GEMINIO CENSORI.
> L. GEMINIO MESSIO.
> M. GEMINIVS. NASICA.
> FRATRIBVS.

M. Geminius Nasica à Geminius Censor, à L. Geminius Messius, ses frères.

Au milieu de la place ou du marché, devant la maison commune, est une fontaine surmontée d'une assez belle colonne qui pose sur une mauvaise base.

Près de la commune est la tour de l'horloge. Cette tour a pour base une porte qui servoit d'entrée à une des trois villes dont Aix étoit composé dans le moyen âge. La sonnerie est placée au haut, dans une espèce de cage de fer : sous le cadran est une arcade dorée, où se présentent successivement, et aux époques précises, les quatre saisons et les jours de la semaine, représentés par les divinités qui président à chacun, Diane, Mars, Mercure, Jupiter, Vénus, Saturne et Apollon. Le mécanisme a un peu souffert ; les roues sont dérangées : mais l'officieux gardien y supplée en plaçant lui-même avec la main, à chaque révolution, les figures où elles doivent être. Il y avoit autrefois sur cette horloge (1) une inscription en l'honneur de Louis XIII ; elle a été remplacée par une urne, avec ces mots : *Aux défenseurs de la patrie.*

---

(1) *Lettera del Padre* POUYARD *sopra gli campanili*, dans l'ouvrage du savant abbé CANCELLIERI, intitulé *Le due nuove campane di Campidoglio*, 1806, in-4.º, page 146.

CHAPITRE LI.

VILLE D'AIX. — Hôtel de M. d'Albertas. — Urne d'albâtre. — Tableaux de M. Sallier. — Livres rares. — Cecco d'Ascoli. — Fables d'Ysopet et d'Amonet. — Dodecheron de Jean de Meung. — Poésies de Jérôme Aléandre, &c. — Cabinet de M. Magnan; Torse, Buste géminé, Modèles de Puget, Camée.

La ville d'Aix n'est pas grande, mais elle est bien bâtie : la pierre qui sert aux constructions est d'une couleur jaunâtre, et souvent aussi l'on badigeonne en jaune le devant des maisons (1). Outre les hôtels du cours, il y en a encore de très-beaux dans les rues adjacentes : le plus remarquable est celui de M. d'Albertas ; c'est le fils du premier président de ce nom, magistrat respectable, dont la fin a été si tragique et si malheureuse. M. d'Albertas se consacre tout entier à l'éducation de ses deux fils, jeunes gens intéressans et studieux, qui apprennent chaque jour, par son exemple, comment on se fait honorer par la bienfaisance et chérir par d'aimables qualités.

---

(1) Il y avoit avant la révolution, au-dessus de chaque porte de la ville et aux coins des rues, une madonne qui étoit renfermée dans une armoire grillée ou vitrée; on la couronnoit de fleurs, on l'entouroit de lampions, dans les jours de dévotion particulière.

Son hôtel est magnifique ; la grande galerie est décorée de tableaux, la plupart de l'école françoise moderne. Il m'a permis de faire dessiner dans son cabinet une superbe urne antique d'albâtre, précieuse par sa matière, sa grandeur et sa conservation. (*Pl. XXXVIII, n.° 2.*) Il en possède encore une autre d'environ un pied de diamètre, sur laquelle il y a des caractères qu'on a prétendu être phéniciens, mais qui ont été faits par un maladroit faussaire. (*Pl. XXXVIII, n.° 3.*) Il en est de même d'une intaille que possède M. de Saizieu : les prétendus caractères phéniciens, qu'on y remarque, sont également contrefaits.

Nous vîmes aussi le cabinet de M. Sallier, alors maire d'Aix, où il s'est fait aimer par ses manières douces et conciliantes. Il possède un bouclier de parade, dont la partie intérieure est couverte de jolies peintures ; il pense qu'elles ont été faites par Jean d'Udine, un des élèves de Raphaël. Il a aussi une belle tête antique, dont malheureusement le nez est mal restauré ; quelques pierres gravées modernes ; une collection de tableaux, parmi lesquels on remarque un intérieur d'église, ouvrage d'un peintre flamand peu connu ; un tableau de Michel-Ange Caravage, dont il existe une gravure par Coelmans.

M. Pontier, libraire, avoit fait transporter dans la maison de M. Henrici, imprimeur, quelques livres et manuscrits rares qu'il desiroit nous faire voir ;

nous employâmes quelques heures à cet examen (1).

De là nous entrâmes chez M. Magnan de la Roquette, aux trois Ormeaux. Il est possesseur d'un

---

(1) Voici ceux qui nous parurent les plus remarquables :

1.° Un DANTE, édition d'Alde, 1502, in-8.°

2.° Manuscrit de la *Bible*, petit format portatif, sur feuilles de baudruche, ou du moins sur vélin très-mince, avec de belles miniatures.

3.° Une édition de 1476, in-8.° ou très-petit in-4.°, de l'ouvrage intitulé *Libro del clarissimo filosofo Ciecho Esculano* [CECCO d'Ascoli], *dicto Lacerba*. Cette édition est de la plus grande rareté ; la bibliothèque impériale de Vienne en possède un exemplaire, selon l'abbé Denis.

En tête de la première page, on lit : *Incommentia il primo libro del clarissimo philosofo Ciecho Esculano dicto Lacerba*. La souscription, qui se trouve à la dernière page du feuillet *n*, est ainsi conçue : *Finise il libro de Ciecho Esculano dicto Lacerba. Inpresso nel alma patria de Venesia per maistro Philipo de Piero ne gli ani del MCCCC. LXXVI.*

Le véritable nom de Cecco d'Ascoli est *Francesco di Stabili*; Cecco est un diminutif de *Francesco* : ainsi Bayle se trompe en l'appelant *Ciechus*. Il étoit né à Ascoli, en 1257 ; il cultivoit la poésie, la théologie, la géométrie et la physique. Il passa quelque temps à Avignon, sous le pape Jean XXII ; il retourna en Italie, après avoir été plusieurs fois poursuivi et pardonné pour accusation de magie : il fut enfin brûlé en 1327, à soixante-dix ans. Son poëme sur *la Physique* est rempli d'erreurs ; mais il est curieux pour l'histoire de la science. Il est d'une grande rareté.

Le P. APPIANI, Jésuite italien, qui a écrit la vie de Cecco d'Ascoli, fait mention de quelques-unes des éditions des poésies de cet auteur : 1.re édition in-4.°, sans date, à Venise ; 2.e édition, Venise, 1458 (selon Appiani ; cependant on ne commença à imprimer en Italie que vers 1466); 3.e édition, Venise,

assez joli cabinet de tableaux et de gravures. Nous remarquâmes sur-tout un torse antique, en marbre de Paros, trouvé en 1760 aux environs de l'arc de

---

1478; 4.ᵉ édition, 1481; 5.ᵉ édition, 1510; 6.ᵉ, 1519; 7.ᵉ, 1535.

M. l'abbé MERCIER de SAINT-LÉGER ne croyoit pas à l'existence des trois premières (voyez *Magasin encyclopédique*, ann. IV, tome I.ᵉʳ, page 249), et il regardoit comme première celle de 1476, dont il est question ici.

4.º *Fables* DYSOPET et DAMONET, *moralisées en latin et en romans, à l'honneur de Jeane de Bourgoigne, royne de France, femme du roi Phelipes Lelong, qui régnoit l'an 1316*; manuscrit sur vélin, in-8.º avec vignettes.

Ysopet est Ésope : pour Amonet, il paroît que c'est *Avienus*, qu'on aura traduit par *Avienet, Avionet*; et un copiste aura réuni les trois jambages de *vi* ou *ui*, et en aura fait une *m*; d'où s'est introduit le mot *Amonet*. Il existe un manuscrit de ces fables dans la collection impériale ; mais il a été fort gâté par l'humidité avant d'entrer dans la bibliothèque de François I.ᵉʳ, qui en avoit fait l'acquisition. Le prologue manque entièrement.

Après les fables, on lit une pièce de vers intitulée : *Dun Menestrier enuoie de lespouse pour auoir une robe dun chenoine de Troyes.*

Vient ensuite la dernière pièce, intitulée : *Comment lacteur a compile ces liures auecqs aucunes additions en lonneur de madame la royne.*

   Or est teps q̃ ie doie entendre
   A dieu loer et graces rendre
   Pour cui ie me suis entremis
   De ce liuret ci ou ie mis
   Ce q̃ me semble q̃ bon est
   De Ysopet et de Ammonet
   Aucune chose ai trespasse
   Et aucune autre ai amasse
   A droicte ye aucun compte
   La moralite tout seurmonte

CHAPITRE LI.

triomphe de Saint-Remy, dans une vigne ; ce torse n'a été travaillé qu'à coups de ciseau, et n'a pas été terminé : de chaque côté sont des restes

---

De venter ne vueil faire feste
Q' iaie fait tout de ma teste
Mes en ai trouue plus grant partie
De compile se dieux maie
Et du françois et du latin
Quont este par leuer matin
Translate et par grant estude, &c. &c.

Plus bas, l'auteur dit qu'il a composé son livre

En le honneur de madame chiere
Madame Iehanne de Borgoigne
On na ne mante ne vergoigne
Fille dou duc dicelle terre
Ceste matiere ai voulu querre
Pour li trouuer esbatement
Aus ieusnes ges enseignement
Et mesmement quat est yuers
Et le temps est froiz et diuers
Si q ien ne puet cheuauchier
Ainssi se convient au feu chaufer
Ne puet len mouoir de la chambre
Lors est bon q len se remembre
Daucun liure ou narration
Ou nait de mal occasion, &c.

A la suite de ce manuscrit on en a relié un autre sur papier, intitulé : *Le Dodecheron de maistre Jean de Meung, qui est le liure des sorts et de la fortune des nombres.*

5.º *Hieronymi Aleandri junioris carmina Anacreontica.*

Cet Aléander étoit un des amis les plus chers de Peiresc, et, ainsi que nous le verrons, un de ses correspondans les plus

de marbre qui saillent d'un pouce environ sur la surface du corps.

M. Magnan possède aussi quelques bonnes pierres gravées, au nombre desquelles sont un joli scarabée, et un petit camée sur sardonyx, représentant l'Espérance telle qu'elle est sur les médailles. (*Planche XXXVIII, n.° 4.*)

Il a également un buste géminé, composé d'une tête barbue assez bien conservée, probablement celle d'un philosophe, et d'une tête de femme avec une coiffure relevée sur le sommet : malheureusement un des

---

assidus. Comme ce recueil n'a pas été imprimé, je citerai une des pièces qu'il renferme, l'ode XXI, *à l'Espérance*.

IN SPEM.

Spes, ô malum suave !	*Quos nexibus catena*
Quo lacte corda nutris,	*Vinxere multinodis.*
Ut crastinum augurentur	*Tu naufragum lacertos*
Semper fore adnotandum	*Jactare semifessos*
Albo diem lapillo !	*Vastis doces in undis.*
Tu findis arva sulcis,	*Tu, Spes, jugum ferenti*
Tu semen addis agris.	*Duræ nimis Neæræ*
Tu, Spes, feras avesque	*Promittis usque et usque*
Venatibus fatigas ;	*Dies mihi serenos ;*
Visco capis volantes,	*Quàm filiâ fruiscar*
Hamo capis natantes.	*Psyches Cupidinisque.*
Tu fulcis in tenebris	

6.° *Extrait de la Correspondance de M. l'abbé* RIVE, *d'Apt.*

anciens propriétaires de ce buste s'imagina de l'adosser contre le mur, et de faire ôter ce qu'il falloit de la tête de la femme pour l'aplanir ; il en résulte que celle de l'homme a seule été conservée. (*Pl. XXXVIII, n.º 5.*)

Le même amateur possède encore deux ouvrages de Puget : l'un est une première esquisse en terre cuite, d'un pied environ de hauteur, du Milon de Crotone qui est dans les jardins de Versailles ; l'autre est le modèle d'une statue équestre qu'on se proposoit d'élever, à Marseille, en l'honneur de Louis XIV.

---

bibliothécaire de M. de la Vallière, à Paris, avec M. Joseph David, libraire à Aix, depuis 1765 jusqu'au 26 septembre 1784, manuscrit sur papier in-4.º

7.º *De vita et moribus Petri Gassendi*, diss. Samuelis SORBERII *ad Habertum Monmorium, anno 1710* ; manuscrit sur papier, petit in-4.º

8.º *Liber Amoris compositus ab Andrea* CAPELLANO, *circà 1180*, in-fol. ; manuscrit sur papier, de l'an 1462. L'écriture est l'ancienne bâtarde, à longues lignes. « Ce livre a été imprimé en Allemagne en 1610, in-8.º ; mais les manuscrits qui sont aussi anciens que celui-ci, sont très-recherchés et très-rares. Celui-ci est le seul que j'aie vu passer dans les ventes depuis vingt ans que je suis à Paris. Son contenu fait remonter les *cours d'amour de Provence* à la véritable époque que Nostradamus leur a assignée ; c'est-à-dire, à 1160. » (*Extrait d'une note de l'abbé* RIVE.)

9.º Deux volumes in-fol. manuscrits de MIRABEAU [auteur de l'*Ami des hommes*] *sur différentes améliorations pour la marine.*

M. Magnan nous montra aussi quelques bustes modernes en marbre, copiés d'après l'antique ; des coupes de jaspe et d'agate; une copie en marbre d'un bas-relief mithriaque ; une tête de jeune fille, dont le regard et le maintien sont extrêmement modestes ; une table en mosaïque ; un masque comique en marbre bien conservé.

J'ai oublié d'indiquer l'étymologie du nom d'*Orbitelle*, qu'on a donné au grand cours d'Aix, sur lequel nous étions logés : elle mérite d'être rapportée. Un cardinal de Mazarin, frère du ministre, étoit archevêque d'Aix en 1645, époque à laquelle on a construit les maisons de ce cours. Comme le prélat alloit en procession, avec son clergé, poser la première pierre d'une porte de la ville, qu'on bâtissoit près du cours, une mine fit sauter des rochers qui étoient auprès : l'archevêque, le clergé et tous les spectateurs prirent la fuite. Le peuple dit que cette expédition avoit manqué comme celle d'*Orbitello* en Italie, dont le père du cardinal avoit été obligé de lever le siége. Depuis ce temps, le nom d'*Orbitelle* est resté à ce cours et à tout le quartier qui l'environne.

CHAPITRE LII.

SAINT-SAUVEUR. — Clocher. — Portail. — Portes. — Baptistère. — Tombeau de S. Mitre. — Sarcophages antiques. — Lion qui dévore un enfant. — Tombeaux de Charles III, — de Gaspar de Vins, — de Peiresc. — Épitaphe d'Adjutor. — Inscription de S. Basile. — Bizarre inscription de Suzanne Laugier. — Promenade au Tholonet.

SAINT-SAUVEUR, église métropolitaine, devoit attirer notre attention, et nous nous y rendîmes.

Le clocher, qu'on aperçoit de loin, est d'une architecture simple et d'assez bon goût; sur un massif carré s'élève une tour ronde, percée de longues fenêtres en ogive, qui lui donnent de la grâce et de la légéreté. il fut élevé en 1340. Le portail fut commencé en 1476; il est bâti en pierres blanches de Calissane : sa construction ne fut achevée qu'en 1494. On y trouve quelques indices de la renaissance des arts : les vêtemens des figures sont lourds, les attitudes sont grossières ; mais les têtes, qui ne subsistent plus, avoient une certaine expression. Au milieu de la porte étoit un groupe qui représentoit la Transfiguration : Élie étoit habillé en Carme. L'ogive est ornée de deux rangs de petites figures qui représentent les chœurs des anges, les patriarches et les prophètes. Auprès de la Transfiguration étoient les Apôtres, de grandeur naturelle, ainsi que S. Maximin, S.te Madeleine, S. Louis, évêque de Toulouse, S. Sidoine et S. Mitre, tous protecteurs de la Provence : ces images ont été renversées, et celles de l'ogive sont mutilées.

Les portes *(pl. XXXIX)* sont un monument précieux pour l'histoire de l'art : on a cru long-temps qu'elles étoient de bois de cèdre ; mais il est aujourd'hui reconnu qu'elles sont de bois de noyer. Elles ont été exécutées vers l'an 1504. Il est présumable que le sculpteur a voulu y représenter des personnages connus, dont les noms étoient écrits sur les rouleaux qu'ils tiennent à la main : le temps les a effacés. L'habillement des femmes, celui des hommes, et sur-tout leur chaussure, sont de la fin du XV.e siècle (1). Le travail est d'une extrême délicatesse. Chaque porte est divisée en deux grands panneaux. Ceux du haut sont partagés eux-mêmes, dans leur longueur, en

---

(1) Louis XI et Charles VIII en avoient de semblables. Quelques-uns de ces personnages ont de la barbe, et ce ne fut que vers 1521 qu'on reprit généralement en France l'usage de la porter : cependant quelques seigneurs, tels que Louis de Tarente, second mari de la reine Jeanne, et Louis d'Anjou, son successeur, portoient la barbe ; on pourroit même présumer que la première figure sculptée sur le battant à droite est celle de Louis de Tarente, si l'on ne considéroit que sa conformité avec celle du même prince, peinte dans le livre des *Statuts de l'ordre du Saint-Esprit, au droit desir*. Voyez MONTFAUCON, *Monumens de la monarchie françoise*, III. Mais ce seroit trop donner à la conjecture.

CHAPITRE LII.

trois, dont chacun contient deux figures; ce qui en fait douze en tout. Les panneaux inférieurs sont seulement partagés en deux, qui ne contiennent chacun qu'une figure; ce qui en fait en tout quatre. Les figures sont placées dans des niches soutenues par des pilastres corinthiens, surmontées d'aiguilles ou accompagnées de pendentifs très-légers et très-élégans. Le pilier du milieu, qui sépare les deux grandes figures, est surmonté d'un chapiteau corinthien et couvert d'arabesques, dont le goût étoit venu d'Italie, et qui étoient très à la mode au temps de la renaissance des arts : ces arabesques sont d'une grande élégance. Les feuilles, les fruits, les animaux qui forment l'encadrement général, sont aussi finis avec beaucoup de soin. Ces portes précieuses sont recouvertes de volets en planches; on ne les en dégage que dans les jours de grandes fêtes, ou pour contenter la curiosité des étrangers. Si l'on avoit pris cette sage précaution dès le temps où elles ont été placées, elles seroient aujourd'hui mieux conservées.

Le vaisseau ne présente point d'ensemble ; il devroit avoir trois nefs, et le massif du clocher remplit la place d'une des trois : on voit que cette église a été bâtie à différentes époques, depuis le XIIe jusqu'au XVIe siècle.

Un des plus beaux ornemens de cet édifice, c'est le baptistère : il existoit dès le XIVe siècle, et il a été rebâti dans le XVIe Des huit colonnes qui le soutiennent, six sont d'un marbre assez commun, qui pourtant, dans toutes les descriptions, est qualifié de vert antique; et les deux autres sont d'un granit de France, et non de granit oriental, ainsi qu'on l'a mal-à-propos prétendu : comme ces colonnes sont d'une hauteur inégale, les bases diffèrent aussi dans leurs proportions; chaque fût est d'un seul morceau, à l'exception de celui d'une des colonnes de granit.

Le principal bénitier est soutenu par une amphore moderne, du même marbre que les colonnes.

La corniche de l'autel de Saint-Mitre, derrière le maître autel, est décorée d'un tombeau chrétien, qui paroît être composé de deux pièces : on y voit au milieu Jésus-Christ *(pl. XXXVII, n.° 2 ;)* il est sur une montagne, symbole de la durée de son église, et il annonce la parole de Dieu à ses douze apôtres : c'est une de ces apparitions qui eurent lieu entre sa résurrection et son ascension, pour ranimer la foi de ses disciples, diriger leur zèle, leur enseigner la manière de porter par toute la terre la doctrine de l'Évangile et d'y répandre la gloire de son nom. Un homme et une femme sont à ses pieds : la femme a la tête couverte d'un voile, c'est la Vierge Marie ; l'homme qui l'accompagne est son époux Joseph.

Chacun des disciples du Christ est devant une arcade pratiquée dans un mur en pierres carrées et orné de créneaux : ces douze arcades sont l'emblème des douze portes de la Jérusalem céleste, où l'on

CHAPITRE LII.

ne peut entrer si l'on ne croit en Jésus-Christ. Les disciples du Sauveur paroissent transportés d'un enthousiasme divin par la chaleur de ses discours : ils élèvent les mains en signe d'inspiration, et pour indiquer qu'ils sont prêts à porter par toute la terre le saint Évangile. Aucun d'eux n'a d'attributs, excepté le premier, qui est sans doute S. Paul (1) : il porte la croix, pour faire voir que cet instrument d'un supplice ignominieux est devenu le type de la glorieuse rédemption des hommes, que les apôtres du Christ vont leur annoncer.

Les sarcophages des païens sont souvent surmontés d'une espèce de frise, dont les sujets ont quelquefois rapport avec le bas-relief principal, et quelquefois n'ont aucune relation avec lui (2). Les sculpteurs chrétiens avoient adopté le même usage (3) : sur la frise de celui-ci, il y a des anges ; ils tiennent

―――――

(1) On pourroit présumer que c'est S. Pierre ; mais S. Paul, beaucoup plus ardent, beaucoup plus éloquent, a bien plus contribué à répandre la doctrine de son maître. D'ailleurs, cette opinion est confirmée par un sarcophage de Vérone (MAFFEI, *Verona illustrata*, III, cap. 3), où l'on voit à la droite du Christ S. Pierre, caractérisé par le coq, et à sa gauche S. Paul, tenant dans une main le livre qui renferme la loi de Dieu, et dans l'autre la croix.

(2) Voy. mon *Dictionn. des beaux-arts*, au mot *SARCOPHAGE*.

(3) Voyez la *Roma subterranea* d'ARINGHI, celle de BOSIO, et celle de BOTTARI.

la glorieuse couronne qui attend celui qui annonce la loi de Dieu ou qui souffre pour elle. Les anges se retrouvent sur plusieurs monumens de la primitive église : la première idée en avoit été suggérée par la description des ailes de chérubins dont l'arche étoit ornée. Chaque homme, selon le Psalmiste (1), a un ange qui veille à sa conservation : les chrétiens, imbus de cette opinion, représentèrent leurs anges comme les génies des païens (2). Il y a, à l'extrémité de notre frise, des hommes, peut-être des bergers, couchés près de leurs troupeaux, pour indiquer le repos dont jouit le chrétien dans le sein de Dieu. Les extrémités du sarcophage sont ornées de têtes humaines, comme les sarcophages païens sont décorés de têtes de Méduse et de masques, pour éloigner les maléfices. On voit encore des traces de la dorure dont ce sarcophage a été entièrement couvert. On prétend qu'il a servi à inhumer S. Mitre; et c'est d'après cette tradition qu'il a été conservé.

Ce tombeau est supporté par des colonnes de granit. Le tableau représente le martyre de S. Mitre: il est intéressant, parce qu'on y voit la façade du palais de justice et celle de la métropole, au temps où la chapelle fut bâtie. S. Mitre étoit vigneron ; il souffrit la mort dans le v.ᵉ siècle, par ordre de son

---

(1) *Psalm.* XC, 11.

(2) ARINGHI, BOSIO, BOTTARI.

maître, qui étoit Arien. Ce tombeau étoit dans l'ancienne cathédrale ; il fut porté à Saint-Sauveur, avec le corps de S. Mitre, en 1383.

Sur le pavé de cette chapelle, il y a encore deux épitaphes : l'une d'Aimon Nicolaï, archevêque d'Aix, mort en 1443, qui l'a fait bénir ; l'autre de Jacques de la Roque, qui fonda l'Hôtel-Dieu en 1519 : leurs figures sont gravées sur ces tombes.

Dans le sanctuaire, à droite du maître autel, on voit deux lions de marbre dévorant des enfans. Le roi René les avoit placés sous son trône pour rappeler la mémoire des princes qui avoient envahi ses états, et qu'on avoit soupçonnés d'avoir hâté la mort de Jean de Calabre, son fils, et de Nicolas d'Anjou, son petit-fils. Ces groupes paroissent avoir appartenu à quelque tombeau du temps de la décadence de l'art.

Le sanctuaire contenoit, avant la révolution, deux mausolées dignes de remarque : celui de Charles III, dernier comte de Provence, mort en 1481 ; et celui que les ligueurs avoient élevé à Gaspar Garde, baron de Vins, leur chef, mort au siége de Grasse en 1589. Il en sera question dans le chapitre suivant. Le monument du baron de Vins a été entièrement brisé : il est dignement remplacé aujourd'hui par celui que M. de Saint-Vincens vient de consacrer à la mémoire de l'immortel Peiresc.

Le feu président de Saint-Vincens répétoit avec

complaisance que l'éloge le plus flatteur qu'on lui eût jamais adressé, et celui dont il s'honoroit davantage, étoit contenu dans une lettre où l'abbé Barthélemy lui disoit : *En élevant un monument à Peiresc, vous avez acquitté la dette du siècle précédent.*

En effet, parmi les savans Provençaux, nul autre que Peiresc n'a peut-être acquis plus de droits à la reconnoissance de sa patrie. Cependant, quoiqu'il fût mort à Aix au milieu des siens, il avoit été mis dans la sépulture de sa famille, sans que le baron de Rians, son neveu et son héritier, songeât seulement à lui élever un tombeau. Plusieurs personnes avoient pourtant cherché à concourir à l'érection de ce monument ; Gafarel, secrétaire et ami de Peiresc, avoit fait faire le buste de ce savant d'après un creux moulé sur sa personne après sa mort; le docte Rigault avoit commencé son épitaphe : mais les goûts du baron de Rians le retenoient à Paris ; le mausolée ne fut pas construit.

Le buste de Peiresc passa dans la suite au président de Saint-Vincens, qui lui fit élever un monument en marbre blanc, dans l'église des Dominicains d'Aix, à l'endroit même où reposoient ses cendres. Ce fut en 1778.

L'année 1794, si fatale aux monumens publics, a vu disparoître le tombeau de l'ami des lettres, du bienfaiteur de la Provence et de l'humanité : cependant il n'a pas été totalement détruit ; des mains amies

CHAPITRE LII.

amies en ont rendu les restes : on s'est occupé de le réparer, et M. de Saint-Vincens le fils l'a fait rétablir à ses frais (1). *(Planche XL.)*

La partie la plus élevée du monument présente le buste de Peiresc dans un médaillon en demi-relief, porté par un fronton. L'épitaphe est au-dessous ; elle est entourée d'une draperie et terminée par un écusson : un cippe porte une urne ; il est au milieu d'un large soubassement. Tout le monument est appuyé sur une pyramide de stuc, imitant le portor, et appliquée sur le mur.

---

(1) Mylord Douglas, comte de Buchan, président de l'académie des antiquaires à Édimbourg, vient d'élever à la mémoire de ce savant un beau cénotaphe, orné de son buste, dans l'ancienne abbaye de Dyrsburg. Le portrait de Peiresc est placé avec honneur dans les plus célèbres bibliothèques de Rome. Les abbayes de Saint-Germain, de Sainte-Geneviève et de Saint-Victor de Paris, se glorifioient de posséder de ses manuscrits. Le P. MONTFAUCON en a fait imprimer quelques-uns dans son *Antiquité expliquée* et dans ses *Monumens de la monarchie françoise*. On voit, dans l'*Antiquité expliquée*, plusieurs gravures d'après les dessins de Peiresc. Le *Recueil des monumens de la monarchie françoise* contient des notes et des dessins curieux recueillis par le même, tels que l'entrevue de François I.er et de Henri VIII, un buste de Charlemagne, son trône et son épée, &c.

On conserve, dans la Bibliothèque impériale, deux superbes volumes qui contiennent un grand nombre de dessins exécutés par ses ordres : le premier appartenoit à cette riche collection ; l'autre étoit à la bibliothèque de Saint-Victor. Peiresc étoit si communicatif, qu'on y trouve peu de monumens qui n'aient pas été publiés.

Tome II.

On y lit cette épitaphe :

HIC SITVS
NIC. CL. FABRI PEIRESCIVS
AQVENSIS SENATOR
CHRISTIANAM RESVRRECTIONEM EXPECTANS
RECONDITISSIMOS ANTIQVARIÆ SVPELLECTILIS THESAVRI
SAGACITATE CONSILIO LIBERALITATE
CVNCTIS ORBE TOTO DISCIPLINARVM STVDIOSIS
APERVIT
DOCTISSIMIS VNDE PROFICERENT
SÆPE MONSTRAVIT
MIRA BEATITATE FELIX
SECVLO SATIS RIXOSO NOTISSIMVS SINE QVERELA
VIXIT
VIII. CAL. IVL. ANN. MDCXXXVII
ÆTATIS SVÆ LVII
OPTIMO VIRO BONOS OMNES
BENE ADPRECARI DECET.

Ici repose, dans l'attente de la résurrection, Nicolas-Claude Fabri de Peiresc, conseiller au parlement d'Aix. Par ses lumières, ses conseils, ses largesses (1), *il ouvrit aux amateurs des sciences et des arts de tou-*

---

(1) En calculant, d'après la valeur actuelle de l'argent, les revenus dont jouissoit Peiresc, ils pourroient être portés à 45,000 liv. Certainement il dut en dépenser beaucoup plus en recherches utiles ou curieuses, en acquisitions de médailles, de livres, en voyages, et en exerçant l'hospitalité envers les étrangers qui venoient à Aix pour le voir.

CHAPITRE LII.

les pays (1) *les trésors les plus cachés de l'antiquité* (2); *souvent même il indiqua aux plus doctes les moyens de le devenir davantage* (3). *Quoique très-connu, il jouit, dans un siècle assez difficile, du bonheur bien rare de vivre en paix avec tout le monde* (4). *Il mourut le 23 juin 1637, âgé de 57 ans. Tous les gens de bien doivent prier pour cet homme excellent.*

---

(1) Le texte dit, *orbe toto*, par toute la terre. Cela est vrai à la lettre. Non-seulement Peiresc entretint des correspondances avec tous les savans de l'Europe; il envoya encore, à ses frais, des personnes en Asie, dans la Palestine, en Égypte, en Éthiopie, en Amérique, pour se procurer des manuscrits, des médailles, des plantes, des animaux, des inscriptions. Il avoit voulu acquérir les marbres d'Oxford : mylord Arundel en offrit un prix plus considérable; et Peiresc ne fut point fâché de les céder à un seigneur qui étoit digne, par ses connoissances, de posséder ces superbes restes d'antiquité. Il donna l'idée de transporter au Cap de Bonne-Espérance des plants de vigne de Bourgogne. On lui doit en France les chats d'Angora, les lauriers-roses, plusieurs espèces de fleurs et de fruits.

(2) On peut lire dans le *Magasin encyclopédique*, année 1805, tome IV, page 340, une lettre de Peiresc à son frère, qui contient le détail d'une visite que le cardinal Barberini, neveu du pape Urbain VIII, légat en France, lui avoit faite, et une notice des curiosités de son précieux cabinet.

(3) Ce n'étoit pas seulement pour enrichir son cabinet qu'il faisoit tant de recherches ; c'étoit pour les communiquer aux savans. Sa vie, écrite par Gassendi, ses lettres imprimées dans divers recueils, en fournissent des preuves sans nombre. Il fut si occupé à fournir des mémoires à tous les érudits, que Henri de Valois disoit qu'aucun ouvrage important ne paroissoit sans que Peiresc y eût travaillé. Il n'a fait imprimer qu'une dissertation sur un trépied antique trouvé à Fréjus ; Jacques Spon en a fait un grand usage dans son Traité *de tripodibus*.

(4) Le temps où vécut Peiresc ne fut pas très-orageux : les troubles de la Ligue étoient finis. Ce fut un siècle *querelleux*. Les

Dans l'écusson qui est au-dessous, on lit:

IVLIVS FR. PAVLVS FAVRIS
DE S. VINCENS
POSVIT
ANN. MDCCLXXVIII.

Sur le cippe ou tronçon de colonne:

VBI GASPARDVS GVARDA VINCIVS
FEDERATORVM IN PROVINCIA SECVLO XVI
PREFECTVS
IBI NVNC MONVMENTVM PEIRESCIO DICATVM
QVOD PENE DIRVTVM
RESTITVIT
IVLII FR. PAVLI FILIVS
ET IN HANC BASILICAM EX ÆDIBVS S. DOMINICI
TRANSFERRI CVRAVIT
ANN. POST PEIRESCII MORTEM CLXVI.

Où étoit le tombeau de Gaspar Garde, baron de Vins, chef des

---

savans étoient, en général, jaloux les uns des autres ; quelques-uns furent persécutés : mais Peiresc fut toujours respecté de tous. Il échappa encore aux persécutions et à l'exil que plusieurs membres du parlement d'Aix essuyèrent en 1631 et 1632. Le cardinal de Richelieu avoit voulu donner à la Provence la constitution des pays d'élection ; il avoit sévi contre ceux qui s'étoient opposés à ses desseins. Quoique Peiresc eût écrit en faveur de son pays, il fut néanmoins ménagé et considéré par le ministre, qui révoqua ensuite l'édit des élus. Ce savant, il est vrai, n'avoit pris aucune part aux insurrections que cette loi défavorable avoit produites ; il ne fut pas même compris dans la disgrace de du Vair, d'abord premier président d'Aix, ensuite garde des sceaux et évêque de Lisieux, dont il fut toujours l'ami et le confident.

CHAPITRE LII.

ligueurs de Provence, dans le XVI.ᵉ siècle (1), *on voit aujourd'hui le monument qui fut consacré à Peiresc par Jules-François-Paul Fauris de Saint-Vincens. Il a été réparé par son fils, qui l'a fait transporter de l'église des Dominicains dans celle de Saint-Sauveur, 166 ans après la mort de Peiresc.*

Le nom de Peiresc doit être à jamais cher aux François. Personne n'a rendu plus de services aux lettres que ce savant homme ; il semble qu'il en étoit comme le procureur général. Il encourageoit les auteurs ; il leur fournissoit des mémoires et des matériaux ; il employoit ses revenus à faire acheter ou à faire copier les manuscrits les plus rares et les plus utiles, dont il faisoit part aux gens de lettres de toutes les nations. Sa correspondance embrassoit toutes les parties du monde. Les expériences physiques, les raretés de la nature, les productions de l'art, les antiquités, l'histoire et les langues, étoient également l'objet de sa curiosité.

Peiresc, dit Thomas (2), accordant une protection généreuse aux sciences et aux savans, seroit un exemple à présenter, je ne dis pas seulement aux princes, mais à cette foule de citoyens qui prodiguent leurs richesses en bâtimens, en chevaux, en superfluités, qui tourmentent la nature, construisent

---

(1) Le baron de Vins fut tué le 20 novembre 1589, en assiégeant la ville de Grasse, qu'occupoient les protestans. Voyez *infrà*, page 296.

(2) *Essai sur les éloges.*

pour abattre, abattent pour construire, se corrompent en corrompant une nation. Peiresc, beaucoup moins riche, sut employer ses richesses avec grandeur ; l'emploi qu'il en fit le rendit aussi célèbre que ses connoissances.

De l'autre côté du mausolée de Peiresc on doit placer celui de M. de Brancas, archevêque d'Aix, dont les cendres ont été restituées à cette église par les soins de son vénérable successeur.

Dans la nef du Saint Sacrement, près de la petite chapelle obscure, on voyoit avant la révolution l'épitaphe d'Adjutor, pénitent public, mort sous le consulat d'Anastase, c'est-à-dire, en 497 :

HIC IN PACE QVIESCIT ADIVTOR QVI POST
ACCEPTAM PŒNITENTIAM MIGRAVIT AD
DOMINVM ANN. LXV MENSES VII DIES XV
DEPOSITVS S. D. IV KAL IANVARIAS
ANASTASIO V. C. CONSVLE.

On espère retrouver cette inscription ; elle sera replacée au lieu qu'elle occupoit.

Vis-à-vis de cette première épitaphe est une inscription qui fait mention de Basile, évêque d'Aix. Dans les lettres de Sidoine Apollinaire, il y en a une qui lui est adressée. Sidoine, sans dire expressément quel étoit le siége de Basile, l'indique assez en disant qu'il est entre Riez, Marseille et Arles. Cette inscription est mutilée ; elle a été trouvée près de l'ancienne cathédrale, par M. de Saint-Vincens, qui en fit don au chapitre :

```
NOIAR
BASILIO EPio
ANN. XXIII
VIII. D.s II. T.
NOI OCTB.
TERIO CONS.
```

On ignore l'époque de la mort de S. Basile. On voit par cette inscription, dit Papon (1), qu'il étoit évêque depuis vingt-trois ans, sous le consulat de Turcius Ruffus Apronianus Astérius, l'an de J. C. 494. Mais je crois que cet estimable historien commet ici une erreur : ce fragment ne dit pas que Basile étoit dans la vingt-troisième année de son épiscopat, mais que la personne dont il y est question, et dont c'est certainement l'épitaphe, est morte âgée de vingt-trois ans huit mois et deux jours (2), le 3 des nones d'octobre, sous le consulat de Turcius Astérius, et Basile étant évêque. Si cette épitaphe étoit celle du saint évêque, il faudroit qu'il fût mort à vingt-trois ans, d'après la formule, qui est celle des inscriptions tumulaires. Ce même Basile est celui qui

---

(1) *Histoire de Provence*, t. I.er, p. 188. Il se trompe en disant qu'elle est chez M. de Saint-Vincens.

(2) *ANNIS XXIII mensibus VIII Diebus II*. Les lettres mal formées NOIAR faisoient sûrement partie du nom de celui dont cette inscription est l'épitaphe.

fut chargé de négocier la paix avec Évaric, roi des Goths, en 475.

Dans la nef du Saint-Sacrement, en face des fonts baptismaux, on lit cette singulière épitaphe :

AV DIEV TRINVN
A TRES VERTVEVSE ET TRES EXEMPLAIRE DAMOISELLE
SVZANNE CASANEVFVE SA FIDELE ET TRES
CHERE CONSORTE M. PIERRE LAVGIER DOCTEVR
EZ DROITS ET ADVOCAT AV PARLEMENT TRES
REGRETEVX ET TRES MARRI MARI A
ERIGE CE MONUMENT.

APOSTROPHE,

DE P. LAFS. C.

De fleurs sainctes ceincte ame or ceincte d'esprits saincts.
En nos roinces malins d'entiers fleurons entieres
Tes temples tu ceignis en toutes cinq manieres.
Des oreilles, des yeux, du nés, palais et mains
Nature eust desseing de parfaire un ouvrage.
Et a dextre adouba ses cinq outils formels,
Outils les plus parfaicts, et il les falloit tels.
Pour honorer de tout en tout tel personnage
L'oreiller entonnoir ton vase a décoré
Des accents et des tons aus chants et rimes sainctes.
L'humble et chaste pruneil' a cent fois rouge teinctes
Tes joues d'un sang froid blemies coloré.
Plus ta coleur haussoit, plus baissoit ta poulpiere.
Les fleurs ton flair flairoit flairantes sur la fleur.
Les fleurs croire esperer cherir tout puis ton cœur.
Ton tout puis ta moitié charité toute entiere.
Ton palais de raison d'oraison le palais
Logea meint beau propos meinte saincte priere.
Ton poulse d'un clair bois une claire poulsiere.
Au ciel poulse et au ciel poulsée tu t'en vais.

CHAPITRE LII.

PROSOPOPÉE
PAR L'ÉCHO SOUTENUE.

DE. F. S. C. A. P. L.

Adieu je pars j'y vai or adieu j'y suis.................. suis.
Et desireux scavoir que c'est que je devien............. vien.
Quoi mon estre je crains qu'il ne retourne a rien........ rien.
Quoi sans peur sans regret aller ne puis............. et puis.
Grand' clameur cri' à dieu dieu en ce cours........... secours.
Tes or horsmis de peur mon souci est à toi............. oi.
Vien j'appelle je veux c'il que tant i' a moi........... a moi.
Sus a moi tost a dieu pars son oinct tres coux......... cours.
Qui t'arreste la bas or honneur renom................. non.
Le monde est frauduleux et fraudulcasement........... ment.
Car qu'est-ce homme heureux beau fort riche scavant...... vent.
Sus sus a la cité délection............................ sion.
Ce chetif monde alors que laisseras..................... seras.
Heureux trois fois heureux si tu sens tes esprits......... pris.
Au miel de ce desir tes pleurs chants et tes cris........... ris.
Tourneront vers sion quand finiras..................... iras.
La du vivant la mort un vivre meilleur................. l'heur.
Souverain t'acquerras toi sainct sainct sainct chantant.... tant.
De mill' ames et moi celle qui tout attend.............. tend.
A moi tost, tost a toi, plutot n'estre que meur.......... meur.

MILLE CINQ CENTS QVATRE VINTS DIX SEPT, O DVRE MORT,
LA VEILLE DE MA GLOIRE ICI MA GLOIRE DORT.
APRES AVOIR ESTÉ NEVF MOIS EN MARIAGE
SVR SON TRENT' VN AN SE TERMINA SON AGE.

Cette inscription, unique en son genre, peut être comparée, pour le style, aux centuries de

Nostradamus et au poëme de *la Madeleine*, qui sont du même siècle. On n'a pas pu rendre par l'impression la manière dont sont figurés les mots, presque tous composés de lettres doubles.

Dans la même nef il y a des inscriptions consacrées à des Anglois qui sont morts à Aix en 1730 et 1745.

Pour faire une agréable diversion aux objets qui nous avoient occupés, M. de Saint-Vincens nous mena au *Tholonet*, chez M. de Gallifet, qui permet à la bonne compagnie d'Aix d'aller quelquefois s'y promener. Il y a peu de séjours plus rians et plus pittoresques. Devant le château règne une belle terrasse plantée de marroniers, sous lesquels on danse le dimanche ; de magnifiques allées offrent un ombrage dont on sent mieux le prix sous le soleil du midi; des eaux abondantes et limpides, recueillies dans un lac factice, dont les principales murailles sont de fabrique romaine, se précipitent ensuite avec l'impétuosité d'un torrent, forment d'abondantes cascades, d'où elles coulent avec un doux murmure sur des champs, et vont se réunir dans un canal : un aride rocher s'élève au milieu de cette scène champêtre; et la belle habitation ajoute à l'intérêt du tableau, dont elle fait le fond. Il ne manque rien au plaisir qu'on éprouve dans ce lieu charmant, quand on peut y trouver le propriétaire, dont la politesse est si noble et si obligeante.

Le territoire renferme des marbrières : le marbre qu'on en retire est une brèche jaunâtre, qu'on appelle *marbre de Tholonet* ; on le façonne à Aix ; il prend un assez beau poli. Les maisons, les églises, en sont décorées.

C'est aussi dans le domaine du Tholonet qu'on trouve une belle plante de la famille des *renonculacées*, à laquelle Tournefort a imposé le nom de M. *Garidel* (1), célèbre botaniste d'Aix, qui l'a découverte.

---

(1) *Garidella nigellastrum.*

CHAPITRE LIII.

DES anciens Mausolées.—Tombeaux des comtes de Provence,— d'Alphonse II.— Inhumation de Raymond-Bérenger. — Bouclier. — Béatrix son épouse, Béatrix leur fille. —Jugement dernier.— Statue de Charles II. —Tombeaux de Charles III, — de Blanche d'Anjou,— du baron de Vins.

RIEN de plus imposant que l'aspect des tombes royales élevées dans des temples gothiques éclairés par un jour sombre et religieux : le sentiment qu'on éprouve en voyant ces costumes antiques et variés, ces blasons, ces cimiers, ces bannières, ces symboles de la piété, de la puissance et de la valeur, porte dans l'ame une douceur mélancolique, qui n'est pas sans intérêt et sans charmes. Celui qui croit avoir à se plaindre de la fortune, contemple avec une espèce de satisfaction le néant de la grandeur : on remonte avec curiosité aux temps où ont vécu les princes et les grands dont ces tombes recèlent la noble poussière ; on interroge leur histoire ; on les fait comparoître au tribunal de sa raison ; on les juge avec sévérité et sans appel ; on ne craint plus l'appareil qui les environne ; on ajoute encore aux éloges qui leur furent accordés, ou l'on donne un libre démenti à leur épitaphe mensongère. On aime à s'arrêter devant les augustes images des rois qui ont fait le bonheur de leurs peuples : on se plaît à s'assurer que le tyran étendu sous le marbre qui pèse enfin sur lui, ne pourra le soulever ; qu'il n'en sortira point pour dicter des arrêts sanguinaires. Combien l'ame s'élève devant les mausolées des braves ! Qui peut voir ceux des Montmorency, des Crillon, des Duguesclin, sans éprouver une ardeur guerrière ! Il semble que la belliqueuse trompette va sonner, réveiller ces preux, dont la mort n'est qu'un sommeil, et qu'ils vont s'élancer sous les pas de l'ange de la victoire. On s'attendrit sur le sort des princes malheureux ; on excuse les fautes ; on pardonne les foiblesses : mais on méprise la lâcheté, et l'on déteste les crimes.

La visite de ces précieux mausolées est à-la-fois un cours de morale et d'histoire. Ils nous retracent les mœurs et les usages des temps passés, et nous font connoître les différens états des arts. Si l'on regrette avec raison que les temples aient été dépouillés de ces ornemens, on doit chercher du moins à recueillir ce qui nous en reste.

Les tombeaux des comtes de Provence, qui décoroient autrefois plusieurs églises d'Aix, ont été absolument détruits, et jamais ils n'ont été gravés ; le souvenir en seroit totalement perdu, si mon savant ami M. de Saint-Vincens ne les avoit pas fait dessiner. J'ai pensé qu'on verroit avec plaisir la représentation de quelques-unes de ces tombes ; et il a bien voulu m'en communiquer les dessins.

Le premier de ces tombeaux (*planche XLI*) étoit dans l'église de Saint-Jean. Il est divisé en trois parties : la façade de celle du milieu est surmontée d'un fronton orné de feuilles d'acanthe, d'arêtes et de trois pyramides ; la partie intérieure de ce fronton est cintrée en ogive et ornée de rosaces soutenues par des saints et des anges : aux deux extrémités latérales, il y a des monstres qui tiennent dans leurs griffes une tête humaine ; les arceaux qui supportent les rosaces, sont aussi ornés de têtes au point où ils se joignent. Cette façade est soutenue par des piliers formés d'un amas de petites colonnes dont le chapiteau est composé de feuilles de lierre.

Sur la tombe qui est placée sous cette architecture, et dont la bordure est ornée de feuilles d'acanthe, repose un homme vêtu de la robe, du manteau et du cordon que portaient les chevaliers hospitaliers de Saint-Jean ; ses pieds, selon l'usage du temps, posent sur un chien, et il a les mains jointes. C'est l'image d'Ildephonse ou Alphonse II, comte de Provence, mort à Palerme en 1209(1) ; il voulut que son corps fût porté à Aix, et inhumé dans l'église de Saint-Jean : c'est ce prince qui introduisit dans la Provence le goût des vers, des tournois et de la chevalerie.

---

(1) *Art de vérifier les dates*, tome II, page 438.

A gauche, sous une niche décorée d'un second ordre d'architecture avec des pyramides, et supportée par des colonnes isolées, dont les chapiteaux sont formés d'un double rang de feuilles de chêne, est Raymond-Bérenger IV, fils d'Alphonse, et dernier comte de la maison de Barcelone : il est debout, et est entièrement couvert d'une cotte de mailles ; ses gantelets, son haubert ou camail, et ses cuissarts, sont également maillés ; il a par-dessus une cotte d'armes ; une grande épée est suspendue à sa ceinture. Il tient dans la main droite une fleur ; c'est la rose d'or que le pape Innocent IV lui donna en 1244 (1) : il s'appuie de l'autre main sur un grand bouclier, pareil à celui qui est suspendu au-dessus d'Alphonse II. Raymond-Bérenger est mort en 1245.

A droite est une niche à-peu-près pareille ; mais

---

(1) Le dimanche de la *Quadragésime*, appelé *Lætare* à cause de ces mots de l'introït de la messe *Lætare Hierusalem*, aussi appelé le *Dimanche du Pain*, [*Dominica panis*] parcequ'on y lit l'évangile de la multiplication des pains, en signe de la joie qui doit régner dans ce jour, les cardinaux portent des vêtemens rose ; et le Pape, en revenant de sa chapelle, tient à la main une rose d'or, qu'il envoie ensuite à quelque prince ou à quelque grand : c'est le symbole du printemps qui succède à l'hiver. Raymond-Bérenger reçut cette rose d'Innocent IV, en reconnoissance de son attachement au Saint-Siége. Raymond l'avoit déposée dans l'église de Saint-Sauveur ; et le même pape, par une bulle donnée en 1250, y attacha des indulgences.

elle n'a qu'un ordre d'architecture : c'est pourquoi les pyramides sont plus élevées, et ont des ornemens différens. La statue qu'elle renferme est celle de Béatrix de Savoie, épouse de Raymond ; cette princesse mourut en 1266 : elle a une longue robe, une couronne sur la tête, et une espèce de fleuron suspendu au cou.

J'ai déjà parlé de Béatrix de Savoie et de son auguste époux. On aime à contempler sous ces niches gothiques les images de ces princes amis des lettres ; on se représente Bérenger prêt à s'engager dans un tournois, et Béatrix écoutant les vers d'un troubadour.

Les petits côtés du tombeau d'Alphonse II nous montrent avec plus de détail l'élévation des pyramides surmontées et ornées de feuilles de chêne ; sous l'un des frontons, décoré de feuilles d'acanthe, on voit l'ame d'un des deux comtes comme sortant de son linceul et emportée dans un drap par des anges au séjour des bienheureux ; un ange qui tient un encensoir, purifie encore par les parfums cette ame qui va être admise à la présence de Dieu, et un autre ange pose sur sa tête la couronne de l'immortalité (1).

---

(1) Sur un tombeau de l'abbaye de Gomer-Fontaine, que j'ai publié dans mes *Antiquités nationales*, tome IV, art. XLII, pl. III, on voit une sainte qui tient dans un linceul les ames de trois petits enfans ; deux anges, dont l'un joue du rebec, l'autre de la harpe, célèbrent leur arrivée dans le ciel.

Examinons

Examinons actuellement le bas-relief qui décore la tombe d'Alphonse : les colonnes empêchent de l'apercevoir entièrement ; c'est pourquoi il a été gravé séparément, avec ses petits côtés (pl. XLII). Il paroît que le sujet général est l'ouverture du tombeau et l'enterrement du corps d'Alphonse : le personnage qui y est renfermé, est en tout semblable à celui qui est couché dessus.

Les petits côtés font partie du même sujet : il commence au petit côté à gauche du lecteur (ibid. n.° 1); on y voit quatre prêtres, qui témoignent plus ou moins vivement combien la triste cérémonie à laquelle ils doivent assister, les afflige.

La première chose qui s'offre à nous sur le grand côté (ibid. n.° 2), c'est le cercueil dans lequel va reposer le noble comte : deux moines soutiennent avec effort la pierre destinée à le couvrir, et l'empêchent de retomber avant que la vérification des objets qu'il doit contenir ait été faite. L'évêque, qui préside à cette ouverture, lève une main vers le ciel, qu'il montre avec l'index, et semble annoncer que Dieu a bien voulu admettre Alphonse parmi ses élus; la forme de sa mitre est remarquable : un gros moine écoute avec attention le discours que le saint évêque fait à cette occasion. Un autre prêtre porte la croix, cette cérémonie funèbre étant toujours sanctifiée par le signe de notre rédemption. Pendant ce temps, un moine lit un écrit qui contient sans doute le procès-verbal de cette lugubre cérémonie; et celui qui l'accompagne, suit sa lecture comme pour l'aider à déchiffrer, ou pour voir s'il ne commet pas quelque erreur. La composition de cette partie du bas-relief est bien entendue et assez bonne pour le temps.

L'invention du reste n'est pas aussi heureuse. Toutes les figures sont sur le même plan; ce sont des moines et des prêtres, qui prennent plus ou moins de part à l'action : le premier, près du tombeau, tient un bénitier; le second élève un encensoir; le prêtre qui suit, a une grande chape attachée avec un fermail de métal. L'évêque, qui vient après, élève les mains et semble prier : derrière lui est un chevalier de Saint-Jean qui tient un rouleau déployé; c'est la charte des donations qu'Alphonse et Raymond ont faites à son ordre. Ceux qui viennent ensuite sont deux chanoines, dont l'un est vu par-derrière et l'autre par-devant : au capuchon de leur manteau tient un bonnet relevé et plissé autour de leur tête. Le bas-relief est terminé, au petit côté *(pl. XLII, n.° 3)*, par un pleureur qui s'arrache les cheveux, et une pleureuse agenouillée, couverte d'un grand voile, et qui exprime le plus affreux désespoir.

Ce mausolée fut achevé en 1250; et probablement la statue de Béatrix y fut placée postérieurement, puisqu'elle n'est morte qu'en 1266. Ce bas-relief singulier est précieux, en ce qu'il nous fait voir la forme des habits des évêques, des prêtres, des chanoines, des hospitaliers et des clercs, telle qu'elle étoit au milieu du XIII.ᵉ siècle.

Mais quel est l'écu suspendu sous cette voûte, au-dessus du tombeau qui renferme Alphonse et son fils ? c'est le bouclier de ces deux princes, celui dont ils faisoient usage dans les tournois : une large échancrure prouve qu'il n'y a pas été ménagé. Il étoit de bois couvert d'un cuir épais, sur lequel étoient peints des pals d'or et de gueules : le cuir s'étant soulevé, on avoit été obligé d'y mettre des clous ; sur la tête de tous ces clous, on voit les armes d'Arragon qui y sont gravées. Avec quel plaisir on aimoit à contempler à Bordeaux l'épée de Bayard, le bon chevalier ! L'épée et le bouclier de François I.ᵉʳ, conservés dans la salle du cabinet des antiques de la Bibliothèque impériale, attirent encore les regards, moins à cause de la grande beauté du travail que pour le souvenir du roi brave et loyal qui les a portés. L'épée de ville de l'ami de Sully, l'épée de guerre du vainqueur de Coutras et d'Ivry, sont suspendues près des armes moins heureuses, mais non moins vaillantes, de François I.ᵉʳ : chacun désire voir cette épée qui a si bien soutenu les droits du bon Henri ; et le grand NAPOLÉON a voulu la toucher de ses mains invincibles. Le bouclier des généreux comtes Alphonse et Raymond, froissé dans les tournois, rompu à son extrémité par les lances, donnoit à la tombe que nous décrivons un appareil plus auguste : le nom de ses maîtres n'a pu le protéger, et il a été brisé par les impies qui ont osé violer la cendre des morts. Cet écu *(pl. XLI et XLII, n.º 4)* a la forme de ceux qu'on observe sur tous les monumens du temps de S. Louis (1).

Le tombeau de Béatrix *(pl. XLIV, n.º 1)* n'est pas moins intéressant que le précédent. Cette princesse étoit la quatrième fille de Raymond, qui lui avoit légué ses états de Provence : Louis IX et Raymond VII, comte de Toulouse, lui disputèrent cette succession; mais le différent fut terminé par le mariage de Béatrix avec Charles I.ᵉʳ d'Anjou, frère de S. Louis et roi de Sicile. Elle est morte à Nocera en 1277 : elle voulut être enterrée à Saint-Jean d'Aix, en face de son père et de son grand-père; le pape fut obligé de menacer son mari d'excommunication, pour le forcer à exécuter les dernières volontés de cette princesse.

La voûte est supportée par des amas de piliers avec des chapiteaux formés, comme les précédens, d'une double rangée de feuilles de chêne; chaque arête du fronton est terminée par une feuille de même espèce; et ces feuilles, élégamment disposées sur une seule rangée, composent à ce fronton une bordure agréable. Au milieu du double fronton est une rose dans une couronne; des anges qui sont

---

(1) *Voyez* les tombeaux des enfans de ce roi qui étoient aux Jacobins de la rue Saint-Jacques, à Paris, dans mes *Antiquités nationales*, tome IV, n.º XXXIX, pl. VIII, X, etc.

posés sur des têtes humaines, supportent une rosace. Les pyramides sont tronquées, ou plutôt ce sont de longues bases. Celle du milieu porte l'image du Très-Haut : il tient dans une main le globe surmonté d'une croix, emblème du monde sauvé par la mort de son fils, et il élève la droite comme pour prononcer ses terribles arrêts ; il est placé dans des nuages et entouré d'anges et de saints, dont l'un tient le livre de l'Évangile, pour indiquer qu'il n'y a de salut que pour celui qui n'a pas transgressé cette sainte loi ; l'autre a dans une main une toise, symbole de l'équité avec laquelle Dieu pèse ses jugemens et mesure les actions des hommes, et dans l'autre un vase d'eau lustrale, qui annonce que la bonté de Dieu, en punissant les crimes, pardonne les fautes qu'une purification nécessaire doit cependant expier. Les anges qui sont autour font entendre les sons terribles de la redoutable trompette : tous les hommes sont appelés au jugement dernier ; on les voit sur la base du tombeau ; ils se débarrassent des voiles qui les entourent ; ils paroissent comme se réveiller après un long sommeil ; ils soulèvent la pierre qui les couvre ; ils sont saisis d'étonnement et d'effroi. Ces figures isolées, ou formant des groupes plus ou moins animés et tous variés, sont enfermées dans deux encadremens du genre dit gothique.

Trois autres semblables encadremens, dont deux sont sur le fond du tombeau, au-dessus de la princesse, et le troisième, sur le petit côté, à gauche (*pl. XLIV, n.° 2*) de la base, auprès du Jugement dernier, contiennent les images des douze apôtres. Sur le petit côté, à droite (*ibid. n.° 3*), sont trois fils de Béatrix, qui moururent avant elle.

Sous le dôme du baldaquin, on voit deux anges qui emportent l'ame de la princesse (*ibid. n.° 4*), et deux autres anges qui l'encensent (*ibid. n.° 5*).

Charles II d'Anjou, fils de Charles Ier (1) et de Béatrix, mourut à Naples le 4 mai 1309. Il voulut que son corps fût transporté au monastère des Dominicaines d'Aix, qu'il avoit fondé. Ce corps fut mis dans un cercueil de bois de cyprès : il existoit encore avant la révolution ; les membres desséchés étoient enveloppés de lambeaux d'une étoffe bleue, semée de fleurs-de-lis d'or : il y avoit en outre dans le tombeau un sceptre, un bâton, une boule, une couronne, ornés de fleurs-de-lis, le tout de cuivre doré. La forme de ces instrumens, à en juger par le dessin que possède M. de Saint-Vincens, la matière vile dont ils étoient faits, pouvoient rendre suspecte leur authenticité ; c'est pourquoi je ne les ai pas fait graver : mais j'ai fait figurer (*pl. XLVI, n.° 2*) une statue qui étoit dans le jardin de ces religieuses,

---

(1) Le tombeau de Charles Ier étoit aux Jacobins de la rue Saint-Jacques, à Paris. Voyez mes *Antiquités nationales*, tome IV, article XXXIX, planche VI, figure 2.

et qui représente le même prince. L'ornement de sa robe est singulier ; il semble que le sculpteur ait voulu exprimer le défaut de conformation auquel il devoit le surnom de *boiteux*.

Aix possédoit encore le tombeau du dernier comte de Provence, Charles III, fils de Charles comte du Maine, et neveu du roi René. Il mourut à Marseille, en 1481. Louis XI, qu'il avoit institué son héritier, chargea le grand sénéchal Palamède de Forbin de lui faire élever ce monument, dont l'architecture n'a pas la légèreté et l'élégance des précédens.

Le devant *(pl. XLV, n.° 1)* est orné de pyramides placées les unes sur les autres ; aux deux côtés sont les armes du prince, entourées du cordon de l'ordre de Saint-Michel, institué par Louis XI, qui l'en avoit nommé chevalier. L'ange à qui cet ordre est consacré, est représenté en haut, perçant de sa lance un dragon, symbole de la religion triomphant des ruses de l'enfer. Sur une espèce de tribune est un groupe qui représente la Trinité. Des pleureurs et des pleureuses sont sur le devant de la tombe, dans des niches, avec des baldaquins ornés de pendentifs. Charles III est armé, cuirassé, et sa cotte d'armes est chargée de ses divers blasons ; deux anges sont à sa tête, et ses pieds posent sur un lion.

Le fond de la muraille étoit peint en bleu et semé de fleurs-de-lis d'or. On lisoit son épitaphe sur le marbre qui est au milieu ; et en songeant à la foiblesse de ce prince et à la courte durée de son règne, on la trouve bien emphatique :

Lilia Francorum, cælestia munera, Regum,
Reliquias veteris Andegavæque domûs,
Occulit iste lapis cœlataque marmora claudunt;
Obruta sic fatis regia sceptra jacent.
Jerusalem et Siculos, et, si per fata liceret,
Arragones poterat nostra tenere manus;
Sed fortuna, diù nostros ne ferret honores,
Acceleravit mortis tempora dura mihi.
Qui legis hoc tristi conscriptum marmore carmen,
Dic : Tibi sit requies, Carole, paxque tibi !

« Sous cette tombe, sous ce marbre sculpté, sont renfermés
» et les lis, présent fait par le ciel aux rois françois, et les
» restes de l'ancienne maison d'Anjou. Ainsi tombent les sceptres
» des rois, jouets du destin ! Mon bras pouvoit réunir et gouver-
» ner Jérusalem, la Sicile, et même l'Arragon, si le sort l'eût
» voulu; mais la fortune jalouse arrêta le cours de mes honneurs,
» et accéléra le jour de ma mort, si fatal pour moi. Toi qui lis
» ces vers gravés sur ce marbre de deuil, dis au moins : Que
» Charles repose au sein de la paix ! »

Je terminerai la série des tombeaux des princes de la maison d'Anjou qui ont régné sur la Provence, par la figure de celui de Blanche d'Anjou *(pl. XLIII, n.º 2)*, fille naturelle du roi René, épouse du seigneur de Beauvau, marquis de Pressigny : il étoit dans le sanctuaire de l'église des grands Carmes à Aix. Elle a un *surcot* sur sa *cotte hardie*, qui est mi-partie du blason d'Anjou et du blason de Beauvau, ainsi que son écusson placé à la naissance de la pyramide qui couronne l'arcade sous laquelle elle repose.

CHAPITRE LIII.

M. de Saint-Vincens a encore conservé le dessin du tombeau de Gaspar Garde, baron de Vins, chef des ligueurs en Provence, mort devant Grasse, dont il faisoit le siége, le 20 novembre 1589.

Le devant de cette tombe est décoré de trophées, et des figures de la Valeur et de la Religion. Le baron, couvert de son armure, est à genoux devant un prie-Dieu *(pl. XLVI, n.° 1)*. Ce tombeau, qui avoit été exécuté aux frais de la province, a été brisé; il est remplacé aujourd'hui par celui de Peiresc (1). Voici les trois inscriptions dont il étoit accompagné :

ASTA, VIATOR, MAGNI VINCII MARMOR ADEST: PERLEGE ! MAGNUS ILLE VINCIUS, SALIORUM OPTIMATUM SPLENDOR, SENATUS POPULIQUE SEXTIANI AMOR DELICIÆVE, SANCTIORIS FŒDERIS GALLICI APUD SALIOS EXERCITUS EX SENATUSCONSULTO PRÆFECTUS; HÆRETICIS, GALLIAM POPULARI COGITANTIBUS, QUINQUIES COLLATIS SIGNIS APUD DIONYSIACUM CELTARUM (2), COGNATIUM (3), MONCONTURSIUM GALLICANTIUM PICTONUM (4), ONETIUM AURELIANORUM (5), PROSTRATIS, ATQUE INGENTI GERMANORUM STRAGE SUB DIVIS PRINCIPIBUS GALLOGUISIIS FACTÂ, TANDEM, QUINQUAGENARIUS PENÈ, DUM FACTIONEM HÆRETICAM SOCIATAM, DIRA OMNIA SALIIS MINITANTEM, IN ASPERA JUGA MONTIUM

---

(1) *Suprà*, p. 276.

(2) Saint-Denis. — (3) Cognac. — (4) Moncontour en Poitou. — (5) Auneau en Orléanois.

BELLICÂ VIRTUTE, SINGULARI PRUDENTIÂ, PARI FELICITATE COMPELLERET, ET GRASSIUM OPPIDUM SALIORUM (1) OPPUGNARET.

POST QUARTUM IN EXPEDITIONE RUPELLÆ AQUITANORUM (2), SPONTE UT REGIO PECTORE IN SUUM DEDUCERET TELUM FLAMMEUM EXCEPTUM : QUINTO, PROH DOLOR ! È MŒNIBUS IN CEREBRUM EMISSO CONFECTUS, DULCISSIMAM PATRIAM, SUAVISSIMOS LIBEROS, FRANCISCUM ET GASPAREM CARISSIMO PARENTE ORBOS, PERPETUO LUCTU VOTA FACIENTES LIQUIT. 12 KALEND. DECEMBR. ANNO INSTIT. SALUT. 1589. BENE MERENTI BENE PRECARE, VIATOR.

Sur le soubassement du même mausolée :

NON POTUIT FERRO VINCI, NON VINCIUS ARTE
  VINCIRI ; ID MARTIS, PALLADIS ISTUD OPE.
VINCERE SED FERRO, VINCIRE SED ARTIBUS HOSTES
  QUOD SUETUS, NOMEN VINCIUS INDE TULIT.
MULCIBEREM, NE VINCTA FORET, SED VICTA POPOSCI
  MORS ; HINC SULPHUREO VINCIUS IGNE CADIT.

Au-dessus de la voûte du mausolée est ce distique latin :

SCIRE VELIS QUANTUS FUERIM ! GERMANIA DICET,
  DICET ET INNUMERIS GALLIA NOSTRA LOCIS.

---

(1) Grasse. — (2) La Rochelle.

CHAPITRE LIV.

Pompes et Processions chez les anciens; — dans le culte chrétien.— La Fête-Dieu.— Les cérémonies d'un même culte modifiées selon les lieux et les temps.—Procession d'Aix instituée par le roi René. Mystères: la *Passade*, le Guet, Costumes, la Renommée, Chevaliers du Croissant, le duc et la duchesse d'Urbin, Momus, Mercure, la Nuit, Proserpine, Pluton, *Razcassetos*, *Carcistes*, le Jeu du chat, Pluton, Proserpine, le petit Jeu des diables ou l'*Armetto*, le grand Jeu des diables et le roi Hérode, Neptune, Amphitrite, Joueurs de palet, Faunes, Satyres, Pan, Sirènes, char de Bacchus, les *Chevaux frux*, Pallas, Diane, Apollon, la reine de Saba, Saturne, Cybèle, les *Dansaïres*, les petits *Dansaïres*, le grand Char, Jupiter, Junon, Vénus, Cupidon, les Ris, les Plaisirs, les Grâces, les Parques, *Procession*, la Belle-Étoile, les *Tirasseaus*, les Apôtres, S. Christophe, les Lanciers, les Bâtonniers, le Roi de la Basoche, le Lieutenant du prince d'Amour, l'Abbé de la Jeunesse, la Mort, Jeu des *momons*, Balthasar Roman. — Observations sur l'origine et le but de cette fête.

Parmi les institutions civiles et religieuses, il n'y en a peut-être pas de plus anciennes et de plus imposantes que ces marches faites par une grande réunion d'hommes ou de corporations, que les anciens ont nommées *pompes*, et que nous appelons *processions*. On ne peut citer aucun peuple chez lequel on n'en retrouve l'usage. La grande marche que l'on remarque sur les murailles de l'antique Persépolis (1), et qui est composée d'hommes qui ont un maintien si grave, et d'un grand nombre d'autres qui portent les instrumens de leur profession, est une procession : l'auguste pompe des Panathénées, si sainte aux yeux des habitans de l'Attique, s'offre encore aux regards sur la frise du temple de la chaste Minerve à Athènes (2). Mais chaque peuple donne à ses fêtes religieuses l'empreinte de son caractère. Chez les Grecs, elles devoient rappeler aux citoyens les noms sacrés des premiers auteurs de leur civilisation, dont ils faisoient honneur aux dieux mêmes, ou du moins à des princes issus du sang des dieux, et qu'ils avoient inspirés et protégés. L'esprit militaire qui animoit les Romains, se faisoit remarquer dans leurs mœurs, leurs usages, leur langue, leur religion ; la guerrière Minerve prenoit la droite auprès de Jupiter sur l'auguste Junon (3). Les belliqueux Saliens dansoient en marquant la cadence avec leurs épées, qui faisoient résonner les boucliers sacrés. Parmi les cérémonies militaires, les pompes les plus

---

(1) CHARDIN, *Voyage en Perse* (Amst. 1711, in-4.°), t. III, pl. LVIII* et LIX, p. 102 et suiv.

(2) STUART, *Antiquities of Athens*, t. II, chap. I, pl. XXI et suiv. MILLIN, *Monumens antiques inédits*, t. II, pl. V, p. 43 et suiv.

(3) *Num. Mus. Albani*, t. I, 11, 21.

CHAPITRE LIV.

magnifiques étoient celles où les triomphateurs faisoient porter devant eux les dépouilles des nations vaincues, et conduisoient enchaînés à leur char les rois captifs et leur famille prisonnière.

Les processions sont nombreuses dans le culte chrétien. C'est sur-tout dans de grandes calamités, telles que les maladies pestilentielles, les vents destructeurs, et les pluies qui flétrissent sur la terre les dons qu'elle a produits, que l'on va en pompe implorer la bonté de Dieu. Parmi ces cérémonies, celle dans laquelle on lui demande tous les ans d'envoyer sur la terre sa rosée bienfaisante pour la rendre féconde, est une des plus touchantes : celle qui lui est spécialement consacrée, et qu'on appelle la *fête du Saint-Sacrement*, la *fête de Dieu*, est la plus solennelle ; elle fut instituée vers 1264 par le pape Urbain IV (1).

---

(1) Jusqu'à cette époque, l'église s'étoit bornée à célébrer, le jeudi saint, la fête de l'Eucharistie ou du corps et du sang de Jésus-Christ. En 1208, la bienheureuse Julienne, religieuse hospitalière du Mont-Cornillon, aux portes de la ville de Liége, âgée seulement de seize ans, et qui méditoit sans cesse sur le saint mystère de l'Eucharistie, vit en songe la lune avec une brèche ; cette vision s'offrit à elle pendant deux ans, toutes les fois qu'elle se mettoit en oraison, sans qu'elle pût en expliquer le sens : elle comprit enfin que la lune étoit l'église, et que la brèche marquoit qu'il lui manquoit une fête, celle du Saint-Sacrement. Cependant elle garda encore cette pensée pendant vingt années ; elle ne la découvrit qu'en 1230, lorsqu'elle eut été nommée

CHAPITRE LIV.

Les cérémonies religieuses peignent ordinairement le caractère de la nation qui les célèbre ; elles reçoivent aussi quelquefois des changemens qui sont dus à des circonstances particulières. Dans les processions de la Ligue, le fanatisme arma d'escopettes les mains maladroites de quelques moines turbulens. Le roi René, chevalier vaillant et roi libéral, poëte, peintre, musicien, galant et dévot, devoit donner à tout l'empreinte de son esprit et de ses goûts : c'est ainsi qu'il a composé la singulière procession qui lui doit son origine.

René institua cette fête en 1462 (1); il dépensa pour les premiers frais une somme considérable, et il laissa des fonds pour la répéter tous les ans. Elle se célébra sans opposition jusqu'en 1645, qu'un certain Neuré, né à Chinon, écrivit une lettre à Gassendi contre cette solennité (2).

---

prieure de la maison du Mont-Cornillon : elle s'assura de l'assentiment de plusieurs personnes pieuses ; elle fit composer un office ; et en 1246, Robert, évêque de Liége, ordonna l'établissement d'une fête particulière du Saint-Sacrement. On ignore l'époque de la bulle du pape qui établit cette fête dans toute la chrétienté ; mais le bref adressé par Urbain IV à la bienheureuse Ève, confidente de Julienne, est de 1264. Cette fête ne s'introduisit en France qu'en 1318 : depuis, elle est devenue d'une observance générale parmi les catholiques. D'après le concordat, on la célèbre aujourd'hui en France le dimanche après la Trinité.

(1) Quelques-uns disent en 1443, d'autres en 1471.
(2) *Querela ad Gassendum de parum christianis Provincialium*

Malgré ces plaintes, on ne continua pas moins de célébrer la fête de la même manière. M. de Grimaldi, archevêque d'Aix, essaya vainement d'en supprimer les scènes profanes ; le mécontentement du peuple le contraignit à les laisser subsister.

Pendant la révolution, cette fête fut abolie comme toutes les autres cérémonies religieuses : mais, après le concordat, le peuple d'Aix en demanda le rétablissement ; et nous avons vu comment la publication en fut faite (1).

Cette cérémonie devoit sans doute être plus brillante à l'époque de son institution ; voyons comment elle se célèbre aujourd'hui.

La nomination du lieutenant du prince d'Amour, du roi de la Basoche et de l'abbé de la Jeunesse, qui sont les chefs de la fête, se fait le lundi de la Pentecôte : le jour de la Trinité, ils choisissent leurs officiers ; les différentes quadrilles qui doivent faire partie des jeux, parcourent la ville, et se réunissent le soir au cours de la Trinité (2).

Vers sept heures du soir, le jour qui précède (3)

---

vorum ritibus, nimiàmque sanis eorumdem moribus, ex occasione ludicrorum quæ Aquis Sextiis in solemnitate corporis Christi ridiculé celebrantur. In-8.º

(1) *Voyez*, à l'article d'Avignon, *suprà*, p. 176, la proclamation de la municipalité d'Aix.

(2) *Suprà*, p. 194.

(3) Aujourd'hui, le samedi qui précède le dimanche dans

celui de la grande procession, les bâtonniers du roi de la Basoche se rendent à la cathédrale, ainsi que ceux de l'abbé de la ville : ils vont ensemble par la ville au son d'un air très-vif, au pas redoublé ; ce qui figure une marche forcée, qu'on appelle *passado* [la passade].

Après avoir vu la course de ces bâtonniers, qui s'arrêtent pour faire leur exercice devant les dames, nous nous rendîmes à la municipalité pour être témoins des apprêts de la bizarre cérémonie qu'on appelle *lou gué* [le guet].

On tiroit des magasins les vêtemens et les attributs des divinités : chacun savoit d'avance le rôle qui lui étoit assigné (1). On appela successivement tout l'Olympe : un garçon boucher se montra pour remplir le rôle de la chaste Diane ; un gros joufflu faisoit celui de l'Amour ; l'auguste Junon juroit, et le redoutable Mars étoit terrassé par Vénus, fâchée d'être dérangée de sa toilette, au moment où elle relevoit ses cheveux avec un bout de chandelle. L'Olympe paroissoit dans une aussi grande confusion que le jour de l'entreprise audacieuse des

---

l'octave, parce que, d'après le concordat, la Fête-Dieu est supprimée, ou plutôt transférée au dimanche suivant.

(1) La distribution des rôles est une affaire très-grave. Un homme que l'on refusoit d'admettre au nombre des diables, gagna ses juges par cette repartie : *Mon père a été diable, mon grand-père a été diable : pourquoi ne le serois-je pas !*

Titans ;

CHAPITRE LIV.

Titans, ou lorsqu'il osa se révolter contre Jupiter ; il auroit fallu que le dieu qui rassemble les nuages fronçât son noir sourcil, pour remettre chacun à sa place : mais l'horrible grimace de celui qui étoit chargé du rôle du maître des dieux et des hommes, étoit plus propre à exciter le rire qu'à faire trembler; c'étoit précisément la célèbre caricature d'Hogarth, *des comédiens qui s'habillent dans une grange*, mise en action.

Quand le cortége eut commencé à défiler, nous retournâmes chez M. de Saint Vincens, pour le voir passer sur le cours, qui est le lieu où il peut le mieux se développer (1). D'abord se présentèrent quatre bâtonniers (*pl. XLVII, n.° 1*) : sur leurs habits tail-ladés et couverts de rubans passe une écharpe dont la couleur indique qu'ils appartiennent à l'abbé de la Jeunesse ou au roi de la Basoche ; ils étoient suivis de deux porteurs de torches (*n.° 2*), d'agens de la police ayant la canne et la médaille qui les font reconnoître (*n.° 3*), et de gardes de la police (*ibid. n.° 4*). La Renommée venoit ensuite, portée sur

---

(1) Les gens qui se proposent de prendre une part active à l'un des différens jeux, se font inscrire d'avance à la municipalité. Pour chaque jour qu'ils durent, c'est-à-dire, pour le dimanche de la Trinité, le jour de la procession et la veille de la fête, on paye à chacun des diables, danseurs, &c. la valeur d'une journée de travail, c'est-à-dire, vingt sous : outre cela, le produit de la quête est pour eux. Les costumes et les tétières sont fournis par la ville.

un cheval étique, que conduisoit un des lampadophores ou porteurs de flambeaux (n.° 5). Si l'on a blâmé Coustou d'avoir placé la Renommée sur le dos de l'audacieux Pégase, parce qu'on pourroit croire qu'elle n'a point de confiance dans la rapidité de ses propres ailes, quel ami de la gloire peut voir sans peine la déesse aux cent voix sur une pareille rosse ? Il semble que les hauts faits qu'elle proclame avec sa trompette, ne sortiront pas du quartier. Mais son costume est encore plus singulier que sa monture : c'est une grande robe jaune, à travers laquelle sortent deux grandes ailes d'oie ; elle a au cou une fraise blanche (1) ; et son bonnet rouge, bordé de jaune, est orné de quatre petites ailes et d'un plumet. Les fifres et les tambours (n.° 6) forment un concert (pl. IV) digne de plaire à une déesse qui aime le fracas et le bruit.

Des porteurs de torches (pl. XLVII, n.° 7) précèdent un nouveau groupe ; tous les autres groupes en sont également suivis ou accompagnés. Celui-ci est composé d'hommes à pied (n.° 8) et d'hommes à cheval (n.°ˢ 10 et 12), précédés d'un tambour (n.° 9) et d'un drapeau (n.° 11) ; ils sont armés d'une longue pique ; sur le dos du corset dont ils sont vêtus est un

---

(1) Tous les personnages ne sont pas vêtus selon le costume antique, mais selon celui du temps du roi René. Tous les dieux de l'Olympe ont aussi le cou garni d'une ample fraise.

CHAPITRE LIV.

croissant d'or; leur front est décoré d'un pareil ornement, qui cependant n'est point ici le symbole injurieux de cette confrérie dans laquelle chacun place son voisin et dont personne ne croit être membre : ce sont les chevaliers du guet, c'est-à-dire, de la cérémonie; ils rappellent les *chevaliers du Croissant*, ordre institué par le roi René (1).

Une nouvelle marche de fifres et de tambours (pl. XLVII, n.º 13) annonce *le duc et la duchesse d'Urbin*, montés sur des ânes (ibid. n.ºˢ 14 et 15). M. Grégoire (2) pense que ce prince, commandant des troupes du pape, avoit été battu, et que sa honteuse défaite avoit donné lieu de verser

---

(1) Cet ordre fut établi en 1448, pendant le séjour du roi à Angers. Sa marque distinctive étoit un croissant d'or avec l'inscription LOS EN CROISSANT, espèce de rébus qui signifie qu'on acquiert de l'honneur en croissant en vertu et en gloire : à ce croissant étoient attachés des bouts d'aiguillettes d'or émaillées de rouge, qui marquoient le nombre des actions d'éclat du chevalier. Le chef se nommoit *sénateur*; le roi René prit le titre de *manutenteur*. Nul ne pouvoit être admis dans l'ordre, s'il n'étoit prince, marquis, comte, vicomte, ou issu d'ancienne chevalerie, *gentilhomme de ses quatre lignées*, *que sa personne fût sans vilains cas de reproche*; les chevaliers devoient chaque jour entendre la messe et réciter les heures de Notre-Dame, *se tenir réciproquement en amour et dilection*, ne point médire des femmes. Le serment des chevaliers a été trouvé, rimé en six vers par le roi René, sur des heures manuscrites dont je parlerai. On ne pouvoit leur ôter l'ordre que pour hérésie, trahison et *couardise*.

(2) *Explication des cérémonies de la Fête-Dieu d'Aix en Provence*, Aix, 1777, in-12.

sur lui un mépris que trois siècles n'ont pas encore effacé. Mais Frédéric, fils naturel du prince Gui-Antoine, avoit succédé à la souveraineté d'Urbin par le suffrage du peuple ; sa valeur, ses exploits et ses nobles qualités avoient fait oublier ce qu'on pouvoit reprocher à sa naissance : il étoit regardé comme un des plus illustres capitaines de son temps, et Raphael de Volterre le compare à Philippe de Macédoine. Il est vrai que ce duc avoit été battu en 1460 par le comte Piccinino, qui commandoit les troupes de Jean d'Anjou, fils de René : mais les armes sont journalières ; et l'on ne sauroit excuser ce bon roi d'avoir ainsi ridiculisé un ennemi généreux, que la victoire avoit abandonné cette fois, mais dont le succès a couronné souvent les entreprises. La duchesse, que René associa à son époux dans cette ridicule cérémonie, est Baptiste Sforce, fille d'Alexandre Sforce, que le duc avoit prise pour femme en 1459, après la mort de Gentile Braccaleone.

Le duc, bizarrement vêtu de jaune et de rouge, a un bonnet surmonté d'une couronne, et il tient à la main un bouquet : la tête de la duchesse est ombragée d'une énorme perruque ; sa couronne est accompagnée de plumets verts et blancs, et elle agite burlesquement un grand éventail. René étoit tant aimé, que le peuple signaloit sans doute sa gaieté en adressant à ses ennemis des railleries outrageantes : encore aujourd'hui un rire bruyant annonce l'arrivée

CHAPITRE LIV.

des ânes qui promènent grotesquement les deux souverains (1).

Des chevaliers du guet (*pl. XLVII, n.ᵒˢ 16 et 17*) les suivent encore avec des trompettes (*n.ᵒ 18*) et des timbales (*n.ᵒ 19*); ils annoncent le dieu Momus (*n.ᵒ 20*), qui est bien placé après cette bizarre scène : son vêtement bigarré est garni de grelots, ainsi que son immense bonnet ; il tient la marotte dans une main et un masque dans l'autre.

Si Momus est à cheval (2), on peut bien représenter de même les autres divinités. Mercure paroît (*n.ᵒ 21*); il est coiffé du pétase ailé, et il tient son caducée : la Nuit (*n.ᵒ 21**) l'accompagne. Une grande union doit régner entre eux, puisque, pour remplir ses principaux emplois, il a souvent besoin qu'elle le couvre de son obscurité : aussi Molière, dans le prologue de sa comédie d'*Amphitryon*, les a-t-il représentés conversant ensemble. Le vêtement noir de la déesse est semé d'étoiles, et elle tient à la main de soporifiques pavots.

---

(1) Lorsque la reine Catherine de Médicis alla en Provence pour apaiser les troubles qui s'y étoient élevés, elle vit avec plaisir cette procession, qui étoit trop dans le génie de sa nation pour ne pas lui plaire ; mais on supprima le duc et la duchesse d'Urbin, parce qu'étant fille de Laurent de Médicis, elle étoit elle-même comtesse de Bologne et duchesse d'Urbin. BOUCHE, *Histoire de Provence*, p. 674.

(2) On doit remarquer que toutes les divinités du paganisme sont à cheval ; c'est leur triomphe : tous les autres groupes ne sont qu'accessoires et marchent à pied.

Un cortége hideux annonce que bientôt nous verrons paroître le sombre Pluton (n.º 24), et les noires divinités qui forment son affreuse cour. Le premier groupe est celui des *Razcassetos (n.º 22)*: on donne ce nom à une troupe de misérables chargés de représenter les lépreux de l'Écriture ; tout leur vêtement consiste en deux tabliers de mulet, à franges, qu'ils mettent l'un devant, l'autre derrière, avec deux rangées de gros grelots posées en sautoir. Les uns ont un grand peigne, d'autres une brosse, un autre a d'énormes ciseaux de tondeur ; tous ont une têtière rase : ils sont sans cesse occupés à peigner, brosser, tondre la perruque qui est clouée à la têtière d'un autre *Razcasseto*, qui cherche quelquefois à fuir ces importuns barbiers. On croit que ce nom, qui n'est pas provençal, est dû à la guerre qui eut lieu entre les *Razats* et les *Carcistes* : on appeloit *Razats* ceux que les gens du comte de Carces, lieutenant du roi, avoient dépouillés et comme rasés ; et *Carcistes*, ceux qui, pendant les troubles que ces vexations occasionnèrent, tenoient pour son parti. On croit que Catherine de Médicis, qui étoit venue pour apaiser ces troubles, ayant demandé l'explication du jeu des lépreux, un plaisant lui répondit que c'étoient les *Razats* qui peignoient un *Carciste* : de là l'on nomma ce jeu celui des *Razats et des Carcistes*, et, par corruption, des *Razcassetos*. Quelle que soit l'étymologie du

CHAPITRE LIV.

mot, il est certain que le groupe des *Razcassetos* est hideux, et que leur vêtement est dégoûtant.

Moïse, ce sage législateur, suit ces misérables (*n.°* 23). Son front est orné de deux rayons de lumière ; il montre avec une baguette les tables de la loi : le grand-prêtre est près de lui, coiffé de la *cidaris*, et portant le pectoral (1) : tous deux cherchent à ramener les Israélites au culte du Très-Haut. Pendant ce temps, ceux-ci, égarés par l'idolâtrie, dansent autour du veau d'or, qu'un d'entre eux élève au-dessus d'un bâton ; ils crient *ouhoou, ouhoou*, en signe de mépris, en passant devant Moïse et le grand-prêtre ; et un autre jette, aussi haut qu'il peut, un pauvre chat, qu'il retient dans sa chute avec assez d'adresse : c'est pourquoi l'on appelle cette scène *lou jouec dou cat* [le jeu du chat].

Les Israélites sont vêtus de manteaux noirs, et ils ont une laide têtière que deux énormes bosses rendent encore plus difforme (2).

Les Israélites méprisent les sages préceptes de leur conducteur et de leur vénérable pontife ; l'enfer

---

(1) C'est par erreur que le graveur de cette planche a oublié de figurer ici Moïse et Aaron ; c'est pourquoi ce groupe a été reproduit isolément, *pl. XLVIII, n.° 1.*

(2) Les masques qui servent pour les différens rôles, sont de grosses masses de carton peint, qui emboîtent toute la tête ; c'est pourquoi on les nomme *testieros* [têtières]. Comme ces masques sont lourds et gênans, ceux qui les portent, les quittent après chaque jeu, et s'en servent pour faire la quête. Pendant le

triomphe. Le dieu qui règne dans cet abîme, Pluton, paroît *(pl. XLVII, n.° 24)* avec un vêtement noir semé de flammes, une fraise noire bordée de rouge, et un bonnet noir et rouge, en forme de couronne; il porte dans une main le sceptre redoutable qui fait trembler les mânes, et la clef sous laquelle il les retient, pour annoncer que, comme le dit le Dante, une fois entré dans son empire, on doit renoncer même à l'espérance. Son épouse le suit dans le même costume *(n.° 24*)* : la sombre Proserpine laisse à son époux son sceptre d'ébène ; elle tient dans une main un flambeau, symbole des tourmens qu'on éprouve dans les enfers, et une clef qui annonce que sa surveillance est aussi sévère que celle du dieu à qui elle est unie.

Les noirs démons les accompagnent. La scène que représente le premier groupe *(pl. XLVII, n.° 25,*

---

révolution, quelques costumes ont été détruits, principalement ceux du lieutenant du prince d'Amour et de ses suivans ; mais les têtières ont été conservées. Avec quel dégoût on doit engloutir sa tête dans cette enveloppe hideuse et profonde, où, depuis trois siècles et demi, trois cent cinquante couches de crasse et de sueur se sont accumulées et superposées !

Le jour de la Trinité et le jour de la Fête-Dieu, les diables et les *Razcassetos* vont à la première messe à Saint-Sauveur, avec leurs têtières à la main ; et, avant de sortir, ils font dessus d'amples aspersions d'eau bénite, en faisant des signes de croix, de peur de trouver parmi eux un personnage de plus (le vrai diable), comme ils prétendent que cela est arrivé.

et plus fidèlement *pl. XLVIII, n.º 4)*, s'appelle *lou pichoun jouec déis diables* ou *l'armetto*, c'est-à-dire, *le petit jeu des diables* ou *la petite ame*. Un enfant en gilet blanc et les jambes nues, représentant la *petite ame*, tient une grande croix : malgré ce signe, des démons cornus, armés de massues et de légers bâtons fourchus, cherchent à l'enlever ; mais un ange vêtu de blanc, avec des ailes dorées, et dont la tête est entourée d'une auréole, protége l'ame, et reçoit sur son dos, garni d'un épais coussin, tous les coups qu'on veut porter à celle-ci. L'ame et lui passent alternativement de chaque côté de la croix, qu'ils tiennent entre eux deux. A la fin du jeu, l'ange saute pour témoigner sa joie d'avoir préservé l'ame de la méchanceté des démons.

Le groupe suivant *(pl. XLVII, n.º 26)* est plus nombreux, et on l'appelle *le grand jeu des diables* ou seulement *les diables*. Le barbare Hérode, reconnoissable à sa couronne, est livré à leur furie, en punition sans doute du massacre des innocens : une douzaine de démons, costumés comme les précédens, et portant comme eux deux bandoulières en sautoir garnies de grosses sonnettes, le harcèlent avec des fourches ; le pauvre roi tâche de les écarter avec son sceptre ; il saute à droite et à gauche, d'une manière qui égaye la populace : il finit cependant par leur échapper, et saute encore pour se réjouir de sa délivrance ; mais sa joie est de courte durée, les diables le ressaisissent bientôt. Au milieu d'eux est la diablesse : c'est ordinairement un grand homme à visage découvert, ayant du rouge, des mouches, et vêtu dans le costume le plus moderne.

L'enfer a disparu à l'aspect de Neptune et d'Amphitrite (n.° 27), comme le feu cesse à l'approche de l'onde. Ces divinités des eaux devroient être sur des hippocampes ou chevaux marins; mais il faut qu'elles se contentent, comme les autres, de rosses terrestres. Leur vêtement est bleu comme la plaine liquide; le dieu tient son redoutable trident, que les vents craignent encore plus que son *quos ego*, et Amphitrite porte deux dauphins.

Une musique guerrière précède des porteurs de palets (n.° 27*), qui rappellent peut-être le jeu du disque, jeu qui fut si fatal au bel Hyacinthe.

Cette musique annonce aussi la troupe joyeuse des Satyres et des Nymphes (n.° 28) vêtus de vert, couleur des feuilles, parure des forêts. Les Satyres ont des culottes couvertes de poils, une longue queue, des cornes et de longues oreilles à leur petit chapeau; les Nymphes ont des couronnes de roses : tous portent à la main des rameaux verdoyans, et leurs habits sont chargés de grelots. Pan et Syrinx à cheval (n.° 29) sont bien placés à la suite de ce groupe. Syrinx tient une branche de ces frêles roseaux qui la préservèrent de l'ardeur pétulante du dieu des bergers, lorsqu'il la poursuivit jusqu'au sein du Ladon : Pan joue de la flûte, dont les sons lui rappellent la métamorphose

CHAPITRE LIV.

de celle qui sut se dérober à sa tendresse; il est vêtu d'une peau de bouc, et coiffé d'un chapeau de berger orné d'un plumet.

Un petit char à deux roues, qu'on pourroit plus justement appeler une charrette, orné de pampres et de raisins, porte en triomphe le dieu des vendanges (n.º 30). Il n'a pas cette jeunesse éternelle, cette beauté languissante et efféminée qui le caractérise dans les anciens ouvrages de l'art; ce n'est point le Bacchus des Grecs : c'est tout bonnement celui qui sert d'enseigne à nos cabarets. Son costume est cependant plus décent, car il n'offense pas les regards par sa nudité rubiconde; il est vêtu d'un gilet tigré, et il porte sur ses épaules une peau de panthère en forme de manteau. Son trône est un tonneau : il est armé d'une bouteille et d'une courge taillée en coupe, et il encourage ses suivans à boire comme lui.

Bacchus n'est pas seulement le dieu de la treille ; malgré sa mollesse apparente, il a dompté des peuples belliqueux et soumis l'Inde : la société du dieu des combats ne sauroit donc l'effrayer. Mars le suit, armé du casque et du bouclier (n.º 31), ainsi que Minerve (n.º 31*), qui tient dans une main sa redoutable lance et la tête de l'insolente Méduse.

Les Centaures, sur les monumens antiques, font souvent partie des Bacchanales : ces êtres, formés de deux natures, buvoient à outrance, et enlevoient les femmes dans leur ivresse. Les hommes attachés au corps d'un cheval, qui suivent Bacchus, pourroient d'abord être pris pour des Centaures ; ce sont seulement des jeunes gens qui ont fixé à leur ceinture un cheval de carton dont le caparaçon leur cache les jambes : ils tiennent à la main un petit bâton orné de rubans, et, au son d'un air joué par le joyeux tambourin et le perçant galoubet, et dont la musique a été composée par le roi René (1), ils exécutent des évolutions, des manœuvres singulières. Jamais le cheval ne tombe sans le cavalier : la chute de tous deux est fréquente ; mais le scapulaire de Notre-Dame du Mont-Carmel, que ces cavaliers ont soin de porter, les préserve de tout danger. Cette cavalcade pédestre porte le nom de *chivaouz frux*, c'est-à-dire, *chevaux fringans* ; mot qui se disoit *frisque* dans l'ancien langage françois.

M. Grégoire a pensé que cette danse avec des chevaux de carton étoit une imitation d'une ancienne danse à cheval qui peut-être avoit lieu au temps de la chevalerie. Cette danse à cheval étoit effectivement en usage à la cour au temps de Brantôme et de Bassompierre ; on la connoissoit encore en Espagne en 1775 ; et elle s'exécute chaque jour au spectacle de Franconi. Il paroit que ce genre d'amusement est très-ancien ; il se renouvelle en Italie dans différentes occasions, depuis un temps très-reculé.

---

(1) Voyez *pl. IV*.

CHAPITRE LIV.

Du reste, nous avons vu de semblables cavalcades dans le divertissement de *Don Japhet d'Arménie*, qu'on appelle *le tournois*, dans le *Duel d'Arlequin et de Scapin*, et dans toutes les mascarades du carnaval.

Des divinités pacifiques suivent Mars, Pallas, et leur troupe guerrière. La chaste Diane *(n.° 33)* tient son arc et ses flèches ; son dos est chargé du carquois ; le croissant avec lequel elle nous éclaire pendant la nuit, orne son bonnet : sur celui d'Apollon *(n.° 33*)* est un soleil ; ce dieu tient à la main la lyre dont il tire des sons si harmonieux, et le coq matinal, qui est aussi l'emblème de l'art divin de rendre la santé aux malades. Mais comment un poëte a-t-il pu oublier les Muses !

La reine de Saba *[la reino Sabo]*, avec une robe garnie et chamarrée, coiffée d'un voile et d'une couronne, est venue visiter le roi Salomon *(n.° 34)*. Elle remue les hanches d'une manière un peu trop libre pour son éminente condition ; mais ses agaceries réussissent : le grave roi Salomon devient, pour lui plaire, vif et pétulant comme un Provençal ; il exécute devant elle une danse animée, en agitant des grelots attachés à ses jarretières, et en secouant une épée, au bout de laquelle est un *castelet* [un petit château] de fer-blanc doré, surmonté de cinq girouettes, qui représente probablement le palais du grand roi, ou le temple saint qu'il a bâti : chaque fois qu'il salue la reine en inclinant l'épée, elle le lui rend par un mouvement circulaire des reins à droite et à gauche. Les suivantes de la reine ont chacune à la main une coupe d'argent, symbole des présens que leur maîtresse lui a offerts. Après le troisième salut, ces dames forment une danse sur un air qu'on attribue aussi au roi René *(pl. IV)*; la reine, par le mouvement qui lui est particulier, témoigne le plaisir qu'elle y prend. Le roi est toujours choisi parmi les meilleurs danseurs de la ville ; il doit faire preuve de son talent avant son admission.

Saturne *(pl. XLVII, n.° 35)* est vêtu d'un habit couleur de chair ; heureusement le dieu est trop vieux pour faire naître des tentations. Son bonnet est surmonté d'une faux, et dans la main droite il tient un serpent qui mord sa queue, symbole de l'éternité. Cybèle *(n.° 35)*, qui l'accompagne, est couronnée d'une tour peinte ; elle tient le disque ou tympanon qui représente un des hémisphères de la terre, et une branche de pin, arbre qui lui est consacré.

Lèis pichounx dansaïres [les petits danseurs] *(n.° 36)* et *lèis grands dansaïres* [les grands danseurs] *(n.° 37)* précèdent le grand char du maître des dieux. Leur vêtement blanc est orné de rubans de couleur : ils portent des scapulaires, et ont à la main une petite baguette garnie de rubans couleur de rose, qui leur sert à marquer la cadence : l'air sur lequel ils dansent est aussi attribué au roi René.

Le grand char à quatre roues, traîné par quatre

chevaux (n.° 38), porte le reste de l'Olympe. Jupiter tient son foudre et son aigle, Junon son sceptre et son paon ; tous deux ont une couronne de fer-blanc : devant eux est Vénus, qui tient des bouquets ; auprès d'elle est Cupidon avec son arc et ses flèches, accompagné des Jeux, des Ris et des Plaisirs. Le fond du char est doré, garni de buis, de lierre, et entouré de lampions et de flambeaux.

Pourquoi ces trois vilaines sœurs qui le suivent (n.° 39), ne sont-elles pas avec leur maître Pluton ! c'est sans doute pour offrir une moralité, et nous dire que tout se termine par la mort. Ces trois sœurs sont les Parques : Clotho tient la quenouille, Lachésis le fil, Atropos les terribles ciseaux.

Ce nombreux et bruyant cortége passe au travers d'une foule immense, et parcourt les principales rues de la ville. René auroit mieux rempli son but en n'y plaçant que des divinités païennes ; mais quelques autres groupes y ont été associés pour grossir le cortége, et répéter les jeux qu'ils doivent exécuter le lendemain : d'ailleurs, à l'exception de la reine de Saba, tous peuvent y trouver place sans nuire au but que l'auteur de cette bizarre pantomime s'étoit proposé.

Le roi René a donné, dans cette composition, une preuve de sa bonté et de son esprit pacifique. En Italie, en Espagne sur-tout, les divinités auroient été chassées après avoir été vaincues dans un combat à outrance, et les diables auroient été rôtis. Ici les divinités du paganisme n'ont plus que le soir pour exercer encore leur empire sur la terre : l'aurore vient, elles disparoissent avec les ombres de la nuit, emblème de l'ignorance ; alors c'est la fête du Créateur, c'est le triomphe de la religion, triomphe qui n'a rien d'inhumain, rien de sanglant, et qui annonce un Dieu de paix et de bonté.

Le lendemain, le son des cloches précède la cérémonie, dont nous n'avions vu que la vigile. Autrefois la procession sortoit à dix heures du matin, à cause des corps nombreux qui y assistoient ; aujourd'hui ce n'est plus que vers deux heures. Nous passâmes cette journée chez M. d'Albertas, et nous vîmes la cérémonie, de son hôtel, devant lequel chaque groupe s'arrêta pour exécuter ses jeux.

Les divinités du paganisme ont été dissipées par la présence de Dieu, dont cette fête est le triomphe ; elles ne reparoissent plus. La procession est formée des autres groupes de la veille, et de quelques-uns qui n'y ont point paru ; je m'arrêterai seulement à ceux-ci (1).

Le guet à pied et à cheval [les chevaliers du Croissant (*pl. XLVII, n.^s 8, 10 et 12*)] ouvrent la

---

(1) Sur la *pl. XLVIII*, je n'ai fait graver que les groupes qui ne paroissent pas dans le guet, la veille de la procession, et qui, par conséquent, ne sont pas figurés sur la *pl. XLVII* ; j'y ai reproduit aussi quelques groupes qui n'avoient pas été représentés fidèlement sur la *pl. XLVII*. Tous ces groupes ont été représentés isolés ; il sera facile au lecteur de se les figurer en procession.

marche,

CHAPITRE LIV.

marche; puis paroît la croix, signe de notre rédemption; ensuite vient *lou jouec dou cat*, ou Moïse et les Israélites avec le veau d'or *(pl. XLVII, n.° 23, et pl. XLVIII, n.° 1)*; les Razcassetos *(pl. XLVII, n.° 22)*; la reine de Saba *(ibid. n.° 34)*; le grand jeu des diables *(ibid. n.° 26)*. Le groupe appelé la *Bello-Estello* [la Belle Étoile] *(pl. XLVIII, n.° 2)* est composé des trois mages, suivis chacun d'un page, et qui vont se rendre à Bethléhem, guidés par la *belle étoile* qui les y conduit. La têtière des mages ou des rois est ceinte d'une couronne; mais celle des pages est en pain de sucre : tous portent une boîte en pyramide; ce qui désigne les présens de myrrhe, d'encens et d'or, que les mages viennent offrir *(pl. XLVIII, n.° 2)*. Le jeu consiste à tourner à droite et à gauche de l'étoile quand on l'agite, et à s'arrêter quand elle s'arrête. Le page qui en est le plus près, vient la saluer en dandinant sur le pied droit et sur le pied gauche; après quatre ou cinq pas semblables, il fait un grand salut avec sa boîte; puis il se retourne et fait un mouvement de reins de droite à gauche et de gauche à droite, qu'on appelle le *réguigneou ;* celui qui réussit le mieux charme davantage les assistans et gagne le plus d'argent : après cela, il s'avance vers le roi son maître, et le salue de la même façon ; ce premier roi se retourne et reçoit le salut du second page, et chacun en fait autant.

Tome II.

Après *léis dansaïres* [les danseurs] *(pl. XLVII, n.° 37)* et *lou pichoun jouec déis diables*, ou *l'armetto* [le petit jeu des diables, ou la petite ame] *(pl. XLVII, n.° 25 ;* et plus fidèlement, *pl. XLVIII, n.° 3)*, viennent *léis tirassouns (pl. XLVIII, n.° 4)*. Ce dernier groupe offre le roi Hérode couronné, ayant un soleil sur la poitrine, et qui veut faire mourir les innocens ; il est accompagné d'un tambour, d'un drapeau et d'un fusilier : des enfans qui n'ont pour vêtement qu'une grosse chemise, courent en rond avec un air effrayé et en jetant des cris. Le roi donne le signal avec son sceptre ; le drapeau s'agite, le tambour bat, le coup de fusil part: alors les enfans tombent par terre. Mais, afin d'exciter le rire du peuple et de grossir la quête, ils choisissent les ruisseaux et les lieux les plus sales pour s'y traîner; c'est pourquoi on les appelle *tirassouns*. Après avoir répété plusieurs fois leur jeu, ils sont si dégoûtans, qu'ils font horreur à voir. Moïse leur montre, on ne sait pourquoi, le livre de la loi : près de lui est une espèce de maître d'école qui tient un livre ; c'est sans doute le pédagogue de ces enfans, qui sont toujours choisis parmi les plus déterminés polissons de la ville.

Léis chivaoux frux [les chevaux fringans] *(pl. XLVII, n.° 32)*.

Léis apotros [les apôtres] *(pl. XLVIII, n.° 5)*. Judas ouvre la marche ; il tient les trente deniers dans une bourse. S. Paul le suit, portant la grande épée instrument de son supplice. Les autres apôtres et les évangélistes viennent après sur deux files : tous ont une dalmatique ornée de rubans, à l'exception de S. Jean, qui est vêtu de peaux de mouton, et qui porte un livre sur lequel il y a un agneau en relief, et de S. Siméon, en mitre et en chape, qui donne la bénédiction et tient un panier plein d'œufs ; S. Pierre porte des clefs ; S. Jacques a son habit semé de coquilles ; S. André porte sa croix. La têtière des évangélistes figure les animaux qu'on leur donne pour symbole : celle de S. Luc est une tête de bœuf ; celle de S. Marc, une tête de lion, &c. Tous ont un morceau de bois plat, sur lequel il y a un passage du Symbole, pour annoncer leur foi ; et ils frappent avec ce morceau de bois sur la têtière de Judas, en punition de sa trahison. Autrefois le Christ suivoit en habit de capucin, portant sa croix à Golgotha : aujourd'hui il est vêtu d'une aube.

Vient ensuite *San Cristoou* [S. Christophe] *(pl. XLVIII, n.° 6)* : l'homme qui porte cet énorme mannequin, le fait saluer le mieux qu'il peut.

Bientôt on voit paroître les bâtonniers, lanciers et porte-drapeaux galamment habillés en soie : chaque groupe est accompagné d'un détachement de fusiliers. Les lanciers *(ibid. n.° 7)* font avec habileté l'exercice de la lance ; les porte-drapeaux *(ibid. n.° 8)* font celui du drapeau ; les bâtonniers *(ibid. n.° 9)* celui du bâton orné de rubans, qu'ils font tourner avec agilité autour du bras, d'un doigt ou du corps ; ils le lancent à une grande hauteur, et le retiennent avec adresse, en lui imprimant le même mouvement. Alors viennent *l'abbé de la ville* ou *de la Jeunesse* (*ibid. n.° 10*) vêtu d'un habit noir, d'un manteau de même couleur ; puis *le roi de la Basoche* (*ibid. n.° 11*), vêtu de blanc, ayant un manteau de drap d'argent ; enfin le *lieutenant du prince d'Amour* encore plus richement vêtu, avec un cordon bleu, comme le roi de la Basoche : ils tiennent un gros bouquet, ainsi que le *guide du prince d'Amour* (*ibid. n.° 12*) ; ils saluent les personnes qui sont aux fenêtres. La procession passe ensuite. Derrière le dais est la *Mouert* [la Mort] (*ibid. n.° 13*) qui fait aller sa faux à droite et à gauche, en criant *hohoou, hohoou* (1).

Les jeux parcourent encore les rues après la procession, et exécutent leurs différentes scènes. Le plus plaisant étoit autrefois celui de *Momus* ou des *Momons*, appelé aussi *le jeu du duc d'Urbin*, parce que René a voulu probablement donner à cette farce ridicule le nom d'un homme qu'il n'aimoit pas. Ce jeu étoit composé d'une troupe de Satyres attachés à la suite de Momus, et qui faisoient mille plaisanteries

───────────────

(1) Il y avoit autrefois beaucoup d'autres jeux qui ont été supprimés, tels que *Adam et Ève*, *Caïn et Abel*, *le Sacrifice d'Abraham*, *les Signes en Égypte*, *les Prestiges des Égyptiens*, *les Prophètes*, *S. Jean-Baptiste*, *S. Michel*, &c.

CHAPITRE LIV.

aux passans : malheur au vieil avare, au mari soupçonneux, à l'épouse légère ! les suivans de Momus ne manquoient pas de les désigner dans des vers souvent malins, mais toujours sans prétention et sans art, puisque leurs auteurs appartenoient à la classe du peuple. Un paveur, appelé *Balthazar Roman*, étoit en 1605 et fut pendant long-temps directeur et auteur de ces farces : les consuls le payoient pour les composer; et ceux qui craignoient ses bons mots naïfs et piquans, achetoient son silence. Il étoit précédé de ses acolytes, tous vêtus en jaune comme lui, qui s'introduisoient dans les salons et en jonchoient le pavé de fleurs de genêt; il entroit le dernier : alors il entonnoit ses couplets, dont chacun chantoit successivement un vers. Il avoit, outre cela, le privilége de célébrer en vers tous les événemens publics : il vendoit des chansons pour des mariages, pour des fêtes, pour toute sorte d'occasions; et sa boutique étoit aussi accréditée que celle du cocher de Vertamont. En 1645, il laissa, en mourant, ce grave emploi à son fils *Arnaud Roman*. Celui-ci fut, comme son père, paveur et farceur jusqu'en 1660 : mais alors il voulut montrer trop d'esprit ; il se fit secrètement aider : c'étoit un temps de troubles et de divisions; plusieurs personnes distinguées profitèrent de ce moyen pour s'attaquer réciproquement; l'autorité s'en mêla, et le moderne Momus fut condamné à se taire.

On a disputé sur le but que le bon roi René s'étoit proposé dans la fête que je viens de décrire. M. Grégoire a voulu prouver que c'étoit une réunion des exercices militaires de l'ancienne chevalerie, un *tournois de courtoisie*, joint à des cérémonies religieuses et à quelques intermèdes ou pantomimes tirés de l'histoire sainte. Cette opinion ne sauroit être soutenue. Rien dans ces jeux, comme nous l'avons vu, ne ressemble à un tournois : il est démontré que le bon prince a voulu faire une grande pantomime en deux journées, qui représentât les fêtes joyeuses de l'Olympe, exécutées pendant les ténèbres, et ensuite le triomphe de la religion sur le paganisme. Ce vaste plan donnoit une libre carrière à son goût pour la poésie, dans la composition de ses groupes religieux et profanes.

Nous avons déjà dit que les représentations dramatiques composoient, chez les anciens, une partie des pompes et des processions (1), principalement de celles qui avoient lieu en l'honneur de Cérès et de Bacchus. Les Bacchanales que l'on voit sur les vases grecs, nous retracent sans doute des groupes qui ont figuré dans ces solennités (2) : sur un de ces vases, on voit des jeunes gens qui, pour paroître dans ces cérémonies, mettent des masques de Satyres, et s'attachent à la ceinture un simulacre monstrueux de

---

(1) Tome Ier, p. 69.
(2) BOETTIGER, *Quatuor œtates rei scenicæ apud veteres*, p. 7.

l'organe qui caractérise spécialement (1) ces demidieux. Il est également démontré qu'on joignit à ces fêtes des scènes pantomimes qui retraçoient les événemens consacrés par une tradition révérée. On y voyoit l'arrivée de Cérès chez Céleus, la naissance de Triptolème, les rires immodérés de Baubo. On y représentoit l'histoire entière d'un dieu ou d'un héros, et ses principales aventures (2) : c'est pourquoi l'on voit sur les vases peints les plus anciens, les divers travaux d'Hercule, les exploits de Thésée, Bacchus et Ariadne, Oreste matricide (3). L'usage de ces pantomimes religieuses s'est conservé dans la Grèce, longtemps même après la formation régulière de leur théâtre. Dans la célèbre pompe qui eut lieu à Alexandrie sous Ptolémée-Philadelphe, on vit paroître les dieux et les déesses avec leurs attributs, et tout ce qui avoit rapport à leur histoire. Bacchus étoit précédé de Silène qui faisoit faire place, et de Satyres qui portoient des flambeaux ; l'Année étoit entourée des Saisons ; la statue du dieu de Nysa paroissoit au milieu de cent quatre-vingts personnages portés sur un seul char. Le cortége de Jupiter n'étoit assurément ni moins nombreux ni moins brillant que celui de Bacchus ; et l'on peut en dire autant de celui des autres dieux.

---

(1) TISCHBEIN, *Vases peints*, tome I.er, pl. 39 et 40.
(2) CLEMENS ALEXANDR. *Parænetic*.
(3) *Monumens antiques*, tome I.er, art. XXIII.

Ceci convient très-bien à la procession qui nous occupe. Nous avons vu comment on avoit introduit dans plusieurs cérémonies religieuses, des personnages de l'ancien et du nouveau Testament, et principalement, au temps de Noël, ceux qui assistèrent à la naissance de Jésus-Christ (1). L'époque où René composa sa procession, étoit celle où l'on jouoit de ces farces religieuses appelées *mystères* : dans la ville d'Apt, des jeunes gens, habillés aux dépens du public, représentoient les saints mystères le jour de la Fête-Dieu (2); et les habitans d'Arles retinrent pendant un an, en 1433, les mimes ou ménétriers qu'on leur avoit envoyés pour relever la pompe des processions.

René ne fit donc, en établissant cette fête, que suivre un usage du temps, convenable à ses goûts : il voulut cependant lui donner un but moral, en la faisant précéder de l'apparition des dieux du paganisme, que la présence du Sauveur fait rentrer dans le Tartare; c'est pourquoi ce bon roi nomma cette fête, *le Triomphe de l'adorable Sacrement*, ou *le Sacre* (3).

Un prince qui auroit eu l'esprit plus guerrier,

---

(1) Tome I.er, p. 70.

(2) René aimoit ces sortes de représentations dramatiques, qui étoient les seules qu'on connût alors : il fit représenter, en 1476, une pièce appelée *la Moralité de l'homme mondain*.

(3) M. FISCH, *Briefe über die südlichen Provinzen von Frankreich*.

auroit joint à cette fête des représentations de combats ou de tournois : il n'y est question ni de combats, ni de tournois, ni de guerre, ni de chevalerie ; on y fait seulement l'exercice de la pique, le jeu du bâton ; ces exercices sont exécutés, non par des guerriers, mais par des hommes de la riante cour du prince d'Amour et de l'abbé de la Jeunesse.

René n'a rien voulu y admettre non plus qui retraçât le joug de la féodalité : il a représenté les trois

---

p. 419, a voulu trouver dans ces pantomimes religieuses un plan régulier et suivi. Son explication me paroît plus ingénieuse que solide ; car, pour cela, il distribue les groupes dans un ordre qui n'est pas exact. Selon lui, « la première représentation ou le premier acte est, pour ainsi dire, le prologue de la pièce, et en offre le sommaire, c'est-à-dire, le but et les résultats de la religion, sous l'image d'une ame assaillie par le diable, et sauvée par le christianisme, désigné par la croix et par la protection d'un ange. Le roi René avoit aussi l'intention de se rappeler à lui-même ainsi qu'à ses successeurs les dangers de la dignité royale ; ce qui lui fit imaginer les deux scènes des diables, dont chacun paroît désigner un vice particulier : la diablesse est l'emblème de la volupté.

» La seconde représentation nous offre l'esprit humain abandonné à ses propres forces, s'égarant sur la route d'une fausse religion, et adorant des dieux qu'il s'est faits lui-même. Comme religion des ténèbres, elle paroît la nuit, parce qu'elle est fausse : elle précède le commencement de la véritable fête chrétienne. La reine de Saba est peut-être Cérès ou Latone, à qui, par des raisons d'économie, on aura donné le vêtement de la reine de Saba, qui paroît le lendemain à la grande fête.

» Dans la troisième représentation ou le troisième acte, la fausse religion a quitté la scène, avec la nuit qui l'avoit fait naître, et a cédé la place à la religion révélée.

» Le prologue paroît encore une fois pour mieux faire saisir la

ordres de l'État, mais d'une manière qui ne pouvoit choquer l'un en l'abaissant au-dessous de l'autre. Le roi de la Basoche est le représentant du tiers-état ; l'abbé de la Jeunesse, celui du clergé ; le prince d'Amour, celui de la noblesse, à la tête de laquelle René auroit pu mettre un prince puissant, suivi de ses chevaliers, de ses écuyers, de ses vassaux : au lieu de cela, c'est le prince d'Amour avec ses aimables sujets.

---

signification de l'ensemble. Les deux époques du judaïsme sont d'abord mises sur la scène : Moïse et Aaron désignent celle de sa fondation ; la reine de Saba, celle de sa plus grande splendeur, où des personnages puissans venoient des pays les plus éloignés pour admirer la magnificence du nouveau royaume et la sagesse du grand roi. Le judaïsme est suivi du christianisme, figuré par ses principaux personnages et par les événemens les plus remarquables de son histoire dans les premiers temps. Enfin, comme application de la pièce entière, on voit paroître le *christophore* [S. Christophe], symbole du monde qui se convertit au christianisme.

» Le quatrième acte offre l'épilogue et l'application locale. Le roi René et ses Provençaux, sous les traits de chevaliers et de gens du peuple, *leis chivaoux frux* et *leis dansaires*, se réjouissent du triomphe de leur religion en dansant au son d'une joyeuse musique. Peut-être le masque dégoûtant des *Ragassetos* est-il une allusion à la conquête de la Terre-Sainte, d'où les croisés ne rapportoient chez eux que la misère et la lèpre.

» La Mort vient en dernier lieu, et termine la procession : sa faux indique d'une manière assez tragique quelle est la fin de tout ce qui se passe dans ce monde. »

CHAPITRE LV.

Cabinet de minéralogie de M. de Fons-Colombe le père; — d'entomologie de M. de Fons-Colombe le fils. — Hôtel bâti par le Puget. — Torse. — Place des Prêcheurs. — Fontaine. — Eglise de Sainte-Madeleine. — Annonciation attribuée à Albert Durer. — Inscription arabe. — Inscriptions typographiées. — Calvaire singulier. — Vers du roi René. — Tombeau d'un boucher. — Le roi René ; son goût pour les lettres et les arts ; la peinture favorisée en Provence. — Tableau du roi René point par lui-même. Le *Buisson ardent*. — Ce prince et son épouse figurés dans l'intérieur des volets; l'Annonciation à l'extérieur. — Le passage de la mer Rouge, sur un sarcophage chrétien.

Le jour de notre départ étoit fixé, et il nous restoit cependant encore plusieurs choses à voir. Nous regrettâmes infiniment de ne pouvoir examiner la riche collection d'insectes que M. de Fons-Colombe le fils a formée. M. son père eut la bonté de nous montrer son beau cabinet de minéralogie ; il est très-intéressant pour l'étude, et il renferme aussi des pièces rares.

Nous y remarquâmes une pierre calcaire, dont la surface est toute parsemée d'empreintes de petits poissons, longs d'environ un pouce et très-bien caractérisés. Cette pétrification a été trouvée dans les carrières à plâtre qui sont auprès d'Aix; elle mériteroit d'être dessinée et gravée avec soin.

Nous vîmes dans le salon un tableau du Puget, où cet artiste s'est représenté lui-même, avec sa femme et son enfant, sous l'allégorie de la Sainte-Famille. L'enfant n'est pas bien; la Vierge est déjà sur le retour: la tête de S. Joseph est la meilleure partie du tableau; elle est du moins intéressante, parce qu'elle nous offre les traits de ce célèbre artiste. Ce salon est encore décoré d'une table de vert antique, qui vient d'un bloc ou tronçon de colonne trouvé à Aix, et qu'on a débité pour en faire quatre tables: il y en a une chez M. d'Albertas.

Le troisième fils de M. de Fons-Colombe, qui, très-jeune encore, se livre avec succès à l'étude des antiquités et des médailles, nous avoit accompagnés. Il nous fit passer, en revenant, devant l'hôtel qu'occupoit autrefois le marquis d'Argens: la façade est d'un assez bon goût. Cet hôtel a été construit sur les dessins du Puget, qui étoit, comme Michel-Ange, sculpteur, peintre et architecte.

Il y a dans la maison où l'on a placé l'école secondaire, une école de dessin, dirigée par M. Clairian; nous y vîmes un beau torse antique d'un petit Faune, ou plutôt d'un jeune Bacchus, en marbre de Paros. Ce torse a été trouvé près de Salon. Le vase qui est à ses pieds, est du même bloc que le torse.

Sur la place des Prêcheurs, qui est devant l'église de Sainte-Madeleine, il y a une fontaine surmontée d'un obélisque d'un très-beau style, qu'on laisse dégrader faute d'enlever les herbes qui finiront par disjoindre les pierres et les renverser.

Depuis notre départ on a restauré sur la place de la maison de ville une colonne antique de granit égyptien, et on l'a consacrée à l'Empereur, avec cette inscription, composée par M. de Saint-Vincens :

NAPOLEONI I,
FRANCORVM IMPERATORI,
PRINCIPI OPTIMO, INVICTO,
TEMPLORVM RESTITVTORI,
JVSTITIA, LEGIBVS
POPVLOS MODERANTI,
VICTORIIS, CONSILIO
PACEM FVNDANTI,
AQVENSES CIVES
COLVMNAM EX ÆGYPTO
A ROMANIS TRANSVECTAM,
NVLLI DICATAM,
DEDICAVERVNT
ANN. MDCCCVI,
NATALI DIE XV AVG.

Nous entrâmes dans l'église de Sainte-Madeleine, où l'on trouve un tableau singulier qui est attribué à Albert Durer ; il n'est pourtant pas indiqué dans la liste de ses nombreux ouvrages. Quoi qu'il en soit, l'artiste, si ce n'est lui, est au moins de son temps, et il appartenoit à l'école allemande. Il a figuré le Père éternel dans un nuage ; la Vierge est à genoux ; dans le rayon, éclairé par le souffle divin, qui sort de la bouche du maître du monde et entre dans l'oreille de la chaste Marie, est un petit enfant qui va pénétrer par cet organe. La Vierge porte une chape d'or; l'ange qui lui annonce l'heureux effet de l'esprit créateur, est vêtu d'une chape rouge, à laquelle il y a des ouvertures pour donner passage à ses ailes. M. de Saint-Vincens possède un dessin de cette singulière peinture.

Nous savions qu'il existoit, sous l'entrée de la maison de M. Mieulan, une inscription arabe dont nous desirions avoir la copie: la difficulté des caractères auroit rendu cette entreprise très-longue; et malgré tous nos soins et notre patience, nous aurions pu commettre quelque inexactitude. Nous employâmes, pour la lever, les procédés typographiques. On lave la pierre, on la couvre d'encre d'imprimerie; on applique dessus du papier trempé, et on le retire chargé de toutes les lettres, qui paroissent blanches sur un fond noir quand elles sont en creux, et noires sur un fond blanc lorsqu'elles sont en relief. Comme les lettres sont alors à rebours, il faut lire en sens inverse; mais en présentant la feuille au jour, on lit par derrière le papier, et toutes les lettres se trouvent dans leur première position. Pour obtenir une plus grande transparence des lettres, on doit se servir de papier peu collé. On enlève l'encre qui salit la pierre, en la lavant avec une dissolution de potasse.

CHAPITRE LV.

C'étoit pour lever ainsi les inscriptions que, d'après l'avis de M. Marcel, nous avions emporté des balles et du noir d'imprimerie : mais il n'est pas très-nécessaire en France de se charger de ces objets, dont le transport est embarrassant ; il n'y a pas de petite ville où l'on ne trouve au moins un imprimeur.

Ce procédé est connu depuis long-temps en Italie ; mais il paroît qu'on ne l'appliquoit qu'aux inscriptions tracées sur des tables de bronze. Leibnitz avoit vu chez Fabretti une copie des Tables Eugubines prise de cette manière (1) ; et il témoigne dans une de ses lettres le désir d'en obtenir une semblable (2).

C'est M. Marcel, aujourd'hui directeur de l'Imprimerie impériale, qui, dans le temps où il accompagnoit notre illustre Empereur dans la mémorable expédition d'Égypte, a songé le premier à lever ainsi les inscriptions gravées sur la pierre. Il a rapporté le *fac simile* de la curieuse inscription de Rosette, et c'est d'après cette épreuve qu'elle a été

---

(1) *Bernardi Baldi librum de Tabula Eugubina legi olim, noqtuique eum explicationes vocabulorum ex linguis orientalibus petere. Mihi placuerat ectypon Tabulæ qualem vidi apud D. Fabrettum, quod ipsa ex Tabula colore nigro infecta in charta applicata fuit expressum. Nam quæ vidi, characteres non satis exprimunt.* LEIBNITII *Opera*, epist. XIII, ad calcem, tom. I, pag. 37.

(2) ...*Optarem impetrari posse ectypum Tabularum Eugubinarum. Tabulas scis esse æneas, quibus litteræ veteres, quæ etruscæ censentur, sunt insculptæ. Si quis amicus Eugubii facere vellet, possent tabulæ colore aliquo infici, et ita uno ictu in charta exprimi : talem ectypam illic obtinuit Fabrettus.* Ibid. epist. XII, tom. I, pag. 31.

lue, gravée et publiée. J'ai vu aussi chez lui des empreintes des inscriptions du Meqyas et un très-grand nombre d'autres écritures cufiques prises par le même procédé. Il n'offre aucune difficulté ; on peut opérer soi-même ou se servir d'un imprimeur. De cette manière, les personnes les moins versées dans la science des inscriptions peuvent en obtenir des copies de la plus exacte fidélité.

J'ai fait graver cette inscription *(pl. L)*, parce qu'elle présente des ligatures très-embrouillées, et qu'elle peut servir à déchiffrer d'autres monumens du même genre. Mon respectable ami M. de Sacy, mon confrère à l'Institut, a bien voulu la transcrire en arabe ordinaire, et y joindre une traduction et des observations que je donne textuellement.

بسم الله الرحمن الرحيم صلى الله على النبى محمد وآله وسلم تسليما
كل نفس ذائقة الموت وإنما توفون اجوركم يوم القيامة
فمن زحزح عن النار وادخل الجنة فقد فاز هذا قبر الحاج
ثابت ابن عبد الرحيم المتوفى فى العشر الاول من حمادى
الاولى سنة خمسة و ثمانين و خمسماه

Au nom de Dieu clément et miséricordieux. Que Dieu soit propice au prophète Mahomet et à sa race, et qu'il leur accorde le salut! *Toute ame* (c'est-à-dire, toute personne) *éprouvera la mort; mais vous recevrez le salaire qui vous sera dû au jour de la résurrection. Celui-là sera bien heureux qui sera écarté du feu et introduit dans le paradis.* C'est ici la sépulture de Hadji Thabet, fils d'Abdalrahim,

CHAPITRE LV.

d'Abdalrahim, mort dans la première décade du mois de djoumada premier, l'an 585 [1189 de J. C].

« Ce qui est imprimé en caractères italiques dans
» la traduction de cette inscription, est un passage
» de l'Alcoran, qui se trouve dans la troisième surate,
» verset 182 de l'édition de Hinckelmann, et 186 de
» celle de Marracci. Ce passage de l'Alcoran fait ordi-
» nairement partie des inscriptions sépulcrales.

» Le caractère dans lequel est écrite cette inscrip-
» tion, a beaucoup de ressemblance avec celui des
» inscriptions sépulcrales que l'on trouve dans l'ou-
» vrage intitulé *la Guida de' forestieri curiosi di vedere...*
» *le cose più memorabili di Pozzoli, &c.* de Pompéo
» Farnelli, et dans la *Description de l'Arabie*, par
» M. Niebuhr. Les ornemens superflus dont cette
» écriture est surchargée, sont cause que l'on éprouve
» quelque difficulté à lire ces inscriptions.

» Les lettres de celle - ci n'ayant aucun point
» diacritique, je n'oserois assurer que le nom ثابت
» *Thabet* soit véritablement celui de la personne à
» laquelle ce monument a été élevé ; car, des quatre
» lettres qui composent ce mot, il y en a trois qui
» peuvent être lues de plusieurs manières : cepen-
» dant je ne vois guère d'autre nom propre que l'on
» puisse lire ici. On pourroit bien lire نايب *Naïb*;
» mais je ne crois pas que ce mot ait jamais été
» employé comme nom propre.

» Dans le mot الأول *la première (décade)*, il manque

Tome II. x

» sur le monument un *élif* entre le *lam* et le *waw*;
» c'est sans doute une omission du sculpteur. Dans la
» date de l'année, on auroit dû écrire, pour la régu-
» larité grammaticale, خمس et non خمسة; mais ces
» sortes de fautes sont très-communes.

» Une autre inscription du cabinet de M. de Saint-
» Vincens, dont M. Millin a pris également une em-
» preinte, est écrite dans le même genre de caractère,
» et est aussi très-vraisemblablement un monument
» sépulcral; mais la pierre a trop souffert des injures
» du temps pour qu'on puisse la déchiffrer. »

M. Marcel a également eu la bonté de s'occuper du déchiffrement et de la traduction de ces deux inscriptions.

Les monumens qui rappellent le roi René et le goût de ce prince pour les arts et pour les vers, excitoient sur-tout notre intérêt. Nous allâmes à l'église des Augustins, aujourd'hui fermée, pour voir un bas-relief qu'il a fait exécuter. Derrière le maître autel est une niche dans laquelle on a représenté Jésus-Christ qui monte au Calvaire, assisté de S. Augustin, qui est coiffé d'une mitre et tient la crosse à la main. Les armes du roi René sont aux quatre coins de cette sculpture. Il a composé les vers suivans, qu'on lit au-dessous en caractères gothiques; c'est le Sauveur qui parle:

Voyés l'angoisse et dure peine
Que pour vous autres gent humaine

CHAPITRE LV.

J'endure très-cruellement ;
Car sur moi n'y a nerf ne veine,
Qu'en portant cette croix greveine
N'excite douloureux tourment,
    Quant allant haut
    Je perds l'halleine,
    Et le cœur me fault,
    Tant est pleine
Ma chair las de murtrissement ;
Ainsi m'en vais piteusement
Recevoir mort honteusement
Pour votre coulpe horde et vaine,
Dont condamnés a damnement
Etiés perpetuellement,
Et est chose toute certaine,
Pourquoi te offrir benignement
Que il faut mon mal pietamment
Si qu'ayés des cieulx le domaine.

Ce monument est difficile à déplacer, parce qu'il est en plâtre ; mais, avec des précautions, on pourroit en venir à bout.

On voit encore dans cette église des tombes plates : la plus remarquable est celle de Hugues, qui, dans son épitaphe, a le titre de *bocherius* (1) [boucher]. Cette tombe a été faite en 1514 : on voit au milieu la masse pour tuer les bœufs, et le couperet pour les dépecer.

Le célèbre tableau peint par le roi René devoit encore plus fixer notre attention. Il étoit déposé dans la maison de M. l'archevêque : nous passâmes

---

(1) Ce mot barbare signifioit aussi, dans le XV.ᵉ siècle, *officier de la bouche*.

une partie de la journée chez ce respectable prélat, qui eut pour nous les bontés les plus obligeantes; et nous eûmes le plaisir de contempler à notre aise ce précieux monument de l'art.

René d'Anjou, son auteur, se vit à-la-fois duc d'Anjou, de Lorraine et de Bar, roi de Naples et comte de Provence : mais ces états lui étoient disputés; et sans doute il auroit vécu plus heureux, s'il eût été seulement comte de Provence. Il n'avoit point de forces suffisantes pour se maintenir dans des possessions si vastes et si distantes les unes des autres : malgré sa valeur éclatante et ses talens militaires, il fut obligé d'abandonner le trône de Naples. Quoique ce prince eût un noble courage, il n'avoit pas assez de génie, une tête assez fortement organisée pour devenir un grand roi; mais il a mérité, comme Jean II, Louis XII et Henri IV, le nom de *Bon*: il partage avec ce dernier prince l'honneur si rare que son nom soit connu et respecté dans la classe la moins instruite; le pauvre a conservé sa mémoire, et jamais les Provençaux ne l'appellent que le *bon roi René* (1). Cependant les guerres qu'il eut à soutenir le forcèrent à établir souvent de forts impôts; sa vie fut une suite de revers : mais il étoit humain,

---

(1) Ils aiment à se rappeler les traits qui peignent son naturel et sa singularité. Ce prince avoit coutume, quand il faisoit froid, d'aller se promener dans des lieux exposés au soleil; les Provençaux appellent encore ces lieux, *les cheminées du roi René.*

CHAPITRE LV.

populaire, libéral et juste; faut-il encore d'autres titres pour mériter l'amour des peuples?

Si René ne possédoit pas tous les talens d'un souverain, il avoit les qualités d'un honnête homme, la franchise et la bravoure d'un loyal chevalier. Combien il auroit fait d'heureux, s'il eût pu vivre paisiblement dans une petite principauté ! Son ame n'avoit point assez de vigueur ni d'énergie pour maîtriser les événemens. L'ambition n'avoit aucun empire sur son cœur. Il étoit occupé à peindre une perdrix quand on lui annonça la perte du royaume de Naples, et il ne discontinua pas son ouvrage. Il paroissoit persuadé que, pour être heureux, il devoit oublier qu'il étoit roi ; cependant un prince doit toujours s'en souvenir, s'il ne veut jamais cesser de l'être. Laissant la vie publique pour laquelle il étoit né, il se livroit par sentiment aux douceurs de la vie privée : il aimoit les sciences utiles; il favorisoit l'industrie, protégeoit l'agriculture ; il se plaisoit à cultiver des fleurs; il encouragea la culture du mûrier ; les provinces septentrionales de la France lui doivent l'œillet de Provence (1), la rose de Provins (2),

---

(1) *Dianthus barbatus*, L.

(2) On lit dans le nouveau *Dictionnaire d'histoire naturelle* et dans plusieurs ouvrages, que cette rose est appelée ainsi, parce qu'elle a été apportée de Syrie à Provins par un comte de Brie, au retour des croisades : mais le mot *Provins* est une corruption

et les raisins muscats (1). Il faisoit élever des oiseaux rares. Il étoit versé dans la connoissance des livres saints et de la théologie; il étoit aussi avancé qu'on pouvoit l'être alors dans les mathématiques; il faisoit des vers et de la musique. Mais l'art de peindre faisoit son principal amusement : il reste encore plusieurs des peintures dont il enrichissoit les vitres, les murs, les manuscrits. Le tableau dont je vais donner la description n'est pas connu ; j'ai cru devoir le faire graver. C'est sans contredit un des plus précieux monumens de l'art, à cause du temps où il a été fait, du rang de celui qui l'a exécuté, et de la manière dont il est peint. Avant de le décrire, j'offrirai sur l'art quelques considérations préliminaires.

L'aurore des beaux-arts éclairoit déjà l'Italie au XVe siècle, pendant que tous les autres états étoient encore plongés dans la barbarie. La plupart des grands hommes dont le génie illustra les règnes de Laurent-le-Magnifique et de Léon X, s'étoient fait connoître avant la fin de ce siècle ; ce ne fut guère qu'à l'époque où François Ier appela en France Primatice et Rosso, que la peinture commença à y faire des progrès. Cependant la Provence a eu à cet

---

de celui de *Provincialis* [Provençal], par lequel on désigne la patrie de cette fleur. Elle est encore nommée dans les méthodes, *rosa Provincialis*, qu'on doit traduire par *rose de Provence*, et non *rose de Provins*.

(1) *Vitis apiana.*

égard quelques avantages sur le reste de la France. Le séjour des papes à Avignon y avoit attiré des artistes célèbres pour cette époque, où l'art cherchoit à se débarrasser des ténèbres dans lesquelles il étoit enseveli. Le célèbre Giotto passa quelque temps à Avignon, auprès de Clément V, et l'on possède quelques-uns des tableaux qu'il fit alors. L'art ne fit pourtant pas de grands progrès, puisqu'on ne peut citer aucun ouvrage qui ait quelque mérite. Le genre de la miniature étoit cultivé avec plus de succès que celui de la peinture en grand : on conserve dans les bibliothèques quelques manuscrits accompagnés de vignettes assez agréables. Le roi René s'exerça beaucoup dans ce genre, ainsi qu'on peut le voir dans la notice de ses livres d'heures qui nous ont été conservés ; mais on lui attribuoit aussi des tableaux : ils sont dans le goût des premiers artistes flamands, et peints à l'huile ; ce qui a fait présumer qu'il avoit des relations avec Jean de Bruges. On citoit de lui trois ouvrages de ce genre : le squelette qui appartenoit aux Célestins d'Avignon ; un *Ecce homo* sur toile, chez les Observantins de Marseille ; et le tableau dont je vais donner la description, et qui surpasse les deux autres par sa beauté et par l'importance du sujet (1).

---

(1) Les descendans de Jean de Matheron (*suprà*, p. 255) conservent aussi un petit portrait du roi René, que ce prince avoit peint pour ce chambellan.

Cette peinture décoroit le maître autel des grands Carmes. Le tableau du milieu représente le *Buisson ardent*. Par un anachronisme dont les monumens du même temps nous fournissent tant d'exemples, le roi René n'a pas figuré Dieu même au milieu du buisson, mais la Vierge Marie tenant son fils Jésus sur ses genoux. Le maintien de la Vierge est gracieux et modeste : le petit Jésus est plus incorrectement dessiné ; il tient à la main un miroir qui réfléchit son image et celle de sa mère. Le buisson et les fleurs sont très-bien rendus : mais la flamme manque d'effet ; on l'aperçoit à peine. Sous le buisson, on voit à gauche Moïse, qui, selon l'ordre de Dieu, détache sa chaussure d'une main, et se couvre le visage avec l'autre, parce qu'il ne peut soutenir l'éclat de la majesté divine : son air annonce la surprise et l'attention. Sous son bras gauche, il y a une panetière et un petit baril. Devant lui est un ange ; ce qui est conforme à l'opinion de quelques commentateurs de l'Écriture, qui prétendent que Dieu parla à Moïse dans le buisson ardent par l'entremise d'un ange. Ce détail étoit ici nécessaire, puisque Dieu même ne paroît point dans cette représentation ; le roi René n'a donc pas pu le figurer comme un vieillard au milieu du buisson, ainsi qu'ont fait depuis Raphaël, Carache et Lebrun. L'ange a un air noble et intéressant ; son front est ceint d'un diadème orné de perles ; il porte dans la main droite un sceptre d'or : sa chape est richement bordée de perles et de pierreries; elle a pour agrafe un camée entouré de pierreries, qui représente Adam et Ève près de l'arbre de vie, autour duquel est un serpent à tête humaine, comme l'*Agathodæmon* des Alexandrins. Près du législateur des Hébreux est un chien de berger, qui est peint avec beaucoup de vérité : il garde un troupeau de chèvres et de moutons agréablement groupés. Le site est un paysage éclairé par un soleil couchant, caché par des montagnes placées à l'horizon : un fleuve, qui forme plusieurs sinuosités, arrose cette contrée, où l'on remarque des châteaux, des maisons de campagne ; un de ses bras va baigner une ville qui renferme des édifices et des ponts dans le style gothique. Le devant est parsemé de plantes assez bien peintes ; une d'elles est mangée par un escargot.

Ce tableau est encadré dans une bordure plate à fond d'or sur la même toile : les douze rois de Juda y sont représentés dans le style de la gravure ; ils sont assis sous des niches gothiques. Au-dessous du cintre, dans les angles, sont deux figures peintes de la même manière : l'une est à genoux et donne du cor ; l'autre tient une lance, et est accompagnée d'un chien basset et de deux lévriers. Il y a dans l'autre angle une femme assise près d'une licorne qu'elle sauve de la poursuite des chasseurs : c'est sans doute une allégorie de la pitié. Au-dessus de la bordure est une frise partagée en trois parties : les deux latérales sont remplies par des anges, dont la plupart sont nus et ont les mains jointes; d'autres, plus âgés, sont vêtus d'une tunique; quelques-uns ont une chape, et portent un sceptre à la main; les adolescens sont couverts d'une cuirasse et armés d'une masse d'armes et d'un bouclier. Cette milice céleste entoure le Très-Haut, placé dans le milieu sous les traits d'un vieillard vénérable : il tient le globe surmonté d'une croix. Entre la frise et la bordure on lit ces mots, tirés du livre de la Sagesse, *Qui me inveniet, inveniet vitam et hauriet salutem à Domino, SAPI*; et dans le bas de la bordure, *Rubum quem viderat Moyses incombustum, conservatam agnovimus tuam laudabilem virginitatem, sancta Dei Genitrix.*

Ce tableau étoit couvert de volets qui ne sont pas moins intéressans. Celui de droite représente le roi René déjà avancé en âge. Ce portrait est précieux, en ce qu'il est d'une très-grande vérité; les yeux ont de la vivacité; tout y annonce la bienfaisance et la bonté. Sa longue robe de velours violet est bordée d'hermine; le camail est du même velours également bordé d'hermine : sa tête est couverte d'un bonnet de velours noir, dont les bords sont relevés. Le prince n'est pas décoré de l'ordre du Croissant, qu'il avoit établi en 1448, parce que cette institution ne dura que vingt ans, et qu'elle étoit sans doute supprimée

CHAPITRE LV.

alors. Son livre d'heures orné de fermoirs et sa couronne royale sont sur le tapis qui est devant lui; l'écusson du roi, écartelé de Sicile, d'Arragon, de Bar et de Lorraine, est brodé sur ce tapis; au bas est un barbet, qui étoit sans doute un animal cher au bon roi, et qui a obtenu l'honneur d'être peint par son maître.

Derrière René sont trois saints protecteurs de l'Anjou et de la Provence. La Madeleine tient l'ampoule ou vase d'albâtre (1) rempli de parfums qu'elle répandit sur les pieds du Sauveur pendant son repas chez les Pharisiens; la tête est d'un beau caractère: elle est coiffée d'un voile; ce qui est contre l'usage des artistes, qui la représentent toujours avec une longue et blonde chevelure. S. Antoine est près d'elle; il s'appuie sur une béquille, ou plutôt sur une crosse grecque; on aperçoit sous son manteau la lettre T, que portoient les religieux de S. Antoine: la tête, qui ne manque pas d'expression, est accompagnée d'une barbe qui la rend plus vénérable. Devant S. Antoine est S. Maurice, couvert d'une riche armure; son casque, surmonté d'un panache, a sur le devant un camée où est l'image du Christ; la bannière qu'il tient de la main gauche, est ornée de bâtons qui se croisent et sont terminés par des fleurons; son épée

---

(1) Ce vase n'étoit peut-être pas d'albâtre: on sait qu'on appeloit *alabastrites* les vases à mettre des parfums, parce que dans l'origine ils étoient d'albâtre.

est très-ornée; la tête de S. Antoine est réfléchie par l'armure polie; le saint a un manteau de soie verte sur sa cuirasse. Une tapisserie de même étoffe, mais d'un vert rayé de rouge, garnit le lieu de la scène.

Sur l'intérieur du volet à gauche, il y a aussi quatre figures. Jeanne de Laval, seconde femme de René, est à genoux, comme lui, les mains jointes, devant un prie-Dieu : il l'avoit épousée en 1455; elle mourut après lui en 1498, sans lui avoir donné d'enfans. Ses traits annoncent une femme de trente ans, qui n'avoit pas une grande beauté : ses cheveux, arrangés en tresses, sont relevés sous sa couronne ornée de pierreries ; sa longue robe ou *cottehardie*, à manches, est en velours pourpre; son *surcot* est de fourrure blanche semée d'hermine, et fermé sur le devant par une chaîne de pierreries et de perles. Les armes de Montmorency et de Bretagne sont pareillement brodées sur le tapis de velours qui couvre son prie-Dieu. Un livre d'heures est ouvert devant elle ; on y lit le psaume, *In omnibus requiem quæsivi, in hæreditate Domini morabor, &c*. La lettre initiale est placée dans un tableau en miniature qui représente l'annonciation de la Vierge.

De trois figures que l'on voit debout, la première est S. Jean l'Évangéliste : il tient son attribut ordinaire, un calice dans la coupe duquel est un serpent ailé; le dessus de la coupe réfléchit les doigts du

CHAPITRE LV.

saint. Auprès est S.te Catherine, dont la tête est décorée d'une couronne royale : elle porte dans une main la palme, symbole de la victoire, et dans l'autre l'épée qui indique son martyre ; elle a un *surcot* de fourrure blanche et un manteau attaché avec deux agrafes. S. Nicolas, évêque de Myre, qui est près d'elle, a la mitre en tête ; il est vêtu d'un surplis, de deux dalmatiques, et d'une chape de damas blanc, dont les orfrois sont de velours ciselé ; ses mains, enfermées dans des gants blancs, ont un anneau à presque tous les doigts : d'une main il donne la bénédiction ; de l'autre il porte une crosse d'un style gothique, dont le bâton est d'argent et l'extrémité d'or : à ses pieds est son attribut ordinaire, trois enfans dans un baquet. Tous ces personnages sont sous un dais de soie verte ; la chambre est tapissée de même.

L'extérieur des volets est également décoré de peintures : ce sont des figures en camaïeu couleur de marbre statuaire, représentées debout dans des niches, sous des baldaquins gothiques. A droite, du côté du roi René, est l'ange Gabriel vêtu d'une chape enrichie de perles ; il tient un rameau d'olivier dont la branche est enchâssée dans un étui qu'il porte à la main : il paroît s'adresser à la Vierge, qui est sur l'autre volet ; elle tient un livre avec des fermoirs, et reçoit avec humilité et modestie l'annonce que l'ange lui fait de la volonté de Dieu.

Sur le bord de chaque volet, près de la serrure, est peint un morceau de papier qu'on diroit attaché avec de la cire d'Espagne : sur celui où est Gabriel, on lit, *Ave, Maria, gratiâ plena;* sur l'autre, *Ecce ancilla Domini.*

Tel est ce tableau, qu'une tradition très-ancienne, et qui n'a jamais été démentie, attribue au roi René. Il faut pourtant convenir qu'on n'y trouve ni son nom, ni ses lettres initiales, aucun signe, aucun monogramme. Il est évident qu'il est de son temps, ainsi que l'attestent les portraits peints sur les volets; on ne peut citer aucun peintre à qui il ait été attribué : on ne voit pas même que ce prince en ait jamais employé; on a seulement trouvé, dans l'état de sa maison, les noms de deux enlumineurs nommés *Turlère* et *Bertrand le Berger.* Quand bien même la tradition seroit dénuée de vraisemblance, on devroit toujours regarder ce tableau comme un des plus précieux monumens de la peinture en France ; mais il est très-présumable qu'elle est fondée. Nous devons donc considérer le roi René comme un des plus habiles peintres de son temps. On ne peut pas trouver dans cette composition le beau idéal ; le dessin n'en est pas très-correct : mais on y remarque un grand art pour imiter facilement la nature, une richesse infinie de détails, et c'est sur-tout dans l'expression des plus minutieux que l'artiste-roi a montré le plus de talent. Ce tableau est une des véritables richesses de la ville d'Aix, à qui la mémoire du bon roi René est toujours chère; et elle se montrera digne de le posséder par le soin qu'elle apportera à sa conservation.

M. l'archevêque eut la bonté de nous faire voir un livre d'heures qui lui appartient, et qui a été peint aussi par le roi René. Ce prince excelloit dans ce genre de travail; il surpassoit les plus célèbres enlumineurs de son temps. Outre plusieurs belles heures qui existent dans des collections particulières, la Bibliothèque impériale conserve celles qu'il avoit peintes pour Jeanne de Laval, sa seconde épouse: les lettres R I sont enlacées sur toutes les pages avec beaucoup de grâce; les marges en sont ornées de devises relatives à ses deux épouses. On y remarque sur-tout celle-ci, qu'il avoit prise après la mort de la première, Isabelle de Lorraine, qu'il aimoit tendrement (1) : c'est un arc dont la corde est

---

(1) René aimoit beaucoup sa première femme; mais il ne fut pas moins attaché à la seconde. Ils s'habilloient quelquefois tous les deux en bergers, et conduisoient un troupeau; ils couchoient sous des tentes dressées dans une plaine. *George* CHATELAIN a consigné ce fait dans sa *Chronique en vers* :

> J'ay un roi de Sicile
> Vu devenir berger;
> Et sa femme gentille
> De ce propre metier,
> Portant la pannetierre,
> La houlete et chapeau,
> Losgeant sur la broyere,
> Auprès de leur trouppeau.

rompue ; on lit au-dessus, *Arco per lentare, piaga non sana.* « La plaie ne guérit pas, parce que l'arc se débande (1). »

René d'Anjou a aussi orné de peintures un autre livre très-précieux dont la Bibliothèque impériale possède également l'original (2) et plusieurs copies; c'est le *Traité des gages de bataille*, ou *Livre du tournoi* : il a été dicté par lui; et c'est le formulaire le plus intéressant qui existe sur cette matière. Les miniatures qui l'accompagnent, représentent toutes les cérémonies et tous les détails des tournois ; elles sont composées avec beaucoup de goût, et les figures ont une expression remarquable. Ce curieux manuscrit a été copié par le sieur de la Grutuse, avec des enluminures très-soignées ; Hector le Breton, héraut d'armes, en a fait faire encore une belle copie en 1616 : ces deux imitations de l'intéressant ouvrage du roi René sont aussi parmi les manuscrits de la Bibliothèque impériale.

---

(1) M. DEBURE, *Catalogue de LA VALLIÈRE*, 198, n.° 285, a donné une notice détaillée de ce beau manuscrit. Il n'a point parlé d'une image de la Vierge, d'un fini précieux, qui s'y voit en tête. Celui qui l'a faite peut très-bien avoir exécuté le magnifique tableau d'Aix; et c'est une probabilité qui concourt avec la tradition non contestée, pour le lui faire attribuer. Le calendrier est accompagné d'éphémérides relatives aux événemens les plus mémorables pour la maison d'Anjou.

(2) N.° 8352.

Je

CHAPITRE LV.

Je ne cite des ouvrages du roi René, que ceux qui sont enrichis de peintures de sa main, parce qu'ils peuvent encore, par leur beauté, rare pour le temps où ils ont été faits, fournir la preuve que le tableau conservé à Aix est de lui. Parmi les manuscrits de la Bibliothèque impériale, il y en a un du même prince, intitulé, *Chronique de plusieurs sages philosophes*, sous le n.° 1797 ; il est orné d'un très-beau frontispice, encadré dans des arabesques rehaussées d'or et d'un très-bon goût. Les sages tiennent leur assemblée, et deux d'entre eux écrivent leur sentence : les airs de tête sont expressifs, variés, et la composition entière est extrêmement agréable.

Après le dîner, nous allâmes dans le jardin qui appartenoit aux Observantins ; nous y vîmes un beau sarcophage chrétien *(pl. L)*, qui a été trouvé dans la ville d'Arles. Le président de Pérussis l'avoit acheté pour lui servir de tombeau : ce littérateur antiquaire y fut en effet inhumé en 1570 ; ce tombeau étoit dans l'église des Observantins. Depuis la révolution, on l'avoit acheté pour en faire une auge. La mairie d'Aix a, depuis, fait acquisition de ce monument, et l'a placé aux bains de Sextius (1).

Les bas-reliefs qui le décorent sont bien conservés : ils représentent la sortie d'Égypte et le passage de la mer Rouge. Le petit côté *(ibid. n.° 1)* à gauche

---

(1) Sa première intention étoit de le faire servir de bassin à une fontaine : j'espère que cette intention ne sera pas suivie.

du spectateur lui fait voir le Pharaon, vêtu, comme ses soldats, d'un *indusium* ou tunique (1) à longues manches; il est couvert d'une cuirasse sur laquelle est un manteau; sa tête est ceinte d'un diadème; il tient à la main une lance, selon l'usage antique des rois, et il est assis sur un trône avec un marchepied formé de ces espèces de grillages qu'on appeloit *cancelli* : derrière lui sont deux de ses gardes vêtus de tuniques retroussées et à manches, ayant la tête couverte d'un casque sans crinière, comme les soldats des colonnes Trajane et Antonine. L'arcade désigne le palais.

Le Pharaon, épouvanté par les signes que Dieu lui a envoyés, et par les plaies dont l'Égypte a été affligée en punition de son endurcissement, a enfin consenti à laisser sortir le peuple juif: il l'annonce à Moïse; mais le geste qu'il fait avec le doigt, montre que cette faveur est plutôt un effet de sa frayeur qu'un bienfait de sa bonté. Moïse se retourne vers les Juifs, qui sont à la porte du palais : les deux taureaux, les deux chameaux, le chien et l'enfant, sont là pour indiquer qu'ils pourront emmener avec eux leurs enfans et leurs troupeaux (2).

----

(1) On remarque cet *indusium* sur tous les monumens du Bas-Empire, depuis le ve siècle. Les empereurs de Constantinople jouissoient du droit exclusif de le porter bordé d'or : on les voit ainsi sur des peintures de la Bibliothèque impériale.

(2) *Surgite et egredimini è populo meo, vos et filii Israël.... Oves vestras et armenta assumite, ut petieratis, et abeuntes benedicite mihi.* Exod. XII, 31.

CHAPITRE LV.

A peine le Pharaon eut-il donné cette permission, qu'il revint à ses premiers sentimens; il réunit tout son peuple, et courut à la poursuite des Juifs.

Sur le grand bas-relief *(pl. L, n.° 2)*, on voit (1)

---

(1) Le *passage de la mer Rouge* par les Juifs est représenté dans plusieurs manuscrits grecs de la Bibliothèque impériale, principalement dans deux qui l'un et l'autre sont déjà connus par les notices que le P. MONTFAUCON en a données dans sa *Paléographie grecque*, pages 11 et 12.

L'un est *in-folio*, et contient une *chaîne* sur les psaumes; il porte actuellement le n.° 139. Voyez le *Catalogue de la Bibliothèque du Roi*, imprimé à Paris, 1739, in-fol. part. II, page 23. On y trouve, au *verso* du feuillet 419, la peinture dont il est question: elle occupe toute la page, et est encadrée dans une triple bordure dorée; celle du milieu est ornée de pierreries peintes en bleu; les deux autres sont décorées de clous noirs, précisément comme les reliquaires des Grecs du Bas-Empire, ou les reliures des missels de l'Église occidentale.

La peinture est divisée en deux plans, comme quelques bas-reliefs de la colonne Trajane, où l'on voit les combattans en avant, et des chars qui paroissent être l'objet de la dispute, dans un certain éloignement. Le premier plan de notre peinture représente la mer; le second, la côte.

On voit d'abord les cavaliers du Pharaon; ils se portent vers la droite, comme sur le bas-relief d'Aix; mais il ne paroît au premier rang que quatre hommes et deux chevaux. Les soldats portent aussi des casques sans crinière; ils ont des baudriers qui passent de l'épaule droite sur la hanche gauche, et paroissent porter sur le milieu de leur cuirasse une plaque carrée de métal, comme les légionnaires romains.

Les noms des personnages sont écrits en grec auprès de chacun d'eux. ΦΑΡΑΩ, *le Pharaon*, est à la tête de sa troupe, sur un char déjà presque englouti dans les flots; sa tête, qui est nue, est environnée d'une auréole; il est couvert d'une cuirasse et de

à droite les Israélites; ils ont passé la mer Rouge, qui s'est ouverte à la voix de leur conducteur, et ils sont en sûreté. Les uns portent leur bagage; les autres conduisent leurs enfans par la main, ou les portent sur les épaules. Un d'eux a sur les siennes un manteau

lambrequins d'or, d'un *cingulum* en draperie verte, d'une tunique écarlate, et d'un *indusium* violet, dont les manches descendent jusqu'au poignet; il porte de plus un *paludamentum* ou *chlamyde* violette. On ne voit plus que la partie antérieure de son char (qui étoit rouge, avec une bordure dorée) et les croupes de ses deux chevaux. Il y a à côté plusieurs soldats qui se noyent; un d'entre eux a des *anaxyrides* rouges, étroites et parsemées d'étoiles.

Devant le Pharaon, on observe ΒΥΘΟC, *le dieu de l'abîme*, représenté sous la forme d'un homme nu: il prend le roi par les cheveux ou par le bras gauche, pour l'attirer à lui. Plus loin est ΕΡΥΘΡΑ ΘΑΛΑCCΗ, *la nymphe de la mer Rouge*, à demi nue, et d'une carnation rougeâtre: son manteau, qui flotte au gré des vents, est de couleur vert-de-mer; elle tient une rame d'or. La mer, peinte en bleu, est parsemée de débris d'armes; on y voit des carquois flottans, des hommes et des chevaux submergés.

Dans le plan supérieur, est ΝΥΞ, *la Nuit*, peinte en bleu; elle étend son voile semé d'étoiles. Au dessous est ΕΡΗΜΟC, *le désert*. ΜΟΥCΕC, *Moïse*, est devant lui; il tient sa baguette, et regarde le prodige qu'elle a opéré. ΙCΡΑΗΛΙΤΑΙ, *les Israélites*, sont autour de lui; ils conduisent leurs enfans; un de ces Israélites porte la pâte non fermentée dans un manteau rouge: ils sont guidés par la colonne de feu.

La vignette de l'autre manuscrit, coté 510, est encadrée dans une simple bordure d'or. La représentation est sur deux plans, et à-peu-près la même; il n'y a que de légères différences. On n'y voit pas ΒΥΘΟΣ, *l'Abîme*, dont la représentation est si expressive dans la précédente. Sur le plan supérieur, on aperçoit,

dans lequel est renfermée, selon l'ordre de Moïse (1), la pâte non fermentée, et qui n'a l'air ici que d'une espèce de cercle ou de bourrelet ; mais, sur la vignette du beau manuscrit de la Bibliothèque impériale déjà cité, c'est un manteau rouge lié avec assez de grâce autour du cou.

Celui qui tient une baguette, et qui regarde la mer dont il est le plus près, est encore Moïse : Dieu lui avoit dit d'élever sa baguette, d'étendre sa main sur la mer, et de la partager (2). Josèphe ajoute que le conducteur des Juifs frappa la mer de sa baguette (3). La mer, au signal de Moïse, s'est refermée sur les Égyptiens (4), qui sont pêle-mêle

---

devant la colonne de feu, Marie qui danse, non pas avec un tambourin, mais avec des cymbales. Il n'y a pas d'inscriptions grecques ; cette peinture est très-altérée.

La conformité qu'on remarque entre le bas-relief dont je donne la figure, ceux d'Arles et de la villa Mattei, et ces peintures, prouve que c'est une imitation de quelque tableau ou de quelque bas-relief, célèbre sans doute dans le IV.ᵉ siècle : il est probable aussi que les prêtres des premiers chrétiens surveilloient les images, afin que le sens des symboles et des allégories ne s'altérât point, et que la tradition ne fût pas notablement changée. C'est ce qui produit sans doute cette conformité d'exécution qu'on remarque dans les monumens chrétiens.

(1) *Tulit igitur populus conspersam farinam antequam fermentaretur ; et ligans in palliis, posuit super humeros suos.* Exod. XII, 34.

(2) *Tu autem eleva virgam tuam, et extende manum tuam super mare, et divide illud.* Exod. XIV, 16.

(3) Antiquit. Judaic. II, XVI, 2.

(4) *Ægyptii ingressi sunt post eos, et omnis equitatus Pharaonis,*

submergés dans les flots. Le Pharaon est sur son char; son costume est le même que sur le côté précédent : ce char, et un autre dont les roues sont fracassées, sont ici pour tous les chars, qui étoient en grand nombre (1). Plus loin, on voit la porte et les murs de la ville d'où le Pharaon est sorti avec son armée; c'est *Ramassès*, d'où partirent les Israélites, ou *Phihahiroth*, près de laquelle les Égyptiens étoient campés (2).

A la partie inférieure du bas-relief est une femme appuyée sur une corbeille *[calathus]*, dans laquelle il y a des fruits. M. Bottari, en expliquant un bas-relief de la villa Mattei, qui représente le même sujet (3), et où il y a deux femmes dans la même attitude, a pensé que c'étoient des figures allégoriques des fleuves qui se jettent dans la mer Rouge : mais on ne sauroit douter que cette femme ne désigne ici l'Égypte, qui est ainsi représentée (4) sur

---

currus ejus, et equites, per medium maris. Exod. XIV, 23. *Ingressus est Pharao cum curribus et equitibus ejus in mare, et reduxit super eos Dominus aquas maris.* Exod. XV, 19.

(1) *Exod.* XIV, 7. Le Pharaon avoit rassemblé tous les chars de l'Égypte.

(2) *Exod.* XIV, 9.

(3) BOTTARI, *Roma sotteranea*, t. III, pl. 194, p. 180; BOSIO et SEVERANI *Roma sotteranea*, p. 591; ARINGHI, *Roma subterranea*, t. I, p. 199. Il y a encore à Arles un sarcophage absolument semblable à celui d'Aix.

(4) OISEL, *Numism. antiq.* XXXIII, 10.

les médailles et (1) sur les pierres gravées. Quant au vieillard qui laisse échapper de son urne l'onde dans laquelle les Égyptiens sont noyés, il est évident que c'est le symbole de la mer Rouge elle-même, et non celui d'un des fleuves qui s'y rendent (2).

Nous avons encore ici un exemple des allégories païennes adoptées par les premiers chrétiens pour exprimer certaines idées; et en examinant leurs monumens, on en trouve beaucoup d'autres.

Le texte sacré dit qu'après le passage de la mer Rouge et la destruction de l'armée égyptienne, Moïse entonna son sublime cantique : la prophétesse Marie, sœur d'Aaron, prit son tambour ; elle fut suivie d'un chœur de femmes qui l'accompagnoient du même instrument, et chantoient le miracle de leur délivrance (3). La jeune femme que nous voyons ici à l'extrémité du sarcophage, est certainement cette prophétesse Marie : elle tient une baguette avec laquelle elle frappe son tambour, tandis que chez les Juifs, les Grecs et les anciens

---

(1) GORI, *Gemmæ musei Florentini*, II, 52.

(2) Sur le beau manuscrit de la Bibliothèque impériale, n.° 139, la mer est plus convenablement figurée (*voyez* la note de la *page 356*); et la représentation de *l'Abîme* qui prend le Pharaon par les cheveux, ajoute encore à l'effet du sujet.

(3) *Sumpsit ergo Maria prophetissa, soror Aaronis, tympanum in manu sua; egressæque sunt omnes mulieres post eam cum tympanis et choris, quibus præcinebat, dicens : Cantemus &c.* Exod. XV, 20.

Romains, le tambour est toujours frappé avec la main ; mais l'usage de se servir d'une baguette s'étoit probablement introduit à l'époque où ce sarcophage a été sculpté.

Moïse, sur ces deux bas-reliefs, est distingué des autres Juifs par son vêtement : ceux-ci n'ont qu'une simple tunique longue ou retroussée ; leur législateur a un ample manteau [*pallium*] ou la toge sur sa longue tunique à manches.

Le législateur des Hébreux devoit avoir quatre-vingts ans (1) quand il sortit de l'Égypte, et cent vingt lorsqu'il mourut (2) ; et cependant il est représenté sur la plupart des monumens chrétiens, comme il l'est ici, avec un air de jeunesse (3) : c'étoit sans doute pour caractériser la puissance de Dieu, qui avoit permis que l'âge n'eût point abattu son ame, ni altéré ses traits.

Le troisième côté du bas-relief (*pl. L, n.° 3*) nous montre la suite de la sortie d'Égypte. On voit d'abord un des Israélites échappés à la fureur de Pharaon ; il a autour du cou le *pallium* ou manteau rempli de pâte non fermentée.

Près de là est un arbre chargé de fruits : Moïse, reconnoissable à son *pallium*, est représenté avec de

---

(1) *Exod.* VII, 7.

(2) *Deut.* XXXI, 2 ; XXXIV, 7.

(3) On le voit ainsi sur les deux beaux manuscrits de la Bibliothèque impériale que j'ai cités.

CHAPITRE LV.

la barbe, et dans un âge plus avancé; il tient un fruit qu'il a cueilli à cet arbre, et qu'il va présenter à une femme qui est près de lui et qui étend la main pour le recevoir : des enfans s'approchent pour s'en nourrir ; plus loin, un groupe d'autres Juifs les regarde. Il est présumable que l'artiste a voulu figurer ici une allégorie qui donne le sens mystique et moral de toute cette histoire.

Les premiers chrétiens ne pouvoient exprimer leurs principaux dogmes que par des symboles, dont l'usage s'est ensuite répandu, et qui ont été conservés même dans un temps où ils n'avoient plus besoin de couvrir leur religion d'un semblable mystère. Le sujet que nous voyons ici étoit un des plus propres à orner les sarcophages chrétiens, et il est surprenant qu'il n'y soit pas plus souvent répété. La sortie d'Égypte est une allégorie ingénieuse de la rédemption : les nouveaux chrétiens sont délivrés de la puissance du démon, comme les Hébreux l'ont été de la rage du Pharaon ; et la foi les fait entrer dans le paradis, comme Moïse a conduit le peuple de Dieu dans la terre promise (1). La poursuite du Pharaon indique peut-être les peines qu'il faut avoir dans cette vie, où l'ennemi de Dieu cherche à ressaisir sa proie, et à l'empêcher de suivre la route du salut (2).

---

(1) S. GREGORII Nyssen. *Homil. III in Cant. cant.*; S. JOANNIS CHRYSOSTOMI *Homil. ad Neophyt.* tom. X.

(2) S. AUGUSTINI *Serm. XC de Temp.* tom. X.

Le passage de la mer Rouge par les Juifs étoit le symbole du baptême qui lave les péchés, et celui des peines éternelles (1) qui attendent les ennemis de Dieu et de son peuple (2). Moïse est un symbole du Christ lui-même ; et sa verge miraculeuse est la croix, instrument et signe de notre rédemption (3).

Le texte sacré dit qu'après avoir remercié le Seigneur de leur délivrance, et s'être livrés à la joie qu'elle devoit leur causer, les Juifs reprirent leur route : ils traversèrent le désert, et parvinrent à Elim, lieu où il y avoit douze sources et soixante-dix palmiers (4). Il est probable que ce troisième côté nous fait voir les Israélites parvenus dans cette partie du désert. Comme les premiers chrétiens donnoient à tous les événemens de l'histoire du peuple hébreu un sens mystique sous lequel ils enveloppoient quelques points de leur nouvelle religion, ils regardèrent ces soixante-dix palmiers comme un emblème des soixante-dix interprètes qui ont traduit en grec le livre divin. Nous voyons donc ici Moïse, ou Dieu lui-même ; c'est pourquoi il est figuré avec de la barbe. L'arbre, qui paroît être un figuier, genre de plante très-multiplié dans la Palestine, est ici pour exprimer les soixante-dix palmiers ou arbres que les

---

(1) S. AUGUSTINI Serm. CCXIII, 8.
(2) Serm. CX *de Temp.* tom. X ; BEDA.
(3) S. ISIDORI Hispal. *Orig.* proem.
(4) *Exod.* XV, 27.

CHAPITRE LV.

Juifs trouvèrent à Elim; les fruits sont les biens que procure la parfaite intelligence du sens de l'Écriture; Jésus-Christ les donne à son église, qui est représentée devant lui sous les traits d'une jeune femme; elle les partage aux fidèles qui l'entourent et qui sont là comme ses enfans. Le Seigneur marche sur un serpent; c'est le démon qu'il a vaincu. On représente quelquefois dans le même sens le serpent au pied de la croix ou sous les pas de la Vierge. Plus loin sont les chrétiens figurés par les Juifs attentifs à cette action, et qui attendent pour avoir leur part des fruits de l'arbre divin.

Les côtés de ce sarcophage sont ornés de colonnes qui annoncent la décadence de l'architecture au temps où il a été exécuté : alors s'étoit introduit l'usage des colonnes torses (1), sur lesquelles on figuroit des encadremens et quelquefois des feuillages. Il se peut aussi que, sur les sarcophages chrétiens, ces colonnes aient renfermé un sens allégorique. La spirale de la colonne torse peut être un emblème de l'éternité. On voit une vigne sur le pilastre à droite; et l'on sait que cette plante est sur les monumens chrétiens un symbole très-varié : tantôt c'est Jésus-Christ lui-même, ses rameaux sont les Apôtres, et

(1) On place au règne de Constantin l'époque à laquelle les colonnes torses ont été employées dans l'architecture; on en voit à Rome dans l'église de Saint-Laurent, dans celle des Apôtres, et dans un monastère près de Saint-Paul.

Dieu est l'agriculteur; tantôt c'est l'Église, que la foi fait prospérer (1).

Ce que j'ai rapporté de la ville d'Aix, atteste le goût de ses habitans pour les lettres, les arts et l'instruction. Cette ville a toujours joué un rôle important dans l'ancienne Provence. La noblesse y commença de bonne heure à connoître le charme de l'étude : l'ardeur que les Bérenger montrèrent pour la poésie, la protection qu'ils accordèrent aux troubadours, les institutions galantes qui en furent la suite, le séjour des papes à Avignon, celui des comtes de Provence dans Aix même, la conquête de Naples, qui devint l'occasion de communications fréquentes avec l'Italie, les encouragemens du roi René; tout contribua à y inspirer le goût des lettres. L'établissement du parlement et de l'université le fortifia. On sait que les anciens magistrats se délassoient, dans le sein des aimables Muses, des pénibles travaux de la sévère Thémis : plusieurs membres du parlement d'Aix se sont distingués par leur savoir et leur érudition; à leur tête est le grand Peiresc, digne objet de leur généreuse émulation. L'état de leur fortune leur permettoit de soigner l'éducation de leurs enfans. Le barreau suivoit ce noble

---

(1) *Ego sum vitis vera, et pater meus agricola est.... Ego sum vitis, vos palmites; qui manet in me, et ego in eo, hic fert fructum multum : quia sine me nihil potestis facere.* Evang. S. JOANN. XV, 1 et 5.

exemple, et le savoir se répandoit dans toutes les classes de citoyens. On trouvoit dans Aix plusieurs beaux cabinets, des bibliothèques précieuses, des collections choisies; ces collections passoient du père aux enfans, avec les champs qu'il avoit cultivés, le château qui l'avoit vu naître, et les portraits de ses aïeux dont les murs étoient décorés. Aucune autre ville d'une égale population, si l'on en excepte Dijon, qui possédoit également des cours souveraines, n'avoit réuni plus d'objets d'art et n'a donné le jour à plus d'hommes instruits. Aix est la patrie de Tournefort; de Fabrot, éditeur de Cujas; de Gibert, fameux canoniste; de MM. de Monclar de Castillon; des deux Thomassin Mazaugues, père et fils; des Vanloo, dont le père étoit venu s'y établir; de Garidel, excellent botaniste, etc.

D'après cela, il est aisé de juger que la ville d'Aix est une de celles qui ont le plus perdu par la révolution. Son territoire est sec et argileux : il produit de bon vin, de bon blé, mais dans une quantité insuffisante pour la consommation de ses habitans. La récolte des olives y étoit abondante : les rigoureux hivers de 1788 et 1789 ont fait périr une grande partie des oliviers et détruit cette ressource; et le produit de ses huiles, si justement renommées, est extrêmement réduit. L'argent que les membres du parlement mettoient en circulation, étoit la plus grande ressource du pays; et elle n'existe plus.

Aix auroit encore peut-être un moyen de reprendre quelque importance, sinon par les lettres, l'urbanité et le bon goût qui la caractérisoient, du moins par une active industrie ; honorable moyen de s'opposer à son anéantissement prochain, si elle n'y trouve quelque remède. Rouen, Amiens, Troyes, tirent les cotons de Marseille, les font filer, et les envoient teindre à Aix : si ce coton étoit manufacturé dans la ville, il est évident qu'on économiseroit quatre fois les frais de route. Plusieurs manufactures déjà établies prouvent la justesse de cette observation. Il existe dans son arrondissement six mille petits rouets à filer le coton : M. Taillasson occupe soixante-dix métiers à filer ; MM. Arnaud, frères, fabriquent des molletons, des calmouks, des draps, des ratines, qui se distinguent par la bonté des tissus, l'unité des mélanges et le choix de la matière; M. Soulary est propriétaire d'une manufacture de velours de soie. Il est sans doute encore beaucoup d'autres genres d'industrie qui pourroient prospérer, et auxquels le voisinage de Marseille procureroit des débouchés certains.

CHAPITRE LVI.

Départ d'Aix. — Albertas. — Le Pin. — Septème. — *La Vista*. — Bastides. — Défaut d'ombrage. — Aspect de la mer. — Marmontel. — Les héritages. — Marseille. — Porte d'Aix. — Grand cours. — La Cannebière. — Dactyliothèque du général Cervoni. — Procession, rues pavoisées, portiques, reposoirs, jardiniers, bouchers, le bœuf, personnages de l'ancien et du nouveau Testament, Saints et Saintes, marguillage, bénédiction sur le port. — Goût des Provençaux pour ces cérémonies.

Notre projet étoit de faire le tour de la basse et de la haute Provence : notre voiture ne pouvant nous servir pour cette longue excursion, nous la laissâmes à Aix, et nous nous rendîmes à Marseille par la diligence. Il étoit cinq heures du matin ; un brouillard épais couvroit toute la campagne.

A une lieue d'Aix, sur la droite, est la terre d'*Albertas*, où il y a un joli parc et des allées ombragées par de beaux arbres ; quelques pièces d'eau y entretiennent la fraîcheur : ce lieu est très-agréable ; mais les traces encore subsistantes des dévastations qu'il a éprouvées pendant la révolution, y réveillent des souvenirs affligeans.

On relaye au Pin, qui est à-peu-près à deux lieues ; c'est la moitié du chemin : on aperçoit autour de soi sept collines, d'où, selon la tradition, ce lieu a pris le nom de *Septème* (1). Après avoir couru pendant une demi-heure, on est sur une hauteur nommée *la Vista*. Ce lieu mérite bien en effet son nom; car l'aspect qu'il présente est ravissant : la vue s'étend à droite sur la Méditerranée ; la mer forme un golfe animé par une multitude de barques. C'est sur-tout le soir qu'il faut voir ce magnifique tableau ; ce fut le moment où nous en jouîmes à notre second voyage d'Aix à Marseille. Alors les rayons du soleil couchant se réfléchissent majestueusement sur les flots, et la mer semble étincelante. En face on voit la ville ; elle est placée au fond d'un amphithéâtre de montagnes qui forme un demi-cercle de figure elliptique : toute la contrée qui l'environne est couverte de petites maisons ou *bastides* entourées de jardins ; ces *bastides* sont au nombre de cinq mille, et si rapprochées les unes des autres, qu'on croiroit que c'est une ville, dont le groupe de maisons le plus considérable est au fond du port. C'est là que les négocians les plus riches et les plus petits boutiquiers vont passer le samedi soir et le dimanche entier avec leur famille. La blancheur éblouissante de ces habitations peintes avec de la chaux les détache du fond que forme la pâle verdure des oliviers et des amandiers qui les

---

(1) Selon quelques auteurs, ce nom vient de ce que ce lieu est à *sept* milles [7000 pas] de distance de Marseille.

entourent;

entourent ; il y a aussi quelques mûriers : mais les grands arbres sont malheureusement rares ; et nos compagnons de voyage nous firent remarquer, comme une chose extraordinaire, une maison de campagne qui jouissoit de l'ombrage de quatre marroniers.

Si j'étois ravi de ce spectacle, mon ami M. Winckler en étoit encore plus vivement frappé : il n'avoit jamais vu la mer ; et son aspect, nouveau pour lui, devoit nécessairement ajouter à l'intérêt de ce superbe tableau (1).

En descendant *la Vista*, la perspective change : on est toujours dans la même exposition ; mais la vue est bornée de chaque côté par un mur continu qui borde une rangée de champs et de bastides appelés *les Héritages*. Tels devoient être les longs murs que Thémistocle fit construire pour joindre Athènes au

___

(1) Il faut avoir une imagination bien froide pour ne pas éprouver la moindre impression à la vue d'un tel spectacle; c'est pourtant ce qui est arrivé à MARMONTEL, qui, en parlant de *la Vista*, dit : « Ce qui sembloit devoir m'imposer le plus, » fut ce qui m'étonna le moins. L'une de mes envies étoit de » voir la pleine mer : je la vis, mais tranquille ; et les tableaux » de Vernet me l'avoient si fidèlement représentée, que la réalité » ne m'en causa aucune émotion ; mes yeux y étoient aussi accou- » tumés que si j'étois né sur ses bords. » *Mémoires*, t. II, p. 227. Qu'auroit dit Marmontel s'il avoit vu auparavant les *panorama* de Naples, de Toulon et de Boulogne ! Mais comment auroit-il été frappé du spectacle de la mer, lui à qui l'amphithéâtre et la maison carrée de Nîmes n'ont causé aucune admiration !

Tome II.   A a

Pirée. Ce long couloir est fort étroit; de sorte que les voitures y sont souvent embarrassées.

Nous mîmes pied à terre à la *porte d'Aix*, pour traverser la ville. Cette porte est pratiquée sous une conduite d'eau d'où distillent sans cesse quelques gouttes, de sorte qu'il ne faut pas s'y arrêter. Là on jouit d'un nouveau coup-d'œil : une rue large et longue traverse entièrement la ville; elle est bordée d'arbres dans son milieu, comme le cours d'Aix ; on lui donne une demi-lieue d'étendue jusqu'à la porte de Rome, qu'on aperçoit à son extrémité. Comme cette rue s'incline graduellement au centre comme un arc, on la voit dans tout son ensemble.

Vers le milieu du cours est la rue de la *Cannebière :* elle est bordée de belles maisons et de riches magasins; elle conduit à la grande place et au port.

A peine étions-nous descendus à l'hôtel des Ambassadeurs, que M. Brack, directeur des douanes, vint nous voir et nous offrir ses services avec une obligeance que je n'oublierai jamais. M. Brack a fait d'excellentes études; il a voyagé dans toute l'Europe; il parle avec facilité les langues qui sont le plus en usage ; il chante avec goût, joue de presque tous les instrumens, et se fait aimer de tout le monde par une aménité qui ajoute encore au piquant de son esprit et au charme de ses talens. Administrateur vigilant et intègre, il ne sacrifie jamais les devoirs de son état au goût des plaisirs et des arts : il est utile au Gouvernement qui l'emploie, et chéri même de ceux à qui il commande. C'est lui qui nous avoit déterminés à faire le voyage de la basse et de la haute Provence avant de séjourner à Marseille, afin d'être de retour à l'époque de la foire de Beaucaire, à laquelle nous desirions aussi de nous rendre : il avoit tracé notre itinéraire, donné des ordres à ses employés, fait des lettres de recommandation pour ses collègues, et avoit fait tenir une barque à notre disposition pour nous conduire à Toulon.

Nous ne restâmes donc que cette journée à Marseille : nous ne pûmes voir qu'un moment M. Thibaudeau, qui nous donna des lettres pour les maires de Cassis et de la Ciotat. M. Brack nous mena dîner à la campagne du général Cervoni, qui nous fit voir une jolie collection de pierres gravées : nous y remarquâmes un très-beau camée qui représente une Victoire arrangeant un trophée ; au bas est un bouclier orné d'une tête de Méduse. Cette bastide est très-agréable ; elle est entourée de belles allées de marroniers. Ce général s'est signalé à l'armée d'Italie ; il décida par son courage la victoire de Lodi : il commande aujourd'hui à Marseille et dans toute la division.

Nous retournâmes de bonne heure à Marseille pour assister à la procession de S. Ferréol : elle traversa le grand cours, qui étoit bordé de plusieurs rangées de chaises occupées par des femmes, toutes élégamment parées.

M. de Châteaubriant a décrit avec une éloquence digne du Dieu qu'il invoque et qui l'inspire, cette auguste cérémonie, que son motif rend si sainte, et que la riante saison où elle se célèbre rend si aimable; par-tout on voit le lis, symbole de l'innocence, on entend les religieux cantiques, on marche sur des fleurs : mais c'est principalement dans la Provence que cette fête a un caractère de gaieté et de religion particulier ; c'est là, c'est dans les ports de mer sur-tout que cette cérémonie est encore plus solennelle. Plus l'homme est exposé à des dangers fréquens et certains, plus il cherche un secours dans la bonté de Dieu ou la protection des saints qu'il croit pouvoir intercéder pour lui : aussi est-ce près de la mer que les oratoires sont chargés d'un plus grand nombre d'offrandes. Le jour de la Fête-Dieu, le bruit du canon des remparts se mêle au tintement sonore des cloches; les batteries des navires répondent à celles de terre, pour témoigner que ceux qui les habitent s'unissent d'intention aux fidèles qui peuvent assister à cette solennité.

Les hommes livrés au plaisir sont en même temps les plus disposés à la superstition ; mais l'activité de leur imagination est cause que les cérémonies du culte prennent une apparence de spectacle : ainsi ils aiment beaucoup les pompes et les processions.

CHAPITRE LVI.

Ces pompes, ces processions, étoient communes et fréquentes à Athènes, dans l'Asie mineure, et dans la grande Grèce; il y en a beaucoup aussi en Provence. Celles de la Fête-Dieu s'y font avec un grand appareil : pendant toute l'octave, il y a chaque jour une procession plus ou moins suivie, selon l'étendue de la paroisse et la richesse des gens qui l'habitent. La plus belle à Marseille est celle de S. Ferréol.

Les rues sont, comme par-tout ailleurs, tapissées et jonchées de fleurs; mais les maisons sont pavoisées jusqu'aux derniers étages; la voie publique est traversée par des cordes auxquelles pendent des pavillons, dont les différentes couleurs forment une agréable variété : il semble que toutes les nations s'unissent pour rendre hommage au Dieu qui peut commander aux flots et donner la victoire. Les navires arborent également leurs flammes et leurs pavillons.

La procession, avant de s'arrêter devant les reposoirs chargés de mille fleurs, passe sous plusieurs portiques de feuillages. Tout concourt à donner à cette solennité une gaieté qui n'est point contraire à son objet, puisqu'on y célèbre la fête du maître de l'univers. Les regards s'arrêtent avec un plaisir religieux sur ces drapeaux flottans, sur ces rameaux verts, sur ces fleurs brillantes.

Quoique la pompe ne soit plus précédée des

corporations monastiques, ni de celles des hommes voués à la pénitence, le cortége est encore nombreux : chaque jardinier porte à son cierge les fleurs les plus rares, les légumes et les fruits que la bonté du ciel a accordés à son intelligence et à son labeur, et quelquefois des nids d'oiseaux.

Les bouchers figurent aussi dans cette procession : ils sont vêtus de longues tuniques, coiffés d'un chapeau à la Henri IV, et armés de haches : ils accompagnent un gros bœuf chargé de guirlandes et de rubans, avec les cornes dorées, comme le bœuf gras du carnaval ; son dos est couvert d'un tapis, sur lequel est un joli enfant habillé en S. Jean-Baptiste. Pendant toute la semaine qui précède la fête, les bouchers promènent cet animal. Ils le conduisent d'abord à la police, où ils payent un droit en sortant ; mais ensuite la quête commence, et elle est très-productive : chacun veut avoir le bœuf dans sa maison ; et c'est une superstition établie parmi le peuple, qu'elle jouira dans l'année d'un bonheur constant s'il peut y laisser une trace, quelque sale qu'elle soit, de son passage. Ceux qui aiment à se perdre dans les ténèbres de l'antiquité, penseront que cet usage dérive du culte du bœuf Apis, qui a été apporté dans les Gaules au temps où les Romains, imitateurs de leur empereur Hadrien, se livrèrent avec ardeur aux superstitions égyptiennes. M. Papon croit que c'est un bœuf émissaire, sur lequel on cherche à détourner les maux qui menacent la ville (1) : mais on ne le charge pas de malédictions ; on l'accueille, on le caresse, on cherche à l'attirer chez soi. Il est plus probable que, chaque confrérie cherchant dans ce jour solennel à montrer ce que son industrie a produit de plus rare, les bouchers ont imaginé de promener un bœuf bien engraissé, comme les jardiniers portent des fruits précoces. On a ensuite placé sur ce bœuf l'enfant d'un boucher, et on lui a donné le costume de S. Jean. La superstition d'attirer le bœuf chez soi est née naturellement de ce qu'on le regardoit comme sanctifié : on sait aussi que c'est l'animal consacré à l'évangéliste S. Luc. Le bœuf est immolé le lendemain de la fête : le petit enfant ne lui survit ordinairement pas long-temps ; épuisé par les fatigues qu'il éprouve et les caresses qu'il reçoit, délabré par les bonbons dont on l'accable, il languit, et souvent il finit par succomber.

Un grand nombre de jeunes filles, vêtues de blanc, la tête couverte d'un voile, parées de fleurs et ceintes de rubans de couleur uniforme, viennent après ; c'est un chœur de Vestales qui suit celui des représentans de la Nature, pour rendre hommage à l'Être suprême. Des enfans costumés de différentes manières rappellent les anciens jeux appelés *mystères*. Plusieurs jeunes filles sont habillées

(1) *Histoire de Provence*, 1, 509.

en religieuses ; c'est Ste Ursule, Ste Rosalie, Ste Agnès, Ste Thérèse. Les plus jolies sont vêtues en Madeleines ; leurs cheveux sont épars sur leur beau visage, et on les a exercées à regarder avec un air de contrition un crucifix qu'elles tiennent à la main : d'autres paroissent sous l'habit de ces filles respectables qui se dévouent au service des malades. Les petits garçons remplissent d'autres rôles : ce sont des anges, des abbés, des moines, entre lesquels on distingue S. François, S. Bruno, S. Antoine. Au milieu des bergers marche le petit S. Jean, à demi couvert d'une peau de mouton, comme les images du précurseur ; il conduit un agneau orné de rubans, symbole de la patience du Dieu qui s'est offert pour nous, et dont la mort a racheté nos crimes.

Depuis que le marguillage est rétabli, des hommes du monde, connus pour vivre dans les plaisirs et visiter rarement le saint lieu, n'en dédaignent pas les fonctions : ils se plaisent à rendre publiquement à la religion ce qu'ils lui doivent comme citoyens, pendant que comme hommes ils ne suivent que leur opinion particulière. Dans les processions, plusieurs portent le dais, et se relèvent pour cela aux différentes stations.

Les rues sont parsemées des pétales odorans de la rose mêlés à ceux du genêt d'un jaune éclatant; de nombreux choristes en ont des corbeilles pleines, pour les jeter, au signal convenu, devant le Saint-

CHAPITRE LVI.

Sacrement; ils en répandent sur les femmes qui bordent la haie : celles-ci en apportent aussi dans des corbeilles, qu'elles tiennent sur leurs genoux; elles les offrent au Saint-Sacrement, et se plaisent à en couvrir les jeunes vierges et les petits saints dont la tournure leur plaît le plus. Le doux parfum des roses, de la cassie, du jasmin, de l'orange et de la tubéreuse, se mêle à l'odeur pénétrante de l'encens, et monte avec lui au trône de l'Éternel.

La procession arrive au port : c'est là que la cérémonie, déjà ravissante, prend un caractère sublime. Le peuple remplit les quais; tous les tillacs sont garnis de matelots en habit de fête, c'est-à-dire, avec leur gilet de coutil bleu, la tête nue, et tenant à la main leur bonnet rouge de Tunis. Tout le monde fléchit le genou devant le maître du monde; les matelots étendent les mains vers le pontife, qui, placé sous le dais, donne la bénédiction; le plus grand silence, produit par un religieux recueillement, règne parmi cette foule immense : la bénédiction reçue, chacun se relève par un mouvement spontané; les cloches sonnent, l'airain gronde, et le cortége reprend la route du temple d'où il est sorti.

Le goût des processions est tellement répandu, que le spectacle est retardé ce jour-là; il ne commence qu'à sept heures et demie. Dès que la procession a passé, les dames quittent leurs chaises, et courent entendre des vaudevilles ; les hommes vont à l'orchestre causer avec des femmes entreenues, ou admirer les gambades d'une jeune et jolie danseuse.

Les mêmes cérémonies religieuses ont lieu dans toute la Provence ; elles sont seulement modifiées selon les localités et la richesse des lieux : mais partout elles portent le même caractère. Nous les vîmes encore se répéter à Toulon et à Hyères, où nous n'arrivâmes cependant que les 7 et 10 juin.

CHAPITRE LVII.

Sortie du port. — Notre-Dame. — Château d'If. — Port-miou. — Poissons — Cassis. — La Ciotat. — Bandol. — Route par terre. — Cuges. — Vaux d'Olioulles. — Olioulles. — Jardins, bastides. — Toulon.

M. Brack avoit eu la bonté de nous faire préparer un bateau de la douane; il vint nous chercher lui-même pour nous y mener à la pointe du jour: c'étoit une petite chaloupe conduite par quatre matelots. Nous sortîmes du port, ayant à la gauche le fort de Notre-Dame-de-la-Garde, si agréablement décrit par Bachaumont (1); et à droite, le terrible château d'If, forteresse et prison d'état : nous serrâmes la côte, dont nous ne pouvions nous éloigner, dans la crainte des Anglois, qui envoient souvent des chaloupes jusque sur les bords de la mer, quand ils en peuvent approcher ; mais le rivage est garni de canons de distance en distance, et l'on peut naviguer ainsi sous la protection de leur feu. Le calme ne nous permit point de faire usage de la voile : trois de

---

(1) Gouvernement commode et beau,
  A qui suffit, pour toute garde,
  Un suisse avec sa hallebarde
  Peint à la porte du château.

nos matelots ramoient en chantant, et le quatrième faisoit les fonctions de timonnier ; deux petits pierriers nous donnoient un appareil guerrier sans nous rendre redoutables.

Vers une heure, nous arrivâmes devant *Portmiou*; c'est une calanque ou anse cachée dans la terre : on n'aperçoit qu'une ouverture étroite et peu profonde, dans laquelle un vaisseau marchand de moyenne grandeur pourroit à peine tenir ; mais, dès qu'on approche du fond, cette anse forme un coude, et le bâtiment est porté naturellement dans une baie assez longue, bordée de chaque côté de rochers à pic, et où il est d'autant plus difficile de l'aller chercher, qu'on n'y peut soupçonner l'existence d'une baie salutaire. Nous y entrâmes, et nous allâmes descendre au fond. Il est difficile de dire comment cette grande fissure a pu se produire dans la roche calcaire, sans que la partie qui longe la mer, et qui présente un mur derrière lequel les navires sont cachés, ait été renversée. Nos matelots nous racontèrent, sur cette calanque, une de ces histoires si communes parmi les gens de mer. Un capitaine génois, surpris par la tempête, ne savoit où trouver un abri ; son fils lui montra l'ouverture de *Portmiou*, et lui conseilla d'y entrer. Le père suit d'abord ce conseil, et se dirige vers cette ouverture : mais il croit que son vaisseau va se briser sur le rocher qui est en face de lui ; saisi d'effroi et transporté de colère, il frappe son fils d'un coup de hache, et l'étend mort à ses pieds. A peine le coup est-il porté, que le navire, sans toucher le rocher qui le menace, tourne de lui-même vers la droite, et entre dans la calanque, où il peut braver la tempête. Le père reconnut trop tard son erreur, et se jeta dans la mer.

Nous fîmes dans la chaloupe un dîner qui fut mangé de bon appétit, principalement par nos matelots, dont la franche et pétulante gaieté nous amusa beaucoup pendant cette traversée. Nous fûmes abordés par des pêcheurs, qui nous vendirent un poisson qu'ils appelèrent *fiérat* ou *filâtre*. Nous fîmes cet achat par complaisance pour ces bonnes gens : mais nous n'en eûmes pas de regret; car nous ne trouvâmes rien à souper, et notre poisson nous parut excellent (1).

Nous ne descendîmes pas à Cassis, où nous nous proposions d'aller à notre retour à Marseille. Nous vîmes quelques bateaux génois dont les équipages étoient occupés à la pêche du corail. Il étoit cinq heures lorsque nous doublâmes une petite pointe qu'on

---

(1) C'est le *gymnotus acus*, L. édition de GMELIN, *gymnotus férasfer* de LACÉPÈDE, *Hist. des poissons*, tom. II, p. 178. M. l'abbé BONNATERRE l'a décrit sous ce nom dans l'*Encyclopédie méthodique, Ichthyologie*, p. 36. Le mot *fiéra* signifie *fil*; il vient de ce que la nageoire de l'anus est beaucoup plus courte que la queue, qui finit d'ailleurs par une sorte de fil très-délié.

appelle *le Bec-de-l'Aigle*, située dans un golfe au fond duquel est *la Ciotat* ; nous y entrâmes peu de temps après la goélette chargée de protéger les petites embarcations qui longent la côte.

Nous ne nous arrêtâmes pas dans cette ville, où nous devions revenir avec M. Thibaudeau, préfet du département.

Le lendemain, nous descendîmes un moment sur la côte de l'ancien *Tauroentum*, où M. Magloire-Olivier, maire de la Ciotat, eut la bonté de nous accompagner. Comme la visite de ce lieu étoit l'objet de l'excursion projetée avec M. Thibaudeau, nous nous rembarquâmes bientôt au pied du rocher où la batterie est établie, et nous ramâmes vers Bandol, toujours avec le calme plat. Après avoir doublé la pointe qui ferme le golfe de la Ciotat, on file le long d'une chaîne de rochers escarpés et à pic, contre lesquels la mer se brise avec tant de violence, que nous crûmes quelquefois entendre le bruit du canon. Nous descendîmes à Bandol. Ce petit port est, pour Marseille et pour l'étranger, l'entrepôt et le lieu d'embarquement des vins de l'ouest du département. Le calme étoit si complet, qu'il avoit été impossible de faire usage de la voile. Le cap Sicié, qu'il falloit doubler, avance au loin dans la mer, et oblige à faire un long détour. Nous ne pouvions pas espérer d'arriver à Toulon avant la clôture des ports, et nous aurions été obligés de passer la nuit stationnés à côté de la frégate qui en garde l'entrée : nous nous décidâmes à aller par terre, et nous prîmes les chevaux que nous pûmes trouver. Jamais on ne vit une cavalcade plus bizarre : elle étoit composée d'un mulet et de trois chevaux, dont deux entiers, et une jument; tous avoient, au lieu de selle, de mauvais bâts, et point d'étriers. Il étoit difficile de maintenir l'ordre entre ces animaux : aussi, au moment où nous mîmes pied à terre, ils se jetèrent avec tant d'impétuosité et de fureur les uns sur les autres, qu'ils ne formèrent plus qu'une masse que notre conducteur eut sans doute bien de la peine à démêler.

Le chemin de Bandol à Toulon est détestable, sur-tout jusqu'à Olioulles, quoique l'on passe souvent sur une ancienne voie romaine. Le territoire est inégal, pierreux, aride; il renferme des poudingues, des quartz, des silex roulés avant leur agglutination, des courans volcaniques et des mines de houille. Les vignes sont sa principale production. A Olioulles on prend la grande route de Marseille ; ceux qui en viennent par terre passent par Aubagne et par Cuges, dont la côte est plantée de câpriers ; on entre ensuite dans le département du Var. La route traverse un passage étroit entouré de montagnes à pic; le plus célèbre de ces vallons est celui qu'on appelle *les Vaux d'Olioulles :* ce passage incommode, où l'on est brûlé par la réverbération du soleil, où l'on risque d'être noyé par la descente subite des eaux qui dans les orages forment des torrens, est quelquefois aussi infesté par les voleurs. Ces côtes calcaires sont absolument arides et dépouillées : la route descend avec rapidité dans un chemin toujours anguleux ; les rochers, absolument nus, et inaccessibles même à des chamois, paroissent, dans leur inclinaison, menacer la tête du voyageur, et lui dérobent souvent la vue du ciel. Le sol est parsemé de fragmens de rochers basaltiques qui annoncent l'existence d'anciens volcans. Tout concourt à augmenter l'horreur de ce lieu, qu'on pourroit prendre pour une des entrées de l'enfer (1) ; aussi plusieurs voyageurs préfèrent-ils d'aller par Cassis et la Ciotat, quoique la route soit plus longue et plus pénible, ou de se rendre à Toulon par mer.

Bientôt après être sorti de cet abîme, les rochers s'éloignent : on trouve des champs couverts de pins (2) et d'oliviers ; on aperçoit des prairies, des amandiers ; et quoique ce lieu soit encore un peu sauvage, il semble que ce soient les limites entre l'Érèbe et l'Élysée.

A l'ouverture de cette vallée, à l'entrée de la belle et fertile plaine où Toulon est situé, on aperçoit

---

(1) M. Henry, peintre, élève de Vernet, a fait un tableau des *Vaux d'Olioulles*.

(2) *Pinus sylvestris*, L.

Olioulles.

Olioulles. Les murs sont bâtis avec des fragmens de basalte qui en rendent l'aspect noirâtre; mais le pays est délicieux. Là commencent les bastides des habitans de Toulon, qui, en proportion, sont aussi nombreuses que celles des habitans de Marseille; les charmans jardins qui s'offrent à la vue de toutes parts, les parfums dont l'air est embaumé, tout donne une idée de la douceur du climat: les orangers, les cédrats, les citronniers, les dattiers, y viennent en pleine terre; le sol est couvert d'oliviers, et c'est à l'abondance de leur culture que ce lieu doit son nom (1). Les huiles qui en proviennent ne sont pas d'une excellente qualité; mais elles sont très-utiles pour les savonneries, et il y en a plusieurs à Olioulles. Les figues sèches y ont de la réputation.

En sortant de ce bourg, la route devient fatigante et pierreuse; mais on est pleinement dédommagé par le riant paysage dont on est entouré. On arrive bientôt sur une petite colline d'où l'on découvre des champs couverts de câpriers, la pleine mer, la rade de Toulon, cette ville et ses forts. Il étoit six heures quand nous y entrâmes, et nous descendîmes à l'hôtel de Malte.

---

(1) Dans une bulle de Grégoire VII, il est appelé *Oliula*, sans doute *ab oleis*, des oliviers. On a dit ensuite *Oliolules* et *Olioulles*.

CHAPITRE LVIII.

TOULON. — Situation. — Histoire. — Activité des travaux. — Signaux. — Arsenal, Porte. — Chantiers. — Construction. — Bassin. — Port impérial. — Dommages causés par les Anglois. — Plongeurs napolitains. — Mâture. — Ateliers ; filature, voilerie, corderie, serrurerie, fonderie, tonnellerie, boulangerie, menuiserie, sculpture. — Magasins, — Salle d'armes. — Salle des modèles.

La vallée dans laquelle est situé Toulon, est défendue vers le nord par de hautes montagnes ; l'orient et le couchant lui offrent l'abri de monts moins élevés : elle s'élargit vers le sud, et forme une plaine d'environ trois lieues, dont cette ville occupe le centre.

Le nom de *Toulon* n'est connu que depuis le second siècle de notre ère ; dans l'*Itinéraire* d'Antonin, cette ville est appelée *Telo Martius*. Les Romains y avoient une teinturerie au v.ᵉ siècle. Elle suivit le sort du reste de la Provence : elle fut plus particulièrement ravagée en différens temps par les Sarrasins, qui y firent plusieurs descentes ; et plusieurs siècles s'écoulèrent sans qu'on songeât à son heureuse situation. Louis XII reconnut le premier les avantages qu'on pourroit retirer d'un port si sûr, et de la plus belle rade qu'il y eût dans la Méditerranée ; il fit élever à l'entrée du port une grande tour,

CHAPITRE LVIII.

qui ne fut achevée que sous François I.er; Henri IV fit enceindre et fortifier la ville : mais c'est à Louis XIV que sont dus les immenses travaux et les grandes constructions qui font l'étonnement des voyageurs ; tout y porte l'empreinte du génie de ce grand roi.

C'est un spectacle ravissant que de voir l'activité qui règne dans cette ville. Là flottent dans l'air les pavillons d'une multitude de vaisseaux destinés à porter dans les deux mondes tout ce qui peut rendre la vie plus agréable ou plus commode ; plus loin, au-delà des tours et de la chaîne qui ferme le port, des citadelles flottantes défendent la rade, et sont toujours prêtes à poursuivre, au premier signal, l'ennemi présomptueux qui oseroit en approcher. Les coups de la hache, de la besaiguë et du marteau, avertissent qu'à droite sont les chantiers où se construisent ces étonnantes machines avec lesquelles l'homme poursuit ses ennemis jusqu'aux extrémités de la vaste mer. Les rues sont couvertes d'un peuple pétulant, sans cesse en activité, et qui ne se range que pour donner passage aux forçats, qui portent continuellement les poutres, les cordes, les boulets, et tout ce qui est nécessaire à l'équipement des vaisseaux. La curiosité s'aiguise, devient impatiente ; on ne sait par où commencer dans un lieu où il y a tant à voir et à admirer.

Nous avions des lettres pour l'amiral Ganteaume

mais l'Empereur l'avoit appelé au commandement de la flotte de Brest. M. Christy-Pallière, officier distingué, qui a donné des preuves de sa bravoure dans le mémorable combat d'Algésiras, remplissoit par *interim* les fonctions de préfet maritime : il nous accueillit avec la plus grande bonté, et voulut nous conduire lui-même à l'arsenal. Pendant le déjeûner qui précéda cette visite, nous prîmes un grand plaisir à entendre le récit des exploits des braves dont il a partagé les dangers ; nous vîmes avec intérêt le modèle du *Muron*, cette heureuse frégate à qui nous devons le retour de notre Empereur ; nous remarquâmes une carte des côtes, avec l'indication des batteries qui les défendent et qui les rendent inexpugnables.

Le tableau des signaux étoit suspendu dans son cabinet. Une rangée de pavillons est disposée horizontalement sur le tableau ; une autre l'est verticalement : dans des cases parallèles sont exprimés les divers objets susceptibles d'être signalés ; on fait connoître celui dont on veut transmettre le signal, par la combinaison des deux pavillons auxquels correspond chaque case. Pour mieux assurer le secret des signaux, on a rendu mobile la bande verticale : si l'on vouloit découvrir leur signification, il faudroit donc savoir quel pavillon est le premier dans cette bande. Il est d'ailleurs enjoint aux préposés des signaux de n'en laisser jamais le tableau dans sa

CHAPITRE LVIII.

vraie position, mais de reculer la bande mobile d'un nombre arbitraire de cases, afin que quelque curieux indiscret ne puisse saisir la clef des signaux dont on fait usage.

Rien n'élève plus l'homme, rien ne peut lui inspirer un plus juste orgueil, que la vue d'un établissement tel que l'arsenal : là, tout est grand dans les idées et dans les plans, tout est ingénieux dans les moyens.

La porte d'entrée a été exécutée en 1738, sur les dessins de M. Lange : elle est ornée de colonnes doriques détachées, de bas-reliefs et de trophées de marine, et de deux figures, l'une de Mars, l'autre de Minerve : au milieu est un écusson, avec des trophées et des cornes d'abondance d'où sortent des coquillages. A l'une des extrémités de l'attique, on voit un génie qui embrasse un faisceau de lauriers ; à l'autre, un génie qui tient un faisceau de palmes : aux extrémités sont des trophées d'instrumens relatifs aux sciences. L'ordonnance de cette porte est justement admirée ; elle convient parfaitement au lieu pour lequel elle a été faite.

L'entrée de l'arsenal est constamment fermée, pour empêcher le concours des curieux qui troubleroient les travailleurs, et parmi lesquels pourroient se glisser des hommes mal intentionnés, ou des complices des forçats, dont le projet le moins coupable seroit de leur fournir les moyens de s'évader.

Après avoir passé la porte, où l'on montre sa permission quand on n'est point accompagné d'un officier supérieur, nous nous trouvâmes dans le grand chantier. On radouboit alors *l'Indomptable :* deux vaisseaux et une frégate étoient en construction. On pressoit les travaux avec cette activité que l'auguste chef de l'Empire sait imprimer à tous ceux qu'il emploie : les ouvriers travailloient jour et nuit et les dimanches. Là chacun se hâte, et cependant il n'y a point de confusion. La carcasse d'un vaisseau ressemble absolument au squelette d'un animal. Des charpentiers équarrissent le bois, ou dressent autour des grandes poutres qui forment la quille du vaisseau, les petites courbes sur lesquelles doit être cloué le bordage ; d'autres font le bordage, c'est-à-dire, posent les planches qui doivent revêtir les flancs de cette énorme machine. Des calfateurs remplissent les interstices avec des étoupes ; le suif et la résine sont répandus par d'autres à la surface, pour la défendre contre l'humidité. Les grands vaisseaux sont doublés en cuivre; le marteau retentit sur les lames sonores. Les bâtimens ainsi doublés marchent plus rapidement que les autres, qui sont arrêtés par l'inégalité de leur surface, et ils sont à l'abri du *taret* (1). Les travailleurs chantent

---

(1) *Teredo navalis,* ver destructeur que nos vaisseaux ont apporté des mers de l'Inde, et auquel une flotte ne sauroit résister, puisqu'il a menacé de détruire les digues de la Hollande. Il est beaucoup plus commun dans la Méditerranée que dans l'Océan.

CHAPITRE LVIII.

des chansons provençales, qu'ils semblent accompagner du bruit de leurs outils. Les forçats portent les poutres, les cambres, les planches, les ancres, les câbles; on les emploie aux plus durs travaux: ils sont distingués par le costume qui leur est particulier, et leurs cris aigus se mêlent à l'horrible fracas de leurs chaînes.

Si le modèle du *Muron* nous avoit fait un grand plaisir, nous en éprouvâmes un plus grand encore à voir cette heureuse frégate. Ce n'est point un frêle esquif, comme on l'a imprimé plusieurs fois; elle porte trente-six canons.

Le bassin, construit par le célèbre ingénieur Grogniard, devoit sur-tout attirer notre attention : c'est un ouvrage étonnant par les obstacles infinis qu'il a fallu vaincre pour l'exécuter, et par les opérations inconcevables auxquelles la nature du lieu forçoit de recourir.

Quand les grands vaisseaux étoient construits, on les lançoit autrefois par les mêmes moyens qu'on emploie pour lancer les bâtimens ordinaires, moyens dont je parlerai ailleurs; mais les dangers de cette opération, pour une masse aussi énorme, étoient incalculables : on a su remédier à cet inconvénient par la construction d'un bassin dans lequel l'eau de la mer va chercher le navire, et le conduit dans le port. C'est le génie de l'ingénieur Grogniard qui a su vaincre les difficultés qui paroissoient s'opposer à un semblable projet; difficultés augmentées encore par les obstacles que faisoient naître l'envie, la mauvaise foi et l'intérêt personnel de ses adversaires. Cet ouvrage merveilleux est à l'extrémité du chantier, vers la mer. Pour son exécution, M. Grogniard fit un radeau sur lequel il établit l'énorme caisson dans lequel on devoit bâtir le bassin.

On avoit d'abord voulu faire ce caisson à terre, et le lancer à l'eau comme on lance un vaisseau; mais on craignit qu'il ne se brisât, et on le construisit sur la place même où il devoit plonger dans la mer. On le remplit de canons de fer et de fonte, au nombre de dix-huit cents, et des masses les plus pesantes qu'on pût trouver: après avoir fait ainsi plonger le caisson, on bâtit avec des pierres, dans son intérieur, le bassin, auquel on a donné la forme d'un vaisseau. Il a cent quatre-vingts pieds de long, quatre-vingts de large et dix-huit de profondeur.

Lorsque l'entrée du bassin est fermée, et qu'on veut le mettre à sec, vingt-huit pompes sont mises en mouvement par de vigoureux forçats: il ne faut que huit heures pour cette opération. Pour radouber un vaisseau, on le fait entrer dans ce bassin, qui est fermé ensuite au moyen d'un *bateau-porte*; c'est une petite caisse de vaisseau dont chaque extrémité glisse dans une rainure. Lorsqu'on veut laisser entrer l'eau dans le bassin, on décharge ce petit bâtiment;

la mer le soulève, le porte au-dessus de la rainure, et le vaisseau est mis à flot. On descend dans le bassin au moyen de degrés ; il y en a également pour descendre des quais sur la place qu'occupent les chantiers, les magasins et les arsenaux, et ils forment tout autour une enceinte sur laquelle on peut se promener sans interrompre les ouvriers.

Le bateau conique appelé *bateau-porte*, qui ferme l'entrée du bassin, peut, selon qu'on veut que ce bassin soit plus ou moins long, entrer dans différentes rainures qui sont pratiquées dans le massif de la maçonnerie. De cette manière, on donne au bassin une longueur proportionnée à celle du bâtiment qu'on veut radouber ; et lorsque ce bâtiment est d'une petite dimension, le bassin est plus promptement vidé.

On construit ou l'on radoube les vaisseaux de guerre dans ce bassin ; les frégates et les bâtimens d'un plus petit volume se bâtissent dans le chantier. Quand un vaisseau est construit, on le conduit dans le port pour le mâter, le gréer et l'armer. Les travaux du port correspondent à ceux des chantiers : A la pointe du môle est la machine qui sert à dresser les mâts : l'esprit s'étonne en considérant les masses énormes que les hommes mettent en mouvement à l'aide de cette machine. Ici des forçats remplissent des tonnes avec l'eau de la fontaine destinée aux usages de la marine ; là d'autres tirent et roulent les cordages :

ailleurs des matelots disposent les agrès, arrangent les voiles. C'est le bourdonnement d'une ruche et l'activité d'une fourmilière.

Le vice-amiral Latouche avoit demandé que l'on construisît un brûlot; nous le vîmes fabriquer: c'étoit une barque légère, et voguant facilement, qu'on avoit remplie avec des matières combustibles, du bois résineux, du goudron et de l'artifice. Il fut terminé et remis à la disposition du général le même soir, pour qu'il ne séjournât point dans l'arsenal. Ce brûlot étoit destiné contre la flotte angloise qui venoit chaque jour se montrer devant la rade.

Les Anglois et les Espagnols réunis s'emparèrent de Toulon, en 1793, pendant la guerre de la révolution. Les Anglois, en évacuant le port, incendièrent et coulèrent à fond plusieurs vaisseaux. On a tâché de relever ce qu'on a pu; mais il y a encore quelques carcasses qu'on ne peut retirer de l'eau qu'en plongeant, et pièce par pièce. On a fait venir de Naples quarante-quatre plongeurs, à qui l'on donne cinq francs par jour et la moitié de ce qu'ils retirent. Parmi ces objets, il y en a beaucoup qui n'ont pas une grande valeur, parce que dans plusieurs endroits le feu a consumé le vaisseau jusque dans l'intérieur des bois; ce qui prouve qu'il a brûlé long-temps sous l'eau. Mais tout ce qui est en métal peut être utilement employé, et on l'achète d'après une estimation faite à l'arsenal. Les plongeurs se

CHAPITRE LVIII.

servent, pour leur recherche, de ciseaux et de couteaux qui ont cinq à six pieds de longueur, et qui sont emmanchés à une poutre d'une dimension donnée : ils en placent le tranchant où ils le jugent convenable, et, au moyen d'un mouton placé sur un ponton, des galériens employés à ce travail enfoncent l'instrument dans le bois : ce qui s'en détache par cette opération est à l'instant repêché. Chaque plongeur, avant de se précipiter, fait le signe de la croix ; il ne reste sous l'eau que deux ou trois minutes.

On se sert encore, pour retirer les poutres et d'autres grosses pièces détachées à l'aide des couteaux, d'un instrument carré et pointu qu'on y enfonce.

L'assemblage des mâts est très-curieux : nous en vîmes qui étoient composés de six arbres taillés en queue d'aronde, emboîtés l'un dans l'autre, et liés avec des cercles de fer que des forçats font entrer avec une incroyable difficulté : vingt étoient employés à pousser une barre de fer qui, en glissant le long du mât fortement suiffé, frappoit sur le cercle et le faisoit entrer ; au bout d'une heure, le cercle avoit à peine avancé d'une ligne. Un des plus grands mâts avoit cent dix pieds de long et neuf à dix de circonférence.

Dans un atelier particulier, quarante galériens sont occupés à filer du chanvre pour les tisserands et pour la corderie : on se propose d'augmenter cette fabrication, afin de rendre l'approvisionnement de toiles plus sûr et plus indépendant. Les fuseaux sont tous mis en mouvement à-la-fois par une roue et une corde communes ; ils sont disposés de manière que chaque galérien peut arrêter son fuseau sans déranger le travail de ses camarades. Chacun peut filer par jour une livre de chanvre ; c'est le terme moyen : il y en a qui filent plus ou moins vite, comme il y en a qui filent plus ou moins fin. Les forçats employés à ce service peuvent gagner quatre, cinq, et même jusqu'à six sous par jour.

Le bois qu'on emploie pour la mâture vient du Nord, ou de la Corse : les sapins de cette île sont plus résineux que ceux du Nord, et par conséquent ils résistent mieux dans l'eau ; mais ils sont moins hauts et plus noueux. Deux espèces peuvent servir à cet usage, le *pinus abies* et le *pinus picea :* il faut près de cent ans à ces beaux arbres pour parvenir à leur dernier degré de croissance ; et après avoir été abattus par la hache et employés à la mâture, un coup de vent suffit pour les renverser, et un coup de canon pour les rompre.

La corderie est une salle voûtée en pierre de taille et longue de trois cent vingt toises ; elle a été bâtie par M. de Vauban. L'étage supérieur est occupé par un grand nombre d'ouvriers qui préparent les chanvres et les filasses pour les porter à la filature que je viens

CHAPITRE LVIII.

de décrire. On fait d'abord les ficelles ; on les goudronne : on en prend ensuite le nombre nécessaire pour faire un *cordon*, c'est-à-dire, une forte corde ; trois cordons réunis forment une *aussière* ; et la réunion de trois aussières compose un *câble*.

Auprès de la corderie est la voilerie, où l'on s'occupe sans cesse à fabriquer, coudre et raccommoder les voiles.

L'atelier des serruriers donne une idée de l'antre des Cyclopes : c'est là qu'on forge et qu'on travaille tous les fers nécessaires aux bâtimens, à l'exception des canons, des ancres et des chaudières, qui viennent des usines nationales. Un grand nombre de forçats travaillent dans cet atelier, et ils ont une paye plus ou moins forte selon leur talent. Le marteau pesant fait continuellement étinceler sur d'énormes enclumes le fer rougi par le feu ; trois forçats, attachés par leur chaîne à un même anneau, le frappent à coups redoublés ; un maître, couvert de sueur et de fumée, préside au travail.

Dans la fonderie, le cuivre coule comme la lave d'un volcan : on en fabrique des canons, des chaudières, des lames pour le doublage des vaisseaux, et des clous pour les attacher.

Dans la tonnellerie, on est continuellement occupé à tailler les douves, à les assembler, et à cercler les tonneaux. Plus loin on voit fumer les cheminées de la buanderie ; on sent la chaleur des fours de la boulangerie : cet établissement est séparé des autres par un petit canal ; auprès sont les magasins de blé et de farine.

La menuiserie n'offre pas des travaux moins variés : la multitude d'ouvrages qu'on y exécute est incroyable. L'humanité souffre en y voyant une énorme provision de jambes de bois ; et l'on ne sait si l'on doit admirer ou maudire l'homme qui brave tant de dangers pour attaquer l'homme sur les flots. Sans doute il faut le maudire, lorsque, se livrant à un sentiment de haine particulier, il cherche à détruire son semblable, même aux dépens de sa propre vie : mais les marins et les guerriers, sans aucune animosité, écoutant seulement la voix du devoir, vont chercher les combats pour défendre les droits et soutenir l'honneur de leur patrie ; ils méritent toute notre reconnoissance et notre admiration.

L'atelier des sculpteurs est voisin de celui des menuisiers : ils exécutent les ornemens en bois qui décorent la proue, la poupe et quelques parties de l'intérieur des vaisseaux. On y montre des bas-reliefs et des figures en bois faits pour d'anciennes galères, et qui ont été sculptés par le Puget.

A la visite des ateliers doit succéder celle des magasins. Le magasin général a été brûlé par les Anglois ; il n'en existe encore qu'un provisoire. Comme il n'est pas d'une étendue suffisante, il y a plusieurs autres magasins secondaires : mais tous

CHAPITRE LVIII.

dépendent de celui-ci ; lorsqu'un objet se délivre dans un de ces magasins, il faut toujours que l'ordre en soit donné dans le magasin général, et que le *bon* y soit visé.

Les choses les plus communes offrent un aspect imposant et même agréable, par le nombre, la variété, la distribution et la symétrie : c'est le cas des magasins particuliers qui forment le magasin général de Toulon. Chacun paroît être une grande boutique où l'on vient chercher ce qui est nécessaire pour chaque vaisseau. Tout ce qui peut servir aux besoins de la vie, s'y trouve étiqueté, rangé dans un ordre admirable; c'est la foire la plus curieuse et la mieux fournie qu'on puisse voir. Chaque magasin a un numéro et une indication des objets qu'il renferme.

L'arsenal est une des parties principales de ces magasins, puisque c'est là qu'on a réuni tout ce qui peut servir à se défendre ou à obtenir la victoire. Les canons, les mortiers de tout calibre, les obus, les pierriers, les caronades, sont rassemblés dans les parcs, où l'on marche entre des pyramides énormes de bombes et de boulets de toute grosseur, isolés, enchaînés ou ramés. On y conserve quelques anciennes pièces de forme singulière, prises sur les ennemis. Nous remarquâmes de petites pièces de canon placées sur un pied au lieu d'être sur un affût; on les transporte à dos de mulet : on les a apportées de Venise. Nous vîmes une autre pièce qu'on charge comme des pistolets anglois, en dévissant la culasse. Pour l'instruction des canonniers, il y a dans l'arsenal une batterie disposée comme celle d'un vaisseau.

Derrière l'arsenal est le magasin des toiles à voiles et des cordages.

La salle d'armes n'est plus ce qu'elle étoit autrefois ; les Anglois l'ont pillée ; et la guerre continuelle que nous avons eue depuis ce temps, a obligé de faire usage de tout ce dont on pouvoit disposer : tout a été employé pour la défense ; rien n'a été laissé pour une vaine parade. Il y existe encore une quantité suffisante de fusils, de mousquets, de carabines, d'espingoles, de grappins, de haches d'abordage, de sabres et de pistolets ; mais on n'y remarque plus la même symétrie : les baïonnettes n'offrent plus de redoutables colonnes ; les sabres assemblés par la poignée ne forment plus sur le plafond des rosaces et des soleils étincelans. Pallas est encore debout au fond de ce temple élevé à la déesse de la guerre ; mais il est dépouillé des ornemens qui lui sont propres, jusqu'au temps où le retour de la paix le fera fermer, comme autrefois celui de Janus, et y fera rentrer tous ces instrumens de mort et de destruction.

La salle des modèles, par laquelle nous terminâmes notre visite, est un des établissemens de l'arsenal les plus curieux à voir, pour se faire une idée

CHAPITRE LVIII. 401

de la construction des vaisseaux. Quelques ouvriers sont constamment attachés à cette salle : toutes les fois que l'on construit un bâtiment d'après de nouveaux procédés, ils commencent par en faire le modèle, ou bien ils font celui des navires des nations étrangères dans lesquels on a observé quelque amélioration.

Nous y remarquâmes avec intérêt le modèle du radeau sur lequel fut établi l'énorme caisson que le célèbre Grogniard construisit pour recevoir le massif de son bassin : on y voit aussi des modèles de bâtimens de différentes grandeurs, depuis le vaisseau de guerre jusqu'au plus petit canot ; le modèle d'un four de vaisseau ; celui des ventilateurs dont on se servoit autrefois ; celui des machines qu'on emploie pour la mâture. Notre attention se porta sur une machine qu'un forçat inventa en 1798 pour plonger et travailler sous l'eau : c'est un mannequin creux avec des manches, dans lequel se mettoit le plongeur ; les yeux sont couverts par deux verres ; un long boyau adapté à la tête de ce mannequin contient trois tuyaux, l'un pour respirer l'air, l'autre pour l'expirer, et le troisième pour parler ; des soufflets adaptés à l'extrémité de ces tuyaux devoient servir à faciliter la respiration et le renouvellement de l'air. Le malheureux, qui espéroit obtenir sa liberté par cette invention, en fut la victime : il resta un jour trop long-temps sous l'eau ; le sang lui sortoit par le nez et les

Tome II. Cc

oreilles lorsqu'on le remonta, et il mourut bientôt après.

Ce magasin, destiné à l'école de marine, possède enfin des modèles de toutes les espèces d'armes et de tous les instrumens dont la navigation et la guerre peuvent rendre l'usage nécessaire; et tous ces objets d'étude sont faits avec beaucoup de soin et de propreté.

CHAPITRE LIX.

Le Bagne.—Visite aux forçats.—Vols qu'ils commettent. — Commissaire du Bagne. — La chaîne, les galères. — Habitation, nourriture, traitement des galériens. — Argousins. — Travaux des galériens, punition, évasion. — Galères, école du crime. — Nécessité d'améliorer le sort des galériens. — Moyens pris par les commissaires.

M. Christy-Pallière nous avoit témoigné quelque répugnance à entrer dans le *bagne*; un militaire qui a bravé cent fois la mort dans les combats, ne pouvoit supporter l'aspect de la misère et du malheur: nous respectâmes un sentiment si touchant et si noble. Nous éprouvions bien aussi quelque peine à visiter ce séjour dégoûtant, où le crime reçoit une juste punition; mais la curiosité l'emporta: nous quittâmes M. Christy-Pallière; et son aide-de-camp eut la bonté de nous accompagner.

C'étoit le moment de la cessation des travaux et l'heure du dîner. Quoique ces malheureux n'aient pour vêtement qu'un large pantalon et un gilet sans poches, et que quelques-uns soient presque nus, on les fait passer chaque fois par une grille où ils défilent un à un: là, deux argousins (c'est ainsi qu'on appelle les hommes chargés de les surveiller) passent à chacun d'eux la main sous les bras, sur le ventre et sur le dos, afin de s'assurer qu'ils n'ont rien dérobé et qu'ils n'emportent pas quelques outils dont ils puissent faire usage pour se mettre en liberté. Malgré cette précaution, ils commettent chaque jour des vols; ils cachent avec une adresse infinie, dans des coins du chantier, des morceaux souvent très-considérables de cuivre ou de fer qu'ils ont dérobés. Quel que soit le soin avec lequel on les surveille, quoiqu'on visite aussi les ouvriers qui sortent de l'arsenal, et quoiqu'on n'y laisse entrer qu'avec des permissions difficiles à obtenir, les forçats parviennent encore à se procurer des intelligences au dehors, et à faire sortir les objets volés, sur lesquels leurs complices leur donnent une rétribution.

On ne peut entrer dans le bagne qu'avec une permission particulière; nous en avions une, et nous étions conduits par un aide-de-camp : il nous recommanda à M. Bellanger, commissaire de la marine, spécialement chargé de la police des bagnes, qui eut la complaisance de nous faire voir tous les détails et de nous donner toutes les instructions que nous pouvions desirer.

Les forçats sont ou dans de grandes salles construites exprès, qu'on appelle des *bagnes*, ou sur d'anciennes galères qui ont été couvertes d'un toit; il y en a encore quatre qui sont peintes en rouge, et qui ressemblent à des casernes de bois. Nous visitâmes

CHAPITRE LIX.

d'abord une de ces galères ; elle étoit remplie par une troupe de forçats arrivés depuis huit jours. Chacune de ces troupes se nomme *chaîne*, parce que pendant la route tous sont attachés à une même chaîne, afin qu'aucun ne puisse s'évader, et que les gardes qui les conduisent aient plus de facilité pour les surveiller.

Ces galères peuvent contenir douze cents forçats : elles sont beaucoup plus propres que les bagnes ; la circulation de l'air y est mieux entretenue. Entre les deux rangées de lits ou de bancs des forçats, il y a un large passage ; à l'arrière est la cuisine ; sur le devant sont deux chambres pour les surveillans ; à côté de chaque banc est une petite fenêtre carrée ; et un balcon garanti par une balustrade règne extérieurement autour de la galère. Tous ces forçats étant arrivés depuis peu, avoient la tête nouvellement rasée ; leur gilet d'un rouge éclatant, et le bonnet de même couleur qu'ils tenoient à la main, produisoient un assez bon effet par leur uniformité.

En visitant les usines du Creusot, en observant les grands monumens antiques, en examinant les divers ateliers et les magasins du port et de l'arsenal, nous avons vu se déployer la puissance de l'homme, nous avons été témoins de tout ce que peut tenter son audace et exécuter son génie ; on le croiroit un dieu si l'on ne savoit qu'il doit mourir : mais entrons dans ce bagne ; nous verrons ce même homme déchu, dégradé; nous serons témoins de la plus affreuse misère humaine, et du dernier degré de malheur et d'avilissement dans lequel un être vivant puisse tomber.

On croit qu'on a donné à ces prisons le nom de *bagnes*, parce qu'il y a des bains dans les lieux où l'on garde les esclaves du Grand-Seigneur condamnés à ramer, comme l'étoient autrefois les forçats.

A la porte du bâtiment, on est déjà saisi par une odeur si infecte et si dégoûtante, qu'on recule malgré soi : il faut une curiosité bien vive pour se décider à se plonger dans ce bouge pestilentiel. Les forçats sont placés au milieu de cette longue salle, autour de laquelle il y a un couloir qui ne reçoit le jour que par quelques fenêtres grillées placées dans le haut.

Le moment où nous entrâmes étoit celui du dîner; on entendoit un grand bruit : l'argousin (1) qui nous conduisoit siffla ; à ce son redouté, un bruit affreux de chaînes se fit entendre; chacun reprit son rang, ôta son bonnet, et garda le plus profond silence.

Les forçats sont tous sur de grands bancs de

---

(1) MÉNAGE dérive, avec beaucoup de probabilité, le mot *argousin*, de celui d'*alguasil*, qui en espagnol signifie *soldat*, et dont il paroît être une corruption.

bois qui ressemblent à des lits de corps-de-garde ; chacun n'a guère que la place qu'un homme peut occuper, et ils sont plusieurs sur un même banc ; ils sont attachés à un anneau commun, par une chaîne assez longue pour qu'ils puissent descendre du banc et aller jusqu'au poteau où l'anneau est fixé, et près duquel est le baquet destiné à recevoir leurs ordures, et où ils jettent les salades, les légumes, les fruits, enfin les débris de ce qu'ils ont mangé. Il est aisé de concevoir quels miasmes putrides et délétères doivent s'exhaler, sur-tout pendant la nuit, de ces hommes dont les pores sont ouverts par un travail habituel, dont la malpropreté est sans exemple, et de ces horribles baquets, malgré le soin qu'on a de les nettoyer et de les vider le plus souvent qu'il est possible.

Les forçats mangent, boivent, dorment sur ces lits de bois ; ils y passent enfin tout le temps qu'ils ne sont pas employés aux travaux, n'ayant sur eux que de sales couvertures déchirées et pourries. La nourriture qu'on leur donne dans des sébiles de bois, est aussi dégoûtante que leur habitation : ils y suppléent par le léger produit de leur travail et par ce qu'ils peuvent recevoir de leur famille. Sur ce même banc où ils doivent passer le jour et la nuit, celui-ci garde une petite provision de fromage, précieuse pour lui ; celui-là, une moitié de melon : cet autre, en voulant boire, arrose ses camarades d'un broc de vin qu'il a répandu. Chaque fois qu'ils remuent, on entend l'horrible fracas de leurs chaînes ; s'ils descendent de leur banc, ou s'ils y reprennent leur place, on croit voir ces singes et ces animaux féroces que des bateleurs montrent dans les foires, les tenant enchaînés, et les forçant d'obéir à l'aspect du bâton.

Lorsque l'heure du travail est arrivée, on détache du poteau la longue chaîne qui les y fixe ; ils n'ont plus que celle qui les tient accouplés deux à deux : elle est fixée à leur pied par un gros anneau rivé, et est assez longue pour ne point gêner leurs mouvemens. L'anneau pèse quatre livres et demie, et la chaîne vingt-deux livres : chacun d'eux en porte une portion en marchant, excepté lorsqu'ils sont chargés de lourds fardeaux. Chaque partie de leur vêtement est marquée des lettres GAL. ; tous ont leur numéro sur une plaque attachée à leur bonnet. M. Bellanger a imaginé de distinguer par la forme des plaques le degré de confiance que leur conduite a pu inspirer. La forme ordinaire est ovale $\bigcirc$: la forme rhomboïdale $\diamondsuit$ annonce une simple évasion; la forme triangulaire $\triangle$, plusieurs évasions.

Les délits qu'ils commettent pendant le temps de leur détention, sont punis avec la plus grande sévérité. Chaque argousin est armé d'une forte canne ; il la lève pour la moindre désobéissance, le plus léger murmure; et l'effet suit toujours la menace. On gémit de voir des hommes traités d'une manière aussi dure :

CHAPITRE LIX.

mais ceux qui les conduisent prétendent que, sans cette extrême sévérité, ces hommes, presque tous audacieux, et parmi lesquels il y a de profonds scélérats, apprendroient bientôt à ne plus les craindre, et que des désordres dangereux pourroient en résulter. Cependant, malgré l'air farouche que ces terribles gardiens affectent, il est présumable que l'argent qu'on leur donne en secret réussit à dompter cette extrême rigidité, et que c'est ainsi que les forçats parviennent à se procurer des objets prohibés et à enfreindre les réglemens.

Les coups donnés par l'argousin ne sont que pour les fautes du moment; c'est sa manière de commander et de se faire obéir : mais les délits plus graves reçoivent un châtiment plus sévère. Les coupables restent pendant un temps plus ou moins long dans le bagne, sans qu'on les détache du poteau qui les y retient ; d'autres sont condamnés à porter un double anneau et une double chaîne : ces punitions sont ordinairement précédées d'un nombre déterminé de coups de bâton, qui leur sont infligés par quelques-uns de leurs camarades, chargés de ce cruel office.

Malgré les précautions que l'on prend, il est impossible de prévoir toutes les ruses que peut employer un homme qui n'a d'autre pensée que celle de se soustraire à une vie si malheureuse et de recouvrer sa liberté : comme les travaux pressés et importans de l'arsenal obligent d'y employer des forçats qui dans d'autres temps ne sortiroient pas du bagne, les désertions sont assez fréquentes.

Dès que l'évasion est connue, un coup de canon en donne avis ; on arbore un petit drapeau, et les patrouilles se mettent à la recherche dans la campagne ou sur les routes. Souvent les forçats sont repris ; quelquefois ils parviennent à s'échapper : mais il faut pour cela qu'ils soient favorisés par quelqu'un de la ville qui leur procure un asile momentané pour se soustraire aux recherches, et des vêtemens pour se déguiser. On est étonné de la facilité avec laquelle ces hommes sans moyens, sans considération, sans ressources, savent se faire des intelligences et se procurer des protecteurs au dehors. Des parens trop indulgens, des filles perdues avec lesquelles ils ont vécu, des voleurs de profession leurs complices, sont le plus souvent les intermédiaires dont ils se servent. Mais, après avoir recouvré leur liberté, ils rentrent ordinairement bientôt dans la carrière du vol et du crime ; et parmi les malfaiteurs que la police fait arrêter tous les ans, il y a toujours un nombre assez considérable d'échappés des galères.

On voit que la vie des galères est si misérable, que ce n'est pas sans raison qu'elles sont proverbialement regardées comme un lieu de souffrance et de malheur. Les jeunes gens des villes, entraînés dans le crime par le jeu et par la débauche, pourroient-ils braver les terribles sentences des tribunaux, s'ils connoissoient le sort qui les attend! Il faudroit qu'ils pussent être témoins de ce dégoûtant spectacle. Cependant, comment espérer qu'il fît sur eux quelque impression, puisque l'on voit presque toujours ceux qui se sont échappés des galères, s'exposer à y rentrer une autre fois ! Il est plus rare d'y revoir ceux qui ont fini leur temps. Le séjour des galères est donc, pour la plupart des forçats, une nouvelle école de crimes ; et cela ne peut être autrement dans un lieu où l'on ne distingue ni le nombre, ni la gravité, ni les suites des délits ; où les maîtres sont confondus avec les novices, et où les premiers ont tout le loisir d'endoctriner leurs disciples. Au lieu de se livrer au repentir, chacun cite ses faits nombreux ; les plus hardis et les plus ingénieux sont les plus admirés ; et plusieurs de ces misérables ne desirent leur liberté que pour faire usage de ces affreuses leçons, et pouvoir du moins imiter leurs maîtres, s'ils ne parviennent à les surpasser. Des crimes contre l'ordre de la société se commettent jusqu'au sein du bagne : des forçats trouvent le moyen de se procurer les objets nécessaires à la fabrication de faux de toute espèce. Il en étoit sorti, peu de temps avant l'époque où nous le visitâmes, plus de trois cents congés, si parfaitement imités, que ceux même dont on avoit contrefait les signatures, ne purent les méconnoître ni les désavouer ; le nombre de ces congés, l'ignorance où étoient les chefs au nom desquels on les avoit faits, de les avoir délivrés, purent seulement en prouver la supposition. Dans le temps des assignats, les forçats imitoient les billets, même d'une très-légère valeur, avec une perfection propre à tromper les personnes les plus attentives.

Si le sensible Howard (1), qui a passé sa vie entière à chercher à améliorer le sort de l'homme dans les hôpitaux et dans les prisons, avoit visité les galères, son ame auroit été brisée. Mais s'il est impossible de se refuser aujourd'hui au sentiment de la pitié, ce sentiment devoit s'accroître encore lorsque ces terribles prisons renfermoient des hommes qui avoient tué sans permission quelques lièvres ou quelques perdrix ; d'autres qui avoient furtivement introduit quelques barils de tabac prohibé, ou qui avoient passé quelques livres de sel d'une province dans une autre ; d'autres enfin dont le seul crime étoit d'avoir assisté aux prêches. On ne peut disconvenir que les braconniers étoient des voleurs de gibier ; les contrebandiers, des fraudeurs des droits nationaux ; que ceux qui assistoient aux prêches bravoient les ordres du prince ; que tous enfin violoient les lois par cupidité, par esprit de parti ou par un zèle religieux trop ardent : mais ces délits, punissables sans doute, ne portoient pas le caractère odieux du vol domestique ou du vol de grand chemin ; et cependant des crimes

---

(1) Voyez son livre *des Prisons et des Maisons de force*; Paris, chez Maradan, 2 volumes in-8.º

si différens étoient réprimés par un châtiment semblable. Aujourd'hui les galères ne renferment guère que des scélérats plus ou moins hardis et plus ou moins consommés. Les militaires condamnés pour désertion sont tous rassemblés à Nice et dans d'autres ports, et ne sont point confondus avec les galériens de Toulon, de Brest et de Rochefort.

Malgré la certitude que l'on a de la méchanceté et de la dépravation de la plupart des misérables renfermés dans les bagnes et les galères, il faudroit avoir perdu tout sentiment humain pour voir sans pitié des hommes réduits à un pareil degré d'abjection et de misère. On pourroit, sans nuire à la société, faire des réformes utiles et améliorer le sort des forçats: leurs crimes nous ont donné le droit de les séquestrer de la société, mais non pas de les mettre dans une condition pire que celle des plus vils animaux. D'ailleurs, le travail auquel ils sont condamnés est déjà une espèce de rachat des fautes qu'ils ont commises, un dédommagement du tort qu'ils ont fait à la société: on doit les détenir, sans doute, si l'on peut craindre d'eux de nouveaux délits; mais doit-on faire du reste de leur vie un enfer anticipé! Non: la justice et l'humanité réclament pour eux des habitations plus saines, des abris moins dégoûtans, de meilleurs climens et un traitement plus doux.

Ce que de sages réglemens pourroient ordonner, est exécuté en partie par les commissaires de marine chargés de la surveillance des galères ; mais tout ce qu'ils peuvent faire, c'est d'améliorer le sort des individus qui paroissent les moins coupables et les plus repentans. Cette distinction dépend de leur seule volonté; et leurs faveurs peuvent quelquefois ne pas se répandre sur ceux qui en seroient les plus dignes.

Nous avons exposé tout ce que les galères offrent de plus affreux ; voyons à présent quels sont les adoucissemens que la bonne conduite et le repentir peuvent encore y trouver.

Autrefois, parmi les forçats, il y en avoit à qui l'on accordoit la permission d'aller travailler en ville; cela n'a plus lieu. Les plus criminels, et ceux qui sont condamnés au plus grand nombre d'années de fers, ne sortent jamais du lieu de la détention; mais ceux qui, par leur conduite, savent mériter l'attention des chefs, et qui n'ont plus que peu de temps à rester aux galères, sont employés, soit aux travaux du port et de l'arsenal, soit au service des chefs ou de l'hôpital. On donne à ceux que l'on admet à travailler dans les divers ateliers, tels que ceux de menuiserie, de fonderie, de serrurerie, une paye proportionnée à leur force ou à leur talent : ils peuvent avec cette paye se procurer quelques douceurs. Comme ils ne travaillent qu'un jour sur trois, ceux qui en ont les moyens peuvent se faire remplacer quelquefois par des camarades qui n'ont pas d'autres ressources.

CHAPITRE LIX.

Il en est qui sont venus aux galères avec des professions dont ils peuvent faire usage envers leurs camarades, qui achètent leurs services; tels sont principalement les barbiers : d'autres savent faire de petits ouvrages qui peuvent se vendre au dehors. Avec ces ressources, ils se procurent un surcroît de nourriture; du vin, qui ne coûte qu'un sou le pot, et dont on leur permet l'usage, pourvu qu'ils n'en abusent point; de meilleures couvertures, du tabac, du sucre, enfin une foule de choses propres à améliorer leur situation.

On ne permet point aux forçats d'avoir de l'argent; celui que leurs parens leur adressent est gardé pour eux; on ne leur en donne qu'une petite somme pour se procurer quelques douceurs, comme du tabac et autres choses semblables : mais on ne leur laisse pas assez d'argent pour qu'ils puissent s'en faire un moyen de corruption.

Parmi ceux que les lois condamnent aux galères, il y en a dont les délits ont un caractère moins odieux que ceux des autres. Lorsque nous les visitâmes, il y avoit un général qui avoit délivré de faux congés à des conscrits; un huissier dont la vie avoit été jusque-là irréprochable, et qui s'étoit laissé engager à raturer sur un congé le nom d'un soldat auquel il avoit été délivré et qui étoit mort depuis, pour y substituer celui d'un jeune homme qu'on vouloit soustraire au service militaire ; un lieutenant de marine qui s'étoit rendu coupable d'un délit grave contre la subordination. On y trouve aussi des hommes qui sont nés dans ce qu'on appelle la bonne société ; leur tournure plus polie leur attire plus de bienveillance et d'attention ; et cependant ils sont moins dignes de pitié, puisque leur aisance et leur éducation devoient les mettre à l'abri de pareils crimes : de ce nombre étoient un commissaire des guerres qui avoit emporté sa caisse, et un secrétaire de marine qui avoit fait de fausses pièces comptables.

Outre les ouvriers, les galères renferment aussi des artistes : il y avoit un graveur, sans doute fabricateur de faux billets ; un assez bon joueur de violon ; un horloger et un orfèvre ; il y avoit même des poëtes et des bouffons qui égayoient la société.

Parmi ceux qui obtiennent l'attention ou la protection des chefs, plusieurs sont délivrés de leurs pesantes chaînes ; mais, sans exception, tous doivent faire leur noviciat, dont le moindre consiste à passer quinze jours ou trois semaines parmi les autres galériens : ordinairement ce n'est qu'au bout de plusieurs mois qu'ils parviennent à obtenir plus de liberté ; alors ils ne portent pendant le jour que le seul anneau ; on les détache chaque matin, et ils ne reprennent leur chaîne que le soir. Ceux-ci sont occupés à servir les malades dans l'hôpital, à conduire le canot du commissaire ; enfin leurs travaux sont moins rudes que ceux auxquels les autres sont soumis.

CHAPITRE LIX.

soumis. Les plus favorisés remplissent chez le commissaire les fonctions de domestiques, et même de commis. Il faut savoir que ceux-ci sont des galériens pour les reconnoître : ils n'ont au pied qu'un anneau mince, qu'ils cachent encore sous un long pantalon, et qu'on prendroit seulement, quand on l'aperçoit, pour un petit ruban noir ; ils couvrent leur tête rase avec une perruque.

On sent bien qu'il y en a peu qui ne veuillent obtenir de pareilles faveurs : dès qu'un homme est conduit aux galères, le préfet maritime et le commissaire du bagne sont assaillis de sollicitations ; les plus misérables, et même les plus criminels, trouvent encore des protecteurs souvent puissans. On pourroit s'étonner que des hommes qui ont franchi les limites du devoir et de l'honneur, dont la vie n'offre souvent qu'une suite d'actions honteuses, et même de forfaits, ne soient pas abandonnés de tout le monde : mais ces hommes, quels qu'ils soient, ont des pères respectables, des enfans intéressans, des épouses vertueuses ; un entier délaissement de leur part seroit contraire à la nature et répugneroit à l'humanité ; leurs sollicitations parviennent à intéresser des hommes compatissans. Et pourquoi en murmurer ? Doit-on jamais fermer la porte du repentir au criminel que le glaive de la loi n'a pas frappé ? Faut-il lui interdire, par un affreux désespoir, tout retour à la vertu ? Non : l'espérance est le seul lien que l'homme n'a point le droit de ravir à l'homme; elle ne peut être bannie que de l'enfer.

Avant de sortir de ce séjour du crime et de la misère, rendons hommage à celui qui en a la surveillance. Il est aisé de voir combien la douceur et l'humanité savent s'ouvrir le chemin des cœurs les plus endurcis: M. Bellanger paroît être aimé autant qu'on peut l'être de ces hommes contre lesquels il faut souvent user de sévérité. Son aspect ne leur cause point de crainte: il cherche dans son pénible emploi le seul plaisir qu'il peut y trouver, celui d'adoucir les misères humaines et d'exercer les vertus qui rapprochent le plus l'homme du Dieu qui l'a créé, la bienfaisance et la charité.

CHAPITRE LX.

PROMENADE dans la rade. — Description d'un vaisseau de guerre. — Escadre angloise observée du cap Cepé. — Visite au fort la Malgue. — Dîner sur *le Bucentaure*. — Manœuvre de l'abordage. — Fontaines. — Cours. — Poissonnerie. — Champ de bataille. — Quais. — Caryatides du Puget. — Port marchand. — Cabotage. — Commerce. — Manufactures. — Productions du pays. — Établissemens publics. — Histoire naturelle, Jardin de botanique, Minéralogie. — Environs de Toulon. — Toulonnois.

Nous avions vu les travaux du port et de l'arsenal; mais nous n'avions encore aucune idée de la marine impériale et de la distribution d'un vaisseau de guerre. Nous desirions extrêmement de voir la rade et les vaisseaux qu'elle contenoit. M. Christy-Pallière eut la bonté de nous donner son canot : il étoit élégamment couvert et garni de bancs et de carreaux aux couleurs nationales ; seize rameurs le conduisoient ; un patron étoit au gouvernail, un autre à la proue : le premier, avec son sifflet d'argent suspendu à une chaîne de même métal, dirigeoit la manœuvre. Nous nous rendîmes à la maison de campagne du vice-amiral Latouche ; elle étoit située sur le bord de la rade. J'avois eu l'avantage de connoître à Paris ce brave militaire, et je lui remis en outre une lettre de recommandation du général Christy-Pallière. Il nous pria de l'accompagner sur l'amiral, qu'il alloit visiter, et nous engagea à dîner le lendemain sur son bord.

Nous abordâmes avec lui *le Formidable*, qui étoit commandé par M. le contre-amiral Dumanoir, dont j'avois aussi l'honneur d'être connu. Nous prîmes avec les généraux des rafraîchissemens et des glaces, et un officier de service eut la bonté de nous conduire pour examiner les différentes parties du vaisseau. Quiconque n'a vu que des bâtimens marchands, même des plus gros, n'a encore aucune idée d'un vaisseau de guerre. C'est un prodige de l'invention des hommes : toutes les sciences, tous les arts, concourent à perfectionner ces citadelles flottantes ; et chaque jour on fait des recherches et des améliorations utiles, pour les rendre plus sûres, plus agiles, et pour préserver, autant qu'il est possible, ceux qui les montent, des nombreux dangers auxquels ils sont exposés. La coupe du vaisseau, son grément, la distribution de ce qu'il contient, tout est soumis à des calculs mathématiques ; et c'est sur-tout l'art de le diriger qui dépend des lois de cette science sublime. C'est une masse de bois d'environ soixante mille pieds cubes, qui a à-peu-près cent soixante-quinze pieds de long et quarante de large. Elle est partagée par trois ponts : sur le premier se fait la manœuvre ; dans le premier entre-pont logent l'équipage et les soldats ; le dernier est réservé aux magasins ; plus bas est le lest. Près de mille hommes y sont renfermés, quelquefois une année entière, pour aller d'une extrémité du monde à l'autre ; et, pendant ce temps, ils doivent y trouver les principales commodités de la vie. Sur les côtés, à chaque pont, sont de petites ouvertures carrées, que l'on appelle des *sabords*, d'où sortent quatre-vingts à cent canons, depuis douze jusqu'à trente-six livres de balle ; on rassemble, pour les servir, de quatre mille à huit mille boulets et cent quintaux de poudre : on embarque encore des provisions de voiles, de mâts, d'ancres et de cordages, pour réparer les pertes que l'on peut faire ; des tonnes remplies d'eau, de porc frais, de vin, d'eau-de-vie, de farine, de légumes, de viande salée, de beurre, d'œufs, &c. &c. souvent des bœufs, des moutons, des volailles ; et il faut encore vingt à trente mille livres de lest pour que le vaisseau soit en équilibre. Si l'on voyoit hors de ses flancs tout ce qui y est renfermé, on croiroit qu'une ville entière seroit à peine capable de le contenir : cependant tout cela doit être disposé de manière que rien n'empêche la manœuvre dans les tempêtes, et le service de l'artillerie dans les combats.

Une propreté minutieuse, un arrangement constant, un silence continuel, règnent parmi tant d'hommes renfermés dans un espace si étroit. L'ordre et la discipline sont véritablement admirables : la moindre infraction est sévèrement punie. Il semble aussi que chacun soit pénétré de cette vérité, que le salut général dépend de la ponctuelle obéissance au chef : cette obéissance est encore plus parfaite en mer qu'en rade. C'est sur-tout le desir de descendre à terre qui tourmente les matelots : les Provençaux l'éprouvent plus que ceux des départemens septentrionaux ; mais ceux-ci ont le défaut de se livrer à l'ivresse, tandis que le Provençal ne s'enivre jamais, quoique le vin soit chez lui abondant et à bon marché. Avec quel intérêt nous considérions ces hommes braves et laborieux ! Le groupe d'un vieux pilote qui montroit à lire à un jeune mousse, étoit si expressif et si intéressant, que j'aurois voulu être peintre pour le dessiner.

On ne cessoit, depuis quelque temps, de voir les Anglois ; tous les jours ils présentoient devant la rade un petit nombre de vaisseaux pour engager à les poursuivre : mais ils avoient, de distance en distance, des chaloupes avec des signaux. Si le vice-amiral eût donné dans ce piége, les vaisseaux anglois auroient fui vers le reste de leur escadre, qui se seroit en même temps rapprochée ; et réunis alors en nombre suffisant, ils auroient attaqué notre flotte en désordre, et l'auroient détruite ou mise hors de combat. Comme nous étions encore à bord, un pilote vint annoncer leur approche ; nous montâmes dans notre canot, et nous suivîmes les généraux au cap Cepé, où ils alloient les observer. Nous

CHAPITRE LX.

jouissions de là d'un spectacle vraiment imposant; on voyoit à-la-fois les deux escadres: celle des Anglois, composée de cinq vaisseaux de ligne, de deux frégates, et d'un plus petit bâtiment, croisoit au large hors de la portée du canon ; et celle des François étoit stationnaire dans la grande rade. *L'Annibal*, qui étoit ce jour-là en croisière, tira un coup de canon à boulet, seulement pour assurer son pavillon, et rentra dans la rade avec la frégate qui l'accompagnoit.

Nous employâmes la journée du lendemain à voir le fort *la Malgue*, ainsi nommé du lieu où il a été bâti, et qu'on appelle aujourd'hui le fort *Joubert*, parce que les cendres du général de ce nom y ont été déposées.

M. le lieutenant-colonel Tonnain, qui en étoit le commandant, nous le fit voir dans tous ses détails. Il commença par nous placer au point d'où le panorama de Toulon a été pris ; il nous conduisit ensuite dans les différentes parties des fortifications, et il eut la bonté de nous montrer les casemates, les citernes, les ouvrages avancés jusqu'au rivage de la grande rade. Ce fort est parfaitement représenté dans le panorama (1). Il est à-la-fois destiné à défendre le port, et à servir de prison pour les militaires. C'est

---

(1) On a reproché mal-à-propos à son auteur d'avoir représenté la mer trop bleue ; c'est pourtant la teinte qu'elle a à Toulon, et il l'a très-bien saisie.

auprès de ce fort que se recueille un vin rouge très-bon, mais capiteux, qu'on appelle *vin de la Malgue*. Le sol de la montagne est un schiste dont la couleur varie beaucoup. Vers la mer, la pierre calcaire est percée par l'espèce de pholade nommée *dactyle* (1): ce ver coquillier use continuellement les rochers par le mouvement de rotation de ses deux grandes valves, qui font l'office de râpe, et y fait un trou pour s'y loger; sa chair est très-bonne à manger.

Nous avions refusé le canot de M. Christy-Pallière, parce que le général Latouche devoit nous envoyer le sien; mais nous manquâmes le rendez-vous, et nous fûmes obligés de prendre une de ces barques qu'on appelle dans le pays un *rafiot* ou une *nayaire*. Le vent étoit des plus violens; le *rafiot* penchoit tellement d'un côté, qu'il paroissoit à chaque instant sur le point de chavirer: le danger étoit cependant imaginaire; mais il devint véritable au moment où une secousse fit glisser tout le lest du côté où la barque penchoit. Quand nous fûmes près du vaisseau amiral, nos matelots refusèrent absolument d'en approcher; cela leur est défendu sous les peines les plus sévères. A force de crier, nous fûmes entendus de la sentinelle, et aussitôt on permit aux matelots d'aborder: mais la mer étoit si houleuse, qu'il fut impossible d'arriver près de l'escalier. Enfin nous

---

(1) *Pholas dactylus.*

CHAPITRE LX.

allâmes nous mettre sous la poupe du vaisseau; on nous fit tendre une échelle, et nous montâmes par une des écoutilles de la sainte-barbe. Le vice-amiral commençoit déjà à croire que par ce mauvais temps nous n'oserions pas hasarder la traversée.

Pendant le dîner, les sons aigus d'une cloche se firent entendre sur un des vaisseaux, et ce fut pour quelques momens un sujet d'inquiétude ; la cloche ne sert jamais qu'à annoncer le feu ou l'abordage : c'étoit en effet la manœuvre de l'abordage qu'on exécutoit sur le bâtiment stationné près du vaisseau amiral; et nous la vîmes répéter plusieurs fois. Au son de cette espèce de tocsin, chacun couroit à son poste; les canonniers, assis sur l'embrasure des sabords, près de leurs pièces, paroissoient disposés à y mettre le feu; le pont étoit bordé de matelots et de soldats armés de haches et de pistolets, soutenus par d'autres qui faisoient un feu de mousqueterie; les huniers, les antennes, les cordages, tout étoit couvert de mousses et de matelots, qui sembloient vouloir pénétrer par les agrès sur le vaisseau ennemi, ou l'incommoder par leur feu.

Ce spectacle nous jeta dans des réflexions mélancoliques, que la gaieté du vice-amiral et la bonne réception de son état-major purent à peine dissiper : nous pensions, avec un sentiment pénible, aux dangers multipliés auxquels tant de braves gens sont continuellement exposés : nous pensions que la tempête peut faire échouer le vaisseau et le submerger; qu'il peut faire naufrage à la vue du port; qu'une voie d'eau inaperçue peut l'entraîner dans l'abîme, une étincelle l'embraser, le feu du ciel tomber dessus, gagner la sainte-barbe, et en disperser au loin les débris; que le calme peut le surprendre, et forcer l'équipage à consommer jusqu'à ses dernières provisions; qu'enfin, dans un combat, dans un abordage, une heure suffit pour faire de son bord un champ de carnage et de destruction où les éclats de la charpente sont autant à craindre que les boulets de l'ennemi. Le feu, l'air et l'eau semblent combinés pour la perte de l'homme qui a construit cette machine; et, par la puissance de son génie, il doit les soumettre, et les faire servir à sa conservation! Hélas! les tristes réflexions que nous faisions alors n'ont été que trop réalisées! Le vice-amiral Latouche n'a succombé, il est vrai, qu'à une maladie qui l'a emporté peu de mois après: mais *le Bucentaure* a péri, après avoir perdu presque tout son équipage, au terrible combat de Trafalguar; *le Formidable*, et son digne commandant le contre-amiral Dumanoir, sont tombés au pouvoir de l'ennemi; enfin il ne reste plus qu'un petit nombre de tant de braves au milieu desquels nous nous sommes trouvés, et qui nous ont accueillis avec intérêt.

Vers six heures du soir, nous prîmes congé du vice-amiral, et nous revînmes à la ville dans son canot.

CHAPITRE LX.

On avoit annoncé un feu d'artifice au *Jardin des Marroniers*, près la porte de France : nous quittâmes le vice-amiral pour nous y rendre; mais il avoit été remis à une autre soirée, à cause du grand vent. Un feu d'artifice devroit-il être permis près d'une ville où l'arsenal contient tant de matières combustibles ?

Notre curiosité avoit été pleinement satisfaite dans l'arsenal et dans la rade, et nous avions vu, dans nos courses, différentes parties de la ville. C'est une des mieux bâties et des plus belles de la Provence. Elle est éclairée la nuit par des réverbères : les rues sont arrosées par quatre-vingts fontaines, dont les eaux viennent des montagnes voisines ; ces eaux jaillissent sans cesse, et leur murmure cause une agréable sensation. Le cours est bordé de tilleuls : il seroit une jolie promenade, s'il n'étoit livré à des marchands de comestibles et de vieilles draperies, et si l'on avoit remplacé le grand nombre d'arbres qui sont morts. Près de là est l'ancien palais de l'évêque, édifice d'une assez belle apparence. La poissonnerie forme un carré long : le toit en est soutenu par dix colonnes d'ordre dorique. Ce quartier conduit à l'ancienne ville, dont les rues, étroites et anguleuses, sont également arrosées par des fontaines, et n'en sont pas pour cela plus propres, parce qu'il n'y a pas d'aqueduc souterrain. Des ruisseaux infects altèrent la pureté de l'air et la qualité des comestibles.

La place d'armes, appelée *Champ de bataille*, où les soldats font la manœuvre, est un grand carré; dans le fond est l'hôtel du préfet maritime, qui a été bâti avec plus de luxe que de goût; de belles maisons bordent deux côtés de la place; le quatrième est formé par le mur de l'arsenal. L'enceinte est entourée d'une double rangée de peupliers (1), de trembles (2) et de micocouliers (3). Il y a deux grands cafés toujours remplis d'officiers. Cette place, les remparts et le quai du port marchand, sont les promenades de la ville. Sur ce quai est l'hôtel-de-ville, autrefois l'hôtel des consuls : le balcon est soutenu par deux caryatides à gaine, sculptées par le Puget, qui ont été admirées par le cavalier Bernin, et qui excitent toujours la curiosité des étrangers. On a prétendu que le Puget avoit fait ces têtes d'après celles de deux consuls dont il avoit à se plaindre, et on a loué ce trait de malignité; cependant il n'auroit pas été excusable. Quand le Puget auroit eu à se plaindre des deux consuls, auroit-il dû pour cela verser le ridicule sur le corps entier qui employoit son talent ? et les confrères de ces magistrats se seroient-ils rendus complices de ce manque de convenance et d'égards ? D'ailleurs, n'est-ce pas

---

(1) *Populus alba.*
(2) *Populus tremula.*
(3) *Celtis australis.*

rabaisser le talent d'un grand artiste, que de penser qu'occupé de la composition de figures qui exprimassent à-la-fois la force et la fatigue, il eût abandonné l'heureux idéal que pouvoit lui inspirer son génie, pour offrir au peuple la ridicule caricature de deux de ses magistrats! Le caractère de la force est très-heureusement exprimé dans ces figures; et le célèbre *Milon de Crotone*, auquel le Puget avoit préludé par ces deux morceaux, prouve que ce genre de composition étoit conforme à son génie. Un des esclaves soutient de la main droite sa tête, sur laquelle pose le balcon, et il le soulève avec la gauche comme pour le remettre dans la direction qui lui convient: l'autre, dont la tête paroît s'affaisser sous un si lourd fardeau, y porte la main droite, et passe la gauche entre le coussin et sa tête, comme pour la soulager un moment. La poitrine de ces esclaves est gonflée; leurs nerfs et leurs muscles sont apparens: mais les têtes ont une expression commune; et leur ressemblance fortuite ou imaginaire avec deux des consuls du temps aura donné lieu au conte que je viens de réfuter. Près de cet hôtel est la maison que le Puget s'étoit bâtie: son architecture, d'ordre composite irrégulier, s'annonce avec noblesse. L'intérieur de l'ancienne cathédrale est dans le genre gothique, et le portail dans le genre moderne; ce qui présente une de ces inconvenances qui sont aujourd'hui trop multipliées. Ce portail est orné de colonnes d'ordre corinthien ; et il seroit d'un assez bon goût, s'il étoit placé ailleurs : mais l'alliance monstrueuse du style gothique et du style moderne ne peut jamais être approuvée. Il y a dans cette église un bas-relief représentant le Père éternel dans une gloire, exécuté par les élèves du Puget, d'après les dessins de leur illustre maître.

Le port marchand a été creusé par la main des hommes : comme toutes les immondices de la ville s'y déchargent, il faut le curer continuellement. Il est plus petit d'un tiers que celui de Marseille ; mais sa grandeur est suffisante pour le commerce de Toulon, qui se borne au cabotage le long des côtes de France et d'Italie. Le terrain est si cher dans la ville, qu'on ne peut y établir de grands magasins ; et la sûreté de la place empêche qu'on n'en bâtisse au dehors. Les Toulonnois portent à Marseille et à Gènes leurs divers produits, les vins muscats et ceux de la Malgue, l'huile, le miel, les câpres, les oranges, les grenades, les jujubes, les amandes, les raisins secs ; et ils reçoivent pour ces deux places, dont ils ne sont guère que les commissionnaires, les produits du reste de la France, de l'Espagne, de l'Italie et du Nord. Toute leur industrie se tourne vers la marine impériale, où chacun trouve des emplois à exercer, des fournitures à entreprendre, des profits à faire.

On faisoit autrefois dans le territoire de Toulon un commerce très-considérable de savon ; il y en avoit trente-deux fabriques, et l'on en exportoit soixante-quinze mille quintaux : ce commerce a graduellement diminué, et les Génois s'en sont emparés ; on n'en exporte pas à présent plus de quatre à cinq mille quintaux. Le commerce des câpres confites est un des plus importans ; il en sort chaque année environ deux mille quintaux. Les figuiers et les orangers ont été gelés en 1709 ; et depuis cette époque, leurs fruits ne sont plus parvenus à la même grosseur qu'ils avoient avant. On y fabrique aussi du drap grossier, une espèce d'étoffe de laine appelée *pinchinat*. Les chapelleries y étoient autrefois nombreuses ; il n'en existe presque plus. Il y a encore plusieurs brûleries. Il y a aussi des faïenceries, des tanneries, des brasseries, des filatures de soie, et des fabriques d'amidon.

Les vins de Provence ont beaucoup de force, et sont très-propres à la fabrication de l'eau-de-vie ; celle de Toulon est très recherchée : il s'en faisoit autrefois un grand débit ; on en brûloit pour près d'un million. Il y avoit un directeur chargé d'en surveiller la fabrication : depuis la révolution, ce directeur a été supprimé ; les eaux-de-vie sont d'une qualité inférieure, et ce commerce a considérablement décliné (1).

---

(1) Le Gouvernement a désigné Toulon comme devant être l'entrepôt général des retours de l'Inde : mais, si ce projet s'exécute, le port marchand est trop petit, trop gêné par la marine

Les établissemens d'instruction de Toulon sont le lycée, l'école de navigation, celle de santé navale; ceux de bienfaisance sont le grand hospice militaire et les hospices civils.

La population varie beaucoup : on l'estime communément à vingt-six mille habitans; mais ce nombre augmente ou diminue selon que les travaux cessent ou reprennent.

On jouit d'un spectacle ravissant en montant sur la tour de la principale église : de là l'on découvre tout le rivage, la rade, les ports, les chantiers et les arsenaux, où l'on voit une multitude d'hommes qui montrent la plus grande activité.

Le séjour de Toulon est fort agréable. Celui qui veut s'instruire des détails de la marine, y trouve d'amples ressources pour satisfaire sa curiosité. Les promontoires, les presqu'îles, les collines des environs, et le bord de la mer, sont de charmantes promenades, où l'esprit peut s'abandonner à de douces réflexions. Le naturaliste peut s'y faire de nombreux sujets d'occupation; il peut étudier facilement les poissons, les coquilles et les vers, rassembler beaucoup d'insectes méridionaux, chercher des fossiles singuliers dans les montagnes calcaires qui

---

impériale ; il faudra alors construire un second port. Le lieu le plus commode sera dans l'anse couverte par les batteries du fort la Malgue.

environnent

environnent la ville, remplir son herbier de plantes indigènes intéressantes et de superbes plantes exotiques. Une grande quantité de ces dernières sont cultivées avec succès dans plusieurs jardins particuliers, et principalement dans le jardin botanique, qui est à la porte de France, sous la direction de M. Martin : là croissent et prospèrent des végétaux de l'Amérique, de l'Asie, de l'Afrique et de l'Archipel.

Les environs de Toulon offrent une culture variée. Quelques montagnes présentent des accidens singuliers ; on en voit qui sont absolument arides. Celle qui défend Toulon des vents du nord, étoit autrefois couverte de bois ; les pluies en ont enlevé successivement tout l'*humus*, et elle n'offre aujourd'hui aucune trace de végétation : c'est cette montagne qui est la cause de l'excessive chaleur qu'on éprouve à Toulon. Les bords de la mer offrent des sites variés et pittoresques. Tout est animé par une gaieté pétulante, et par-tout on voit se développer une active industrie.

CHAPITRE LXI.

De la Marine. — Départ pour Hyères. — L'Anguille. — Port marchand de Toulon ; Rade. — Cap Cépé. —Lazaret; peste. — Les Sablettes. — Fort Balaguay. — Fort des Vignettes. — Les Deux-Frères. — Escambebariou. — Quarquerane. — Plan d'Hyères. — Hyères. — Histoire. — Situation. — Climat. — Manière de vivre. — Jardin d'orangers de M. Fille, — de M. Beauregard. — Commerce des oranges. — Jardins potagers. — Vue. — Notre-Dame de l'Assomption. — Paysans Toulonnois. — Paysans des environs d'Hyères. — Le Gapeau. — Marais. —Salines. — Iles d'Hyères : Porquerolles, Port-cros, île du Levant.

Nous venions d'admirer les derniers efforts de l'audace et du génie, en observant ces machines flottantes à l'aide desquelles la vaste mer semble ne plus présenter de barrières, ces armemens terribles dans lesquels les hommes se montrent si industrieux pour s'entre-détruire : nous pensions aux mères, aux épouses, qui voient les objets de leurs affections aller chercher les combats sur des plages lointaines ; à ces hardis navigateurs qui ont trouvé des terres, des mers, des détroits inconnus ; à ces voyageurs philosophes, qui n'ont eu d'autre but que d'étudier l'homme, de l'éclairer et de lui procurer de nouveaux avantages ;

CHAPITRE LXI.

à ces braves marins qui ont signalé leur courage. Colomb, Magellan, Beerings, Cook, Marchand, nous vous suivions dans vos découvertes ! Banks, Forster, Solander, nous croyions entendre les habitans des îles de la mer du Sud vous adresser l'hommage dû à votre bienfaisance ! Il nous sembloit voir le généreux Desclieux nourrir de sa ration d'eau son précieux plant de café ; nous assistions au retour de Ruyter, de Jean Bart, de Tourville, de la Motte-Piquet, reconduisant dans les ports de leur nation leur flotte victorieuse ; nous pensions à ces sanglantes batailles navales dans lesquelles le vaincu partage la gloire du vainqueur : car les désastres mêmes des marins sont honorables ; pour eux la défaite est rarement ignominieuse, parce qu'il n'y a pas de moyen de fuir, point d'espoir pour la lâcheté. Cependant, quoique l'aspect d'un grand port de mer présente des idées qui élèvent l'ame et la consolent même des foiblesses attachées à l'humanité, on retombe, malgré soi, dans des pensées mélancoliques à l'aspect des instrumens de mort et des moyens de destruction dont on se voit entouré.

Notre imagination se tourna vers un site plus tranquille, un rivage moins bruyant et plus fortuné, vers cette nouvelle Hespéride qui fournit à la Gaule le tribut de ses orangers.

Nous avions une lettre de notre ami M. Brack pour M. Hains, directeur des douanes à Toulon : d'après cette recommandation, celui-ci nous donna une chaloupe pour nous conduire jusqu'à Nice; son jeune fils eut la bonté de tout faire préparer pour cette petite traversée : nous nous munîmes de la patente de la santé; et le 10 juin, dès la pointe du jour, nos matelots vinrent nous chercher pour nous conduire au rivage.

Le bâtiment que nous montâmes, n'étoit pas plus large que le premier; mais il étoit beaucoup plus long. Il avoit un petit pont pour recevoir les provisions, les fusils et les paquets, et dans lequel deux ou trois matelots pouvoient coucher; mais il n'y avoit pour nous aucun abri : son bord étoit si peu élevé, qu'on avoit pratiqué sur les côtés du pont des *gargouillettes* ou ouvertures pour que l'eau pût sortir à mesure qu'elle entroit. Une immense voile latine le faisoit avancer avec une incroyable rapidité, quand le vent venoit à l'enfler; mais alors il penchoit tellement d'un côté, qu'il n'y avoit pas deux pouces de distance entre la mer et le bord. Cette barque, appelée *l'Anguille* à cause de sa forme alongée, avoit été prise, par les commis de la douane, à des contrebandiers espagnols qui apportoient du tabac en fraude. Nous avions à l'avant deux pierriers; et dans l'entre-pont, des fusils, des sabres et des munitions. Il étoit quatre heures et demie du matin; le temps étoit beau, mais le vent frais et la mer un peu agitée.

Le port a une forme circulaire : à son entrée est la tour qui a été bâtie par Henri IV; une chaîne

CHAPITRE LXI.

ferme le port. A droite est le charmant village de Seyne, qui se prolonge en demi-cercle, et forme un amphithéâtre au bord de la mer : plusieurs drapeaux blancs, que l'on place sur les bastides pour avertir que les propriétaires sont chez eux, flottoient avec grâce au gré du vent. Parmi ces charmantes maisons, il y en avoit une où le général Latouche passoit la journée ; il retournoit chaque soir à son bord.

L'entrée de la rade est fermée par le cap *Cepé*, où la vigie est établie, et au pied duquel est le lazaret. L'expérience a dû rendre les Toulonnois extrêmement vigilans pour l'observation de ses réglemens. La manière dont la peste s'y introduisit en 1721, est véritablement effrayante : des matelots de Bandol avoient été, pendant la nuit, voler à l'île de Jarre une balle de soie qui y étoit en quarantaine ; un patron qui avoit touché ces effets à Bandol, ayant laissé sa barque dans le port, retourna à Toulon par terre : il y porta la contagion, qui enleva en moins de six mois plus de quinze mille personnes (1).

Le cap Cepé tient à la terre par une langue très-étroite, qu'on appelle *les Sablettes*. Ce fut par-là que le général BONAPARTE, lors de la reprise de Toulon, fit charier de l'artillerie : si les Anglois ne s'étoient pressés de sortir avant qu'on eût pris

---

(1) *Relation de la peste dont Toulon fut affligé en 1721*, par M. D'AUTRECHANS ; Paris, 1756, in-12.

possession du cap Cepé, il n'en seroit pas échappé un seul ; et d'habiles officiers nous ont assuré que leur flotte entière auroit été prise, si d'autres dispositions qu'il avoit ordonnées eussent été suivies. La ville de Toulon peut toutefois être regardée comme imprenable : aussi avoit-elle été livrée aux Espagnols et aux Anglois, qui sans cela n'auroient pu s'en emparer (1).

En traversant la petite rade, on aperçoit devant soi deux rochers qui se touchent, et qu'à cause de leur rapprochement les matelots nomment *les Deux-Frères*. L'entrée de la rade est défendue par le fort *Balaguay* et par celui des *Vignettes*, qui doit ce nom aux vignes dont il est entouré ; on l'appeloit autrefois le *Fort Saint-Louis*.

En passant devant *l'Annibal*, les matelots nous firent les politesses d'usage, en nous appelant *corsaires*, *forbans*, &c. Nous avancions avec rapidité ; et notre patron, pour animer les rameurs, leur crioit à tout moment, *vôga*, *vôga*. Nous approchâmes d'une madrague qui est en face de la rade, sous le feu des batteries, et dont on retiroit le poisson. Nous laissâmes à droite le cap Sicié [*Citharistes promontorium* de Ptolémée]. Alors le vent commença à s'élever avec beaucoup de force : nous côtoyâmes, le long des

---

(1) Le duc de Savoie l'assiégea inutilement en 1624. Voyez l'*Histoire des siéges de Toulon*, par DE VIZÉ, 1707, in-4.º

CHAPITRE LXI.

rochers, une plage que les matelots appellent *Escambebariou*, c'est-à-dire, *le baril décampe;* parce que, dans cet endroit, les vagues sont si fortes, que le mal de mer prend facilement à ceux qui ne sont pas accoutumés à leur mouvement : aucun de nous n'en fut pourtant incommodé, quoique mon frère fût le seul qui eût déjà navigué. Le vent devint tellement impétueux, qu'il nous fut impossible de tenir la mer dans un si petit bâtiment : nous allâmes descendre à *Quarquerane*, où l'on débarqua les provisions que nous avions apportées de Toulon, et nous déjeûnâmes à l'ombre de quelques figuiers. La montagne au pied de laquelle nous étions, s'appelle la *Montagne des oiseaux* ou *Montagne de Quarquerane;* elle a près de deux cents toises d'élévation, et l'on y jouit d'un aspect délicieux.

Nous attendions inutilement le calme; la mer devenoit encore plus agitée : nous prîmes le parti de nous rendre à pied à Hyères, où nous donnâmes rendez-vous pour le lendemain à notre équipage. Nous n'eûmes point à nous repentir d'avoir été forcés à cette excursion. Rien de plus riant que le paysage qui nous environnoit : le sol est couvert de figuiers et d'oliviers. Nous traversâmes un joli vallon, en longeant un ruisseau qui forme de petites chutes sur des pointes de rochers, d'entre lesquelles sort de toutes parts une grande quantité de lauriers-francs (1)

---
(1) *Laurus nobilis.*

et de lauriers-rose (1) : sur la gauche est une éminence que les paysans appellent *la Colline noire*, et une petite vallée qu'ils nomment *le Paradis*, sans doute à cause de sa fertilité et de son heureuse situation. Nous entrâmes dans une maison de campagne où nous vîmes un grand jardin d'orangers en pleine terre. Le *plan*, c'est-à-dire, la *plaine d'Hyères* s'offrit ensuite à notre vue : cette plaine est couverte d'oliviers ; la route qui la traverse est une promenade très-agréable, bordée elle-même d'oliviers et de figuiers, et le long de laquelle coulent de petits ruisseaux qui distribuent leurs eaux dans les champs pour les arroser. Des palmiers, que nous apercevions de loin, annonçoient déjà l'heureuse situation de la ville. Hyères est bâti en grande partie sur le penchant d'une montagne dessinée en amphithéâtre, et qui défend de l'influence des vents du nord toute la plaine qui s'étend jusqu'à la mer. Le sommet de la montagne est nu ; il est partagé en plusieurs pointes, qui lui donnent de loin l'apparence d'un fort destiné à protéger la ville. Sur cette montagne étoit un château qui, au temps de Charles I.er, faisoit regarder cette place comme un des boulevarts de la Provence. On a voulu dériver le nom d'*Hyères* du grec ἱερός [*hieros*, sacré] ; mais il paroît plutôt venir de *area* : ce lieu, dans les

---

(1) *Nerion oleander.*

ciennes chartes, est appelé *Castrum Arearum*. On y faisoit un grand négoce dans le XIII.ᵉ siècle, et c'étoit un lieu d'embarquement pour la plupart des pélerins qui faisoient le voyage de la Terre-sainte.

L'intérieur de la ville n'a rien d'agréable; les maisons sont lourdes, les rues étroites et roides. On y comptoit autrefois un assez grand nombre de couvens.

Au bas de la montagne, où s'élève l'ancienne ville, sont des bâtimens plus modernes, la grande rue, la place, les maisons et les auberges où s'arrêtent les étrangers attirés à Hyères par la douceur de son climat; on y voit aussi ces jardins si renommés, dont le plus beau est celui de M. Fille. On ne bâtit plus guère de nouvelles maisons que dans cette partie basse, et l'ancienne ville sera successivement abandonnée. De là jusque vers la plaine qui borde la mer, la colline n'a qu'une inclinaison suffisante pour abriter les orangers contre les vents du nord, et faciliter les fréquens arrosemens qui leur sont nécessaires.

C'étoit un jour de dimanche et la double octave après la Fête-Dieu : nous trouvâmes encore une procession, où nous vîmes répéter en petit ce que nous avions déjà remarqué à Marseille. Nous la suivîmes dans l'église, qu'on dit avoir été un temple de Bacchus, parce que ses chapiteaux sont ornés de feuilles de vigne : mais cet ornement est commun à un très-grand nombre de chapiteaux gothiques.

Nous entrâmes ensuite dans le jardin de M. Fille. Nous n'eûmes pas le plaisir de l'y voir, parce que ses fonctions de conseiller de préfecture l'avoient appelé à Draguignan ; mais nous fîmes chez lui une promenade dont il me restera toujours un agréable souvenir. La maison, sans être somptueuse, est élégante et bien bâtie : autour est un parterre brillant de mille fleurs ; la tubéreuse (1), la cassie (2), le jasmin de Goa (3), y parfument l'air d'une odeur céleste. Les jardins que les romanciers et les poëtes ont tant vantés, ceux d'Alcine et d'Armide, créés par le fécond génie de l'Arioste et du Tasse, quelque brillans qu'ils paroissent à l'imagination, sont aussitôt effacés par le jardin de M. Fille, qui a été considérablement augmenté par l'acquisition du *Jardin du roi*, qui tenoit au sien. Là on croit avoir cessé d'appartenir à la terre, pour habiter les rians bosquets où les ames vertueuses doivent trouver un bonheur éternel et inaltérable. Les arbres sont si serrés les uns contre les autres, qu'il seroit impossible de passer au travers du massif, sans les sentiers qui servent à y circuler. Dix-huit mille orangers, tous chargés de fleurs et de fruits, offrent l'abri de leur feuillage à un nombre infini de rossignols qui

---

(1) *Polyanthus tuberosa.*
(2) *Mimosa Farnesiana.*
(3) *Nyctanthes sambac.*

chantent tous à-la-fois, et semblent adresser un hymne à la Nature, dont la bonté leur fournit un ombrage si riant et si embaumé; beaucoup d'autres oiseaux, qui partagent avec eux cette habitation, mêlent leurs voix à cet éclatant concert; et la laborieuse abeille ne cesse de butiner, en bourdonnant, dans un lieu qui lui offre de si riches matériaux pour la préparation de son miel. L'eau qui tombe de la montagne est distribuée journellement dans chaque bosquet, à l'aide de rigoles façonnées avec de la terre, ou de tuyaux de bois qui s'ajustent l'un dans l'autre. Il suffit, du reste, de bêcher le terrain trois fois l'année : on a soin aussi de ne pas laisser prendre aux arbres trop d'accroissement; ils donneroient moins de fruit. Le même arbre présente à-la-fois des fleurs, des fruits naissans et d'autres qui sont parvenus à leur maturité. Le vert gai et luisant des feuilles de ce bel arbre, qui paroissent couvertes d'un vernis, le blanc éclatant de ses fleurs, les nuances diverses de ses fruits dorés, forment un agréable mélange. On voit encore dans ce jardin plusieurs variétés de citronniers, de bigaradiers, de cédrats, de bergamotiers et de grenadiers; un nombre considérable d'arbres fruitiers qui rompent sous le poids des pêches, des poires de toute espèce. On prétend qu'il faut se garder de se piquer avec les pointes que présentent les taillis d'orangers; que la blessure s'envenime, devient douloureuse et difficile à guérir : c'est un conte imaginé pour mettre les arbres à l'abri de l'indiscrétion des étrangers ; cette blessure n'est pas plus dangereuse qu'une autre.

Le revenu de ce jardin s'élève, année commune, à vingt-quatre mille francs ; et cependant on n'en vend les fruits qu'environ vingt sous le cent : on les enveloppe tous dans du papier. La plus grande consommation s'en fait à Lyon. L'orange n'acquiert sa parfaite maturité que quelques mois après la chute de sa fleur : si elle passe sur l'arbre l'époque de sa fleuraison, elle y perd son suc ; mais elle le reprend quand les nouveaux fruits sont noués. Le goût des fruits pris sur l'arbre est toujours âpre, quelque mûrs qu'ils soient ; ils sont meilleurs quelques jours après avoir été cueillis. A Hyères, on récolte les oranges destinées aux pays lointains, dès qu'un petit point jaune a marqué leur écorce ; on les expédie dans cet état, et elles achèvent de mûrir en moins de quarante jours. Cette cueillette se fait au commencement de l'automne ; on peut alors les charger sur les navires qui sont à la saline : mais en hiver le transport doit se faire par terre, parce que la côte n'est pas sûre.

Le jardin de M. Beauregard, qui est contigu à celui de M. Fille, a moins de célébrité ; cependant il est plus étendu et plus varié : il contient moins d'orangers ; mais la quantité d'arbres fruitiers y est bien plus considérable, et leur produit peut, dans

CHAPITRE LXI.

les mauvaises années, dédommager de la récolte infructueuse des oranges. On y cultive, ainsi que dans les champs environnans, une quantité considérable de légumes : on prétend qu'en 1793 le propriétaire vendit pour dix-huit cents francs d'artichauts. Il y avoit autrefois dans ce jardin un palmier mâle et un palmier femelle ; la fructification eut lieu, et M. Beauregard obtint des dattes. Le palmier mâle est mort, ce qui a occasionné la stérilité de l'autre palmier. En général, les arbres rares et les fleurs sont auprès des maisons ; le reste du jardin est entièrement consacré à la culture la plus productive, celle des orangers.

On prétend qu'à Hyères il n'y a que l'exposition des jardins de MM. Fille et Beauregard qui soit convenable pour la culture en grand de ces arbres ; mais on y remarque encore d'autres lieux où ils pourroient végéter à l'abri du nord. Le défaut d'eau est plutôt ce qui empêche d'autres particuliers de former de pareils établissemens : il n'y a qu'une source qui descend de la montagne, et que les propriétaires de ces jardins ont le droit de détourner pendant quelques jours de la semaine, pour remplir les réservoirs avec lesquels ils arrosent leurs plantations.

On commence à voir l'oranger à Olioulles ; mais il n'y parvient pas à une grande élévation, et le froid le fait fréquemment périr. On ne peut l'élever dans les plaines de Toulon. Il réussit assez bien entre Hyères et Fréjus, au-delà de l'Esterel ; mais l'orange d'Hyères acquiert plus de douceur.

On ignore l'origine de la culture de l'oranger dans la Provence : la patrie de cet arbre paraît être dans la Perse, entre Persépolis et Carmana ; il s'est répandu de là dans les provinces du Pont, d'où il aura été porté dans la Grèce, dans l'Italie et dans le midi de la Gaule.

Nous montâmes sur la tour d'un ancien couvent appelé *Sainte-Claire*, pour prendre une idée du territoire d'Hyères : on voit de là sa riche plaine, qui a environ quatre lieues de long sur une de large, et les jardins d'orangers qui s'étendent sous les murs de la ville. A droite on découvre la montagne de Notre-Dame, et plus loin le vaste étang de Giens ; en face, la petite rivière de Gapeau, qui traverse tout le pays, et auprès de laquelle sont les salines ; et au-delà du golfe d'Hyères, les îles du même nom. L'hôtel-de-ville est bâti sur un ancien édifice qu'on prétend avoir appartenu aux Templiers. Le jardin des Cordeliers est devenu une place publique, sur laquelle on a bâti plusieurs maisons qu'on destine à recevoir les étrangers qui viennent passer l'hiver à Hyères : cependant la plupart logent à l'hôtel des *Ambassadeurs*, chez M. Félix Suzanne, hôtel qui est dans une agréable situation, et où l'on est servi avec zèle, probité, et même avec obligeance. Il est connu des voyageurs allemands, russes et anglois les plus distingués.

CHAPITRE LXI.

Si l'on ne veut pas loger à l'auberge, on peut louer une maison ou une chambre : alors il faut tirer toutes ses provisions de Toulon, à l'exception des fruits et des légumes ; il faut même faire venir de cette ville tous les objets de petite mercerie et d'épicerie dont l'usage est si fréquent et si nécessaire ; on peut se les procurer avec assez de promptitude et de facilité.

Le climat est malsain en été, depuis mai jusqu'en octobre ; mais ensuite il acquiert une salubrité précieuse ; et l'hiver des autres contrées n'est ordinairement pour celle-ci qu'un printemps continuel. Le mistral s'introduit quelquefois par l'issue qu'il trouve entre les montagnes du côté de Toulon, et alors il gèle, comme dans les années 1709, 1768 et 1789 : mais cela est très-rare ; la plus douce température règne ordinairement pendant les mois d'hiver ; l'air est pur, léger, élastique. Le pain et l'eau sont très-bons à Hyères : le vin y est passable ; on peut d'ailleurs en faire venir de Toulon : le poisson, le gibier, la volaille, sont abondans. MM. Fille et Beauregard ont une bibliothèque bien choisie ; on peut aussi louer des livres et des journaux chez Henriquez, à Toulon. Les environs offrent par-tout des promenades charmantes et variées ; le paysagiste y trouvera une foule de sites dignes de ses crayons : le naturaliste peut faire des excursions sur les bords de la mer et dans les montagnes ; la Flore d'Hyères lui présentera des plantes rares et intéressantes. Si les étrangers sont en grand nombre, les réunions sont alors plus fréquentes ; il y a des bals, des concerts ; enfin les plaisirs de la société viennent se joindre aux agrémens naturels que peut offrir ce riant séjour (1).

Le P. Raynaud, Oratorien, qui refusa un évêché, et qui s'est fait un nom dans l'art oratoire, étoit né à Hyères. Ce beau lieu étoit destiné à voir naître des maîtres d'éloquence ; il a donné le jour à Massillon.

On nous avoit beaucoup parlé d'un tableau représentant les douze apôtres, et d'un bas-relief du Puget, qui décorent la chapelle de *Notre-Dame d'Hyères*. Cette chapelle est bâtie sur une colline près du bord de la mer, à une lieue de la ville : elle n'est plus desservie ; mais elle est gardée par un hermite. Cet hermite est un menuisier, qui a voulu expier dans la retraite sa passion immodérée pour le jeu, et qui probablement a trouvé dans cette momerie une ressource contre les pertes qu'il a faites. Il n'y étoit pas, et nous ne pûmes voir les objets qu'on nous avoit tant vantés : mais cette course ne fut pas inutile. La vue, sur cette montagne, est magnifique et étendue : Hyères se développe en amphithéâtre. Au-delà de cette montagne est celle de la Perrière, où il y a des grottes avec des incrustations et des stalactites.

---

(1) *Christ. Aug.* Fischer, *Reise nach Hyeres, im Winter von 1803 und 1804.* Leipzig, 1806, in-12.

CHAPITRE LXI.

Un paysan de Toulon, qui alloit de Quarqueranne à Hyères, avoit proposé de charger nos portemanteaux sur un de ses mulets ; mais il manqua de parole à nos matelots. En général, il ne faut pas se fier aux paysans provençaux : ceux des environs de Toulon sont principalement les plus méchans. Demandez-leur votre chemin, ils ne répondent pas, ou ne le font que pour vous égarer. Ayez bien soin que rien ne manque à vos équipages, à vos harnois, car il ne faut attendre d'eux aucune assistance : s'ils vous voient dans l'embarras, ils rient ; si vous êtes en danger, ils passent leur chemin. Qu'un voyageur altéré cueille une grappe de raisin ; il doit s'estimer heureux si cette légère indiscrétion ne lui attire pas un coup de bâton ou de fusil de la part du propriétaire. Leurs cris sont ceux du tigre ; leur vivacité est celle de la rage. Les rixes naissent pour des misères ; elles occasionnent des injures ; et la réponse à celles-ci est presque toujours un coup de bâton, de pierre ou de couteau, souvent mortel. Celui qui a commis le crime, revenu à lui, ne pense point à son atrocité, mais à ses suites : il abandonne sa victime, qu'il pourroit secourir ; et quelquefois il l'achève pour n'avoir point à craindre sa déposition. Son parti est bientôt pris : il fuit ; et posté dans les vaux d'Olioulles ou dans les fonds de l'Esterel, il attend le voyageur, commence par être voleur, et devient assassin par métier. C'est ainsi que se recrutent les brigands qui infestent quelquefois les routes de la Provence.

Les habitans d'Hyères sont cependant d'un naturel civil et affable ; leur ville doit une partie des agrémens et de l'aisance dont elle jouit, au séjour qu'y font des étrangers de toutes les classes et de tous les pays ; et les habitans, qui ont l'intérêt et le desir de les attirer et de les retenir, savent, en vrais cosmopolites, se plier à leurs goûts ; ils s'assujettissent avec la même facilité aux fantaisies des malades, toujours capricieux ; en un mot, ils sont aussi doux que le climat sous lequel ils vivent. La population est d'environ sept mille ames.

L'Anguille étoit venue mouiller à la plage d'Hyères : nous partîmes pour nous rembarquer. Nous traversâmes la plaine d'Hyères : les montagnes qui l'entourent, la ferment de toutes parts du côté de la terre, à l'exception d'un étroit passage vers le nord, où est la route de Toulon, et par lequel le vent de mistral s'introduit quelquefois dans la vallée. Le Gapeau la partage en deux parties. La plus fertile est sur la rive droite de cette rivière. Les montagnes, qui forment l'amphithéâtre, présentent une grande variété de figures et de formes : plusieurs sont absolument nues, d'autres sont couvertes d'arbres résineux et de chênes verts ; en général, elles sont très-escarpées. La partie du milieu est cultivée ; mais le terrain, d'ailleurs très-rocailleux, est soutenu par des terrasses : l'olivier y croît à merveille. Les champs sont plantés en bandes alternatives de vigne et de blé. Dans les montagnes du côté du nord, on trouve un *schiste ardoisé*, dont les feuillets sont extrêmement minces; dans d'autres il y a du quartz. Celles du midi renferment des substances calcaires; on y observe même du marbre blanc et rouge, qui prend un assez beau poli. Il y a, à la montagne des Oiseaux, une terre rouge dans laquelle on remarque différentes cristallisations de spath calcaire.

Plus on approche de la mer, plus le terrain devient marécageux : ce sont les marais qui rendent le pays malsain pendant l'été, et y causent des épidémies. Il est probable que cette plaine étoit autrefois un golfe qui a été successivement comblé par les éboulemens des montagnes environnantes. Le sol inférieur est cultivé en champs de blé et en prairies, qui, avec les rians jardins et les petites bastides dont ils sont parsemés, présentent un aspect très-agréable.

Le Gapeau a sa source dans le territoire de Signe. Les arbres qui croissent sur ses rives, sont souvent couronnés de pampres de diverses variétés de vignes qui viennent spontanément, et parmi lesquelles il y en a peu qui méritent d'être cultivées. Près de son embouchure sont les salines : c'est un grand espace carré, d'environ une lieue de circonférence, enfermé par un rempart, et partagé en plusieurs autres carrés, bordés également de fossés et de canaux par lesquels on y introduit l'eau de la mer, que l'ardeur du soleil fait évaporer. Lorsque cette opération a été répétée plusieurs fois, on enlève le sel ; on le porte dans les magasins, qui sont sur les bords de la mer, et près desquels il y a aussi des habitations pour les ouvriers; puis on le charge sur des bâtimens. Le produit de ces salines s'élevoit alors à cinq cent mille francs : on augmente encore à présent l'étendue de cet établissement.

C'est au-delà des salines, au-dessus de l'embouchure du Gapeau, dans un lieu appelé aujourd'hui *l'Eoubes*, que l'on doit chercher l'ancienne *Olbia*, nom qui en grec signifie *l'Heureuse*, et qu'elle devoit vraisemblablement aux avantages de sa situation. Les pirates et les Sarrasins l'ont pillée, et ont forcé ses habitans à se retirer sur les montagnes.

Ce territoire fortuné est devenu inculte ; les débordemens du Gapeau y ont versé des vases et formé des marais : mais, avec peu de dépense, ce beau sol pourroit être rendu à l'agriculture. Au milieu des marais formés par l'embouchure du Gapeau, il y a un petit bras de mer d'environ une demi-lieue, qu'on appelle *le Ceinturon*. Il seroit facile d'y faire un port, et de conduire de là un canal jusqu'à Hyères. Cette entreprise a été projetée depuis cent ans ; mais elle ne recevra peut-être jamais son exécution : cependant ce port et ce canal dessécheroient les marais;

CHAPITRE LXI.

les vaisseaux qui mouillent dans le bassin d'Hyères y trouveroient un abri, et il en résulteroit une foule d'avantages : un des principaux seroit de protéger en temps de guerre les embarcations contre les ennemis, qui viennent croiser impunément à l'entrée du bassin.

C'est précisément ce qui arriva au temps où nous y étions. Comme nous approchions de notre bâtiment, nos gens vinrent nous prévenir qu'un *marchand de boulets* (c'est ainsi qu'ils nomment les corsaires) croisoit vers l'île du Levant ; qu'il avoit pris plusieurs barques de pêcheurs et des bâtimens de transport, et qu'il avoit renvoyé ceux-ci après s'être emparé des grains dont ils étoient chargés : ils nous conseillèrent d'attendre, pour nous embarquer, qu'il eût quitté ces parages ; et nous nous décidâmes à ne pas visiter les îles d'Hyères, comme nous en avions eu l'intention.

On aperçoit ces îles du rivage ; elles sont éloignées d'environ quatre lieues : les habitans d'Hyères y vont quelquefois faire des parties de plaisir. Les Romains les appeloient *Stœchades* (1), à cause de l'ordre dans lequel elles sont rangées ; c'est aussi pour la même raison qu'ils les avoient appelées *Prote*, *Mese*, *Hypæa*.

Prote, c'est-à-dire, *la première*, est celle qu'on

---

(1) Du mot grec ϛοίχος, *ordre*.

nomme aujourd'hui *Porquerolles*, probablement à cause des porcs qu'on y élevoit : elle est à l'ouest ; à son entrée devant Toulon est la *pointe des Langoustiers*, ainsi nommée de la grande quantité de langoustes (1) qu'on y prend. Cette île est la plus grande ; elle est bien boisée, et renferme près de quatre-vingts à cent habitans. Louis XIV y faisoit élever des faisans. C'est entre cette île et la presqu'île de Gien qu'est l'entrée de la rade d'Hyères. La presqu'île a près d'une lieue et demie de long ; au milieu est un étang qui fournit d'excellent poisson, et où les habitans d'Hyères peuvent se procurer le plaisir de chasser des oiseaux d'eau.

Mese, c'est-à-dire, *l'île du milieu*, nommée aujourd'hui *Port-cros*, est à trois lieues vers l'est. C'est la plus élevée et la plus fertile ; elle est couverte de lavande et de fraisiers ; elle a un petit port : on

---

(1) *Palinurus vulgaris*, LATR. *Gener. crustac.* p. 48, et *Ann. d'histoire natur.* t. III, p. 391, où cette espèce, jusqu'alors confondue avec d'autres, est bien caractérisée. On trouve encore dans ces parages, et sur toute la côte, plusieurs autres espèces de crustacées : le cancre tête de mort, *dromia caput mortuum*, LATR. ; le cancre migraine, *calappa granulata*, FABR. ; le cancre madré, *grapsus varius*, LATR. ; le cancre aplati, *plagusia depressa*, id. ; *leucosia nucleus*, id. ; *maïa squinado, maïa armata*, id. ; l'araignée de mer, *macropus longirostris*, id. ; *dorippe quadridens*, id. ; la squille large ou *orchetta ; scyllarus latus*, id. ; l'écrevisse striée, *galathea strigosa*, FABR. ; *squilla mantis*, id. ; *phronyma sedentaria*, LATR.

CHAPITRE LXI.

y compte environ cinquante habitans. Ces deux îles sont défendues par des forts.

Hypœa, c'est-à-dire, *la plus éloignée*, est nommée aujourd'hui *île du Levant* : elle est à environ trois quarts de lieue de la dernière. C'est la plus petite et la plus misérable ; elle est inhabitée. Les Anglois et les Algériens viennent quelquefois y faire de l'eau à une petite source qui est au midi.

Ces îles forment un beau groupe qu'on découvre à une distance de quatre ou cinq milles (1) : elles bornent l'horizon ; mais entre elles on aperçoit plus loin la vaste mer. Souvent on les a confondues avec la ville d'Hyères ; et plusieurs livres, estimables d'ailleurs, ont accrédité l'erreur que c'est dans ces îles que croissent les orangers (2), tandis qu'aucune des plantes de la belle famille des hespéridées ne pourroit y subsister. Je ne saurois dire non plus où M. Pinckerton a pu trouver qu'une de ces îles étoit celle de Calypso (3).

Après avoir parcouru toute cette plage, nous revînmes à Hyères : nos matelots se préparèrent à

---

(1) M. Young a eu tort de dire que la plus voisine tient au continent par une chaussée.

(2) *Voyage en France*, I, 11, 76; *Dictionnaire d'histoire naturelle*, chez Déterville, au mot ORANGER; *Dictionnaire du commerce* de M. PEUCHET, au mot *HYÈRES*, &c. &c.

(3) PINCKERTON, *Géographie*, traduction françoise, tome I.er, page 223.

profiter du premier moment où les vigies cesseroient de signaler le corsaire, pour mettre à la voile et se diriger vers Saint-Tropez, où ils devoient nous attendre ; nous passâmes le reste de la journée à chercher les moyens de nous y rendre le lendemain par terre.

CHAPITRE LXII.

Départ d'Hyères. — *Comoni*. — *Bormoni*. — Montagne de l'Averne. — Minéraux. — Plantes. — Château de la Molle. — Les Maures. — Château Frainet. — Les Sarrasins en Provence. — Cogolin. — *Heraclea Caccabaria*, Saint-Tropez. — Commerce. — Pêche, Thon, Madrague.

Il n'y a point de route qui conduise d'Hyères à Nice : ceux qui veulent s'y rendre sont obligés de retourner à Toulon ; ils prennent ensuite le chemin de Fréjus par Cuers et Pignans. D'Hyères à Saint-Tropez il n'existe point non plus de route qui soit praticable pour les voitures : nous louâmes des chevaux, nous prîmes un guide pour nous conduire, et le 12 juin nous étions en marche à deux heures du matin.

Depuis Toulon, en suivant la côte, jusqu'à Fréjus, on est sur le territoire des anciens *Comoni*, qui dépendoient des *Salyes*, ainsi que les *Bormoni*, dont *Bormes* tire son nom.

La route est d'abord coupée par plusieurs petits chemins plantés d'oliviers ; elle est bordée d'une haie de grenadiers. Le sol, cultivé en blé et en vignes, est très-fertile. On voit à droite les salines, et plus loin la mer, d'où s'élèvent les îles dont j'ai parlé. On arrive bientôt à la chaîne de montagnes qui forme l'amphithéâtre de la plaine d'Hyères. Celle que nous traversâmes s'appelle la montagne de *l'Averne*. Elle présente des sites pittoresques, et son aspect est vraiment curieux pour le minéralogiste et pour celui qui aime les paysages. Le quartz gras, qui y forme la base du sol, a été scié en mille endroits par des torrens qui y ont formé une multitude de sillons et de fentes plus ou moins larges, et souvent très-profondes. Ici la route cesse d'être frayée ; ce n'est plus qu'un sentier dont on reconnoît à peine la trace, et qui circule à travers ces anfractuosités. Un peu plus loin, la nature du sol change encore, et à chaque pas il offre des minéraux intéressans : à l'aide d'un marteau dont nous avions eu soin de nous munir, nous en détachâmes plusieurs, et nous en eûmes bientôt rempli un panier ; c'étoient des variétés de *granit*, de *porphyre*, de *quartz gras*. Le *mica* est ensuite mêlé au quartz en assez grande quantité ; et il devient bientôt si abondant, qu'on enfonce jusqu'à la cheville dans des flots d'un sable qui paroît d'or ou d'argent, et auquel les reflets des rayons du soleil donnent un aspect plus brillant encore. Un représentant du peuple, qui n'avoit pas fait de grandes études en minéralogie, ayant traversé cette montagne en 1793, s'empressa de recueillir de ce beau sable, et de l'envoyer à la Convention, comme une preuve, disoit-il, de l'impéritie des administrateurs du département du Var, qui fouloient sous leurs pieds des trésors propres à soutenir les frais de la guerre contre tous les rois de l'univers, et qui ne savoient pas en tirer parti.

Les sinuosités formées par les torrens qui, en prenant des routes différentes, produisent des variations dans le terrain, les plantes dont le sol est couvert, ajoutent encore à l'effet de cette singulière contrée, où l'on ne rencontre pas une seule chaumière : on se croit transporté dans un pays désert et loin de toute espèce d'habitation. Nous nous amusâmes à rassembler pour notre herbier quelques plantes méridionales. On aime toujours à revoir les plantes qu'on a cueillies sur le terrain même où elles croissent naturellement : elles rappellent les sites où on les a trouvées, les lieux qu'on a parcourus, les amis qu'on a laissés ; c'est une source de souvenirs agréables et attachans ; et si elles n'ajoutent rien aux connoissances, elles ont pour l'ame un intérêt bien plus touchant que celles qui ont été transplantées dans les jardins pour notre agrément ou notre instruction. Les plantes de la Provence sont bien connues par le grand ouvrage de Garidel (1) et par l'excellente *Flore* de

---

(1) *Histoire des plantes qui croissent aux environs d'Aix et dans plusieurs lieux de la Provence.* Aix, 1715, in-fol.

M. Gérard (1). C'est dans ces montagnes, dans celles de l'Esterel et de la Victoire, que ces deux infatigables botanistes ont fait la plus abondante moisson. On doit regretter que le premier ait adopté l'ordre alphabétique, et que l'autre ait rédigé sa *Flore* avant que Linnæus, dont il a suivi la méthode, eût inventé les noms triviaux, qui sont d'un si grand soulagement pour la mémoire, et qui ont donné tant de facilité pour l'étude des végétaux. Il seroit à desirer que quelque botaniste, en se servant des travaux de ces deux hommes savans et laborieux, nous donnât une *Flore* de la Provence.

Comme l'histoire naturelle n'étoit pas le principal objet de notre voyage, nous ne nous arrêtâmes pas dans ces lieux, où il auroit fallu camper et séjourner pour observer tout ce qu'ils peuvent offrir d'intéressant : nous nous contentions de remarquer ce qui étoit sur notre chemin, et de prendre des échantillons des minéraux, des plantes et des insectes qui appartiennent plus particulièrement au midi de la France.

Nous observâmes avec regret qu'une grande quantité de beaux pins (2) avoit été dévorée par le feu. On éprouve un sentiment de peine en voyant des arbres magnifiques, encore sur pied, dépouillés de leur

---

(1) *Ludovici* GÉRARD *Flora Gallo-Provincialis*. Parisiis, 1761, in-8.°

(2) *Pinus sylvestris.*

CHAPITRE LXII. 461

branchage par la flamme, et noircis par la fumée. Par-tout on trouve des traces de semblables incendies; il n'y a presque pas de *pinedos* (c'est ainsi qu'on appelle les lieux où croissent les pins) qui en soient exempts. Je dirai ailleurs à quoi l'on peut attribuer ces indignes dévastations, et quels sont les moyens d'y remédier. Il y a des endroits que la multitude des roches, les sillons faits par les torrens, et ces pins brûlés et noircis, rendent si âpres et si sauvages, qu'on ne pourroit pas choisir un meilleur site pour peindre l'entrée des enfers.

D'autres parties sont couvertes de chênes verts (1): on y rencontre aussi le chêne à feuilles rondes (2), dont les paysans mangent les glands après les avoir fait bouillir et les avoir fait cuire sous les cendres chaudes; le *rouvre* ou chêne ordinaire (3), et le chêne pédonculé (4), dont le bois, plus compacte et plus dur, résiste plus fortement à l'eau, et que les anciens employoient principalement dans leurs constructions. L'espèce la plus commune dans ces montagnes est le *liége* (5): c'étoit le temps où on le dépouilloit de son écorce. On enlève cette écorce tous les huit à

---

(1) *Quercus ilex.*
(2) *Quercus rotundifolia.* LAMARCK.
(3) *Quercus robur.*
(4) *Quercus pedunculata.*
(5) *Quercus suber.* Les Provençaux l'appellent *suvé*: ce mot dérive peut-être de *suber*.

dix ans; sans cela l'arbre périroit. On la charge avec des pierres pour l'aplatir, après l'avoir fait passer au feu en dedans et en dehors; elle est portée ensuite à Saint-Tropez, où on la taille en bouchons.

Une infinité d'arbustes nouveaux pour un habitant des départemens du nord offrent une variété ravissante. L'arbousier (1) y croît avec une extrême abondance; tout le sol en est couvert: on y voit aussi beaucoup de genièvre (2), appelé en Provence *genibré*. Parmi les autres arbrisseaux qui se présentoient sur notre route, nous distinguâmes l'aurone (3) ou la citronnelle de nos jardins; le myrte (4), dont la blancheur contraste agréablement avec le jaune du jasmin (5).

Tantôt nous descendions dans des profondeurs dont les défilés doivent devenir impraticables pendant la saison des pluies; tantôt nous montions sur des collines d'où nous pouvions jouir du bel aspect de la mer. Nous vîmes distinctement trois vaisseaux anglois qui étoient à la pointe de l'île du Levant et de la rade d'Hyères; ils donnoient la chasse à plusieurs petits bâtimens, et la batterie des côtes leur lâcha

---

(1) *Arbutus unedo.*
(2) *Juniperus communis.*
(3) *Artemisia abrotonum.*
(4) *Myrtus communis.*
(5) *Jasminum fruticans.*

une bordée : nous pensâmes alors à notre barque et au danger qu'elle couroit.

Nous nous arrêtâmes à l'ancien château de *la Molle*, qui appartient à M. de Fons-Colombe (1). Un bon paysan nous procura quelques assiettes, et nous dînâmes, avec les provisions que nous avions apportées, au bord d'une fontaine, à l'ombre de quelques mûriers. Avant de nous remettre en route, nous parcourûmes les environs, et nous fîmes encore une ample récolte de minéraux. Nous trouvâmes de la *cyanite prismatique* : ses quatre pans étoient très-aplatis ; elle avoit pour base du quartz micacé. Nous vîmes encore de la *cyanite lamellaire* dans du granit feuilleté ; de la *cyanite à lames divergentes*. Le feld-spath a une couleur rose, et commence à se décomposer. Nous ramassâmes des roches quartzeuses qui renfermoient quelques cristaux de *staurotide* : celle-ci appartient à la variété qu'on appelle *granatite* ; c'étoit une espèce de *gneiss* avec des grenats et du mica. Parmi les granits, il y en avoit de feuilletés. Les environs de la Molle produisent aussi de la serpentine ; on y exploite une carrière d'une roche serpentineuse, avec des parties brillantes d'un vert jaunâtre : une autre *serpentine*, d'un gris blanchâtre, a des veines d'un vert foncé, et contient de l'*asbeste roide et étoilé*. On trouve encore dans cette carrière

---

(1) *Suprà*, page 330.

de la *stéatite grise*, d'autre *jaune d'or* en rayons divergens, et de la *chlorite verte*. Quelques cavités renferment du *quartz hyalin*. Enfin ce pays si intéressant pour le minéralogiste offre aussi des traces de volcans : on y trouve des morceaux de lave en masses roulées.

Après avoir fait rafraîchir nos gens et reposer nos chevaux, et avoir joui des plaisirs que pouvoit nous procurer un lieu aussi agreste, mais riche cependant en productions de la nature, nous reprîmes notre route par un chemin à-peu-près semblable, jusqu'à *Cogolin*, dont les maisons sont en partie bâties avec une serpentine talqueuse qui se trouve dans les montagnes que nous venions de parcourir.

Un minéralogiste de profession, au lieu de se rendre à Saint-Tropez, auroit pris sur sa gauche pour suivre encore les belles observations qu'on peut faire dans ces montagnes, jusqu'au lieu qu'on appelle *la Garde-Frainet*, par où l'on se rend à Draguignan. Nous avons vu, dans le musée de cette ville, les minéraux qu'on peut y recueillir. Ces montagnes renferment aussi un grand banc de *serpentine*, tantôt *grise*, tantôt *noirâtre*, où l'on trouve de l'*amiante* qui y adhère. La montagne où est situé le château Frainet, et celles qui l'entourent, sont principalement composées de *gniss*.

Cette chaîne de montagnes que nous venions de parcourir, et qui s'étend depuis Hyères jusqu'à Fréjus, où elle est séparée de l'Esterel par le fleuve d'Argent, s'appelle *les Maures*, sans doute à cause du grand nombre de Sarrasins qui l'ont habitée. Après s'être emparés de l'Espagne, ils étoient descendus dans le Languedoc et dans la Provence (1). Ceux qui furent chassés du Languedoc par les ducs d'Aquitaine, entrèrent dans la Provence (2), et y commirent mille désordres ; ils se réunirent, et s'avancèrent jusqu'à Poitiers, où ils furent taillés en pièces par Charles-Martel (3), qui les vainquit encore en Provence, et les chassa du pays. Ils désolèrent ensuite les côtes au moyen de bâtimens légers qui les transportoient promptement (4) : ce fut alors qu'ils pillèrent le monastère de Lérins, après en avoir égorgé les religieux. Les Danois, appelés *Normands*, détruisirent ce qu'ils avoient épargné. On doit placer dans cette période la ruine de plusieurs villes romaines en Provence, et notamment d'*Heraclea* et d'*Olbia*. Les Sarrasins rentrèrent en Provence (5), et mirent tout à feu et à sang, pendant que les Normands ravageoient le nord de la France : ils dévastèrent Aix et Marseille, s'emparèrent du golfe de Saint-Tropez, et en occupèrent les environs. C'est

---

(1) En 721.
(2) En 729.
(3) En 732.
(4) En 737.
(5) En 888.

à cette époque qu'ils bâtirent le château *Fralnet* ou *Fraxinet* (1) : c'étoit leur boulevart dans ces montagnes, et ils conservèrent ce poste important jusqu'en 932. Guillaume I.ᵉʳ, comte de Provence, les en chassa enfin : il fut puissamment aidé, dans cette utile et glorieuse expédition, par plusieurs braves chevaliers; un des plus renommés étoit Bevon ou Bobon (2), fils du seigneur de Noyers près de Sisteron. Les Sarrasins n'ont plus reparu depuis. On voit encore au Fraxinet un fossé large et profond, et une grande citerne : l'un et l'autre sont taillés dans le roc.

Avant d'arriver à Cogolin, où l'on cultive beaucoup de haricots noirs, on trouve *Roquebrune*, dont le territoire est fertilisé par les dépôts que l'Argent laisse dans ses débordemens, et le *château de Grimaud*, dans lequel étoit née la malheureuse présidente d'Entrecasteaux, si barbarement assassinée par son mari. A Cogolin, on quitte la montagne : la plaine est fertile et entièrement cultivée en blé. Le terrain devient stérile en approchant du golfe, que l'on suit jusqu'à la pointe où est située la ville de Saint-Tropez.

Cette ville est bâtie dans le lieu où étoit *Heraclea*

---

(1) *Fraxinetum*, nommé ainsi à cause des frênes dont le territoire étoit couvert.

(2) Il se retira en Italie, où il vécut dans une pauvreté volontaire. Quelques églises de ce pays l'honorent comme un saint.

Caccabaria, appelée ainsi peut-être parce qu'elle possédoit un temple d'Hercule : quant à son surnom, il faudroit en chercher le sens dans la langue celtique. Elle fut pillée et détruite par les Sarrasins ; et, malgré la protection promise par les comtes de Provence à ceux qui s'y établiroient, personne n'osoit l'habiter : enfin soixante familles génoises, conduites par Gaffarel de Garessio, s'y fixèrent en 1470, sous la condition qu'elles seroient exemptes de toute taille. Il n'y avoit plus alors que deux tours qui servoient à défendre le pays ; elles subsistent encore. Les Génois y bâtirent une ville, qu'on appela *Saint-Tropez*, du nom d'un saint martyrisé à Pise, dont ils y transportèrent les reliques.

Le port est formé par un môle jeté sur le golfe, que les anciens nommoient *sinus Sambracitanus*, et qu'on appelle aujourd'hui *golfe de Grimaud*, du nom du grand sénéchal de Provence, Jean de Cossa, baron de Grimaud, qui conclut le traité avec les Génois.

Le territoire qui environne Saint-Tropez est très-stérile : l'air qu'on y respire est vif et pur ; la peste ne s'y est jamais introduite, quoique les lieux voisins en fussent infectés. On y construit quelques navires de commerce, qui servent ensuite à faire les transports pour le compte des autres places. Avant la révolution, on y avoit établi quelques filatures de soie. La construction des navires, l'exportation du bois ou du liége, et la fabrication des bouchons, forment aujourd'hui tout le commerce de la ville : on y a aussi récemment fait des salines. Le vin y est de mauvaise qualité.

La pêche est encore une des principales branches d'industrie. Comme il n'y avoit rien de curieux à voir dans la ville, M. Sisterne, inspecteur des douanes, à qui M. Brack nous avoit recommandés, et dont nous reçûmes un accueil très-obligeant, nous proposa de voir lever la madrague, et il eut la bonté de nous accompagner.

Notre petite barque, en longeant les côtes et en profitant de l'avantage du vent, avoit échappé aux corsaires anglois ; elle étoit arrivée presque en même temps que nous dans le port. Avant la pointe du jour, nous nous y embarquâmes pour Fréjus. Les pêcheurs avoient promis de ne point lever leur madrague avant notre arrivée : nous ne les fîmes pas attendre ; il étoit à peine jour quand nous les abordâmes.

La pêche du thon se fait de différentes manières. Quelquefois le pêcheur laisse filer une cordelette armée d'un *haim* ou *hameçon*, et il tire lorsqu'il sent la plus légère résistance ; c'est ce qu'on appelle *pêcher au doigt*. On *pêche à la canne* ou *à la cannette*, lorsqu'on se sert d'une canne ou perche déliée, au bout de laquelle on a *empilé un haim*, c'est-à-dire, attaché une ligne. L'amorce est faite avec de petits poissons crus ; mais les Génois et les Catalans emploient une pâte de poissons cuits (1), et paroissent s'être approprié presque exclusivement cette pêche, qui entretient, sur les côtes, des matelots qui sont toujours à la disposition du commerce et de l'État. Le *libouret* est une corde qui passe à travers un morceau de bois appelé *avalette*, auquel est attachée une autre corde garnie de plusieurs petites lignes armées de haims. Le *parangre* est composé d'une maîtresse corde, appelée *bauffo*, sur laquelle on place, par intervalles égaux, les lignes d'hameçon ; ces *bauffos* sont ordinairement faits avec du sparte : la chair de chat, les scarabées, les vers de mer, le pain, le vieux fromage, sont l'appât qu'on présente communément au poisson dans le *parangre*. On se sert aussi d'une *seine* ou grand filet avec lequel les pêcheurs, faisant un grand circuit, enveloppent les poissons et les entraînent sur le rivage : cette *seine* est appelée *eissaugue*; elle a une espèce de sac ou de poche au milieu de sa largeur. L'eissaugue lestée ou flottée est très-préjudiciable, ainsi que tous les filets traînans, parce qu'en labourant le fond ils détruisent le frai et enlèvent le fretin. Ces filets reçoivent différens noms selon leur longueur et la dimension de leurs mailles, qui varient d'après le genre de pêche auquel ils sont destinés.

---

(1) On prend ainsi les turbots, les raies, les soles, les loups, les merlans, les maquereaux, &c,

Mais de toutes les manières de pêcher, les meilleures et les plus sûres sont le *thonnaire* et la *madrague*.

Il n'est pas permis à tout le monde d'établir des madragues. Il faut qu'elles soient placées à des distances où elles ne puissent se nuire réciproquement, et dans des lieux où elles n'entravent pas la navigation. Elles sont affermées, pour le compte du Gouvernement, à des prix plus ou moins hauts, selon leur grandeur et leur produit présumé.

Le *thonnaire*, en provençal *tounaïré*, n'est, dans quelques pays qu'une enceinte de filets destinée à arrêter les thons. Des matelots sont chargés d'observer leur arrivée, et d'en donner le signal en déployant un pavillon; les bateaux arrivent au lieu où les poissons ont été réunis; on les environne avec des filets, on les pousse vers le rivage, et là on les prend avec d'autres filets. A Saint-Tropez, et sur toute la côte de Provence, le *tounaïré* est un filet disposé en spirale : on n'y prend que du thon; et il est presque toujours mort, parce qu'il s'y serre les ouïes et s'étouffe : c'est ce qui a fait préférer l'usage de la madrague, où l'on prend toute sorte de poissons.

On pense que ce nom de *madrague* ou *mandrague* doit avoir été employé par les anciens Marseillois; il peut dériver du grec μάνδρα, qui signifie *parc*, *enclos*, *enceinte*. C'est, en effet, une vaste enceinte composée de très-grands filets, et partagée par d'autres en plusieurs chambres. Devant le filet, du côté de la pleine mer, est une longue allée formée de deux filets parallèles, qu'on appelle *chasse*; les thons s'y engagent, entrent dans la madrague, passent de chambre en chambre, et arrivent à la dernière, qu'on appelle *chambre de la mort*, ou *corpou*, ou *corpon*, et même *corpus*. Tout avoit été disposé; nous étions arrivés les premiers : les pêcheurs soulevoient les filets de chaque chambre pour forcer les poissons à entrer dans celle qui devoit leur être fatale. *George*, le *roi de la madrague*, nous joignit bientôt après avec ses pêcheurs : nous le suivîmes au corpou; il répandit quelques gouttes d'huile sur la mer, et se couvrit entièrement la tête avec une toile pour mieux voir s'il y avoit des poissons (1). On avoit attaché sous sa barque une tête d'âne pour attirer les thons, qui ordinairement arrivent aussitôt près des bords du corpou pour voir cette tête. Le roi de la madrague, après avoir procédé ainsi à cet examen, fait savoir, par un signal convenu, aux propriétaires ou à leurs fermiers, si la pêche est heureuse. Quand elle est abondante, d'autres signaux en répètent l'avis : alors tous les canots sont mis en mer; une foule de curieux les remplissent; la madrague est entourée; l'air retentit d'acclamations et de chants joyeux mêlés au son des instrumens.

La pêche cette fois ne fut pas miraculeuse : le filet

---

(1) Nous répétâmes après lui l'expérience ; et, en effet, l'huile répandue faisoit distinguer plus facilement les poissons.

ne renfermoit que de petits poissons (1); ce qui annonce toujours qu'il n'y a pas de thons, car ceux-ci les auroient bientôt mangés. La pêche du thon est, en général, moins abondante depuis la guerre : ce poisson est facile à effrayer ; le feu des batteries placées sur la côte paroît l'en avoir éloigné.

Il y a deux madragues à Saint-Tropez. La place où elles peuvent s'établir, est affermée dix mille six cents francs pour le Gouvernement. Leur entretien est encore un objet de dépense considérable : il faut pour chacune deux filets, parce que quelquefois un requin s'y engage et les déchire ; beaucoup d'autres accidens peuvent les endommager ; et si l'on n'avoit pas le moyen de les remplacer, il faudroit discontinuer la pêche. Chaque filet coûte trois mille francs. Ce prix diminuera de beaucoup, lorsque l'usage de l'ingénieux métier qui sert à les fabriquer, aura été répandu.

Pour le filet du corpou, il faut environ deux cent cinquante livres de liége, qui se vend quinze francs le quintal. Ce filet reste quelquefois pendant un ou deux ans dans la mer ; mais ceux qui forment les autres chambres et la chasse, sont changés tous les six mois. La mer, dans l'endroit où la madrague étoit placée, a quarante brasses de profondeur.

---

(1) Nous y vîmes seulement l'hirondelle, *trigla hirundo*, L. ; le malarmat, *peristedion malarmat*, LACÉP., et du fretin.

CHAPITRE LXII.

Le thon, appelé *scombre thon* (1) par les naturalistes, est recherché depuis les temps les plus reculés : les écrits des anciens en font souvent mention, et son image est consacrée sur les médailles. Les Romains faisoient un très-grand cas de sa chair : Pline n'a pas dédaigné de parler de la préférence qu'ils donnoient à certaines parties de l'animal sur les autres ; en général, ils aimoient mieux la chair du ventre : et c'est aussi celle que recherchent aujourd'hui les gourmands.

Le thon se sert frais dans tous les lieux où il peut s'exporter sans se corrompre. On lui donne différentes préparations pour le conserver : les anciens connoissoient pour cela plusieurs procédés ; et ils appeloient le thon salé *mélandrye*, parce qu'il prenoit la couleur de copeaux de chêne un peu noircis. Aujourd'hui, on coupe les thons par tranches ; on sale ces tranches, ou bien on les marine en les mettant dans l'huile après les avoir imprégnées de sel. La chair du ventre, ainsi préparée, s'appelle *panse de thon* ; et celle du dos, *thonnine*. L'huile qui se détache de ces poissons lorsqu'on les lave et qu'on les presse pour les saler, est employée par les tanneurs. Le prix du thon mariné varie selon la quantité que les madragues en fournissent.

---

(1) *Scomber thynnus*, L. Les Provençaux l'appellent *toun*.

CHAPITRE LXIII.

Golfe de Grimaud, *Sinus Sambracitanus*. — Saint-Maxime. — Les Yssambres. — Saint-Raffau. — *Forum Julii*, Fréjus. — Moissons précoces. — Histoire. — Ancien Port. — Lagunes. — Église baptistère. — Monumens. — Phare. — Porte Dorée. — Murs. — Conserve d'eau. — Magasins voûtés. — Aqueducs. — Cirque. — Panthéon. — Manque d'eau. — Insalubrité du pays. — Fièvres. — Anchois. — Cannes. — Antiquités. — Inscriptions. — Arrivée de Bonaparte à Fréjus.

Après avoir bien observé les opérations de la madrague, nous quittâmes M. Sisterne, le roi George et ses braves compagnons, et nous traversâmes le golfe de Grimaud, appelé par les Romains *sinus Sambracitanus*. Il ne faut qu'un quart-d'heure pour ce passage, et le tour a plus de trois lieues de Provence : nous vîmes cependant une dame, née à Saint-Tropez, qui aime mieux faire ce tour à cheval que d'aller sur mer. Ce n'est pas la seule personne que nous ayons rencontrée qui, étant née dans le voisinage de la mer, craigne plus de s'y exposer que les gens qui n'ont jamais habité sur ses bords. Il est vrai que ceux qui vivent sur les côtes, plus à portée que les autres de voir des naufrages, connoissent mieux l'inconstance de la mer et les dangers de la navigation.

CHAPITRE LXIII.

Du milieu du golfe nous voyions les anciennes tours qui servoient de défense contre les Sarrasins, et les ouvrages que le duc d'Épernon y ajouta en 1592 pour en faire une citadelle : la forme en est très-irrégulière ; elle a trois bastions sur le même front ; elle défend une partie du golfe et domine la ville.

A l'autre extrémité de l'entrée du golfe, en face de Saint-Tropez, est *Saint-Maxime* : le territoire est aride et sablonneux ; on y cultive la *canne*, qu'on y réduit en lames et qu'on façonne pour les tisserands. Derrière ce village sont des montagnes couvertes de forêts.

Au fond du golfe est *Grimaud*, dont la plaine est inondée tous les hivers par les débordemens des torrens qui la traversent. On y observe plusieurs petits lacs connus dans le pays sous le nom de *garonnes* : quelques-uns de ces amas d'eau sont entretenus par des sources constantes, et sont poissonneux ; mais d'autres sèchent imparfaitement pendant l'été et exhalent un méphitisme pestilentiel : il seroit utile de les combler.

En sortant du golfe, nous vîmes, à l'extrémité de l'horizon, un navire anglois que la vigie signala dès qu'il parut : nous rangeâmes la côte. Mais bientôt la timide *Anguille* devint elle-même redoutable : les deux pierriers braqués sur sa proue donnèrent quelque inquiétude à une tartane qui venoit de Fréjus. Nous la rencontrâmes sous la vigie des Yssambres, nom dérivé sans doute du mot *Sambracitanus* ; dès qu'elle nous aperçut, elle serra la terre le plus qu'il lui fut possible, et se fit remorquer par son bateau d'embarcation. Les craintes de la tartane étoient fondées ; souvent les corsaires anglois envoient près de la côte des bateaux armés pour prendre les petites embarcations qui n'osent pas s'en éloigner : c'est pourquoi nous abordâmes à la pointe des Yssambres, comme nous l'avoit recommandé M. Sisterne, afin d'apprendre des employés de la douane si le golfe de Fréjus étoit libre. Peu de jours auparavant, un bâtiment avoit été poursuivi jusque dans ce golfe par un corsaire.

Après avoir doublé la pointe des Yssambres, nous eûmes à gauche le golfe de Fréjus. Sur le rivage à droite est un petit rocher appelé *la Griffe du lion*, à cause de sa forme : à l'extrémité opposée du golfe est la pointe d'Agay, près de laquelle est le Lourg de *Saint-Raffau* ou *Raffiau*, c'est-à-dire, de *Saint-Raphaël* : les vignes qui croissent sur son territoire, donnent un assez bon vin blanc. Nous y arrivâmes ayant bon vent arrière. Fréjus forme un amphithéâtre au fond du golfe.

Nous montrâmes notre patente aux préposés de la santé, et nous obtînmes l'entrée du port, ou plutôt du mouillage de Saint-Raffau. Nous nous rendîmes à Fréjus à pied, en traversant la plaine sablonneuse où étoit autrefois le port.

CHAPITRE LXIII.

Déjà les moissonneurs étoient occupés à couper les orges, et bientôt les autres céréales alloient tomber sous leur faucille; les moissons commençoient dans les plaines de la Napoule et de Fréjus. Par la situation des lieux, les grains y parviennent à leur maturité beaucoup plutôt que dans les autres cantons.

Fréjus jouit de quelque réputation pour ses antiquités : c'est un lieu classique. César agrandit et embellit cette ville, qui étoit la capitale des *Oxibii*; c'est pourquoi on l'appeloit *Forum Julii* et *Forum Julium*, d'où s'est formé son nom moderne *Fréjuls*, que l'on prononce aujourd'hui *Fréjus*. Auguste fit achever le port, que César avoit commencé; et il plaça dans cette ville une colonie de soldats de la huitième légion, ce qui la fit surnommer *Colonia Octavanorum* (1). Il falloit que ce port eût une grande étendue, puisqu'Auguste y envoya les trois cents vaisseaux qu'il avoit pris sur Antoine à la bataille d'Actium (2). La flotte que les empereurs y entretenoient, servoit à la défense de toute la côte de la Méditerranée jusqu'à Marseille. Cette ville étoit aussi leur arsenal; et c'est pour cela que Pline lui donne encore le nom de *Classica* (3).

Les Sarrasins, lorsqu'ils pillèrent les îles de Lérins,

---

(1) Plin. III, 4.
(2) Tacit. *Annal.* IV, 5.
(3) Plin. III, 4.

dévastèrent ces côtes ; et c'est probablement à cette époque qu'il faut placer la décadence entière de cette ville opulente. Les petits bâtimens pouvoient encore, au VIII.ᵉ siècle, entrer dans son port. Les habitans, découragés, cessèrent de s'opposer aux atterrissemens causés par une espèce de torrent qu'on appelle *la rivière d'Argent:* en peu d'années, le sable, le limon et la vase encombrèrent ce port célèbre ; et il est aujourd'hui tellement comblé, que la place où les vaisseaux venoient mouiller, ainsi que le prouvent les anneaux de bronze qui étoient destinés à les retenir, est aujourd'hui éloignée de la mer de plus d'une demi-lieue (1).

Ces atterrissemens ont formé des lagunes où la vase amoncelée exhale des miasmes putrides qui portent dans Fréjus la fièvre et la mort, et au-dessus desquelles s'assemblent souvent des nuages qui gâtent les récoltes de grains. L'étendue de cette ville a diminué successivement avec son existence politique et sa population : sa circonférence, qui étoit autrefois de cinq mille pas, est aujourd'hui extrêmement réduite.

---

(1) C'est ainsi que le célèbre chancelier de l'Hôpital décrit Fréjus dans ces vers latins qu'il composa en passant par cette ville :

Inde Forum Juli, parvam nunc venimus urbem.
Apparent veteris vestigia magna theatri,
Ingentes arcus, et thermæ, et ductus aquarum ;
Apparet moles antiqui diruta portûs ;
Atque ubi portus erat, siccum nunc littus et horti.

CHAPITRE LXIII.

La rivière d'Argent, qui coule à l'est de la ville, étoit connue des Romains sous le nom de *flumen Argenteum*. Lépide campa sur ses bords pour en disputer le passage à l'armée d'Antoine; mais au lieu de le combattre, il s'unit avec lui contre le sénat (1). On a prétendu que cette rivière devoit son nom à l'argent qu'elle roule dans ses flots; le P. Hardouin attribue ce nom à la couleur argentée de ses eaux: il est probable que les portions de mica qui sont mêlées dans le sable qu'elle entraîne, ont fait croire, en effet, qu'on y ramassoit de l'argent.

Les ruines que l'on trouve par-tout sur la route qui conduit à la ville, en attestent l'antique splendeur et l'importance: mais en y entrant, on trouve des rues désertes, et la plupart des maisons sont inhabitées; on rencontre des hommes au teint pâle et livide, avec les joues creuses, les yeux enfoncés: on croit être dans l'enceinte d'un grand hôpital dont les malades ont obtenu la permission de se promener.

Nous nous logeâmes dans la meilleure auberge, lieu infect et dégoûtant, dont le séjour pourroit être considéré comme une peine: par-tout y régnoit la plus horrible malpropreté; une eau putride étoit servie dans des vases mal rincés; des nuées de mouches assiégeoient des mets assaisonnés avec une huile puante; les cousins et les tipules qui sortent des marais,

---

(1) Cicer. *Epist.* XIII, 1.

couvrent pendant le jour toutes les parties du corps de piqûres douloureuses, et l'on est dévoré pendant la nuit par des insectes aussi importuns, mais plus dégoûtans encore ; le sang est livré à une agitation cruelle, et il n'est de repos que pour ceux qui ont l'habitude de vivre au milieu de ces fléaux, que d'autres regarderoient comme les plus grandes calamités qui puissent affliger la nature humaine.

Nous regrettions que la vive curiosité qui nous portoit à visiter les lieux célèbres dans les annales de l'histoire ou qui conservent des monumens, nous eût conduits dans ce séjour de misère ; nous ne songeâmes qu'à la satisfaire promptement pour en sortir au plus vîte. Nous savions que M. Raymond de Cépède s'étoit occupé des monumens de son pays ; nous nous adressâmes à lui pour les visiter, et il eut la bonté de nous conduire avec l'obligeance la plus aimable.

Nous entrâmes dans l'église consacrée à S. Étienne: à côté de l'entrée est le baptistère, petit édifice rond, soutenu par huit colonnes de granit noir très-dur, avec des chapiteaux corinthiens de marbre blanc ; on croit que c'étoit un temple, et rien ne dément cette conjecture. Nous y remarquâmes un sarcophage chrétien, orné de trois sujets sculptés en relief, parmi lesquels on reconnoît Adam et Ève. Nous vîmes aussi un marbre carré, dont l'inscription a été repiquée avec beaucoup de soin et de peine : on distingue encore

encore la place des lignes, leur longueur, la hauteur des caractères; mais il est impossible de retrouver la trace d'aucune lettre. Il y a aussi un autel ancien, mais sans inscription.

Il existe dans cette église un assez bon tableau représentant *l'Hémorroïsse*. Un autre rappelle un trait rapporté par les auteurs qui ont écrit la vie de S. François de Paule. En abordant sur le rivage, il apprit que la peste exerçoit ses ravages dans Fréjus ; il l'en écarta par ses prières ; et la ville attribue à son intercession d'avoir été souvent préservée de ce fléau. Le devant d'autel représente le même saint traversant le détroit de Messine sur son manteau.

Le respectable curé nous avoit beaucoup vanté une statue que l'on conserve précieusement dans la sacristie : on ouvrit l'armoire; on en tira ce chef-d'œuvre, qui n'est qu'une petite figure de bois peinte et vernissée, représentant un enfant vêtu d'une chemise blanche. On remarque encore dans cette église la statue de Barthélemi Camelin, évêque de Fréjus en 1394, que l'on regarde comme le restaurateur de la discipline dans son diocèse.

M. Raymond eut la bonté de nous mener hors de la ville pour examiner les antiquités romaines. Nous vîmes d'abord, du côté du couchant, les restes d'une tour carrée, qui, à ce qu'on pense, étoit un phare (*pl. LI, n.º 1*) : auprès sont des vestiges de bâtimens dont on ne peut dire quel étoit l'usage ; plus loin il y a encore une tour. En suivant les traces de l'ancien quai, comme pour retourner à la ville, on longe un ancien mur, et l'on arrive à une espèce de môle flanqué de quatre tours : ce môle paroît avoir été construit pour protéger les vaisseaux contre le mistral.

En continuant d'avancer dans la même direction, on trouve la *porte Dorée (pl. LI, n.° 2)*. Les habitans assurent que ce nom lui a été donné, parce qu'on a découvert dans la maçonnerie des clous à tête dorée ; nous vîmes, en effet, des restes de clous dont les têtes avoient été enlevées : peut-être qu'à la partie supérieure on en trouveroit encore d'entiers ; mais je doute qu'ils soient réellement dorés. La bâtisse de cette porte est en briques, et en petits moellons de granitelle, ou de la même serpentine dont on fait usage à Saint-Tropez : les assises de ces pierres et celles de briques alternent de la même manière qu'on l'observe dans presque tous les monumens romains.

Dans le mur d'une maison, derrière la porte Dorée, nous vîmes un chapiteau dorique ; il vient probablement de cette porte, ainsi qu'une tête mutilée en marbre, qui est placée sur un autre mur de la même maison, dont les caves renferment aussi des restes de conduits d'eau.

Après le dîner, nous recommençâmes nos courses. Nous descendîmes, à l'aide d'une échelle, dans un souterrain que M. Fauchet, alors préfet du Var, avoit fait décombrer: il est entièrement vide. C'est une conserve d'eau: elle est formée de galeries en arcades, dont trois règnent sur la longueur et quatre sur la largeur; il y a aux quatre coins un trou par lequel l'eau entroit dans la conserve. Elle est assez semblable à celle de Lyon (1). L'enduit dont les murs sont couverts est d'une composition remarquable: on les a d'abord crépis, et sur cette première couche on en a étendu une seconde qui contient une grande quantité de charbon réduit en poussière; une troisième couche de mortier recouvre le tout. Les anciens auroient-ils connu la propriété que possède éminemment la poudre de charbon, d'empêcher la putréfaction de l'eau ? En ce cas, ils auroient fait par hasard et par une suite de tâtonnemens une découverte que M. le sénateur Berthollet n'a due qu'à son génie.

Un peu plus loin, M. Raymond nous fit remarquer les ruines de cinq magasins voûtés, dont les murs ne sont pas revêtus de mastic comme la conserve; ce qui fait penser qu'ils étoient destinés à serrer les grains. Quelques restes de la porte d'entrée subsistent encore.

Tout près de la porte de *la Clide*, du côté de la terre, sont les restes d'un ancien cirque. Son

___
(1) *Suprà*, t. I.ᵉʳ, page 474.

plan est elliptique : l'enceinte est encore assez bien conservée ; mais les siéges sont détruits. Sa circonférence n'est que de deux cent quatre-vingts pas. L'arène a été exhaussée par les décombres, et le sol est fort inégal. On remarque, à la partie supérieure, des restes de la corniche : une des pierres qui la composoient, est percée d'un trou qui ne la traverse qu'à moitié ; ces pierres trouées servoient, comme celles du théâtre d'Orange, à soutenir les perches auxquelles on attachoit les toiles destinées à mettre les spectateurs à l'abri du soleil. La frise étoit ornée de sculptures, ainsi qu'on peut en juger par un fragment qui y a été trouvé, et sur lequel nous vîmes un bucrâne et une guirlande.

Plus loin, à environ cinq cents pas, dans un lieu appelé *Villeneuve*, est une tour dont les murs sont très-épais, et dans laquelle on voit de petites niches qui peut-être étoient destinées à recevoir des urnes : alors c'eût été un *columbarium*. Cet édifice est connu sous le nom de *Panthéon*.

Il existe encore beaucoup de restes du grand *aqueduc* que les Romains avoient fait pour amener les eaux de la Siagne. Il est quelquefois porté sur un ou deux rangs d'arcades ; les plus éloignées des lieux fréquentés sont les mieux conservées : on en a démoli un grand nombre pour en employer les matériaux à des édifices particuliers. On remarque entre autres, à Fréjus, douze arcades qui ont trente-quatre pieds de la base à la naissance du cintre, et une autre arcade, haute de neuf toises, qui soutient un conduit couvert, de la hauteur de près de six pieds ; c'étoit celle de tout le canal. En s'éloignant de la ville jusqu'à la naissance de l'aqueduc, les arcades s'abaissent : le canal, caché sous la terre, reparoît ensuite ; il traverse des rochers, et prend l'eau à Monts, après avoir parcouru dans ses détours un espace d'environ quinze lieues de France, quoiqu'il n'y en ait que sept de Monts à Fréjus en droite ligne. Si ce magnifique ouvrage atteste le génie et la grandeur des Romains, combien il doit humilier les hommes qui foulent aujourd'hui cette même terre ! Ces maîtres du monde ayant reconnu l'avantage que leur donnoient la douceur du climat de Fréjus et son heureuse situation, résolurent d'y former un grand établissement. Un môle procura un abri au port ; des magasins spacieux furent construits pour les approvisionnemens, un vaste aqueduc pour amener une eau saine, et de grandes conserves pour la réunir et la charger sur des vaisseaux. Les habitans d'un lieu d'ailleurs si avantagé par la nature ont laissé périr ces beaux établissemens : il eût été facile de rétablir les canaux bâtis par les Romains ; une mort précoce a moissonné en dix ans plus de personnes qu'il n'en auroit fallu pour exécuter ces travaux, et aucune voix ne s'est élevée pour proposer de les entreprendre.

Mais, à défaut de ce bel aqueduc, il resteroit encore à Fréjus un moyen de se procurer une eau potable. A peine est-on sorti de la ville, qu'on voit plusieurs sources jaillir des flancs de la montagne. Les habitans pourroient employer la méthode dont on fait usage dans la forêt Noire, en Souabe. Pour conduire l'eau à des distances très-considérables, on ne s'y sert que de conduits faits de troncs d'arbres résineux, qu'on perce dans leur longueur, et qu'on ajuste bout à bout : ces conduits sont placés sous terre, et renouvelés autant de fois qu'il le faut ; ce qui n'a pas de grands inconvéniens dans un pays où le bois abonde. Les forêts des montagnes des Maures et de l'Esterel pourroient en fournir une assez grande quantité. Afin d'empêcher que l'eau ne se corrompe en se combinant avec la surface de ces troncs résineux, on en carbonise l'intérieur ; on carbonise aussi légèrement leur superficie extérieure pour la défendre de l'humidité. Ces conduits durent long-temps et sont peu dispendieux.

Il semble que les habitans de Fréjus attendent un miracle de la Providence ; ils ne font rien pour combattre les fléaux dont ils sont sans cesse menacés. Les gens aisés font venir de l'eau d'une source éloignée et peu abondante ; c'est pourtant la seule qu'on puisse boire sans danger : mais le commun des habitans s'abreuve d'une eau saumâtre produite par les puits creusés dans le grès sur lequel la ville est bâtie. Les marais chargent l'air de miasmes pestilentiels : c'est sur-tout au mois d'août que la fièvre exerce ses ravages dans Fréjus ; les voyageurs doivent, à cette époque, éviter d'y séjourner : les riches se réfugient dans leurs maisons de campagne. Pendant ce mois, on entend sans cesse le son lugubre de la cloche des enterremens; sept à huit personnes succombent chaque jour: on évalue de trois à quatre cents le nombre de celles qui sont emportées par la fièvre. Un jeune homme qui nous servoit, avoit perdu dans le même jour sa grand'mère, sa mère et sa tante.

Les figues, qu'on recueille avec abondance, deviennent à cette époque une des causes des fièvres régnantes; la viande est aussi alors une nourriture malsaine : le poisson est le meilleur aliment.

Ce pays, devenu si infect et si malsain, est le plus fertile de la Provence; c'est une véritable terre promise (1). Les citronniers, les orangers, les grenadiers et les figuiers sur-tout y prospèrent ; tous

---

(1) L'état suivant prouve qu'on peut vivre à bon marché à Fréjus et dans les petites villes de la Provence. L'huile se vend douze sous la livre; le vin, trois sous la bouteille blanche, qui est beaucoup plus grande que la bouteille noire : celle-ci ne se vend que six liards, et au plus deux sous. Pour quatre ou cinq sous on a de très-bon vin qui, pris en pièce, ne revient même qu'à deux sous et demi. Le bœuf se vend six sous la livre; le mouton, huit; l'agneau, dix; quelquefois il ne vaut que six ou sept sous : un agneau entier se vend de trois à quatre francs. Le pain vaut

les arbres fruitiers y viennent avec complaisance. Les aloès, qui croissent sur les bords des chemins, annoncent la douceur du climat. Le territoire qui environne la ville est une plaine fertile qui s'étend du couchant au midi, et bornée par une chaîne de montagnes qui se termine à la mer ; au levant sont aussi de hautes montagnes. Les environs sont cultivés en toute espèce de productions ; le bois y est abondant.

D'après l'inertie de ses habitans, on pense bien que le commerce de Fréjus ne peut pas avoir une grande activité. On exporte des vins et des fruits du pays; il y a quelques brûleries et une fabrique de poterie commune. On prend dans le golfe beaucoup d'anchois (1) : c'est au printemps ou au commencement de l'été que l'on fait cette pêche. Les pêcheurs portent en mer des réchauds sur lesquels on fait un feu clair avec des copeaux d'arbres résineux ; les anchois s'approchent ; on éteint le feu, on bat l'eau ; ils veulent se sauver, et s'embarrassent dans un filet dont on les entoure. On mange les anchois frais ;

---

quatre sous la livre ; le foin, trente-trois sous le quintal. L'eau-de-vie d'anis, aromatisée avec de la cannelle, se vend quatre sous la livre : notre conducteur la disoit très-bonne. L'eau-de-vie commune vaut deux sous la livre.

(1) *Clupea encrasicolus*, L.; en provençal, *anchoio*. Le *garum* des anciens, qui étoit si précieux pour relever le goût des mets, étoit une liqueur faite avec des *clupées*, telles que l'anchois, la sardine, &c.

mais la plus grande partie est destinée à être salée : pour cela on leur enlève les entrailles, on coupe la tête, on les lave, et on les met dans des barils, en plaçant alternativement une couche d'anchois et une couche de sel et de fenouil. Les pêcheurs de la Provence croient que le sel rouge les conserve mieux, et pour cela on le colore avec des terres ocreuses. On laisse une bonde au baril pour le remplir de nouvelle saumure à mesure qu'elle se tarit.

La canne (1) est encore une des principales branches du revenu de Fréjus et de Saint-Tropez; on en vend tous les ans pour quarante à cinquante mille livres dans chacune de ces deux villes. Les insalubres marais de Fréjus en fournissent une grande quantité ; mais ce commerce productif est peut-être une des sources des malheurs de cette ville. On s'étoit occupé du desséchement de ces marais; on est même parvenu à en combler une partie en y conduisant une dérivation du *Reiran*, qui charie beaucoup de sable. Trois cent mille livres ont été employées à cette utile opération ; et déjà les deux tiers de leur superficie étoient remplis de terre jusqu'à l'arasement des quais, lorsqu'une nouvelle compagnie en obtint, en 1796, l'aliénation en sa faveur. Ces nouveaux soumissionnaires ont négligé de continuer l'encombrement, et le tiers de ce qu'il restoit encore à

---

(1) *Arundo donax*. L.

remplir continua à répandre dans Fréjus la putridité et la mort. Ces soumissionnaires, au lieu de combler ces marais, tirent un grand produit des cannes qui croissent sur ce sol humide et fangeux. Ces roseaux, légers, droits et solides, sont d'un extrême agrément et d'une précieuse utilité pour la Provence ; ils sont propres à une infinité d'usages : on en fait des appuis pour les plantes qui en ont besoin, et des soutiens pour les filets ; on en construit les bourdigues, dont je parlerai ailleurs ; on en façonne des treillis de toute espèce, des barrières, des jalousies, des tables pour sécher les fromages et les fruits, pour y nourrir les vers à soie ; on en fait des instrumens pour les tisserands et pour différens métiers ; on en couvre les maisons. Réduits en lames comme à Saint-Maxime, ils sont encore propres à une infinité d'autres ouvrages : aussi n'y a-t-il pas de petite habitation près de laquelle on n'élève quelques cannes ; leur culture ne demande d'autre soin que de les arroser souvent quand elles ne sont pas dans un lieu assez humide, et sur-tout d'empêcher que le vent ne les brise. On les cueille vers le mois de décembre, quand elles sont suffisamment durcies, et on les assortit selon leur grosseur et leur longueur. Il seroit très-utile d'acclimater dans le reste de la France une plante aussi précieuse ; mais elle ne mûrit que dans les départemens méridionaux, et dans les autres elle ne peut être qu'un objet de curiosité.

CHAPITRE LXIII.

Si Fréjus avoit plus d'activité, on y feroit des constructions qui obligeroient à remuer les anciens terrains, et l'on y trouveroit sûrement beaucoup de monumens antiques. Ceux qui y ont été découverts en différens temps en offrent la preuve : on peut citer, entre autres, une statue dite de Vénus Uranie, qui fut envoyée à Paris vers 1650 ; un buste de Janus, en marbre, dont le chapitre fit présent au cardinal de Fleury. On conserve à Paris, dans le cabinet des antiques de la Bibliothèque impériale, le trépied de bronze sur lequel le célèbre Peiresc a composé une dissertation (1).

On a trouvé au terroir des Arcs, aux environs du pont dont parle Lépide dans sa lettre à Cicéron, une rangée de *toupins* (2) : ces toupins renfermoient des cendres. Il y avoit aussi un médaillon en terre cuite qui représentoit un génie terrassant un lion.

Dans la fouille que M. Fauchet fit faire en 1803, on trouva aussi un cylindre de succin, d'environ trois pouces de long, tourné en spirale.

Dans la maison de M. Michel, négociant, qui appartenoit autrefois à M. Girardin, auteur de l'*Histoire de Fréjus*, est une inscription dont la moitié est couverte par un petit mur : nous obtînmes la permission de faire enlever pour un moment la pierre

---

(1) Spon, *Miscellan.* p. 118. Montfaucon, *Ant. expl.* t. II, part. 1, pl. IIII, fig. 3, page 138.

(2) On appelle ainsi en Provence de petits vases de terre.

qui la contenoit, à condition de la replacer ensuite; ce que nous fîmes exécuter par un maçon. Voici ce que nous y lûmes (1) :

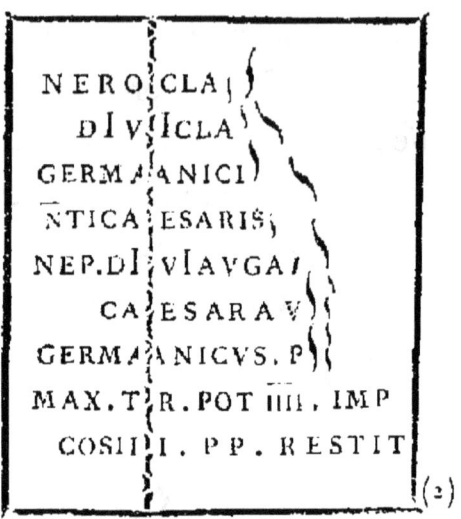

(2)

Néron Claudius, fils du divin Claude (3), *petit-fils de Germanicus César* (4), *arrière-petit-fils de Tibérius César Auguste* (5), *fils de l'arrière-petit-fils d'Auguste* (6), *César, Auguste, Germanique, souverain pontife, dans la quatrième année de sa puissance tribunitienne, empereur pour la seconde fois, consul pour la troisième, père de la patrie, a restitué.*

___

(1) Cette inscription a été rapportée par MURATORI, CDXLV, 5, mais d'une manière différente : elle avoit disparu quand Girardin écrivit son *Histoire de Fréjus*, 1729, in-12. puisqu'il ne la rapporte pas; il n'a pas connu non plus la suivante. Nous n'avons retrouvé aucune de celles qu'il a citées.

(2) La ligne tracée du haut en bas par le milieu de cette inscription indique le niveau du mur. Ce qui est à la gauche de cette ligne, est la partie de l'inscription qu'on pouvoit lire; ce qui est à la droite de la même ligne, étoit caché par le mur.

(3) *NERO CLAVdius, DIVI CLAudii filius.*

(4) *GERMANICI cæsaris Nepos.*

(5) *TIberii CAESARIS augusti proNEPos.*

(6) *DIVI AVGusti Abnepos.*

CHAPITRE LXIII. 493

Cette inscription avoit été placée sur quelque bâtiment rétabli par Néron : on en a découvert, dans cette partie des Gaules, plusieurs autres également de Néron, avec le mot *restituit*; ce qui prouve qu'il y fit rétablir un assez grand nombre d'édifices.

Dans la même cour où est l'inscription qui précède, il y a encore une colonne milliaire qui sert de support à une treille : elle est très-dégradée et barbouillée de plâtre ; voici ce que nous pûmes y déchiffrer :

```
       AEL
       AN
    AVGIP IMP
     NIMAX
      VIII
        V
```

Au milieu du marché aux herbes, il y a une grande tour sur laquelle on lit cette inscription, partagée par le milieu ; les deux fragmens sont placés de niveau comme on les voit ici :

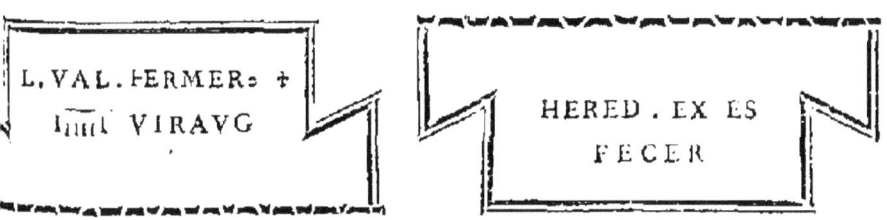

A L. Valerius Hermerotes, sextumvir d'Auguste, ses héritiers ont fait cette tombe, d'après son testament.

Fréjus a vu naître dans ses murs Cornélius Gallus, poëte et général, qui commandoit en Égypte sous Auguste, et fut condamné à mort pour trahison; Julius Græcinus, qui a composé, sur l'agriculture, des ouvrages qui ont mérité la mention de Pline et les suffrages de Columelle; Julius Agricola, dont Tacite son gendre a si bien peint la vertu modeste et la sage modération; et Valère Paullin, l'ami de Vespasien.

Cette ville a un droit particulier à la reconnoissance des Français; c'est là que la frégate *le Muron* a descendu notre illustre Empereur à son retour d'Égypte: ses habitans se pressèrent autour de lui, le proclamèrent sauveur de la patrie, et prirent sur eux de le dispenser de la quarantaine; faveur qui lui avoit été refusée sur plusieurs points de la côte.

CHAPITRE LXIV.

Voie romaine. — L'Esterel. — La Fée Esterelle. — Plantes. — Serpentine. — Brigands. — Roquebrune. — Le Muy. — Les Adrets. — Borne milliaire. — Porphyre. — Incendie des forêts, ébranchage. — La Napoule. — Cannes. — Zostera. — Ile Sainte-Marguerite ; prisonniers d'état. — Ile Saint-Honorat. — Monumens chrétiens. — Inscriptions. — M.lle Saintval.

Deux jours entiers passés à Fréjus paroissent bien longs, malgré l'agrément de la situation de cette ville : nous vîmes avec plaisir arriver le moment d'en sortir. Les montagnes et la forêt de l'Esterel devoient offrir trop d'aliment à notre curiosité pour que nous nous missions en mer ; nous donnâmes rendez-vous à nos matelots à Cannes, et nous partîmes à cheval.

Nous passâmes encore devant l'aqueduc et les restes d'une voie romaine. Nous apercevions notre barque qui voguoit avec un bon vent : nous traversâmes la vallée de Fréjus ; et bientôt nous fûmes dans la montagne, d'où nous vîmes sortir une source pure et limpide. Les Israélites ne furent pas plus heureux, lorsque le rocher s'ouvrit sous la baguette de Moïse ; les Croisés n'éprouvèrent pas plus de joie lorsqu'ils virent couler le Siloé, dont les sources étoient taries : pour moi, pendant notre séjour à

Fréjus, je n'avois bu que du vin, et je m'abreuvai à longs traits de cette eau fraîche et délicieuse.

Ces montagnes étoient autrefois, suivant la tradition du pays, le séjour d'une fée appelée *Esterelle*, qui leur a donné son nom : selon les actes de S. Armentaire, on lui offroit des sacrifices, et elle donnoit aux femmes stériles des breuvages qui avoient la vertu de les rendre fécondes. Ces montagnes ont un aspect plus pittoresque encore que celles des Maures ; elles offrent une plus grande variété de sites ; et celui qui aime à observer les différentes productions de la nature, peut y trouver bien des plaisirs : aussi nos collections furent abondantes. La route étoit couverte de myrtes, de jasmins, d'arbousiers, et des corymbes dorés de l'immortelle (1); diverses belles espèces de saxifrages sortoient des fentes des rochers (2) ; l'inflammable fraxinelle (3) se tenoit dans les lieux ombragés : plusieurs belles plantes de la syngénésie, des inules (4), des érigérons (5), des chrysanthèmes (6), et beaucoup d'autres qui ne reviennent pas à ma mémoire, se montroient aussi sur la route. J'en recueillis un assez grand

---

(1) *Gnaphalium stæchas.*
(2) *Saxifraga.*
(3) *Dictamnus albus.*
(4) *Inula mentaria.*
(5) *Erigeron tuberosum.*
(6) *Chrysanthemum corymbosum.*

nombre,

CHAPITRE LXIV.

nombre, sans cependant quitter le chemin que nous devions suivre. Le sol nous offroit une serpentine verdâtre, à-peu-près semblable à celle qu'on trouve dans les montagnes des Maures.

Après avoir marché quatre heures, nous arrivâmes à l'auberge de l'Esterel, où l'on a établi un poste militaire composé de gendarmes et de chasseurs : ce détachement est relevé tous les mois ; il sert à escorter le courrier de la malle, quelquefois aussi des voyageurs, moyennant une rétribution convenue. Les bois dont ces montagnes sont couvertes, les profondeurs dans lesquelles il faut descendre et dont on ne peut sortir que par des défilés très-étroits, le petit nombre des habitations qui sont si rares qu'on croit être dans un désert, tout contribuoit à en rendre le passage dangereux. Plusieurs brigands s'y étoient établis, et exerçoient seuls ou par compagnie leur horrible métier; ils pilloient et quelquefois assassinoient les voyageurs : ils avoient égorgé, il y avoit un an, onze personnes dans une seule maison. Plusieurs habitans les connoissoient mais ils n'osoient les dénoncer, de peur de devenir leurs victimes, ou d'être immolés par ceux qui leur survivroient; quelques-uns même traitoient avec ces misérables et leur payoient une contribution pour voyager librement. Le préfet du Var les fit poursuivre avec vigueur et activité; on en tua un grand nombre dans différentes attaques. Les gendarmes, conduits par des paysans, surprirent leur chef; il fit une vigoureuse résistance, reçut six coups de feu, et eut encore la force de fuir : on le trouva enfin expirant au pied d'un arbre contre lequel il étoit appuyé. La tête de ceux qui restèrent fut mise à prix. Quand nous passâmes, on n'en connoissoit plus que deux, dont on avoit le signalement, et qui alors s'étoient retirés sur les frontières de l'Italie ; on espéroit les saisir bientôt. Un de ces malheureux, le plus sanguinaire de tous, pour outrager à-la-fois la nature, la morale et la religion, avoit pris le nom de *Jésus*, sous lequel il étoit connu.

Les environs de cette auberge sont frais et ombragés. Au milieu de la route est une belle fontaine, près de laquelle est une borne milliaire renversée, dont l'inscription a presque entièrement disparu ; il n'en subsiste que quelques lettres : elle a été rapportée par Girardin (1).

Nous avions à notre gauche *Roquebrune*, dont la plaine, assez fertile, est arrosée par *l'Argent*, mais dont tout le territoire est infecté par les miasmes pestilentiels de l'étang de Villepey, qui détruisent la population ; *le May*, où l'on fait un grand commerce de planches, et le village des *Adrets*, composé de quelques maisons dispersées sur une étendue de terrain assez considérable. Nous arrivâmes sur

---

(1) *Histoire de Fréjus*, page 116.

une hauteur, près d'une maison appelée *la Baraque*; on découvre de là les îles Sainte-Marguerite.

Rien de plus varié que le passage de ces montagnes : placé sur une hauteur assez considérable, on voit autour de soi des collines moins élevées et de petites plaines en culture; on aperçoit à travers ces collines et ces plaines la route tortueuse que l'on doit suivre; au moment où l'on se croit au milieu des terres, on découvre la vaste mer et les îles de Lérins. La beauté des sites, la diversité des plantes, tout concourt à accroître le plaisir qu'on éprouve dans ces belles solitudes.

Ici le sol est une roche porphyritique, dont la couleur est d'un rouge lie de vin; on y remarque, avec le feld-spath, de petits cristaux transparens. Nous en ramassâmes plusieurs échantillons qui présentoient des variétés intéressantes.

La scène change à chaque moment dans ces montagnes; mais on est continuellement attristé par le spectacle des bois incendiés : quoique les arbres soient écartés les uns des autres, ils sont brûlés comme si le feu avoit ravagé en un jour toute la contrée. On s'afflige de voir ces sapins élancés, que la nature a employé près d'un siècle à faire croître, brûlés par la main de quelques misérables. Ces arbres ont une si étonnante végétation, que souvent, quoique la surface du bois soit en charbon, leur cime est encore verdoyante, parce que le feu n'a pas pénétré jusque dans leur intérieur, tari les sources de la sève, et détruit les vaisseaux qui en favorisent la circulation.

Ces incendies sont un des grands fléaux du département du Var, de celui des Hautes-Alpes, et probablement de quelques contrées environnantes. On en connoît plusieurs causes. Les gardiens et les propriétaires des troupeaux de chèvres mettent le feu aux broussailles et aux arbres, parce que les végétaux brûlés fertilisent la terre et engraissent les pâturages : d'autres particuliers livrent aux flammes un canton, et viennent ensuite soumissionner à bas prix les terrains incendiés pour les défricher.

On empêcheroit ces désordres, en maintenant les réglemens qui défendent de laisser vaguer les chèvres et de les mener dans les bois, en ne donnant point à bail les terrains incendiés, et même en recherchant la conduite de ceux qui viennent en faire la soumission : il faudroit aussi surveiller avec soin les auteurs de ces incendies et leur infliger des peines sévères.

Quelques-uns des arbres échappés au feu avoient été presque entièrement ébranchés : ces ébranchemens multipliés ne contribuent pas moins au dépérissement des forêts ; car les arbres se nourrissent autant par les branches, qui pompent dans l'atmosphère les gaz appropriés à leur existence, que par les racines, qui tirent les sucs de la terre.

Vers onze heures, nous arrivâmes au pont de *Saint-Jean*, où nous fîmes une petite halte sous un arbre. Le chemin est parsemé de rochers, et si détestable, que les chevaux pouvoient à peine trouver un sentier sûr. Un peu plus loin, on passe un petit ruisseau. Là, le chemin devient uni, et continue dans une plaine : il est fait, dans plusieurs endroits, d'une manière qui n'annonce pas beaucoup d'économie ; on place des troncs d'arbres en travers, et l'on couvre le tout de terre et de gravier. Dans les forêts de la Souabe et de la Bavière, on trouve quelquefois des chemins réparés de cette sorte, ainsi que dans la Norvége, la Russie, &c. ; mais cette pratique est très-nuisible à l'aménagement des forêts.

A cet endroit, on aperçoit le golfe de Cannes, et la ville qui lui donne son nom ; elle est située sur la rive gauche du golfe : on a en face de soi la Napoule sur le rivage opposé.

Le nom de ce village signifie *ville neuve* ; on pense qu'il lui a été donné, dans le XIIIe siècle, par les seigneurs dont il a dépendu : cependant on le trouve appelé *Epulia* (1) dans des actes de 1130, et son nom pourroit bien dériver de ce mot. Ce territoire, dont la fertilité est prodigieuse, est encore plus insalubre que celui de Fréjus : il est

---

(1) PAPON, *Voyage littéraire de Provence*, p. 236 ; éd. de 1780.

si malsain, que, selon une expression populaire, *les poules y ont la fièvre*. On est obligé de changer les employés des douanes tous les six mois : leur inspecteur demeure à Saint-Tropez, d'où il s'y transporte sur un canot, quand sa présence est nécessaire. Il n'y a qu'un petit nombre d'habitations : on y cultive les orangers pour les fleurs, dont la récolte est très-abondante, et que l'on vend aux parfumeurs de Grasse et de Nice. C'est dans la plaine qui s'étend entre la Napoule et Cannes que les soldats d'Othon battirent deux fois en un jour ceux de Vitellius.

En approchant de *Cannes*, on trouve quelques granits. Nous entrâmes dans cette ville au moment où notre barque y arrivoit. On croit que ce lieu étoit appelé *Horrea* par les Romains, parce qu'ils y avoient des magasins pour les grains qui venoient des autres parties de la province : on le nomma *Castrum Francum*, lorsque Raymond-Bérenger lui eut accordé des franchises en 1132. Le territoire est aride; les terres sont incultes et couvertes de bruyères : mais les environs sont agréables et fertiles ; le climat doit y être très-doux, puisque le citronnier et l'oranger y croissent en abondance. On y cultive beaucoup, dans les jardins, l'odorante *cassie* (1). La ville est assez bien bâtie ; mais elle n'offre rien d'intéressant : nous ne nous y arrêtâmes qu'un moment, et nous nous

---

(1) *Mimosa Farnesiana.*

rendîmes à cheval sur la pointe qui est en face de l'île Sainte-Marguerite.

La plage étoit presque entièrement couverte d'une production marine très-singulière ; c'est la *zostère marine* (1), qui croît abondamment dans la Méditerranée : ses feuilles, longues et étroites comme celles des graminées, se roulent et forment des masses globuleuses qui ressemblent parfaitement à des *égagropiles*. Cette plante, imprégnée du sel de la mer, peut donner un très-bon engrais.

La traversée du rivage à l'île Sainte-Marguerite n'est pas plus longue que celle du Rhône. Les anciens appeloient cette île *Lero*, du nom d'une divinité qui y avoit un temple (2) ; elle a pris ensuite le nom d'une chapelle consacrée à S.te Marguerite. On y a construit un fort ; c'est cette prison d'état devenue si célèbre par l'histoire, toujours énigmatique, de l'homme au masque de fer : toutes les anecdotes, vraies ou fausses, qui lui sont relatives, tous les systèmes bâtis pour découvrir qui il étoit, nous revinrent à la mémoire ; mais je les épargnerai au lecteur, puisque rien ne peut faire espérer d'obtenir sur le lieu de nouveaux renseignemens. Nous eûmes la curiosité de voir la chambre qu'on dit avoir été celle que le mystérieux prisonnier habitoit ; elle

---

(1) *Zostera marina.*
(2) Strab. IV, 145.

n'a qu'une croisée vers le nord, fermée par un grillage épais. Les soldats de la garnison et ceux qui font le service de la prison, sont les seuls habitans de l'île.

Il y avoit alors trois prisonniers d'état : l'un d'eux jouissoit d'une grande liberté. Il avoit fait arranger d'une manière commode un bâtiment particulier; il se livroit au plaisir de la chasse et de la pêche, avoit avec lui ses enfans, quelques amis, et souvent il donnoit à dîner à des habitans de Cannes et des environs. Il savoit aussi se faire des plaisirs dignes d'une ame élevée, et qui lui procureront toujours des jouissances : il voulut laisser dans cette île des souvenirs du temps qu'il y avoit passé, en cherchant à la rendre plus agréable et plus commode pour les malheureux qui doivent l'habiter après lui. Il y a fait tracer des routes pour la promenade; et il s'occupoit à faire creuser avec beaucoup de dépenses un puits dans un lieu où l'on soupçonnoit l'existence d'une source. Sa fortune, ses manières élégantes, l'ascendant de son esprit, lui donnoient l'air du souverain de cette petite île; et l'on auroit pris pour son capitaine des gardes le commandant, homme brave et honnête, mais qui n'a jamais connu que la vie militaire et les combats.

Un canal très-étroit sépare cette île d'une autre plus petite, que les anciens appeloient *Lerina*; d'où leur vient la dénomination commune d'*îles de Lerins*.

Lerina est devenue, au v.ᵉ siècle, un des premiers siéges du christianisme : sous la conduite de S. Honoré, cette île se peupla d'une foule d'anachorètes qui se vouèrent comme lui à toutes les rigueurs de la pénitence. Bientôt elle prit le nom de ce saint (1). Les églises de la Provence y choisirent leurs pasteurs : la religion y trouva des défenseurs zélés ; plus de soixante de ses religieux obtinrent les honneurs de la béatification. On y montroit un nombre considérable de reliques de Jésus-Christ, de la Vierge, de S. Jean-Baptiste, des apôtres, et d'une foule de saints et de martyrs. Cet antique monastère est aujourd'hui en ruines ; le jardin, que les mains pieuses des solitaires avoient planté d'orangers, est livré à des bœufs. On trouve encore quelques restes du réfectoire et d'une fontaine qui, d'après une inscription très-dégradée placée au-dessus, étoit destinée à laver les linges sacrés pour le service de l'autel. Nous lûmes plusieurs inscriptions gothiques qui n'offrent aucun intérêt. Sur la façade de l'église est un sarcophage qui représente Jésus-Christ entre les douze apôtres, à-peu-près comme celui de S. Mitre que j'ai décrit (2) ; à l'exception qu'il n'a que sept arcades, dont six contiennent chacune deux apôtres ; dans celle du milieu se trouve Jésus-Christ. L'intérieur de l'église est entièrement dévasté.

---

(1) On l'appelle aujourd'hui *île Saint-Honorat*.
(2) *Suprà*, p. 268, pl. XXXVII, n.° 2.

Cette île a le grand avantage de posséder un puits d'eau douce, où l'on va chercher celle qui est nécessaire à Sainte-Marguerite. La découverte de cette source est regardée comme un miracle de S. Honoré, ainsi que l'atteste l'inscription suivante tracée au-dessus :

Isacidum ductor lymphas medicavit amaras,
 Et virgâ fontes extulit è silice.
Aspice ut hic rigido surgant è marmore rivi,
 Et salso dulcis gurgite vena fluat.
Pulsat Honoratus rupem, laticesque redundant,
 Et sudis et virgæ Mosis adæquat opus.
   Mara, *Exod.* XV † Sin. *Numer.* XX.

La retraite de l'austère S. Honoré a subi une étrange métamorphose ; elle appartient aujourd'hui à Mlle Saintval l'aînée, qui a obtenu de si grands succès sur la scène française. Le terrain de cette île paroît fertile ; et il pourroit être d'un bon rapport, si on lui rendoit la culture que ses premiers habitans n'avoient sûrement pas ménagée. On y jouit d'une vue très-agréable sur la mer. On y a établi un télégraphe qui répète les signaux des vigies d'Antibes et de la pointe d'Agay.

Le jour commençoit à baisser quand nous nous remîmes en mer ; nous espérions pourtant arriver avant la nuit à Antibes, et pouvoir y être reçus à la faveur du billet que le commandant de Sainte-Marguerite nous avoit donné pour celui de cette ville :

mais le vent cessa bientôt de souffler; il fallut faire usage de la rame, et il étoit déjà neuf heures quand nous doublâmes la *pointe de la Garoube*. Il est étonnant que les Romains n'aient pas bâti Antibes au revers de ce cap, où la nature a formé un bon port, dominé par une haute montagne. Différens postes nous arrêtèrent *pour nous faire raisonner* à l'entrée de la rade d'Antibes. Nous pénétrâmes dans le port: mais personne ne voulut se charger de notre lettre au commandant pour obtenir l'ouverture des portes de la ville; nous fûmes obligés de bivouaquer sur le quai enveloppés dans nos manteaux.

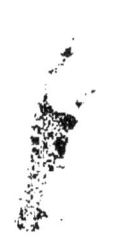

CHAPITRE LXV.

ANTIBES. — Histoire. — Port. — Tours. — Inscriptions. — Le jeune danseur Septentrio. — Borysthène, cheval d'Hadrien. — Dolle, sculpteur. — Aqueduc. — Costume. — Poissons.

A CINQ heures du matin, le préposé de la santé vint visiter nos papiers, et nous entrâmes enfin dans la ville. Les Provençaux l'appellent *Antiboul*, nom évidemment dérivé de celui d'*Antipolis*, qu'elle porte dans les auteurs anciens et sur les médailles. Elle devoit sa fondation aux Marseillois; mais elle s'étoit soustraite à leur domination. Les Romains lui accordèrent les droits de *ville latine* et le titre de *municipe*; elle a aussi sur les médailles celui de *colonie*.

Les pirates et les Sarrasins ont ravagé cette ville. Clément VII, après s'en être emparé en 1384, sous prétexte de la maintenir dans son obéissance, la vendit à MM. de Grimaldi, de Gènes : ceux-ci la cédèrent, en 1608, à Henri IV. Elle fut assiégée en 1746 par les troupes de Marie-Thérèse; mais l'arrivée du maréchal de Belle-Ile fit repasser le Var aux Autrichiens.

Antibes est une ville peu considérable et mal bâtie ; mais son port a une élégance qui lui donne plutôt l'air d'une naumachie que d'un port de mer :

CHAPITRE LXV.

il rappelle l'ancien port d'Ostie, dont les médailles de Néron nous ont conservé la figure, et qui étoit entouré de portiques. Sa forme est ronde, et il est ceint d'un quai et d'une rangée circulaire d'arcades. On jouit sur le rempart d'une vue très-agréable.

M. Jeanbon, adjoint du maire, eut la bonté de nous accompagner dans nos courses, et de nous confier une histoire manuscrite, dans laquelle nous trouvâmes des renseignemens utiles pour nos recherches (1).

Nous remarquâmes d'abord les deux tours, formées de grandes pierres carrées. La première, qui a vingt toises d'élévation, sert de clocher à la paroisse : une des pierres de la neuvième assise porte le mot ANTIPOlis. La seconde tour n'a que treize toises de hauteur : de la maison en face, nous fûmes avec une lunette d'approche, sur cette même tour, vers le milieu de sa hauteur, cette inscription renversée :

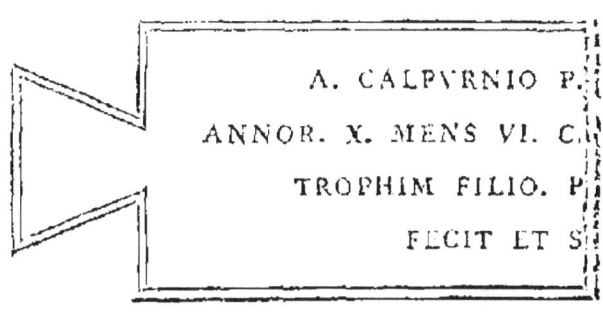

A. CALPVRNIO P.
ANNOR. X. MENS VI. C.
TROPHIM FILIO. P.
FECIT ET S.

---

(1) *Antiquités historiques de la ville d'Antibes*, par Jean D'ARAZY.

A A. Calpurnius, enfant de dix ans six mois (1)...........
Trophimus a fait faire cette inscription à son tendre fils (2) *et à lui-même* (3).

Sur la cinquième assise, il y a une pierre qui porte ces lettres : A. M. E. C. F. T. A. EX TESTAMENTO (4).

Sur la *porte du Ravelin*, on lit l'inscription suivante (5), qui a été placée en sens inverse :

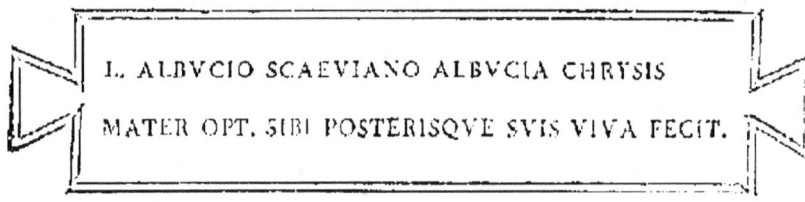

Le monument le plus curieux est celui du jeune Septentrio (*pl. LI, n.° 3*). L'inscription est singulière ; elle a été rapportée par plusieurs auteurs (6), mais jamais figurée. Elle est incrustée dans le mur

---

(1) *Puero* AN*NO*Rum X *M*EN*S*ium VI.

(2) FILIO *Pientissimo*.

(3) ET *sibi*, ou *Suis*, aux siens.

(4) On les a ainsi interprétées : *Ancus Manilius Eques Curavit Fieri Turrim Antipoli* EX TESTAMENTO. Mais cette explication n'a rien de certain ; les lettres A. M. ne peuvent pas plus être remplies par les mots *Ancus Manilius* que de cent autres manières.

(5) GRUTER, DCLXVI, 10, l'a publiée, mais avec plusieurs inexactitudes.

(6) GRUT. CCCXXXII, 4 ; SMET. *Inscript. ant.* 152, 25 ; FICORONI, *Masch. scen.* 52 ; SIMEON ILL. *Degli epitaf.* 27 ; BOUCHE, *Chor. de Prov.* 288 ; DUCHESNE, *Ant. des villes de France*, 872 ; BOUQUET, *Script. rerum Gall.* t. I, *in exc. Grut.* 135 ; CAYLUS, *Rec. d'antiq.* t. II, p. 290 ; PAPON, *Voyage de Provence*, t. I,

au coin de la rue qui conduit à l'église. Elle est ainsi conçue :

> D. M.
> PVERI SEPTENTRI
> ONIS ANNOR XII QVI
> ANTIPOLI IN THEATRO
> BIDVO SALTAVIT ET PLA
> CVIT

Aux mânes de l'enfant Septentrio (1), *âgé de XII ans, qui a dansé deux jours sur le théâtre d'Antibes, et a fait plaisir* (2).

Il est probable que cet enfant, peut-être fatigué par les efforts qu'il avoit faits, pendant ces deux jours, pour mériter les suffrages des Antipolitains, mourut dans leur ville, et qu'ils voulurent consacrer par cette épitaphe les regrets de sa perte et l'approbation qu'ils donnoient à son talent : ces regrets sont indiqués par les cyprès qui entourent l'inscription. Sur les médailles relatives aux jeux, on voit souvent un vase semblable à celui qui décore cette tombe : les deux fleurs qui en sortent sont peut-être une allégorie des deux représentations données à Antibes par ce merveilleux danseur.

On n'aperçoit que de foibles vestiges des anciens édifices dont Antipolis étoit décorée. Il reste quelques degrés du théâtre sur lequel le jeune Septentrio fit

---

(1) SUARÈS a trouvé à Préneste une inscription à-peu-près semblable. GRUTER, CCCXXX, 3, en rapporte aussi une autre d'un pantomime également appelé *Septentrio*.

(2) Cette formule se retrouve sur plusieurs autres inscriptions consacrées à des mimes. *Voyez* GRUTER, CCCXXXI, 7.

preuve de son talent; il fut démoli en 1691, pour en faire un parc d'artillerie. Nous vîmes aussi une conserve d'eau à-peu-près semblable à celles de Lyon et de Fréjus, si ce n'est que la partie supérieure est soutenue par des piliers octogones, et non par des arcades.

On trouve par-ci par-là différens débris. Il y avoit autrefois beaucoup de mosaïques ; on les a laissé détruire. La fontaine est décorée d'une colonne de granit surmontée d'un aigle. Sur une porte de la maison de M. Augier, près du rempart, on lit sur un marbre ce mot très-défiguré, BOPVSTHE : le monument auquel a appartenu ce marbre, étoit peut-être consacré au cheval d'Hadrien, appelé *Borysthenes*, parce qu'il avoit été nourri sur les bords du fleuve de ce nom. Lorsque cet animal fut mort, son maître lui fit ériger un tombeau et une colonne, et composa son épitaphe. Peut-être Hadrien avoit-il mené avec lui *Borysthenes*, lorsqu'il parcourut la Provence, l'an 120 après J. C., et que les villes s'empressèrent de consacrer le nom de son cheval ; genre de flatterie qui n'est pas incroyable, puisqu'elles avoient divinisé le bel Antinoüs son favori (1).

Dans la cour de M. Guide, juge de paix, nous

(1) On a produit une inscription découverte à Apt, dans laquelle il est aussi question de *Borysthenes* ; mais le style dans lequel elle est rédigée, en démontre la fausseté. Voyez PAPON, *Histoire de Provence*, I, 72.

CHAPITRE LXV. 513

trouvâmes une pierre extrêmement fruste, dont on ne pouvoit presque plus lire l'inscription (1). Après l'avoir bien fait laver, nous en prîmes la copie; elle est ainsi conçue:

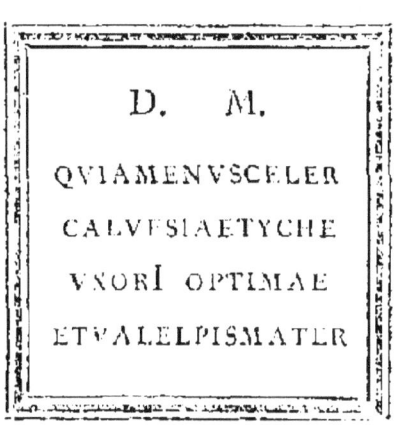

```
       D. M.
QVIAMENVSCELER
CALVESIAETYCHE
VXORI OPTIMAE
ETVALELPISMATER
```

En sortant d'Antibes par la *Porte de terre*, on lit, sur une des pierres de cette porte, les mots suivans, sculptés en caractères mal formés : *Plus de bien que de vie*. Voici l'explication qu'on nous en donna. Il y avoit à Antibes un sculpteur appelé *Dolle*, qui avoit fait plusieurs ouvrages assez estimés. Les ingénieurs vouloient appeler un artiste italien pour sculpter un écusson et des armoiries au-dessus des portes de la ville : Dolle, indigné de cet affront, offrit de faire ce travail pour un prix si bas, que personne n'auroit pu l'entreprendre aux mêmes conditions (2). Après avoir terminé sa sculpture, il traça à la hâte, et en

---

(1) GRUTER, DCCCXXI, 3, l'a donnée incorrectement.
(2) Les armoiries ont été détruites pendant la révolution ; mais les trophées placés à côté se voient encore aujourd'hui, et font juger assez favorablement du talent de Dolle.

Tome II. K k

caractères mal formés, les mots cités, par lesquels il vouloit dire aux ingénieurs qu'il avoit encore plus de bien qu'il ne lui en falloit pour le reste de ses jours, et qu'il avoit exécuté cet ouvrage, non pas pour gagner de l'argent, mais pour sauver l'honneur d'Antibes.

Cette ville avoit autrefois deux aqueducs : l'un conduisoit les eaux du *Bouillidou*, source abondante, dans le territoire de Valauri ; mais le second, qui amène les sources du *Biot*, existe encore : il avoit été délabré par le temps ; il fut rétabli, en 1786, dans une longueur de deux mille cinq cents toises, et il sert aujourd'hui à fournir l'eau à trois fontaines. Dans quelques endroits, cet aqueduc est à quatre-vingts pieds sous terre ; de trente en trente toises, il y a un regard. Chaque fois qu'on boit de ces eaux salubres, vives et fraîches, on rend grâces aux Romains d'avoir fait un si utile emploi de leur grandeur et de leur puissance, mais sans oublier dans sa reconnoissance l'ingénieur *Aiguillon*, à qui l'on doit le rétablissement de cet aqueduc et tous les avantages qu'il procure.

Des hauteurs qui dominent Antibes, on jouit d'une vue magnifique ; l'œil se promène sur la ville, sur ses fortifications, sur son port, sur le golfe entier, et sur toute la côte, qui se prolonge en demi-cercle et trace un amphithéâtre : on aperçoit des collines couvertes de maisons, au milieu desquelles est la ville de Nice; et derrière s'élèvent les hautes montagnes des Alpes maritimes, que la neige couronne pendant une grande partie de l'année.

Les femmes ont une coiffure singulière : c'est un chapeau de paille en cône tronqué, qui ressemble assez à un bonnet chinois *(pl. LI, n.° 4)*; il les défend à-la-fois du soleil et de la pluie.

Nous étions très-fatigués de notre excursion; mais l'excellente chère que nous fit faire notre hôte M. Ballice, nous eut bientôt remis. Il prépare le poisson à merveille; et l'on fait souvent à Cannes, à Nice et dans les lieux voisins, des parties pour aller en manger chez lui. Le poisson des côtes d'Antibes jouit d'une grande réputation. Les *sardines* (1) y sont délicieuses; celles des côtes de la Bretagne leur sont cependant préférables. Ce poisson doit son nom à l'île de Sardaigne, où il est abondant; on le mange frais, fumé, séché, ou conservé dans la saumure comme les anchois. On trouve sur ces côtes le *rouget de roche* (2), que les riches Romains payoient au poids de l'or, et que la nature a paré de si riches couleurs; le *surmulet* (3), pour lequel les gourmands grecs et romains montroient, selon le rapport d'Athénée, une égale passion, et qui se pêche aussi quelquefois dans l'Océan, mais qui n'est

---

(1) *Clupea sprattus*. L.
(2) *Mullus ruber*. LACÉP.
(3) *Mullus surmuletus*. LACÉP.

nulle part ni aussi abondant ni aussi délicat que dans la Méditerranée, et sur-tout sur les côtes de la Provence; le *fielafé* (1); le *corrigiano* ou *donzelle* (2); l'*empereur* (3), poisson excellent ; il marche dans la compagnie du thon, mais il est assez rare; le *merlus* (4); le *maquereau* (5) ; le *gournaou* ou *grondin* (6); il est plus gros, mais moins délicat que celui qu'on pêche sur les côtes de l'ancienne Picardie; la *dorade*, en provençal *ourado* (7) ; le *loup* (8) ; il est très-estimé, mais ce n'est autre chose que le poisson qu'on appelle *bar* sur les côtes de l'Océan ; le *san-pietro* ou *poisson de S. Pierre* (9), un des meilleurs poissons de la famille des pleuronectes; la *limande* (10); la *sole* (11), qui est plus grasse et plus ferme que celle de l'Océan, et dont la chair est si compacte, quoique tendre, qu'on en sert les filets piqués au petit lard en fricandeaux; le *turbot* (12) ; le *carrelet* (13) ; le

---

(1) Ou *fiera*, dont j'ai déjà parlé, *suprà*, p. 381.
(2) *Ophidium barbatum*. L.
(3) *Xiphias gladius*. L.
(4) *Gadus merlucius*. L.
(5) *Scomber scombrus*. LACÉP.
(6) *Trigla grunniens*. L.
(7) *Sparus aurata*. L.
(8) *Centropomus lupus*. LACÉP.
(9) *Zeus faber*. L.
(10) *Pleuronectes limanda*. L.
(11) *Pleuronectes solea*. L.
(12) *Pleuronectes turbot*. LACÉP.
(13) *Pleuronectes rhombus*. L.

sauclet (1), qui a été nommé par les Provençaux *peis rey* [poisson royal] à cause de l'excellence de sa chair; le *muge*, appelé en provençal *lou tistud* (2), dont je parlerai encore à l'article de Martigues, où il sert à préparer la boutargue; le *congre* (3); la *murène* (4), si estimée des Romains, que Licinius Crassus et le célèbre orateur Hortensius en faisoient venir à grands frais et les nourrissoient dans leurs viviers, et que Védius Pollio poussoit sa barbare gourmandise au point de faire jeter dans les siens des esclaves pour servir de pâture à ces poissons.

---

(1) *Atherina hepsetus*. L.
(2) *Mugil cephalus*. L.
(3) *Muræna conger*. L.
(4) *Murænophis helena*, LACÉP.

Nous ajouterons à la liste des poissons de ces parages, les suivans :

Parmi les raies, l'alêne, *raia oxyrhynchus*, L. appelée aussi *lentillade*, à cause des points ronds et blancs dont elle est parsemée; le *miracet* ou *miralet*, LACÉP., sur qui ces points ronds ont la forme d'un œil avec l'iris et sa prunelle; la ronce, *raia rubus*, L. couverte d'aiguillons ressemblant à des clous de fer; la *dormillouse* ou torpille, *raia torpedo*, L. si célèbre à cause de ses phénomènes électriques; la glorieuse, *raia aquila*, L.; la *pastenague* ou pastenaque, *raia pastinaca*, L., qui a beaucoup de rapports avec la précédente; la *clavelado* ou raie bouclée, *raia clavata*, L., commune dans toutes les mers de l'Europe.

Les squales sont aussi abondans que les raies: on remarque le *cat* ou roussette, *squalus stellaris*, L.; le *pal* ou milandre, *squalus galeus*, L.; l'émissole, LACÉP.; le *pey-martion* ou marteau, *squalus zygæna*, L.; l'aiguillat ou chien de mer, *squalus acanthias*, L.; l'ange, *squalus squatina*, L., dont la peau sert à polir

Nous passâmes cette journée et celle du lendemain dans Antibes ; après le dîner nous montâmes

les corps durs, et dont la chair fournit un aliment grossier ; le terrible requin, *squalus carcharias*, L., qui ne se trouve qu'à un certain éloignement des côtes, mais il en approche quelquefois et déchire les filets des madragues ; *aodon cornutum*, LACÉP. ; *squalus edentulus*, BRUNN. ; le *pouerc* ou porc marin, *squalus centrina*, L.

Parmi les autres poissons on distingue encore la grande baudroie, *lophius piscatorius*, L., surnommée *diable de mer*, à cause de la singularité de sa forme, qui devient plus effrayante quand on met une lampe allumée dans l'intérieur de sa peau desséchée ; le pouerc, *balistes aper*, L. ; la luno, *tetraodon mola*, L. ; l'*agnels* ou cheval marin trompette, *syngnathus typhle*, L. ; le *gazano* ou cheval marin, l'hippocampe des anciens, qui se trouve aussi dans l'océan, *syngnathus hippocampus*, L. ; le *cardilago* ou la bécasse, *centriscus scolopax*, L. ; la myre, *muraena myrus*, L. ; la fiatole, *stromateus fiatola*, L. ; le *chrysostomus fiatoloïdes*, LACÉP. ; le *mouleto* ou dragonneau, *callionymus dracunculus*, L. ; le *tapecoun* ou raspecon, *uranoscopus scaber*, L. ; l'aragno ou araignée de mer, *trachinus vividus*, LACÉP. ; le capelan, *gadus capelanus*, id. ; le gade blennioïde, *gadus blennioïdes*, id. ; le moustelo, *gadus mustela*, L. ; *blennius mediterraneus*, LACÉP. ; *blennius coquillad*, id. ; *blennius pholis*, id., appelé ainsi parce qu'il pénètre bien avant dans des trous de rocher, ce qui lui donne quelque ressemblance avec la pholade.

Le spase, *cepola taenia*, L. ; le rougeolo, *cepola serpentiformis*, LACÉP. ; la loche de mer, *gobius aphya*, id. ; *gobius paganellus*, L. ; *gobius bouleret*, id. ; le suvereou, *charanx trachurus*, L. ; le remore, *echeneis remora*, L. ; le pompile, *coryphaena pompilus*, L. ; le rason, *coryphaena novacula*, L. ; *scorpaena Massiliensis*, LACÉP. ; la galinelo, *trigla lyra*, L. ; *scomber sarda*, LACÉP. ; le rouquaou, *labrus pavo*, LACÉP. ; le tourd, *labrus turdus*, L. ; le girelo, *labrus julis*, L. ; *labrus lanceoides*, LACÉP. ; le couteau, *sparus sparulus*, LACÉP. ; le sargue, *sparus sargus*, L. ; le pataclet, *sparus smaris*, L. ; le

CHAPITRE LXV.

dans notre barque, et nous fûmes bientôt rendus à Nice.

---

moundaro, *sparus mænas*, L.; *sparus argentatus*, LACÉP.; le hurta, *sparus hurta*, L.; le pagel, *sparus pagel*, LACÉP.; le pagré, *sparus pagrus*, L.; le blado, *sparus melanurus*, L.; le bogo, *sparus boops*, L.; *sparus cantharus*, L.; la saoupe, *sparus salpa*, L.; le mormo, *sparus mormyrus*, L.; *sparus variegatus*, LACÉP.; *sparus Massiliensis*, BRUNN.; *sparus bogaraveo*, BRUNN.; le denti, *sparus dentex*, L.; l'orphe, *sparus orphus*, L.; le castaignolo, *sparus chromis*, L.; le rochau, *sparus claviera*, LACÉP.; le *lutjanus anthias*, que les Grecs regardoient comme sacré, id.; *lutjanus serras*, id.; *lutjanus Mediterraneus*, id.; le sarran, *holocentrus marinus*, id.; *holocentrus meron*, id.; l'oumbrino, *perca umbra*, id., dont la tête étoit très-recherchée des Romains; *perca diacantha*, id.; le sanglier, *capros aper*, id.; le fletan, *pleuronectes hippoglossus*, L.; le pei d'argent, *argentina sphyræna*, LACÉP.

CHAPITRE LXVI.

Embouchure du Var. — Nice. — Histoire. — Situation. — Intérieur. — Rues. — Maisons. — Malpropreté. — Ustensiles singuliers. — Églises. — Fours. — Boucheries. — Place Victor. — Place Impériale. — Cours. — Statue de Catherine Séguiran. — Terrasse. — Aspect de la mer. — Chemin sur le rocher. — Montagne Montboron. — Fort Montalban. — Môle. — Port. — Clous. — Forçats. — Voûtes. — Costumes des Niçards et des Niçardes. — Château. — Instruction. — Arts. — Bibliothèque publique. — Éditions rares. — Excursion. — Église Saint-Étienne. — Maison Cesoli. — Couvent de Saint-Barthélemi. — Inscriptions romaines. — Aloès. — Palmiers.

Il étoit trois heures quand nous sortîmes du port d'Antibes ; une heure après nous fûmes devant l'embouchure du Var : ses eaux, jusqu'à une grande distance dans la mer, forment un cercle blanchâtre, qui se distingue parfaitement de la bordure azurée que la mer sans mélange trace autour d'elles. Cette couleur blanchâtre est due au limon que le fleuve charie. L'eau a une saveur moins salée, à mesure qu'on approche davantage de l'embouchure.

A six heures, nous entrâmes dans le port de Nice, après nous être fait reconnoître au bureau de la santé, placé à l'extrémité du môle.

Après avoir vaincu les Salyes et les Liguriens, les Marseillois bâtirent cette ville pour contenir ces derniers : ils lui donnèrent le nom de *Nikè*, en mémoire de leurs succès (1). Comme toutes les autres, elle fut d'abord assise sur le rocher : mais successivement on descendit sur le penchant de la côte, et enfin dans la plaine. La ville supérieure a totalement disparu par l'agrandissement des fortifications du château.

Nice suivit le sort de sa métropole, et, après la chute de l'empire romain, celui de toute la Provence : elle fut soumise aux Goths, aux Bourguignons, aux Visigoths, aux Français, aux rois et comtes d'Arles, aux Arragonois, à la maison d'Anjou et aux rois de Naples. Dans le cours de ces vicissitudes, elle fut pillée et ravagée plusieurs fois par les Lombards et les Sarrasins.

Ladislas, fils de Charles III, roi de Naples, permit, en 1388, à la ville de Nice, de se choisir un souverain, pourvu qu'il ne fût pas de la maison d'Anjou : elle se donna à Amé VII, duc de Savoie ; et elle est constamment restée à cette maison, quoiqu'elle ait été plusieurs fois le théâtre de la guerre, jusqu'à l'époque où les Français s'en emparèrent, en 1792. Elle fut réunie à la France l'année

---

(1) *Nikè* en grec signifie *victoire*. Huit villes ont eu ce nom dans l'antiquité.

suivante, et elle est devenue le chef-lieu du département des *Alpes-Maritimes*.

Cette ville est située dans le bel amphithéâtre qu'on aperçoit en venant d'Antibes ; sa forme est celle d'un triangle : elle a au levant une haute montagne ; elle est bornée au nord et au couchant par le Paillon, et baignée au midi par la mer : il ne faut qu'une heure pour en faire le tour.

Les rues sont fort étroites, et l'élévation des maisons les rend tristes et obscures ; aucune fontaine ne les arrose. Ces rues ont reçu, pendant la révolution, des noms qui contrastent bien avec leur aspect dégoûtant et sombre : à peine voit-on ses pieds dans la rue *la Lumière* (1) ; celle du *Bonheur*, la plus sale de toutes, est habitée par les gens les plus misérables ; la rue du *Bon air* et la rue de *la Propreté* ne méritent pas davantage les dénominations qu'elles ont reçues.

Les escaliers des maisons sont construits avec un schiste noir qui sert également à faire les chambranles des fenêtres et des portes : ce schiste vient de la côte de Gênes.

Toutes les maisons, même les plus chétives

---

(1) Dans presque tous les noms des rues, on n'a point fait usage de la préposition *de* : ainsi, par exemple, on dit rue *la Raison* (et non pas rue *de la Raison*), rue *les Sansculottides*, rue *la Lumière*, rue *la Régénération*, rue *la Morale*, rue *la Volaille*, rue *Boulangerie*, rue *l'Amitié*, rue *l'Indivisibilité*.

CHAPITRE LXVI.

baraques, ont des jalousies, à chaque panneau desquelles est pratiqué un petit volet à coulisse qui se soulève du bas en haut. Ces jalousies devroient être imitées à Paris; elles sont plus commodes que les nôtres : on en trouve de pareilles sur toute la côte depuis Marseille jusqu'à Nice, et en Italie.

Parmi les nouvelles maisons bâties sur le bord de la mer, quelques-unes ont une assez bonne apparence : la façade est peinte et offre des ordres d'architecture ; cette décoration est d'un assez bon effet, quand on ne la laisse pas dégrader.

La plupart des maisons n'ont d'autre cheminée que celle de la cuisine : si le froid devient un peu vif, on met un brasier au milieu de la chambre pour l'échauffer.

A l'exception d'un petit nombre, une malpropreté extrême rend insupportable l'habitation de ces maisons. Une odeur nauséabonde commence à saisir dès l'escalier : l'obscurité causée par le peu de largeur des rues est encore augmentée par la saleté des vitres, qui sont toujours couvertes extérieurement d'une épaisse couche de poussière, et jaunies en dedans par la fumée ; souvent les ordures des mouches en ont presque détruit la transparence : ces insectes sont si insupportables, qu'on est obligé de couvrir les glaces avec de la soie, ou de les nettoyer tous les jours.

Rien n'annonce, dans ces maussades demeures, la moindre idée d'arrangement ou de goût : les meubles sont grossiers ; l'usage de la porcelaine est presque inconnu ; on sert le chocolat et le café dans des tasses de faïence, et les ustensiles les plus nécessaires ont une forme aussi désagréable que peu commode. Les vases de nuit sont d'une terre vernissée en jaune ou en vert, et d'une profondeur si énorme, que le pied du pauvre Ragotin n'eût jamais pu s'en dégager ; on peut juger de la bizarrerie de leur forme par les figures que j'en donne *pl. LI, n.*^{os} *5 et 6 :* celle n.° 6 est regardée comme la plus élégante ; c'est aussi la plus usitée. Il faut dire cependant que ces meubles dégoûtans et baroques ne sont point particuliers à la ville de Nice ; on en trouve le semblables dans toute la haute et la basse Provence, depuis Fréjus. Je donne aussi, n.° 7, la figure d'un huilier d'une espèce singulière : il est de verre, ainsi que le pied ; un des flacons contient l'huile, et l'autre le vinaigre : la forme de ce vase est telle, que l'un des liquides descend vers le globe pendant que l'autre sort par le canal opposé.

Les églises de Nice n'ont rien de remarquable. La principale, appelée *Sainte-Réparate*, est d'une architecture très-commune : dans les jours de grande solennité, on en tapisse entièrement l'intérieur en damas rouge galonné d'or. Nous avons observé le même usage à Menton ; il a probablement lieu à Gênes et sur toute cette côte.

La boucherie, qui est très-spacieuse, est placée

CHAPITRE LXVI. 525

sur les bords du Paillon; ce qui facilite l'écoulement des immondices : le toit est soutenu par des piliers; l'air y circule de deux côtés.

Les fours et les boucheries sont affermés au compte de la ville, et les produits de cette ferme sont affectés aux dépenses municipales. Les fours banaux sont d'une nécessité indispensable dans un pays où le bois est rare, parce qu'ils en diminuent considérablement la consommation : le bois de chêne, qui sert au chauffage dans les maisons, vient, en général, de la Sardaigne.

A l'extrémité de la vieille ville, est la porte d'entrée du côté du Piémont, et la *place Napoléon*, nommée autrefois *place Victor*; elle est entourée, comme la place Royale à Paris, de maisons régulières, soutenues par des arcades. On devoit autrefois y placer la statue équestre de Victor-Amédée : un monument quelconque seroit nécessaire à sa décoration.

Il y a environ quarante ans que le quartier neuf a été bâti : les rues en sont belles, larges et bien alignées; c'est le quartier qui avoisine la mer. Là est la place *Impériale*, où l'on exerce les troupes. Le *cours*, planté de deux rangs de beaux ormes, offre une promenade agréable pendant le jour. Près du perron qui conduit à la terrasse, il y a des cafés. On voit sur ce perron une fontaine assez mesquine, et une mauvaise statue de *Catherine Séguiran*, héroïne de Nice, qui se distingua, dit-on, par son courage, pendant le siége que les Turcs firent de cette ville : on l'a figurée au moment où elle vient de renverser un Turc à ses pieds d'un coup de massue (1).

La terrasse est une plate-forme très-élevée, supportée par une suite de bâtimens qui servent de magasins à des marchands : c'est la promenade du soir. La vue s'étend au loin sur la vaste mer : c'est un coup-d'œil ravissant, de voir ses bords couverts de barques de pêcheurs, et dans l'éloignement, des vaisseaux qui se dirigent sur Gènes ou sur Marseille : lorsque le temps est serein, on distingue à l'horizon les montagnes de la Corse. Rien ne porte à la méditation comme le spectacle dont on jouit sur cette terrasse ; on y resteroit des heures entières sans pouvoir s'en rassasier, quelque uniforme qu'il soit : c'est qu'il réveille en nous des pensées d'un grand intérêt. L'idée de la distance des autres contrées dont on est séparé par les eaux, et de la diversité des mœurs et des usages des peuples qui les habitent, la considération des dangers toujours renaissans que la mer présente à ceux qui osent s'y hasarder, l'immense commerce qu'elle favorise, les richesses

---

(1) La ville ayant été prise, le commandant se jeta dans le château. Comme on lui proposoit de se rendre, il répondit : *Je me nomme MONTFORT ; mes armes sont des PALS* [des pieux] ; *ma devise, IL ME FAUT TENIR.* Le château ne fut pas pris.

qu'elle a englouties, les produits qu'elle nous donne, tout captive l'imagination enchaînée sur le rivage; et l'on ne se lasse pas de voir les flots succéder aux flots, comme si ceux qui arrivent devoient être les derniers, quoique cette succession ne puisse avoir d'autre fin que celle de la durée du monde.

En descendant vers le levant de cette belle et majestueuse terrasse, on arrive à un chemin qui a été fait autour du rocher, dont on suit les sinuosités comme sur un balcon; lorsque la mer est élevée, les vagues viennent s'y briser avec effort: la violence du choc fait jaillir l'eau à une hauteur considérable; et, en retombant en cascades sur ces aspérités, elle produit un effet difficile à rendre. Cette belle rampe, qui est praticable pour les voitures comme pour les gens de pied, conduit au port.

De l'extrémité du môle, on distingue les belles montagnes qui bordent la côte de Gênes. Le port, où l'on arrive ensuite, est entièrement l'ouvrage de l'art; la nature n'a fourni que l'emplacement sur une petite langue de terre à l'est du rocher où étoit autrefois le château, et à l'ouest de la montagne *Montboron*, près de laquelle est le fort *Montalban*. Les deux môles qui en défendent l'entrée, sont très-bien bâtis en pierres de taille. Il est fort petit, et ne peut guère contenir que quarante vaisseaux marchands; mais il est facile de l'agrandir: on avoit eu le projet de le continuer jusqu'à la place Victor. Il faudroit aussi en creuser l'entrée; des éminences et des bas-fonds la rendent dangereuse pour les vaisseaux de quatre cents tonneaux, qui sont obligés de relâcher à Villefranche. Les travaux de ce port se suivent aujourd'hui avec activité; on y emploie des déserteurs condamnés aux fers, et des conscrits qui ont craint de partager la gloire de nos armées : on ne mêle avec eux aucun des criminels que le vol conduit aux galères; ceux-ci sont envoyés à Toulon, à Rochefort ou à Brest.

Il y a, près du port, des voûtes et des niches sous lesquelles les matelots peuvent, comme à Antibes, se mettre à l'abri et préparer leurs repas : un aqueduc amène d'une demi-lieue l'eau qui leur est nécessaire.

On a trouvé dans le port des clous de bronze bien conservés; un de ces clous étoit entre une couche de pierre et une d'argile.

Au levant, derrière le port, étoit le château, qu'on regardoit comme imprenable : cependant une bombe qui tomba sur le magasin à poudre, en 1691, fit sauter en l'air le donjon; et le maréchal de Catinat s'en empara. Il fut assiégé et pris de nouveau, en 1706, par le duc de Berwick, et il a été entièrement démoli.

L'habillement des femmes (1) consiste en un

---

(1) Les costumes que je fais graver et que je décris dans

corset

corset étroit, orné, dans les jours de fête, de rubans et de bouquets (pl. LII, n.os 1 et 2): le jupon est assez long; mais il est, ainsi que le tablier, sans garniture. Les filles à marier ont des habits de même coupe, mais qui sont d'étoffe de coton en couleur ou de laine: ce n'est qu'en se mariant qu'elles acquièrent le droit de porter des vêtemens de soie; un paysan ne sauroit se dispenser d'en donner un à sa future. Elles ont, les unes et les autres, une coiffure fort jolie: leurs cheveux, liés en forme de queue avec un ruban blanc, rouge ou vert, qui les laisse apercevoir de distance en distance, sont ramenés sur le front et les tempes, et forment par divers contours une espèce de couronne; elles ont souvent par-dessus une coiffe. Les gens du commun, des deux sexes, lorsqu'ils ne sont pas de gala, enveloppent simplement leurs cheveux dans un filet vert. Cette coiffure est très-ancienne; c'est le *cecryphalos* des anciens Grecs, et le *redecillas* des Espagnols: on la trouve répandue sur presque tous les bords européens de la Méditerranée. Du côté de Monaco, de Vintimille, et dans la partie orientale et méridionale du département, les femmes attachent quelquefois leurs tresses derrière la tête, autour d'une longue aiguille d'or ou d'argent.

---

ce Voyage, sont, en général, pris parmi les gens du peuple et de la campagne, chez qui seuls les anciens usages se conservent: les gens du monde adoptent par-tout en France les usages de Paris.

L'habillement des hommes, dans les jours de fête, leur sied parfaitement. Ils ont un petit gilet, collé sur le corps, et qui ne descend qu'à la ceinture; par-dessus est un habit fort court, de la même étoffe, avec des manches courtes à paremens étroits; les basques de cet habit ne sont pas plus longues que la main, et ont une petite poche; une ceinture bleue ou rouge leur serre les reins; ils ont une culotte du même drap que l'habit, et des bas de laine bleus ou bruns. Cet habillement, qui ne forme aucun pli, ne manque pas d'élégance lorsque celui qui le porte a une figure avantageuse. Ils lient leurs cheveux par derrière sans les réunir en queue; leur chapeau n'a rien de particulier. Les jeunes garçons recherchés dans leur parure attachent à leur boutonnière un ruban de soie, un bouquet, ou quelque ornement d'or faux.

Après avoir pris une connoissance générale de la ville, nous voulûmes commencer nos recherches particulières. M. l'avocat Cristini eut la bonté de les diriger et de nous accompagner: il est versé dans toutes les parties de la littérature et de l'histoire; et sa conversation nous offrit une source de plaisir et d'instruction: il eut pour nous des manières obligeantes, dont nous ne perdrons jamais le souvenir.

En général, on cultive peu la littérature à Nice: on y fait sa principale occupation des anecdotes de société. Les libraires ne vendent que des livres de prières ou des livres d'école ; et il y a très-peu de bibliothèques particulières. La meilleure est celle de M. Mars, avocat: elle contient quelques éditions des auteurs classiques, et d'autres bons ouvrages utiles; mais elle est peu considérable. Le commerce de la librairie pourroit cependant acquérir quelque importance à Nice en temps de paix; les libraires sont à portée de fournir à la France les livres qui se publient en Italie, et qui viennent difficilement par la voie de Florence. L'état des arts n'est pas meilleur que celui des lettres et des sciences : il n'y a pas une peinture, pas une statue remarquable; celle de Catherine Séguiran, dont j'ai déjà parlé, est une pitoyable caricature; et au peu de goût que l'on témoigne pour la musique, on ne se douteroit pas que l'on est si près de l'Italie.

Nous allâmes d'abord à la bibliothèque publique. Elle est placée dans une salle dont l'entrée donne dans la cathédrale : c'étoit autrefois la bibliothèque du chapitre; elle fut ensuite affectée au service de l'école centrale; le Gouvernement en a abandonné la propriété à la ville.

Elle n'occupe que trois côtés d'une chambre peu spacieuse et irrégulière, remplie de rayons jusqu'au plafond; on parvient aux rayons supérieurs au moyen d'une galerie qui circule tout autour. Elle contient un grand nombre de livres de théologie : il y avoit aussi beaucoup de bons ouvrages; mais la plupart ont été dépareillés, et d'autres ont été distraits pendant les fréquens déménagemens qu'on lui a fait faire. Elle est ouverte tous les jours depuis neuf heures du matin jusqu'à midi, et le soir depuis deux jusqu'à cinq heures.

Il seroit utile de placer cette bibliothèque dans un local plus spacieux et plus convenable : la personne à qui la garde en est confiée, est dans la dépendance du sacristain, qui a les clefs de l'église ; et dans les jours de grande solennité, il faut, pour y arriver, percer la foule qui assiste aux offices (1).

La soirée fut consacrée à une excursion. Nous

---

(1) Voici les éditions du XVe siècle que nous y avons remarquées :

Abbreviatio Pii pont. max. supra Decades *BLONDI ab inclinatione imperii a que ad tempora Johannis vicesimi tertii pont. max.* (Souscription, D.D.L.D.S.P.V. anno 1481, in-fol.)

PLYNII Secundi *Hist. nat.* (Rom. die veneris VII mart. 1473, in-fol.) On lit à la fin de la souscription ces deux vers :

Conradus Sueynheym, Arnoldus Pannartzque magistri,
Rome impresserunt talia multa simul.

Pauli OROSII *Historia*, Venet. opera Octauiani Scoti Modetiensis, 1483, in-fol.

Pauli OROSII *Historia*, Venetiis, per magistrum Christoforum de Pesis, de Mádello, opera et impensis Octauiani Scoti, anno MCCCCLXXXXIX, XV kalendas augustas, in-fol.

OVIDII *Fasti, cum comment. Pauli* MARSI *Pisci*, Venet. 1482, in-fol.

LUCANI *Pharsalia, cum* SULPITII *Verulani et* HOMINIBUS

allâmes d'abord à l'église Saint-Étienne, située au milieu des champs, à une demi-lieue de la ville, pour y chercher une inscription rapportée par Jofredi: mais notre perquisition fut vaine; elle en avoit été enlevée.

L'enceinte carrée dont l'entrée de cette église est précédée, et qui est entourée d'un mur à hauteur

---

Vicentini commentariis; Venet. per Simon. Bevilacqua, 1493, in-fol. Harwood n'en parle pas.

SYLLII *Italici Carmina, cum Petri MARSI interpretat.* Venet. per Bapt. de Tortis, 1483, in-fol.

TIBULLUS, CATULLUS *et* PROPERTIUS, *cum commento;* Venetiis, a Boneto Locatello, 1491, in-fol. Harwood ne la cite pas.

DANTE *cum comment.* Venezia, 1491, opera Bernardini Benali; in-fol.

Sonetti di PETRARCA, *corecti per Hieronimo* CENTONI; Venet. 1497, in-fol.

SIDONII APOLLINARIS *Poemata, ejusdemque Epistolæ;* Mediolani, per Uldericum Scizenzeler, 1498, in-fol.

CICERONIS *Epistolæ ad Brutum, ad Q. fratrem, ad Atticum;* Rom. per Eucharium Silberfrank, 1490, in-fol.

PLINII *Epistolæ;* Tarvisii, per Joh. Vercellinum, 1483, in-8.º

MARSILII FICINI *Epistolæ;* Venet. impens. Hieronimi Blondi Florentini, 1495, in-fol.

Francisci ARETINI *Epistolæ;* Florent. per Antonium Francisci Venetum, 1487, in-8.º

AULI GELLII *Noctes Atticæ;* Venet. per Bernardinum de Choris de Cremona et Simonem de Lucro, 1489, in-fol. relié avec

Lucii APULEII *Opera;* Venet. per Philippum Pinzium Mantuanum, 1493, in-fol.

PTOLOMÆI *Geogr.* cum tab. æneis; Rom. Petri de Turres, 1490, grand in-fol.

Historiarum domini ANTONINI, *archipræsulis Florentini, ab initio*

d'appui, est pavée en petits galets ou cailloux blancs, noirs et bruns, disposés en un dessin régulier. Cette mosaïque représente une croix de Malte et plusieurs autres ornemens, au milieu desquels on distingue la date *1724*. Devant presque toutes les églises et tous les couvens du pays, il y a de semblables mosaïques.

Nous passâmes près d'une très-belle campagne qui appartenoit autrefois au comte Chais : elle est

---

mundi ad an. 1458; Basileæ, apud Nicol. Reſſer, 1491, 3 vol. in-fol.

Annii Viterbiensis *Commentaria super opera diversorum de antiquitatibus loquentium*; Romæ, per Euch. Silberfrank, 1498, in-fol. C'est la première édition d'une compilation d'ouvrages supposés, qui ont induit en erreur bien des savans.

Astronomici v tres (*Julius* Firmicus, Maternus, M. Manilius, Aratus, Theo, Proclus); Venetiis, MCCCCLXXIX, in-fol.

Le Deche di T. Livio *Padovano*; Venezia, per Zovane Vercellese, 1493, in-fol.

Imperatorum Romanorum Vitæ excerptæ ex Dione, *ex* Helio Spartiano, Julio Capitolino, Helio Lampridio, Eutropio, Suetonio, Flavio Vopisco, Vulcatio, Trebelliano Pollione, *et* Paulo *Diacono*; Venet. per Jo. Rubeum de Vercellis, 1490, in-fol.

Bernardini Corii Mediolanensis *Patria Historia*; Mediolani, apud Alexandrum Minutianum, 1503, in-fol. Cette édition originale est très-rare. Dans les éditions postérieures, on a retranché ou changé divers passages qui blessoient quelques princes et quelques familles nobles du Milanez. Quoique le titre soit en latin, l'histoire est en italien. Il manque à cet exemplaire, ainsi qu'

située au quartier du Piol, à mi-côte, dans une délicieuse exposition, d'où l'on découvre la mer. On y récolte par an trois à quatre cent mille oranges.

On jouit encore d'une vue très-pittoresque devant la maison de Cesoli ; une haie de jasmin, qui alors étoit en fleur, exhaloit un parfum exquis.

Le bassin qui s'étend à côté du chemin, offre l'aspect d'une des belles contrées d'Italie : de jolies bastides s'élèvent parmi les arbres touffus dont les collines et les montagnes sont couvertes.

---

bien d'autres, six feuillets au commencement, imprimés quelques années après, par les soins des frères Legnano : ils contenoient, 1.° un frontispice renfermé dans un cartouche gravé en bois ; 2.° un avis des frères Legnano ; 3.° un répertoire des choses les plus mémorables. Ces six feuillets ont été supprimés, parce que le répertoire facilitoit la recherche des passages qu'on a fait disparoître dans les éditions subséquentes.

Baptistæ FULGOSI *de dictis factisque memorabilibus Collectanea à Camillo* GILINO *latina facta* ; Mediolani, per Jacob. Ferrarium, 1509, in-fol. ouvrage curieux, appelé le *Valère-Maxime moderne* ; cette édition est originale et très-rare.

Veterum philosophorum Opuscula varia ; Venetiis, Aldus, 1497, in-fol.

BESSARIONIS cardinalis Niceni *in Calumniatorem* PLATONIS ; Venet. ex ædibus Aldi Romani, 1503, in-fol.

CICERO, *de Officiis, Paradoxa, de Amicitia, de Senectute, Somnium Scipionis* (sans frontispice) ; Venet. apud Vindelinum, 1472 (belle édition), in-4.°

THEOPHRASTUS *de historia et causis plantarum* ; avec le frontispice suivant : *Habentur hoc volumine hæc, Theodoro Gazâ interprete,* THEOPHRASTI *de historia plantarum libri IX ; ejusdem de causis plantarum libri V.* (Sans nom de lieu ni date.)

La route est bordée d'une haie de l'espèce d'aloès appelée autrefois *aloès d'Amérique*, et dont les botanistes ont fait un genre nouveau sous le nom d'*agave* (1). Cette belle plante, qu'on cultive à Paris dans les serres, et dont les apothicaires décorent leurs boutiques comme d'une rareté, croît spontanément ici et dans plusieurs lieux du midi de la France: les terrains les plus arides et les plus mauvais en apparence lui conviennent; les vieux murs de terrasse, les lieux abandonnés et qui ne paroissent propres à aucune culture, en sont couverts. Ses larges feuilles épineuses forment une espèce de muraille d'où sortent des hampes qui s'élèvent jusqu'à vingt et même trente pieds : ces belles tiges sont couvertes de fleurs, qui ne se développent pas tous les cent ans, ainsi que le vulgaire le croit encore, mais qui se reproduisent chaque année. Ces plantes précieuses se sont naturalisées dans le midi, presque malgré ses habitans, tandis qu'on pourroit tirer un grand parti de leur culture, si toutes les haies en étoient formées. La substance de leurs feuilles se compose d'un mucilage qui est retenu par une infinité de fils parallèles; pour dégager ces fils, on écrase les feuilles entre deux rouleaux, puis on lave et on peigne ce qui reste. Ces fils peuvent remplacer le chanvre, pour faire des cordes et des toiles d'emballage. Il y a eu

---

(1) *Agave Americana.*

pendant plusieurs années à Paris une manufacture dans laquelle on les employoit utilement pour faire des cordons et différens ouvrages de passementerie.

Nous arrivâmes au couvent de Saint-Barthélemi, occupé autrefois par des Capucins, et dans lequel il y a encore sept à huit de ces religieux, qui vivent d'aumônes et du produit d'un petit jardin situé près du monastère. Devant le puits de ce jardin est un sarcophage en pierre du pays, qui sert d'auge, et sur lequel on lit l'inscription suivante, que Josiedi a rapportée d'une manière inexacte (1) :

```
MEMORIAE CATTIAE EVCARPLE
CONIVGIS OPTIMAE
C. MVLTELIVS. SECVNDINVS. MARITVS.
```

Dans le même couvent on voit encore un autre sarcophage, mais dont la face antérieure n'offre point d'inscription : de chaque côté de la tablette qui paroît avoir été destinée à en recevoir une, il y a une *pelta* ayant un fleuron dans le milieu ; genre d'ornement qu'il n'est pas rare de trouver sur les sarcophages. Ce sarcophage sert d'auge, comme le précédent.

---

(1) *Nicæa civitas*, p. 23.

Sous une espèce de hangar ou de laboratoire, il y a encore un autre sarcophage, sur lequel on lit cette touchante inscription (1) :

```
SPARTAC. PATERNAE. VXORI. RARISS
CVIVS. IN. VITA. TANTA. OBSEQVIA. FVER
VT. DIGNE. MEMORIA. EIVS ESSET. REMV
NERANDA L. VERDUCC. MATERNVS
OBLITVS MEDIOCRITATIS SVAE. VT
NOMEN EIVS AETERNA DILECTIONE
CELEBRARETVR HOC MONIMENT
INSTITVIT
```

Dans le jardin des Capucins s'élèvent deux palmiers, que ces religieux cultivent pour avoir des palmes à la fête du dimanche des Rameaux. La culture de ce bel arbre étoit, dans les premiers temps du christianisme, un des soins les plus importans des solitaires d'Égypte : ses fruits servoient à leur nourriture, ses feuilles à leur vêtement ; ils en faisoient des nattes, des tuniques, que les pères du désert transmettoient, comme un héritage, à ceux qui venoient les remplacer. D'après cela, il

---

(1) JOFREDI, *Nicaea civitas*, pag. 23.

n'est pas surprenant que la culture du palmier soit encore en honneur dans les cloîtres : la palme est le prix des vainqueurs dans toute espèce de combats ; elle est consacrée aux poëtes, aux héros et aux martyrs. On trouve quelques palmiers à Nice; mais c'est sur-tout à la Bordiguera, près de Menton, qu'ils se sont multipliés. Cette petite contrée, au rapport de M. S. Papon (1), a l'air d'une nouvelle Jéricho. Cet arbre croît très-bien dans nos provinces méridionales ; mais le fruit n'y mûrit pas : ce qui vient de l'insuffisance de la chaleur, et non, comme quelques personnes le prétendent, de ce que les palmiers sont femelles, et qu'il n'y a pas de mâles pour les féconder; car s'il n'y avoit pas de mâles, il n'y auroit pas de fruit. On coupe les palmes à la Bordiguera pendant le carême, pour les porter à Rome, où l'on en fait un grand débit le jour des Rameaux et pendant la semaine sainte.

En quittant le couvent de Saint-Barthélemi, nous dirigeâmes nos pas vers la maison de campagne qui appartenoit autrefois à M. le sénateur comte della Valle, dans le quartier du Ray. Derrière cette maison, dans un champ de blé, il y a une pierre en forme d'autel, sur laquelle on lit :

---

(1) *Voyage dans le département des Alpes Maritimes*, page 67.

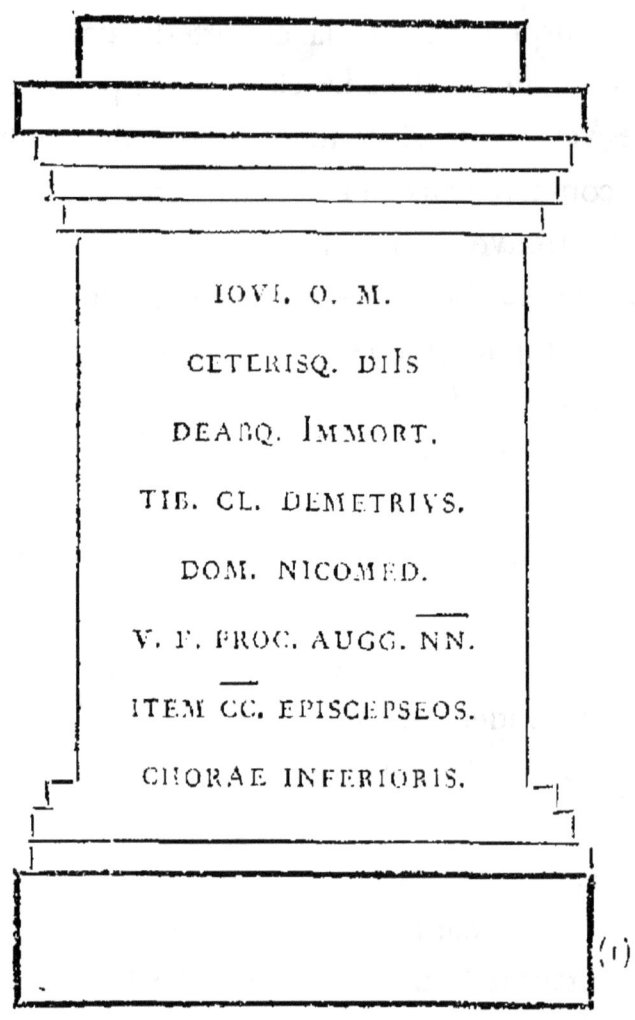

A Jupiter, très-bon, très-grand (2), et aux autres dieux et déesses immortels (3). Tibérius Claudius (4) Démétrius, originaire de Nico-

---

(1) Spon, *Misc.* 20; Muratori, mlxiv, 2; Burmann, *de Vectigal.* 71 (il a supprimé la première partie de l'inscription); Spon, *Recherches d'antiquités*, diss. VII, 143; Schott, *Explic. d'une médaille d'Auguste*, 29; Zorn, *Bibl. antiq.* 49; Hardouin, *Num. popul.* 247; Donat. *Suppl. Mur.* 8, 2.

(2) *IOVI Optimo Maximo.*

(3) *CETERISQue DIIS DEABusQue IMMORTalibus.*

(4) *TIBerius CLaudius.* Ce Démétrius étoit probablement un

CHAPITRE LXVI.

mélie (1), *homme distingué* (2), procurator *de nos Augustes* (3), *et* procurator *ducénaire* (4) *de la région inférieure* (5).

Près de cette campagne, la vue s'étend sur un vallon qui se prolonge devant les yeux du voyageur.

---

affranchi de la famille Claudia; peut-être est-ce le préfet *Claudius*, dont il est question dans les actes de S. Pons, et qui fit martyriser ce néophyte : alors il doit avoir vécu sous le règne de Valerianus et de Gallienus.

(1) DOMO NICOMEDiensis. Il y a beaucoup d'exemples de cette formule.

(2) Vir Egregius.

(3) PROcurator AUGustorum Nostrorum. Probablement Valerianus et Gallienus.

(4) CC.[DUCENARII s.] Après qu'Auguste eut ordonné que les officiers qu'il enverroit dans les provinces, auroient un salaire fixe, ils reçurent des noms établis sur la quotité de ce salaire : tel est l'origine du mot *ducenarius*. Les marbres font mention de *protectores ducenarii* (GRUTER, *Thes.* DXXX, 9; DXXXI, 2). Il y avoit aussi des *procuratores ducenarii*, nommés ainsi parce qu'ils avoient un traitement de *deux cents sesterces*, pour lever les tributs dus au fisc; et Suétone, *in Claudio*, 24, dit que Claude leur accorda les ornemens consulaires. Le mot *item* annonce que Demetrias réunissoit cet office au précédent, et qu'il étoit chargé de recevoir les impôts dus au fisc dans la région inférieure.

(5) EPISCEPSEOS, mot grec qui ne se trouve ni dans les auteurs de la bonne latinité, ni même dans ceux du moyen âge. Forcellini, du Cange et Adelung n'en font point mention dans leurs excellens lexiques; c'est le génitif du mot grec ἐπίσκεψις, *episcepsis*, inspection, qui peut s'entendre et de l'action d'inspecter et du lieu que l'on inspecte. Demetrias étoit donc aussi *ducenarius* de l'inspection de la région inférieure.

CHORÆ est le mot grec χώρα latinisé; il signifie *province*,

CHAPITRE LXVI.

Un saule pleureur, placé au milieu de plusieurs groupes d'arbres, y produit un effet très-pittoresque.

---

lieu, région. Il est probable que Démétrius étoit *procurator* d'Auguste à Cemenelion, que son autorité s'étendoit dans les montagnes, et qu'encore [*item*] il étoit *procurator ducenarius* de la contrée qui étoit dans la plaine; ce qui est désigné par ces mots, *choræ inferioris*.

CHAPITRE LXVII.

CIMIEZ. — Mortier. — *Cemenelion*. — Amphithéâtre ; dimensions. — Église Notre-Dame. — Mosaïque en cailloux. — Caïman. — Les temples furent les premiers cabinets d'histoire naturelle. — Briques antiques. — Constructions antiques. — Capitole. — Aqueduc. — Fouilles. — Temple d'Apollon. — Inscriptions romaines. — Salonine. — SAINT-PONT. — Monastère. — Inscription romaine de Basilla. — Divinité ligurienne. — Mercure. — Sarcophages.

CIMIEZ, pour ses antiquités, SAINT-PONT, pour ses sites charmans, méritoient d'attirer notre curiosité ; nous y allâmes le lendemain avec l'obligeant M. Cristini.

Le chemin qui monte à Cimiez est assez rapide. La montagne contient des carrières d'un plâtre excellent pour la construction : près de là on trouve aussi de la chaux qui, mêlée avec du sable de mer, forme un excellent ciment, sur-tout quand il est en grande masse. Il y a, sur le cours et sur la terrasse de Nice, des bancs faits avec ce mortier. Il est très-utile pour les constructions du port ; l'eau de la mer le durcit, au lieu de l'altérer.

Après avoir fait une lieue et demie, on arrive sur la hauteur de Cimiez, d'où l'on découvre la mer, le bassin de Nice, et la vallée que le Paillon arrose sans la féconder. Sur ce plateau étoit autrefois

Cemenelion, ville qui étoit la capitale du petit peuple appelé *Vediantii*, et dont le nom indique suffisamment que son origine étoit grecque, comme celle de Nice : la montagne sur laquelle elle étoit située, s'appeloit le mont *Cemenus*. Les restes d'antiquités qui subsistent encore, attestent que cette ville avoit quelque importance. Elle fut ravagée par les Lombards, conduits par leur roi Alboin, au milieu du VI.ᵉ siècle : elle fut ensuite entièrement détruite par les Sarrasins ; et ses habitans vinrent augmenter la population de Nice, où la plupart s'établirent ; d'autres allèrent chercher un asile dans les montagnes.

Les ruines de l'amphithéâtre attirèrent d'abord notre attention. Quoique les gens du pays le connoissent aussi sous ce nom, les paysans lui donnent quelquefois celui de *la Tino dei Fati* [la Cuve des Fées]. Il en existe plusieurs massifs et une arcade sous laquelle passe le chemin ; le mastic qui la recouvroit subsiste encore. On y voit plusieurs autres arcades ou des restes d'arcades. Nous en prîmes les dimensions (1). L'arène, qui est très-bien conservée, est d'une forme ovale : des degrés supérieurs, on

---

(1) Je les place ici, parce qu'elles n'ont été données nulle part. Grand diamètre, 22 toises ; petit, 18 toises 3 pieds. — Diamètre de la bâtisse sous la voûte, depuis la circonférence de l'arène jusqu'à la ligne extérieure de l'amphithéâtre, 5 toises 2 pieds et demi. Cette mesure a été trouvée égale sous deux voûtes ou passages. — Largeur de la porte ou de l'arcade du côté du cirque,

jouissoit

CHAPITRE LXVII.

jouissoit de la vue de la mer. Cet amphithéâtre pouvoit contenir huit mille spectateurs. L'arène est aujourd'hui cultivée en blé et plantée d'oliviers.

Nous entrâmes au couvent des anciens Récollets, autrefois habité par une quarantaine de pères : il n'y en a plus qu'un petit nombre, qui vivent d'aumônes et du produit d'un jardin assez considérable qui tient au monastère.

Leur église, appelée *Notre-Dame de Cimiez*, sert aujourd'hui de succursale. Le porche en est soutenu par sept arcades : le pavé est une mosaïque faite avec soin en petits cailloux noirs et blancs, qui offrent des carrés, des enroulemens et des fleurs. Devant la porte principale, au milieu d'un ovale inscrit

---

7 pieds 9 pouces. — Ouverture de la même arcade du côté extérieur, 9 pieds. — Épaisseur du mur qui entoure l'arène, et qui paroit avoir été à hauteur d'appui, pour séparer le *podium* de l'arène, 1 pied 9 pouces. — Largeur du chemin entre ce mur d'appui et le massif sur lequel étoient appuyés les siéges, 9 pieds 3 pouces. — Vers le nord-ouest on voit, dans une étendue de 8 toises, les restes d'un siége. — Depuis l'arête de ce siége jusqu'à la surface du massif qui soutenoit les autres siéges, il y a 6 pieds de diamètre. — Hauteur du siége où l'on se plaçoit, 1 pied. — Largeur de la banquette où ceux qui étoient assis posoient leurs pieds, 8 à 10 pouces. — Depuis cette banquette jusqu'à la bâtisse inférieure, 18 pouces. — Depuis l'arête de la même banquette jusqu'à fleur du mur d'enceinte de l'intérieur de l'amphithéâtre, 4 pieds. — Une petite arcade vers le sud-ouest a 4 pieds et demi d'ouverture en largeur vers l'intérieur de l'arène, et 5 pieds et demi vers l'enceinte extérieure.

dans un parallélogramme, on voit un aigle couronné : on lit de chaque côté, hors de l'ovale, les deux millésimes 1662 et 1695 (1). Dans la cour est une citerne très-bien faite et taillée dans le roc. Le cloître est orné de diverses peintures avec des inscriptions : nous en vîmes une qui représente le mystère de la Trinité. La Vierge est au milieu ; à ses côtés sont le Père éternel et Jésus-Christ, qui posent une couronne sur sa tête ; des anges les entourent. Au bas on lit :

>Il genitor, lo spirito e la prole
>Son trini, e pur son uniformi a un solo
>Come è splendor, la luce, e'l raggio al sole.

L'église n'a rien de remarquable : parmi quelques *ex-voto*, nous distinguâmes un grand caïman (2) suspendu à la voûte. Les temples ont renfermé, dans tous les lieux et dans tous les temps, les premières collections d'histoire naturelle : les voyageurs s'empressoient d'y déposer les objets rares qu'ils avoient rapportés. On voit, sur les médailles, des poissons suspendus aux temples de Neptune : des bois de cerf étoient attachés aux portes de ceux de Diane. Le Carthaginois Hannon consacra ainsi dans le temple de Junon une peau de Gorgone, qui n'étoit probablement que celle de quelque singe africain.

---

(1) On trouve de ces pavés dans toutes les villes de la Provence ; mais ils ne sont nulle part aussi bien faits qu'à Nice.

(2) *Lacerta alligator.* L.

CHAPITRE LXVII.

On voit dans plusieurs églises d'énormes ossemens de baleine. Un voyageur niçard aura consacré dans cette église ce grand crocodile d'Amérique.

Ce porche est décoré aussi de quelques mauvaises peintures : il y en a une qui représente Jésus-Christ entre les deux larrons ; les trois figures sont vêtues en Récollets.

La terrasse du jardin de ce monastère est une promenade très-agréable : on voit dans la vallée que le Paillon arrose, à gauche Saint-Pons, à droite Nice, la forteresse de Montalban et la mer. La banquette de cette terrasse est garnie de briques, parmi lesquelles il y en a plusieurs qui sont décorées d'encadremens ; sur l'une, nous lûmes le mot HEREN. Il est probable que la ville étoit précisément située à l'endroit où est aujourd'hui ce monastère.

On rencontre par-ci par-là, dans ce jardin, des portions d'édifices ruinés qu'on prétend avoir été le *Capitolium*, mais dont il est impossible de connoître aujourd'hui la destination. Ces ruines ont fait penser qu'on pourroit y fouiller avec succès. Un voyageur allemand en obtint la permission en 1787 ; il y trouva deux petites statues de bronze et une de marbre, chacune d'environ un pied et demi de haut. Deux ans après, la princesse Lubomirska fit faire aussi des fouilles dans d'autres endroits du même jardin : on en tira seulement un anneau d'or, une clef, une figurine de Jupiter, quelques fragmens de mosaïques, et une centaine de médailles communes; on y vit des restes d'un aqueduc qui conduisoit l'eau à Cimiez. Nous trouvâmes encore quelques pierres qui avoient été extraites de cette fouille : son peu de succès peut faire croire que le pays n'étoit pas très-riche.

En sortant du monastère, on est sur un domaine qui appartenoit à la famille Gubernatis : c'est M. de Ferreiro, ancien ambassadeur de la République ligurienne près du Gouvernement français, qui en est aujourd'hui propriétaire.

On y remarque une construction romaine assez considérable, actuellement occupée par le fermier et sa famille. Un peu plus loin est une galerie soutenue par trois arcades. On croit que ce sont les restes d'un ancien temple d'Apollon, qui, selon la légende de S. Pons, étoit près de l'amphithéâtre où il souffrit le martyre (1) : mais rien n'indique positivement la destination de cet édifice, ni celle d'autres ruines qui sont dans le même enclos.

Ce jardin renfermoit plusieurs inscriptions que Jofredi et d'autres ont rapportées : presque toutes ont disparu, à l'exception des suivantes, qui, pour la plupart, étoient si profondément enterrées, qu'il fallut piocher avec force pour les mettre à découvert.

---

(1) Selon cette légende, le préfet Claudius lui dit : *Ecce proxime venerabile Apollinis templum ; accede et sacrifica.* JOFREDI, *Nicæa civitas*, pag. 80.

CHAPITRE LXVII.

Nous vîmes d'abord une pierre cubique comme un autel : la face étoit cintrée à sa partie supérieure ; et l'on remarquoit dans ce cintre un caducée, une espèce de mitre en forme de cône tronqué, et un coq regardant derrière lui. Dans le carré qui occupe la moitié inférieure est une patère *(pl. LI, fig. 8)*. Les deux faces latérales sont encadrées de moulures, comme si l'on eût voulu mettre une inscription sur chacune.

Près de là nous vîmes une autre pierre avec l'inscription suivante (1) :

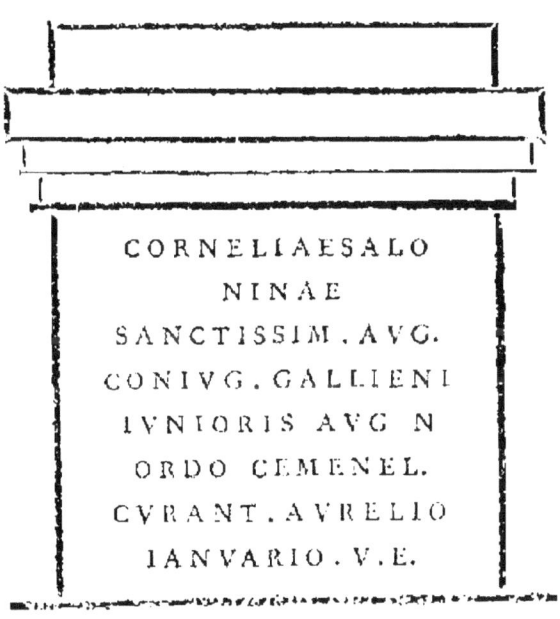

```
CORNELIAE SALO
    NINAE
SANCTISSIM . AVG.
CONIVG . GALLIENI
IVNIORIS AVG N
ORDO CEMENEL.
CVRANT . AVRELIO
IANVARIO . V. E.
```

(1) Spon, *Misc.* 163 ; Fabretti, *Col. Traj.* 2 ; Muratori, CCLIV, 6 ; Banduri, *Numism. imp.* t. I, 241 ; Pagi, *Dissertatio hypatica*, p. 51, et *Critica in Annal.* Baron. 274 ; Schwartz, *Miscell.* 12 ; Jofredi, *Nicæa civitas*, 18 ; Bouche, *Chor. de Provence*, 516 ; Maffei, *Ars crit. lap.* 430 ; Sulzer, *Reise*, 226.

A Cornelia Salonina, très-sainte, auguste, épouse (1) *de Gallienus le jeune, auguste, le noble ordre* (2) *de Cimiez* (3), *par les soins d'Aurelius Januarius, homme distingué* (4).

On trouve dans ce domaine quelques restes d'un canal qui aboutissoit à l'enceinte de l'amphithéâtre, et un massif assez bien conservé de l'extérieur de cet amphithéâtre : on remarque sur la sommité les traces de cinq banquettes assez larges pour qu'une rangée de spectateurs pût s'y asseoir, et que ceux qui étoient derrière pussent y placer leurs pieds. Près de là sont quelques fragmens de colonnes.

Voici les inscriptions que nous fîmes déterrer. La première a été consacrée par Æbutia Lauréa à son fils Laurus, de la tribu *Quirina* (5), décurion de Cimiez, qui avoit reçu publiquement le don d'un cheval.

---

(1) *SANCTISSIMa, AUGusta, CONJUGI.*
(2) *Nobilis ORDO;* celui des décurions.
(3) *CEMENELiensium.*
(4) *Viro Egregio.*
(5) *QUIRina,* sous-entendu *tribu.*

CHAPITRE LXVII. 551

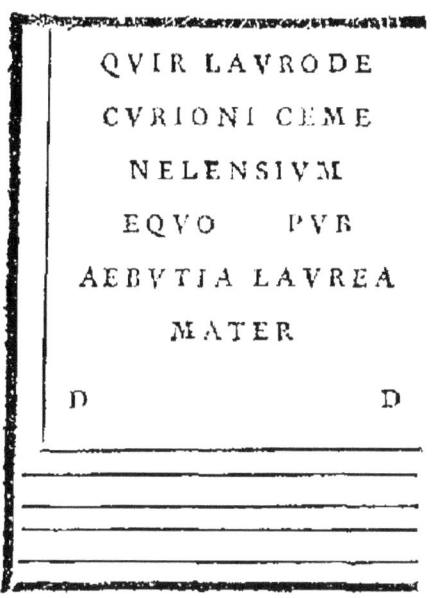

L'inscription suivante est à peu de distance de la précédente :

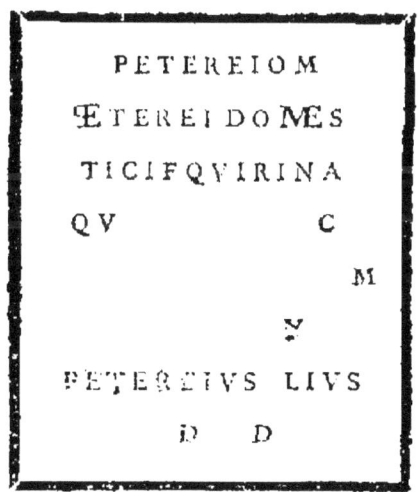

Le nom de *Petreius* se lit sur une autre inscription de Nice, publiée par Jofredi (1) : mais il y

---

(1) *Nicæa civitas*, p. 22.

a ici *P. Etereius.* Il paroît que ce *Publius Etereius* étoit fils de Marcus P. Etereius, de la tribu *Quirina*, Domestique (1), et que cette inscription lui fut consacrée par son épouse et par son fils.

Nous quittâmes Cimiez, et prîmes, pour revenir à Nice, le chemin de Saint-Pons. Le sol de la montagne est d'un gypse dans lequel il y a des veines de marbre.

On lit sur une pierre incrustée dans le mur d'un jardin, à droite de la route, ce fragment d'inscription tumulaire :

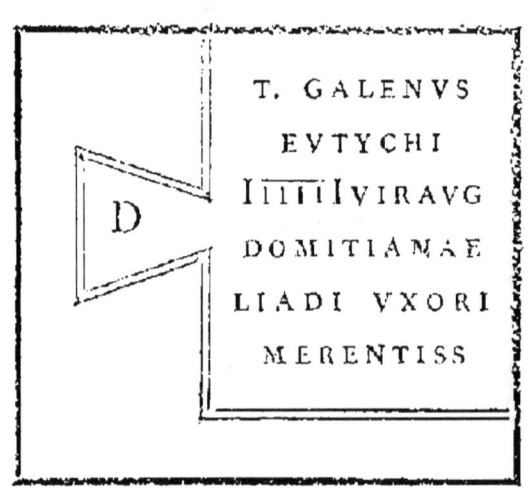

---

(1) *DOMESTICI Filio.* Il est probable que P. Etereius le père appartenoit au corps de soldats qui, vers le temps de Gordien, avoit la garde particulière de l'empereur. Ammien, XIV, XV, XVIII, les appelle *protectores domestici* ; ils servoient à pied et à cheval, et ils étoient partagés en cohortes, nommées *scholæ*. Dioclétien étoit

CHAPITRE LXVII.

Il nous apprend que T. Galenus, probablement fils d'Eutychus, et sextumvir du culte d'Auguste, a consacré cette inscription à Domitiana Ælias, son épouse très-méritante.

Nous fûmes bientôt à Saint-Pons (1), un des lieux les plus agréables de la campagne de Nice. Il porte le nom d'un des saints les plus révérés dans ces contrées, qui, après avoir prêché la foi qu'il avoit embrassée, renversé dans son zèle ardent les idoles qu'il avoit précédemment adorées, défié la rage des bourreaux et opéré des miracles, fut décapité, suivant l'ancienne tradition, dans l'amphithéâtre de Cimiez (2). Charles V fit bâtir ce monastère près du lieu où le saint qui en est le patron avoit souffert le martyre.

Ce couvent étoit autrefois occupé par des Bénédictins. Il a servi d'hôpital pendant la révolution, et il est aujourd'hui entièrement dégradé. Le cloître est

---

comes, c'est-à-dire, chef ou commandant des Domestiques, quand les soldats lui donnèrent la pourpre impériale. C'est sur-tout dans les auteurs byzantins, et sur les monumens de l'empire d'Orient, qu'il est question des Domestiques; et le nom de ces officiers passa à la cour de France, qui fut d'abord formée à l'imitation de celle des empereurs d'Orient.

(1) On écrit et l'on prononce *Saint-Pons*; mais il me semble qu'on devroit dire *Saint-Pont*, puisque le saint à qui cette église est consacrée se nommoit *Pontius*.

(2) JOFREDI a écrit sa vie d'après plusieurs légendaires; *Nicæa civitas*, p. 72.

aussi pavé en mosaïque de petits galets. Au-dessus de la porte de l'une des salles du rez-de-chaussée, on lisoit en lettres majuscules :

LIBERTÉ.   ÉGALITÉ.
CUISINE.

A la gauche de la porte d'entrée de ce monastère, nous copiâmes l'inscription suivante, qui est incrustée dans le mur ; une partie a été rompue (1) :

```
    M              M          A.
FLAVIAE BASSILLAE CONIVG CARISSIM. DOM
ROMA. MIRAE. ERGA MARITA MORIS. ADQ. CASTITAT
FEMIN. QVAE VIXIT. ANN. XXXV. M. III. DIEB. XII
AVREL. RHODISMIANVS. AVG. LIB. COMMALPMART
ET. AVREL. ROMVLA. FILIA. INPATIENTISS.. MORT
EIVS ADFLICTI. ADQ. DESOLAT CARISS.........
    S.             A           D
```

Aux mânes et à la mémoire immortelle (2) *de Flavia Bassilla, épouse très-chérie* (3), *née à Rome* (4), *femme recommandable par sa chasteté et par son extrême tendresse envers son mari* (5), *laquelle a vécu trente-cinq*

---

(1) JOFREDI a copié ce marbre dans sa *Nicæa civitas*, p. 18, ainsi que dans son *Histoire* manuscrite *des Alpes maritimes*, tom. Ier, p. 49, mais d'une manière absolument inexacte.

(2) *Manibus Memoriæ Æternæ*.

(3) *CONIVGis CARISSIMæ*.

(4) *DOMo ROMAna*. Nous avons déjà vu cette formule p. 540.

(5) *MIRÆ* (sic) *ERGA MARITum AMORIS ADQue* (pour *atque*) *CASTITATis FEMINæ*.

CHAPITRE LXVII.

ans trois mois et douze jours ; Aurelius Rhodismianus, affranchi de l'empereur (1), *contrôleur* (2) *des Alpes maritimes, et Aurelia Romula sa fille, accablés par sa mort* (3) *d'une douleur et d'une privation insupportables, ont fait ce monument* (à une épouse et une mère) *tres-chérie* (4), *et l'ont dédié sous l'ascia* (5).

Auprès de cette inscription, on lit celle-ci, à la mémoire de G. Mantius Paternus, décurion, duumvir et flamine :

```
G MANTI PATERNI D.CV
IIVIRFLAMINIS CIVITATIS
AEBVTIANEPOTILLALIB#
EIVS ERGASEADFECTION
MARITO INCOMPARAB
FECIT
CVM QVO VIXIT ANN X
M. VIIII. D. X
```

(1) AVGusti LIBertus.

(2) COMMentariensis. Les *commentarienses* étoient des espèces de greffiers qui rédigeoient les actes relatifs à l'acquittement des sommes dues au fisc. PAUL. *Dig.* XLIX, XIV, 45. On donnoit encore ce nom à ceux qui avoient la surveillance ou la garde des prisons et tenoient le registre des détenus. *Cod. Just.* IX. C'étoit aussi un emploi militaire. Il me paroît devoir être pris ici dans la première de ces acceptions.

(3) INPATIENTISSimè MORTe EJUS AFFLICTI.

(4) CARISSimæ....... Il y avoit probablement après ce mot, UXORI ou MATRI, ou l'un et l'autre.

(5) Sub Ascia Dedicaverunt.

En face est cet autel, élevé à Mercure par Vipus fils de Scævæus :

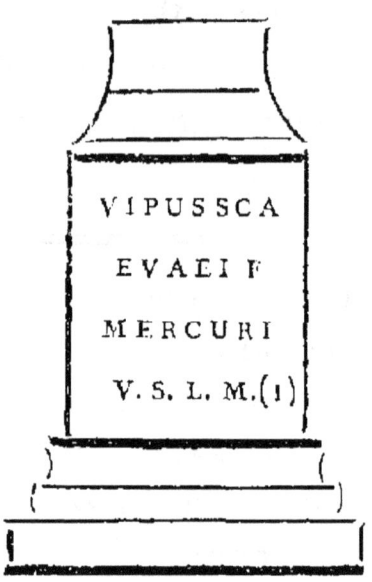

VIPVSSCA
EVAEI F
MERCVRI
V. S. L. M.(1)

Il y a à droite un caducée, à gauche un vase.

A côté de l'inscription précédente, et à droite de la porte qui donne sur la cour, on a incrusté dans le mur cet autre autel, qui contient un vœu de D. Vesuccius Celer à une divinité topique, c'est-à-

---

(1) *Votum Solvit Lubens Merito.*

CHAPITRE LXVII.

517

dire locale, appelée *Centondius*, dont je n'ai encore lu le nom nulle part:

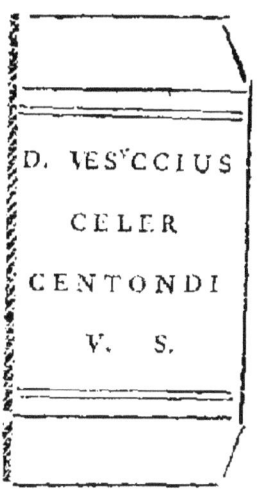

```
D. VESCCIUS
CELER
CENTONDI
V.  S.
```

Le mur qui est à droite en entrant, renferme la pierre suivante (1):

```
C. VALERIAE       CANDIDP!!!  IMMAT
MORTE SVBT (2) QA NXX VALERIVS
VICTOR ET SECVNDINA NEPOTILLA
FILIAE       DVLC        FECERVNT
```

Il y a dans le puits une pierre sur laquelle on aperçoit quelques lettres; mais sa profondeur nous empêcha de les distinguer, et le défaut d'échelle ne nous permit pas d'y descendre.

---

(1) JOFREDI, *Nicæa civitas*, p. 23, en a donné une copie très-inexacte.

(2) Peut-être *IMMATura MORTE SUBlaTa*.

Sous le vestibule, à l'extrémité de la cour, est un sarcophage. Sur chacun des deux petits côtés est sculpté en relief un trophée composé de deux boucliers qui se croisent et de deux bipennes.

Dans un petit réduit mal éclairé, en face de la porte latérale de l'église, on voit incrusté dans le mur un fragment de frise en marbre, orné d'enroulemens de différentes formes.

L'église est très-dégradée. Avant d'y entrer, on passe dans un couloir obscur, où on lit avec beaucoup de peine l'inscription suivante :

```
MANIO GEMINO
INGENVO
IIVIR ET CER (1)
GEMINA FILIA
PATRI PIISS ET
ALBICIA MATERNA
MARITO INCOMP.
```

Auprès sont des restes d'aqueducs souterrains qui viennent de la montagne : les paysans appellent l'un la *Source du temple* ; et l'autre, la *Fontaine des murailles*.

---

(1) *DUUMVIRO ET duumviro CEReali*. Les ædiles ou *duumviri Cereales* étoient des officiers chargés de la distribution des blés, et du soin de tout ce qui avoit rapport au culte de Cérès : ils devoient leur institution à Jules-César. POMP. *Dign.* l. II, 2.

CHAPITRE LXVIII.

CAMPAGNE de Nice. — Maisons, Jardins, Fermes. — Culture, Orangers, Oliviers, Vignes. — Engrais; Commerce d'excrémens. — Climat. — Mœurs. — Ancienne noblesse. — Clergé. — Marchands, Commerce. — Plaisirs, Amusemens du peuple, Festins. — Denrées. — Animaux. — Plantes. — Langage.

Dans notre excursion à Cimiez, à Saint-Pons, à Saint-Barthélemi, nous étions entrés dans plusieurs fermes et plusieurs maisons de campagne. Le genre de culture, les productions, tout est nouveau pour un voyageur qui n'est pas né dans les contrées méridionales.

Les maisons sont, en général, d'une forme lourde et maussade; elles n'ont souvent qu'une porte et une fenêtre, quoique l'intérieur soit assez vaste : on les prendroit pour des étables. Quelques-unes ont deux chambres pour le propriétaire; mais il les habite très-rarement (1). Ces maisons sont si multipliées, que les innombrables sentiers qui y conduisent

(1) Quelques maisons de campagne sont habitées par les propriétaires, du moins pendant une partie de l'année. La plus belle de ces maisons est celle qu'on appelle *le Piol*; elle est sur une élévation qui domine la riche plaine de *Fontchaud*, d'où l'on découvre tout le territoire de Nice.

composent un véritable labyrinthe : la manière dont elles sont groupées sur la montagne, offre un aspect varié et agréable.

Les jardins des environs de la ville sont entourés de hautes murailles, dont la réunion forme des ruelles anguleuses et étroites. Ces jardins ne sont pas dessinés comme ceux des environs de Paris et de Lyon ; tout y est consacré à l'utilité : on n'y trouve point d'ombrage, point de promenades ; le grand nombre d'orangers qu'ils contiennent fait tout leur agrément. Ces arbres sont quelquefois alignés, et forment des allées ; mais le plus souvent ils sont mêlés comme dans un verger. Il y a peu de jardiniers qui soient propriétaires des jardins qu'ils cultivent ; ils les tiennent à ferme, soit moyennant un prix stipulé, soit à moitié fruits.

La culture est très-bien entendue pour tirer du sol tout le parti possible : entre des allées d'orangers, il y a du froment, de l'orge, et des plantes potagères ; mais ces plantes ne sont, en général, que des artichauts, des choux, des pois, et sur-tout des fèves de marais, qui font, pendant une grande partie de l'année, la seule nourriture des gens du peuple. Il est fâcheux que les champs soient employés à produire ce légume, qui est mangeable quand il est vert, mais détestable lorsqu'il est sec ; les pommes de terre seroient un aliment plus sain et préférable pour le goût. Cependant les gens du peuple témoignent une

CHAPITRE LXVIII.

si grande prédilection pour ce mets favori, qu'ils remplissent quelquefois leurs poches de grosses fèves cuites, qu'ils mangent comme des châtaignes, et qu'ils donnent aux pauvres qui demandent l'aumône. Une culture succède à une autre; la terre ne repose jamais : elle est ouverte, à la profondeur d'un pied et demi, avec un large hoyau. Les carrés sont fumés alternativement : celui qui l'a été est semé en blé, pendant qu'on plante l'autre en fèves de marais. Le blé vient à merveille; il est très-beau, et rend dix fois la semence : cependant ce qu'on en recueille suffit seulement pour la consommation du cultivateur ; le grain nécessaire à celle de la ville y est importé.

Les champs un peu éloignés de Nice ne sont pas aussi bien cultivés que les jardins : la plupart sont affermés; mais la pauvreté des fermiers est telle, qu'ils sont obligés de se livrer à des soins qui les détournent de la culture. Ces champs produisent aussi alternativement du blé et des fèves de marais. Les carrés sont entourés de vignes en espalier : près de la maison est ordinairement un petit jardin, où il y a une tonnelle et quelques orangers. Quelquefois, mais rarement, on cultive dans ces champs, des cerisiers, des amandiers, des figuiers et des mûriers ; dans quelques endroits il y a des oliviers: le blé croît sous ces arbres. On ne trouve en bois à brûler qu'un petit nombre de pins et de chênes épars ; mais, en général, on en consomme peu : les paysans n'allument jamais de feu pour se chauffer, mais seulement pour leurs besoins domestiques ; ils ramassent les sarmens de vigne, les broussailles et le bois mort, et gardent pour leur usage ce qu'ils ne vendent pas à la ville.

Il faut aussi que les cultivateurs usent d'industrie pour se procurer des engrais : comme ils n'ont ni bœufs ni vaches, qu'un âne et une chèvre composent tout leur bétail, le fumier est rare. Toutes les immondices sont soigneusement déposées, réunies et conservées dans un vase, où l'on verse de l'eau pour en accélérer la putréfaction ; on fait, près du jardin, une fosse avec une niche dans le mur, qui invite le voyageur pressé par un besoin à le satisfaire. Dans chaque maison de Nice, il y a aussi une fosse où l'on conserve précieusement les excrémens de toute la famille : les gens de la campagne s'empressent de les acheter. Le prix ordinaire est de trois francs par an pour chaque personne ; mais ce prix varie selon l'abondance et la qualité de la matière, qu'ils examinent et estiment au goût et à l'odeur. Les déjections des protestans, qui font toujours gras, sont payées plus cher que celles des bons catholiques, qui font souvent maigre. Les fosses des Minimes n'étoient pas jugées dignes d'entrer dans ce commerce. Les paysans viennent chaque semaine recueillir ces matières dans des barils, et les transportent dans leurs champs. Non-seulement ils en imprègnent le sol, mais ils en versent sur les légumes et au pied des jeunes orangers. On emploie aussi au même usage les vers à soie morts; mais cet engrais est peu abondant et peu estimé.

Les eaux, si nécessaires pour la culture, sont ménagées et distribuées avec beaucoup d'art. Outre les deux sources principales, dont j'ai déjà parlé plus haut, on recherche les plus petits filets qui sourdent de la montagne : on ne les laisse pas s'égarer au hasard; ils sont conduits par des tuyaux dans des réservoirs et des citernes où on les rassemble, ainsi que les eaux pluviales, et l'on en forme des irrigations qui vont porter dans des terres arides l'abondance et la fertilité. L'excellence de la chaux et du ciment fait que les puits et les citernes ne laissent rien échapper des eaux qu'ils contiennent.

Les orangers sont la principale production des jardins : il y a de ces arbres qui portent de trois à quatre mille fruits.

Les oliviers forment un des plus intéressans produits du territoire ; aussi en plante-t-on par-tout où il peut en exister, autour de Nice, et sur toute la côte jusqu'à Gènes. D'après le soin que l'on prend pour en posséder, il est étonnant qu'on ne cherche pas à favoriser leur végétation par une taille bien entendue ; ce qui est cause que ces arbres sont nains et rabougris, et que leurs fruits sont extrêmement petits. L'incurie qui se fait remarquer dans la récolte de ces fruits, est bien plus étonnante encore : on ne les ramasse point à mesure qu'ils tombent ; ils restent sur la terre jusqu'à la récolte générale, et y pourrissent ou deviennent la pâture des oiseaux, ou, s'ils sont encore en état d'être recueillis, ils nuisent à la qualité de l'huile. Outre ce qu'on réserve pour la consommation, on exporte une quantité d'huile considérable ; une grande partie va dans le nord de l'Europe.

On attache peu d'importance à la culture du mûrier, qui pourroit cependant être d'un très-grand produit.

Le vin qui croît dans le territoire de Nice, est d'un rouge foncé, d'un goût fin, et ne manque pas de feu. Le meilleur va à Turin ; le vin commun que le peuple boit, vient, au contraire, de la Provence : mais quand tout le vin qu'on récolte ne sortiroit pas du pays, il ne suffiroit pas à la consommation, parce qu'il n'y a pas de paysan, si pauvre qu'il soit, qui n'en boive. Les artisans qui ne possèdent point de vigne en propre, achètent de la vendange et la font presser à leur compte ; ils se procurent ainsi une boisson plus saine que le vin falsifié des marchands. Les gens du peuple conservent leur vin dans de grands vases sans bouchons, et répandent un peu d'huile à la surface, pour la préserver du contact immédiat de l'air.

Le climat de Nice est singulièrement favorable aux malades pendant l'hiver, qui est toujours d'une extrême douceur. A Noël, le gazon y est encore vert, les arbres sont chargés de fleurs et de fruits, et les papillons voltigent autour. S'il gèle quelquefois, ce qui n'arrive que dans les jours les plus rigoureux, c'est une glace légère, que les premiers rayons du soleil font presque aussitôt disparoître. On sent tout ce qu'une pareille température offre d'attrayant à des hommes du Nord, et qu'un ciel toujours serein et azuré pendant le jour, et couvert pendant la nuit d'une innombrable quantité d'étoiles, doit avoir mille charmes pour un habitant des bords de la Tamise. Ce fut Smollett qui le premier fit connoître, malgré lui, tous les agrémens de cette contrée à ses compatriotes. Je dis, malgré lui; car il eut l'injustice de s'en plaindre, quoiqu'il lui dût le rétablissement de sa santé. Depuis ce temps, il étoit de mode en Angleterre d'aller passer l'hiver à Nice : aussi, dans cette saison, on y comptoit beaucoup de riches Anglois; ils habitoient, en général, le faubourg de la Croix, où sont les maisons les plus propres et les plus jolis jardins. Ce faubourg a reçu son nom d'une croix qui y fut élevée en mémoire de l'entrevue que le pape Paul III et l'empereur Charles-Quint eurent en cet endroit.

Si l'hiver est agréable à Nice, le printemps n'a pas les mêmes attraits : le temps alors est toujours incertain. Il ne faut pas croire que pendant l'été les chaleurs soient insupportables, comme quelques personnes l'imaginent ; le vent du couchant apporte une douce fraîcheur, et l'on a soin de tenir les croisées ouvertes du côté où il souffle.

Les manières à Nice sont plus françaises qu'italiennes ; cependant on y remarque quelques usages italiens. M. Sulzer a cru reconnoître des traces du *cicisbeat ;* elles disparoissent entièrement depuis la révolution.

L'ancienne noblesse, à l'exception de trois ou quatre familles, étoit très-pauvre, et la révolution n'a pas amélioré son sort. Les nobles se distinguoient de la classe roturière par le port de l'épée ; et le peuple témoignoit un grand respect à celui qui, en quelque mauvais état que fût son vêtement, se faisoit voir armé d'une vieille rouillarde, dont le fourreau montroit les fils qui le soutenoient pour n'en pas laisser échapper l'innocente et pacifique lame. Les avocats, les officiers du roi, jouissoient du même privilége. Il y avoit dans Nice des familles très-anciennes, telles que la maison de Grimaldi, celle des Gubernatis, &c. ; mais, en général, la noblesse pouvoit s'acquérir à peu de frais.

Le clergé étoit très-nombreux, mais ne tenoit pas un rang bien distingué : l'évêque étoit ordinairement un religieux, qui se montroit presque toujours vêtu de l'habit de son ordre, n'avoit qu'un foible revenu, et faisoit par conséquent peu de dépense. Le prélat français, M. Colonna, à qui ce siége est aujourd'hui confié, se distingue par sa charité, la plus belle vertu de celui qui se dévoue au service des autels. Les anciens ecclésiastiques trouvent encore à vivre du produit des messes, qui, heureusement pour eux, est abondant chez un peuple très-superstitieux.

Nice ne renferme point de maisons de commerce considérables ; on n'y voit en général que des marchands. Avant la révolution, c'étoit le refuge des gens qui avoient fait de mauvaises affaires à Marseille et à Gênes, et qui fuyoient pour se dérober aux poursuites de leurs créanciers. On y compte aussi beaucoup de Juifs ; mais ils ne sont pas riches. Il n'y a presque pas de fabricans : aussi est-on obligé de tirer de Marseille ou de Gênes tous les objets manufacturés ; ce qui rend le peuple très-misérable : on y est importuné par les mendians, tandis que l'on n'en rencontre aucun dans l'ancienne Provence.

Le port ne pouvant contenir de gros vaisseaux, le commerce maritime est peu considérable, et se réduit, en général, au cabotage. La réunion de Gênes à l'Empire pourra lui causer encore quelques dommages.

Autrefois la monnoie en circulation étoit celle du Piémont, aujourd'hui c'est celle de France.

Comme il y a peu de maisons riches dans Nice, les plaisirs y sont très-bornés : on n'y voit point de luxe, point d'équipages ; il n'y a qu'un mauvais spectacle dans une petite et vilaine salle. On ne donne à manger qu'à des jours solennels. Pendant l'hiver, il se fait dans certaines maisons des réunions appelées *conversazioni*, pour causer et pour jouer; il y a aussi quelques bals par souscription.

Les habitans de Nice ont des mœurs douces et paisibles; les rixes et les querelles entre eux sont assez rares : ils font paroître une gaieté vive, qu'ils doivent au climat sous lequel ils vivent.

> *La terra lieta e soave*
> *Simili a se abitatori produce.*

L'espèce est assez belle, et elle se perfectionneroit encore par une meilleure nourriture. Le plus grand plaisir du peuple est de se réunir pour former des danses assez monotones. Les fêtes où se fait le plus remarquer cet enjouement qui le caractérise, sont celles qu'on nomme *festins*, et qui ont lieu pendant le carême. On établit des tables devant l'église ou la chapelle; on y étale des figues, des raisins secs, des châtaignes cuites et du vin; chacun en achète; et il se forme, sous les arbres voisins, différens groupes pour manger et boire, en attendant l'office : une joie franche préside à ces repas, dans lesquels on a voulu probablement représenter la frugalité des premiers anachorètes.

La vie n'est pas chère dans la ville de Nice; mais les étrangers y sont, comme ailleurs, mis à contribution. Le mieux, quand on y passe un hiver, est de louer une petite maison avec un jardin. Il est difficile de trouver une cuisinière passable. Quant aux denrées, on a d'excellent bœuf de Piémont, du porc, de l'agneau, mais d'assez mauvais mouton; les chapons, qui viennent aussi du Piémont, ont été engraissés avec du maïs, et sont délicieux; on en tire aussi des dindons, mais point d'oies : les poulets sont très-maigres; on parvient difficilement à les engraisser. La chasse fournit des lièvres, des perdrix rouges, des bécasses, des bécassines, des pigeons ramiers, des becfigues, des ortolans, et du sanglier d'un goût parfait. L'hiver on a des canards sauvages, des sarcelles; une espèce d'alcyon appelée *martinet*, parce qu'elle paroît vers la Saint-Martin : elle a le corps absolument roux et le ventre blanc. Les nids de ces martinets flottent sur les eaux, et deviennent la proie des petits garçons qui vont les chercher.

On apporte du Piémont des truffes excellentes; elles coûtent à-peu-près trois francs la livre. Outre les fruits dont j'ai parlé, on vend encore au marché des azeroles et des baies de laurier-cerise : ce fruit est agréable à l'œil, mais insipide. On fait venir d'Antibes d'excellens melons d'eau.

Celui qui aime la botanique, ou seulement le jardinage, rencontre dans les environs de Nice une source continuelle de plaisirs et d'amusemens. Les plantes subalpines croissent en abondance sur les collines dont elle est entourée; et son territoire présente des végétaux des climats les plus chauds : l'agave, le palmier, l'opuntia, y viennent spontanément, avec le myrte, le grenadier, le pistachier, le câprier, l'arbousier, et beaucoup d'autres plantes dont j'ai déjà parlé. On y trouve une belle liliacée, l'ixia bulbeuse (1); la fougère de Crète (2); l'aster de Tripoli (3); l'azédarach (4), dont les noyaux, marqués de cinq cannelures, servent à faire des chapelets; le jujubier (5), dont les fruits, appelés *jujubes*, contiennent un mucilage abondant, ce qui les rend propres à entrer dans la composition des remèdes contre les affections de poitrine; le paliure (6), que nous cultivons dans nos bosquets d'agrément, à cause de la forme singulière de son fruit, qui ressemble à un bonnet chinois; le caroubier (7), dont les fruits, appelés *caroubes*, peuvent servir de nourriture aux bestiaux, et dans le besoin aux hommes : cet arbre, très-multiplié en Espagne et en Italie, commence à n'être plus si commun qu'il l'étoit dans nos départemens méridionaux.

Les poissons sont à-peu-près les mêmes que ceux dont j'ai donné la liste au chapitre d'Antibes.

---

(1) *Ixia bulbocoda.*
(2) *Pteris Cretica.*
(3) *Aster Tripolium.*
(4) *Melia azedarach.*
(5) *Rhamnus ziziphus.*
(6) *Rhamnus paliurus.*
(7) *Ceratonia siliqua.*

CHAPITRE LXVIII.

On trouve souvent des tortues de mer sur la côte : elles ne sont pas d'une espèce délicate ; c'est celle appelée *cacouane* (1). Leur carapace ne peut être employée dans les arts, à cause de l'espèce de gale qui la couvre. Si ces tortues étoient plus abondantes, on pourroit en retirer de l'huile pour la préparation des cuirs et pour enduire les vaisseaux : leur chair est huileuse, filamenteuse, coriace, et de mauvais goût ; et dans l'Amérique, il n'y a guère que les équipages affamés et les nègres qui s'en nourrissent. M. Smollett raconte une histoire singulière arrivée à Nice à l'occasion d'une de ces tortues (2). Elles deviennent souvent plus grosses que les tortues franches. Les pêcheurs de Nice en aperçurent un jour une du poids de plus de deux cents livres, qui flottoit sur la mer : la ville fut d'abord alarmée à la vue d'un pareil monstre ; les Minimes, moins aisés à effrayer, montèrent dans un bateau et s'en emparèrent. Les moines des autres couvens, fâchés d'avoir été prévenus, déclarèrent qu'il pouvoit y avoir là quelque chose de surnaturel et de diabolique : les plus modérés proposoient des aspersions d'eau bénite, des exorcismes ; mais plus généralement il fut décidé qu'on ne pourroit en manger

---

(1) *Testudo caretta*. L.

(2) *Travels through France and Italy* ; London, 1766, in-8.º ; vol. I, lett. XIX, p. 301.

sans péché. Le peuple prit parti pour ou contre les Minimes; la querelle devint sérieuse; et les consuls, pour terminer le différent, ordonnèrent de jeter l'animal dans la mer : ce foudroyant arrêt fut exécuté par les Franciscains.

La *tortue bourbeuse* (1), qui vit dans les eaux douces, est encore plus commune à Nice; on la trouve dans son territoire, et on l'apporte de la Sardaigne : c'est celle dont on fait usage dans les pharmacies pour les bouillons des malades.

Le pain n'est pas bon ; il est toujours mêlé de grains de sable qui se détachent des meules de mauvaise qualité avec lesquelles on broye le blé.

Il y a peu de scorpions à Nice; mais les insectes ailés y sont insupportables : on en est incommodé toute l'année; c'est sur-tout en été qu'ils deviennent un véritable fléau; toutes les parties du corps sont alors assiégées, sucées, dévorées par les *stomaxes*, les *tipules* et les *cousins*; les tables, les mets, les fleurs, sont couverts de *mouches*. Il faut avoir la précaution de tout fermer avec soin avant d'allumer les chandelles ; autrement des myriades de ces animaux les environnent. On ne trouve d'abri que dans le lit, où l'on est entouré d'une cousinière; mais souvent elle gêne la respiration, sans garantir parfaitement de leurs insultes : les plus petits

---

(1) *Testudo lutaria.* L.

s'introduisent à travers la trame ; et il n'en faut que trois ou quatre pour faire perdre entièrement le repos.

On trouve la *tarentule* (1) à Nice et dans quelques lieux de la Provence : on sait aujourd'hui que les terribles effets qu'on lui attribue sont tout-à-fait imaginaires.

---

(1) *Lycosa tarantula Narbonensis*. Cette espèce de tarentule est moins forte et d'un noir moins foncé que celle de la Pouille, *lycosa tarantula*. Parmi les autres insectes de l'ordre des arachnides de M. DE LAMARCK, que l'on rencontre dans les provinces méridionales, je citerai les suivans : *ligia Italica*, FABR. ; *ligia oniscoides*, id. ; *glomeris pustulata*, LATR. ; *scolopendra morsitans*, FABR. ; *scolopendra Gabrielis*, id. ; *epeira fasciata*, WALCK. ; *epeira sericea*, id. ; *eresus cinnaberinus*, WALCK. ; *salticus Sloanii*. LATR.

CHAPITRE LXIX.

MENTON. — Rade. — Citrons. — Port de Monaco. — La Malgue. — Tour de Pertinax. — LA TURBIE. — Trophée d'Auguste. — Inscriptions. — Albâtre. — MONACO. — Épitaphe de Pie VI. — Château. — Histoire de cette principauté. — Roquebrune. — Carnolet. — Moyens d'existence. — VILLEFRANCHE. — Port. — — Chantier. — Bâtimens. — Dattes. — Pêche du Corail. — Retour à Nice.

Nous voulions visiter *Villefranche*, *Monaco* et *Menton*; notre barque devoit nous laisser à Nice : M. d'Herbigny, directeur des douanes, eut la bonté de permettre à nos gens de continuer à nous conduire, et, le 17 juin, nous nous rembarquâmes sur *l'Anguille*.

Nous allâmes droit à *Menton*, qui étoit le point le plus éloigné de notre excursion. A l'ouverture de l'anse au fond de laquelle cette petite ville est située, on aperçoit plus loin *Vintimiglia*. Quoique tout le commerce de Menton se fasse par mer, il n'y a point de port; on met les navires à sec sur le rivage, en attendant leur chargement : les vaisseaux étrangers restent à un quart de lieue dans la mer de Gênes, pour éviter le droit de *tonnage*; on leur envoie la cargaison dans des barques.

CHAPITRE LXIX.

Menton n'a pas beaucoup d'étendue; mais la bonne apparence de ses maisons annonce la richesse des habitans : le jour de notre arrivée, qui étoit un dimanche, ils étoient réunis en grand nombre sur la place pour voir les farces d'un bateleur. Les femmes avoient toutes un bouquet de fleurs derrière l'oreille droite; et une énorme coiffe en forme de ballon, retenue avec des rubans, couvroit leur occiput; elle cache une coiffure assez semblable à celle des femmes de Nice : elles mettent par-dessus tout cela, quand elles sortent, un très-grand chapeau. Voyez *pl. LII, n.° 3.*

On s'aperçoit aisément à Menton qu'on est près des frontières de l'Italie; toutes les affiches, excepté celles qui contiennent des actes du Gouvernement, sont en italien; toutes les annonces se font dans la même langue : c'est celle que l'on parle de préférence; mais tous les habitans parlent aussi français, comme à Nice et à Monaco.

Nous entrâmes dans l'église, qui est très-propre. Il y avoit quatorze stations, indiquées par de petits tableaux représentant différens sujets de la Passion (1), avec des inscriptions italiennes : devant chacune étoit un groupe de femmes qui prioient avec ferveur; et les jeunes filles récitoient encore

---

(1) Le vendredi saint on porte dans les rues de Menton l'effigie du Christ mort ; ce convoi est éclairé par un grand nombre de flambeaux , et accompagné de musiciens.

des prières dans les rues en retournant à leur maison, ce qui n'empêchoit pas les jeunes garçons de les agacer.

La petite plaine de Menton est défendue au nord par des montagnes âpres et arides ; elle s'étend vers le couchant entre les rochers ; et il est aisé de voir que c'étoit autrefois un golfe qui a été comblé par les sables, les pierres et les terres qu'entraîne un torrent qui la traverse.

Les habitans de Menton vivent avec beaucoup d'économie : leur plus grand plaisir est de se réunir dans des banquets où chacun apporte son plat, commandé la veille par l'ordonnateur du festin ; et ce festin, dans la belle saison, a lieu à l'ombre des orangers et des citronniers.

Le citronnier (1) est une des principales richesses de cet heureux climat ; il ne croît en aucun lieu des côtes de la Provence en aussi grande abondance. Cet arbre paroît originaire de la Perse et de la Médie ; c'est pourquoi les anciens l'ont nommé *arbre* ou *pommier de Médie*. Il fut transplanté en Italie, et on l'y cultive depuis un temps très-reculé. Les auteurs ont quelquefois confondu son fruit avec l'orange, appelée par les anciens *pomme citrique* ; les Grecs ont ensuite désigné particulièrement le citronnier sous le nom romain de *kitrion* : c'est le

---

(1) *Citrus Medica.*

CHAPITRE LXIX

citron, dont Virgile a élégamment parlé en lui attribuant les propriétés imaginaires dont on le croyoit pourvu. Le citronnier se sera sans doute répandu de l'Italie sur toutes les côtes de la Provence, dans les terrains abrités contre les vents du nord et propres à sa culture. Cannes et Fréjus sont, après Nice, les lieux où il réussit le mieux. C'est la principale richesse de Menton; il y a des particuliers qui retirent de dix à quinze mille francs de leur récolte. On porte les citrons en France, en Angleterre, en Hollande, et jusqu'à Hambourg; ils se vendent communément, sur la place, vingt-cinq francs le millier en temps de paix, et dix-huit francs en temps de guerre. La récolte s'en fait en hiver et au printemps. On en distingue trois espèces, le *citron*, le *limon*, et le *cédrat*: ce dernier pèse quelquefois jusqu'à six livres, et est d'une odeur exquise. Les citrons attaqués de la *marfée* se vendent un quart moins que les autres.

Après avoir passé quelques heures à Menton, nous nous rembarquâmes, et nous arrivâmes bientôt à *Monaco*. Le rocher sur lequel la ville est bâtie, forme une langue de terre qui avance beaucoup dans la mer; il est tapissé des rejets verts, charnus et épineux de l'*opuntia* (1). Le port est abrité et défendu

---

(1) *Cactus opuntia*, appelé aussi *raquette* et *figuier d'Inde*. Cette plante, originaire d'Amérique, se trouve aussi en Espagne et en Italie, et même dans quelques parties de la Suisse.

par ce rocher. Toute la marine se réduit à trois ou quatre barques qui servent à transporter à Nice ou à Marseille les huiles et les citrons qu'on recueille sur le territoire.

Nous nous dirigeâmes vers une maison de campagne qu'on appelle *la Malgue*, où les habitans de la ville s'étoient réunis sous quelques arbres dans un lieu d'où l'on jouit d'une vue agréable : les uns jouoient aux cartes, les autres dansoient au son d'un mauvais violon. Près de là est une tour ruinée, qu'on appelle *tour de Pertinax*, parce qu'on prétend que cet empereur étoit né à la Turbie.

Nous demandâmes aussitôt si le nouveau commandant étoit arrivé : cette question inattendue fit cesser tous les plaisirs de la danse ; nous avions affligé, sans le vouloir, un brave militaire qui avoit alors le commandement de cette place, et qui en aimoit le séjour. Notre erreur étoit excusable : lorsque nous étions à Toulon, un étranger qui s'inscrivit avec nous sur le registre de l'hôtel, prit le nom de D*** et le titre de *commandant de Monaco*; il nous avoit invités à aller le voir. C'étoit un intrigant qui s'arrogeoit une qualité qui ne lui appartenoit point, et l'on n'a plus entendu parler de lui.

L'auberge n'est point à Monaco même, mais au bas du rocher, au fond du port : il seroit incommode pour les voyageurs de loger dans la place, qui se ferme et s'ouvre à des heures réglées, comme toutes les villes de guerre. Nous voulûmes voir *la Turbie* avant de visiter la ville, afin d'employer utilement tout notre temps ; à trois heures du matin nous nous mîmes en route, conduits par notre hôte. On passe d'abord devant le clos et le jardin de *la Condamine*, où le chemin n'est pas très-mauvais ; mais bientôt il devient détestable : les pierres qui se détachent des rochers supérieurs, s'amoncèlent sur les sentiers déjà très-escarpés et très-étroits qu'il faut suivre, et en dérobent la trace ; on tombe à chaque pas, et il est impossible d'arriver sans quelque contusion. Cependant les femmes mêmes vont nu-pieds sur ces cailloux aigus ; elles gravissent ces hauteurs comme des daims. Les côtes de Nice offrent les mêmes inconvéniens : on a remarqué qu'on y voit une assez grande quantité de boiteux ; ce qui vient sans doute des accidens nombreux qui doivent arriver à ceux qui marchent chaque jour sur ce terrain mouvant. La base du sol de ces montagnes est calcaire ; il est très-bien cultivé en vignes, en mûriers et en oliviers.

Notre but, dans cette excursion, étoit de voir le monument qu'on appelle le *Trophée d'Auguste* ; M. Rosetti, curé du lieu, eut la bonté de nous y conduire. C'étoit une haute tour placée sur un soubassement carré, entouré lui-même d'un ouvrage de maçonnerie concentrique : on rapporte que sur cette tour étoit la statue d'Auguste ; qu'on y montoit, du côté du couchant, par deux escaliers soutenus par des colonnes d'ordre dorique, et que le nord et le midi étoient décorés de trophées (1). Il est impossible de juger aujourd'hui de l'exactitude de cette description; il ne reste plus de cette tour qu'un amas de pierres. Les Lombards avoient commencé à détruire ce monument : le maréchal de Villars acheva de le renverser, parce qu'il pouvoit offrir à l'ennemi un lieu d'observation et de défense. Les pierres en ont été employées à la construction des maisons et de l'église.

On doit regretter qu'un monument aussi curieux ne présente plus que d'énormes ruines, qui suffisent cependant pour faire juger de son importance. Auguste l'avoit élevé pour transmettre à la postérité les noms des peuples des Alpes maritimes qu'il avoit soumis ; et Pline (2) nous a conservé l'inscription qui y avoit été placée dans ce dessein : il n'en reste plus qu'un fragment ; c'est un morceau de marbre

---

(1) JOFREDI, *Nicæa civitas*, page 41. Nous remarquâmes, dans un petit mur voisin de la tour de la Turbie, un grand fragment de marbre qui représente le bas d'une cuirasse; il appartient sans doute à ces trophées.

(2) Selon PLINE, liv. III, ch. XX, sect. 24, elle étoit ainsi conçue :

IMPERATORI CAESARI DIVI F. AVG. PONT. MAX. IMP. XIV. TRIBVNITIAE POTESTATIS S. P. Q. R. QVOD EIVS DVCTV AVSPICIISQVE GENTES ALPINAE OMNES, QVAE A MARI SVPERO AD INFERVM PERTINEBANT SVB IMPERIVM POP. ROM. SVNT REDACTAE, GENTES *ALPINAE* DEVICTAE, *TRVMPILINI*,

CHAPITRE LXIX.

posé à rebours sur l'imposte gauche de la porte de la place Saint-Jean. On y lit cette portion de mot, RVMPILI, et l'on distingue quelques traces des jambages des lettres de la ligne supérieure, qui, d'après le passage de Pline, doivent être restituées ainsi (1) :

GENTES ALPINAE
DEVICTAE T RVMPILINI

Les lettres NI qui subsistent sur des fragmens de marbre, sont les terminaisons des noms de quelques autres peuples qui se lisoient sur l'inscription, tels que les *Breu*NI, les *Sedu*NI, les *Velau*NI. La syllabe NOS est devenue rétrograde, par la manière dont le fragment de marbre qui la porte a été placé ; elle faisoit partie du mot *Abiso*NTes.

La nouvelle route de Nice à Gênes doit passer

CAMVNI, VENOSTES, VENNONETES, ISNARCI, BREVNI, GENAVNES, FOCVNATES, VINDELICORVM GENTES QVATVOR, CONSVANETES, VIRVCINATES, LICATES, CATENATES, ABISONTES, RVGVSCI, SVANETES, CALVCONES, BRIXENTES, LEPONTII, VIBERI, NANTVATES, SEDVNI, VERAGRI, SALASSI, ACITAVONES, MEDVLLI, VCINI, CATVRIGES, BRIGIANI, SOGIONTII, EBRODVNTII, NEMALONES, EDENETES, ESVBIANI, VLAMINI, GALLITAE, TRIVLLATI, ECTINI, VERGVNNI, EGVITVRI, NEMENTVRI, ORATELLI, NERVSCI, VELAVNI, SVLTRI.

(1) Les lettres pleines et encadrées sont celles qui subsistent : je les ai marquées en italique dans le texte de Pline que je viens de citer. Les lettres ponctuées n'existent plus ; elles ne sont là que pour indiquer la place qu'elles devoient occuper dans l'inscription.

par la Turbie. Cette route offre des sites très-curieux : on passe à travers des roches nues, au bas desquelles on découvre quelques petites vallées ; on domine sur Monaco, dont on voit toutes les cours et toutes les rues, et la vue se prolonge au loin sur la mer. A environ un mille, on trouve un lieu rempli de colonnes brisées ; on ne peut savoir ce que c'étoit.

En retournant à Monaco, M. Rosetti nous fit observer une carrière d'albâtre, d'où a été tiré celui dont on a fait usage pour la balustrade de l'église de la Turbie : il prend un assez beau poli, mais sa couleur est d'un brun noirâtre.

Après avoir pris quelque repos au retour d'une course aussi fatigante, nous nous rendîmes à la ville : on y monte par une rampe pavée, fermée par six portes ; dès qu'on a passé la dernière, on est sur la place, d'où la vue s'étend, au couchant, jusqu'aux îles Sainte-Marguerite et aux montagnes de l'Esterel, et au levant, jusqu'à la Bordiguerra dans la Ligurie.

Cette place forme un carré à-peu-près régulier : d'un côté est le château ; de l'autre est une rangée de maisons dont les panneaux étoient jadis peints en couleur de marbre ; une des principales est occupée par le tribunal et par les prisons. Trois rues s'étendent de là parallèlement vers la pointe du cap, et sont traversées au bout par plusieurs autres.

L'église est à l'extrémité ; elle est assez bien bâtie,

CHAPITRE LXIX.

en croix grecque. Au-dessus d'une chapelle, on lit l'inscription suivante :

> PIO VI. PONT. MAX.
> VALENTIÆ DELPHINATIS
> VITA FUNCTO,
> EJUS IN ITALIAM CINERES NAVI TRANSFERENTE,
> AC REPENTINO VENTORUM IMPETU AD HERCULIS PORTUM APPULSA,
> MONŒCENSIS ECCLESIA
> DEBITUM OBSEQUII PIETATIS RELIGIONIS MONUMENTUM
> ACTO FUNERE
> POSUIT
> DUODECIMO KALENDAS FEBRUARIAS,
> ANNO DOMINI MDCCCII,
> GALLIARUM REIPUBLICÆ AN. X.

Elle nous apprend que pendant qu'on transportoit en Italie la dépouille du souverain pontife Pie VI, le navire qui étoit chargé de ce précieux dépôt fut forcé par la tempête d'entrer dans le port de Monaco, et que le cercueil fut déposé dans l'église.

A l'extrémité de la ville, sur la pointe du rocher, est une terrasse d'où l'on découvre la mer dans une immense étendue : vue de cette élévation, lorsqu'à midi le soleil la couvre de ses feux, elle paroît étincelante de diamans ; au clair de la lune, ce sont des topazes qui semblent resplendir à sa surface. Dans les gros temps, les pierres que les vagues poussent contre le rocher font un fracas épouvantable. Les dauphins (1), qui bondissent souvent sur l'eau, ajoutent encore à la majesté du coup-d'œil.

Après bien des difficultés, M. Tamburini, ancien valet-de-chambre du prince, nous fit voir le château. Il est composé d'une suite de chambres bien peintes et somptueusement dorées. Il y avoit salle des gardes, salle du dais, et un grand nombre d'appartemens ; on fait remarquer sur-tout celui dans lequel est mort le duc d'York : mais le tout est aujourd'hui dans le plus déplorable état. On peut regretter quelques fresques qui décoroient la cour, et qui paroissent d'un bon maître ; elles sont presque entièrement effacées.

Le nom de Monaco est extrêmement ancien; on fait remonter l'origine de cette ville jusqu'à Hercule (2), qui en creusa le port et en établit les fondations. Les anciens l'appeloient *le Port* ou *la Citadelle d'Hercule* (3) ; et elle reçut le nom de *Monœcus* (4) [solitaire], ou parce qu'on pensoit qu'il avoit été donné à ce héros lorsqu'il y habita *seul* après avoir

---

(1) Doouphin, *delphinus delphis*. L. On trouve encore d'autres *delphinaptères* dans ces parages de la Méditerranée, tels que le peis mular ou senedette, *delphinus senedetta*; le ferès, *delphinus ferès*, LACÉP., dont on a pris une quantité considérable en 1787, entre Fréjus et Saint-Tropez.

(2) VIRGIL. *Æn.* VI, 851 ; LUCAN. *Phars.* I, 408.

(3) *Portus Herculis Monœci, Arx Herculis Monœci.*

(4) De μόνος, *monos*, solus, et de οἶκος, *oikos*, domus.

vaincu tous ses ennemis, ou plutôt parce qu'on l'honoroit *seul* dans le temple qu'on lui avoit consacré, et qu'on n'y voyoit que sa *seule* image.

Ce rocher a résisté au choc des vagues et a bravé les tempêtes : le surnom d'Hercule *Monæcus* s'est changé en celui de *Monaco*. On n'a rien de certain sur l'origine de la petite principauté dont cette ville fut le chef-lieu : la maison de Grimaldi la possédoit, à ce qu'il paroît, dès le Xe siècle ; la chronologie de ses princes commence à Grimaldi IV, en 1218. Cette souveraineté étoit restée dans cette maison sous la protection de la France et de l'Espagne. A l'époque de la révolution de France, les habitans de Monaco conçurent le projet de former une république ; mais ceux de Nice y plantèrent l'étendard de la liberté, et elle fut réunie au département des Alpes-Maritimes.

Cet État étoit partagé en trois petits cantons : le principal étoit celui de Monaco ; *Roquebrune* venoit après. On trouve sur son territoire du charbon de terre, qu'on pourra exploiter lorsque la grande route d'Italie sera terminée. *Carnolet* étoit la maison de plaisance du prince : c'est un séjour délicieux ; les nombreux orangers qui y croissent sont plus grands, plus forts que par-tout ailleurs, et courbent sous le poids de leurs fruits dorés.

Ce que Dupaty rapporte de cette principauté, est, comme tout ce qu'il raconte, plus amusant que vrai et solide. Il est certain que les habitans de ce petit État vivoient assez heureusement. Ils ne payoient presque point d'impôts : le prince retiroit tous les ans, pour ses droits seigneuriaux, les impositions, &c., environ trente mille livres ; il venoit passer six mois dans sa ville et dans son château de plaisance à Carnolet, et il y dépensoit dans cet espace de temps cent cinquante mille livres. Il avoit une cour, des officiers civils et militaires, des gentilshommes, des gardes ; et chacun de ces offices valoit à celui qui le possédoit, une augmentation de revenu : quelque modiques que fussent les appointemens, c'étoit beaucoup pour un habitant du rocher de Monaco, qui ne peut vivre que du produit d'un petit domaine qu'il fait cultiver ; car il n'y a dans la place et ne peut y avoir ni commerce ni fabriques. Pendant son séjour, le prince tenoit table ouverte ; il donnoit des bals chaque dimanche : et il ne reste aujourd'hui d'autre plaisir aux habitans que de considérer sans cesse la vaste mer, et de regarder le passage des vaisseaux. Il y avoit une garnison entretenue par la France, qui avoit garanti au prince sa possession : cette garnison répandoit aussi quelque numéraire dans la place.

En nous rendant le soir à Villefranche, nous nous arrêtâmes à *Beaulieu*, qui mérite bien son nom : le rivage est bordé de grottes qui sont de véritables *nymphées*. Nous voulions traverser à pied cette charmante presqu'île : mais nous ne pûmes trouver le préposé de la santé, pour en obtenir la permission ; il fallut nous rembarquer et doubler le phare de *Villefranche*.

Rien de plus élégant que le port de cette ville et les édifices qui l'environnent ; on croiroit voir un plan en relief des arsenaux de Toulon : les mêmes établissemens s'y retrouvent en petit, et par conséquent sous une forme plus agréable. Il y a un bassin très-beau, une *darse* où les galères du roi de Sardaigne étoient à l'abri sous un toit, une corderie, des ateliers de sculpture, de voilerie, des magasins, et un bagne pour les galériens. Le roi de Sardaigne y entretenoit deux frégates qui protégeoient le commerce de Nice. Le port est actuellement abandonné. Les forts ont été construits par Emmanuel de Savoie, au commencement du dix-septième siècle.

La ville a été bâtie dans le treizième par Charles II, roi de Sicile et comte de Provence, pour défendre la côte des invasions des Sarrasins ; elle devoit être alors dans une situation plus élevée. Les maisons sont aujourd'hui placées en amphithéâtre au fond de la rade, au pied de la montagne, qui les met à l'abri du vent du nord. La température de Villefranche est la plus douce qu'on puisse imaginer ; on la compare à celle de Naples : l'olivier y acquiert une beauté peu commune ; tous les végétaux du midi y prospèrent ; on pense même qu'il y viendroit des ananas, si l'on prenoit la peine d'en cultiver.

Honoré d'Urfé est mort dans cette ville : c'étoit la patrie d'Alexandre Vittorio *Papacino*, commandeur d'Antoni, célèbre ingénieur, dont M. de Balbo a donné récemment une élégante histoire (1).

Nous mangeâmes à Villefranche de l'espèce de mollusque qu'on appelle *datte*, à cause de sa forme. La *moule perce-pierre* (2), c'est le nom que lui donnent les naturalistes, est commune dans toutes les mers, et principalement dans la Méditerranée ; mais on ne la trouve nulle part en si grande quantité que sur la côte depuis Nice jusqu'à Gênes. Ce ver perce les pierres calcaires, comme les pholades : le P. Poli, dans son magnifique ouvrage sur les testacées de la mer des Deux-Siciles, en a donné une savante anatomie (3), et il est curieux à observer. Mais ce n'est pas par goût pour l'helminthologie qu'on le recherche à Nice et sur les côtes environnantes ; c'est parce qu'on le regarde comme le plus délicat de tous les coquillages. On tire du fond de la mer des pierres qui en sont percées dans tous les sens ; ce qui paroît étonnant, quand on considère la petitesse de l'animal, le peu d'épaisseur et la fragilité

---

(1) *Mémoires de l'académie de Turin*, ans 12 et 13, *Littérature*, p. 183. Il y en a une notice dans le *Magasin encyclopédique*, ann. 1806, tome 1.er, page 205.

(2) *Mytilus lithophagus*. LAMARCK.

(3) Pl. LII.

de sa coquille. Ces pierres ont le plus souvent une forme triangulaire, et pèsent de dix à quinze livres.

Depuis Marseille jusqu'à Nice, nous avions souvent vu des matelots occupés à la pêche du *corail* (1) : ce sont ordinairement des Génois qui se livrent à ce métier ; le peuple des environs des côtes s'y adonne également, principalement à Marseille, à Nice et à Villefranche. Les *corailleurs*, ou pêcheurs de corail, traînent avec leur bateau un grand filet appelé *salabre*, qu'un poids de plomb fait plonger au fond de la mer ; ce filet s'embarrasse dans les branches du corail, qu'il entraîne quelquefois par morceaux, mais souvent entières et adhérant encore à la portion de rocher qui s'est détachée : quelquefois aussi ils commencent par briser avec des pieux armés de fer les masses de rocher où ils soupçonnent du corail. Celui qui a trouvé un lieu où cette substance marine abonde, dissimule sa joie et cache son bonheur à ses camarades, qui lui enleveroient bientôt ce trésor sur lequel il fonde sa fortune. Nous verrons, à notre retour à Marseille, comment on y façonne le corail. Quant aux *éponges* (2), on les détache avec des crochets.

Après avoir parcouru Villefranche et visité ses

---

(1) *Corallium rubrum.* LAMARCK.
(2) *Spongia officinalis.* LAM.

anciens établissemens, nous rentrâmes dans notre chaloupe : nous doublâmes la pointe de Montalban, qui défend à-la-fois Villefranche et Nice ; et une heure après, nous étions dans cette dernière ville, quoique le vent nous eût constamment contrariés.

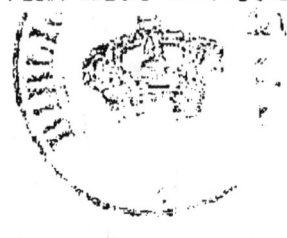

FIN DU TOME SECOND.

TABLE

DES

CHAPITRES CONTENUS DANS CE VOLUME.

Chapitre XXXV. Départ de Lyon. — Travaux Perrache. — La Mulatière. — Château d'Oullins. — Saint-Genis. — Pierre-Bénite. — Claponest. — Irigny. — Orpailleurs. — Navigation sur le Rhône. — M. Victorin Fabre. — Verraison. — Givors. — Canal. — Loire. — Sainte-Colombe. — Terres cuites. — Ergastule. — Inscriptions de Silvanus Fortunatus et de Cominia Severiana, p.   1.

Chap. XXXVI. Allobroges. — Département de l'Isère. — Vienne. Sa fondation. — *Venerius*. — *Allobrox*. — Les Crétois. — Bourguignons. — Réunion à la couronne. — Monumens antiques. — Musée. — Cabinet de M. Schneyder. — Dessins des monumens. — Mosaïque. — Pierres milliaires. — Tableaux. — École de dessin. — Inscriptions. — *Scenici Asiaticiani*. — Bibliothèque.........   8.

Chap. XXXVII. Saint-Maurice. — Tombeaux de Jérôme de Villars; — d'Armand de Montmorin. — Inscription de Labenia. — La Gère. — Utilité de ses eaux. — Manufactures, draperies. — Dévidage de la soie. — Moulin à foulon. — Blanchisserie. — Mines de plomb. — Pisay. — Constructions en cailloux......................   28.

CHAP. XXXVIII. Inscriptions d'Avinnius Gallus. — Saint-Pierre. — Sarcophage de Julia Fœdula. — Épitaphes du comte Girard; — de l'abbé Guillaume; — de l'abbé Léonien. — *Matres Augustæ*. — Inscriptions d'Alfius Apronianus; — de Virius Victor. — Masques antiques. — Plan de l'Aiguille. — L'Aiguille. — Arc de triomphe. — Colonnes. — Inscriptions frustes. — Temple d'Auguste. — Son inscription. — Clous qui attachoient les lettres. — Incertitude des inscriptions déterminées par ces clous. — Hôtel-de-ville. — Tableaux de M. Schneyder. — Inscription d'une Flamine. — Beau groupe de deux enfans. — Climat. — Poste aux ânes. — Jumarts...................... 38.

CHAP. XXXIX. Départ de Vienne. — Château de Rossillon. — Côte-Rôtie. — Mont-Pilat. — Ampuis. — Sa fertilité. — Pierre milliaire. — Cordelon. — Condrieux. — Saint-Vallier. — Anecdote. — Trains. — Colombier. — Table du Roi. — Tournon. — Collége. — Bibliothèque. — Tain. — Taurobole. — Pierre milliaire. — Saint-Jean-de-Musol. — Inscription des négocians du Rhône............................ 59.

CHAP. XL. Départ de Tain. — Poissons du Rhône. — Canal de dérivation. — Isère. — *Segalauni*. — *Helvii*. — Contrée. — Valence. — Son histoire, description. — Sources. — Découverte d'antiquités. — Inscription tumulaire. — Jupiter et Junon. — M. de Sucy. — Divers monumens. — Inscription tumulaire. — Taurobole. — Divers monumens, vases grecs, fibule d'or, camée sur jaspe. — Cathédrale. — Chapelle de Pie VI. — Mosaïque.

Mosaïque. — Chapelle de Marcieu. — Sources. — Canaux...................... 79.
CHAP. XLI. Départ de Valence.—Saint-Péray.— Château-neuf. — Mont-Chavate. — La Voute. —La Paillasse. — Pierre milliaire. — Livron.— Pont de marbre. — La Drôme. — Lauriol. — Montelimart. — Tripoli. — Basaltes.......... 95.
CHAP. XLII. *Acunum*, Ancone.—Lit du Rhône. —Rochemaure. — Le Theil. — Vivarais.—Basalte. — Viviers. — Inscriptions. — Alaric. — Colonnes milliaires.................... 100.
CHAP. XLIII. Bourg-Saint-Andéol. — Monument mithriaque. — Fontaine de Tourne. — Tombeau de S. Andéol. —Inscriptions diverses.... 116.
CHAP. XLIV. Pont du Saint-Esprit. — S. Benezet. — *Fratres Pontifices*. — Ville du Saint-Esprit.. 124.
CHAP. XLV. *Tricastini*. — Château - Doria. — — Territoire d'Orange. — Mûriers. — Oliviers. —*Cavares*. — *Arausio*, Orange.— Son histoire. — Rues. — Antiquités. — Arc de triomphe ;— — description ; — bas-reliefs, trophées, inscriptions; — opinions diverses ; — réparations à faire. — Arbalétriers, Bravade. — Tour de l'Arc. — Théâtre. — Forteresse. — Vue magnifique. — Divers monumens. — Mosaïques. — Inscriptions d'un taurobole ; — de Géminia ; —tumulaires. — Productions. — Commerce............... 129.
CHAP. XLVI. Départ d'Orange.—Contrée.—Productions. — Courtezon. — Avignon. — Remparts. —Promenade. —Ville. — Son histoire. — Monumens détruits. — Bibliothèque. — Musée. — Cabinet d'antiquités de M. Calvet, médecin. —Cabinet de tableaux de M. Calvet. — Château d'Avignon. —Papes Avignonnois. —Glacière.—

Tome II. P p

Fonderie de canons. — Établissemens de bienfaisance. — Athénée. — Proclamation des jeux de la Fête-Dieu à Aix. — Climat d'Avignon, vents. — Juifs. — Commerce, imprimerie, industrie.. 159.

CHAP. XLVII. Route d'Aix. — Durance. — Variolites. — Pont. — *Salyes*. — Saint-Andiol. — Orgon. — Canal. — Montagne percée. — Malemort. — Merindol. — Lambesc. — Horloge. — Antiquités. — Inscriptions. — Divinité gauloise. — Saint-Cannat.................... 182.

CHAP. XLVIII. Arrivée à Aix. — Cours. — Commencement des jeux. — Cours de la Trinité. — Course, danse, usage singulier. — Maison de M. de Saint-Vincens. — Collection d'inscriptions. — Tivoli.............................. 192.

CHAP. XLIX. Maison de campagne de Mme de Saint-Vincens. — Thomassin de Mazaugues. — *Salyes*. — *Aquæ Sextiæ*, Aix. — Son histoire. — Raymond-Bérenger. — *Gaï saber*. — Eaux thermales. — Bains. — Autel de Priape. — Cabinet de M. de Saint-Vincens. — Épitaphe de son père. — Urne étrusque représentant la mort d'Étéocle et de Polynice. — Vase grec peint. — Sceaux du moyen âge. — Bustes. — Inscription grecque, avec une figure de Psyché. — Topographie de la Provence. — Médaillons du roi René et de Jean de Matheron. — Bas-reliefs. — Tessère de gladiateur. — Tessère à placer dans les fondations, &c... 213.

CHAP. L. Municipalité. — Mosaïques. — Scène de comédie. — Thésée tue le Minotaure. — Entelle et Darès. — Bas-reliefs. — Sarcophage antique. — Enfantement de Léda. — Mausolée du marquis d'Argens. — Inscription de Geminius. — Horloge mécanique.................... 238.

CHAP. LI. Ville d'Aix. — Hôtel de M. d'Albertas. — Urne d'albâtre. — Tableaux de M. Sallier. — Livres rares. — Cecco d'Ascoli. — Fables d'Ysopet et d'Amonet. — Dodecheron de Jean de Meung. — Poésies de Jérôme Aléandre, &c. — Cabinet de M. Magnan; torse, buste géminé, modèles du Puget, camée............. 257.

CHAP. LII. Saint-Sauveur. — Clocher. — Portail. — Portes. — Baptistère. — Tombeau de S. Mitre. — Sarcophages antiques. — Lion qui dévore un enfant. —Tombeaux de Charles III, — de Gaspar de Vins, — de Peiresc. — Épitaphe d'Adjutor. — Inscription de S. Basile. — Bizarre inscription de Suzanne Laugier. — Promenade au Tholonet................................ 265.

CHAP. LIII. Des anciens mausolées. — Tombeaux des comtes de Provence, — d'Alphonse II. — Inhumation de Raymond-Bérenger. — Bouclier. — Béatrix son épouse, Béatrix leur fille. — Jugement dernier. — Statue de Charles II. — Tombeaux de Charles III, — de Blanche d'Anjou, — du baron de Vins........................... 284.

CHAP. LIV. Pompes et processions chez les anciens; — dans le culte chrétien. — La Fête-Dieu. — Les cérémonies d'un même culte modifiées selon les lieux et les temps.—Procession d'Aix instituée par le roi René. Mystères; la *Passade*, le Guet, costumes, la Renommée, chevaliers du Croissant, le duc et la duchesse d'Urbin, Momus, Mercure, la Nuit, Proserpine, Pluton, *Razcassetos*, *Carcistes*, le jeu du chat, Pluton, Proserpine, le petit jeu des diables ou l'*Armetto*, le grand jeu des diables et le roi Hérode, Neptune, Amphitrite, joueurs de palet, Faunes, Satyres, Pan, Sirènes, char de Bacchus, les *Chevaux frux*, Pallas, Diane, Apollon, la reine de Saba, Saturne, Cybèle, les *Dansaïres*, les petits *Dansaïres*, le grand char, Jupiter, Junon, Vénus, Cupidon, les Ris, les Plaisirs, les Grâces, les Parques, *Procession*, la Belle-Étoile, les *Tirassouns*, les Apôtres, S. Christophe, les lanciers, les bâtonniers, le roi de la Basoche, le lieutenant du prince d'Amour, l'abbé de la Jeunesse, la Mort, jeu des *momons*, Balthasar Roman. — Observations sur l'origine et le but de cette fête.................. 299.

CHAP. LV. Cabinet de minéralogie de M. de Fons-Colombe le père; —d'entomologie de M. de Fons-Colombe le fils. — Hôtel bâti par le Puget. — Torse. — Place des Prêcheurs. — Fontaine. — Église de Sainte-Madeleine. —Annonciation attribuée à Albert Durer. — Inscription arabe. — Inscriptions arabes typographiées. — Calvaire singulier. — Vers du roi René. — Tombeau d'un boucher. — Le roi René; son goût pour les lettres et les arts. — La peinture favorisée en Provence. — Tableau du roi René peint par lui-même. Le *buisson ardent*. —Ce prince et son épouse figurés dans l'intérieur des volets; l'Annonciation à l'extérieur. —Le passage de la mer Rouge, sur un sarcophage chrétien.................................. 331.

CHAP. LVI. Départ d'Aix. — Albertas. — Le Pin. — Septème. — *La Vista*. — Bastides. — Défaut d'ombrage. — Aspect de la mer. — Marmontel. — Les héritages. — Marseille. — Porte d'Aix. — Grand cours. — La Cannebière. — Dactyliothèque du général Cervoni.—Procession, rues pavoisées, portiques, reposoirs, jardiniers, bouchers, le bœuf, personnages de l'ancien et du nouveau Testament, Saints et Saintes, marguillage, bénédiction sur le port. — Goût des Provençaux pour ces cérémonies............... 367.

CHAP. LVII. Sortie du port. — Notre-Dame. — Château d'If. — Port-Miou. — Poissons. —Cassis. — La Ciotat. — Bandol. — Route par terre. — Cuges. — Vaux d'Olioulles. — Olioulles. — Jardins, bastides........................ 379.

CHAP. LVIII. Toulon. — Situation. — Histoire. — Activité des travaux. — Signaux. — Arsenal, porte. — Chantiers. — Construction. — Bassin. — Port impérial. — Dommages causés par les Anglois. — Plongeurs napolitains. — Mâture. — Ateliers; filature, voilerie, corderie, serrurerie, fonderie, tonnellerie, boulangerie, menuiserie, sculpture. — Magasins. — Salle d'armes. — Salle des modèles.................. 386.

CHAP. LIX. Le bagne. — Visite aux forçats. —Vols qu'ils commettent. — Commissaire du bagne. — La chaîne, les galères. —Habitation, nourriture, traitement des galériens. — Argousins. — Travaux des galériens, punition, évasion. —Galères, école du crime. — Nécessité d'améliorer le sort des galériens. — Moyens pris par les commissaires............................. 403.

CHAP. LX. Promenade dans la rade. — Description d'un vaisseau de guerre. — Escadre angloise observée du cap Cepé. —Visite au fort la Malgue. — Dîner sur *le Bucentaure*. — Manœuvre de l'abordage. — Fontaines. — Cours. —Poissonnerie. — Champ de bataille. — Quais. — Caryatides du Puget. — Port marchand. — Cabotage. — Commerce. — Manufactures. — Productions du pays. — Établissemens publics. — Histoire naturelle, Jardin de botanique, minéralogie. — Environs de Toulon.......................... 419.

CHAP. LXI. De la marine. — Départ pour Hyères. — L'Anguille. — Port marchand de Toulon ; rade. — Cap Cépé. — Lazaret ; peste. — Les Sablettes. — Fort Balaguay — Fort des Vignettes. — Les Deux-Frères. — Escambebariou. — Quarquerane. — Plan d'Hyères. — Hyères. — Histoire. — Situation. — Climat. — Manière de vivre. — Jardins d'orangers de M. Fille, — de M. Beauregard. — Commerce des oranges. — Jardins potagers. — Vue. — Notre-Dame de l'Assomption. — Paysans Toulonnois. — Paysans des environs d'Hyères. — Le Gapeau. — Marais. — Salines. — Iles d'Hyères : Porquerolles, Portcros, île du Levant...................... 434.

CHAP. LXII. Départ d'Hyères. — *Comoni.* — *Bormoni.* — Montagne de Laverne. — Minéraux. — Plantes. — Château de la Molle. — Les Maures. — Château Frainet. — Les Sarrasins en Provence. — Cogolin. — *Heraclea Caccabaria*, Saint-Tropez. — Commerce. — Pêche, thon, madrague......................... 457.

CHAP. LXIII. Golfe de Grimaud, *sinus Sambracitanus.* — Saint-Maxime. — Les Yssambres. — Saint-Raffau. — *Forum Julii*, Fréjus. — Moissons précoces. — Histoire. — Ancien port. — Lagunes. — Église baptistère. — Monumens. — Phare. — Porte Dorée. — Murs. — Conserve d'eau. — Magasins voûtés. — Aqueducs. — Cirque. — Panthéon. — Manque d'eau. — Insalubrité du pays. — Fièvres. — Anchois. — Cannes. — Antiquités. — Inscriptions. — Arrivée de BONAPARTE à Fréjus........................ 474.

CHAP. LXIV. Voie romaine. — L'Esterel. — La Fée Esterelle. — Plantes. — Serpentine. — Brigands. — Roquebrune. — Le Muy. — Les Adrets. — Borne milliaire. — Porphyre. — Incendie des forêts, ébranchage. — La Napoule. — Cannes. — *Zostera*. — Ile Sainte-Marguerite; prisonniers d'état. — Ile Saint-Honorat. — Monumens chrétiens. — Inscriptions.................. 495.

CHAP. LXV. Antibes. — Histoire. — Port. — Tours. — Inscriptions. — Le jeune danseur Septentrio. — Borysthène, cheval d'Hadrien. — Dolle, sculpteur. — Aqueduc. — Costume. — Poissons.. 508.

CHAP. LXVI. Embouchure du Var. — Nice. — Histoire. — Situation. — Intérieur. — Rues. — Maisons. — Malpropreté. — Ustensiles singuliers. — Églises. — Fours. — Boucheries. — Place Victor. — Place Impériale. — Cours. — Statue de Catherine Séguiran. — Terrasse. — Aspect de la mer. — Chemin sur le rocher. — Montagne Montboron. — Fort Montalban. — Môle. — Port. — Clous. — Forçats. — Voûtes. — Costumes des Niçards et des Niçardes. — Château. — Instruction. — Arts. — Bibliothèque publique. — Éditions rares. — Excursion. — Église Saint-Étienne. — Maison Cesoli. — Couvent de Saint-Barthélemi. — Inscriptions romaines. — Aloès. — Palmiers................................ 520.

CHAP. LXVII. Cimiez. — Mortier. — *Cemenelion*. — Amphithéâtre; dimensions. — Église Notre-Dame. — Mosaïque en cailloux. — Caïman. — Les temples furent les premiers cabinets d'histoire naturelle. — Briques antiques. — Constructions antiques. — Capitole. — Aqueduc. — Fouilles. — Temple d'Apollon. — Inscriptions romaines.

— Salonine. — Saint-Pont. — Monastère. — Inscription romaine de Basilla. — Divinité ligurienne. — Mercure. — Sarcophages............ 543.

CHAP. LXVIII. Campagne de Nice. — Maisons, jardins, fermes. — Culture, orangers, oliviers, vignes. — Engrais ; commerce d'excrémens. — Climat. — Mœurs. — Ancienne noblesse. — Clergé. — Marchands, commerce. — Plaisirs, amusemens du peuple, festins. — Denrées. — Animaux. — Plantes. — Langage............ 559.

CHAP. LXIX. Menton. — Rade. — Citrons. — Port de Monaco. — La Malgue. — Tour de Pertinax. — La Turbie. — Trophée d'Auguste. — Inscriptions. — Albâtre. — Monaco. — Épitaphe de Pie VI. — Château. — Histoire de cette principauté. — Roquebrune. — Carnolet. — Moyens d'existence. — Villefranche. — Port. — Chantiers. — Bâtimens. — Dattes. — Pêche du corail. — Retour à Nice... 574.

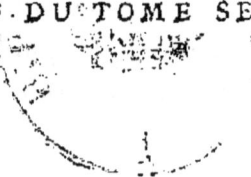

FIN DE LA TABLE DES CHAPITRES
DU TOME SECOND.

IMPRIMÉ

Par les soins de J. J. MARCEL, Directeur général de l'Imprimerie impériale, Membre de la Légion d'honneur.

www.ingramcontent.com/pod-product-compliance
Lightning Source LLC
Chambersburg PA
CBHW060440240326
41598CB00087B/1993